临床内科疾病综合诊疗

马洪波等主编

吉林科学技术出版社

图　　　　　　　　　　　数据

临床内科疾病综合诊疗 / 马洪波等主编. -- 长春：
吉林科学技术出版社, 2020.10
　　ISBN 978-7-5578-7715-6

　　Ⅰ. ①临… Ⅱ. ①马… Ⅲ. ①内科－疾病－诊疗
Ⅳ. ①R5

　　中国版本图书馆 CIP 数据核字(2020)第 198839 号

临床内科疾病综合诊疗

主　　编　马洪波等
出 版 人　宛　霞
责任编辑　王聪慧　郝沛龙
书籍装帧　田　博
开　　本　185mm×260mm　1/16
字　　数　906 千字
页　　数　584
印　　张　36.5
版　　次　2020 年 10 月第 1 版
印　　次　2021 年 5 月第 2 次印刷

出　　版　吉林科学技术出版社
发　　行　吉林科学技术出版社
地　　址　长春市南关区福祉大路 5788 号出版集团 A 座
邮　　编　130118
网　　址　www.jlstp.net
电　　话　0431-81629511
印　　刷　保定市铭泰达印刷有限公司

书　　号　ISBN 978-7-5578-7715-6
定　　价　128.00 元

编 委 会

前　言

改革开放以来,医学发展发生巨大变化,许多内科疾病治疗,颠覆了传统医学治疗模式,特别是近几年,一年一小变,三年一大变,不学习就会被淘汰。《临床内科疾病综合诊疗》旨在为读者提供简明、较全面的综合性内科临床应用概要,突出新颖、发展、趣味、可读、实用性;该书覆盖了现在内科学有关领域,可全面了解目前内科学发展,适合本专业中级职称以下临床医师,基层全科医师及非本专业高级职称临床医师参考及临床应用,从中受益。

本书编写:主编马洪波编写了前言、第十一章,共41.95千字;主编代方明编写了第一章到第二章,第三章第一节到第十节,第六章第一节到第十四节,第八章到第十章,共309.97千字;主编窦媛媛编写了第十七章第一节到第七节,共50.80千字;主编王德华编写了第十二章第一节到第三节,共20.77千字;主编尤金枝编写了第十四章第十节到第十二节,共20.62千字;主编吴晓强编写了第十七章第八节到第十节,共20.55千字;副主编蔡静编写了第六章第十五节到第十七节,共20.49千字;副主编房立文编写了第十三章第六节到第七节,共10.53千字;副主编朱丽丽编写了第十五章第一节到第九节,共100.39千字;副主编乔瑞编写了第十三章第三节到第四节,共10.47千字;副主编张宝芳编写了第十六章,共50.56千字;副主编王丽萍编写了第十四章第一节到第六节,共30.79千字;副主编刘盛扶编写了第十七章第十一节到第十二节,共10.35千字;副主编师洋编写了第十二章第四节,共5.88千字;副主编李磊编写了第四章第一节,共5.79千字;副主编孙建芳编写了第十七章第十三节到第十四节,共6.86千字;副主编梁菊萍编写了第三章第十一节到第十三节,第四章第二节到第五节,第五章,第七章,共80.50千字;副主编闫伟敏编写了第十四章第七节,共5.69千字;副主编白艳婷编写了第十四章第十三节到第十四节,共10.21千字;编委王勇国编写了第十四章第八节,共5.33千字;编委李珊珊编写了第十三章第一节到第二节,共5.20千字;编委朱丽叶编写了第十五章第十节,共2.69千字;编委张苗编写了第六章第十八节,共3.78千字;编委李志勇编写了第十四章第九节,共5.12千字;编委王青编写了第十三章第五节,共3.53千字。

由于编者水平及时间有限,书中一定有许多不足,敬请专家同行及读者给予批评指正。

《临床内科疾病综合诊疗》编委会

目　录

第一章 中枢神经系统的结构与功能

第一节 中枢神经系统解剖结构

脑血流供应来自两个动脉系统:颈内动脉系统和椎—基底动脉系统。

一、颈内动脉系统(脑前循环)

每侧颈总动脉分叉为颈外动脉和颈内动脉,后者在颈部没有分支,垂直上升至颅底,穿颞骨岩部经颈动脉管抵岩骨尖,通过破裂孔入颅内,穿硬脑膜经海绵窦,依次分出眼动脉、后交通动脉、脉络膜前动脉,在视交叉两旁分为两个终支:大脑前动脉和大脑中动脉。颈内动脉系统供应额叶、颞叶、顶叶和基底节等大脑半球前 3/5 部分的血流,故又称前循环。

1. 脉络膜前动脉

脉络膜前动脉为颈内动脉,分为大脑前、中动脉前或从大脑中动脉近端发出的大穿通支。它先发出些小穿通支供应尾状核、内囊一部分及大脑脚、外侧膝状体的一半。

2. 大脑前动脉

有人称其为大脑内动脉。由颈内动脉发出后,在额叶眶面向内前方行走。有前交通动脉吻合两侧大脑前动脉。沿途发出的穿通支主要供应下丘脑、尾状核和豆状核前部以及内囊前肢。皮质支主要供应大脑半球内侧面顶枕裂以前的全部;大脑半球背外侧面的额上回、额中回上半、中央前后回的上 1/4、旁中央小叶等。

3. 大脑中动脉

大脑中动脉实际上是大脑外动脉,是颈内动脉的直接延续,分出后进入外侧裂,发出很多细小穿通支,供应壳核、尾状核以及内囊后支前 3/5(相当锥体束通过处),这些分支称为外侧豆纹动脉,是高血压脑出血和脑梗死的好发部位。大脑中动脉主干分出许多皮质支分布于大脑半球外侧面的大部分。

二、椎—基底动脉系统(脑后循环)

主要供应脑后部 2/5 的血流,包括脑干、小脑、大脑半球后部以及部分间脑,故又称后循环。

1. 椎动脉

由锁骨下动脉发出,通过上部 6 个颈椎横突孔,在寰枕关节后方成环状,经枕骨大孔入颅后,两侧椎动脉立即发出分支组成脊髓前动脉。

椎动脉发出长旋支小脑后下动脉,供血延髓后外侧和小脑半球下部。其短旋支和旁中央支供应延髓其余部分。

2. 基底动脉

两侧椎动脉逐渐向中线靠近,合成一条基底动脉,两侧发出多支旁中央支,供应中脑、脑桥,主干延伸至脑桥上缘水平,分叉成为左右大脑后动脉。

3. 大脑后动脉

围绕大脑脚和小脑幕切迹水平的中脑,两侧大脑后动脉向上呈环状,并发出多支丘脑穿通支、丘脑膝状体穿通支和脉络膜后、内动脉。其他穿通支供应丘脑结节、前乳头体和邻近的间脑结构。两大动脉系统分支大体分为两类:①穿通支又称深支或中央支、旁中央支,主要由脑底动脉环,大脑中动脉近侧段及基底动脉等大分支直接发出,随即垂直穿入脑实质,供应间脑、纹状体、内囊和脑干基底部的中线两侧结构;②皮质支或旋支,这类分支在脑的、腹面绕过外侧至背面,行程较长,主要供应大脑半皮质及皮质下自质与脑干的背外侧。供应壳核、丘脑、内囊部分的中央支及供应脑桥的旁中央支是高血压性脑出血和脑梗死的好发部位。

三、脑动脉的侧支循环网络

1. 脑底动脉环(Willis环)

颈内动脉系统与椎—基底动脉系统是两个独立的供血系实际上彼此存在广泛的侧支循环,其中最重要的是脑底动脉环(Willis环)。

两侧大脑前动脉由一短的前交通动脉互相连接;两侧颈内动脉和大脑后动脉各由一后交通动脉连接起来,共同组成脑底动脉环。在正常情况下,组成环的各动脉内血流方向一定,相互并不混合,只是在某动脉近端血流受阻,环内各动脉间出现压力差时,脑底动脉环才发挥其侧支循环作用。因此,要认识单支脑动脉闭塞可能出现什么症状,就必须了解脑底动脉环的状况。脑底动脉环可发生多种先天变异,有可能使侧支循环不能迅速、有效地发挥作用。这是脑梗死发生的重要影响因素之一。据统计该环完整者仅50%左右。有报道,死于非脑梗死疾病的患者,正常环为52%,而脑梗死患者只有33%。另有人报道,此环的异常发生率达79%。

此环最异常的为颈内动脉发出的后交通动脉细小及大脑后动脉由颈内动脉分出。在一组未经选择的尸检中,后交通动脉直径小于1mm的为32%;大脑后动脉的一侧或两侧由颈内动脉发出的为30%,其他常见的异常有前交通动脉发育不全,占29%,前交通动脉增为二支的占33%。颈内动脉与前交通动脉间的大脑前动脉仅为一细支的为13%。在一组脑梗死患者中,后交通动脉直径小于1mm的占38%,而没有梗死的占22%,大脑后动脉起自于颈内动脉的占29%,而正常的为15%。在另一组报道中,脑梗死细小后交通动脉的为59%,较非脑梗死患者(39%)多得多,无一侧或两侧后交通动脉或仅留残迹者,高达15%;大脑前动脉融为单支或分成3支达12%;有15%人的大脑后动脉来自前循环颈内动脉系统而非来自后循环。

2. 其他侧支循环

除脑底动脉环外,还存在其他部位的脑动脉吻合,可以起侧支循环作用。①在大脑表面大脑前、中、后动脉皮质支之间彼此交通,密如蛛网;②颈内、外动脉围绕眼、耳、鼻的深浅分支互相吻合;③大脑动脉皮质支与脑膜动脉(颈外动脉分支)分支也存在丰富的侧支吻合,当颈内动脉狭窄或闭塞时可起重要作用;④中央支(穿通支)常被认为是终末动脉。其实可以通过各支形成的毛细血管相互吻合。

前、后循环分水岭在皮质位于顶颞、枕交界处,在深部则在丘脑水平。侧支循环开放的有效性除取决于其结构是否完整外,还取决于当时两端的血压差和主血管闭塞的速度,从狭窄发展至闭塞慢,侧支循环代偿功能越完全,甚至完全代偿血流供应而无任何脑缺血的临床症状。

四、脑毛细血管网络

实际上,脑动脉小穿通支在脑组织内越分越细,直至形成毛细血管。虽然脑组织内的小穿通动脉很少有直接吻合,但毛细血管间却相互吻合连续交织成网。没有一个神经细胞能远离供应它的毛细血管。从形态学上看,脑毛细血管85%的表面积都被星形胶质细胞的终足所包绕,神经元和毛细血管形成完全的神经胶质鞘。

同一胶质细胞的一些终足与毛细血管壁接触,另一些则与神经元相接触。平均每立方毫米的灰质具有1000mm毛细血管,营养一立方毫米容积内的100000个神经元。说明完善、精密的脑循环网络能保证神经组织获得充足的血流供应。

总之,脑血管系统就解剖学上说,一方面,通过长期的进化,形成了十分有效的多层次的血流供应网络和缺血代偿保障机制,有些人一侧颈内动脉或大脑中动脉完全闭塞可以全无症状。另一方面,脑血管的先天变异或发育不良相当常见,侧支循环开放的可能性和有效程度因人而异,这使得有时仅从临床症状来确定那条血管受损是非常困难的。如一侧椎动脉闭塞后至少可发生从枕叶皮质到延髓七个水平的大小不同的梗死灶,可单独或同时出现。

另外,长期高血压脑内小动脉硬化及造成的微血管稀疏对脑组织内外侧支循环的影响与腔隙性脑梗死和白质疏松的关系,还缺乏研究和重视。

因此,我们若要对颅内外动脉的局部狭窄和闭塞的介入治疗,必须全面评估Willis环和颅内、外侧支循环的完整性、有效性,避免劳而无功,甚至诱发新的卒中。

五、脑动脉横向结构

颅内动脉如大脑中、前、后动脉,基底动脉及它们的脑外主要分支,属中等肌性动脉,也由内、中、外膜构成,但与相同口径的颅外动脉相比,内膜相似,中、外膜则明显薄弱。

内膜:由一层内皮细胞和内弹力膜组成。内皮为扁平细胞,与动脉长轴平行。

内弹力膜为均匀基质,较厚的内弹力膜可缓冲血流对动脉壁的冲击。

中膜:由10~12层平滑肌环组成,肌纤维呈轻螺旋形排列,平滑肌间散在少量弹力纤维和胶原纤维。微动脉中膜只有1~2层平滑肌。

外膜:由结缔组织、神经纤维和滋养血管组成。结缔组织中以网状纤维和胶原纤维为主,弹力纤维稀少,没有外弹力膜。神经纤维网位于外膜下、中膜上。但神经末梢并不连接中膜平滑肌,而分泌神经递质。包括肾上腺素能、胆碱能和肽能神经纤维。

脑实质内小动脉缺乏外膜,而由蛛网膜延伸的血管周围膜代替。

总之,脑动脉的横向结构特点是内弹力膜较厚,中、外膜较薄,弹力纤维减少,没有外弹力膜。因而脑动脉搏动较少。

六、脑血管的神经支配

脑血管有丰富的自主神经支配,包括肾上腺素能神经、胆碱能神经和肽能神经。在支配脑血管的神经纤维中已经发现10多种神经递质。除经典的去甲肾上腺素、乙酰胆碱和5-羟色胺(5-HT)外,还有多种神经肽,包括血管活性肠肽(VIP)、神经肽Y(NPY)、降钙素基因相关肽(CGRP)等。

脑血管有丰富的肾上腺素能神经,颈内动脉、大脑中动脉、前动脉、后动脉和后交通动脉分布更为致密。神经纤维呈节段性走入动脉外膜,组成网络。一般认为颈内动脉系的肾上腺素能神经来源于同侧颈上节,椎动脉系的来自同侧星状节。

肾上腺素能神经可收缩动脉参与调控血压变化时脑血流量。含5-HT的神经属肾上腺素能性质,5-HT可能不是由神经细胞本身合成,而是从周围基质中摄取的。

中缝核群释放的5-HT,部分进入脑脊液,很快被血管周围的神经摄取。5-HT作用其受体引起脑动脉收缩,并能增强去甲肾上腺素的缩血管能力。

脑血管胆碱能神经范围与肾上腺素能神经类似。主要来源于三叉神经的蝶腭节和耳节。可引起脑血管舒张,增加血流量。

肽能神经中含VIP神经在软脑膜中呈螺旋形走行,纤维主要起源于蝶腭神经节和颈内动脉小神经节等处,分布于同侧脑底动脉环的前部及其分支。VIP能使动脉呈浓度依赖性舒张。

含NPY神经可与肾上腺素共存于交感神经中,也可与VIP共存于非肾上腺素能轴突中,它们对脑血管的作用可能是打开神经肌肉接头突触后膜上的钙离子通道来诱导血管收缩反应。

含SP神经较纤细,呈网状分布于脑血管周围,可与多种经典递质和多肽共存,可起源于三叉神经节和颈内动脉小神经节,分别分布于前、后部血管。SP是脑动脉扩张剂。支配脑血管及周围硬脑膜的三叉神经感觉纤维,与多种头痛有关,尤其与偏头痛。

分布在脑底动脉环及其分支的含CGRP神经呈网状或螺旋形走行,多来自三叉神经眼支和上颌支,分布在椎—基动脉者多起源于第1、2、3颈神经后根节。CGRP是更为强烈的血管扩张剂,可直接作用于血管平滑肌而引起动脉扩张。

(代方明)

第二节　中枢神经系统生理功能

脑与其他器官一样,为了维持正常的功能,必须从血流供应中获得其代谢所需的氧气、葡萄糖和营养物质,运走二氧化碳和代谢产物。脑是高级神经中枢,是人体最重要器官,血液供应十分丰富,脑重量只占体重的2%~3%,安静时心脏每搏排出量的1/5进入脑。人脑组织利用了全身氧耗量的20%~25%,葡萄糖的25%。

脑组织的氧、葡萄糖和糖原贮备甚微,一旦完全阻断血流,6s内神经元代谢受影响,10~15s内意识丧失,2min脑电活动停止,几分钟内能量代谢和离子平衡紊乱,这样持续5~10min以上,细胞就发生不可逆损害。可见,脑血流供应正常是脑功能正常和结构完整的首要条件。而正如上一节所述,脑循环网络又受自主神经网络支配、调控。按复杂网络理论,脑循环网络与脑神经网络构成典型的复杂的相依网络。

一、正常脑血流量

正常每分钟约有750mL血液通过脑,其中220~225mL由基底动脉流入,其余流经颈内动脉。成年人平均脑血流量为55毫升(mL)/100克(g)脑组织/分(min)。实际脑血流分布并不均匀,白质脑血流量为14~25mL/(100g·min);大脑皮质为77~138mL/(100g·min)。脑血流量还随体位、活动、年龄而变化。

二、影响脑血流量的主要因素

通过脑动脉的血流量(CBF)是由脑的有效灌流压和脑血管阻力(r)所决定。有效灌流压为平均动脉压(MAP)和颅内压(ICP)之差。正常情况下,颅内压约等于颈内静脉压为0。平均动脉压等于(舒张压 + 1/3 脉压,或 1/3 收缩压 + 2/3 舒张压),以公式表示:CBF = (MAP − ICP)/R,又按照泊肃叶定律即:R = 8η · L/πr4,故 CBF = (MAP − ICP) · πr4/8η · L。

可见,脑动脉血流量最主要的影响因素是血管口径,它与 CBF 是 4 次方的正相关;其次是平均动脉压和颅内压,次要影响因素为血黏度。平均动脉压主要取决于心脏功能和体循环血压;血管口径则主要取决于神经、体液因素调控下血管壁本身的舒缩功能。在正常血流速度下,血黏度可视为常量。这一公式是我们理解脑血管疾病发病机制的理论基础。当然,心脏功能和血压的维持还要有稳定的循环血容量保证。

三、脑血流量的调控

正常情况下,当平均动脉压在 60 ~ 160mmHg(8 ~ 21.3kPa)范围内变化时,可以通过改变血管口径(舒张或收缩)来代偿,使脑血流量保持不变,这种作用称为脑血流的自动调节功能。当平均动脉压下降至 60mmHg 时,血管舒张已达最大限度,再降低,脑血流量减少,这个血压临界值称为自动调节的下限;当平均动脉压升至 160mmHg 时,血管收缩已达最大限度,再升高,脑血流量增加,这个血压临界值称为自动调节的上限。慢性高血压患者,由于血管壁硬化,舒缩功能差,自动调节的上下限都高于正常人,较能耐受高血压,不能耐受低血压。

脑自动调节功能包括压力自动调节和代谢自动调节。两者都是通过调控脑内阻力小动脉的口径实现的。压力自动调节是,当脑灌注压高时,阻力小动脉中膜平滑肌收缩,口径缩小,阻力增大,使血流量减少,维持原来的脑血流量不变。反之,脑灌注压降低时,小动脉平滑肌舒张,平均动脉压(MAP)CBF = 脑血流量;mL/(100g · min) = 毫升血/100 克脑/每分钟口径增大,阻力减少,足以代偿因灌注压下降可能引起的血流量减少。代谢自动调节同样,当脑代谢增高时,脑组织氧利用增加,CO_2、乳酸、组胺等代谢产物的堆积和腺苷增多,引起小动脉舒张,阻力减少,血流增多,以利于尽快带走代谢产物。反之,脑小动脉收缩,脑血流减少。压力自动调节使体循环血压大幅波动时,仍能保持脑有效灌注。代谢自动调节对脑血流量的脑内合理分配有重要作用。它们都是复杂的生理过程,并有非常复杂的调控机制。

正常脑循环还能在血氧分压(PaO_2)和二氧化碳分压($PaCO_2$)明显变化时,通过血管舒缩调节,维持脑血流量不变,这一作用有人称为脑血管运动调节。

吸入氧(85% ~ 100%)可引起脑微动脉收缩,脑血流下降。PaO_2 超过 18.6kPa(140mmHg)时,脑血管开始收缩,脑血流量与脑血容量减少,颅内压也随之下降。故临床上常用过度换气,提高 PaO_2 来治疗颅内高压症。当 PaO_2 低于 8kPa(60mmHg)时,脑血管开始扩张,脑血流量增多,颅内压也随之升高。这是高原低气压、低 PaO_2,致高山反应或高山病的原因。

CO_2 吸入可增加脑血流量,$PaCO_2$ 平均正常值为 5.3kPa(40mmHg),每升高 0.13kPa(1mmHg),可增加脑血流量3%。$PaCO_2$ 超过 9.3kPa(70mmHg)时,脑血管自动调节功能就可丧失。当脑血管极大扩张,即脑血管容量(CBV)也相应极大增加,仍不能保证有足够时,脑组织还有另一个代偿机制:随着脑血流减慢,脑血流通过时间延长,增加了脑组织对血氧的吸收,即提高氧摄取分数(OEF)。此时,脑氧代谢率($CMRO_2$)以及脑葡萄糖代谢率(CM − Rglu)维持不变,脑组织的结构与功能还保持正常。

(代方明)

第二章 神经内科疾病的诊断原则及方法

第一节 基本诊断

神经系统疾病的诊断思路,原则上讲与其他系统疾病的诊断思路似乎未有本质上的差别。但在临床诊断过程中,却显示出明显的不同之处。就神经系统疾病的基本诊断而言,作为神经专科医师,首先要判断的是患者主诉以及所表现的症状与体征,是否为真正的神经系统损害。例如,患者主诉为全身酸痛、四肢无力,看似为神经系统损害,但若仔细追溯病史与体格检查,则可能为上呼吸道感染。又如患者主诉为上肢疼痛伴活动受限,则可能系肩周关节病变所致。诸如此类,从表面上看似乎为神经系统损害,实之可能为其他系统受损的现象,是神经科医师在诊断过程中应予以重视并加以鉴别的问题。

一旦临床上确定为神经系统损害之后,要进一步分析,这种损害是原发性神经系统损害还是继发性损害。临床上,脑栓塞和妊娠子痫这两种疾病并非少见。前者可在数秒或数分钟内出现肢体运动障碍或伴有语言障碍,后者则可突然出现意识障碍伴四肢强直性抽搐。从临床表现上看,这两种现象都提示为神经系统损害,但仔细分析这种现象的产生并非原发的神经系统损害,而是全身性疾病引发的继发性神经系统损害。

当确定为神经系统损害之后,应根据神经系统解剖知识以及生理功能进一步判定病变所在的部位及范围,谓之定位诊断。在基本明确病变部位的基础上,则需结合病史、体格检查和相应的辅助检查,综合判定病因及病理改变,谓之定性诊断。所以神经系统疾病的临床诊断思路可归纳为:首先要识别是否为神经系统损害;其次确定为继发性或原发性神经系统损害;再次要尽可能明确病变的部位;最后确定病变的性质。

(代方明)

第二节 定位诊断

长期以来,通过大量的临床实践,人们认识到神经系统的功能与神经解剖部位大致呈对应关系,即不同部位的病变会造成相应部位的功能改变。因此,神经科医师往往根据功能损害与解剖部位从空间上的对应关系和时间上的演变过程,来推断病变的部位和范围,即通常所说的定位诊断。

尽管定位诊断在神经系统疾病诊断中非常重要,但切忌孤立进行,也不要为了定位诊断而定位诊断,首先应注意到,一定要结合病史、体格检查来相互补充、印证,综合考虑。众所周知,当疾病发生后,随着时间的推移,病变的范围会由小逐渐变大,症状和体征也会由无到有,由轻到重,由少到多的表现出来。一般来说,越早出现的症状和体征,对判断病变部位的价值可能越大。其次我们也应注意到，不是临床上出现的所有症状和体征都一定具有定位意义，所以在实践过程中，如何运用神经解剖和生理知识，仔细进行真伪辨别，也不容忽视。只有做到了正确区分何谓定位症状与体征，何谓远隔或假性定位症状和体征，才能比较客观地做出评估，最终做出正确的诊断。

由于定位诊断的思路和基础始于人们对神经系统解剖与生理功能的认识，基本上属于一种逻辑推理过程，对临床上错综复杂的症状与体征，要想达到十分精确的程度，甚至对病变侵及的范围以及对周围结构的影响等，仅凭定位诊断是不切实际的。近20年来，随着神经影像学的问世与飞速发展，加之电生理和其他辅助检查，为神经系统定位诊断提供了更充分的证据。尽管如此，作为神经科医师，尤其是年轻医师，忽视病史询问和体格检查，片面依赖神经影像学和辅助检查的结果，忽视临床综合思维的倾向是不宜提倡的。

神经系统病变的部位依其受损的范围，大致可分为局灶性、多灶性、弥散性及系统性四大类。局灶性病变往往指病变只累及神经系统某一个局限部位，如面神经炎、桡神经麻痹、脊髓炎等。多灶性病变是指神经系统损害至少2个或2个以上的部位或系统，如多发性硬化、急性播散性脑脊髓炎等。弥散性病变通常指病变部位广泛，临床表现错综复杂，如脑炎、肿瘤颅内转移。系统性病变一般指某些神经功能系统（锥体束、脊髓丘脑束）的神经细胞或纤维变性，如运动神经元病、运动障碍病等。

就临床诊断而言，当确定病变的分布与范围之后，临床上还要进一步明确病变的具体部位，如病变是位于中枢神经系统还是在周围神经。如果病变位于颅内，则应进一步分析是在脑膜，还是在脑实质，后者还应判定在脑实质的哪一个部位，如大脑半球（额叶、颞叶、顶叶、枕叶）、间脑、丘脑、基底核、小脑或脑干。

对于椎管内病变，则应力求确定病变的上界、下界、髓内、髓外、硬膜内、硬膜外。如果脑神经病变，则应判定核性、核下性病变。而周围神经病变，也需确定是否为神经丛、神经干、神经末梢性病变等。

一、大脑半球病变的定位诊断

人的大脑是由两个结构基本对称的半球所组成，并通过内侧面的胼胝体相互连接。大脑半球的表面由大脑皮质所覆盖，由于大脑半球皮质的各部分发育不尽相同，所以在半球表面出现许多隆起的脑回和凹陷的脑沟，这些脑回和脑沟是大脑半球进行分叶和功能定位的重要标志。每个大脑半球均分为外侧面、内侧面与底面，并借大脑外侧裂及其延长线、顶枕裂和枕前切迹的连线，将其分为额叶、顶叶、颞叶、枕叶和岛叶。半球内部为白质、基底核及侧脑室。

随着大脑皮质的发育和分化，不同的皮质则具有不同的功能，临床上通常将那些具有特定功能的脑区称为"中枢"。所谓"中枢"是指管理某种功能的核心部分，实质上这个部位的相邻区域甚至其他部分也可有类似的功能，所以说大脑皮质的功能定位应是一个相对的概念。此外，大脑半球内除了一些所谓特定的"中枢"外，还存在一些并不局限于某种功能，而是对各种信息进行加工整合，从而完成更为高级的神经活动，通常称为联络区。大脑半球的功能可理解为对称性，但又并非完全对称。传统医学一致认为左侧半球为优势半球，右侧半球处于从属地位，实际上这种观念应加以修正。应该说，左右半球各有优势，在完成高级神经活动中两者均同等重要，没有所谓绝对的优势半球之分。尽管如此，人们在漫长的临床实践过程中，认识到左侧大脑半球在语言、逻辑思维、分析能力、计算及应用技巧等方面起决定性作用，而右侧半球则主要在感知非语言信息、音乐、图形、空间和形状的识别、短暂的识觉记忆和认识人的面容等方面起主要作用。所以我们说，两侧大脑半球功能各有侧重，但是都是建立在大脑整体功能的基础之上。

（一）大脑半球病变共同的临床特征

1. 意识障碍

大脑半球病变所引起的意识障碍，大致上可分为两种类型。一种意识障碍是以意识内容改变为主要表现，如谵妄、醒状昏迷，后者包括：去皮层综合征、无动性缄默、持续性植物状态。另一种意识障碍则以觉醒状态改变为主，如嗜睡、昏睡、昏迷等。

2. 精神障碍

半球病变所引起的精神障碍，临床表现错综复杂，可概括为情感、思维与行为异常。较为常见的有精神发育迟滞、认知功能障碍、知觉障碍（错觉、幻觉）、联想障碍、思维内容障碍等。

3. 语言障碍

语言障碍通常包括 4 种类型，即失语症（Broca 失语、Wernicke 失语。命名性失语）、失用症、失认症和发音困难。

4. 半球病变引起的癫痫发作

临床上可表现为部分性发作，如抽搐从面部开始，逐渐累及上肢和下肢，这种按人体运动区分布顺序扩展的发作，又称为 Jackson 发作或全身性发作。

5. 偏瘫

半球病变虽可以引起单瘫、四瘫，但临床上以偏瘫多见，主要影响远端，精细运动丧失，肌张力增高，腱反射亢进，病理征阳性。

6. 偏身感觉障碍

相对大脑性偏瘫而言，偏身感觉障碍比较少见。

7. 偏盲

由于视觉通路自大脑前端与后部枕叶相连，当病变波及其通路时，可引起象限盲或偏盲。

（二）大脑半球各部位损害定位诊断

1. 额叶病变的功能定位

额叶约占整个人类大脑皮质的前 1/3，位于大脑的前部，前为额极，后为中央沟，下界为外侧沟。额叶外侧面有 4 个重要的脑回，即中央前回、额上回、额中回和额下回。中央前回与中央沟平行，在功能上中央前回又可分为 3 个主要部分：运动区（Brodmann 4 区）、运动前区（Brodmann 6、8 区）、前额区（Brodmann 46、45 与 10 区）。额叶病变时最主要的表现为随意运动、语言及精神活动方面的障碍。

（1）精神障碍：额叶损害后，多数情况下会出现精神症状，尤其是双侧额叶病变。早期表现为记忆力减退，特别是近事记忆障碍突出，远事记忆尚可保存；随着病情进展，随之远事记忆也发生障碍。注意力不集中，判断力减退，工作能力由减退发展至丧失。情感淡漠、反应迟钝，甚至表现出欣快而又荒谬的言语与举动，病情严重时对时间、地点、人物的定向也发生障碍，以至于呈全面性痴呆。

（2）癫痫：多无先兆，前额叶病变发作时多有意识丧失，头与眼球转向病灶对侧，病灶对侧上下肢抽动，上肢更为明显。中央前回病变，多出现局限性发作，一般发生于病灶对侧，如果先从拇指开始出现抽搐时，则病变位于中央前回的下部，如果从口角部开始者，病变则可能位于中央前回的下方,相当于外侧裂附近。

(3)瘫痪:根据病变部位不同,临床上可出现不同形式瘫痪。如上肢单瘫、下肢单瘫、皮质性偏瘫、颜面与上肢瘫、中枢性面瘫、旁中央小叶性截瘫等。上肢单瘫病变多位与中央前回下部,表现为病变对侧上肢瘫,以肢体远端为重,手指的运动障碍最突出。下肢单瘫病变则多位与中央前回背侧面与内侧面,主要表现为对侧下肢瘫痪,但程度可以不等。颜面与上肢瘫多见于中央前回背外侧下部病变。而中枢性面瘫则见于中央前回的下部、额极、额叶底面病变。旁中央小叶性截瘫,病变多位于双侧旁中央小叶,主要表现为下肢痉挛性截瘫,以远端为主,同时伴有膀胱直肠功能障碍。

(4)失语症:主侧大脑半球额下回后部44、45区可能为言语运动中枢所在区,当皮质或皮质下的传导纤维损害时可发生运动性失语。额中回后部受损则出现书写不能。

(5)同向侧视障碍:额中回后部(Brodmann 8区)为眼球随意协同运动中枢,刺激性病变时表现为两眼向病灶对侧注视;破坏性病变时因对侧的脑皮质功能占优势而使两眼向病灶侧注视。

(6)共济失调:额叶病变损害额叶脑桥小脑径路的额桥束纤维或齿状核红核皮质纤维时,可出现病灶对侧肢体共济失调,但这种共济失调往往没有辨距不良(运动过大或过小),以步态不稳多见,往往有向后倾倒的倾向,并稍向病灶对侧倾斜。

(7)反射症候:运动前区病变时,在病变对侧的手中放置物品,患者立即长时间的强直性紧握该物不松开,谓之强握反射;患者手掌被接触时,手和上肢皆移向刺激物,如连续刺激其手掌,即可见上肢向各个方向探索,成为摸索反射。这种症候一侧存在时临床意义较大,提示对侧额叶病变,但两侧性强握反射和摸索反射则多见于精神障碍和意识障碍的患者。2岁以下的小孩出现这种现象则是生理性的,无病理意义。

(8)颅神经麻痹症状:额叶底部病变,尤其是肿瘤性质,可压迫嗅神经的传导径路而产生一侧或双侧嗅觉障碍,肿瘤向后压迫视神经时产生原发性视神经萎缩,而病灶对侧因颅内压增高而出现视盘水肿,谓之 Foster-Kennedy 综合征。

2. 顶叶病变的功能定位

顶叶位于外侧沟上方,中央沟后方和枕叶以前的部分。中央后回为顶叶重要结构,系皮质感觉中枢,接受来自脊髓丘脑束、内侧丘系等纤维。身体各个部位在对侧中央后回上有着一定的代表区,大致与中央前回的代表区平行,顶上小叶为实体感觉分析区,主侧半球角回为阅读中枢,缘上回为运用中枢,同时顶叶还通过联络纤维与额、颞、枕各叶发生联系,并借胼胝体与对侧顶叶联系,此外顶叶深部尚有部分视觉纤维在此通过。因此顶叶损害主要以感觉障碍为主。

(1)感觉障碍:顶叶中央后回破坏性病变时,往往发生对侧偏身感觉障碍,主要为实体觉、两点辨别和皮肤定位觉丧失,而一般性浅感觉和深感觉也可出现减退,但不出现完全性丧失。临床上如出现实体觉缺失和对侧出现单感征(在浅感觉存在的情况下,同时刺激身体两侧对称部位,病变对侧无感觉)被认为是顶叶早期病变的表现形式。顶叶病变感觉障碍以对侧偏身型多见,往往呈不完全型。感觉障碍区以肢体远端明显,上肢重于下肢,躯干前部重于后部。有时顶叶病变可出现对侧肢体的自发性疼痛称为"假性丘脑综合征"。两侧旁中央小叶感觉区病变,也可出现双下肢远端感觉障碍,连同运动区损害,造成双下肢截瘫,并伴有膀胱直肠功能障碍。

（2）体像障碍：顶叶（尤其是右侧）的急性损害（如脑血管病），可以发生对自体结构认识的障碍，临床上称为体像障碍。体像障碍的表现形式较为复杂，至今尚无统一而明确的分类方式，归纳起来大致有以下几种表现形式：①偏瘫忽视：即患者已经发生了偏瘫，但自己却毫不关心，好像与自己无关，也无焦虑之意；②偏瘫不识症：患者对自己偏瘫的肢体全然否认，甚至否认是自己的肢体或是用一些无关的理由解释肢体不能活动的原因；③幻肢现象：有两种表现形式，一是认为自己的肢体已经不复存在，瘫痪的肢体认为不是自己的；二是认为自己有 2 个以上的手或脚，一般认为有 3 个，谓之幻多肢；④自体认识不能：患者不认识自己对侧身体的存在，如穿衣均用右手，认为左侧上下肢不是自己的，甚至对自己的排泄物亦加以否认。体像障碍被认为是顶叶病变的特殊症候，病变部位归纳为顶叶与丘脑、丘脑至顶叶纤维损害所致。

（3）感觉性癫痫：中央后回刺激性病变可引起感觉性局限性癫痫，表现为病灶对侧偏身感觉异常，首发部位以拇指和示指多见，亦有从足部开始者，多为触或压的感觉、麻木、刺痛，偶尔为热感，很少有疼痛。这种感觉异常症状既可以是唯一的表现形式，也可以扩展为全身性发作。

（4）Gerstmann 综合征：病变主要位于角回，临床上以"四失"（手指失认证、失左右、失写、失算）为主要表现形式，有时伴有失读。手指失认证多为双侧性，尤以对侧拇指、小指、中指失认最为明显。失左右定向主要是对自体或他人肢体不能分别左右，但对周围环境的左右识别不一定有影响。失写主要为写字困难，但阅读或抄写不一定困难。失算往往以笔算最为明显。

（5）运动障碍：由于顶叶临近中央前回，因此顶叶病变时易影响中央前回而出现偏瘫或单瘫，这种瘫痪可发生肌肉萎缩、肌张力减退、腱反射消失或亢进，并可出现皮肤变光滑、温度减低、毛发及指甲变薄等营养障碍，甚至骨关节障碍等。

（6）失结构症：失结构症也称为结构失用症，主要表现为对物体的排列、建筑、绘画、图案及空间关系不能进行组合排列，不能理解彼此之间的关系，严重者甚至不能绘画任何图案。优势半球缘上回病变，可引起两侧肢体运动不能，即肢体虽无瘫痪但却不能按照指令完成日常所熟悉的动作和技能。

（7）视觉与眼球运动障碍：顶叶损害时出现的视觉障碍，主要表现为两个方面。一是出现视物变形，产生视错觉，如视物变大或变小，变远或变近。二是可出现视觉滞留现象，如在家里看到的物体，当走到外面后觉得这些物体仍在眼前。此外，尚可出现视物失认现象，患者对平常非常熟悉的东西却不认识或色彩失认等。如病变损害通过顶叶的视觉纤维，则表现对侧下 1/4 象限盲，当顶、颞与枕叶交界处病变时，可见两眼向病灶对侧注视不能，两眼向病灶侧注视。

3. 颞叶病变的功能定位

颞上回后部颞横回为听觉中枢，主侧半球颞上回为语言感觉中枢，颞中回和颞下回后部与记忆储存有关，该部位通过颞叶脑桥束与小脑发生联系。颞叶内侧面的钩回和海马回属嗅觉区，与味觉有联系。此外，颞叶深部尚有部分视觉纤维通过。一侧颞叶受损相对来说局部症状较轻，尤其是在右侧，往往不产生症状，故有所谓"静区"之称。

（1）感觉性失语：又称听觉性失语或 Wernicke 失语，主要由左侧颞上回后部病变引起，表现为患者不能理解别人的语言，但自己说话不受影响，只是用词不当，内容失常，严重时不知所云，不能准确地回答提问，出现所谓答非所问现象。如病变损害左侧颞中回及颞下回后部时，则出现命名性失语，临床表现为患者对物品和人名的称呼能力丧失，但能够说出该物品的用途。

（2）颞叶癫痫：由颞叶病变诱发的癫痫，其发作形式可以从单纯部分性发作、复杂部分性发作以及继发性全身性发作或这些发作的混合。一般来说，在颞叶癫痫中，复杂部分发作是最多见的发作类型之一，其次是继发性的全身发作。单纯部分性发作往往出现自主神经和或精神方面的症状，或伴有某些特殊的感觉（如上腹部有气体上升感、嗅觉、听觉、错觉等）现象；而复杂部分性发作则多以运动停止开始，随后出现口—消化道的自动症表现或出现其他的自动症，发作时间多在1min以上，多有发作后的意识丧失和遗忘。颞叶癫痫发作的临床特征与发作类型有助于临床上功能定位，尤其是发作初期的表现更具有定位价值。如嗅觉征兆、上腹部感觉异常或恐惧，继之以早发的口—消化道的自动症和肌张力障碍，认为是颞叶内侧癫痫的典型表现；而颞叶外侧癫痫常有听觉先兆，然后继之无反应、复杂姿势、焦虑或激惹发音、全身运动、转动和迅速出现全身发作是典型的特征；而位于钩回的致癫灶则表现为幻嗅、幻味等先兆，并在癫痫发作初期出现失语等。

（3）精神症状：颞叶病变尤其是肿瘤性质，精神障碍是较为常见的症状，主要表现为人格改变、情绪异常（如焦虑忧郁、恐惧、愤怒等）、记忆障碍、精神迟钝、表情淡漠等。精神症状较多出现在主侧颞叶损害之后。

（4）视野缺损：视放射环绕侧脑室下角经过颞叶，因此颞叶病变尤其是深部病变，多数可以出现视野缺损。常为1/4象限盲或同向偏盲。

（5）共济失调：颞中回及颞下回的后部通过颞叶—脑桥纤维，并与小脑发生联系，因此一侧颞叶损害可以出现对侧偏身共济失调。

（6）听觉与平衡障碍：一侧颞叶病变不出现听觉障碍，双侧颞横回病变时可出现皮质性聋。颞叶病变时，部分患者可出现平衡障碍与眩晕症状，眩晕多系颞叶弥散性病变所致。

（7）其他症状：颞上部占位性病变可压迫额叶及顶叶下部而出现对侧面部及下肢运动或感觉障碍，压迫对侧大脑脚而出现病灶同侧的锥体束征。颞叶内侧面的占位性病变可压迫中脑而出现动眼神经麻痹。如颞叶肿瘤压迫颅底颈动脉交感神经丛时，可出现Horner综合征。

4. 枕叶病变的功能定位

枕叶位于半球后部，前界在内侧面为顶枕沟，在上外侧面的界限为自顶枕沟至枕前切迹的连线，为视觉中枢所在。其功能主要与视觉有关，故枕叶病变主要产生视觉障碍。

（1）视觉障碍：一侧枕叶距状裂上缘或下缘的损害主要出现对侧同向性偏盲，但不影响黄斑区视觉（黄斑回避），也可有象限盲，但以下1/4象限盲多见。两侧枕叶病变可引起完全性失明，称皮质性盲，但瞳孔对光反射正常。

（2）视觉发作：视觉中枢刺激性病变时出现视觉发作，有时为癫痫的先兆，视觉发作的特征为：幻视出现的部位比较恒定，多在病灶对侧视野范围内出现，发作的频率呈逐步增加，随着发作增多而伴随其他症状如偏盲，甚至失认等症状相继出现，发作与环境关系不大，可伴有精神症状，头眼向病灶对侧偏斜。

（3）视觉认识不能：主侧顶枕区病变可出现视觉失认，即在无视觉障碍/丧失情况下，给患者看某一物体他不认识，但放在手中接触一下，他却能认识。对图形、颜色及面容都可失去辨认能力，还可产生对侧视野中物体的视觉忽略。

5. 内囊病变的功能定位

内囊为皮质连接丘脑、脑干、脊髓所有传入和传出投射纤维密集处，故内囊病变时，通常引起比较完整一致的对侧偏瘫、偏盲和偏身感觉障碍,临床上称为"三偏征"。如果较小的局限性病灶只损害位于内囊膝部及后肢的前部时,则只产生病灶对侧的严重偏瘫,而无感觉障碍。如果病变主要局限于内囊后部时,则对侧偏瘫较轻,而出现严重的偏身感觉障碍、同向偏盲和偏身共济失调。如双侧内囊膝部的皮质延髓束损害时则发生假性球麻痹。当主侧半球内囊病变损害44、45区投射纤维时可发生运动性失语症。

二、基底核病变的定位

诊断基底核是位于大脑半球深部的灰质团块,由纹状体(壳核、尾状核)、苍白球、丘脑底核和黑质共同组成,这些核团之间除了有神经纤维相互密切联系外,同时还接受大脑皮质、丘脑等处传来的神经冲动,经苍白球发出纤维至丘脑而与皮质联系。来自苍白球的下行纤维,通过黑质、红核及延髓网状结构等影响脊髓下运动神经元,共同对运动功能起着综合调节作用,如随意运动的稳定,肌张力的调节及运动的协同等。

基底节病变所产生的临床症状可概括为两大类,①肌张力变化:肌张力变化有增高、减低或游走性增高和减低;②不自主运动:不自主运动有震颤、舞蹈样动作、手足徐动、扭转痉挛等。这些症状的共同特点是清晨时出现,情绪激动时加重,安静时减轻,睡眠时消失。如果出现肌张力变化与不自主运动并存,临床上则表现为典型的两大类症状群:①肌张力减低—运动增多综合征:以舞蹈病、手足徐动症为代表;②肌张力增高—运动减少综合征:以帕金森病堪称典型。

(一)旧纹状体(苍白球)损害功能定位

临床上主要形成肌张力增高—运动减少综合征。表现为肌张力增高,而且伸肌和屈肌均增高,严重时甚至表现为强直,做被动检查时,其抵抗力始终保持一致或呈均匀阻力上感断续停顿,谓之铅管样强直和齿轮样强直。患者动作减少、行动缓慢,做精细动作时尤为明显,面部表情呆板,语言单调,声音变小,行走时两臂摆动消失,常感不稳,易跌倒,尤其在转弯、上下楼梯时更易发生。起步困难,一旦迈步后即以碎步向前冲,不能及时停步,称为"慌张步态"。震颤多从一侧上肢开始,远端较近端明显,频率快,振幅小,随着病情加重,震颤亦随之扩展至对侧肢体,并累及下颌、口、唇、舌和头部。

(二)新纹状体(壳核、尾状核)损害功能定位

出现肌张力减退—运动增多综合征。表现肌张力降低,各种不自主地强制性运动等。舞蹈样运动可见于多个肌群,以近端和面部为主,四肢呈无目的、突发、粗大和挥动的急速动作,面部则为挤眉弄眼、努嘴歪唇等鬼脸动作。

此外也可出现手指或足趾间歇的、缓慢的、弯曲的、蚯蚓蠕动样动作,躯干扭转呈旋转形运动。

三、丘脑病变的定位诊断

丘脑是间脑中最大的卵圆形灰质核团,位于第三脑室的两侧,被一些白质分隔成4组核群:前核、后核、内侧核、外侧核。

(一)丘脑前核

丘脑前核位于丘脑前结节的深方,与下丘脑发生联系,接受来自乳头体的乳头丘脑束,发出的纤维投射至扣带回。一般认为该核与嗅觉和内脏活动有关。

（二）丘脑内侧核

丘脑内侧核位于内髓板内侧,接受丘脑其他核的纤维,发出纤维投射到额叶前部皮质,为躯体和内脏感觉的整合中枢。

（三）丘脑外侧核

丘脑外侧核位于内髓板与内囊之间,分为较小的背侧部和较大的腹侧部。背侧部接受丘脑其他核团纤维,发出纤维至顶叶皮质。腹侧部则与脊髓、脑干以及小脑有广泛联系,为感觉传导通路第三级神经元所在地,发出纤维组成丘脑皮质束投射至大脑皮质感觉区。

（四）丘脑后核

丘脑后核属丘脑后角的重要核团,其中外侧膝状体主要接受视束的纤维,内侧膝状体则接受来自四叠体下臂束的听觉纤维。丘脑损害后所表现的临床特征,依其病变的原因和病变的部位不同而差异颇大,值得注意的是,丘脑本身体积较小,受损时往往可同时影响到几个核团或几个功能区,并且很容易波及邻近结构,如中脑和内囊等。因此对丘脑的功能定位一定要考虑到上述综合因素。

一般来说,丘脑缺血性病变以经典的丘脑综合征为代表,病变的血管主要为丘脑膝状体动脉,病变部位在丘脑外侧核后半部,临床表现为:①偏身麻木;②一过性偏瘫;③偏身共济失调:感觉减退综合征;④平衡障碍;⑤手足徐动症;⑥丘脑手;⑦丘脑痛;⑧偏盲。

丘脑肿瘤根据其部位不同而有不同的临床表现:①丘脑内侧部病变主要表现为痴呆及精神障碍,如情感淡漠、无主动性等,此外尚可有睡眠障碍、自主神经功能障碍。如果损害两侧纹状体则可出现帕金森综合征症状;②丘脑外侧部病变,除表现为精神障碍外,常因压迫内囊可出现"三偏征"及偏身共济失调。如病变波及中脑顶盖部时可出现瞳孔改变、眼球震颤及两眼垂直性协同障碍;③丘脑前区病变,优势侧可出现失语、注意力不集中。双侧病变则表现为遗忘、运动不能,如波及底丘脑,则可出现手足徐动、舞蹈症和丘脑手等;④丘脑后区病变,可出现偏身感觉丧失,丘脑痛、视野缺损,如病变以背侧为主,则表现为同侧忽略,优势侧出现一过性失语。

四、下丘脑病变的定位诊断

下丘脑位于丘脑下沟的下方,体积很小,重约4g。但解剖结构极为复杂,仅神经核团就有32对之多,主要有视前核、视上核、室旁核、腹内侧核、背内侧核、乳头体核、灰结节核及后核等。下丘脑虽然体积很小,但生理功能却十分重要,不但是自主神经的皮质下中枢,而且也是一个有决定性意义的内分泌腺体,同时又与脑干、丘脑、边缘系统以及大脑皮质之间有着广泛的联系。

下丘脑的功能概括讲,与内分泌、热量平衡、渴感和渗透压调节。体温调节、自主神经的平衡、醒觉与睡眠、情感和行为、记忆以及躯体运动功能等有关。所以说,一旦下丘脑发生病变临床上很少只表现为单一症状,而是机体许多功能都会发生调节障碍,主要特征如下。

（一）体温调节障碍

1. 中枢性高热

特点为体温极高,可达40～42℃,用解热剂降温不起作用。

2. 发作性高热

患者可突然发生高热,但临床上找不到发热原因,常不予治疗体温可恢复正常。

3. 中枢性低温

体温可低于34℃以下，但一般情况较好。

4. 体温不稳

其特点是体温随着环境的温度变化而变化，有时在异常寒冷的环境中出现异常的体温过低。

（二）自主神经障碍

自主神经包括交感和副交感神经，由于无须进入意识水平，有自身的活动规律，故称自主神经。交感神经干受损，往往会出现 Horner 综合征，同时可伴汗腺分泌障碍和血管扩张，如皮肤干燥、潮红等。

交感神经活动增强，则表现为血压升高、脉搏增快、血糖升高、尿潴留、瞳孔扩大等。交感神经活动减弱则主要表现为血管扩张。副交感神经受刺激时，则出现血压下降、脉搏减慢、出汗、流涎、肠蠕动增强、瞳孔缩小等症状。

（三）睡眠和觉醒障碍

主要表现为多睡。非常容易入睡，但可唤醒。如果病变累及中脑网状结构时可引起昏睡甚至昏迷。

（四）尿崩症

视上核、室旁核或下丘脑垂体束受损均可出现抗利尿激素分泌不足而产生中枢性尿崩症，临床上主要表现为口渴、多饮、多尿、尿比重减低，一般低于 1.006，尿中不含糖及蛋白。

（五）性功能障碍

灰结节与性功能有关，受损时可引起性欲减退、性功能亢进甚至生殖器萎缩。如发生在幼童时则出现性早熟，阴毛、腋毛和面部毛发过早发生等。

（六）癫痫

主要表现为间歇性发作的自主神经系统亢奋症状，如周围血管扩张、瞳孔扩大、出汗、流泪、流涎、血压骤然升高、发热、脉搏加快等，部分患者可伴有意识障碍，但一般不出现惊厥和抽搐。

（七）摄食异常

下丘脑腹内侧核为"饱食中枢"，受损后可引起摄食异常增加，短时间内可变肥胖。灰结节外侧区为"饮食中枢"，损害后则表现食欲完全丧失，食量减少，厌食而显极度消瘦。

（八）消化道症状

下丘脑急性病变，常伴有消化道出血，可能系交感缩血管纤维病变导致胃黏膜下血管扩张和出血，也可能是迷走神经功能过度亢进，使胃肠道肌肉收缩，导致局部缺血所引起。

五、垂体及其附近病变的定位诊断

垂体是人体最重要的内分泌腺，能分泌 20 多种激素，并通过这些激素对其他内分泌腺产生调节作用。

垂体体积很小，重约750mg，位于颅底蝶鞍的垂体窝内，垂体上方为漏斗基，前方为视交叉，后上方为乳头体，间脑和垂体间的脑膜称为鞍隔。

垂体病变临床上主要表现为"三大"特征。

（一）视交叉综合征

因垂体紧邻视交叉，发生病变时，尤其是占位性病变往往压迫视交叉而出现视力、视野和视盘改变。

双颞侧视野缺损是典型的垂体瘤征象，偶尔也可出现单眼盲或同向性偏盲。视力障碍既可是单侧，也可是双侧，取决于受压的程度，病变时期及病变的范围，视盘改变以视盘萎缩多见。

（二）蝶鞍扩大

典型的改变为蝶鞍骨质破坏，同时可出现视交叉综合征表现，如系肿瘤性质病变侵及海绵窦时，可引起颅神经麻痹，压迫大脑导水管、三脑室则出现脑积水。

（三）内分泌障碍

垂体不同部位病变，内分泌障碍的表现也不尽相同，如垂体嗜酸性细胞腺瘤，成年人主要表现为指端肥大症。嗜碱性细胞瘤则主要表现为库欣（Cushing）综合征。嫌色细胞瘤则表现为垂体功能减退，男性出现阳痿、性欲减退、毛发脱落、皮肤干燥；女性表现为闭经及子宫萎缩等。此外垂体病变还可出现一侧或两侧嗅觉障碍及颅神经麻痹等。

六、小脑病变的定位诊断

小脑位于后颅窝，脑桥和延髓的背侧。从解剖学上划分，小脑可分为两个基本部分：中线组为前方的小舌，蚓部和后方的绒球小结叶；外周组为两个小脑半球，分前后两叶，内含齿状核和顶核。从功能上划分，小脑可分为古小脑、旧小脑和新小脑3部分。古小脑的功能主要是保持人体空间的定向力，损伤后引起躯干共济失调；旧小脑主要控制肌肉对抗重力；新小脑主要司理精细运动的准确性。小脑的传入和传出纤维构成3个脚（下脚，又称绳状体，与延髓相连接；中脚，又称桥臂，连接脑桥；上脚，又称结合臂，连接中脑），并借此与脑干相连。

（一）小脑病变的一般特征

1. 共济失调

由于小脑具有司理肌肉运动间的协调功能，故小脑病变时各肌肉各个运动之间出现协调障碍，包括执行的异常，动作的速度、范围、力量以及持续的时间等均可出现异常。如步行时，两下肢跨前过多，躯干落后迟缓而引起倾倒；由于对运动的距离、速度及力量估计能力丧失而发生"辨距不良"，往往表现动作过度；因主动肌和对抗肌交互作用障碍，使一个动作停止而立即转换为相反方向的能力丧失，发生各种"轮替运动障碍"，不灵活、不正确，不规则或笨拙。临床上各种共济运动检查，如上肢指鼻试验、指耳试验、轮替运动，下肢跟膝胫试验等都不能准确到达目的地。

2. 肌张力降低

肌张力降低多见于小脑急性病变，出现在病变的同侧，以上肢尤甚，近端肌肉更为明显。由于肌张力过低，患者往往表现无力或易疲劳，运动的开始和终止都较缓慢，腱反射往往减弱或消失，膝反射可呈钟摆样，浅反射多不受影响。"反击征"阳性也是由于肌张力降低和拮抗肌作用不足所引起。

3. 小脑性构音障碍

小脑病变引起的构音障碍为发音肌肉协调功能不良所致，主要表现为吟诗样、含糊不清、断续、爆发性语言、犹豫、无抑扬顿挫等。一般说来，左侧小脑半球局限性病变更易出现构音障碍。

4.震颤小脑病变

主要表现为意向性震颤,即患者肢体运动时出现粗大而不规则的震颤,越是接近目的地时,越显得明显,但静止时消失。

5.其他症状

(1)姿势及步态异常:一侧小脑受损时,患者头及身体向病侧偏斜,站立时向病侧倾倒,行走时步态不稳易偏向病侧,上肢摆动失常。

(2)眼球震颤:小脑中线病变可出现注视诱发的眼球震颤,上跳性眼球震颤、反跳性眼球震颤等。

(3)书写过大症:书写时字迹逐渐变大,行距不齐,尤其在写完一句时,尤为过大。

(4)小脑发作:发作时突然全身强直,伸肌张力增高,多呈去脑强直状态,角弓反张,伴发绀及神志不清,多系占位病变所致。

(二)小脑综合征

临床上小脑病变很难予以精确定位,大体上可归纳为如下两大综合征。

1.小脑蚓部或中线综合征

本综合征主要表现为头及躯干的共济失调,如站立不稳,不能维持正常的直立位,常易向前或后倾倒。行走时,往往两脚分开,左右摇晃,步态蹒跚,状如醉汉,即所谓醉汉样步态。构音障碍明显但四肢共济失调、眼球震颤常不多见。四肢肌张力及腱反射正常。

2.小脑半球综合征

本综合征典型的表现是病变同侧肢体的共济失调,常常是手和上肢较足和下肢为重,远端较近端明显,精细动作较粗糙动作更显著。也可表现为四肢的共济失调、辨距不良、协同运动障碍及意向性震颤,肌张力降低及肌无力易疲劳等。眼球震颤较常见,多呈水平性,也可呈旋转性。构音、姿势及步态障碍也可出现,但不如蚓部病变时明显。

七、脑干病变的定位诊断

脑干位于后颅窝,由中脑、脑桥和延髓3部分组成,上端与间脑相连,下端与脊髓相接,背侧为第四脑室和小脑。脑干是连接脊髓、大脑、小脑的中间枢纽。由脊髓上行至丘脑而最后到达中央后回的各种感觉传导束,由大脑皮质下行的锥体束、锥体外系及小脑与脊髓之间联系的传导束均经过脑干。12对脑神经,除第Ⅰ、Ⅱ对脑神经外,其余Ⅲ至Ⅻ对脑神经的核均位于脑干内,这10对脑神经都由脑干发出后行走于颅底。

(一)脑干病变的定位原则

1.确定病变是否位于脑干

由于第Ⅲ至Ⅻ对颅神经核均位于脑干内,都由脑干发出纤维,因此一侧脑干病变时,极易产生同侧相对应区域内颅神经麻痹症状。由于司理随意运动的锥体束在延髓进行交叉,传导痛、温觉的脊髓丘脑束在脊髓进行交叉,故脑干损害时会产生病变对侧偏瘫或偏身感觉障碍,临床上称为交叉性瘫痪,这是确定脑干病变的主要定位依据。此外,脑干与小脑之间联系紧密,所以脑干病损时,也容易产生小脑病变的症状与体征。

2.确定脑干病变的水平

根据所损害的脑神经,可进一步判定脑干病变的部位。如第Ⅲ、Ⅳ对脑神经病变位于中脑;第Ⅴ、第Ⅵ、第Ⅶ、第Ⅷ对脑神经病变在脑桥;第Ⅸ区、第Ⅹ、第Ⅺ、第Ⅻ对脑神经麻痹则位于延髓。

3.确定脑干病变的范围

脑干病变的范围与病变位置密切相关,一般来说,延髓体积相对较小,即使小的病变,尤其是在背部,很容易出现显著的功能障碍,且常为两侧分布。而脑桥和中脑两侧核性损害则较延髓少见。临床上,功能障碍严重度往往不能代表病变范围的程度,但脑神经受损的多寡从某种程度上讲,则可以反映病变的范围。锥体束在延髓下部紧相靠近,该部位病变则会产生四肢瘫痪。内侧丘系在脑桥下部彼此靠近,受损时易出现深感觉障碍。

4.鉴别脑干内外病变

进一步明确脑干内、外病变,对指导治疗和判断预后有一定意义。临床上可根据以下四个方面加以鉴别。

(1)交叉性瘫痪:脑干内病变,脑神经麻痹与肢体瘫痪发生的先后与程度往往差别不明显,而脑干外病变,脑神经麻痹症状发生早而且明显,对侧偏瘫则发生较迟且程度较轻。

(2)出现内侧纵束综合征:核间性眼肌麻痹或脑干内交感神经纤维损害而产生的 Horner 综合征,则可被看作纯属脑干内结构损害。

(3)根据脑神经在内外的不同组合,如第Ⅴ、第Ⅶ、第Ⅷ对脑神经在脑干比较分散,但在脑干外侧都经过脑桥小脑角,该处病变时,可同时损害这3对脑神经。

(4)鉴别脑神经是核性还是周围性损害,如动眼神经核组成较为复杂,脑干内病变时,往往为不全性麻痹,而脑干外病变多为完全性。

(二)脑干不同部位损害综合征

由于脑干结构复杂,加之病变的水平、部位,以及病变范围大小各异,所以可产生各种各样的临床表现。长时间以来,人们根据脑神经或传导束的损害,提出了各种不同名称的综合征,本节仅介绍9个经典的综合征。

1.延髓外侧综合征

病变主要位于延髓外侧部近背面处,多见于小脑后下动脉或椎动脉病变,典型的临床表现为:交叉性感觉障碍,即病变同侧面部痛、温觉障碍,对侧半身痛、温觉障碍(三叉神经脊髓核、束和脊髓丘脑束受损);同侧软腭咽和声带麻痹,伴声音嘶哑、吞咽困难、咽反射消失(疑核受损);同侧 Horner 综合征(下行交感神经受损);眩晕、呕吐及眼球震颤(前庭神经核受损);同侧共济失调(脊髓小脑束受损)。

2.延髓前部综合征

病变主要位于延髓前部橄榄体内侧,多见于脊髓动脉或椎动脉病变,典型临床表现为:病变侧舌肌萎缩、舌肌纤维震颤、伸舌偏向患侧(舌下神经受损);对侧偏瘫,不伴中枢性面瘫(锥体束受损);对侧偏身位置觉和震动觉消失,痛、温觉完整(内侧丘系受损)。

3.延髓后部综合征

延髓后部综合征指病变位于延髓后部近中线附近,四脑室底部后组脑神经(Ⅸ、Ⅹ、Ⅻ)所在区域,后组脑神经核性或核下性损害可引起如下综合征。

(1)Avellis 综合征:病变损害疑核、孤束核及脊髓丘脑束,表现为同侧软腭麻痹,声带麻痹,咽喉部感觉丧失,舌后 1/3 味觉障碍。对侧偏身痛、温觉障碍,本体感觉保留。

(2)Tapia 综合征:舌咽、迷走和舌下神经核或运动根受损,表现为同侧咽喉肌麻痹,同侧舌肌萎缩。

（3）Schmidt 综合征：舌咽、迷走和副神经损害，表现为同侧咽喉肌麻痹外，加上胸锁乳突肌和斜方肌瘫痪。

（4）Bonnier 综合征：病变影响前庭神经外侧核及附近结构及第Ⅷ、Ⅸ、Ⅹ对脑神经时，临床表现为 Menier 病表现，以及对侧偏瘫，也可有嗜睡、心动过速、无力等。

4. 脑桥腹侧综合征

病变主要位于脑桥腹外侧部与延髓交界处，引起外展神经及面神经或其核，同时损害锥体束，表现为病变同侧外展神经麻痹与周围性面瘫，对侧偏瘫。如双侧脑桥基底部损害，则出现闭锁综合征，表现为四肢中枢性瘫痪（双侧皮质脊髓束损害），不能说话和张口，偶有水平眼运动障碍，但感觉和意识正常，能以眨眼或眼球垂直运动示意，貌似睁眼昏迷。

5. 脑桥背侧综合征

病变位于脑桥尾端 1/3 背部的顶盖部，表现为对侧偏瘫，但无面瘫（皮质脊髓束受损），同侧周围性面神经麻痹（面神经核和束受损），双眼向病变同侧共轭运动不能，双眼凝视病变对侧或偏瘫侧（外展神经核或旁正中脑桥网状质受损）。

6. 脑桥背盖部综合征

病变主要位于脑桥背盖部背侧，邻近第四脑室底部，主要表现为同侧小脑性共济失调（小脑脚受损），对侧偏身感觉障碍（内侧丘系和脊髓丘脑束受损），病变侧共轭凝视障碍。

7. 中脑腹侧综合征

病变位于大脑脚脚底，损害锥体束与动眼神经，主要表现为同侧完全性动眼神经麻痹和对侧偏瘫（包括中枢性面、舌瘫）。

8. 中脑背侧综合征

病变位于中脑背侧接近大脑导水管时，临床上可产生同侧动眼神经麻痹，若病变损害红核时，则产生对侧共济失调，命名为 Claude 综合征。如病变累及动眼神经及黑质，除表现为同侧动眼神经麻痹外，同时对侧可出现舞蹈、手足徐动症或震颤，称之为 Benedikt 综合征。

9. 中脑顶盖综合征

病变位于四叠体时，引起眼球垂直联合运动障碍。如只损害中脑顶盖部上丘时，产生两眼不能协同向上仰视或两眼汇聚障碍，主要表现为两眼不能向上仰视，称之为 Parinaud 综合征。

八、脊髓病变的定位诊断

无颅神经损害是脊髓病变的基本特点，其解剖生理特征是脊髓灰质为节段性结构，而白质为传导束，所以灰质病变受损范围一般较小而且呈节段性，而白质受损则成传导束性病变。临床上脊髓病变所产生的临床症状与病变部位的高低、在横断面上扩延的范围、在长轴上蔓延的程度以及病变产生的速度等密切相关。

（一）脊髓横断面病变的功能定位

1. 前角病变

临床上前角病变很少使整个肢体全部肌肉受累，因为在脊髓的任何水平，前角细胞都包括了许多的细胞群，而且分布在相当大的平面上，每群细胞又都各自支配相应的肌群，所以说某一病变不太可能将所有的细胞群同时损坏。此外支配一个肢体的细胞群在纵断面上延伸达数厘米，而脊髓病变如此广泛者却属少见。前角病变临床特征为：①肌张力降低；②肌肉萎缩；

③腱反射减弱或消失;④病理反射阴性;⑤自主神经障碍(支配区皮肤充血、粗糙、排汗障碍等)。

2. 后角病变

后角是传导痛、温觉与原始触觉的中继站,故后角病变时主要出现同侧痛、温觉障碍,而位置觉、震动觉与识别触觉的传导束则不受影响,这种痛、温觉消失而其他感觉保留称为分离性感觉障碍。

3. 灰质前联合病变

此处病变主要产生两侧对称性痛、温觉减退或消失,而触觉不受影响,近似于后角的感觉分离现象,不同于后角的是呈双侧对称性分布。

4. 后索病变

后索破坏性病变时主要出现位置觉、压迫觉、重量觉及震动觉障碍。出现感觉性共济失调,Romberg 征阳性(闭眼时不稳)。

5. 前索与侧索联合病变

锥体束损害时病变同侧出现上运动神经元性瘫痪;脊髓小脑前、侧束损害时病变对侧受损平面以下痛、温觉障碍。

6. 后索与侧索联合病变

后索损害出现深感觉障碍和感觉性共济失调,锥体束受损出现受损平面以下上运动神经元性瘫痪。

7. 脊髓半横断综合征

典型的脊髓半横断损害临床表现为以下所述。

(1)病变同侧受损平面以下上运动神经元性瘫痪。

(2)病变同侧深感觉障碍。

(3)病变对侧受损平面以下痛、温觉障碍。

(4)病损平面可出现节段性下运动神经元瘫痪和感觉障碍。

(二)脊髓节段性病变功能性定位

由于脊髓各节段形状、粗细、灰质的宽窄以及灰、白质所占的比例等均存一定的解剖学差异,故不同节段的损害临床症状上也有其特征性。分述如下。

1. 上颈段($C_{1 \sim 4}$)病变

主要表现为以下内容。

(1)运动障碍:四肢不同程度上运动神经元性瘫痪。

(2)削神经损害可引起胸锁乳突肌和斜方肌瘫痪、萎缩。

(3)膈神经受损可引起呃逆,严重时出现膈肌麻痹、呼吸困难。

(4)感觉障碍:感觉传导束受损出现受损平面以下各种感觉障碍,仅累及后索则表现屈颈时出现一种触电样刺痛感沿脊椎向下放射,谓之 Lhermitte 征。

(5)如病变波及后颅窝,则出现眩晕、吞咽困难、饮水反呛、声音嘶哑等后组颅神经受损症状。

2. 中颈段($C_{5 \sim 7}$)病变

主要表现为以下内容。

(1)运动障碍:四肢瘫痪,上肢呈下运动神经元性瘫痪(影响最大的为小圆肌、肱二头肌、冈上肌、冈下肌、肩胛下,肌,如病变恰好位于 $C_{5\sim6}$,则肱二头肌腱反射消失,肱三头肌反射正常),下肢呈上运动神经元性瘫痪。

(2)感觉障碍:中颈段病变往往首发症状为自发性疼痛,以下颈部、肩胛带和上肢最为明显。节段性感觉障碍为肩部及上臂外侧有浅感觉减退或消失,一般不太明显,主要表现为受损平面以下传导束性感觉障碍,且感觉障碍的水平可以比病变的实际水平低。

3. 下颈段($C_8 \sim T_1$)病变

主要表现为以下内容。

(1)运动障碍:以手部小肌肉如骨间肌,蚓状肌无力和萎缩最明显,前臂的肌肉也可以出现轻度萎缩,下肢呈上运动神经元性瘫痪。

(2)感觉障碍:自发性疼痛多局限于前臂及手指部位,上肢也可出现节段性感觉障碍,躯干的感觉障碍通常止于 T_2 平面左右。

(3)Horner 综合征:病变局限于 $C_8 \sim T_1$ 时,病变同侧可出现 Horner 综合征。

4. 胸段病变

胸段脊髓是脊髓最长的一部分,临床上很容易受到损害,其共同的基本特征为以下几点。

(1)运动障碍表现为双下肢上运动神经元性瘫痪。

(2)受损平面以下所有感觉障碍。

(3)神经根刺激症状,如疼痛及束带感。

(4)膀胱直肠功能障碍。

(5)反射异常,早期双下肢反射减弱或消失,后期活跃或亢进。根据各胸节的解剖特点,又分为上胸段($T_2 \sim T_4$)、中胸段($T_5 \sim T_8$)与下胸段($T_9 \sim T_{12}$)3 个水平。

5. 上胸段($T_2 \sim T_4$)病变

定位诊断主要根据神经根刺激症状及感觉障碍平面进行定位,神经根刺激症状多表现为一侧或双侧肋间神经痛,也可以是肩胛部与上胸部疼痛和束带感。需要注意的是,感觉障碍的上界并非绝对代替脊髓损害的上界,应考虑有神经根的损害。

6. 中胸段($T_5 \sim T_8$)病变

神经根性疼痛的解剖部位多位于下胸部和上腹部,临床上易误诊为胆囊疾患或急腹症。上腹壁反射减弱或消失。双下肢感觉异常可为最早出现的症状,继而出现截瘫和膀胱直肠功能障碍。

7. 下胸段($T_9 \sim T_{12}$)病变

根性疼痛主要位于下腹壁,可向外阴部放射,易误诊为盆腔疾患。腹肌无力、腹壁反射和感觉障碍平面均有定位价值。尤其是病变位于 $T_{10} \sim T_{11}$ 节段时,由于所支配的腹直肌下半部无力,患者由仰卧坐起时,可见脐孔向上移动,称之为比佛(Beevor)征阳性。下腹壁反射减弱或消失,有时也出现提睾反射减弱或消失。膀胱障碍以尿失禁多见,但大便失禁少见。该节段病变偶尔可出现胃扩张。

8. 腰膨大($L_1 \sim S_2$)病变

主要表现为以下方面。

(1)神经根性疼痛,以下背部、腹股沟区或股部前侧为主,如病变位于下段,则表现为坐骨神经痛,引起下腰部、腰骶部、坐骨结节与股骨大粗隆间感觉异常或疼痛,并向小腿外侧、足底部放射。

（2）运动障碍：可以出现双下肢下运动神经元瘫痪，临床上以下肢无力，尤其是足下垂为早期表现。

$L_{1\sim3}$病变时可出现髋屈曲、内收和伸小腿运动障碍。

（3）感觉障碍：双下肢及会阴部各种感觉障碍。

（4）反射障碍：$L_{2\sim4}$病变时膝反射减弱或消失，踝反射保存甚至亢进或出现踝阵挛。$L_5\sim S_2$病变时踝反射减低或消失，膝反射可正常。

（5）括约肌功能障碍。

9. 圆锥（$S_{3\sim5}$）病变

病变特点为以下内容。

（1）感觉减退或消失呈鞍状分布。

（2）根性疼痛少见，一般不出现双下肢运动障碍。

（3）性功能障碍，主要表现为阳痿及射精不能。

（4）膀胱直肠功能障碍，由于逼尿肌麻痹而出现无张力性膀胱。

（5）单纯圆锥病变一般不出现反射改变。

10. 马尾病变

病变特点为以下内容。

（1）症状和体征呈不对称性。

（2）根性疼痛较多且严重，疼痛部位多位于下背部、会阴部或坐骨神经分布区。

（3）感觉障碍：也可呈鞍状分布，常为单侧或不对称，各种感觉均出现障碍而无分离。

（4）可出现运动障碍，主要表现为下运动神经元瘫痪，以胫或足部肌肉无力及萎缩多见。

（5）反射障碍：膝、踝反射均可减弱或消失。

九、周围神经病变的定位诊断

（一）颅神经病变定位诊断

1. 嗅神经病变功能定位

（1）双侧嗅觉丧失，最常见的病变部位是鼻腔本身的疾患。

（2）一侧嗅觉丧失，应怀疑是嗅丝、嗅球或嗅纹处任一部位受损。

（3）嗅幻通常是部分复杂性癫痫的先兆症状，患者常嗅到一种十分不愉快的气味，随之意识丧失，口唇和下颌不自主运动。此外，幻嗅也可见于颞叶病变。

（4）嗅沟或蝶骨嵴肿瘤，可引起 Foster – Kennedy 综合征：即同侧嗅觉丧失和视神经萎缩，对侧视盘水肿。

（5）嗅觉倒错：病变部位可见于副鼻窦、嗅神经或嗅球损伤。

2. 视神经病变功能定位

视神经受损，临床上主要表现为视力、视野和眼底改变三大特征。

（1）视盘病变：视神经是临床上唯一可以通过眼底镜直接观察到的脑神经，视盘的变化不仅发生于眼内、眼眶内病变，更多见的是由颅内病变所引起。临床上与神经系统疾病密切相关的改变有4方面：①视盘水肿：视盘水肿的特征性改变为视盘充血，颜色变红；视盘边缘模糊；视盘生理凹陷消失和视盘隆起；静脉充盈和搏动消失。视盘水肿主要原因为各种颅内原发性或继发性病变引起的颅内高压所致，因此对于发现视盘水肿的患者应高度重视，必须做进一步检查；②视力改变：视盘水肿患者除部分病例出现短暂性视力模糊外，在早期视力一般不受影响，此点与视神经炎有明显的差别，后者往往在病变早期即出现明显的视力障碍；③视野改变：主要出现盲点扩大或周围视野向心性缩小；④视神经萎缩：主要表现为视盘颜色变白，如系原发性者，视盘颜色苍白而边缘清楚，继发性者因早期水肿或炎性病变而留有边缘模糊。

（2）视神经病变：视神经损害早期症状主要有视力障碍，可表现为轻度视力减退，严重者甚至出现失明，且可在数周后出现视神经萎缩。

（3）视交叉病变：典型的视交叉病变临床上往往出现特征性的视野缺损——双颞侧偏盲。早期出现内分泌改变，晚期可出现视力障碍。如系视交叉前方病变，尤其是压迫性病变，除影响视力外，还可出现第Ⅱ、Ⅲ、Ⅳ、Ⅴ、Ⅵ对脑神经受损。视交叉侧方压迫可出现单侧鼻侧视野缺损，严重者压向对侧时，可造成双侧鼻侧视野缺损。

（4）视束和外侧膝状体病变：一侧视束受损，出现不完全一致的同向性偏盲，外侧膝状体内侧病变出现双眼下半部盲，外侧受损引起上半部盲，中央部损害则出现中心性视野缺损。一侧外侧膝状体完全性损害则出现对侧同向性偏盲。

（5）视放射病变：主要表现为不完全一致的对侧同向性偏盲，如顶叶病变可出现下1/4象限的同向偏盲。

（6）视皮质病变：视皮质病变视其病变范围而表现各异，一侧枕叶损害引起对侧同向性偏盲，可伴有黄斑回避现象。双侧视皮质损害出现皮质盲（双眼全盲）。枕叶内侧损害可引起高度一致的同向性偏盲，但中央视力保存。此外，不伴有视神经萎缩和瞳孔对光反射改变。

3.眼球运动神经病变（第Ⅲ、Ⅳ、Ⅵ对脑神经）功能定位

临床根据眼运动神经受损的部位，可分为核性及核下性两大类，损害后引起眼肌麻痹和眼球活动障碍，主要表现为3个方面：眼球位置改变（斜视）；眼球运动障碍（运动受限或运动幅度变小）；复视。

（1）动眼神经核及核下性损害：由于动眼神经核在中脑内分散于相当大的区域，因此核性损害时眼肌常呈不完全性麻痹，瞳孔括约肌往往不受影响，加之两侧的动眼神经核比较接近，故核性损害可以呈双侧性。核下性动眼神经麻痹一般为单侧性，常呈完全性，眼内肌和眼外肌同时受累，而且瞳孔括约肌麻痹可以先发生。

（2）滑车神经核及核下性损害：单一的滑车神经损害，临床上颇为少见，且不易确定核性或核下性；一般而论，若是核性损害，因滑车神经核发出的纤维交叉到对侧，损害后引起的上斜肌麻痹，但与其他脑神经受损不同，不是在病灶侧而是在病灶对侧。滑车神经麻痹主要表现为患者向下看时十分困难，尤其是下楼梯特别明显。

（3）外展神经核及核下性损害：外展神经核性损害常伴有向病灶侧的眼球协同运动障碍和周围性面神经麻痹，而核下性损害往往没有这一特征，只是单纯表现出眼球外展受限和复视。

4.三叉神经病变功能定位

三叉神经损害临床上主要表现为感觉和运动障碍两部分症状。感觉障碍主要表现为面部皮肤、结膜、口腔、舌、软腭、硬腭和鼻黏膜的感觉缺失或减退，角膜反射消失。由于三叉神经的感觉纤维在脊束核和周围神经的排列顺序不同，因此损害时可发生不同分布类型的感觉障碍。如三叉神经脊束核与面部感觉的解剖分布关系似"洋葱头样"，即口唇周围感觉传至三叉神经脊束核最上端，而口唇以后的面部感觉则以同心圆的方式自上而下地与三叉神经脊束核相联

系,愈是在面后部的感觉则传入到核的最下部,因此核性损害与周围神经损害的重要鉴别点主要是感觉分离和脊束核临近结构损害,以及出现延髓外侧部或颈髓上段受损的表现。

三叉神经损害的运动障碍主要表现为以下两方面。

(1)一侧核上性纤维受损,所支配肌肉不发生瘫痪,如果是两侧皮质延髓束受损时,则出现双侧咀嚼障碍,下颌反射亢进。

(2)核性和核下性损害,则表现为颞肌及咬肌麻痹,并可出现肌萎缩。由于翼内、外肌麻痹,故张口时下颌偏向患侧。

三叉神经感觉部分的刺激性症状最常见的是三叉神经痛,而运动根刺激症状主要为咀嚼肌紧张性痉挛(牙关紧闭)和阵挛性痉挛(咀嚼痉挛)。

5. 面神经病变功能定位

面神经受损主要表现为面肌运动功能障碍,依其损害部位的不同,而临床表现各异。

(1)核上性损害:核上性损害主要产生中枢性面瘫,主要表现对侧面下部肌肉完全瘫痪,如果是一侧皮质脑干束受损而引起的中枢性面瘫则往往只出现随意运动麻痹,而情感运动如自发性笑、哭或其他情感表现的不随意收缩仍可存在。相反,如果情感性面肌麻痹不伴有随意性面瘫时,则提示对侧辅助运动区、额叶白质、颞叶中部、岛叶、基底节区、丘脑、丘脑下部和中脑背部损害。

(2)核及核下性损害:面神经核及其核下性损害主要表现为周围性面神经麻痹,即患侧额纹减少,不能闭眼,鼻唇沟浅,示齿时口角歪向对侧,鼓腮及吹口哨时,患侧漏气,不能噘嘴等。不同部位损害的定位是以下几点:①脑桥病变:出现同侧周围性面瘫,常同时伴同侧展神经麻痹及对侧偏瘫;②桥小脑角病变:早期出现耳鸣继而耳聋,如损害中间神经则出现舌前2/3味觉障碍和泪腺分泌减少,晚期出现周围性面神经麻痹;③膝状神经节病变:同侧周围性面瘫,舌前2/3味觉障碍,可伴有耳痛;④镫骨神经起点以前病变:同侧周围性面瘫,舌前2/3味觉丧失,听觉过敏但泪腺分泌不受影响;⑤面神经管内病变:仅出现周围性面瘫,无味觉、听觉和泪腺分泌障碍;⑥腮腺和面部病变:损伤面神经部分分支,造成不完全性面瘫。

6. 前庭耳蜗神经病变功能定位

(1)前庭神经病变:主要表现为眩晕、眼球震颤和平衡障碍等症状。前庭性眩晕常呈发作性,发作时间可自数分钟、数小时至数天不等。患者常感到周围环境环绕自身旋转,有时可突然倾倒。前庭性眩晕发作时,常伴有恶心、呕吐、面色苍白、血压下降等血管运动紊乱症状。临床上如考虑系前庭性眩晕需进一步鉴别是周围性还是中枢性,前者由内耳及前庭神经病变引起,而后者系前庭神经核及其核上传导经路病变所致。前庭系统或其中枢经路病变引起的眼球震颤,其特点为具有快、慢节律性,可有水平、垂直、旋转及斜向性等不同方向,往往伴有自发性倾倒及听力障碍或脑干受损征象。前庭性共济失调以平衡障碍为主,静止时与运动时均出现平衡障碍为其特征,与小脑性共济失调不同点为眩晕、眼球震颤十分明显。

(2)耳蜗神经及其通路损害后,主要临床表现为耳聋、耳鸣等听觉功能障碍。

感觉性耳聋的病变定位包括:①大脑损害:听觉皮质损害,即使是双侧损害,一般不会导致完全性聋。一侧听觉皮质损害,可出现对侧甚至双侧轻微听力障碍;②脑干损害:严重的双侧脑干损害,可发生双侧听力下降,但往往同时伴有脑干损害的其他临床表现,脑干诱发电位和MRI可帮助定位;③周围神经损害:周围性耳蜗神经受损,临床可出现部分性或完全性耳聋,其特点是高频率听力先受影响,然后向中、低音频率扩展;气导大于骨导,可均缩短,双耳骨导比较试验偏向健侧。

7. 后组脑神经(第Ⅸ、Ⅹ、Ⅺ、Ⅻ对脑神经)病变功能定位

舌咽神经、迷走神经、副神经及舌下神经为最后 4 对脑神经,由于它们在解剖和临床上彼此紧密相邻,关系密切,所以临床习惯上把他们称为后组脑神经。

(1)舌咽神经病变功能定位:一侧核上性损害不出现神经系统症状,双侧皮质脑干束受损,出现假性球麻痹症状。一侧舌咽神经受损,病变同侧出现下列症状:①腭弓麻痹;②软腭及咽部感觉减退或丧失;③舌后 1/3 味觉与一般感觉障碍;④腮腺分泌功能减退;⑤舌咽神经痛。

(2)迷走神经病变功能定位:迷走神经损害的临床表现与病变部位有关,依其特征可推测该神经病损的部位。①核上性损害:一侧损害不出现神经系统症状,两侧损害出现明显吞咽困难与构音障碍;②核性损害:同侧软腭、咽和喉部发生麻痹,但可同时伴有其他脑神经受累表现;③胸腔上部病变:可表现为单侧喉返神经麻痹,同侧声带麻痹,吸气和发音时均无运动,声带张力减低,并可逐渐出现萎缩,而致发音粗哑;④节状神经节病变:除有喉返神经麻痹症状外,尚可伴有心搏过速和喉部感觉缺失;⑤节状神经节和颈静脉神经节间病变:咽缩肌完全或部分麻痹;双侧病变时出现明显吞咽困难,累及耳支时出现外耳道感觉减退。

(3)副神经病变功能定位:①一侧病变表现为同侧胸锁乳突肌和斜方肌瘫痪,患者头不能转向健侧,不能耸肩,静止位时呈现肩胛下垂;②两侧副神经损害时,头常后仰。

(4)舌下神经病变功能定位:①核上性损害:主要表现为中枢性舌瘫,伸舌时偏向偏瘫侧,不伴舌肌萎缩与舌肌纤颤;②一侧舌下神经损害,主要表现周围性舌瘫,伸舌时偏向患侧,同时伴有舌肌萎缩与舌肌纤颤,咀嚼困难与发音障碍,尤其是发舌音更为明显。

(二)脊神经病变定位诊断

脊神经由运动、感觉与自主神经 3 种纤维所组成,并参与组成各个反射弧,因此脊神经损伤后临床上主要产生运动障碍、感觉障碍、自主神经营养障碍、反射异常 4 个方面的症状。

1. 周围神经病变

(1)运动麻痹:表现为某些肌肉或肌群瘫痪,肌张力减低,肌肉萎缩。

(2)感觉障碍:主要表现为痛觉、温觉、触觉及本体感觉减退或消失,可发生自发性疼痛、感觉异常、幻肢痛等。由于周围神经皮肤支所支配的范围通常互有重叠,因此其感觉障碍的范围往往较应出现的受损区小。

(3)自主神经障碍:可表现为泌汗、立毛、血管运动及营养障碍。如皮肤温度增高或降低、色泽苍白或发绀,水肿或皮下组织萎缩、角化过度、色素沉着或脱失,甚至发生溃疡、指甲光泽消失或变暗等。

(4)反射改变:相关深反射或浅反射减低或消失。

2. 神经丛病变

脊神经丛也同样为感觉运动、自主神经组成的混合神经,损害后和周围神经受损一样,也出现感觉、运动和自主神经功能障碍,所不同的是脊神经丛依其分布不同,病变后的临床表现各具其特征性。

(1)颈丛损害:皮支损害,出现相应神经支分布区感觉障碍或颈枕部神经痛;肌支损害,出现舌骨下肌和斜角肌、肩胛提肌、斜方肌、胸锁乳突肌无力。双侧膈神经受损,可造成明显的呼吸困难。

(2)臂丛损害:全臂丛损害上肢呈完全下运动神经元瘫痪,迅速出现肌萎缩,上肢腱反射

消失,除了肋间臂神经支配的近腋部一个小块区域外,臂到肩的所有感觉几乎全部缺失。上臂丛损害主要表现为 $C_{5\sim6}$ 神经根支配的肌肉麻痹和萎缩,如三角肌、二头肌、肱桡肌,偶尔也可影响岗上肌、冈下肌及肩胛下肌等。

由于感觉纤维支配的重叠,感觉障碍常不明显。肱二头肌、肱桡肌反射减弱或消失。下臂丛损害主要表现为 $C_8 \sim T_1$ 神经根所支配的全部肌肉麻痹和萎缩,呈现手指不能屈曲,似爪形手。感觉缺失多见于上臂、前臂和手的内侧面,可伴有 Horner 综合征。

(3)腰骶丛损害:腰丛损害主要表现为股神经、闭孔神经和股外侧皮神经损害的症状。骶丛损害则出现坐骨神经、臀上神经及臀下神经损害的症状。

3.神经根病变

原则上讲,神经根病变,临床上可分为局限性和多发性两种。

(1)局限性神经根病变:往往指一个或一个以上神经根损害,如损害后根可引起根性疼痛以及后根型感觉障碍。而前根损害则表现为下运动神经元性瘫痪。

(2)多发性神经根病变:病变比较弥散,可波及脑神经、脊神经后根、脊髓或周围末梢神经。临床上往往以运动障碍为主,常可呈四肢对称性迟缓性瘫痪,远端重于近端,部分患者可伴有呼吸肌麻痹。后根损害可出现根性疼痛和感觉异常,末梢神经受损发生四肢远端手套袜套型感觉障碍。脑神经受损出现周围性面瘫、延髓麻痹、眼外肌麻痹,脑脊液检查呈现蛋白—细胞分离现象等。

(代方明)

第三节　定性诊断

定性诊断的目的是在定位诊断的基础上,进一步确定疾病的病因与病理。定性诊断的主要依据是:①详细的病史询问与分析;②起病的方式、病情的演变与病程;③是否累及神经系统以外的其他器官与系统;④重要的既往史、个人史、家族史及流行病学史;⑤神经系统体格检查、相关的各种辅助检查实验室检查结果等。根据以上基本素材,全面综合的加以分析和判断,通常能够比较正确地判断疾病的性质。对于那些临床症状不典型,病因与发病机制不明确的疑难病例,暂时不能做出明确定性诊断者,应继续搜集证据并进行追踪观察。现将几类主要神经系统疾病病变性质的临床特点介绍如下。

一、感染性疾病

起病形式通常呈急性或亚急性,少数病例呈爆发性,往往于数小时至数日或数周内达到高峰。常伴有畏寒、发热、无力等全身症状和体征。辅助检查可发现外周血白细胞增高、血沉增快、脑脊液检查可找到相关病原学证据,如病毒、细菌、真菌、寄生虫、钩端螺旋体等。神经系统表现以脑实质、脑膜和脊髓损害为特征。

二、外伤

多有明确的外伤史,神经系统出现的症状、体征与外伤有密切关系。起病形式常为急性,病程特点为在极短的时间内达到高峰。亦有外伤后经过一长时间发病者,如慢性硬膜外血肿、外伤性癫痫等。X 线、CT、MRI 检查可提供相关部位损伤的证据。

三、血管性疾病

脑和脊髓的血管性疾病,往往起病急骤,神经系统缺失可在数秒、数分钟、数小时或数天内达到高峰。常有头痛、呕吐、意识障碍、抽搐、瘫痪等症状和体征。多数患者既往有高血压、糖尿病、心脏病等基础疾病,以及有饮酒、吸烟、高脂血症、肥胖、TIA 发作等危险因素。CT、MRI、DSA、TCD 有助于确定诊断。

四、肿瘤

起病大多缓慢,呈进行性加重,常有头痛、呕吐、视盘水肿等颅内压增高症状与体征。肿瘤所引起的局灶性症状依其病变部位不同而不同,如颅内肿瘤临床表现以癫痫样发作、肢体瘫痪、精神症状多见。脑脊液检查蛋白含量明显增加或找到肿瘤细胞。CT、MRI、PET 检查可提供有价值的证据。

五、变性疾病

该类疾病往往起病隐袭,进展缓慢,呈进行性加重,不同的疾病有不同的好发年龄。常选择性损害神经系统的某一部分,一般不累及全身其他系统。如运动神经元病,只选择性累及运动系统;Alzheimer 病主要累及大脑皮质。

六、脱髓鞘性疾病

该类疾病多呈急性或亚急性起病,病程中常有复发与缓解倾向,症状时轻时重,病灶分布较弥散,最常见的疾病有多发性硬化、急性播散性脑脊髓炎等。CT、MRI 检查有助于诊断。

七、营养及代谢障碍疾病

起病缓慢,病程长,多呈进行性加重,神经系统损害仅为全身性损害的一部分,常有其他脏器损害的证据。实验室检查可发现血或尿中某些营养物质缺乏或代谢产物异常。

八、遗传性疾病

该类疾病多在儿童或青春期起病,部分病例可在成年期起病,多呈缓慢进行性发展,有遗传家族史,基因检测对确立诊断有重要价值。

九、中毒及环境相关疾病

中毒所致的神经系统损害,除急性中毒外,多数慢性中毒者起病均缓慢,中毒所致的神经功能缺失与毒物的毒性相吻合,可同时伴有其他脏器或系统损害。神经系统受损的表现可为急性或慢性中毒性脑病、多发性周围神经病、帕金森综合征等。毒物检测有助于诊断。

十、产伤与发育异常

发育异常的先天性疾病一般为缓慢发生,病程呈实用临床神经病学进行性加重,症状发展到高峰后则有停止的趋势。围生期损伤,往往有产伤史,临床较多见为颅内出血和缺血缺氧性脑病,中一重度病例多表现有高级神经功能障碍。

(代方明)

第四节　病史采集

一、意义和要求

（一）意义

诊断疾病的基础是准确而完整的采集病史。起病情况、首发症状、病程经过和目前患者的临床状况等全面、完整的病情资料配合神经系统检查，基本上能初步判定病变性质和部位。进一步结合相关的辅助检查，运用学习的神经内科学知识能做出正确的诊断，并制订出有效的治疗方案。

（二）要求

遵循实事求是的原则，不能主观臆断，妄自揣度。要耐心和蔼，避免暗示，注重启发。

医生善于描述某些症状，分析其真正含义，如疼痛是否有麻木等，患者如有精神症状、意识障碍等不能叙述病史，需知情者客观地提供详尽的病史。

二、现病史及重点询问内容

现病史是病史中最重要的部分，是对疾病进行临床分析和诊断的最重要途径。

（一）现病史

1. 发病情况

如发病时间、起病急缓、病前明显致病因素和诱发因素。

2. 疾病过程

疾病过程即疾病进展和演变情况，如各种症状自出现到加重、恶化、复发或缓解甚至消失的经过。

症状加重或缓解的原因，症状出现的时间顺序、方式、性质，既往的诊治经过及疗效。

3. 起病急缓

起病急缓为病因诊断提供基本的信息，是定性诊断的重要线索，如急骤起病常提示血液循环障碍、急性中毒、急性炎症和外伤等；缓慢起病多为慢性炎症变性、肿瘤和发育异常性疾病等。

4. 疾病首发症状

疾病首发症状常提示病变的主要部位，为定位诊断提供了依据。

5. 疾病进展和演变情况

疾病进展和演变情况提供正确治疗依据和判断预后。

（二）重点加以询问

1. 头痛

头痛是指额部、顶部、颞部和枕部的疼痛，询问病史应注意。

（1）部位：全头痛或局部头痛。

（2）性质：如胀痛、隐痛、刺痛、跳痛、紧箍痛和割裂痛等。

（3）规律：发作性或持续性。

（4）持续时间及发作频率。

（5）发作诱因及缓解因素：与季节、气候、头位、体位、情绪、饮食、睡眠、疲劳及脑脊液压力暂时性增高（咳嗽、喷嚏、用力、排便、屏气）等的关系。

（6）有无先兆：恶心、呕吐等。

（7）有无伴发症状：如头晕、恶心、呕吐、面色潮红、苍白、视物不清、闪光、复视、畏光、耳鸣、失语、嗜睡、瘫痪、昏厥和昏迷等。

2.疼痛

询问与头痛类似内容，注意疼痛与神经系统定位的关系，如放射性疼痛（如根痛）、局部性疼痛，或扩散性疼痛（如牵涉痛）等。

3.抽搐

询问患者的全部病程或询问了解抽搐发作全过程的目睹发作者。

（1）先兆或首发症状：发作前是否有如感觉异常、躯体麻木、视物模糊、闪光幻觉、耳鸣和怪味等，目击者是否确证患者有失神、瞪视、无意识语言或动作等。

（2）发作过程：局部性或全身性，阵挛性、强直性或不规则性，意识有无丧失、舌咬伤、口吐白沫及尿失禁等。

（3）发作后症状：有无睡眠、头痛、情感变化、精神异常、全身酸痛和肢体瘫痪等，发作经过能否回忆。

（4）病程经过：如发病年龄，有无颅脑损伤、脑炎、脑膜炎、高热惊厥和寄生虫等病史；发作频率如何，发作前有无明显诱因，与饮食、情绪、疲劳、睡眠和月经等的关系；既往治疗经过及疗效等。

4.瘫痪

如下所述。

（1）发生的急缓。

（2）瘫痪部位（单瘫、偏瘫、截瘫、四肢瘫或某些肌群）。

（3）性质（痉挛性或弛缓性）。

（4）进展情况（是否进展、速度及过程）。

（5）伴发症状（发热、疼痛、失语、感觉障碍、肌萎缩、抽搐或不自主运动）等。

5.感觉障碍

如下所述。

（1）性质：痛觉、温度觉、触觉或深感觉缺失，完全性或分离性感觉缺失，感觉过敏，感觉过度等。

（2）范围：末梢性、后根性、脊髓横贯性、脊髓半离断性。

（3）发作过程。

（4）感觉异常：麻木、痒感、沉重感、针刺感、冷或热感、蚁走感、肿胀感、电击感和束带感等，其范围具有定位诊断价值。

6.视力障碍

如下所述。

（1）视力减退程度或失明。

（2）视物不清是否有视野缺损、复视或眼球震颤；应询问复视的方向、实像与虚像的位置关系和距离。

7. 语言障碍

如发音障碍,言语表达、听理解、阅读和书写能力降低或丧失等。

8. 睡眠障碍

如嗜睡、失眠(入睡困难、早醒、睡眠不实)和梦游等。

9. 脑神经障碍

如口眼歪斜、耳鸣、耳聋、眼震、眩晕、饮水呛咳、构音障碍等。

10. 精神障碍

如焦虑、抑郁、惊恐、紧张等神经症,偏执及其他精神异常等。

三、既往史

既往史指患者既往的健康状况和曾患过的疾病、外伤、手术、预防接种及过敏史等,神经系统疾病着重询问如下内容。

（一）感染

患者是否患过流行病、地方病或传染病,如脑膜炎、脑脓肿、脑炎、寄生虫病和上呼吸道感染、麻疹、腮腺炎或水痘等。

（二）外伤及手术

患者头部或脊柱有无外伤、手术史,有无骨折、抽搐、昏迷或瘫痪、有无后遗症状等。

（三）过敏及中毒

患者有无食物、药物过敏及中毒史,金属或化学毒物如汞、苯、砷、锰、有机磷等接触和中毒史,有无放射性物质、工业粉尘接触和中毒史。

（四）内科疾病

患者有无高血压、糖尿病、动脉硬化、血液病、癌症、心脏病、心肌梗死、心律不齐、大动脉炎和周围血管栓塞等病史。

四、个人史

详细了解患者的社会经历、职业及工作性质,个人的生长发育、母亲妊娠时健康状况,生活习惯与嗜好(烟酒嗜好及用量,毒麻药的滥用情况等)、婚姻史及治疗史,饮食、睡眠的规律和质量,右利、左利或双利手等;妇女需询问月经史和生育史。

五、家族史

询问家族成员中有无患同样疾病,如进行性肌营养不良症、癫痫、橄榄核脑桥小脑萎缩、遗传性共济失调症、周期性瘫痪、肿瘤、偏头痛等。

（代方明）

第五节　神经系统检查

神经系统检查应包括 7 部分:高级神经活动、脑神经、运动系统、感觉系统、反射系统、脑膜刺激征及自主神经系统功能等。应与全身体格检查同时进行。一般情况下,必须自上而下,即头部、颈、胸腹、四肢的顺序,如果患者病情严重、昏迷状态,特别是危重患者,抓紧时间重点进行必要的检查、立即抢救,待脱离危险后再作补充。

一、高级神经活动检查

高级神经功能十分复杂,其障碍涉及范围甚广,包括神经病、精神病及神经心理学等。临床检查主要是意识、语言、精神状态等。

(1)意识状态:有醒觉水平和意识内容改变,出现各种类型的意识障碍。

(2)语言障碍:由于脑受损部位的不同,主要表现多种类型的失语症。

(3)精神异常:出现复杂多样的精神症状,同神经科有关的主要是智能改变。

二、脑神经检查

(一)嗅神经

一般先询问患者有无主观嗅觉障碍,观察鼻腔是否通畅,然后嘱患者闭目,闭塞其一侧鼻孔,将装有香水、松节油、薄荷水等挥发性气味、但无刺激性液体的小瓶,或牙膏、香皂、樟脑等,置于患者另一侧鼻孔下,嘱其说出闻到的气味或物品的名称。然后再按同样方法检查对侧。结果有正常、减退、消失。嗅觉正常时可正确区分各种测试物品的气味,否则为嗅觉丧失,又可分为单侧或双侧嗅觉丧失。嗅觉丧失常由鼻腔病变引起,如感冒、鼻炎等,多是双侧性。在无鼻腔疾病的情况下,单侧嗅觉减退或缺失更有临床意义,多为嗅球或嗅丝损害,可见于前颅凹骨折、嗅沟脑膜瘤等。嗅觉减退尚可见于老年人帕金森病患者。在颞叶海马回遭受病变刺激时则可出现幻嗅。嗅觉过敏多见于癔症。

(二)视神经

1. 视力

代表被测眼中心视敏度,检查时应两眼分别测试远视力和近视力。

(1)远视力检查:一般采用国际标准视力表,受试者眼距视标5m。常用分数表示视力,分子为被检眼与视力表的距离,分母为正常人能看某视标的距离,如5/10是受试者在5m能看清正常人于10m能看清的视标。

(2)近视力检查:通常用标准近视力表,被检眼距视标30cm。嘱受试者自上而下逐行认读视标,直到不能分辨的一行为止,前一行标明的视力即受试者的实际视力。正常视力在1.0以上,小于1.0即为视力减退。如果视力明显减退以至不能分辨视力表上符号,可嘱其在一定距离内辨认检查者的手指(指数、手动),测定结果记录为几米指数或几米手动。视力减退更严重时,可用手电筒照射检查,了解患者有无光感,完全失明时光感也消失。因此,按患者视力情况可记录为正常、减退(具体记录视力表测定结果)、指数、手动、光感和完全失明。应该注意,视器包括角膜,房水、晶状体以及玻璃体等各个部位的病变均可导致视力的丧失或减退。

2. 视野

视野是眼球保持居中位注视前方所能看到的空间范围。正常单眼视野范围大约是颞侧90°角,下方70°角,鼻侧和上方各60°角。检查方法有两种。

(1)手试法:通常多采用此法粗测视野是否存在缺损。患者背光与检查者相隔约60cm相对而坐,双方各遮住相对一侧眼睛(即一方遮右眼、另一方遮左眼),另一眼互相注视,检查者持棉签在两人等距间分别由颞上、颞下、鼻上、鼻下从外周向中央移动,嘱患者一看到棉签即说出。以检查者的视野范围作为正常与患者比较,判断患者是否存在视野缺损。如果发现患者存在视野缺损,应进一步采用视野计测定。

(2)视野计测定法:常用弓型视野计,可精确测定患者视野。将视野计的凹面向着光源,患者背光坐在视野计的前面,将颏置于颏架上,单眼注视视野计中心白色固定点,另一眼盖以眼罩。通常先用 3~5mm,直径白色视标,沿金属板的内面在各不同子午线上由中心注视点向外移动,直到看不见视标为止,或由外侧向中心移动直至见到视标为止,将结果记录在视野表上。按此法每转动视野计30°检查一次,最后把视野表上所记录的各点结果连接起来,成为该视野的范围。由于不同疾病的患者对各颜色的敏感度不同,因此除用白色视标检查,必要时,还可选用蓝色和黄色(视网膜病)、红色和绿色(视神经疾病)视标,逐次检查。

3.眼底

通常在不散瞳的情况下,用直接检眼镜检查,可以看到放大约 16 倍的眼底正像。选择光线较暗处请患者背光而坐或仰卧床上,注视正前方,在患者右方,右手持检眼镜,用右眼观察患者右眼底,然后在患者左方,以左手持检眼镜,用左眼观察眼底。发现眼底病理改变的位置可以用钟表的钟点方位表示,或以上、下、鼻上、鼻下、颞上和颞下来标明,病灶大小和间隔距离用视盘直径作单位来测量(1D=1.5mm)。

(1)视盘:注意观察形态、大小、色泽、隆起和边缘情况。正常视盘呈圆形或椭圆形,直径约为 1.5mm,边缘整齐,浅红色。中央部分色泽较浅,呈凹状,为生理凹陷。正常视盘旁有时可看到色素环(或呈半月形围绕)。如果视盘有水肿或病理凹陷时,可根据看清两目标的焦点不同(即看清视盘最顶点小血管和看清视盘周围部分小血管需要转动的检眼镜转盘上屈光度的差数)来测量隆起或凹陷的程度,一般以屈光度来表示,每相差 3 个屈光度相当于 1mm。

(2)黄斑:在视盘颞侧,相距视盘 3mm 处稍偏下方,直径约 1.5mm。正常黄斑较眼底其他部分色泽较深,周围有一闪光晕轮,中央有一明亮反光点,称为中央凹反光。

(3)视网膜:正常视网膜呈粉红色,明暗有所不同,也可呈豹纹状。注意有无渗出物、出血、色素沉着及剥离等。

(4)视网膜血管:包括视网膜中央动脉和静脉,各分为鼻上、鼻下、颞上和颞下 4 支。正常血管走行呈自然弯曲,动脉与静脉的管径之比约为 2:3。观察有否动脉狭窄、静脉淤血、动静脉交叉压迹。

(三)动眼、滑车和外展神经

动眼、滑车和展神经共同管理眼球运动,故同时检查。

1.眼裂和眼睑

正常成人的上睑缘覆盖角膜上部 1~2mm。患者双眼平视前方,观察两侧眼裂是否对称,有无增宽或变窄,上睑有无下垂。

2.眼球

(1)眼球位置:在直视情况下,眼球有无突出或内陷、斜视或同向偏斜。

(2)眼球运动:嘱患者向各个方向转动眼球,然后在不转动头部的情况下注视置于患者眼前 30cm 处的检查者示指,向左、右、上、下、右上、右下、左上、左下等 8 个方向移动。最后检查辐辏运动。分别观察两侧眼球向各个方向活动的幅度,正常眼球外展时角膜外缘到达外眦角,内收时瞳孔内缘抵上下泪点连线,上视时瞳孔上缘至上睑缘,下注视时瞳孔下缘达下睑缘。有无向某一方向运动障碍,如果不能移动到位,应记录角膜缘(或瞳孔缘)与内、外眦角(或睑缘)的距离。注意两侧眼球向各个方位注视时是否同步协调,有无复视。若有复视,应记录复视的方位、实像与虚像的位置关系。检查过程中应观察是否存在眼球震颤,即眼球不自主,有节律地往复快速移动,按其移动方向可分为水平性、垂直性、斜向性、旋转性和混合性,根据移动形式可分为摆动性(往复速度相同)、冲动性(往复速度不同)和不规则性(方向、速度和幅度均不恒定)。如果观察到眼球震颤,应详细记录其方向和形式。

3.瞳孔

(1)瞳孔大小及形状:普通室内光线下,正常瞳孔为圆形、边缘整齐,直径为 3～4mm,儿童稍大,老年人稍小,两侧等大。小于 2mm 为瞳孔缩小,大于 5mm 为瞳孔扩大。

(2)对光反射:用电筒从侧面分别照射双眼,即刻见到瞳孔缩小为光反射正常。照射侧瞳孔缩小为直接对光反射,对侧瞳孔同时缩小为间接对光反射。

(3)调节和辐辏反射:注视正前方约 30cm 处检查者的示指,然后迅速移动示指至患者鼻根部,正常时可见双瞳缩小(调节反射)和双眼内聚(辐辏反射)。

(四)三叉神经

1.感觉功能

用针、棉絮和盛冷、热水的玻璃试管测试面部皮肤的痛觉、触觉和温度觉,注意两侧对比,评价有无感觉过敏、感觉减退或消失,并划出感觉障碍的分布区域,判断是三叉神经周围支区域的感觉障碍还是核性感觉障碍。尚有用棉签轻触口腔黏膜(颊、腭、舌前 2/3)检查一般感觉。

2.运动功能

观察两侧颞部和颌部的肌肉有无萎缩,嘱患者做咀嚼动作,以双手指同时触摸颞肌或咬肌,体会其收缩力量的强弱并左右比较。其后患者张口,以上下门齿的中缝线为标准,观察下颌有无偏斜。若存在偏斜,应以下门齿位移多少(半个或 1、2 个齿位)标示。一侧三叉神经运动支病变时,病侧咀嚼肌的肌力减弱,张口下颌偏向患侧,病程较长时可能出现肌肉萎缩。

3.反射

(1)角膜反射:双眼向一侧注视,检查者以捻成细束的棉絮由侧方轻触其注视方向对侧的角膜,避免触及睫毛、巩膜。正常反应为双侧的瞬目动作,触及角膜侧为直接角膜反射,未触及侧为间接角膜反射。角膜反射通过三叉神经眼支的传入,中枢在脑桥,经面神经传出,反射径路任何部位病变均可使角膜反射减弱或消失。

(2)下颌反射:患者微张口,检查者将拇指置于患者下颏正中,用叩诊锤叩击拇指背。下颌反射的传入和传出均经三叉神经的下颌支,中枢在脑桥。正常反射动作不明显,阳性反应为双侧颞肌和咬肌的收缩,使张开的口闭合,见于双侧皮质脑干束病变。

(五)面神经

1.运动功能

观察两侧额纹、眼裂和鼻唇沟是否对称,有无一侧口角低垂或歪斜。皱眉、闭眼、示齿、鼓腮、吹哨等动作,能否正常完成及左右是否对称。一侧面神经周围性(核或核下性)损害时,病灶侧所有面部表情肌瘫痪,表现为额纹消失或变浅、皱额抬眉不能、闭眼无力或不全、鼻唇沟消失或变浅,不能鼓腮和吹哨,示齿时口角歪向健侧。中枢性(皮质脑干束)损害时仅表现病灶对侧眼裂以下面肌瘫痪。检查时应特别注意鉴别。

2.味觉

准备糖、盐、奎宁和醋酸溶液,嘱患者伸舌,检查者用棉签依次蘸取上述溶液涂在舌前部的一侧。为了防止溶液流到对侧或舌后部,患者辨味时舌部不能活动,仅用手指出预先写在纸上的甜、咸、酸、苦4字之一。每测试一种溶液后用清水漱口。舌两侧分别检查并比较。一侧面神经损害时同侧舌前2/3味觉丧失。

(六)前庭蜗神经

1.耳蜗神经

两耳听力分别检查。

(1)粗测法:棉球塞住一耳,用语音、机械表音或音叉振动音测试另一侧耳听力,由远及近至能够听到声音为止,记录其距离。再用同法测试对侧耳听力。双耳对比,并与检查者比较。如果发现听力障碍,应进一步行电测听检查。

(2)音叉试验:常用 C_{128} 或 C_{256} 的音叉检测。①Rinne 试验:将振动的音叉柄置于耳后乳突上(骨导),至听不到声音后再将音叉移至同侧外耳道口(与其垂直)约1cm(气导)。正常情况下,气导时间比骨导时间(气导 > 骨导)长 1~2 倍,称为 Rinne 试验阳性。传导性耳聋时,骨导 > 气导,称为 Rinne 试验阴性;感音性耳聋时,虽然气导 > 骨导,但气导和骨导时间均缩短;②Weber试验:将振动的音叉柄放在前额眉心或颅顶正中。正常时两耳感受到的声音相同。传导性耳聋时患侧较响,称为 Weber 试验阳性;感音性耳聋时健侧较响,称为 Weber 试验阴性;③Schwabach 试验:比较患者和检查者骨导音响持续的时间。传导性耳聋时间延长,感音性耳聋时间缩短。

音叉试验可鉴别传导性耳聋(外耳或中耳病变)和感音性耳聋(内耳或耳蜗神经病变)。

2.前庭神经

前庭神经为前庭系统的周围部分,其感受器位于半规管壶腹崤、椭圆囊及球囊的囊斑,功能较复杂,涉及躯体平衡、眼球运动、肌张力维持、体位反射和自主神经功能调节等。前庭神经病变时主要表现眩晕、呕吐、眼球震颤和平衡失调,检查时应重点注意。

(1)平衡功能:前庭神经损害时表现平衡障碍,患者步态不稳,常向患侧倾倒,转头及体位变动时明显。Romberg 试验:闭目双足并拢直立至少 15s,依次转 90°角、180°角、270°角、360°角重复一次,身体向一侧倾斜(倒)为阳性。前庭神经病变倾倒方向恒定于前庭功能低下侧。

(2)眼球震颤:前庭神经病变时可出现眼球震颤,眼震方向因病变部位和性质而不同。

(3)星形步态迹偏斜试验:闭目迈步前进、后退各 5 步,共 5 次,观察步态有无偏斜及其方向和程度。

正常人往返 5 次后不见偏斜,或不固定轻度偏右或偏左,其角度不超过 10°~15°角,前庭神经病变,恒定偏向功能低下侧。

(4)诱发试验:①旋转试验,患者坐转椅中,闭目,头前倾30°角(测水平半规管),先将转椅向右(顺时针)以 1 周/2 秒的速度旋转 10 周后突然停止,并请患者立即静眼注视前方。正常可见水平冲动性眼震,快相和旋转方向相反,持续 20~40s,如果小于 15s 提示半规管功能障碍。间隔 5min 后再以同样方法向左旋转(逆时针),观察眼震情况。正常时两侧眼震持续时间之差应小于 5s;②冷热水试验即 Barany 试验:检查患者无鼓膜破损方可进行本试验。用冷水(23℃)或热水(47℃)0.2~2mL 注入一侧耳道,至引发眼球震颤时停止注入。正常情况下眼震持续 1.5~2.0min,注入热水时眼震快相向注入侧,注入冷水时眼震快相向对侧。半规管病变时眼震反应减弱或消失。

(七)舌咽、迷走神经

舌咽、迷走神经的解剖和生理关系密切,通常同时检查。

1. 运动功能

询问患者有无吞咽困难、饮水呛咳、鼻音或声音嘶哑。嘱患者张口发"啊"音,观察双侧软腭位置是否对称及动度是否正常,腭垂是否偏斜。一侧舌咽和迷走神经损害时,病侧软腭位置较低、活动度减弱,腭垂偏向健侧。

2. 感觉功能

用棉签轻触两侧软腭、咽后壁、舌后1/3黏膜检查一般感觉,舌后1/3味觉检查方法同面神经的味觉检查法。

3. 咽反射

嘱患者张口发"啊"音,用棉签轻触两侧咽后壁黏膜,引起作呕及软腭上抬动作,反射传入和传出均经舌咽及迷走神经,中枢在延髓。观察并比较刺激两侧咽后壁时引出的反射活动,舌咽和迷走神经周围性病变时患侧咽反射减弱或消失。

(八)副神经

副神经支配胸锁乳突肌和斜方肌的随意运动。一侧胸锁乳突肌收缩使头部转向对侧,双侧同时收缩使颈部前屈;一侧斜方肌收缩使枕部向同侧倾斜,抬高和旋转肩胛并协助上臂上抬,双侧收缩时头部后仰。首先观察患者有无斜颈或垂肩,以及胸锁乳突肌和斜方肌有无萎缩。然后嘱患者做转头和耸肩动作,同时施加阻力以测定胸锁乳突肌和斜方肌的肌力,并左右比较。

(九)舌下神经

舌下神经支配所有舌外和舌内肌群的随意运动。观察舌在口腔内的位置、形态以及有无肌纤维颤动。

然后嘱患者伸舌,观察有无向一侧的偏斜、舌肌萎缩。最后患者用舌尖分别顶推两侧口颊部,检查者用手指按压腮部测试其肌力强弱。一侧舌下神经周围性病变时,伸舌偏向患侧,可有舌肌萎缩及肌纤维颤动。

一侧舌下神经核上性病变时,伸舌偏向病灶对侧,无舌肌萎缩和肌纤维颤动。双侧舌下神经病变时舌肌完全瘫痪而不能伸舌。

三、运动系统检查

基本上是四肢及躯干的骨骼肌功能,通常按如下顺序进行。

(一)肌肉容积

观察肌肉有无萎缩或假性肥大。选择四肢对称点用软尺测量肢体周径,以便左右比较和随访观察。

如果发现肌肉萎缩或肥大,应记录其部位,分布和范围,确定是全身性、偏侧性、对称性还是局限性,可限于某周围神经支配区或某个关节活动的范围。尽可能确定具体受累的肌肉或肌群。右利手者,右侧肢体比左侧略粗,一般不超过2cm,且活动正常。

(二)肌张力

肌张力是指肌肉在静止松弛状态下的紧张度。根据触摸肌肉的硬度和被动活动的阻力进行判断。肌张力降低时,肌肉松弛,被动活动时的阻力减低,关节活动的范围增大,见于肌肉、周围神经、脊髓前角和小脑等的病变。肌张力增高时,肌肉较硬,被动活动时阻力增加。锥体束损害时表现上肢屈肌和下肢伸肌的张力明显增高,被动活动开始时阻力大,终末时突然变小,称为折刀样肌张力增高。锥体外系病变时,表现肢体伸肌和屈肌的张力均增高,整个被动活动过程中遇到的阻力是均匀一致的,名为铅管样肌张力增高;如果同时存在肢体震颤,则肢体被动活动过程中出现规律间隔的短时停顿,犹如两个齿轮镶嵌转动,称为齿轮样肌张力增高。

（三）肌力

肌力是主动运动时肌肉产生的收缩力。通常观察患者随意运动的速度、幅度和耐久度等一般情况,后嘱患者做某种运动并施以阻力,测试肌力大小;或让患者维持某种姿势,检查者用力使其改变,判断肌力强弱。如果不能抗阻力,可让患者做抗引力动作,抬起肢体的高度或角度;若抗引力动作也不能进行,则应观察肢体在有支持的平面上运动程度。检查肌力时应左右对比较为客观,尚需注意右利或左利的影响,两侧肢体(特别是上肢)肌力强弱存在正常差异。

常用的肌力分级标准:0 级,肌肉无任何收缩现象(完全瘫痪);1 级,肌肉可轻微收缩,但不能产生动作;2 级,肢体能在床面上移动,但不能抬起;3 级,肢体能抬离床面,但不能对抗阻力;4 级,能做抗阻力动作,但较正常差;5 级,正常肌力。

骨骼肌的功能常有重叠,且有些肌肉部位过深,临床上只能一部分主要肌肉或肌群进行检查。

1. 肌群肌力检查

一般以关节为中心检测肌群的伸屈、外展、内收、旋前、旋后等力量。

2. 单块肌肉肌力检查

各块肌肉的肌力可选用其相应的具体动作来检测。并非对每一患者均要测试所有肌肉的肌力,需针对病情选择重点检查。

3. 轻瘫试验

对轻度瘫痪用一般方法不能确定时,可进行下述试验。

（1）上肢。①上肢平伸或手旋前试验:双上肢平伸,掌心向下,持续数分钟后轻瘫侧上肢逐渐下垂及旋前;②分指试验:手指分开伸直,双手相合,数秒钟后轻瘫侧手指逐渐并拢屈曲;③数指试验:手指全部屈曲或伸直,然后依次伸直或屈曲,做计数动作,轻瘫侧动作笨拙或不能;④环指试验:患者拇指分别与其他各指组成环状,检查者以一手指穿入环内快速将其分开,测试各指肌力。

（2）下肢。①外旋征:仰卧,双下肢伸直,轻瘫侧下肢呈外旋位;②Mingazini 试验:仰卧,双下肢膝、髋关节均屈曲成直角,数十秒钟后轻瘫侧下肢逐渐下垂;③Barre(a)试验或膝下垂试验:俯卧,维持双膝关节屈曲 90°角,持续数十秒钟后轻瘫侧小腿逐渐下落;④Barre(b)试验或足跟抵臀试验:俯卧,尽量屈曲膝部,使双侧足跟接近臀部,轻瘫侧不能抵近臀部。

（四）共济运动

任何动作的准确完成需要主动、协同、拮抗和固定作用的肌肉密切协调参与,协调作用障碍造成动作不准确,不流畅以致不能顺利完成时,称为共济失调。临床上应注意视觉障碍、不自主运动、肌张力改变和肌力减退等也可影响动作的协调和顺利完成。

一般观察患者穿衣、扣纽、取物、写字、站立和步态等动作的协调准确性。主要的检查如下。

1. 指鼻试验

外展伸直一侧上肢，以伸直的示指触及自己的鼻尖，先睁眼后闭眼重复相同动作。注意两侧上肢动作的比较。小脑半球病变时患侧指鼻不准，接近鼻尖时动作变慢，并可出现动作性震颤，睁、闭眼无明显差别。感觉性共济失调的指鼻在睁眼时动作较稳准，闭眼时很难完成动作。

2. 过指试验

上肢向前平伸，示指掌面触及检查者固定不动的手指，然后抬起伸直的上肢，使示指离开检查者手指，垂直抬高至一定的高度，再下降至检查者的手指上。先睁眼后闭眼重复相同动作，注意睁、闭眼动作以及两侧动作准确性的比较。前庭性共济失调者，双侧上肢下落时示指均偏向病变（功能低下）侧；小脑病变者，患侧上肢向外侧偏斜；深感觉障碍者，闭眼时不能触及目标。

3. 轮替试验

快速交替进行前臂的旋前和旋后、手掌和手背快速交替接触床面或桌面、伸指和握掌，或其他来回反复动作，观察快速、往复动作的准确性和协调性。小脑性共济失调患者动作缓慢、节律不匀和不准确。

4. 跟膝胫试验

嘱患者仰卧，抬高一侧下肢，屈膝后将足跟置于对侧膝盖上，其后沿胫骨前缘向下移动至踝部。小脑性共性失调患者抬腿和触膝时动作幅度大，不准确，贴胫骨下移时摇晃不稳。感觉性共济失调患者难以准确触及膝盖，下移时不能保持和胫骨的接触。

5. 反跳试验

患者用力屈肘时，检查者握其腕部向相反方向用力，随即突然松手。正常人因为对抗肌的拮抗作用而使前臂屈曲迅速终止，阳性表现为患者的力量使前臂或掌部碰击到自己的身体。

6. 平衡性共济失调试验

（1）闭目难立征：即昂伯征。双足跟及足尖并拢直立，双手向前平伸，先睁眼后闭眼，观察其姿势平衡。睁眼时能保持稳定的站立姿势，而闭目后站立不稳，称 Romberg 征阳性，见于感觉性共济失调。小脑性共济失调患者无论睁眼还是闭眼都站立不稳。一侧小脑病变或前庭病变时向病侧倾倒，小脑蚓部病变时向后倾倒。

（2）仰卧—坐起试验：不能借助手支撑，由仰卧位坐起。正常人于屈曲躯干的同时下肢下压，而小脑性共济失调患者在屈曲躯干的同时髋部也屈曲，双下肢抬离床面，无法完成坐起动作，称联合屈曲现象。

（五）不自主运动

不自主地出现一些无目的异常运动，注意其形式、部位、程度、规律和过程，以及与活动、情绪、睡眠、气温等的关系。临床常见的有以下几种。

1. 痉挛和抽动

痉挛是肌肉或肌群间歇或持续的不随意收缩，呈阵挛性或强直性。可以是全身的或局部的。抽动为单一或多块肌肉的快速收缩动作，可固定于一处或游走性，甚至多处出现，如挤眉、努嘴、耸肩等。

2. 震颤

不自主的节律性振动。静止性震颤见于旧纹状体损害（如震颤性麻痹），运动性震颤见于小脑病变。

3. 舞蹈样动作

无目的、无定型、突发、快速、粗大的急跳动作,为新纹状体病损引起。

4. 手足徐动

肢体远端游走性肌张力增高和降低动作,呈现缓慢的扭转样蠕动。典型表现为手指或足趾间歇、缓慢的扭转动作,为基底节损害的一种表现。

5. 其他

扭转痉挛是肌肉异常收缩引起缓慢扭转样不自主运动,表现为躯干和肢体近端扭转。偏身投掷运动,为肢体近端粗大的无规律投掷样运动,见于侧丘脑底核损害。

(六)姿势和步态

观察患者卧、坐、立和行走的姿势,可能发现对于诊断有价值的线索;步态检查可嘱患者按指令行走、转弯和停止,注意其起步、抬足、落足、步幅、步基、方向、节律、停步和协调动作的情况。根据需要尚可进行足跟行走、足尖行走和足跟挨足尖呈直线行走。常见步态异常有以下。

1. 痉挛性偏瘫步态

上肢内收旋前,指、腕、肘关节屈曲,行走时下肢伸直向外、向前呈划圈动作,足内翻,足尖下垂。见于一侧锥体束病变。

2. 痉挛性剪式步态

双下肢强直内收,行走时两足向内交叉前进,形如剪刀样。常见于脊髓横贯性损害或两侧大脑半球病变。

3. 蹒跚步态

蹒跚步态又称共济失调步态。站立两足分开,行走时步基增宽,左右摇晃,前扑后跌,不能走直线,犹如醉酒者,故又称为"醉汉步态"。见于醉酒(可较窄步基平衡短距离行走数步,有别于小脑病变)、小脑或深感觉传导径路病变(看地慢行,闭目不能行走为特点)。

4. 慌张步态

走时躯干前倾,碎步前冲,双上肢缺乏联带动作,起步和止步困难。由于躯干重心前移,致患者行走时往前追逐重心,小步加速似慌张不能自制,又称"前冲步态"。见于帕金森病。

5. 摇摆步态

由于骨盆带肌群和腰肌无力,行走缓慢,腰部前挺,臀部左右摇摆,像鸭子走路又称鸭步。见于肌营养不良症。

6. 跨阈步态

足尖下垂,行走时为避免足趾摩擦地面,需过度抬高下肢,如跨越门槛或涉水时之步行姿势。见于腓总神经病变。

7. 癔症步态

癔症步态表现奇特,不恒定易变,步态蹒跚,向各方向摇摆,欲跌倒状而罕有跌倒。见于癔症等心因性疾患。

四、感觉系统检查

感觉是感受器受到刺激在脑中的综合反映,包括特殊感觉(嗅、视、味、听)和一般感觉两大项,这里限于躯体的一般感觉。感觉系统检查的主观性强,受理解能力、文化教育程度、年龄等影响。因此,检查前应耐心向患者解释检查目的、过程和要求,以取得患者的充分合作。检查必须在安静环境中进行,使患者能够全神贯注,认真回答对各种刺激的感受。检查过程中应嘱患者闭目,切忌暗示性提问,以避免影响患者的真实性感受。检查时应注意左右、上下、远近端等的对比,以及不同神经支配区的对比。痛觉检查应先由病变区开始,向正常区移行(如感觉过敏则应由健区向病区检查)。先查出大概范围,再仔细查出感觉障碍的界限,并应准确画图记录其范围,必要时需多次复查核实。检查结果以正常、减弱、消失、过敏等表示。

(一)浅感觉

1. 触觉

用一束棉絮轻触皮肤或黏膜,询问是否察觉及感受的程度。也可嘱患者说出感受接触的次数。

2. 痛觉

用大头针轻刺皮肤,询问有无疼痛以及疼痛程度。如果发现局部痛觉减退或过敏,嘱患者比较与正常区域差异的程度。

3. 温度觉

用盛冷水(5~10℃)和热水(40~45℃)的玻璃试管分别接触皮肤,嘱患者报告"冷"或"热"。

(二)深感觉

1. 运动觉

患者闭目,检查者用手指轻轻夹住患者指、趾的两侧,向上、向下移动5°角左右,嘱其说出移动的方向。如果患者判断移动方向有困难,可加大活动的幅度,再试较大的关节,如腕、肘、踝和膝关节等。

2. 位置觉

患者闭目,检查者移动患者肢体至特定位置,嘱患者报告所放位置,或用对侧肢体模仿移动位置。

3. 振动觉

将振动的音叉(128Hz)柄置于患者骨隆起处,如足趾,内、外踝,胫骨,髌骨,髂棘,手指,尺、桡骨茎突,肋骨,脊椎棘突,锁骨和胸骨等部位,询问有无振动的感觉,注意感受的程度和时限,两侧对比。

4. 压觉

用手指或钝物(如笔杆)轻触或下压皮肤,让患者鉴别压迫的轻重。

(三)复合感觉

1. 实体觉

患者闭目,用单手触摸常用熟悉的物体,如钢笔、钥匙、纽扣、硬币或手表等,说出物体的大小、形状和名称。

2. 定位觉

患者闭目,用竹签轻触患者皮肤,让患者用手指出触及的部位。正常误差在1.0cm以内。

3. 两点分辨觉

患者闭目,用分开一定距离的钝双脚规接触皮肤。如果患者能感受到两点时再缩小间距,直到感受为一点为止,此前一次的结果即为患者能分辨的最小两点间距离。正常值:指尖2~

4mm,指背 4~6mm,手掌 8~12mm,手背 2~3cm,前臂和小腿 4cm,上臂和股部 6~7cm,前胸 4cm,背部 4~7cm。个体差异较大,注意两侧对比。

4. 图形觉

患者闭目,用竹签在患者的皮肤上画各种简单图形,如圆形、四方形、三角形等,请患者说出所画图形。

5. 重量觉

用重量不同(相差 50% 以上)的物体先后放入一侧手中,说出区别。有深感觉障碍时不做此检查。

五、反射检查

在神经系统检查中,反射检查的结果比较客观,较少受到意识状态和意志活动的影响,但仍需患者保持平静和肌肉放松,以利反射的引出。反射活动还有一定程度的个体差异,有明显改变或两侧不对称(一侧增强或亢进、减弱或消失)时意义较大。为客观比较两侧的反射活动情况,检查时应做到两侧肢体的位置适当,叩击或划擦的部位和力量一样。根据反射改变分为亢进、增强、正常、减弱、消失和异常反射等。

(一)浅反射

1. 腹壁反射($T_{7~12}$,肋间神经)

患者仰卧,双膝半屈,腹肌松弛。用竹签沿肋缘下($T_{7~8}$)、平脐($T_{9~10}$)和腹股沟、上方($T_{11~12}$),由外向内轻而快地划过腹壁皮肤,反应为该处腹肌收缩,分别称为上、中、下腹壁反射。

2. 提睾反射($L_{1~2}$,闭孔神经传入,生殖股神经传出)

仰卧,双下肢微分开。用竹签在患者股内侧近腹股沟处,由上而下或下而上轻划皮肤,出现同侧提睾肌收缩,睾丸上提。

3. 跖反射($S_{1~2}$,胫神经)

仰卧,膝部伸直,用竹签或叩诊锤柄的尖端轻划患者足底外侧,由足跟向前至小趾跟部转向内侧,正常反射为所有足趾的跖屈。

4. 肛门反射($S_{4~5}$,肛尾神经)

患者胸膝卧位或侧卧位,用竹签轻划患者肛门周围皮肤,引起肛门外括约肌的收缩。

(二)深反射

深反射又称腱反射,检查结果可用消失(-)、减弱(+)、正常(+ +)、增强(+ + +)、亢进(+ + + +)、阵挛(+ + + + +)来描述。

1. 肱二头肌腱反射($C_{5~6}$,肌皮神经)

患者坐位或卧位,肘部半屈,检查者将左手拇指或中指置于患者肱二头肌腱上,右手持叩诊锤叩击手指。正常反应为前臂屈曲,检查者也感到肱二头肌的肌腱收缩。

2. 肱三头肌腱反射($C_{6~7}$,桡神经)

患者坐位或卧位,肘部半屈,上臂稍外展,检查者以左手托住其肘关节,右手持叩诊锤叩击鹰嘴上方的肱三头肌腱。反应为肱三头肌收缩,前臂伸展。

3. 桡骨膜反射($C_{5~8}$,桡、正中、肌皮神经)

患者坐位或卧位,肘部半屈,前臂略外旋,检查者用叩诊锤叩击其桡骨下端或茎突。引起肱桡肌收缩,肘关节屈曲,前臂旋前,有时伴有手指屈曲动作。

4. 膝反射($L_{2\sim4}$,股神经)

取坐位时膝关节屈曲90°角,小腿自然下垂,检查者左手托其膝后使膝关节呈120°角屈曲,叩诊锤叩击膝盖下方的股四头肌肌腱。反应为股四头肌收缩,小腿伸展。若精神紧张而不易叩出时,可用分散注意力,嘱双手指勾紧相反方向用力牵拉时才叩击,便可引出(即加强法)。

5. 踝反射($S_{1\sim2}$,胫神经)

踝反射又称跟腱反射。取仰卧位或俯卧位,屈膝90°角;或跪于椅面上,双足距凳约20cm。检查者左手使其足背屈,右手持叩诊锤叩击跟腱,表现为腓肠肌和比目鱼肌收缩,足跖屈。

6. 阵挛

阵挛是腱反射极度亢进的表现,见于锥体束病变的患者。

(1)髌阵挛:患者仰卧,下肢伸直,检查者以一手的拇指和示指按住其髌骨上缘,另一手扶着膝关节下方,突然而迅速地将髌骨向下推移,并继续保持适当的推力,引起股四头肌有节律的收缩使髌骨急速上下移动为阳性。

(2)踝阵挛:患者仰卧,检查者以左手托其小腿后使膝部半屈曲,右手托其足部快速向上用力,使其足部背屈,并继续保持适当的推力,出现踝关节节律性的往复伸屈动作为阳性。

(三)病理反射

1. 巴宾斯基征

方法同跖反射检查,阳性反应为路趾背屈,其余各趾呈扇形展开。如果无此反应可增加刺激强度或轻按第2~5趾背再试,引出拇趾背屈,立即加强阳性。多次加强阳性,尤其见于一侧,结合其他体征,常有临床价值。是锥体束损害的重要征象,但也可见于2岁以下的婴幼儿。

2. 类同巴宾斯基征的病理反射

以下为刺激不同部位引起与巴宾斯基征相同的反应。

(1)普赛征:用竹签自后向前轻划足背外下缘。

(2)舍费尔征:以手挤压跟腱。

(3)贡达征:紧压足第4、5趾向下,数秒钟后突然放松。

(4)查多克征:足背外踝下方用竹签由后向前轻划皮肤。

(5)欧本海姆征:拇指和示指用力沿胫骨前缘自上而下推移至踝上方。

(6)高登征:用手挤压腓肠肌。

3. 霍夫曼征($C_7\sim T_1$,正中神经)

检查者以左手握住患者腕上方,使其腕部略背屈,右手示指和中指夹住患者中指第2指节,拇指向下迅速弹刮患者的中指指甲,阳性反应为除中指外其余各指的屈曲动作。用手指急速弹击患者第2~4指的指尖,引起各指屈曲反应,称为特勒姆纳征。

4. 罗索利莫征($L_5\sim S_1$,胫神经)

患者仰卧,双下肢伸直,检查者用手指掌面弹击患者各趾跖面,阳性反应为足趾向跖面屈曲。罗索利莫手征($C_7\sim T_1$,正中神经)检查者左手轻握持患者第2~5指之第1指节处,用右手第2~4指指尖急速弹击患者手指末节掌面,引起手指屈曲。

5. 别赫捷列夫征($L_5\sim S_1$,胫神经)

患者仰卧,下肢伸直,用叩诊锤叩击第3、4跖骨的足背面时,引起足趾急速向跖面屈曲。

在牵张反射明显增高时,刺激一定部位引出指屈曲或趾跖屈反应,常提示锥体束损害,尤以左右不对称、单侧或双足出现更有价值。此时也可归为病理反射。实际上，Babinski 征一类的拇趾背屈在解剖生理上属于跖反射伸性反应。

因此，临床上有统称伸性病理反射。相对而言，对指或趾屈曲反应则有概括为屈性病理反射。

六、脑膜刺激征

软脑膜和蛛网膜的炎症或蛛网膜下隙出血，使脊神经根受到刺激，导致其支配的肌肉反射性痉挛，从而产生一系列阳性体征，统称为脑膜刺激征。

（一）颈强直

患者仰卧，双下肢伸直，检查者轻托患者枕部并使其前曲。如颈有抵抗，下颏不能触及胸骨柄，则提示存在颈强直。颈强直程度可用下颏与胸骨柄间的距离（几横指）表示。

（二）克尼格征

患者仰卧，检查者托起患者一侧大腿，使髋、膝关节各屈曲成约 90° 角，然后一手固定其膝关节，另一手握住足跟，将小腿慢慢上抬，引伸膝关节。如果伸膝困难，大腿与小腿间夹角不到 135° 角时就出现明显阻力，并伴有大腿后侧及腘窝部疼痛，则为阳性。

（三）布鲁津斯基征

患者仰卧，双下肢伸直，检查者托起枕部并使其头部前曲。如患者双侧髋、膝关节不自主屈曲，则为阳性。

七、自主神经功能检查

（一）一般检查

1. 皮肤

注意观察色泽、质地、温度和营养情况。有无苍白、潮红、发绀、色素沉着、变硬、增厚、菲薄或局部水肿，局部温度升高或降低；有无溃疡或压疮。

2. 毛发与指甲

观察有无多毛、脱发或毛发分布异常，有无指甲变形、变脆及失去正常光泽等。

3. 排汗和腺体分泌

观察出汗情况，是否过多、过少或无汗。有无泪液、唾液等的过多或过少。

4. 括约肌功能

有无尿潴留或尿失禁、大便秘结或失禁。

5. 性功能

有无阳痿或月经失调、性功能减退或性功能亢进。

（二）自主神经反射

1. 眼心反射

压迫眼球引起心率轻度减慢称为眼心反射。经三叉神经传入，中枢在延髓，传出为迷走神经。患者安静卧床 10min 后计数 1min 脉搏。患者闭目后双眼下视，检查者用手指逐渐压迫患者双侧眼球（压力不致产生疼痛为限），20～30s 后再计数脉搏。每分钟脉搏减慢 10～12 次为正常，减慢 12 次以上为迷走神经功能亢进，迷走神经麻痹者脉搏无此反应，交感神经功能亢进者脉搏不减慢甚至加快。

2.卧立试验

体位改变前后各数 1min 脉搏。由平卧突然直立后如果每分钟脉搏增加超过 12 次,为交感神经功能亢进。由直立转为平卧后若减慢超过 12 次,为副交感神经功能亢进。

3.皮肤划痕试验

用竹签适度加压在皮肤上画一条线。数秒钟后出现先白后红的条纹为正常。如果白色条纹持续时间超过 5min,为交感神经兴奋性增高;若红色条纹增宽、隆起,持续数小时,是副交感神经兴奋性增高或交感神经麻痹。

4.竖毛反射

搔划或用冰块刺激颈部或腋部皮肤,引起竖毛反应,如鸡皮状,7～10s 最明显,15～20s 后消失。竖毛反应受交感神经节段性支配(面及颈部是 $C_8 \sim T_3$,上肢为 $T_{4\sim7}$,躯干在 $T_{8\sim9}$,下肢为 $T_{10} \sim L_2$)。扩展至脊髓横贯性损害的平面即停止,可帮助判断脊髓病灶部位。

(代方明)

第六节　失语症检查

95% 以上的右利手及多数左利手其大脑优势半球位于左侧。优势半球外侧裂周围病变通常会引起言语及语言障碍。远离该半球言语中枢的病变引起言语、语言障碍的可能性不大。因此,左侧外侧裂周围动脉分支血供障碍引起的脑盖及脑岛区损伤所致的语言功能(包括发音、阅读及书写)失常称为失语。失语诊断需与精神病、意识障碍、注意力减退及记忆障碍引起的言语障碍及非失语性言语障碍,如构音不良、先天性言语障碍、发音性失用及痴呆性言语不能相鉴别。

一、失语的分类

根据大脑白质往皮质的传入及传出系统病变将失语基本分为运动性失语(MA,与额叶病变有关)、感觉性失语(SA,与外侧裂后部病变有关)、传导性失语(CA,介于额叶与外侧裂后部之间的病变)。除了病变部位以外,失语的分类还与患者的言语表达、理解及复述功能有关。以下为国际上病变部位和临床特点的分类。

(1)外侧裂周围失语综合征:运动性失语;感觉性失语;传导性失语。

(2)分水岭带失语综合征:经皮质运动性失语;经皮质感觉性失语;经皮质混合性失语。

(3)皮质下失语综合征:丘脑性失语;基底节性失语;Merle 四方空间失语。

(4)命名性失语。

(5)完全性失语。

(6)失读。

(7)失写。

二、失语的检查

失语检查是一种繁杂的临床工作,患者失语的表现不仅与疾病本身有关,也与患者的文化程度、工作及家庭环境、智能情况、病程及当时注意力是否完整有关。因此,失语检查应兼顾以上情况,根据目的的不同,选择不同的检查方法。临床上常用的失语检查法有:波士顿诊断失语检查法(BDAE)、亚琛失语检查法(AAT)等。1988年,北京医院王新德教授根据国外失语研究进展,结合我国国情组织制订了"汉语失语症检查法(草案)"。1992年,北大医院高素荣教授在BDAE的基础上,结合我国国情制定了汉语失语检查法。1992年,王新德教授对检查法进行了修改,在临床上得到广泛应用。

虽然失语检查法种类繁多,其出发点不尽相同,但检查的基本内容则大同小异,检查时重点需注意如下方面。

(一)与患者的交流

很大程度取决于检查者的技巧,需注意如下情况。

(1)安静的环境,避免干扰。

(2)保持谈话主题,避免话题转换。

(3)言语简练、准确,避免表达含糊、简单(如儿语)。

(4)容许患者停顿、思考(给其充分的时间);当患者出现理解困难时。应该:①换一种表达方式;②改变回答形式(如将回答问题改为仅以"是"或"不是"回答);③交谈中经常辅以非言语方式,如表情、手势;④给自己时间,以正确理解患者言语及非言语信息;⑤检查者出现理解不清时,重复问患者;⑥当患者出现与话题完全无关的表达(奇语、自语、自动)时打断患者。

(二)自发言语情况

传统的失语检查法应该均从谈话(自发言语)开始,如要求患者讲发病经过,在谈话过程中,注意患者说话是否费力,音调和构音是否正常,说话句子长短,说出话多还是少,能否表达其意。这对失语诊断十分重要。因此,要求对其作录音记录,需描述的内容有以下。

(1)音韵障碍:如语调、发音速度、重音改变等,仔细描述音韵,将有助于错语的判断。

(2)语句重复:如赘语、回声现象,对特定内容语句重复的描述将有助于失语诊断及预后的判断。

(3)错语:需说明患者的错语形式,语音性错语("桥"——"聊")或语义性错语("桌子"——"椅子"),是否存在新语或奇语。

(4)找词困难:为失语患者最常出现的症状。其结果是患者出现语义性错语,如以近义词替代目标词(桌子——椅子),称为近义性语义错语;或以不相干性词代替目标词(桌子——花),称为远义性语义错语;其他找词困难的表现为语句中断、语句转换(如"您知道我说的意思……")语句重复或持续现象;过多错语的后果为"奇语"。

(5)失文法现象:在语句层面出现的语法错误称为失文法,如"电报性言语"(患者省略功能词、副词、助词等,而仅以名词、动词表达,如"头痛,医……");或文法错用,即语句中功能词过多或错用。

(三)命名检查

命名检查包括如下8个方面。

(1)听患者谈话,从谈话中看有无命名问题。

(2)判断患者对看见的物品命名的能力,以现有环境中患者熟悉的物品为主要对象。如表、窗户、被子等。

(3)判断患者摸物品命名的能力,患者存在视觉失认时可给予语句选择,如"草是什么颜色?""用什么点烟?"。

（4）检查通过听刺激命名的能力，如用钥匙撞响声。

（5）判断患者对躯体部位的命名能力，如大拇指、肩、手腕等。

（6）检查者口头描述物品功能，让患者说出其名称；患者出现命名困难时可给予提示如命名"手表"，将口型作成"手"的发音状态，"这是 sh……"，也可将音头拼出如"这是手……"。

（7）列出某一类别的名称的能力（列名）。

（8）检查命名能力注意除常用名称外，还应查不常说的物品一部分或身体一部分。如表带、肘、耳垂等命名。

单纯命名性失语定位困难，必须结合其他语言功能检查及神经系统体征。命名不能有 3 种情况及不同病灶部位：①表达性命名不能：患者知道应叫什么名称，但不能说出正确词，可接受语音提示。病灶大多在优势半球前部，即 Broca 区，引起启动发音困难，或累及至 Broca 区纤维，产生过多语音代替；②选字性命名不能：患者忘记了名称，但可描述该物功能，语音提示无帮助。但可从检查者提供名称中选出正确者，此种命名不能的病变可能在优势半球颞中回后部或颞枕结合区；③词义性命名不能：命名不能且不接受提示，亦不能从检查者列出名称中选出正确者。实际上患者失去词的符号意义，词不再代表事物，其病变部位不精确。但最常提出的部位为优势半球角回，角回与产生选字性命名不能的皮质区接近，临床上两种命名不可能混合出现，但纯粹型亦分别可见。

（四）理解

理解包括对词、句朗读的理解，典型的检查方法是患者对口头指令的反应，让患者从图中选择检查者发音的意思，可从简单的指一物开始，继而指不相关联的几件物，还可说某一物的功能让患者指出该物。行动无困难者还可让患者做一系列动作。也可采用是（否）问题。

在床上检查失语时，需注意避免常用命令词"将眼睛闭上""将口张开"或"将舌头伸出来"，因患者可以完成指令的正确性因检查者无意识的暗示动作而具偶然性。

检验患者对句子的句法结构的理解程度需通过专项测试。

失语患者对口语的理解罕见全或无现象，既不是全不懂，亦不是全懂。有些患者理解常用词，不理解不常用词；有些理解有具体意义的名词，不理解文法字，如介词、副词；有些理解单个名词，不理解连续几个名词，检查者对口语理解的检查及判断必须非常小心。

（五）复述

检查复述能力对于急性期语量减少的患者特别重要，因为复述能力保留较好者一般其预后较好。复述可在床边检查，且容易判断其功能是否正常。检查者可从简单词开始，如数字、常用名词，逐渐不常用名词、一串词、简单句、复杂句等，无关系的几个词和文法结构复杂的句子。很多患者准确重复困难，甚至单个词也不能重复。不能重复可能因患者说话有困难，或者是对口语理解有困难。但有些患者的复述困难比其口语表达或理解困难要重得多。复述困难提示病变在优势半球外侧裂周围。如 Broca 区、Wernicke 区及二区之间联系纤维。有些患者尽管自发谈话或口语理解有困难，但复述非常好。一种强制性的重复检查者说的话称模仿语言。完全的模仿语言包括多个短语、全句，以致检查者说出的不正确句子、无意义的字、汉语均可模仿。模仿语言可以是患者只能说的话，有些患者在模仿语言后又随着一串难以理解的话。显然，患者自己也不知自己在说什么。

大多数模仿语言患者有完成现象，如检查者说一个未完成的短语或句子，患者可继续完成，或一首诗、儿歌由检查者开始后，患者可自动接续完成。有些患者重复检查者说的词或短语时变成问话的调,表明他不懂这个词或短语。模仿语言最常见于听理解有困难的患者。以复述好为特点的失语提示病变在优势半球边缘带区。

(六)书写

书写检查为专项检查,对患者作听写检查时主要会出现以下表现。

(1)患者对字空间结构失认,故此为结构性失用,而非失语。

(2)音韵障碍:患者出现音韵错写。

(3)词错写:患者将词写错。

(4)严重病例常会出现书写中断或音节持续书写或自动症的表现。

(七)阅读

阅读障碍称失读,由于脑损害导致对文字(书写语言)的理解能力丧失或有障碍,要注意读出声与理解文字是不同的功能。失读指对文字的理解力受损害或丧失。有说话障碍者不能读出声,但理解。阅读检查大致较容易,让患者念卡片上的字或句,并指出其物或照句子做,如此水平可完成则让患者念一段落,并解释。不完全阅读障碍可表现为常用字保留较好,名词保留较好,不常用字则不理解。

临床上鉴别失语较为简单的方法为 Token – Test(Orgass,1983 年)。

失语检查对区分失语类型、判断失语转归,进一步确定失语治疗方案意义重大。在临床上,需耐心做反复练习方能熟练,在作失语诊断时需慎重,因与检查技巧等诸因素有关。有关失语分类可参照相应书籍,在此不赘述。

(代方明)

第七节　智能、失认、失用检查

对患者智能的检查需从患者的理解、记忆、逻辑思维以及对日常的生活常识的掌握上来评价,常需要家属提供病史和描述患者的活动,并结合神经系统检查和选择性特殊检查等结果。临床上,智能的检查首先要从以下几方面来进行。

一、意识状态

智能检查首先需判断患者的精神状态,第一步就是要仔细检查患者在被检查时的意识水平,这包括与脑干网状激动系统有关的醒觉状态和大脑皮质功能有关的意识内容两部分,其次是记录检查时患者意识水平的状态及其波动。一般观察通常就能够确定醒觉异常,但对醒觉意识错乱状态定量则需要正规测验。

数字广度是最常用的检查方法:检查者按每秒钟一个字的速度说出几个数字,立即让患者重复如能复述数字达 7±2 个则认为正常,不能重复 5 个或 5 个以下数字的患者即有明显注意力问题。另一个方法是"A 测验",一种简单的持续进行的试验。检查者慢慢地无规律地说英文字母,要求患者在每说到"A"时作表示。30s 内有一个以上的遗漏即表明有注意力不集中。

二、精神状况与情绪

描述当时患者的精神状况及情绪情况有助于对智能评定结果的判定,常需要通过直接与患者的接触和询问家属及护理人员,来了解患者如何度过一天吃和睡的情况;患者的一般行动和精神状态如何(如患者是整洁的还是很肮脏,对待他人的行为如何,患者对周围事情的反应是否正常,有无大小便失禁等)。情绪状况包括患者内在情感和主观情感,也可反映患者的人格特点。可以问患者"你内心感受如何?"或者"你现在感觉怎么样?"提问包括患者现在或过去产生过的自杀念头及实施的行为方式,抑郁是常见的心境障碍,可用"症状自评量表(SCL-90)"来检测。

三、言语功能

见失语检查部分。

四、视空间功能

此为脑的非口语功能之一。最基本的测验是临摹图画的能力,平面图和立体图都要画,也可让患者画较复杂的图画,判断患者是否也存在着"疏忽"。

五、皮质有关功能

(一)运用

失用为患者在运动、感觉及反射正常时出现不能完成病前能完成的熟悉动作的表现。

(1)结构性失用检查:优势半球顶、枕交界处病变时,患者不能描绘或拼搭简单的图形,常用 Benton 三维检查。

(2)运动性失用:发生于优势半球顶、枕交界处病变时,常用 Goodglass 失用评定法:①面颊:吹火柴,用吸管饮饮料;②上肢:刷牙、锤钉子;③下肢:踢球;④全身:正步走、拳击姿势。

评定:正常——不用实物也能完成;阳性——必须有实物方能完成大部分动作;严重——给予实物也不能完成动作。

(3)意念性失用:优势半球缘上回、顶下回病变时,患者对精细动作的逻辑顺序失去正确观念。检查时让患者按顺序操作,如"将信纸叠好,放入信封,封上",患者表现为不知将信与信封如何处置。

(4)穿衣失用:右顶叶病变时,患者对衣服各部位辨认不清楚,不能穿衣,或穿衣困难。必须确定患者是否有过分的穿衣或脱衣困难,特别是要注意患者有无趋向身体一侧穿衣和修饰,而忽视另一侧(一侧忽视);在穿衣时完全弄乱,胳膊或腿伸错地方。不能正确确定衣服方位(视空间定向障碍);或者有次序问题,为视空间失认的一种表现。

(5)意念运动性失用:因缘上回、运动前区及胼胝体病变所致,患者不能执行口头指令,但能下意识作一些熟悉的动作,检查者可让患者模仿,如检查者做刷牙动作,让患者模仿,或让患者"将手放在背后,并握拳"。不能完成者为阳性。

(二)失认

(1)视觉失认检查(视觉疏忽检查)。Schenkenberg Line Disection 指导语:"请您在每条线的中点划一条竖线",让患者在每根线上的中点作等分记号,单侧漏记 2 根,或中点偏移距离超出全线长度 10% 均为阳性。检查者同时应注意患者有无口头否认身体被忽视部分有任何缺陷,或该部位与自体的关系。

(2)左右失认:检查者口述左右身体某部位名称,嘱患者指出或抬起(手或脚),进一步的测验可以给较复杂的指令,例如"用你的左手摸你的右耳",回答不准确者为阳性。

(3)手指失认:说出手指的名称,让患者指出;或要求患者说出每个手指的名称,如说不出,可要求患者按检查者说的名称伸出手指。如仍做不到,检查者可刺激患者一个手指且不让患者看见,而要求患者活动另一手的同一手指。回答不准确者为阳性(特别要让患者指认不常用的手指如无名指)。

(4)辨认身体部分:要求患者指出身体的部位(眼、耳、口、手)和说出身体部位名称。

(5)穿衣困难(见穿衣失用)。

(三)额叶功能

(1)连续动作:当额叶病变时,运动失去有效的抑制,患者作手连续动作的能力下降,不能顺利、流畅地完成"拍、握拳、切"的动作。亦可让患者敲简单节律,看患者重复的能力,完成做一不做测验(当检查者敲一下时,患者敲二下,检查者敲二下时,患者不敲)。

(2)一笔画曲线:当额叶病变时,运动失去有效的抑制,患者一笔画会出现偏差。

六、记忆测验

(1)即刻回忆:在短时间内完全准确地保存少量信息的能力称即刻回忆,常以测数字广度来评定。

(2)记住新材料的能力:亦称近事记忆或短时记忆。一个简单的方法是将自己的名字告诉患者,几分钟后让患者回忆此名字,亦可提出三或四个不相关的词。如"紫红色、大白菜、图书馆、足球场",让患者复述出来,然后在进行其他检查5~10min后,要求患者回忆这些词。

(3)回忆过去记住过知识的能力:称为远事记忆或长期记忆。此功能对于不同文化层次的患者难以判断,因为检查者不知道患者过去已熟悉的知识是哪些。可以问一些常识性问题,如涉及政治、个人历史等。

(4)名称。

(5)虚构:患者对普通问题给予古怪的或不正确的回答称虚构。对星期几或日期回答不正确,对方向问题回答错地方,或说出最近并未发生过的个人活动。

(6)健忘:是启动回忆的问题,而不是记住新知识的问题,每个人都有健忘趋势,且随正常年龄增长而加重。

七、计算能力

计算要求熟练应用已学会的数字功能,给加、减、乘除题,结果必须与患者的教育水平和职业一致。

一个常用的计算测验是从100减7开始,连续演算减7的能力。

八、临床上常用的痴呆评定量表

痴呆是一个复杂的综合征,是获得性的大脑皮质高级功能的全面障碍。早期痴呆患者,标准的智力测验和记忆测验仍是首选。而在中重度痴呆患者的评定时,由于病情的进展无法完成复杂的成套测验,或在初步筛选时为了减少临床工作的压力,应考虑选用短小、简便的测验。以下介绍几个国内外最广泛应用的测验。

(一)简易精神状况检查法(MMSE)

1975年,由Folstein等编制,有良好的信度和效度,简单易行,主要使用对象为老年人,国外已广泛采用。测验包括20题,30项,答对1项记1分,不答或答错记0分。修订后内容如下。

（1）定向力：共 10 项。

现在是哪一年？

现在是什么季节？

现在是几月份？

今天是几号？

今天是星期几？

你能告诉我现在我们在哪个省、市？

你住在什么区（县）？

你住在什么街道？

这儿是什么地方？

这里是几层楼？

（2）记忆力：包括 3 项。

现在我要说三样东西的名称，在我讲完之后，请你好好记住这三样东西，因为等一下我要再问你的："皮球""国旗""树木"，请你把这三样东西说一遍（检查者只说一遍，受试者无须按顺序回忆，回答出一个算一项）。

（3）注意力和计算力：包括 5 项。

现在请你从 100 减去 7，然后从所得的数目再减去 7，如此一直计算下去，把每一个答案都告诉我，直到我说"停"为止（连减 5 次，每减一次算一项，上一答案错误，而下一正确，算正确）。

（4）回忆：包括 3 项。

请你说出刚才告诉你的三样东西，每样记 1 分。

（5）语言：包括 9 项。

（出示手表）请问这是什么？

（出示铅笔）请问这是什么？

现在我要说一句话，请你清楚地重复一遍，这句是"四十四只石狮子"（检查者只说一遍，受试者需正确复述，吐字准确方算对）。

（出示写了"闭上你的眼睛"的纸）请你照着这张卡片所写的去做。

我给你一张纸，请你按我说的去做，"用你的右手拿这张纸，用双手把纸对折起来，放在你的左腿上"。（每个动作算一项，共 3 项）。

请你说一句完整的句子（要求有意义、有主语和谓语）。

（出示两个等边五角形交叉的图案）这是一张图，请你在同一张纸上照样把它画出来。

本测验的划界分原作者提出为≤24 分。我国张明园等发现，测验成绩与文化程度密切相关，提出根据文化水平来划分：文盲≤17 分；小学≤20 分；初中及以上≤24 分。

（二）修订的长谷川痴呆量表（HDS-R）

1974 年，由日本学者长谷川（HASEGAWA）编制。该量表评分简单，不受文化程度影响，有较高的敏感性和特异性，是筛选老年性痴呆的较理想的工具。总分 30 分，划界分为 22 分。

（三）日常生活活动能力（AdL）

日常生活活动能力是国外常用的评定躯体功能状况的指标，特别在老年医学中应用广泛，具有实际意义和可行性,反应病变的严重程度,可以作为诊断及疗效观察的指标之一。评定条目包括基本生活能力(吃饭、穿衣、洗漱、上下床、室内走动、上厕所、大小便控制以及洗澡等)和操作性能力(如购物、做饭、一般轻家务、较重家务洗衣、剪脚趾甲、服药、管理个人钱财、使用电话、乘公共汽车、在住地附近活动、独自在家等)。评定方法是每项活动完全自理为 0 分、有困难需帮助 1 分和需人完全照顾 2 分。

(四)Hachinski 缺血指数量表

血管性痴呆起病迅速呈阶梯性变化,并有明显的局灶性神经系统体征,常与 Alzheimer 老年痴呆同时混合发生。两者有时鉴别十分困难。临床上常用 Hachinski 缺血指数量表作鉴别筛。

九、神经心理学评定的影响因素

(一)来自被试者的各种心理干扰

大脑损害的患者除有高级心理功能障碍外,往往还有瘫痪、头痛等躯体症状。患者通常情绪低沉,容易疲乏。

由于体力和心理上的原因,一般不能承受复杂的测验作业,这时必须根据患者的具体情况,选用其能胜任的较简单的测验,或分段进行。被试者对测验有顾虑时,要做好解释工作,操作过程中要调动和保持其积极性,避免因情绪影响测验成绩。

(二)来自外界的影响

测验时,主试者和在场人员无意中流露的面部表情、语调变化和言语暗示,都会影响被试者的操作,应尽量避免。在场无关人员(如病友、工作人员和家属)最好回避。主试者对测验的程序、步骤、指导语以及评分标准不统一,也会影响测验结果。

(代方明)

第八节　前庭功能检查

前庭功能的检查目的为发现:前庭神经是否受累? 若受累,是属于中枢性或周围性? 检查时主要临床主述为眩晕,其主要观察对象为眼球震颤。

眩晕:系统性眩晕是前庭客观主要症状之一,表现为旋转感、晃动感、上升感或向一侧倾倒感。这种感觉在睁眼闭眼均存在,且常伴自主神经症状,如出冷汗、呕吐、低血压等。

一、自发体征检查

(一)眼球震颤检查

1. Frenzel – 眼镜试验

Frenzel – 眼镜试验为诊断自发性眼球震颤的方法。在双颞部置一个光源,将双侧眼球置于光源下,通过放大镜使得自发性震颤能被观察到,检查在暗室中进行。

2. Kaloric 眼球震颤检查

将 44℃ 热水及 30℃ 冷水对外耳道作灌注,由此可诱发眼球震颤。

（二）误指试验（Barany 示指试验）

患者被要求用手指指向固定的目标（如将检查者手指置于患者肩胛骨高度。让其睁眼指准后，闭眼重复）。检查可站立时进行，也可平卧进行；单臂及手臂均可。

（三）自发性偏倒

1. Unterberger – Tret 试验

将患者置于暗室中，嘱其闭眼，双臂平举，原地踏步。杂音及一侧的光线可影响试验。下肢应尽量抬高（大腿约至水平），试验持续时间不应少于半分钟。患者作旋转走动，无位置偏移。

2. 手臂固定试验

嘱患者闭眼，将双臂前伸站立，异常时患者的手臂均向同一侧偏向。

二、各种检查的意义

（一）迷路综合征

迷路综合征（即周围性眩晕）表现为如下方面。

（1）向对侧的快速眼球震颤。

（2）Romberg 征倾倒，行走偏向病灶侧。

（3）Unterberg – Tret 试验偏向病灶侧（50 步后至少偏向 45°角）。

（4）手臂固定试验偏向病灶侧。

（5）Barany 示指试验手臂偏向病灶侧（手臂高的一侧指向目标，在闭眼时自上而下缓慢垂直指向目标）。

（6）Kaloric 试验反应性减低或消失。

（二）中枢性眩晕

与周围性眩晕表现不同，其症状常常是分离，如双臂向相反方向偏向，或快速眼球震颤成分伴旋转性眼球震颤。诊断标准如下。

（1）特殊情况下可见垂直性眼球震颤。

（2）特殊情况下可见旋转性眼球震颤。

（3）特殊情况下可见分离性眼球震颤。

（4）反向性前庭综合征：即表现与迷路综合征相悖的症状。

（5）可以发现脑干病变的症状，如眼肌麻痹。

一般温水试验或旋转试验是由耳鼻喉科医师进行检查，若神经科医师欲做快速检查，可以将患者平卧，躯体（包括头部）30°角抬高；让患者直立坐位，头部向后仰 60°角。将室温 100 ~ 200mL 的水或 5 ~ 10mL 冰水灌注左耳，通常可诱发慢相向左、快相向右的水平性眼球震颤。患者向左倾倒，并出现恶心和眩晕。若此反应阙如，则说明前庭反应性差，脑干与迷路间的通路中断。

（代方明）

第九节　昏迷患者神经系统检查

昏迷患者由于意识丧失,不能合作进行满意的体格检查,包括神经系统检查,对诊断和处理增加了困难,下面我们介绍昏迷患者特殊的检查方法和临床意义。

一、眼部体征

（一）眼睑

昏迷患者肌肉松弛,常呈半睁半闭状,与癔症性假性昏迷患者的双眼睑紧闭有本质上的区别,后者是一种有意识的随意肌活动。

（二）球位置和运动

（1）两眼球向上或向下凝视,常提示中脑四叠体附近的病变,如丘脑出血。

（2）分离性眼球运动,一侧眼球向上而另一侧眼球向下,常见于小脑病变引起的昏迷。

（3）双眼球固定偏向一侧,常提示该侧额中回后端或另一侧脑桥有破坏性病变。

（4）双眼球呈钟摆样活动,常由脑干病变所致,如脑桥肿瘤或出血。

（5）两眼球浮动,当浅昏迷时可见眼球水平或垂直性自发性浮动,以水平浮动多见,说明昏迷尚未达到中脑功能受抑制的深度,少数情况下见于脑桥病变。

（6）一侧眼球固定、瞳孔扩大,又伴球结膜水肿、高热者,则为海绵窦血栓静脉炎。

（7）反射性眼球运动:昏迷患者由于眼球自发性侧向运动消失或受限时,可利用反射性眼球运动的检查来测定侧视及垂直运动的范围。

转头试验:将昏迷患者的头水平地分别向两侧转动,注意观察两眼球运动,可见两眼球很快地协同转向对侧。此反射由迷路、前庭、侧视中枢、内侧纵束、眼球运动神经与眼肌参与。正常人此反射受大脑皮质的适应性抑制而无反应或反应不明显;当皮质功能低下（昏迷）、两侧额叶或弥漫性大脑半球病变时,可出现,随着昏迷的加重此反射又消失。

头仰俯试验:正常人在头屈向前时眼球向上仰视,头向后仰时眼球向下。这一反射由颈肌本体感觉、前庭系统及脑干的垂直凝视中枢（丘脑底部的后连合）来完成。此反应障碍主要病损见于丘脑及丘脑底部,如出血、肿瘤。

（三）瞳孔

观察昏迷患者的瞳孔大小、形态和位置的两侧对称性及对光反射都是很重要的,这些对确定神经系统损害的部位、程度及性质很有帮助。

（四）角膜反射

角膜反射是判断昏迷深浅的重要标志之一,如果角膜反射消失,说明昏迷较深。

二、脑膜刺激征

昏迷患者都必须检查脑膜刺激征有助于昏迷病因的诊断。

（1）脑膜刺激征阳性,包括颈项强直 Kernig 征和 Brudzinski 征阳性,见于脑膜炎、蛛网膜下隙出血和脑出血。

（2）颈项强直明显,而 Kernig 征和 Brudzinski 征不明显或为阴性,提示有枕骨大孔疝的可能性。

（3）急性脑血管意外的患者，偏瘫侧 Kernig 征可不明显。

（4）婴幼儿患者的脑膜刺激征判断困难，前囟膨出可资参考。

（5）任何原因引起的深度昏迷时，脑膜刺激征往往可以消失。

三、面瘫

一侧面瘫时，可见面瘫侧鼻唇沟变浅，口角低垂，睑裂增宽，在呼气时面颊鼓起，吸气时面颊陷塌。如果压迫眼眶，正常侧出现面肌收缩，则体征更为明确。检查者欲扒开患者眼睑时，麻痹侧无阻力，正常侧可有阻力。根据上述检查，属周围性面神经麻痹，则要考虑小脑脑桥角或脑桥病变，中枢性面神经麻痹则为脑桥以上的锥体束损害，可见于脑血管病变和颅内占位性病变。

四、肢体瘫痪

昏迷患者运动功能的检查方法如下。

（1）压迫患者的眶上切迹若发现有面神经麻痹，则可能有偏瘫，并观察患者能否以手来反抗，瘫痪上肢则无此反应。

（2）用针或棉签刺激患者的足心或手心，瘫痪肢体不能躲避。

（3）瘫痪的肢体在病变的早期肌张力减低，随后肌张力增高。

（4）瘫痪的下肢呈外旋位。

（5）抬高肢体后瘫痪的肢体呈软鞭样下落。

（6）将肢体放于不自然位置，正常肢体可逐渐移至自然位置，瘫痪肢体则无此反应。

（7）将两下肢被动屈膝成90°角竖立位，放手后瘫侧下肢很快落下，且倒向外侧。

（8）偏瘫侧肢体早期腱反射减低，随后腱反射增高，而深昏迷时腱反射都消失。

（9）偏瘫侧肢体可能引出病理反射，随着昏迷加深，健侧也可引出，而深昏迷时双侧均不能引出病理反射。

昏迷患者的肢体瘫痪，如果为偏瘫，多系急性脑血管病，如内囊出血。交叉性瘫痪，即一侧脑神经麻痹和对侧肢体偏瘫，为脑干病变如脑干肿瘤等。四肢痉挛性瘫痪，见于高颈段脊髓病和颅脊部病变。双下肢截瘫见于急性播散性脑脊髓炎、上矢状窦血栓形成和恶性肿瘤向脑与脊髓转移。

（代方明）

第十节　神经心理学评定

神经心理学是近半个世纪逐渐发展起来的一门独立的学科。它是从神经学的角度来研究心理学的问题，即把脑当做心理活动的物质本体来研究脑和心理或脑和行为的关系。神经心理学评定的主要目的是在一定的刺激反应情景下，评价个体的行为，以推论有关人脑结构和功能的关系，是研究神经心理学的重要途径之一。在临床上主要应用于高级神经功能的诊断、药物或外科手术的疗效评定、心理功能的康复、预后的预测以及研究等方面。

一、神经心理学评定的选择原则

神经心理学评定方法种类繁多。临床上常用的有两大类:一类是成套测验;一类是单项测验。成套测验全面检查脑损害患者的心理功能;单项测验专为测查某一种或几种心理功能而设计,可根据病变的性质和部位来选择适当的测验。两种测验各有优缺点。可以根据病史、神经病学检查和神经心理学知识来选择适当的测验方法。

(一)一般检查

主要目的是获得对大脑功能状态的总的了解,如智力、记忆力、理解力等。可考虑选择的测验有韦氏成人(或儿童)智力量表、韦氏记忆量表、临床记忆量表、Halstead – Reitan 神经心理学成套测验、Luria – Nebraska 成套神经心理学测验等。

(二)可提供定侧和定位信息的测验

1.定侧测验

(1)测定左半球功能的测验:各种类型的言语测验和语文作业,以及测定抽象思维的一些测验如各种失语症和言语检查、语文记忆、算术运算、威斯康星卡片分类测验、范畴测验等。

(2)测定右半球功能的测验:各种与空间知觉和定向有关的测验,以及与非言语材料的感知和记忆有关的测验等。如触摸操作测验、无意义图形再认、面容认知测验等。

2.定位测验

(1)额叶。①抽象、概念的转移:颜色—形状分类测验、威斯康星卡片分类测验;②行为的计划性、调整能力:Porteus 迷津测验、伦敦塔测验、算术问题解答;③言语行为的测定:言语表达能力测验、词语流畅性测验。

(2)颞叶。①视觉记忆:Rey 复杂图形测验、本顿视觉保持测验、面容再认测验;②一般记忆:成套记忆测验或单项记忆测验;③遗忘综合征测验:空间记忆作业、逻辑记忆作业、编码学习作业;④听知觉测验:节律测验、语声知觉测验;⑤失语症检查:优势半球病变时。

(3)顶叶。①结构运用:本顿视觉保留测验、Rey 复杂图形测验,韦氏成人智力量表中的木块图和图形拼凑测验、HRB 中的触摸操作测验;②准空间综合:逻辑—语法测验、数学测验。

(4)枕叶:颜色命名、面容认知测验、重叠图片认知测验。

(三)根据病变性质选择测验

1.癫痫

一般认为癫痫患者的神经心理学异常主要表现为记忆障碍、注意障碍以及知觉—运动等心理过程的速度有障碍,故可以根据这挑选有关的测验。

2.帕金森病

帕金森病患者的神经心理异常主要表现为视空间知觉障碍、记忆和智力障碍等,近年又发现与额叶有关的功能也有改变。可选用相应的量表测验。

二、临床常用的检查方法

下面简要介绍一些目前国内外常用的神经心理学测验。

(一)成套神经心理学测验

1. Halstead – Reitan 神经心理学成套测验(HRB)

Halstead – Reitan 神经心理学成套测验可测查多种心理功能,包括感知觉、运动、注意力、记忆力、抽象思维能力和言语功能。

成人 HRB 由 10 个分测验组成：①范畴测验，要求被试者发现在一系列图片（156 张）中隐含的数字规律，并在反应仪上做出应答；②触摸操作测验：被试者在蒙着双眼的情况下，按利手、非利手、双手的顺序，凭感知觉将不同形状的木块放入相应的木槽中，然后回忆这些木块的形状和位置；③节律测验：听 30 对音乐节律录音，辨别每对节律是否相同；④手指敲击测验：用左右手示指快速敲击计算器的按键；⑤失语甄别测验：被试者回答问题、复述、临摹图形和执行简单命令；⑥语声知觉测验：被试者听到 1 个单词或 1 对单词的录音后，从 4 个备选词中找出相应的词；⑦侧性优势检查：对被试者写字、投球、拿东西动作的询问和观察，判断其利手或利侧；⑧握力测验：用握力计比较左右握力，反映左右半球功能和运动功能的差异；⑨连线测验：按顺序将阿拉伯数字、英文字母连接起来；⑩感知觉障碍检查：包括听觉检查、视野检查、脸手触觉辨认、手指符号辨认和形状辨认、指尖认字能力等 6 个方面。

通过损伤指数来进行评定分析，分为正常、边缘状态、轻度脑损伤中度脑损伤和重度脑损伤。该测验由于较全面，加之已标准化，故已成为比较被广泛接受和使用的神经心理学量表。

2. Luria – Nebraska 成套神经心理学测验（LNNB）

成人版由 11 个量表、共 269 个项目组成。每个项目都是针对特定的神经功能。包括运动量表、节律量表、触觉量表、视觉量表、言语感知量表、表达性言语量表、书写量表、阅读量表、算术量表、记忆量表、智力量表。

从以上 11 个量表中有挑选出其中某些项目组成附加量表：①定性量表，鉴别有无脑器质性病变；②定侧量表：包括左右半球两个量表，鉴别左或右半球病损。

各量表得分累加得量表粗分，得分越多，表明脑损害越重。

（二）单项神经心理学测验

1. 智力测验

（1）韦氏成人智力量表（WAIS）：是目前国际心理学界公认的比较好的智力测验工具。包括 11 个分测验，分文字部分和非文字部分。文字部分称为言语测验，包括知识、领悟、算术、相似性、数字广度和词汇 6 个分测验；非文字部分称为操作测验，有数字符号、图画填充、木块图、图片排列和图形拼凑 5 个分测验。将所得粗分换算成量表总分，然后在等智商表上查出等值的智商（IQ）。IQ 平均成绩为 100，标准差为 15。IQ 为 100 时表示属中等智力；115 以上时，高于一般人智力；85 以下，低于一般人智力。

（2）瑞文标准推理测验：是一个非文字智力测验。分 A、B、C、D、E 5 组，每组 12 题。每个题目都有一定的主题图，但每张主题图中都缺少一部分，被试者要从每题下面所给的 6~8 张小图片中找出合适于主题图的 1 张，使整个图案合理与完整。将所得分换算成标准分，即可对被试者智力水平做出评价。

2. 记忆测验

（1）临床记忆量表：是中国科学院编制的一套记忆量表包括指向记忆、联想学习、图像自由回忆、无意义图形再认和人像特点联系回忆 5 项分测验。前两项为听觉记忆，中间两项为视觉记忆，最后 1 项为听觉和视觉结合的记忆。最后按所得记忆商（MQ）衡量被试者的记忆水平。

（2）韦氏记忆量表（WMS）：是国外较广泛应用的成套记忆量表。包括 7 个分测验：个人的和日常的知识、定向力、计数、逻辑记忆、数字广度、视觉记忆和成对联想学习。综合上述 7 个项目的积分,得出记忆商。我国修订的 WMS 增加了 3 个分测验,即记图、再认和触摸记忆。连同 WMS 原有的 7 项,合计 10 项分测验。

(3)语文记忆测验:有数字广度的记忆,包括顺背数字和倒背数字;词的记忆和故事的记忆。

(4)非语文记忆:有本顿视觉保持测验、Bender – Gestalt 测验、Rey 复杂图形测验、Lhermitte – Signoret 测验等。

3. 知觉测验

(1)视知觉和视结构能力测验:有线的两等份测验、线的方向判断测验、Hooper 视觉组织测验、WAIS 木块图测验、WAIS 图形拼凑测验等。

(2)听知觉测验:HRB 中的音韵节律测验,常用于测查颞叶病变;HRB 中的语声知觉测验可测查持久注意、听与视觉相联系的能力。

4. 注意测验

常用的有划消测验、数字符号模式测验等。

5. 概括能力测验

概括能力测验包括颜色—形状分类测验、威斯康星卡片分类测验和范畴测验等。

6. 执行功能和运动操作的测验

有 Porteus 迷津测验、流畅性测验、钉板测验和失用症检查等。

三、神经心理学评定的影响因素

(一)来自被试者的各种心理干扰

大脑损害的患者除有高级心理功能障碍外,往往还有瘫痪、头痛等躯体症状。患者通常情绪低沉,容易疲乏。

由于体力和心理上的原因,一般不能承受复杂的测验作业,这时必须根据患者的具体情况,选用其能胜任的较简单的测验,或分段进行。

被试者对测验有顾虑时,要做好解释工作,操作过程中要调动和保持其积极性,避免因情绪影响测验成绩。

(二)来自外界的影响

测验时,主试者和在场人员无意中流露的面部表情、语调变化和言语暗示,都会影响被试者的操作,应尽量避免。

在场无关人员(如病友、工作人员和家属)最好回避。主试者对测验的程序、步骤、指导语以及评分标准不统一,也会影响测验结果。

(代方明)

第十一节　彩色经颅超声检查

20 世纪 80 年代,挪威学者 Rune Aaslid 首创经颅探查颅底大动脉血流动力学变化的非创伤性检查方法—经颅多普勒超声技术(transcranial Doppler,TCD)。TCD 探查的基本原理是经超声探头发出低频(2MHz)脉冲超声束,经颅骨及枕骨大孔将声束射入颅底,这些声束被血管内流动着的红细胞反射回来,并由探头接收。此项检查摒弃了血管造影的创伤性。又弥补了CT、MRI等影像技术的不足,能实时动态地显示生理病理情况下的颅底大动脉的血流状态,且可重复检查。缺点是不能直接测量血管内径,对小于50%的血管狭窄难以做出明确诊断,病变定位不够确切。尽管如此,TCD仍不失为目前临床上无创监测颅内动脉血液流速的有效的手段。

一、检查方法

(一)颅外颈动脉

颅外颈动脉包括颈总动脉(CCA)、颈外动脉(ECA)和颈内动脉(ICA)颅外段。患者仰卧,将4MHz探头置于锁骨上缘、胸锁乳突肌内侧,声束斜向上,深度20~30mm,可探及CCA,再由近及远进行多点探测。

探头置于下颌角的CCA分叉处,可分别探及ECA和ICA颅外段。ECA具有颅外血管特征,为高而陡直的收缩峰及高峰流速,明显降低的舒张末期流速,高脉动指数、高阻力指数及高收缩峰流速与舒张末期流速比值。ICA颈外段的频谱波形似颅内动脉,具有较圆钝的中等流速收缩峰,较高的舒张末期流速。

低搏动指数、低阻力指数及低收缩峰流速与舒张末期流速比值。探测颅外颈动脉时,若声束向上。测得的血流频谱为负向,即血流背离探头;声束向下,则血流频谱为正向,即血流朝向探头。二者意义相同。

(二)颅内动脉

探测颅内动脉时,须经特定的声窗,才能将声束射入颅底。常用的声窗主要有颞窗、枕窗、眶窗等。

1.颞窗

颞窗为基本检查窗,位于颧弓上方,眼眶外缘至耳郭前缘之间,是颞骨骨质最薄的区域,对声束衰减最少。

此窗又分为前、中、后三个窗。前窗位于颧骨额突后方,后窗位于耳屏前,前后窗之间为中窗。一般中窗最常用,但老年人因骨质增厚,声窗变小,有时只能在前窗或后窗探测。经颞窗可探测大脑中动脉(MCA)、ICA终末段、大脑前动脉(ACA)、大脑后动脉(PCA),其检出率与年龄、性别等因素有关。健康人中有5%~15%颞窗阙如,以老年女性居多。

2.眶窗

将探头轻置于闭合的眼睑上,使声束通过眼眶经视神经孔射入颅底。经此窗可探测眼动脉(OA)、颈内动脉虹吸段(CS)。眶窗检出率近100%。

3.枕窗

患者取俯卧位或坐位,探头置颈后部枕骨粗隆下,声束对准枕骨大孔,可探测基底动脉(BA)、椎动脉(VA)和小脑后下动脉(PICA)。检测成功率可达99%。

二、脑底动脉的辨识

主要依据探头的位置及声束方向、取样深度、血流方向及速度、颈动脉压迫试验、音频特点等加以区别。

（一）MCA

起始取样深度 40～50mm,主干深度 40～60mm,可根据年龄、颅形酌情增减。声束略斜向额顶部,可探及 MCA 的正向血流频谱,再调节深度探查。压迫同侧 CCA,MCA 血流速度下降;去除压迫,血流呈一过性增强,迅即恢复正常;压迫对侧 CCA,血流无变化。

（二）ICA 终末段

探及 MCA 后,增大取样深度至 60～65mm,出现正负双向的血流频谱,此即 ICA 终末分叉处,正向为 MCA 血流频谱,负向为 ACA 血流频谱,继续增加取样深度,即可得到 ICA 的正向血流频谱。压迫同侧 CCA,ICA 血流信号消失。

（三）ACA

首先探测 MCA,再增加取样深度至 65～75mm,ICA 终末段信号减弱或消失再转动探头调整声束方向,可探及负向的 ACA 血流频谱,深度达 80～90mm 时,可探及对侧的 ACA 血流频谱,为正向频移。压迫对侧 CCA,ACA 流速增大;压迫同侧 CCA,可使 ACA 血流方向逆转。ACA 变异较大,血管较细,有 10%～30% 检测不成功。

（四）PCA

探及 MCA 后增加取样深度至 60～70mm,声束指向后枕部,调整角度,仔细扫查,发现多普勒信号后继续增加深度至出现双向的 BA 末端分叉处信号,再由 BA 末端向外侧追踪同侧 PCA 血流信号,见负向频移为大脑后动脉交通后段(PCA2),位置较深;见正向频移则为大脑后动脉交通前段(PCA),位置较浅。大多数人 PCA 的血液供应来自 BA,压迫同侧 CCA、PCA,血流轻度增快或不变,PCA2 无变化。如果 PCA 供血来自 ICA,压迫同侧 CCA 时,PCA 流速降低。

（五）BA 和 VA

声束向上经枕大孔入颅。取样深度 70～100mm,获得 BA 的负向血流频谱后,逐渐减小取样深度至 55～70mm,同时将声束略向两侧偏转,可分别获得两则 VA 的负向多普勒频移。

（六）OA 和 CS

取样深度 40～50mm,声束略向内侧倾斜,可探及 OA 的正向血流频谱,其形态具颅外动脉的高阻波形。取样深度增至 55～75mm 时,可探得 CS 的血流信号。探头略指向上,得到的负向血流频谱为 ICA 床突上段;声束略指向下,得到的正向血流频谱为 ICA 海绵窦段。压迫同侧 CCA,OA、CS 信号减弱或消失;压迫对侧 CCA,血流信号增强。

三、主要技术参数及正常值

（一）技术参数

(1)收缩期峰流速(Vs):为收缩期最大血流速度。

(2)舒张期末流速(Vd):为舒张期末最大血流速度。

(3)平均峰流速(Vm):为整个心动周期的平均最大血流速度,很少受心率、心缩力、外周阻力等因素影响,较客观地反映脑血流速度,生理意义最大。

(4)两侧流速差(BVD):BVD = Vm1 - Vm2,为左右两侧对应动脉的流速差。

(5)两侧流速差百分率(PBVD):(BVD) = [(Vm1 - Vm2)/Vm1]100%,反映两侧脑动脉流速差与高侧流速之间的关系。

(6)收缩期峰流速与舒张末期流速比值(SD):SD = Vs/Vd 评价脑血管的顺应性和弹性。

(7)脉动指数(PI):PI = (Vs - Vd)/Vm,描述血管搏动性。

(8)阻力指数(RD)RI = (Vs - Vd)/Vs,反映血管的阻力变化。

(二)正常值

SD 正常值 2.3 ± 0.4;PI 正常值 $0.65 \sim 1.10$;RI 正常值 $0.5 \sim 0.8$。

正常脑底动脉血流速度排列顺序依次为:MCA > ICA > ACA > CS > PCA > BA > VA > PICA > OA。

两侧对应动脉,尤其是 MCA,正常情况下血流速度相近。两侧流速差大于 25% 时有意义。随着年龄增长,脑血流速度逐渐减慢,PI、RI 则逐渐增大。女性脑血流速度略快于男性。

TCD 结果判定时,要依据检测参数的变化,还应结合频谱图形、音频信号、血流方向等因素综合分析。

正常频谱图近似一直角三角形,有三峰。收缩峰 S_1 陡直,为最高峰;第二峰 S_2 略低,其后有一明显切迹;切迹之后即舒张峰 D 峰。三峰依次降低,D 峰之后平稳下降。音频信号音调应平滑柔和,呈微风样,不应闻及杂音。血流方向若有改变,则提示有盗血现象或有侧支循环建立。

TCD 结果可受年龄、PCO_2、血黏度、心功能、血细胞比容、药物等因素影响,且与操作技术有关,故分析时要密切结合临床。

四、临床应用

(一)脑血管狭窄和闭塞

正常情况下,颈总动脉的血流 70% 进入颈内动脉;正常心脏每分钟搏出血流 5000mL,15% ~20% 供应脑组织。双侧颈内动脉通过的血流量占全脑血流量的 85%,每分钟约有 350mL 通过双侧颈内动脉;每侧椎动脉每分钟有 100mL 血流通过。故 TCD 的早期诊断极为重要。由于引起脑梗死的动脉病变程度和部位不同,故 TCD 的所见亦各异:①该动脉狭窄程度在 75% 以下,则受检段 Vm 增快;②完全或大部闭塞,则流速减慢或动脉血流信号强度明显减弱或消失;③当闭塞部超出了 TCD 的检测范围,闭塞动脉近端可有局部流速减低;④动脉病变位于远端分支者,TCD 可无异常;⑤重度狭窄动脉亦可见 1 ~2 支分支流速增快的,但少见;⑥近心大动脉狭窄包括锁骨下动脉在内,可有颈动脉系统分支流速增快,但为全长性,且呈黄色显示;⑦一侧 MCA 急性梗死时病灶侧或对侧脑底动脉环的各分支包括椎—基底动脉系统可有侧支代偿性流速增快,但以同侧 ACA 及对侧 MCA、ACA 为主,提示脑侧支循环的建立。

(二)脑血管畸形

儿童及青年多见。当受检动脉是中等或较大的 AVM 供养动脉时,流速可增快,故可与脑梗死的局部狭窄动脉相区别,90% 的 AVM 位于幕上,多发于 MCA 供血区,其次为 ACA,最多见于顶叶,其余依次为额、颞、枕叶。TCD 特点为低阻力、高流量;血流速度可高于正常 2 ~3 倍,Vs/Vd 比值明显减低(因舒张期流速相对增高显著),PI 值减低。血流频谱特点为频谱基底增宽,舒张期边缘不整,失去线性下降特点;如 ACA 血流逆转,可有盗血现象。在 CO_2 试验中,当 PCO_2 增加,而脑血流量无明显增加,TCD 对大中型 AVM(直径超过 2cm)的检测敏感性为 95%;小型者则敏感性低。颈动脉压迫试验,正常时 MCA 压迫后血流信号迅速降低,经 1 ~2 次心搏后又渐恢复;而在 AVM 则下降及上升均不显著,过度换气亦无明显变化。

Moya‐Moya 病为儿童为主的颅底血管畸形,在三维 TCD 有下列特点:①血流速度呈快慢混合流速,可有节段性异常;②血管轨迹分布呈大型团块异常血流信号,正常血管信号全失;③双侧颅内外脑底多动脉异常频谱形态,流速流量异常。

(三)蛛网膜下隙出血及脑血管痉挛

本病占急性 CVD 中的 13% ~15%,可发生于任何年龄(3 ~94 岁),但以 30 ~40 岁多见。由于动脉瘤或 AVM 所致者为多见。

在重度颅脑外伤亦可见继发性蛛网膜下隙出血及血管痉挛,TCD 可进行无创性动态观察;当有动脉痉挛时 Vm MCA 可达 200 ~500mL/min,且 TCD 检测可先于症状数小时出现异常;为早期监测的重要手段。收缩期可见高尖频谱。SAH 后 6 ~12d 可出现迟发性再出血,亦可用 TCD 动态监测,以利及早治疗。

(四)脑动脉瘤

破裂出血者占 51%,好发于青、中年,10 岁以下及 80 岁以上者少见。先天性动脉瘤多发于 Wilis 环前半部,其中颈内动脉系统者占 85%,多发性动脉瘤约占 20%。TCD 特点:①流速减低,涡流频谱形态,声频信号减弱(当测到瘤体时);②阻力增高,PI 增高;③当测到瘤蒂部位则有高流速。TCD 检测应反复进行。

(五)锁骨下盗血综合征

病因老年以动脉硬化为主、青年以下者以大动脉炎为多。患者上肢麻木无力,脉搏减弱或消失,颈部动脉有杂音,血流可通过患侧椎动脉,逆流入锁骨下动脉,达上肢。椎动脉 TCD 特点:①椎动脉血流方向逆转。若同侧伴椎动脉狭窄,频谱可见收缩期高尖窄波及舒张期低流速波;健侧椎动脉流速代偿性升高;②锁骨下动脉严重狭窄,仅有微弱血流信号或无信号;双侧桡动脉血流明显减低,血管阻力下降,收缩峰圆钝,失去外周血流波形特点,而类似颅内频谱特征。

(六)偏头痛

发作间期约 1/2 病例 TCD 显示正常;发作期普通偏头痛,由于血管扩张呈低流速;但典型偏头痛发作时,可有高流速。

(七)TCD 监测技术

1. 颅内压增高

由于程度不同,故 TCD 频谱各异。①正常频谱:流速、脉动指数、阻力指数均正常,提示脑血流自动调节功能好;②高阻力型:两期流速均减低,收缩峰变尖,阻力指数明显增高,此时颅内压已接近体动脉舒张压水平;③舒张期逆行血流图形:收缩期正向血流,波形尖、流速低,舒张期血流逆向,颅内压已超过体动脉舒张压水平;④无血流:当颅压超过体动脉压,即脑灌注压为零时,TCD 无信号,收缩峰极小,舒张峰逆转,颅内压已超过体动脉收缩压水平。

2. 神经外科手术的监测

目前 TCD 监测已应用于术中,传感器 20MHz,可消毒,在开颅手术时可行监测;可无创伤性 24h 连续监测,进而对脑血管自动调节功能、脑灌注量的高低和术后血管是否再通等提供有意义的实时信息。

3. 脑死亡的监测

脑死亡时,TCD 可显示 3 种频谱图形,分 3 个阶段。①舒张期逆行血流图形;②极小的收缩峰图形;③逐渐演变为无血流图形。脑死亡患者的流速一般在 $-4 \sim +4cm/s$。脑死亡的 TCD 敏感性为 91.3%,特异性为 100%;但必须和临床体征相结合。

4.多通道微栓子的动态监测

20 世纪 90 年代初由于 TCD 多导仪的问世,结合双功能经颅超声仪、MRA 及颅内外血管造影联合检测结果,微栓子的形成过程可因颅内、外动脉粥样硬化斑块脱落,心脏人工瓣膜置换术,颈动脉内膜剥离术,心律失常及动脉内膜溃疡及附壁血栓形成等病因,导致微栓塞,临床可表现为 TIA;如不及时发现及治疗,则其中 1/3 的患者在数年内可发展为完全性脑梗死,另 1/3 病例经多次 TIA 发作致残,仅 1/3 病例可缓解。

目前,早期监测及手术前、中、后的多通道微栓子经颅超声动态监测已成为可能。近年来,少数国内大医院及国外资料表明。可采用多通道 TCD 微栓子监测仪及自动调节探测深度的传感器,对颅内、外及双侧脑底动脉进行连续、同步监测,包括其数量、栓子性质(可由纤维素、血小板、白细胞、红细胞,胆固醇结晶分别组成)。

栓子信号的特征为高强度短暂信号(high intensity transient signal,HITS):①瞬间即逝,可持续 $0.01 \sim 0.1s$;②频谱呈单向性;③音频信号和谐如鸟鸣或哨笛声;④声强高于背景血流,频谱至少为 $3 \sim 5dB$。而伪迹信号频谱主要为双向,且宽,具有噪声性(喀喀声),栓子概率曲线明显大于伪迹信号。

人工心脏瓣膜置换术中 HITS 出现率高达 90%,信号强度均明显高于颈动脉狭窄者,且多出现于心动周期舒张期;而 MCA 者出现率达 51%,有症状的颈动脉狭窄者 HITS 出现率为 82%,无症状者则仅 16%。

(代方明)

第十二节　彩色双功能超声检查

一、基本原理

彩色双功能多普勒超声检查系统是由 B 超成像系统、多普勒血流测定系统和彩色实时血流显像系统 3 部分组成,采用运动目标显示器提取血流信号,通过自相关技术、彩色数字扫描转换和彩色编码技术,在显示屏上显现黑白实时二维声像图叠加彩色的实时血流图像,并可同时显示脉冲或连续波血流频谱。它以红、蓝显示血流方向;以色彩深浅表示平均流速;有无掺和其他色彩表示有无湍流或涡流,能显示颈部动脉血管的纵向和横向剖面结构,显示并测量出血管内斑块、钙化、溃疡的形态、范围和血管狭窄的程度,同时能测定血管内血流速度、方向及流量。

二、多普勒血流信号频谱显示

(一)频谱分析

把形成血流复杂振动的各个简谐振动的频率和振幅找出来,列成频谱,称为频谱分析。采用的方法是快速傅里叶(FFT)频谱分析法,该法是通过微处理机来执行的。

（二）频谱显示

频谱图上横坐标代表血流持续时间,以 s(秒)为单位。纵坐标代表速度(或频移)大小,用 cm/s(厘米/秒)为单位。动脉由于受心脏泵血影响表现出的波形分为收缩期峰和舒张期末。"收缩期峰值流速"指在心动周期内达到收缩峰频率和峰速的位置;"舒张期末"指将要进入下一个收缩期的舒张期最末点;在波型下方无频率显示区域称为窗。窗清晰或充填在一定程度上反映了血流状态,层流时速度分布范围小,窗则清晰;湍流时速度分布范围大,窗则充填。"中间水平线"(横坐标)代表零频移线即基线。在基线上面频谱图为正相频移,血流朝向探头;在基线下面则为负向频移,血流方向背离探头。但也可互相反映。"频带宽度"表示频移在垂直方向上的宽度,即某一瞬间采样血流中血细胞速度分布范围的大小,加速度分布范围大,频带则宽,反之频带窄。"频谱亮度"即信号幅度,它表示某时刻取样容积内流速相同的红细胞数目多少,数目多,则散射回声强,亮度明亮(灰阶级高),反之则暗。

（三）波型分析

灰阶频谱波形的形态及振幅高低包含了血流阻力的信息。

（四）血流阻力的判断

通过"收缩期"和"舒张期"振幅的高低可以判断出血流阻力,高阻力低流速或低阻力高流速。

（五）血流方向的判断

基线上下的波形反映了某一时刻取样处的血流方向。

（六）血流速度范围的判断

频带宽度反映了某一时刻取样处红细胞速度分布范围的大小。对判断血流状态即层流、逆流或涡流有帮助。

三、检查方法

（一）探头的选择

颈部动脉血管超声检查选择 50～100MHz 频率探头。颅内血管则采用 2.5MHz 扇形扫描探头,但目前的探头还不能完全检出颅内的血管,检出率约 30%,特别是颅板厚的人,尤其是老年人更为困难。

（二）具体操作

1. 颈部动脉检测方法

首先从颈根部横扫,右侧可见无名动脉、右锁骨下动脉和颈总动脉起始段。左侧可见部分主动脉弓左锁骨下动脉和颈总动脉起始段。探头沿颈总动脉的横切面逐次向上扫查,其外是颈内静脉。探头移至甲状软骨上缘时,可见一膨大区(颈动脉窦)和两条血管的横切面,即颈内、外动脉。颈内动脉最初位于颈外动脉的后外侧,但很快就到了它的后内侧。纵切面后前位扫查颈根部开始逐次向上移动。可显示颈总动脉、颈总动脉分叉部和颈内、外动脉。椎动脉位于颈总动脉的后方,当图像显示颈总动脉后,将探头向内后侧稍倾斜,即可见在横突孔穿行的椎动脉,各横突孔内段椎动脉受骨质遮挡而显示不清,椎动脉只能呈节段性显示。

2. 颅内动脉血管的检测方法

颅内动脉血管的检测方法包括颈内动脉终末段(ICA)、眼动脉(OA)、大脑前动脉(ACA)、前交通动脉、大脑中动脉(MCA)、后交通动脉、大脑后动脉(PCA)、基底动脉(BA)和两支颅内椎动脉、小脑下后动脉。经颞骨窗口显示出颅内主要动脉的走行及血流方向,如颈内动脉终末段、大脑前动脉、大脑中动脉、大脑后动脉、基底动脉分叉处。

经眼窗口显示出颈内动脉虹吸段和眼动脉血管。经枕骨大孔声窗检测椎动脉颅内段、小脑下后动脉和基底动脉。

(三)检查内容

1. 二维扫查

血管走行是否正常,有无变异。血管管腔是否均匀,有无局限性扩张、狭窄、膨出、扭曲等,观察管壁厚度、回声,内膜有无增厚或厚薄不均。管腔内有无斑块,斑的回声、分型;有无血栓及血栓的范围、分期等。

2. 彩色多普勒

血流方向是否正常,血流性质是层流、湍流还是涡流。血流速度是高速还是低速。动静脉之间有无异常交通或瘘道形成,有无喷射性血流等。

3. 脉冲多普勒

观察血流方向、流速,血流性质,测定有关的血流参数。

四、颈部及颅内动脉血管彩色超声图像

(一)颈部动脉彩色超声图像

1. 颈动脉

颈动脉即颈总动脉,颈内、外动脉,内径由最宽依次降低,并有随年龄增长而增宽的趋势,最宽处为颈总动脉球部,即分叉处。颈动脉具有搏动性,内膜光滑,连续性好,管腔内为色彩充填丰富的向颅血流,除在颈总动脉分叉处可有五彩镶嵌的花色血流外,余均为层流。脉冲多普勒呈单向三峰图,频带窄,有空窗。颈内动脉供应大脑血流,系低阻力型血管,频谱显示上升、下降速率都较慢,三峰不明显;颈外动脉则相反,它供应头面部的血流,系高阻力型血管,频谱显示上升、下降速率都很快,在收缩期末,有时可见反向波;颈总动脉介于前二者之间,分叉处血流频谱复杂多样,一般为低速双向湍流频谱,空窗消失。颈动脉内中膜厚度男性大于女性,且随年龄增加而增厚,尤以分叉处为甚。各年龄组之间均有显著性差异。颈总动脉内中膜厚度正常值小于1mm,分叉处厚度定为小于1.2mm。

2. 椎动脉

亦为进颅血流,管腔内的血流呈节段性显示。其脉冲多普勒频谱为低阻力正向频谱,但频谱的振幅较低。

(二)颅内动脉血管彩色超声图像

1. 经颞侧声窗检查

色彩定标为血流朝向探头时为红色,背离探头时为蓝色。

(1)同侧大脑中动脉为红色血流,脉冲多普勒频谱为正相频移,收缩期两个峰,第一峰高尖,第二峰圆钝。

(2)同侧大脑前动脉交通前段血流为蓝色,负相频移。

(3)颈内动脉终末段的血流方向与声束的角度不同而显示不同的色彩,如果血流向两个方向流动可出现双相多普勒频谱,如果声束与血流方向夹角超过90°角可不显示颜色。

（4）同侧大脑后动脉交通前段血流为红色,正相频移;对侧大脑后动脉显示蓝色血流及负相频移;基底动脉分叉处为双向血流。双相频谱。

2.经眼窗检查

（1）眼动脉血流方向朝向探头显示红色,正相频移。

（2）颈内动脉:海绵段呈红色,而床突上段为蓝色,频谱分别呈正相、负相。前膝部动脉出现红蓝双色混叠的花色血流,双相频移。

3.经枕骨大孔检查

显示颅内两支椎动脉与基底动脉融合呈"Y"形。因血流背离探头显示蓝色,负相频移。部分患者在此切面椎动脉的两侧能见到小脑下后动脉,呈红色,正相频移。脑血管血流速度各不相同,大脑中动脉血流速度最高,依次为大脑前动脉、颈内动脉、基底动脉、大脑后动脉和椎动脉。两侧相应的动脉血流速度无显示差别。血流速度随年龄的增长而呈下降趋势。

相对于成人来说,大脑中动脉主干长 1.5cm(0.3～1.8cm),外径约为 0.3cm(0.15～0.4cm);大脑前动脉交通前段左侧粗而短,右侧细而长,管径约 0.2cm 左右;大脑后动脉交通前段管径约 0.30cm,交通后段管径约 0.33cm;颈内动脉床突上段长约 1.34cm(0.8～1.8cm),外径 0.48cm;颅内段椎动脉平均长约 2.54cm,外径约 0.33cm,两侧无显著性差异。基底动脉全长约 2.6cm(1.6～3.1cm),下段外径 0.54cm,中段 0.45cm,上段 0.44cm。

（代方明）

第十三节　神经电生理检查

一、脑电图

脑电图(EEG)是脑生物电活动的检查技术,所记录的节律性脑电活动是大脑皮质锥体细胞及其顶树突突触后电位同步综合而成,并且由丘脑中线部位的非特异性核(中央内侧核、中央中核等)起调节起前作用。通过测定自发的有节律的生物电活动以了解脑功能状态。

1.检测方法

电极安放采用国际 10～20 系统,参考电极通常置于双耳垂;电极可采用单极和双极的连接方法。开颅手术时电极可直接置于暴露的大脑皮质表面,也可将电极插入颞叶内侧的海马及杏仁核等较深部位。进行脑电图检查时,还可以通过一些特殊的手段诱发不明显的异常电活动,最常用的方法如睁闭眼、过度换气、闪光刺激,睡眠诱发等,还有戊四氮或贝美格静脉注射等。

2.正常脑电图

如下所述。

（1）正常成人脑电图:正常人大脑发放的基本节律为 α 波及 β 波,其波幅、波形及频率两侧均对称,频率恒定不变。在清醒、安静和闭眼放松状态下,脑电的 α 节律为 8～12Hz,波幅 20～100μV,主要分布在枕部和顶部;β 节律为 13～25Hz,波幅为 5～20μV,主要分布在额叶和颞叶;部分正常人在两半球前部可见少量 4～7Hz 的 θ 波;频率 4Hz 以下为 δ 波,清醒状态下几乎没有,但入睡可出现,而且由浅入深逐渐增多、时间延长、两侧对称;8Hz 以下的波均为慢波。

正常成人脑电图可分为以下 4 型:①α 型脑电图:除两半球前部外,脑电活动以 α 节律为主,频率两侧对称;②β 型脑电图:以 β 波为主,两半球后部有 β 节律,睁眼时变为不明显,闭眼后又恢复出现时为快 α 节律;③低电压脑电图:脑电活动的波幅偏低似乎呈低平的曲线:在睁闭眼后或深呼吸时可出现短程的 α 节律;④不规则脑电图:脑电活动的 α 波频率不规则,调幅不明显,前部可有 θ 波。

(2)儿童脑电图:与成人不同,儿童的脑电图以慢波为主,随着年龄增加,慢波逐渐减少,而 θ 波逐渐增多,但节律仍然很不稳定。14 ~ 18 岁时枕部 α 节律的波幅变得低,而调幅更好,额部的 θ 波变低,且有 β 波出现。

(3)睡眠脑电图:根据眼球运动可分为:①非快速眼动相或慢波相:第 1 期困倦期,α 节律消失,被低波幅慢波取代;在顶部可出现短暂的高波幅、双侧对称的负相波称为"V"波。往往不规则地反复出现,但很少超过 2Hz。第 2 期浅睡期,出现睡眠纺锤波(12 ~ 14Hz),两半球同步出现,中央区最明显,极相也相同,时程较长。第 3、4 期深睡期,广泛分布的高波幅 75μV 以上;慢波 2Hz 以下;②快速眼动相:出现低电压、去同步、快波型脑电,快速眼球活动、肌电活动减少及混合频率的电活动。

3. 常见的异常脑电图

如下所述。

(1)弥漫性慢波:背景活动为弥漫性慢波,是最常见的异常表现,无特异性。可见于各种原因所致的弥漫性脑病、缺氧性脑病、中枢神经系统变性病及脱髓鞘性脑病等。

(2)局灶性慢波:是局灶性脑实质功能障碍所致。见于局灶性癫痫、脑脓肿,局灶性硬膜下或硬膜外血肿等。

(3)三相波:一般为中至高波幅、频率为 1.3 ~ 2.6Hz 的负—正—负波或正—负—正波。主要见于肝性脑病和其他中毒代谢性脑病。

(4)癫痫样放电:包括棘波、尖波、棘—慢波综合、多棘波、尖—慢波综合及多棘—慢波综合等。棘波指从开始到结束的时程或波宽为 20 ~ 70ms 的一种放电,可单、双或三相,以双相为多,主要为负相。尖波是指时程为 70 ~ 200ms 可达 300ms,电位相以双相负相,上升相较陡、下降相较缓慢。50% 以上患者发作间期也可见到有异常的电活动统称癫痫样放电,特点是基本电活动的背景上突然发生的高波幅的电活动或突然发生的易于与基本电活动相区别的高幅放电。放电的不同类型通常提示不同的癫痫综合征,如多棘波和多棘慢波综合通常伴有肌阵挛,见于全身性癫痫和光敏感性癫痫等。高波幅双侧同步对称,每秒 3 次重复出现的棘慢波综合提示失神小发作。

(5)弥漫性、周期性尖波:通常指在弥漫性慢活动的基础上出现周期性尖波,可见于脑缺氧和 CJD 病。

4. 脑电图的临床应用

脑电图检查对区别脑部器质性或功能性病变、弥漫性或局限性损害,对于癫痫的诊断及病灶定位、脑炎的诊断、中毒性和代谢性等各种原因引起脑病等的诊断均有辅助诊断价值,特别癫痫的诊断意义更大。

5. 脑电地形图(BEAM)

BEAM 是脑电图输入电子计算机进行处理后,将脑电信号转换成一种能够定位和定量分析,并用不同颜色的图像进行显示的一项较新的检查技术。包括自发和诱发,其优点是能将脑的功能变化与形态定位结合起来,图像直观、形象、定位较准确,但不能反映脑电波形及各种波形出现的方式等,因此不能将脑电图取而代之,两者结合更有意义。BEAM 最主要的临床应用价值在于脑血管病的早期诊断、疗效及预后评价,也可用于癫痫、痴呆、偏头痛、脑肿瘤等。

二、脑诱发电位

诱发电位(EPs)是中枢神经系统在感受体内外各种特异性刺激所产生的生物电活动,该项检查也是脑的电活动测定技术,用以了解脑的功能状态。

1. 躯体感觉诱发电位(SEPs)

SEPs 指刺激肢体末端粗大感觉纤维,在躯体感觉上行通路不同部位记录的电位,主要反映周围神经、脊髓后束和有关神经核、脑干、丘脑、丘脑放射及皮层感觉区的功能。

(1)检测方法:表面电极置于周围神经干,刺激部位是正中神经、尺神经、胫后神经或腓总神经等。上肢记录部位是锁骨上 Erb 点,即 N_9 系臂丛感觉神经动作电位,C_7 棘突及头部相应的感觉区;下肢记录部位通常是臀点、胸$_{12}$、颈部棘突及头部相应的感觉区。

(2)波形的命名:极性 + 潜伏期(波峰向下为 P,向上为 N)。正中神经刺激对侧顶点记录(头参考)的主要电位是 $P_{14}N_2O$、P_{25} 和 P_{36};周围电位是 Erb 点(N_9)和 C_7(N_{11},N_{13})。胫后神经刺激顶点(Cz)记录的主要电位是 N_{31}、P_{40}、N_{50} 和 P_{50};周围电位是臀点(N_{16})和 T_{12}(N_{24})。异常的判断标准是潜伏期延长和波形消失等。

(3)SEP 各波的起源:N_9 为臂丛电位,N_{11} 可能来源于颈髓后索,N_{13} 可能为颈髓后角突触后电位,N_{14}、P_{14} 可能来自高颈髓或延髓,N_{20} 来自顶叶后中央回(S)等,P_{40} 可能来自同侧头皮中央后回,N_{50} 可能来自顶叶 S_1 后方,P_{60} 可能来自顶叶偏后凸面。

(4)SEP 的临床应用:用于检测周围神经、神经根、脊髓、脑下、丘脑及大脑的功能状态。主要应用于吉兰—巴雷综合征(GBS)、颈椎病、腰骶神经根病变、脊髓空洞症、肿瘤、后侧索硬化综合征、多发性硬化(MS)及脑血管病等。还可用于外伤后脊髓损伤程度、范围及预后,脑死亡的判断和脊髓手术的监护等。

2. 视觉诱发电位(VEP)

VEP 是视觉冲动经外侧膝状体投射到枕叶距状裂与枕后极头皮记录的枕叶皮层对视觉刺激产生的电活动。

(1)检测方法:通常在光线较暗的条件下进行,检测前应粗测视力并行矫正。临床上最常用黑 C 棋盘格翻转刺激 VEP(PRVEP),其优点是波形简单易于分析、阳性率高和重复性好。记录电极置于枕骨粗隆上(左 O_1、中 O、右 O_2),参考电极通常于前额 Fz。

(2)波形命名及正常值:PRVEP 是一个由 NPN 组成的三相复合波,分别按各自的平均潜伏期命名为 N_{75}、P_{100}、N_{145}。正常情况下 P_{100} 潜伏期最稳定而且波幅高,是很可靠的成分。异常的判断标准是潜伏期延长、波幅降低或消失。

(3)VEP 的临床应用:视通路病变,脱髓鞘病变、肿瘤、视神经炎,特别对 MS 患者可提供早期视神经损害的客观依据。

3. 脑干听觉诱发电位(BAEP)

BAEP 指经耳机传出的声音刺激外周听觉器经听神经传到通路,脑干、中央核团区在头顶记录的电位。检测时通常不需要患者的合作,婴幼儿和昏迷患者均可进行测定。

（1）检测方法：多采用短声刺激，刺激强度 50～80dB，刺激频率 10～15Hz，持续时间 10～20ms，叠加 1000～2000 次。记录电极通常置于 Cz，参考电极置于耳垂或乳突，接地电极置于 FPZ。

（2）波形命名：正常 BAEP 通常由 5 个波组成，依次以罗马数字命名为 Ⅰ、Ⅱ、Ⅲ、Ⅳ和Ⅴ。特别是Ⅰ、Ⅲ和Ⅴ波更有价值。

（3）BAEP 各波的起源：Ⅰ波起于听神经；Ⅱ波耳蜗核，部分为听神经颅内段；Ⅲ波上橄榄核；Ⅳ波外侧丘系及其核团（脑桥中、上部分）；Ⅴ波中脑、下丘的中央核团区。

BAEP 异常的主要表现为：①各波潜伏期延长；②波间期延长；③波形消失；④波幅 Ⅰ/Ⅴ 值 >200%。

（4）BAEP 的临床应用：可客观评价听觉检查不合作者、婴幼儿和歇斯底里患者有无听觉功能障碍；有助于多发性硬化的诊断，特别是发现临床下病灶或脑干隐匿病灶；动态观察脑干血管病时脑干受累的情况，帮助判断疗效和预后；桥小脑角肿瘤手术的术中监护；监测耳毒性药物对听力的影响；脑死亡诊断和意识障碍患者转归的判断等。

4. 运动诱发电位（MEP）

MEP 指电流或磁场经颅或椎骨磁刺激人大脑皮质运动细胞、脊髓及周围神经运动通路，在相应的肌肉上记录的复合肌肉动作电位。该技术是 Barker 等建立的，克服了以往电刺激所致剧痛等缺点，近年来被广泛应用于临床。为运动通路中枢传导时间的测定提供了客观依据。上肢磁刺激的部位通常是大脑皮质相应运动区、C_7 棘突和 Erb 点等，记录部位是上肢肌肉；下肢刺激部位为大脑皮质运动区、胸$_{12}$和 L_1 及腘窝等，记录部位多为屈踇短肌和胫前肌等。磁刺激 MEP 的主要检测指标为各段潜伏期和中枢运动传导时间均延长，可见 MEP 波幅降低及波形离散或消失。临床应用于运动通路病变，如多发性硬化、运动神经元病、脑血管病等疾病的诊断。

5. 事件相关电位（ERP）

ERP 也称内源性事件相关电位，是人对外界或环境刺激的心理反应，潜伏期在 100ms 以上，因此为长潜伏期电位，目前对其起源和确切的解剖定位尚不完全清楚。ERP 主要研究认知过程中大脑的神经电生理改变，亦即探讨大脑思维的轨迹。

ERP 包括 P_1、N_1 和 P_2（外源性成分）及 N_2 和 P_3（内源性成分）。ERP 中应用最广泛的是 P_3（P_{300}）电位。ERP 可通过听觉、视觉、体感刺激，从头皮上记录到一组神经元所发出的电活动，但与 SEP、BAEP 及 VEP 有着本质的不同。要求受试者对刺激进行主动反应，受心理状态的影响明显，主要反应大脑皮质认知功能状况，用于各种大脑疾病引起的认知功能障碍的评价，目前还有学者将 P_{300} 电位用于测谎等研究。

三、肌电图

狭义肌电图（EMG）指同心圆针电极插入肌肉后，记录的肌肉安静状态下和不同程度收缩状态下的电活动。广义 EMG 指记录肌肉在安静状态、随意收缩及周围神经受刺激时判定神经和肌肉功能状态的各种电生理特性的技术，包括神经传导速度，重复神经电刺激、单纤维肌电图及巨肌电图等。

常规 EMG 检查的适应证：①脊髓前角细胞及其以下病变部位的定位诊断和鉴别诊断；②确定病变性质、损伤程度、范围及再生恢复情况；③选择神经再植、端—端吻合和神经松解术;④了解神经传导速度。

1.EMG 检测步骤及正常所见

(1)肌肉静息状态:包括插入电位和自发电位。插入电位指针电极插入时引起的电活动,正常人变异较大,时程为 1~25ms,持续约 1s 后消失。自发电位指终板噪声和终板电位,后者波幅较高,时程为 0.5~2.0ms,振幅≤100μV 的高频负相电位,通常伴有疼痛,动针后疼痛消失。

(2)肌肉小力自主收缩状态:测定运动单位动作电位的时限、波幅、波形及多相波百分比,不同肌肉有其不同的正常值范围。一般以大于或小于正常值20%为异常,时限增宽为神经源性损害,缩短为肌源性损害。波幅大于或小于40%为异常,神经源性增高,肌源性降低。

(3)肌肉大力收缩状态:观察募集现象,指肌肉在大力收缩时运动单位的多少及其发放率的快慢。肌肉在轻收缩时只有阈值较低的Ⅰ型纤维运动单位发放,其频率为 5~15Hz;在大力收缩时,原来已经发放的运动单位频率加快,同时阈值高的Ⅱ型纤维参与发放,肌电图上呈密集的相互重叠的难以分辨基线的许多运动单位电位,即为干扰相。

2.异常 EMG 所见及其意义

(1)插入电位的改变:插入电位减少或消失见于严重的肌肉萎缩、肌肉纤维化和脂肪组织浸润以及肌纤维兴奋性降低等;插入电位增多或延长见于神经源性和肌源性损害。

(2)异常自发电位:①纤颤电位:是由于失神经支配肌纤维运动终板对血中乙酰肌碱的敏感性升高引起的去极化,或失神经支配的肌纤维静息电位降低所致的自动去极化产生的动作电位;波形多为双相或三相,起始为正相,随之为负相,波幅较低,时限 1~5ms,波幅一般为20~200μV,但不规则,失神经病变愈重,纤颤电位振幅愈小,频率愈大,见于神经源性损害和肌源性损害;②正锐波:其产生机制及临床意义同纤颤电位;但出现较纤颤电位早。波形特点为双相,起始为正相,时限较宽、波幅较低的负向波,形状似"V"字形,时限为 10~100ms;③束颤电位:指一个或部分运动单位支配的肌纤维自发放电,在肌松弛状态下出现的束颤电位有2 种:单纯束颤电位,呈单、双或三相,时限 2~10ms、振幅 100~200μV 见于低钙血症、甲状腺功能亢进等神经肌肉兴奋性增高状态;复合束颤电位,呈多相波,时限 5~20ms、振幅 100~500μV,见于神经源性损害。

(3)肌强直放电:肌肉自主收缩或受机械刺激后出现的节律性放电。有较大的棘波和正相波,波幅通常为 10μV~1mV,频率为 25~100Hz。特点:波幅忽大忽小、频率忽快忽慢。放电过程中波幅和频率反复发生、逐渐衰减,扩音器可传出类似"飞机俯冲或摩托车减速"的声音。见于萎缩性肌强直、先天性肌强直,副肌强直及高钾型周期性瘫痪等。

(4)异常运动单位动作电位:①神经源性损害:表现为动作电位时限增宽,波幅增高及多相波百分比增高,见于脊髓前角细胞病变、神经根病变和周围神经病等;②肌源性损害:表现为MUAPs 时限缩短,波幅降低及多相波百分比增高,见于进行性肌营养不良,炎性肌病和其他原因所致的肌病。

(5)大力收缩募集电位的异常改变:①单纯相和混合相:前者指肌肉大力收缩时,参加发放的运动单位数量明显减少,肌电图上表现为单个独立的电位;后者是运动单位数量部分减少,表现为单个独立的电位和部分难以分辨的电位同时存在,见于神经源性损害;②病理干扰相:肌纤维变性坏死使运动单位变小,在大力收缩时参与的募集运动单位数虽明显增加,表现为低波幅干扰相,又被称为病理干扰相。

3. EMG 测定的临床意义

主要是诊断及鉴别诊断神经源性损害、肌源性损害和神经肌肉接头病变;发现临床下病灶或容易被忽略的病灶,如早期运动神经元病,深部肌肉萎缩、肥胖儿童的肌肉萎缩,以及对病变节段进行定位诊断。

四、神经传导速度和重复神经电刺激

1. 神经传导速度(NCV)

神经纤维具有高度的兴奋性和传导性,外刺激产生兴奋,神经冲动从一个部位传播到整个神经发生反应,效应器兴奋收缩。NCV 测定是用于评定周围运动神经和感觉神经传导功能的一项诊断技术。通常包括运动神经传导速度(MCV)、感觉神经传导速度(SCV)和 F 波的测定。

(1)测定方法:①MCV 测定:电极放置:阴极置于神经远端,阳极置于神经近端,两者相隔 $2 \sim 3cm$;记录电极置于肌腹,参考电极置于肌腱,地线置于刺激电极和记录电极之间。测定方法及 MCV 的计算超强刺激神经干远端和近端,在该神经支配的肌肉,上记录复合肌肉动作电位(CMAPs),测定其不同的潜伏期,用刺激电极远端和记录电极近端之间的距离除以两点间潜伏期差,即为神经的传导速度。计算公式为:神经传导速度(m/s) = 两点间距离(cm)×10/两点间潜伏期差(ms),波幅的测定通常取峰—峰值;②SCV 测定:电极放置:刺激电极置于表面或套在手指或脚趾末端,阴极在阳极的近端;记录电极置于神经干的远端(靠近刺激端),参考电极置于神经干的近端(远离刺激部位),地线固定于刺激电极和记录电极之间。测定方法及计算:顺行测定法是将刺激电极置于感觉神经远端,记录电极置于神经干的近端,然后测定其潜伏期和记录感觉神经动作电位(SNAPs);刺激电极与记录电极之间的距离除以潜伏期为 SCV;③F 波测定:原理:F 波是超强电刺激神经干在 M 波后的一个晚成分,由运动神经回返放电引起,因首先在足部小肌肉上记录而得名,F 波的特点是其波幅不随刺激量变化而改变,重复刺激时 F 波的波形和潜伏期变异较大;电极放置:同 MCV 测定,不同的是阴极放在近端;潜伏期的测定:通常连续测定 $10 \sim 20$ 个 F 波,然后计算其平均值,F 波的出现率为 $80\% \sim 100\%$。

(2)异常 NCV 及临床意义:MCV 和 SCV 的主要异常所见是传导速度减慢和波幅降低,前者主要反映髓鞘损害,后者为轴索损害,严重的髓鞘脱失也可继发轴索损害。NCV 的测定主要用于周围神经病的诊断,结合 EMC 可鉴别前角细胞、神经根、周围神经及肌源性疾病等。F 波的异常表现为出现率低、潜伏期延长或传导速度减慢及无反复等;通常提示周围神经近端病变,补充 MCV 的不足。

2. 重复神经电刺激

(1)原理:重复神经电刺激(RNS)指超强重复刺激神经干在相应肌肉记录复合肌肉动作电位,是检测神经肌肉接头功能的重要手段。正常情况下,神经干连续受刺激,CMAPs 的波幅可有轻微的波动,而降低或升高均提示神经肌肉接头病变。RNS 可根据刺激的频率分为低频 RNS(5Hz)和高频 RNS($10 \sim 30Hz$)。

(2)方法:①电极放置:刺激电极置于神经干,记录电极置于该神经所支配的肌肉,地线置于两者之间;②测定方法:通常选择面神经支配的眼轮匝肌、腋神经支配的三角肌、尺神经支配的小指展肌及副神经支配的斜方肌等;近端肌肉阳性率高,但不易固定;远端肌肉灵敏压低,但结果稳定,伪差小;高频刺激患者疼痛较明显,通常选用尺神经;③正常值的计算:确定波幅递减是计算第 4 或第 5 波比第 1 波波幅下降的百分比；而波幅递增是计算最高波幅比第 1 波波幅上升的百分比；正常人低频波幅递减在 10%～15%,高频刺激波幅递减在 30% 以下,而波幅递增在 50% 以下。

（3）异常 RNS 及临床意义:低频波幅递减 >15% 和高频刺激波幅递减 >30% 为异常,见于突触后膜病变如重症肌无力;高频刺激波幅递增 >57% 为可疑异常; >100% 为异常波幅递增,见于 Lambert – Eaton 综合征。

（代方明）

第三章 神经内科疾病常见症状与综合征

第一节 头　痛

头痛(headache)是指因各种伤害性刺激所产生的致痛因子,作用于头颅内、外对疼痛敏感组织的疼痛感受器,经痛觉传导系统的神经结构,传入到中枢部分,进行分析、整合后所产生的一种局部或全头颅的痛楚与体验。

一、病因及发病机制

头痛的分类十分复杂,国际头痛分类委员会2004年1月发表的头痛分类标准中将头痛分为14类250多种。本节按临床使用分为如下。

(一)血管性头痛

血管性头痛为颅内外血管舒缩障碍所致。

(1)偏头痛或类偏头痛型血管性头痛。

(2)非偏头痛型血管性头痛:非偏头痛型血管性头痛为全身感染、发热、缺氧、中毒及循环障碍等所致。

1)发热性头痛:因发热致血管扩张。

2)高血压性头痛:各型各期高血压所致。

3)中毒性头痛:各种内、外毒素致急、慢性中毒所致。常见于扩血管药、饮酒及咖啡、吸入CO_2等。

4)脑血管病性头痛:各型出血、缺血性脑血管病,脑动、静脉炎,脑动脉瘤,脑动、静脉畸形。

5)其他:①过度用脑(主动性脑充血);②膀胱、直肠过度充盈(加压效应致脑动脉扩张);③内脏疾病,如心力衰竭、肺气肿、贫血、肾病、纵隔肿瘤、中暑等。

(二)紧张性头痛(肌肉收缩性头痛、张力性头痛)

紧张性头痛为头颈部肌肉急、慢性发作性收缩所引起。

(三)头部神经痛

头部神经痛为头部感觉神经病损而致,如三叉神经痛、舌咽神经痛、枕大神经痛、耳大神经痛、蝶腭神经痛、膝状神经痛、翼状神经痛等。

(四)牵引性头痛

牵引性头痛是因疼痛敏感组织受压迫、牵引而致。

1.颅内高压性头痛

因各种原因所致脑水肿、囊肿、脓肿、血肿、肉芽肿及脑肿瘤。

2.颅内低压性头痛

因休克、脱水、外伤、腰穿、脑脊液漏等引起颅内低压所致。

（五）脑膜刺激性头痛

脑膜刺激性头痛为脑膜因生物源（细菌、螺旋体、病毒、寄生虫）毒素、代谢产物、空气、细胞、血液、异物等刺激而引起。

（六）牵涉性头痛

牵涉性头痛为头部邻近组织病损所致。

1. 颈源性头痛

颈源性头痛见于颈椎外伤、骨折、肿瘤、脓肿、颈椎病及颈部皮肤、肌肉炎症、外伤。

2. 眼源性头痛

眼源性头痛见于青光眼、屈光不正、斜视、眼部各种炎症、肿瘤、外伤。

3. 鼻源性头痛

鼻源性头痛见于鼻、鼻窦的炎症、外伤、肿瘤。

4. 耳源性头痛

耳源性头痛见于各种外、中耳炎症、乳突炎、外伤、肿瘤等。

5. 齿源性头痛

齿源性头痛见于牙周炎、下颌骨炎症、外伤、肿瘤、颞颌关节病等。

6. 咽源性头痛

咽源性头痛见于扁桃体炎、脓肿、肿瘤、鼻咽癌等。

（七）功能性头痛

功能性头痛为高级神经功能失调、痛阈降低所致，又称心因性头痛或非器质性头痛。

（八）其他

其他为外伤后头痛、各种发作性头痛（头痛型癫痫）、丛集性头痛、混合性头痛（常见头痛的一种）、难分类型头痛。

二、诊断

（一）症状

1. 头痛起病方式

（1）急性头痛：见于急性感染、外伤、出血、青光眼。突发剧烈头痛首先考虑蛛网膜下隙出血和脑出血。

（2）慢性头痛：见于紧张性头痛、慢性感染、脑外伤后遗症，呈进展性加重多见于占位病变。

2. 头痛的部位

（1）颅外病变：疼痛较表浅或局限在其附近或神经分布区内，如颅外动脉的炎症引起的疼痛部位常常分布于炎症血管周围，而鼻旁窦、牙齿、眼、上颈段颈椎的病变会引起定位不那么准确的疼痛，主要分布于前额、上颌或是眶周。

（2）颅内病变：疼痛较深在而弥散，幕上病损常分布在额、额顶等头颅前半部；幕下病损疼痛居耳后、枕部及上颈部。通过头痛部位的定位确定病变性质并非绝对，需根据伴随症状仔细鉴别。

3. 头痛性质

血管性头痛常为跳痛、搏动性阵痛；神经痛为电击样、放射状刺痛；紧张性头痛为紧箍感或重压感;功能性头痛为弥散而又无定处的胀痛或钝痛。

4.头痛的程度

头痛的程度主观性很强,与患者的性格相关,可以起到指示作用的事件主要为头痛是否影响日常生活,是否影响入睡或是从睡梦中痛醒。

(1)轻度头痛指患者可忍受,不影响日常生活及工作,功能性头痛、紧张性头痛多属此。

(2)中度头痛:尚可忍受,但常影响日常生活和工作,部分血管性头痛、紧张性头痛、轻度神经痛属此。

(3)重度头痛:不能忍受,不能坚持日常生活及工作,见于占位病变后期、急性脑血管病、颅高低压性头痛、脑膜刺激性头痛、血管性头痛持续发作、重症神经痛。

5.头痛发生时间及持续时间

(1)清晨头痛多见于颅内高压、额窦炎;神经痛多在日间发作;丛集性头痛常于夜间睡眠中痛醒。

(2)神经痛持续时间短则数秒钟;血管性头痛持续数小时到 1~2d;牵涉性头痛可持续数日;功能性头痛可迁延数月;持续时间、性质多变而又进展性头痛多见于占位性病变。

6.头痛的伴随症状

(1)恶心、呕吐:高压性头痛、血管性头痛常见,前者持续,后者短暂。

(2)眩晕:多见于颅后窝病变,如小脑炎症、肿瘤及后循环缺血。

(3)体位改变:脑室系统病损、颅后窝病变常有强迫头位;低压性头痛常于卧位时头痛消失,坐位或立位时加重。

(4)视力障碍:颅高压性头痛呈视物模糊,血管性头痛呈视觉先兆(光点、暗点),眼源性头痛亦可有视力减退。

(5)自主神经症状:恶心、呕吐、多汗、面色改变、心率改变,常见于血管性头痛。

(6)癫痫样发作:见于头痛型癫痫、脑占位病变、脑寄生虫病、脑血管畸形。

(7)精神症状:紧张性及功能性头痛常伴失眠、焦虑、紧张;额叶肿瘤可伴记忆、定向、计算、判断力明显减退及情感淡漠等。

7.头痛的影响因素

(1)用力、转体、咳嗽、摇头可使颅高压性头痛加剧,应用脱水剂可缓解。

(2)压迫颞、枕、颈部血管可使血管性头痛减轻;反之,应用扩血管药可加剧。

(3)局部按摩、热敷、横纹肌松弛,可使肌紧张性头痛缓解,而持续收缩则可使之加重。

(4)功能性头痛于精神紧张、疲劳时加重,放松时或心理因素解除后减轻。

(二)体征

1.一般检查

注意发现精神、意识、瞳孔、呼吸、脉搏、体温、心率等生命体征变化及病理性改变。

2.全面的神经系统检查

有助于对颅内、外神经系统疾病的发现及诊断。

3.头、颈部检查

有助于发现颅外病损及颈部病损的阳性体征。

4.五官检查

可提供有关眼、耳、鼻、咽、喉、口腔等部位疾病的阳性发现及病损诊断。

（三）实验室检查

1. 三大常规

（1）血常规:感染性疾病常见白细胞总数及中性粒细胞增多,嗜酸粒细胞增多见于寄生虫及变态反应性疾病。

（2）尿常规有助于糖尿病、肾病的诊断。

（3）粪常规可发现寄生虫卵或节片。

2. 血液生化及血清学检查

血液生化及血清学检查可查肾功能、肝功能、血糖、血脂、免疫球蛋白、补体及有关抗原、抗体,为病原学及某些特异性疾病提供有益的诊断线索。

3. 脑脊液检查

脑脊液检查可发现颅压高低、有无炎性改变及其性质,常行常规、生化及特异性免疫学、病原学检查。

（四）特殊检查

1. 脑电图、脑地形图

可提供脑部疾患的异常变化。

2. 诱发电位

依病情可选择视、听、感觉、运动及事件相关等诱发电位检查,可发现相应神经功能传导障碍的分布情况。

3. TCD 及 CVA

有助于发现颈内、外血管病变及了解其血流动力学的改变情况。

4. 影像学检查

（1）颅骨 X 线片:可发现先天性异常、颅压增高、垂体肿瘤、病理性钙化及局部骨质破坏与增生;鼻颏及鼻额位片可发现各鼻窦的炎症、肿瘤;颅底片可发现骨折、肿瘤。

（2）颈椎四位片:正、侧及左、右斜位片有助于骨折、肿瘤、退行病变及关节紊乱症的诊断。

（3）CT 及 MRI:对脑及颈段脊髓的炎症、肿瘤、血肿、囊肿及血管出血、梗死、寄生虫病变有重要诊断意义。

（4）脑血管造影或脑血管成像（MRA、CTA）:对血管病变、畸形、炎症、血管瘤可提供定位、定性诊断,对占位病变亦可发现间接征象。

（5）SPECT 及 PET:为脑血流、脑代谢提供有价值的参考指标。

三、治疗

（一）病因治疗

治疗原则包括抗感染、除毒害、防外伤、切肿块、纠颅压、去病因。

（二）对症治疗

对症治疗依其发病机制选用以下方法。

1. 针对产生头痛的机制

血管性头痛视病情、病期选用血管调整药物,发作期用缩血管药,非发作期可用扩血管药;肌收缩性头痛可选用舒筋、松肌的中西药;压力性头痛可予降或升颅压疗法;头痛型癫痫予以抗癫痫治疗;功能性头痛应予心理治疗及调整高级神经活动功能。

2. 阻断病灶疼痛刺激的传入

（1）封闭疗法：用局部麻醉药、乙酸泼尼龙于病灶周围、神经干、神经根、硬膜外等处行封闭治疗。

（2）理疗：如在病灶周围及神经传导路径上行局部麻醉药的离子透入。

（3）手术：选择性破坏痛觉传导的周围神经根、脊髓（三叉）视丘束、丘脑腹外侧核等。

3. 提高痛觉阈值，降低大脑对疼痛觉的感受

（1）理疗止痛。

（2）外治疗法止痛：推拿、按摩、拔火罐、爆灯火、热敷等。

（3）针灸（电刺）止痛：可选用弯针、耳针、头针、颈针、梅花针、神经干针进行治疗。

（4）中医药止痛：辨证施治或对症治疗。

4. 减轻紧张情绪及焦虑

可选用各种镇痛剂、心理治疗及反馈疗法。

（代方明）

第二节　眩　晕

眩晕（vertigo）迄今尚无统一的定义，有称为对自身或外物的一种运动性幻觉；也有称为对空间位向感觉的一种自我体验错误。患者常有天旋地转、视物晃动、周围景物转动、房屋倾倒之运动感及自身升降浮沉、倾斜转动不稳等异样感觉，常伴眼球震颤、倾倒、错定物位及恶心、呕吐、苍白、出汗等自主神经症状或视觉、听觉障碍。由眼动系统、前庭系统、本体感觉系统等传入外物及自身的动、静态方位信息，经中枢神经相应部位整合、协调处理引起一系列平衡反应，而达到视线稳定、姿势及空间位相感受正确的平衡状态。一旦上述各系统的功能和结构受到病损，均可导致眩晕。

一、病因及发病机制

（一）前庭源性疾病

前庭源性疾病由前庭系统病损引起。

1. 外周性前庭系统疾病

外周性前庭系统疾病多由耳部疾病所致，故亦称耳源性眩晕。

2. 中枢性前庭系统疾病

中枢性前庭系统疾病为前庭的中枢结构病损所致，故又称中枢性眩晕或脑源性、神经源性眩晕。

（二）非前庭源性疾病

1. 眼源性疾病

常见有急性眼外肌麻痹、屈光不正、青光眼及 Cogan 综合征。

2. 本体感觉系病损

常见有多发性神经炎、慢性乙醇中毒、遗传性共济失调脊髓型及其他脊髓背束病

损性疾病。

3. 其他

由于躯体各系统疾病所引起,亦称非典型性眩晕。

二、诊断

(一)临床表现

1. 症状

(1)真性眩晕(旋转性眩晕):多为自身或外物的旋转、翻滚、晃动等运动感,且常伴恶心、呕吐、倾斜、眼震、平衡障碍等症状,又称为系统性眩晕。

(2)非真性眩晕(非旋转性眩晕):又称假性眩晕或非系统性眩晕,多为自身摇晃、漂浮、升沉等自身不稳定感,可有眼及全身疾病的相应症状或病史。

2. 体征

(1)真性眩晕:常有眼球震颤、肢体倾斜或倾倒、错定物位、平衡障碍等。

(2)假性眩晕:常伴有眼疾及全身有关疾病的相应体征,一般不伴眼震及明显自主神经症状。

(二)实验室检查及特殊检查

1. 眼科检查

眼科检查包括视力、视野、复相分析、瞳孔、眼底检查等。必要时,查眼震电图、视网膜电图、视动功能及视觉诱发电位等,以明确或排除眼部疾病及视神经疾病。

2. 耳科检查

耳镜检查可观察耳道、鼓膜病变;听力测定可行耳语、音叉试验及电听力测定、耳蜗电图或听觉诱发电位等。

3. 前庭功能检测

(1)平衡障碍可行过指试验、Romberg 或 Mann 试验及步态观察有无倾斜或倾倒。

(2)眼球震颤诱发试验可行位置性诱发、变温试验(冷热水交替)、旋转椅试验、直流电试验等,以观察眼球震颤与自主神经反应出现的潜伏期、持续时间、方向、类型,双侧对比以及更加客观、敏感、可靠的眼震电图测定。

4. 神经科理学检查

神经科理学检查有助于脑部疾病的定位诊断。

5. 血及脑脊液检查

血及脑脊液检查有助于对感染、代谢内分泌疾病、血液病、血管病、尿毒症、中毒性疾病等的定性诊断。

6. 血流动力学检查

TCD、脑循环动力(CVA)有助于脑部血管狭窄、闭塞及血流速度、血流量等测定,对脑血管病的诊断有重要意义。

7. 影像学检查

颈椎、内听道、颅底 X 线片有助于发现颈椎病、听神经瘤、颅底畸形;脑血管造影可发现血管畸形、动脉瘤、血管狭窄及阻塞的部位;CT 及 MRI 可发现骨折、出血、梗死、占位病变或炎症病灶。

8.其他

如脑电图、脑地形图、心电图,可依病情选择检查。

三、治疗

（一）病因治疗

对病因明确者,应给予针对性治疗。如为感染,应给予特异性抗感染治疗。

（二）发病机制治疗

1.前庭抑制剂

前庭抑制剂可以改变感受器的感受阈及其神经突触的感觉,以镇静剂为主。

（1）巴比妥类药:苯巴比妥钠,0.03g,3 次/日;或 0.1～0.2g,肌内注射,1～2 次/日。

（2）苯甲二氮卓类:地西泮,2.5～5mg,3 次/日;或 5～10mg,肌内注射,1～2 次/日。艾司唑仑:1～2mg,2～3 次/日。

（3）丁酰苯类药:氟哌利多,1～2mg,3 次/日。

（4）吩噻嗪类药:氯丙嗪,12.5～25mg,3 次/日;异丙嗪,25mg,肌内注射,1～2 次/日。

（5）其他:奋乃静、水合氯醛等,依病情选用。

2.调整内淋巴、水、电解质平衡

（1）限制水、盐摄入:水分 <1500mL/24h;盐 0.8～1.2g/d。

（2）利尿剂:①氢氯噻嗪,25mg,3 次/日。②呋塞米,40～140mg/d。③氯噻酮,100mg/d。④乙酰唑胺,250mg,3 次/日或 500mg 加入葡萄糖液 250mL 中,静脉滴注,每 6h 1 次。⑤其他,氯化铵、甘露醇、山梨醇亦可选用,但呋塞米及依他尼酸钠因可致听、前庭神经受损,宜慎用或忌用。

3.调整耳蜗血管壁的渗透性,改善微循环药剂

（1）钙离子拮抗剂:①氟桂利嗪（flunarizine）,5～10mg/d,睡前服用。②桂利嗪（cinnarizine）,25mg,3 次/日。③尼莫地平（nimodipine）,20mg,3 次/日。

（2）山莨菪碱:20mg 加入 5% 葡萄糖液 250mL 中,静脉滴注;或 10mg,肌内注射,1 次/日。

（3）2% 利多卡因（lidocaine）溶液:1mg/（kg·d）加入 5% 葡萄糖液中,静脉滴注。

（4）4% 碳酸氢钠溶液:7mL/（kg·d）,静脉滴注。

4.调整本体感觉器官及中枢神经活动性的药剂

（1）抗胆碱能药物:①阿托品,0.5mg,3 次/日。②苯丙胺太林,15mg,3 次/日。③樟柳碱,1～3mg,3 次/日,肌内注射,1～2 次/日。④其他。东莨菪、石杉碱甲（哈伯因）、溴甲胺太林等亦可选用。

（2）抗组胺药剂:①盐酸苯海拉明,25～50mg,3 次/日。②茶苯海明,50mg,3 次/日。③布克利嗪（安其敏）,25～50mg,3 次/日。④地芬尼多（眩晕停,difenidol）,25mg,3 次/日。⑤其他:赛克力嗪、赛庚啶、异丙嗪等亦可选用。

（3）麻醉类药物:利多卡因、普鲁卡因等亦可选用。

（4）拟交感药物:如右旋苯丙胺（dextren）,5～10mg,2～3 次/日。

（三）对症治疗

1.镇吐药

（1）甲氧氯普胺（metoclopramide）,5～10mg,3 次/日。

（2）舒必利（sulpiride）,600mg/d。

（3）硫乙拉嗪（torecan）,10~30mg,2次/日。

（4）其他,如多潘立酮。

2.抗癫痫药

苯妥英钠、苯巴比妥钠、勃氏合剂对眩晕性癫痫发作及基底动脉偏头痛发作伴眩晕者有效。

（四）心理治疗

解除恐惧心理,建立治愈信心,正确对待休息与锻炼。

（五）中医药治法

辨证施治:分肝阳上亢、气血亏虚、肾精不足、痰浊中阻、淤血阻滞、六淫外袭等六型而分别选方施治。

（六）康复及前庭锻炼疗法

康复中可采用各种理疗,或在发作间歇期选用若干激发眩晕的动作和姿势,反复锻炼,使中枢在多次接受不正常刺激后,逐渐变得习以为常而不致发生眩晕,称为前庭习服锻炼疗法。

（七）其他疗法

脊椎牵引疗法、高压氧疗法、脱敏疗法、紫外线照射自身血充氧疗法、激光疗法、激素应用（免疫性疾病）等均可依据病情选用。

（八）外科手术疗法

依据病情可分别选用前庭神经切除或切断术、交感神经破坏术、内淋巴囊减压术、前庭感受器破坏术等。

（代方明）

第三节 昏 厥

昏厥（syncope）是指突发性、短暂性、一过性意识丧失和昏倒,系由许多疾病导致一过性脑供血不足,致使脑组织由常态供氧而迅即陷于缺氧状态所突发,但可呈自然迅速恢复,不留任何后遗症的良性过程。引起昏厥的血流阈值,全脑为25~30mL/（100g脑组织·min）,而与意识维持有关的脑干网状结构激活系统出现较轻的血流低下即可造成昏厥。

一、病因及发病机制

（一）神经介导的反射性昏厥

血管迷走神经性昏厥、颈动脉窦性昏厥、条件性昏厥（急性出血、咳嗽、打喷嚏、吞咽、排便、腹痛、排尿后、运动后、餐后等）、神经痛（舌咽神经痛、三叉神经痛）致脑供血不足而引发的昏厥。

（二）直立性昏厥

原发性自主神经调节失常综合征（如单纯自主神经调节失常、多系统萎缩、帕金森病伴有自主神经功能障碍）、继发性自主神经调节失常综合征（如糖尿病性神经病变、淀粉样变性神经病变）、药物和乙醇诱发的直立性昏厥、血容量不足（出血、腹泻、Addison病）。

（三）原发于心律失常的昏厥

1. 缓慢性心律失常

病窦综合征、房室传导系统疾病。

2. 快速性心律失常

阵发性室速、阵发性室上速、遗传性综合征（如长QT综合征、Brugada综合征）、起搏器功能不良、药物促心律失常作用等。

（四）器质性心脏病或心肺疾病

主动脉瓣狭窄、急性心肌梗死/缺血、肥厚型心肌病、主动脉夹层、心房黏液瘤、心包疾患/心脏压塞、肺栓塞/肺动脉高压、先天性心脏病、二尖瓣脱垂、反射性心搏骤停。

（五）脑血管性昏厥

短暂性脑缺血发作（TIA）、锁骨下窃血综合征、脑动脉硬化症、高血压脑病、低血压、颈动脉狭窄、椎-基底动脉供血不足、血管性头痛、颅脑损伤、中暑、过度的剧烈运动等，造成脑供血不足而引发昏厥。

（六）血源性疾病

严重贫血、低血糖症、低氧血症、过度换气综合征（低碳酸血症）、低钠综合征、药物毒血症等，因血流量、血含能量（氧、糖）不足及药物毒性作用而导致昏厥。

二、诊断

（一）临床表现

1. 症状

（1）发作前症状（先兆）：头部、腹部及全身不适、头晕、眼花、耳鸣、心悸、面色苍白、出冷汗、打呵欠、流涎等，如能及时低头平卧，可以防止发作。

（2）发作时症状：第一阶段，意识模糊伴眩晕、呕吐、面色发白，肢体无力、摇摇欲坠，头向前垂下。第二阶段，意识丧失，肌张力低下，患者跌倒在地，背伸直，眼球上转。第三阶段，可出现强直性痉挛，历时1~2s，较少见。

（3）发作后症状：清醒后感乏力、恶心、头部不适、嗜睡、出汗、面色苍白等。

2. 体征

（1）血压变化：低血压休克、高血压脑病等及各种直立性低血压可有血压变化。

（2）颈动脉窦过敏：心率减慢或心脏停跳、血压下降或休克。

（3）心血管体征：心律失常、脉搏减弱或消失、心界扩大。

（4）呼吸道症状：过度换气型呼吸障碍、连续剧烈咳嗽。

（5）神经系统体征：伴阳痿、多汗等自主神经症状，偏瘫、复视、震颤、共济失调多为脑源性昏厥。

（6）其他：屏气、用力、吞咽、排尿等动作可诱发昏厥，发作期观察，可见面色苍白、瞳孔扩大。眼底可呈高血压、动脉硬化性眼底。

（二）实验室检查

血液检查可示贫血、低血氧、低血糖、高血糖；血气分析可示低氧、低碳酸血症；血液毒物检测等有助于血源性昏厥的诊断。

(三)特殊检查

(1)心电图示心律失常、心肌缺血或梗死等,有助于心源性昏厥的诊断。

(2)脑电图示广泛同步慢波化(发作期)。

(3)TCD、CVA、SPECT、PET 等项检测,可提示脑血管狭窄,血流不畅,脑供血不足。

(4)脑血管造影可提示血管狭窄及偷漏情况。结合第(2)、(3)项检查,有助于脑源性昏厥的诊断。

(5)CT、MRI 检查有助于引起脑源性昏厥病变的发现。

(6)X 线检查可发现有颈椎病及颅脊部畸形改变等。

(7)诱发试验

1)直立倾斜试验:血管迷走神经反射性昏厥多呈阳性。

2)颈动脉窦按摩试验:颈动脉窦性昏厥常呈阳性,行此检查应小心,并应备急救用药。

3)双眼球压迫法:迷走神经兴奋者多呈阳性。

4)屏气法(Weber 法):屏气昏厥常示阳性。

5)深呼吸法:呼吸过度所致血源性昏厥常呈阳性。

6)吹张法(Valsalva 法):心源性及反射性昏厥常呈阳性。

(四)鉴别诊断

1. 昏厥与其他症状鉴别

(1)昏厥与昏迷:昏厥为短暂、突发一过性意识丧失,而昏迷则多渐起而进行性加重,持续时间长,恢复慢。

(2)昏厥与眩晕:眩晕为自身或周围景物旋转感,无意识障碍。

(3)昏厥与癫痫小发作:癫痫小发作为时更短,终止亦快,常不伴跌倒、抽搐,脑电图示典型 3 周/秒棘慢波。

(4)昏厥与发作性睡病:发作性睡病为不择场合和时间的发作性睡眠,为时较长,可唤醒而无意识丧失。

(5)昏厥与癔症:癔症无意识丧失而具意识范围狭窄,常无阳性体征发现,既往多有类似发作,与精神因素有关,暗示可以加强或终止发作。

2. 各型昏厥的鉴别

(1)心源性昏厥:可检获各种阳性心脏病症,如心律失常、阻塞性器质性心脏病、心电图异常、心瓣膜病等及其相应表现。

(2)血源性昏厥:可检获严重贫血、血糖、血氧含量降低及低血钠、低碳酸血症及其相应表现。

(3)血管源性昏厥:可检测出头颈部血管炎症、狭窄、闭塞、痉挛、偷漏症等致脑供血不足的阳性体征及相应疾病的体征。

(4)反射性昏厥

1)单纯性昏厥:常因紧张、激动、焦虑、恐惧、疲劳、饥饿、闷热、久立等因素而引起,且常有既往类似发作史。

2)颈动脉窦昏厥:可查出颈部局灶性病变,且颈动脉按摩试验阳性。

3)直立性昏厥又可分为特发性昏厥:具直立性低血压、无汗、阳痿三主症,另可伴多种神经征:复视、震颤、强直、肌萎缩、排尿排便障碍、Horner 征等;症状性昏厥:常见于心血管病,内分泌病,糖、卟啉代谢障碍,脊髓病变及交感神经切除术后,故可获相应病史及体征。

4)药源性昏厥:有服降压药,扩血管药,交感神经阻滞药,肌肉松弛药,镇静、安眠、麻醉药史及其相应表征。

5)排便性昏厥:多见于老年人夜间起床后以机械为手法排便时。

6)咳嗽性昏厥:多发生于剧烈咳嗽数秒钟后,常有呼吸道病史及相应表征。

7)屏气性昏厥:儿童多见,在哭笑过程中发生屏气而起,发作时伴呼吸停止,面色青紫或灰白,屏气试验可诱发。

8)吞咽性昏厥:因咽喉、食管、胃部病变及机械性刺激,引起吞咽动作,激惹迷走神经而发生昏厥。

9)舌咽神经痛性昏厥:常在舌咽神经痛同时突起,并具有心动过缓、血压下降,苯妥英钠及阿托品可终止发作。

三、治疗

(一)应急处理

(1)立即将患者保持平卧或头低位(10°~15°),并转移到空气新鲜场所,防止受凉。

(2)立即指压或针灸人中、内关、百会、十宣等穴位。晕针者忌用。

(3)立即给予50%葡萄糖液60mL静脉注射或饮糖水,糖尿病高血糖者忌用。

(4)中枢兴奋药,如嗅吸氨溶液、皮下注射咖啡因0.25~0.5g。

(5)心率快者可用心肌抑制剂,如普萘洛尔、洋地黄;心率慢者可用阿托品、异丙肾上腺素;心脏停搏者应立即行胸外心脏按压。

(6)密切观察患者血压、脉搏、呼吸、瞳孔、意识变化,检查有无外伤。

(二)非发作时治疗要点

1.病因治疗

(1)心源性昏厥应治疗各种原发心脏病,必要可安装按需或非同步心脏起搏器。

(2)血管源性昏厥除治疗原发病外,可选用扩血管药物及调整血压、改善血流及脑循环代谢药剂。

(3)血源性昏厥:应治疗贫血,补糖,输氧,排毒,纠正水、电解质及酸碱平衡失调。

(4)反射性昏厥:应防止各种诱因,避免精神刺激、过劳、过热、饥饿等。

(5)直立性昏厥:避免久立及长期卧床者突然体位改变,尽量下身穿着弹力袜、紧身裤。盐酸米多君(管通)对于改善直立性低血压有治疗作用。

2.心理治疗

对患者进行卫生宣教,了解该病发作规律,避免相关的诱发因素,降低对疾病本身的紧张恐惧情绪。

3.中医药治疗

属中医厥逆之证,可依据病情选用独参汤、四阳饮、大补元煎、理中汤、安厥汤等,并可配以针灸。

(代方明)

第四节　昏　迷

昏迷(coma)是高级神经活动的极度抑制状态,表现为意识完全丧失,对外界的刺激无意识反应并引起运动、感觉和反射功能障碍,大小便失禁等。昏迷是临床上常见的危急症状,病死率很高,需要临床医生迅速正确地采取诊疗措施,以免脑组织发生严重不可逆损伤。

一、病因

昏迷是颅内病变或影响脑代谢的其他躯体疾病阻断脑干网状结构上行激活系统,不能维持大脑皮质的兴奋状态,或者是大脑皮质受到广泛损害以及上述二者均遭到损害所致,按引起昏迷的病因和病变部位的不同分为两类。

(一)颅内病变

如颅内出血、炎症、肿瘤、外伤和大面积脑梗死等。

(二)影响脑代谢的全身性疾病

脑以外各种躯体疾病所引起的脑缺氧、低血糖、高血糖、尿毒症、肝性脑病、水与电解质紊乱、酸碱平衡失调和高热等,以及物质滥用、中毒、营养障碍、重症感染等。

二、诊断

有些病因是显而易见的,如外伤。

(一)临床表现

1. 仔细收集病史

(1)起病形式:①急性起病者要考虑脑血管意外、颅脑外伤、心肌梗死和各种中毒等;②亚急性起病者则应考虑病毒性脑炎、脑膜炎、肝性脑病和尿毒症等;③逐渐发生者应考虑颅内占位性病变和慢性硬脑膜下血肿等;④阵发性肝性脑病考虑肝性脑病和间脑部位肿瘤等;⑤一过性昏迷则可能为一过性脑供血不足和 Adams – Stokes 综合征等。

(2)昏迷患者当时所处的环境:①附近有高压线者要考虑电击伤;②炎夏季节应考虑中暑;③室内有煤气味则可能为一氧化碳中毒。

(3)过去史:①有高血压史,可能为高血压脑病、脑出血和大面积脑梗死等;②有脑外伤史,外伤后立即出现昏迷者为脑震荡或脑挫裂伤,外伤后昏迷有中间清醒期为硬脑膜外血肿,数日或数月后出现昏迷为硬脑膜下血肿;③有糖尿病史,可能为糖尿病昏迷,如注射胰岛素或服抗糖尿病药过多则可能为低血糖昏迷;④有肾病史,可能为尿毒症昏迷;⑤有心脏病史,可能有脑栓塞、心脑综合征和心肌梗死等;⑥有肝病史,可能为肝性脑病、门脉侧支循环性脑病;⑦慢性肺部疾病史,可能为肺性脑病;⑧癌症病史,首先考虑脑转移癌;⑨中耳炎病史,可能为耳源性颅内并发症,如脑膜炎和脑脓肿;⑩内分泌病史,如肾上腺功能不全危象(Addison 危象)、甲状腺危象、垂体危象等;⑪药物使用史,如镇静药、抗癫痫药、阿片制剂、抗抑郁药和抗精神病药等。

2. 首发症状

以剧烈头痛起病者要考虑蛛网膜下隙出血、脑出血、颅内感染和颅内压增高等;以高热抽搐起病者,结合季节要考虑乙型脑炎和癫痫持续状态等;早期表现为精神症状者,有脑炎和颞叶癫痫的可能;以眩晕或头晕为首发症状者,应考虑急性椎－基底动脉系统血液循环障碍、第四脑室部位的脑囊虫病等。

3.体征

(1)一般体格检查

1)呼吸:呼吸时气味有一定的诊断意义,糖尿病酸中毒可有酮味(烂苹果味),尿毒症者可有尿臭,肝性脑病者可有肝臭,乙醇中毒者可有酒味。呼吸频率、深浅及节律是否规则,如潮氏呼吸(Cheyne－Stokes respiration),其表现为呼吸逐渐加深加快,达到最高峰后,呼吸又变浅变慢,继而呼吸停止数秒,有时可停30~40s,这种过度换气与无呼吸期的交替出现,形成潮式呼吸,昏迷患者出现潮式呼吸提示间脑受损,往往继发于颅内压升高。在天幕上占位性病变的患者,潮式呼吸常发生在天幕疝的早期。当延髓有病变时,可出现深浅及节律完全不规则的呼吸,称为共济失调性呼吸(ataxic breathing),也提示病情危重。呼吸变慢,可见于阿片制剂或巴比妥类药物中毒,偶见于甲状腺功能减退。快速深大呼吸,可见于肺炎、糖尿病酮症酸中毒、尿毒症酸中毒、肺水肿,偶见于颅脑疾病所致中枢神经性过度换气。

2)脉搏和心率:有感染时脉搏和心率可增快,中毒性休克时脉搏缓慢、微弱或不规则,急性颅内压增高时脉搏缓而强,亚急性心内膜炎或二尖瓣狭窄伴心房颤动,可能为脑栓塞。

3)血压:血压显著升高,尤其伴有呕吐时,常见于脑出血和高血压脑病等所致颅内压升高,血压过低(收缩压低于13.33kPa)可见于心肌梗死、体内出血、糖尿病、乙醇或巴比妥类药物中毒、主动脉夹层动脉瘤、败血症、Addison病等。

4)体温:昏迷前即有高热,提示有严重感染性疾病,如脑膜炎脑炎等。急性昏迷,初不发热,但数小时后有高热,常提示有脑干出血或脑室出血,昏迷后2~5d逐渐有高热,提示伴有肺部感染。体温过低,见于乙醇或巴比妥类药物中毒、溺水、冷冻、周围循环衰竭、黏液性水肿等。

5)皮肤、黏膜的改变:唇发绀见于缺氧,一氧化碳中毒者皮肤呈樱桃色,皮肤有瘀点、瘀斑见于脑膜炎双球菌感染,皮肤潮红见于感染性疾病及乙醇中毒,皮肤苍白见于休克,皮肤黄染见于肝胆疾病,头面部有外伤,可能为脑外伤,有唇、舌咬伤见于癫痫发作。另外,要对心、肺、腹各脏器进行仔细检查。

(2)昏迷患者的神经系统检查。

4.昏迷和意识障碍的类型

(1)嗜睡:是意识障碍的早期表现,意识清晰度水平降低较轻微,在安静环境下患者呈嗜睡状态,轻微刺激可唤醒,当刺激消失时患者又入睡。

(2)昏睡:患者环境意识和自我意识消失,强烈刺激可以唤醒,但患者意识仍模糊,反应迟钝,且反应维持时间很短,很快又进入昏睡状态。

(3)意识模糊:又称反应迟钝状态,患者对外界反应迟钝,思维缓慢,注意、记忆、理解都有困难,对时间、地点、人物有定向障碍。

(4)谵妄状态:在意识模糊的基础上伴有知觉障碍,出现恐怖性错觉和幻觉,不协调性精神运动性兴奋是突出的症状,患者烦躁不安、活动增多、辗转不宁,对所有的刺激反应增强,且很多是不正确的,有定向障碍。

(5)昏迷:对外界的刺激不能引起有意识的反应并引起运动、感觉和反射功能障碍,大小便失禁。根据昏迷程度的深浅,分为浅昏迷、中等昏迷、深昏迷和过深昏迷。

(6)醒状昏迷:又称去皮质综合征,是昏迷的一种特殊类型,是双侧大脑皮质广泛损害和抑制,皮质下功能已恢复。患者仰卧,眼睑睁闭自如或睁眼若视,或眼球无目的地转动,对外界刺激不能引起反应,不会说话,可有无意识哭叫;吞咽动作、瞳孔对光反应、角膜反应和咀嚼动作均存在,还保持着觉醒和睡眠的节律。常有去皮质强直,表现为双上肢屈曲内收,前臂紧贴前胸,双下肢强直性伸展。

(二)实验室检查

(1)尿常规发现有红细胞、白细胞、蛋白和管型,血浆尿素氮和肌酐明显增高,提示为尿毒症昏迷。

(2)血糖增高加之尿酮阳性,提示糖尿病昏迷。

(3)血糖明显降低,为低血糖昏迷。

(4)血氨明显增高,肝功能不正常,为肝性脑病。

(5)腰穿检查为血性脑脊液,为蛛网膜下隙出血。

(6)脑脊液混浊或清亮,白细胞增多,以多核细胞为主,压力增高、蛋白增高、糖低或正常,为化脓性脑膜炎。

(7)脑脊液白细胞增多,以淋巴细胞为主,蛋白含量增高、糖和氯化物含量减低,结核抗体阳性,为结核性脑膜炎。如真菌涂片和培养为阳性,为真菌性脑膜炎。

(三)常见病因鉴别诊断

1.伴有局灶或偏身体征

脑出血、脑梗死、硬膜下血肿、颅脑外伤、脑脓肿、血栓性血小板减少性紫癜等。

2.伴脑膜刺激征

脑膜炎、脑膜脑炎、蛛网膜下隙出血、脑膜癌、寄生虫疾病、垂体卒中等。

3.无局灶或偏身体征,也无脑膜刺激征

各种中毒、低血糖、糖尿病、尿毒症、肝性脑病、肺性脑病、电解质紊乱、甲状腺疾病、Addison 病、重症感染、心源性疾病、癫痫、严重营养障碍、脑震荡、高热或体温过低、急性脑积水等。

三、治疗

昏迷的治疗需要一个诊疗团队良好的协调配合。无论何种病因,初诊时在迅速判断意识只水平和瞳孔情况后应立即尽可能地维持正常的呼吸和循环功能,有脑疝征象者应立即处理颅高压情况,然后通过详细的病史、周密的体格检查及辅助检查找寻昏迷的病因,在抢救过程中严密监测生命体征,并进行频繁的评估。

(一)病因治疗

对颅内出血或肿瘤,要立即考虑手术清除的可能;脑膜炎要针对不同性质给予足量的抗生素;低血糖昏迷立即静脉注射 50% 葡萄糖 60~100mL;糖尿病昏迷应立即请内科协助抢救;中毒则给予相应的解毒剂。

(二)支持性措施

1.维持循环血量

如果存在休克,应立即首先处理,考虑深静脉穿刺,补液,静脉注射多巴胺或间羟胺维持收缩压在 100mmHg 以上;心力衰竭者注射毛花苷 C;心搏骤停应采取措施帮助心脏复苏。

2.保持气道通畅、充分给氧

应置患者于侧卧位,及时用吸引器清除分泌物或呕吐物,根据情况可给予呼吸兴奋剂,必要时使用口咽通气管或行气管插管,人工或机械辅助呼吸。应做动脉血气分析,监测血氧饱和度。

3.保持电解质、酸碱和渗透压平衡

注意做生化检查,根据结果及时予以纠正。高血钾者给胰岛素 16U 加入 50% 葡萄糖 100mL 或 10% 葡萄糖 500mL 中静脉滴入,低血钾者给 10% 氯化钾 20~30mL 加入 5% 葡萄糖或生理盐水 500mL 中静脉滴入,有酸中毒或碱中毒应采取相应措施纠酸或纠碱。

(三)抗癫痫药物治疗

频繁痫性发作或癫痫持续状态静脉注射地西泮 10~20mg,如抽搐仍不能完全控制,可给地西泮 100mg 加入 5% 葡萄糖液 500mL 中缓慢静脉滴注,一般维持 10~12h,还可选用苯巴比妥钠 0.2~0.3g 肌内注射或 6% 水合氯醛 50mL 保留灌肠,以及鼻饲丙戊酸钠 200mg,每日 3~4 次。

(四)脑水肿和脑疝的处理

给 20% 甘露醇 125~250mL 静脉注射或快速滴注,6h 1 次,还可应用甘油果糖注射液或复方甘油注射液每次 250mL 静脉滴注每日 2 次。

七叶皂苷钠,可减轻脑水肿,每次 10~20mg,静脉输注,每日 1 次。

占位性病变所致颅内压增高,应注意瞳孔情况,复查 CT 追踪病变的大小、局灶性水肿的程度及监测脑组织的移位情况,可考虑进行颅内压监测。

(五)保护大脑,降低脑代谢,减少脑耗氧量

可采用人工冬眠、冰帽、低温毯等药物或物理方法降低患者体温。

(六)促进脑细胞代谢药物的应用

由于各种原因引起的昏迷均伴有脑细胞代谢功能障碍,应用脑细胞代谢促进剂,可帮助疾病向好的方向转化,促进苏醒,减少由昏迷所引起的后遗症。

(七)中枢神经系统苏醒剂的应用

引起昏迷的直接原因虽已控制,病变仍继续发展,两侧大脑皮质和网状结构上行激活系统的超限抑制没有解除,患者仍不能苏醒,在这种情况下,可应用中枢神经系统苏醒剂。

(1)胞磷胆碱注射液(胆碱胞嘧啶核苷二磷酸酯的单钠盐),每次 750~1000mg,静脉滴注,每日 1 次。

(2)纳洛酮,每次 2mg,静脉滴注,每日 1 次。

(3)纳美芬,每次 0.2~0.4mg,静脉滴注,每日 1~2 次。

(4)醒脑静脉注射射液(中药安宫牛黄丸注射液)每次 20mL 加入 5% 葡萄糖盐水 250mL 中静脉滴注,每日 2 次。

(代方明)

第五节　瘫　痪

肌肉的随意收缩能力(力度、速度、幅度)低下或消失称瘫痪(paralysis)或麻痹。随意运动

的解剖生理基础包括向心部分(运动分析器的感受与传入部)、中枢部分(皮质中央前回及其相联系结构)及离心部分(上、下运动神经元与效应器－骨骼肌)。其病理生理基础为上述结构中特别是中枢及传出部分的组织结构受损。

一、病因

(一)神经系统感染

如各种急、慢性脑炎、脑膜炎、脊髓炎、脊膜炎、神经根炎、神经炎、肌炎,以及神经系统寄生虫病、脓肿、肉芽肿等及其联合病损,艾滋病及朊蛋白病亦属此。

(二)血液循环障碍

各种脑及脊髓原发或继发性血管病变,如出血、栓塞、血栓形成、血管炎、动脉瘤、动静脉畸形、血管瘤、血管畸形等。

(三)神经系统外伤

脑挫伤、脑裂伤、脑压迫、脑血肿、脑积气、脊髓外伤、神经丛及周围神经外伤、产伤、弹伤、冲击伤及放射性损伤。

(四)神经系统肿瘤

如颅内原发或继发性转移性肿瘤,脊髓原发或继发性、转移性肿瘤,中枢神经系统白血病,周围神经肿瘤,多发性神经纤维瘤病等。

(五)神经系统中毒

如药毒(医用药品、化学药品、农药)、工业毒物、生物毒、细菌毒、食物毒、重金属毒等均可致脑、脊髓、周围神经受损。

(六)营养及代谢障碍

B 族维生素缺乏所致的维生素 B_1 缺乏病(脚气病)、陪拉格病、威立克脑病、柯萨可夫综合征;糖尿病及肝、肾、内分泌疾病所致的脑、脊髓、神经病损等。

(七)神经系统脱髓鞘及变态反应性疾病

各型脑白质营养不良症、髓鞘溶解、视神经脊髓炎、多发性硬化症、弥散性硬化(希尔德病)及继发于出疹性疾病或疫苗接种后所致的急性播散性脑脊髓炎、多发性脱髓鞘性周围神经病等。

(八)先天性疾病

脑型瘫痪、脑穿通畸形、扁平颅底、脑脊髓脊膜膨出、脑－脊髓空洞症、结节性硬化、颈肋等。

(九)变性病

运动神经元疾病。

二、诊断

(一)临床表现

1.症状

(1)自觉病肌无力、易疲劳、难以完成日常生活或职业性活动、动作。

(2)自觉肌容积变小、肌萎缩、肌肉跳动、肌活动范围受限或过度。

(3)引起瘫痪疾病的相关病史及症状,如外伤、产伤、感染、中毒、肿瘤、变性、代谢营养障碍等病史及相应症状。

2.体征

(1)肌力检查:各种器械、轻瘫试验或全瘫征均呈阳性,示其力量减弱或消失。

(2)观察肌群、关节肢体随意运动之幅度、范围变小或消失。

(3)随意运动的速度减慢或消失。

(4)肌张力检查:中枢性瘫痪肌张力增高,周围性瘫痪肌张力减退,脑脊髓或神经休克期肌张力亦减退。

(5)肌容积检查:周围性瘫痪、肌营养不良常示肌萎缩,肌营养不良病尚可有假肥大、长期中枢性瘫痪可致失用性萎缩。

(6)反射功能检查:浅反射减退,腱反射亢进,见于中枢性瘫痪;腱反射减退见于周围性瘫痪,中枢性瘫痪尚可出现病理征。

(7)相应疾病的有关阳性体征:如肌炎类的肌痛、压痛,重症肌无力的阳性肌疲劳试验;脑病的颅高压征;脊髓肿瘤的脊髓压迫征;脑干病变的交叉瘫痪征;脊膜神经根病损的脑膜刺激征、神经根牵引征等。

(二)实验室检查

1.腰穿及脑脊液检查

腰穿及脑脊液检查可反映出炎症、高颅压、椎管受阻性病损。

2.血液检查

血液检查对感染、血液病、糖尿病及肝、肾疾病可查获相应的改变,肌酶谱升高常示肌炎、肌营养不良症。

(三)特殊检查

1.神经电生理诊断

周围性瘫痪常示电变性反应、神经传导速度异常及相应肌电图改变;脊髓病损常示有脊髓诱发电位、运动诱发电位异常;脑部病损常现脑电图、脑干诱发电位、事件相关电位异常;重症肌无力患者肌疲劳试验阳性。

2.TCD、DSA 等检查

有助于血管病变的动力学及形态学检测判断。

3.颅、脊部 X 线片及脑脊髓 CT、MRI 检查

对外伤、肿瘤、脑卒中、感染的诊断有帮助,对某些先天性畸形亦有诊断价值。

4.活检

病变组织活检有助于疾病的确诊及鉴别。

三、治疗

(一)病理生理机制治疗

1.恢复神经组织结构完整性

(1)改善神经组织的营养,促进生长,可选用:①维生素 B_1,100%,肌内注射,1 次/日。②维生素 B_{12},100μg,肌内注射,1 次/日。③维生素 B_6,10mg,1 次/日。④谷氨酸,1.0g,3 次/日。⑤γ-氨基丁酸(γ-GABA),1.0g,3 次/日。⑥能量合剂,辅酶 A 50U、ATP 20~40mg、细胞色素 C 15~30mg 每日静脉滴注 1~2 次或分别肌内注射。⑦神经生长因子、神经营养因子、胰岛素、蛋白合成激素、神经节苷脂(GM_1)、神经组织必需氨基酸等。⑧中药、针灸。

（2）理疗：①紫外线局部照射；②平置性直流电；③其他，如泥疗、中波透热、高压氧、激光。

2.恢复神经组织正常功能

（1）改善神经组织营养。

（2）消除被动抑制：①地巴唑，5～10mg，3次/日。②溴化新斯的明，15mg，3次/日。③溴化吡啶斯的明，30～60mg，3次/日。④石杉碱甲，50～100μg，3～4次/日。⑤加兰他敏，2.5～5mg，肌内注射，1～2次/日。⑥其他，如山莨菪碱、樟柳碱、硝酸一叶萩碱、中医及针灸。

（二）促进代偿功能

促进代偿功能主要为医疗体育。

1.被动运动

被动运动包括推拿、按摩、柔捏、锤击，以及对瘫痪肢体各关节进行被动伸展、收缩、旋转、摆动等最大范围的活动及牵引。

2.主动活动

应当由粗到细，循序渐进。

（1）意向性锻炼：对瘫痪肢体进行想象性活动。

（2）连带性锻炼：用健肢助患肢活动，或以大关节带动小关节进行连带性锻炼。

（3）功能锻炼：卧→翻身→坐→站→立→行→上、下梯→跑、脱衣、持筷、系带、解扣子、穿鞋等。

（4）职业性锻炼：缝衣服、织毛线、打算盘、打字、运算电脑、写字、绘画等。

（四）维持组织正常状态

1.肌萎缩的治疗

见"肌萎缩"。

2.肌挛缩的治疗

（1）一般措施，瘫痪肢体置功能位置，瘫痪肢体行医疗体育和各种理疗，以防关节固定及变形。

（2）药物治疗：①卡立普多（肌安宁），0.35g，3～1次/日。②强筋松，0.2g，3次/日。③地西泮，2.5～5mg，3次/日。④甲丙氨醋（眠尔通），0.2～0.4g，3次/日。⑤巴氯芬（baclofen），15～30mg/d。⑥盐酸乙呢立松（妙纳，Myonal），1.5g/d。⑦用无水乙醇、5%～25%酚溶液注入传入的运动神经纤维，尚可用热水、电凝。⑧中医药，针灸。

（3）外科治疗：切除神经根或挛缩肌腱。

（代方明）

第六节　肌萎缩

肌萎缩（muscular atrophy）是指肌肉的容积、形态较其正常缩小、变细，组织学上其肌纤维变小或数量减少甚而消失而言。正常成人中，男性肌纤维直径为48～65μm，女性为33～53μm，如果男性＜35μm、女性＜28μm，则可认为肌萎缩。

一、病因及发病机制

(一)肌源性疾病

因肌膜功能障碍、肌肉结构异常、神经-肌肉传递障碍或直接压伤而致。

1.先天性肌病

肌纤维中央轴空性肌病、肌管性肌病、棒状体肌病、良性先天性肌病等。

2.肌营养不良症

进行性肌营养不良症、营养不良性肌强直症等。

3.炎性肌病

多发性肌炎、皮肌炎、混合性结缔组织病,以及病毒、细菌、寄生虫等引起的感染性肌炎。

4.外伤性肌病

直接损伤或局部断裂、挤压、缺血所致。

5.代谢性肌病

(1)与遗传有关的代谢性肌病:糖原沉积病、家族性周期性瘫痪、脂蛋白异常症、家族性肌球蛋白尿症、脂质代谢异常性肌病等。

(2)非遗传性代谢性肌病:糖尿病性肌病、周期性瘫痪、线粒体肌病、亚急性酒精中毒及营养代谢障碍性肌病。

6.内分泌性肌病

甲状腺、甲状旁腺功能紊乱,脑垂体功能不足,皮质醇增多症等引起的肌病。

7.中毒性肌病

亚急性或慢性乙醇中毒性肌病,氯贝丁酯(安妥明)、6-氨基己酸、长春新碱、依米丁、氯喹等药物中毒性肌病等。

8.其他

缺血性肌病、癌性肌病、恶病质性肌病、激素性肌病、重症肌无力晚期、反射性肌萎缩、失用性肌萎缩、局部肌内注射引起的针性肌病、顶叶性肌萎缩、交感性营养不良症等。

(二)神经源性疾病

神经源性疾病系周围神经元病损导致神经营养障碍及失用性肌萎缩。

1.脊髓前角细胞病损

脊髓灰质炎后遗症、脊髓性肌萎缩症、脊髓空洞症、脊髓内肿瘤、脊髓炎、脊髓卒中、多发性硬化症。

2.脑干病变

脑干炎、脑干肿瘤、脑干卒中、延髓空洞症、进行性延髓麻痹症等主要引起头面部和眼球运动肌、咽喉肌、舌肌、咀嚼肌萎缩。

3.脑、脊髓神经根病损

多发性神经根炎、脊膜神经根炎、神经根型脊椎关节病、椎管内脊髓外病损、脑底蛛网膜炎。

4.脑、脊神经病

脑、脊神经炎,多发性神经炎,单神经炎,神经外伤,神经性进行性肌萎缩症,末梢神经炎,神经丛损伤,胸出口综合征,肘管、腕管、跗管综合征,神经卡压综合征,肩手综合征,斜角肌间隙综合征,周围神经肿瘤,中毒性周围神经病等。

二、诊断

（一）临床表现

1. 症状

（1）起病年龄:先天性肌病多起于儿童或青年,运动神经元疾病多起于壮年。

（2）起病情况:肌炎、多发性肌炎多急或亚急性起病;先天性肌病、遗传性肌病多为隐匿性起病。

（3）家族史:先天性肌病、遗传性疾病常有家族史、遗传史。

（4）萎缩肌的分布:多发性肌炎以颈肌、近端肌为重;肌营养不良症可为面－肩－肱型,肢带型为多见;神经根、神经病损其萎缩与其相应支配部位相符合。

（5）主要表现为受累肌肉易疲劳及肌肉无力感。

（6）其他:肌炎常有疼痛及压痛;神经炎常有压痛及感觉障碍或其他感染（麻风、白喉）、中毒（铅、药毒）等症状及病史;代谢障碍及内分泌疾病亦有相应的疾病史及病症。

2. 体征

（1）病损肌肉呈现萎缩、变细,肌腹变平、不丰满。

（2）肌肥大:肌强直症可呈真性肥大;肌营养不良症可呈假性肥大。

（3）肌肉压痛:炎症性肌病常有压痛。

（4）肌强直:肌营养不良性强直症可见肌强直或叩击性肌强直。

（5）肌张力减退:萎缩肌肉肌张力减退。

（6）肌纤维颤动和肌束震颤:前者见于核性损害,后者见于根性损害。

（7）肌腱反射:肌源性、神经源性病损均呈现病损肌肉腱反射低下或消失。

（8）肌力检查:各种轻瘫试验阳性,肌力减退。

（二）实验室检查

1. 血液检查

（1）肌酶谱检查:血清肌酸磷酸激酶（CPK）、乳酸脱氢酶及其同Ⅰ酶（LDH_{1-5}）、丙酮酸激酶（PK）、醛缩酶（ALD）、谷草转氨酶（AST）、谷丙转氨酶（ALT）等均有增高,见于肌源性疾病。

（2）血液生化检查:血钾降低见于周期性瘫痪,血肌红蛋白、肌酐亦可见升高。

（3）其他:血糖、内分泌测定可提示相应的疾病,血抗横纹肌抗体、抗乙酰胆碱受体抗体测定有助于肌炎、重症肌无力症的诊断,风湿、类风湿检查及免疫球蛋白测定有助于判别结缔组织疾病。

2. 尿液

肌肉广泛损害时,尿肌酸多增高。

（三）特殊检查

1. 肌电图检查及脊髓诱发电位测定

有助于鉴别肌肉、神经、脊髓源性疾病。

2. 肌活检

行组织化学或病理检查有助于肌病类型的鉴别。

三、治疗

（一）病因治疗

针对感染、缺血、压迫、肿瘤等病因进行针对性治疗。

（二）营养支持疗法

除饮食应加强营养外，尚可予以营养性药物，如大量维生素 B、维生素 E、蛋白质、氨基酸、脂肪乳、能量合剂等，必要时可选用胰岛素低血糖疗法。

（三）改善微循环

可用扩血管药物及循环代谢改善药物。

（四）中医药治疗

1. 药物

本症多属中医痿症，中医认为脾主肉、脾主四肢，故治法以补脾益肾、补中益气为主，可选用补中益气汤（丸）、右归丸、黄芪桂枝五物汤等加减或辨证论治。

2. 针灸、水针、电针

治痿独取阳明，故以本经穴为主，常选取肩髃、臂、曲池、尺泽、手三里、外关、合谷、鱼际、环跳、髀关、风市、血海、伏兔、足三里、阳陵泉等。

（五）康复治疗

按摩、推拿、医疗体操及其他理疗。

（代方明）

第七节　共济失调

正常运动由许多肌肉（主动肌、拮抗肌、固定肌、协同肌）在锥体系、锥体外系、前庭迷路－小脑系统、本体感觉及其与之相联系的中枢与周围神经结构参与作用下，使各组肌肉在时空上相应做适宜的调控配合，形成稳重、准确、灵敏的有效共济动作。在肌力正常、无视觉障碍和失用症的情况下，出现肢体随意运动的幅度和协调障碍，从而不能维持躯体正常的姿势、平衡和协调动作，则称为共济失调（ataxia），多由前庭小脑、本体感觉及其相连接结构受损所致。

根据病变部位和特征的不同，临床上将共济失调总结为四类，最常见的是小脑性共济失调，其次为感觉性共济失调、前庭性共济失调和皮质性共济失调。

一、小脑性共济失调

小脑对静息动作的完成和随意运动的协调起着重要的作用，因此小脑病变时的主要症状是共济失调。小脑性共济失调表现为站立不稳，走路时步基加宽，左右摇摆，不能直线前进，蹒跚而行，又称为醉汉步态。因协调运动障碍，患者不能顺利完成复杂而精细的动作，如穿衣、系扣、书写等。小脑性共济失调常伴有眼球震颤、肌张力减低和构音障碍（吟诗样或暴发样语言）。见于小脑血管病变、遗传变性疾病、小脑占位性病变等。

二、感觉性共济失调

由于深感觉传导径路的损害,产生关节位置觉、振动觉的障碍,导致患者出现站立不稳、行走时有踩棉花样感觉。视觉辅助可使症状减轻,故患者在黑暗处症状加重,睁眼时症状减轻,闭目难立征阳性。见于脊髓型遗传性共济失调、亚急性联合变性、脊髓痨等。

三、前庭性共济失调

由于前庭病变引起平衡障碍,表现为站立不稳,行走时向患侧倾斜,走直线不能。卧位时症状明显减轻,活动后症状加重,常伴有眩晕、呕吐等症状。见于链霉素中毒、梅尼埃病等。

四、皮质性共济失调

临床上较少见。额叶或额桥小脑束损害,引起对侧肢体共济失调。表现为步态不稳,体位性平衡障碍,常伴有中枢性轻偏瘫、精神症状、强握及摸索等额叶损害的表现。共济失调症状可以被偏瘫表现掩盖。顶叶损害时表现为对侧患肢不同程度的共济失调,闭眼时症状明显,深感觉障碍多不重或呈一过性;两侧旁中央小叶后部受损可出现双下肢感觉性共济失调及大小便障碍。颞叶损害可表现为一过性平衡障碍,不易早期发现。

(代方明)

第八节　呼吸肌麻痹

呼吸肌麻痹(respiratory myoparalysis)系由下运动神经元或肌肉疾患引起的呼吸肌(膈肌、肋间肌)运动严重障碍,影响肺的通气和换气功能而导致呼吸衰竭。

一、病因及病理生理

常见病因有高位脊髓损害(炎症、外伤等)、急性感染性多发性神经根神经炎、急性脊髓灰质炎、重症肌无力、低血钾麻痹症、进行性肌营养不良、肉毒中毒、毒蛇咬伤和应用肌肉松弛剂过量等。

呼吸衰竭时,由于呼吸功能的丧失,体内氧储备(正常人体内有 1L 氧储备)可迅速(约 4min 内)耗尽,致全身严重缺氧。在低氧或无氧状态下,生物氧化过程将无法进行,大量丙酮酸不能进入三羧酸循环进行氧化分解,而转变为乳酸,致体内乳酸过多。

此外,缺氧时机体不能将无机磷形成 ATP,于是无机磷蓄积于组织和体液中,加重了酸性物质的含量,导致代谢性酸中毒;二氧化碳排出受阻,使血液中二氧化碳浓度升高,H_2CO_3 升高,最后形成呼吸性酸中毒。因此,呼吸肌麻痹时,机体在短期内即可发生严重的混合性酸中毒(呼吸性酸中毒和代谢性酸中毒)。此种混合性酸中毒的治疗原则是改善通气、迅速排出体内储留的二氧化碳,而单纯靠缓冲剂治疗收效不大。在缺氧和二氧化碳储留情况下,水、电解质代谢发生紊乱,钠、氢离子由细胞外进入细胞内,使细胞内酸中毒加重,渗透压增加,细胞外水分进入细胞内,导致细胞内水肿,此损害尤以脑的神经胶质和脑皮质细胞最为突出。所以,临床上对缺氧时间长、神志不清的患者应考虑脑水肿的存在,而给予积极的脱水治疗。

由于脑皮质对缺氧最为敏感,因此,当 $PaO_2 < 2kPa(15mmHg)$ 时,即可出现中枢神经功能紊乱的症状;$<0.53kPa(4mmHg)$ 时,意识即可丧失。高浓度 CO_2 对中枢神经系统具有抑制作用,当 $PaCO_2$ 升至 $10.6kPa(80mmHg)$ 以上(二倍于正常左右)时,即可出现反应迟钝、神志恍惚、嗜睡等;当三倍于正常时[$PaCO_2 > 16kPa(120mmHg)$],pH < 7.15,即呈 CO_2 麻醉状态,表现昏迷、抽搐、颅内压增高等肺性脑病症状。因此,头痛是慢性 CO_2 储留的常见症状,当神志尚清醒的患者主诉头痛时,应特别提高警惕。

当呼吸肌无力或麻痹时,由于不能进行深呼吸和咳嗽,易发生呼吸道痰液潴留、肺不张及肺部感染,呼吸道阻力增加,导致换气功能障碍而更进一步加重了低氧血症和高碳酸血症。

二、诊断

(一)临床表现

1. 症状

呼吸困难:轻者自觉胸闷、呼吸频率正常或加快;重者自觉呼吸困难、费力、气促。

低氧血症:由于缺氧程度的不断加重,患者出现烦躁不安、头痛及不同程度的精神症状,如注意力不集中、智力减退、定向障碍等。严重时,则出现神志恍惚、谵妄甚至昏迷。酸碱平衡失调可表现为呼吸表浅、心悸、头痛、恶心、呕吐、感觉异常、手足搐搦等。

2. 体征

(1)呼吸节律明显增快,胸、腹式呼吸运动明显减弱甚至消失,辅助呼吸肌活动加强(如抬头、伸颈、提肩等动作)及鼻翼煽动、发绀、咳嗽无力、喉头痰液淤积等现象。

(2)缺氧早期面色苍白,唇、甲发绀,随着缺氧程度的加重,氧分压(PaO_2)$< 5.2 \sim 6.7kPa$(即 $<40 \sim 50mmHg$)时,发绀进行性加重,心搏次数增加,心搏出量代偿性增加终至发展为心力衰竭,血压下降,或出现严重心律失常。

(3)二氧化碳储留及呼吸性酸中毒时,早期血压升高,晚期下降。面色紫里透红,球结合膜充血、水肿,重者可见视网膜、视盘水肿,眼底呈青紫色。

(二)实验室检查

(1)血白细胞计数及分类,血钾、钠、氯测定,血气分析,血氧饱和度监测。

(2)痰、血培养及药敏试验。

(3)痰、大小便真菌检查。

(4)腰穿脑脊液检查。

(三)特殊检查

(1)心电图检查及监测。

(2)X 线:胸部、颈椎、胸椎拍片检查。

(3)必要时,行颈椎、胸椎及脊髓 CT 或 MRI 检查。

(四)鉴别诊断

呼吸肌麻痹的诊断并不困难,重要的是鉴别导致呼吸肌麻痹的病因,因它关系着针对性的病因治疗和全病程的转归。

1. 高位急性脊髓横贯性损害(炎症、外伤)

急性起病的截瘫或四肢瘫伴有肋间肌和膈肌麻痹;病变损害水平以下深、浅感觉缺失和膀胱功能障碍;发病前有感染史或外伤史;脊柱 X 线拍片正常或可见骨折、脱位等骨质改变。

2．吉兰－巴雷(Guillain－Barr)综合征

发病前常有上呼吸道或消化道感染史；急性起病，呈对称性弛缓性四肢瘫痪，有或无手套、袜套样感觉障碍；常伴脑神经损害，以运动性脑神经麻痹为主；重症患者常有呼吸肌麻痹；脑脊液检查呈蛋白细胞分离现象。

3．重症肌无力危象

有肌无力病史，如某些横纹肌特别是脑神经运动神经所支配的肌群(如眼肌、吞咽肌、咀嚼肌等)。常易疲劳，上午轻、下午重，活动后加重，休息后减轻；无其他神经系统阳性体征；新斯的明试验阳性(成人用新斯的明 $1.0 \sim 1.5mg$ ，皮下或肌内注射)，如注射后肌无力在半小时至 $1h$ 内迅速减轻或消失，则为阳性。为防止新斯的明不良反应，可加用阿托品 $0.5mg$ 同时注射。

4．低血钾麻痹症

患者多来自农村棉产区；青壮年发病率高；四肢对称性迟缓性瘫痪，近端重于远端，下肢重于上肢；重症者可出现吞咽困难、颈肌无力和呼吸肌麻痹；常伴烦渴、多饮、多尿、恶心、呕吐；血清钾降低，心电图示低钾改变；补钾治疗疗效明显。

三、治疗

治疗原则之关键在于改善通气，提高动脉血氧饱和度，纠正缺氧和降低二氧化碳分压($PaCO_2$)至正常水平。同时针对呼吸肌麻痹的病因进行治疗。

(一)维持气道通畅

维持气道通畅是抢救和治疗成功与否的关键。常用方法如下。

1．气管插管

凡呼吸浅快(超出正常一倍以上)、呼吸运动微弱、咳嗽反射消失、气道分泌物堆积发生呼吸道阻塞、烦躁不安、出汗甚或皮肤发绀者，应立即给予气管插管。因清醒患者不易忍受，且不宜长期留置(一般不超过 $72h$)，久留易致喉头水肿或气管受压坏死等并发症，通常用于病情在短期内可缓解($3 \sim 5d$)者，或作为危重患者来不及气管切开前的应急措施。

2．气管切开

危重患者在应急气管插管处理后，或表现为进行性呼吸困难、脉搏增快、血压升高、咳嗽无力、轻度发绀者，在短期内病情不可能缓解时，应及早气管切开，切忌等到患者出现明显低氧血症时才行紧急气管切开。因为此时呼吸功能已严重受损，会更增加抢救难度。

(二)纠正缺氧

1．给氧原则

低浓度(24%～30%，一般应在40%以下)、低流量($1 \sim 2L/min$ ，$\leqslant 3L/min$)可持续应用；若＞50%～60%浓度，则需间歇使用；100%纯氧只在氧分压(PaO_2)＜ $6.7kPa$ (＜ $50mmHg$)时给予，以期迅速纠正缺氧。但连续使用不宜超过 $6 \sim 12h$ ，以防氧中毒。氧浓度计算：氧浓度%＝21＋4×氧流量。

2．给氧途径

视呼吸肌麻痹程度，可选用鼻塞、鼻导管或连接呼吸机机械通气给氧。

轻型：自主呼吸尚存，呼吸运动稍受限，自觉胸闷但缺氧较轻，患者较安静，血压、心率正常，可用鼻导管给氧，以双鼻孔管较适宜。

重型:在气管插管或气管切开后,可与呼吸机连接,间歇正压呼吸给氧并人工辅助或控制呼吸。

3.停氧指征

吸氧过程中 PaO_2 升至 8.66kPa(65mmHg)时,可改吸普通空气,如果 PaO_2 仍能维持在 8.66kPa(65mmHg)以上时,则可停止用氧。

(三)保证足够通气量

1.维持最大通气驱动(ventilatic drive,VD)

应避免使用可能抑制通气驱动的药物,如吗啡、镇静剂、氨基糖苷类抗生素等,以免加重呼吸肌无力及使咳嗽减弱。必要时,可用呼吸兴奋剂以改善通气驱动。

2.机械通气

采用机械通气是可控性增加潮气量、促使二氧化碳排出和纠正缺氧的有效措施,但必须注意以下问题。

(1)呼吸机的选择:若患者自主呼吸尚存,而潮气量不足时,则用同步呼吸机辅助呼吸(定压型呼吸机)。定容型呼吸机因不能与患者自主呼吸同步,故仅用于抢救自主呼吸运动已停止的患者。

(2)人工通气方式

1)间歇正压呼吸(intermittent positive pressure breathing,IPPB):为临床上最常用的通气方式,它既可用于自主呼吸停止时控制呼吸,也可用于自主呼吸不足时的辅助呼吸。

2)间歇指令(加强)通气(intermittent mandatory ventilation,IMV):常用于呼吸机撤离的准备阶段,因 IMV 既能向患者气道送入预定量的气体或氧,提供一定的通气支持,间歇时又有助于患者呼吸肌的锻炼及自主呼吸的恢复。

(3)呼吸机的调节

1)呼吸频率:应与生理要求相适应,一般成人 16~20 次/分;儿童 16~24 次/分;婴幼儿 30~40 次/分。抢救初期频率可稍增快,成人 18~24 次/分;儿童 20~26 次/分,以后逐渐维持一般频率。

2)潮气量:通常按 10~15mL/(kg·d) 计算,一般为 400~800mL,以后根据血气分析结果调节。若 $PaCO_2$ 不下降且有上升趋势,则应加大潮气量或呼吸频率;反之,可减少潮气量。适宜的潮气量指标是: PaO_2 8.0~9.33kPa(60~70mmHg), $PaCO_2$ 6.67kPa(50mmHg)以下,pH 7.35~7.45。

3)吸气呼气时间比值:生理情况下,每次呼吸周期内呼气时间比吸气长,一般呼气与吸气之比为(1.5~2):1。

3.放置气管套管

放置气管套管必须带有气囊,以避免压入的气体由气管切开套管旁径上呼吸道及口腔漏出而降低通气量。在使用气囊期间,应定时彻底清除口腔分泌物后开放气囊,每 2~4h 1 次,每次 3~5min。如患者无自主呼吸,在放气囊时应同时进行手压胸廓人工呼吸。

4.呼吸机

应用呼吸机时,医务人员应严密观察呼吸机是否正常运行,气管套管有无滑脱、堵塞,气囊有无破损,气道是否充分湿化,分泌物是否黏稠、结痂,手术切口处及套管内有无出血,患者缺氧情况是否得到纠正等。

5.严密观察

监测生命指征的变化,做血气分析及维持水、电解质平衡,并注意观察有无氧中毒、通气过度或通气不足等并发症发生,及时找出原因,及时纠正。

6.呼吸机的撤离

患者一般情况明显好转,自主呼吸、咳嗽能力基本恢复,在吸入40%浓度以下氧条件下,$PaO_2 > 8.0kPa(60mmHg)$;$PaCO_2 < 6.67kPa(<50mmHg)$;pH正常,吸痰时停用呼吸机时间逐渐延长而无呼吸困难,即可停用。但对长期使用人工通气之患者,对呼吸机产生依赖性,故不宜操之过急,应间断停机,并做好患者心理准备,增加安全感。为解除患者害怕夜晚无保障会"死过去"的顾虑,最好晚上使用呼吸机,白天停用观察,逐步延长停用时间至撤离,需 5~7d 之久。

(四)预防和控制呼吸道感染

(1)加强室内消毒隔离工作,以防交叉感染。

(2)严格执行气管切开后的护理常规。

(3)使用祛痰剂,雾化吸入(其配方要求达到杀菌、抗感染、化痰和解痉的目的),彻底排痰(翻身、拍背、体位引流、吸净),以清除呼吸道分泌物,保证呼吸道通畅。

(4)使用抗生素控制感染,抗生素的应用以全身用药和雾化吸入联合应用为好。一般应根据病原学检查和药敏试验结果选用抗生素,但因病情危急,常难以等待痰培养结果,因此可先按常见致病菌选用抗生素。呼吸道感染常见细菌多为肺炎链球菌,金黄色葡萄球菌,甲、乙型链球菌,流感杆菌等。而院内感染尤其医源性感染者(呼吸器械污染)常为铜绿假单胞菌。因而,临床上仍以青、链霉素为首选药物。

近年来文献报道,呼吸道感染菌群已非球菌为主,而以革兰阴性杆菌较多见,故临床上采用广谱抗生素日益增多,如氨苄西林(arnpicillin)8~12g,静脉滴注,每日一次;头孢菌素类药物头孢唑啉(cephzolin)4~6g;头孢拉啶(cepharadine)4~8g;头孢呢酮钠(cefoperazone sodium)2~4g;头孢他啶(ceftazidime)2~4g;头孢曲松钠 2~4g。铜绿假单胞菌可单独用羧苄西林(carbenicillin)30~40g,羧苄西林与庆大霉素(gentamycin)、卡那霉素(kanamydn)、多黏菌素(polymycin)等联合用药。重症患者长期使用广谱抗生素、糖皮质激素等,易引起真菌感染,应经常进行痰、大小便真菌检查,及时发现,及时治疗。

(五)纠正酸碱平衡失调及电解质紊乱

呼吸肌麻痹引起的呼吸性酸中毒,不能依赖碱性缓冲剂,而应尽量改善通气功能并保证呼吸道通畅,排出储留的二氧化碳,仅在个别严重呼吸性酸中毒合并明显代谢性酸中毒的患者,血气分析 pH < 7.20 时才应用碱剂。常用碱剂为5%碳酸氢钠溶液60~100mL,静脉注射或静脉滴注;3.64%三羟甲基氨基甲烷(trihydroxymethyl aminomelhane,THAM)100~150mL 加入5%葡萄糖液中静脉滴注,该药不含钠,无加重水肿的缺点。但大量或快速静脉滴注时,可发生呼吸抑制或低血压。肾功能不良时忌用。

(六)减轻脑损害、改善脑功能

及时应用脱水剂、肾上腺皮质激素等,以减轻脑水肿和肺性脑病的发展。但早期不宜用大量脱水剂,以免引起脱水、呼吸道干燥,使痰液更加黏稠,加重呼吸道阻塞,二氧化碳排出体外受阻,从而更加重肺性脑病的病理生理变化。神经营养药、能量合剂等也应考虑应用。

（七）康复治疗

加强支持疗法,给予高热量、高蛋白、高维生素饮食。病情稳定后尽早给予物理治疗及呼吸运动训练,以促进自主呼吸的恢复。

（八）气管套管堵管和拔管

当停用呼吸机后,患者一般情况良好,呼吸正常,咳嗽有力,痰液可完全咳出,血气分析正常时,可试行堵管,严密观察 1~2d,若无任何不适则可拔除气管套管。切口处消毒后以蝴蝶形胶布拉拢封闭,敷以消毒敷料。

（代方明）

第九节　运动障碍

有许多系统的损害可以引起人类的运动障碍,其中包括锥体系、锥体外系和小脑平衡系统等。狭义而言,运动障碍主要是指锥体外系病变所致随意运动调节功能障碍,而肌力、感觉和小脑功能不受影响。临床主要表现为运动过多、运动减少以及姿势、肌张力障碍等,大多与基底核病变有关。

一、病因

运动障碍疾病大多数病因不清,发病机制不明。常见病因如下。

（一）原发性（特发性）

如原发性帕金森病、特发性震颤等。

（二）继发性（后天性、症状性）

1.感染

脑炎后、慢性毒感染。

2.自身免疫性

小舞蹈病。

3.药物

神经安定剂(吩噻嗪类及丁酰苯类)、利血平、左旋多巴、甲氧氯普胺、锂、氟桂利嗪。

4.毒物

MPTP 及其结构类似的杀虫剂和除草剂、一氧化碳、锰、汞、二硫化碳、甲醇、乙醇。

5.代谢障碍

大脑类脂质沉积、核黄疸、甲状旁腺功能异常、甲状腺功能减退、肝性脑病。

6.血管性

多发性脑梗死、缺血缺氧性脑病。

7.外伤

拳击性脑病。

（三）遗传变性

常染色体显性遗传路易小体病、亨廷顿病、肝豆状核变性、Hallervorden - Spalz 病、家族性基底核钙化、进行性核上性麻痹、多系统萎缩、脊髓小脑性共济失调、家族性帕金森综合征伴周围神经病等。

二、发病机制

广义的锥体外系是指锥体系以外的所有运动神经核及运动传导束,狭义则仅指纹状体系统,包括尾状核、壳核、苍白球、红核、黑质和丘脑底核,总称为基底核。基底核环路活动紊乱和递质生化异常是产生各种运动障碍症状的主要病理基础。

基底核对运动功能的调节主要通过与大脑皮质 – 基底核 – 丘脑 – 大脑皮质环路(皮质 – 皮质环路)的联系而实现。

基底核病变常导致皮质 – 皮质环路活动异常。例如,黑质 – 纹状体多巴胺能通路病变将导致基底核输出增加,皮质运动功能受到过度抑制,导致以强直 – 少动为主要表现的帕金森综合征;纹状体、丘脑底核病变可导致基底核输出减少,皮质运动功能受到过度易化,导致以不自主运动为主要表现的舞蹈症、投掷症。

基底核的功能与多种神经递质及调质密切相关,当这些神经化学物质的产生和传递出现障碍时即可引发运动障碍性疾病。在一些运动障碍疾病中,神经递质间平衡失调可能是产生临床症状的直接原因。例如帕金森病时,黑质多巴胺能神经元丢失导致输入纹状体系统的多巴胺递质显著减少,使乙酰胆碱的作用相对增强,出现动作减少和肌张力增高;又如亨廷顿舞蹈症时,γ – 氨基丁酸的合成减少,使多巴胺作用相对增强,产生动作增多、肌张力不全和不自主运动等临床表现。

三、诊断

(一)临床表现

锥体外系症状大致可分为三类,即肌张力异常(过高或过低)、运动迟缓和不自主运动。一般没有瘫痪,感觉及共济运动也不受累。根据临床特点,运动障碍疾病一般可分为肌张力增高 – 运动减少和肌张力降低 – 运动过多两大综合征,前者代表性疾病为帕金森病,后者代表性疾病为亨廷顿病。

1. 运动减少及运动迟缓

(1)运动减少:也称运动不能,表现为所有的自然运动或动作较少使用受累肢体,可伴运动发动和执行缓慢,常见于帕金森病。

(2)运动迟缓:即动作缓慢,表现为动作反应时间延长、速度缓慢,完成一个动作的时间比正常人长,常与运动减少并存。

2. 肌张力异常

(1)肌强直:是一种高肌张力状态,呈铅管样或齿轮样肌张力增高。表现为屈肌、伸肌张力均增高,屈肌更明显,被动屈伸肘部时,若不伴有震颤,则各方向阻力是一致的,故称为铅管样肌张力增高;若伴有震颤,则有类似扳动齿轮样的顿挫感,故称为齿轮样肌张力增高。躯干和四肢大肌群强直较小肌群严重,但面部、舌甚至咽喉部小肌群亦可受累。肌强直是许多基底核疾病的突出特征,常见于帕金森病、肝豆状核变性、多系统萎缩等。

(2)肌痉挛:由锥体束损害引起,呈折刀样肌张力增高。以上肢屈肌、下肢伸肌肌张力增高明显。拉开屈曲的肘部时,开始时抵抗力较强,到一定角度时突然降低。

3. 姿势平衡障碍

帕金森病患者中表现明显,常见姿势是躯干、肢体及颈部等不自主屈曲,易跌倒,从坐卧位起立困难,从背后轻推患者常采用一系列小碎步动作纠正姿势不稳。

4. 不自主运动

不自主运动是不受主观意志支配的、无目的的异常运动,主要见于锥体外系统病变。

(1)震颤:为主动肌和拮抗肌交替收缩的节律性摆动样动作,多见于手、上肢、下肢、头、舌和眼睑等处。可分为生理性震颤和病理性震颤,后者又按与随意运动的关系分为如下类型。

1)静止性震颤:震颤的特点为安静时明显,活动时减轻,睡眠时消失。表现为手指有节律的、每秒4~6次的快速抖动,严重时可呈"搓药丸样"或"拍水样",亦可见头、下颌、前臂、下肢及足等部位。见于苍白球和黑质病变,如帕金森病。

2)运动性震颤:又称意向性震颤,是指肢体指向一定目的物时所出现的震颤,特点是当肢体即将达到目的物时震颤更明显。多见于小脑病变,丘脑、红核病变时也可出现此种震颤。

3)姿势性震颤:在随意运动时不出现,当运动完成,肢体和躯干主动保持在某种姿势时才出现。以上肢为主,头部及下肢也可见到。常见于特发性震颤、慢性乙醇中毒、肝性脑病、肝豆状核变性等。

(2)舞蹈样运动:为一种不能控制的、无目的、无规律、快速多变、运动幅度大小不等的不向主运动,如挤眉弄眼、努嘴、伸舌、转颈耸肩、伸屈手指等舞蹈样多动,可伴有肌张力减低。安静时症状减轻,入睡后症状消失。见于尾状核和壳核的病变,如小舞蹈病或亨廷顿病等,也可继发于其他疾病,如脑炎、脑内占位性病变、脑血管病、肝豆状核变性等。

(3)手足徐动症:亦称指划动作,系变性痉挛。由于上肢远端肌张力异常(增高或减低),表现为手腕、手指、足趾等呈缓慢交替性伸屈、扭曲动作,而且略有规则,如腕过屈时手指常过伸,前臂旋前时手指缓慢交替屈曲;足部可表现足跖屈而足趾背屈等。因此,手及足可呈现各种奇异姿势。若口唇、下颌及舌受累则发音不清和出现鬼脸。多见于核黄疸、肝豆状核变性、脑炎和播散性脑脊髓炎等。

(4)扭转痉挛:又称变形性肌张力障碍,表现为以躯干为长轴,身体向一个方向缓慢而强力扭转的一种不自主动作。常伴有四肢的不自主痉挛。其动作无规律且多变,安静时减轻,睡眠时消失。病变位于基底核,见于遗传性疾病、吩噻嗪类药物不良反应,也可见于肝豆状核变性等。

(5)偏身投掷运动:表现为一侧肢体猛烈的投掷样不勾主运动,运动幅度大,力量强,以肢体近端为重。为对侧丘脑底核损害所致,也可见于纹状体至丘脑底核传导通路的病变。

(6)抽动症:为单个或多个肌肉刻板而无意义的快速收缩动作。常累及面部及颈部肌肉,表现为挤眉弄眼、努嘴、点头、扭颈、伸舌等。如果累及呼吸及发音肌肉时,抽动时可伴有不自主的发音,或伴有秽语,故称"抽动秽语综合征"。常见于儿童,病因及发病机制尚不清楚,部分病例由基底核病变引起,有些则与精神因素有关。

(7)肌阵挛:肌肉快速闪电样不自主收缩,表现形式多样。但严格地说,并不属于基底核疾病表现,与之有关的常见病变部位有小脑、脑干和脊髓等。

(二)实验室检查及特殊检查

(1)实验室检查:血、尿常规,肝肾功能、风湿、免疫、甲状腺功能、血清铜、铜蓝蛋白及代谢筛查等。

(2)脑或脊髓 CT、MRI、脑电图、肌电图和(或)肌肉、神经活检、基因检测等。

四、治疗

由于运动障碍疾病大多数病因不清,发病机制不明,故通常很难治愈,临床上多以对症治疗为主。

(一)病因

如抗风湿药物对小舞蹈病的应用,络合剂对肝豆状核变性等的应用等。

(二)症状治疗

1.药物治疗

(1)震颤:特发性震颤常用 β 受体阻滞剂及苯二氮卓类药物,有文献报道托吡脂及加巴喷丁可减轻震颤;帕金森病静止性震颤以左旋多巴替代治疗及受体激动剂治疗为主。

(2)肌张力障碍:抗胆碱药物、苯二氮卓类药物、左旋多巴及多巴胺受体激动剂、多巴胺耗竭剂、抗癫痫药、GABA – B 激动剂(巴氯芬)等。

2.局部注射药物治疗

(1)肉毒毒素:眼睑痉挛、口下颌肌张力障碍和喉肌张力障碍可作为首要选择,许多颈肌张力障碍和局部肢体肌张力障碍可以结合口服药物一起治疗,效果较好。

(2)其他注射药物:麻醉药物、酚/乙醇、鞘内注射巴氯芬。

(三)理疗

理疗可作为药物和外科治疗的辅助治疗。

(代方明)

第十节　精神症状

精神活动是大脑生理功能的具体表现,精神活动的内容丰富多样,非常复杂。当大脑功能出现异常时,临床表现为异常的精神活动,称之为精神症状。精神症状的发现主要通过医生与患者交谈和观察获得,能否发现隐蔽的精神症状取决于医患关系和医生的交谈技巧。人的正常精神活动按心理学概念分为认知、情感和意志行为三方面,即知、情、意三方面的活动有着内在的紧密联系并相互配合,与外在环境相协调。病理时则发生紊乱。判断精神活动正常与否,必须整体综合考虑。

一、认知和认知障碍

认知过程是由感觉知觉、思维、注意和记忆活动所组成,是精神活动中最复杂的过程。精神障碍时认知活动出现异常,常见症状如下。

(一)感觉障碍

感觉障碍多见于神经系统器质性病变和癔症。这些常见症状如下。

(1)感觉过敏。

(2)感觉减退。

（3）内感性不适（又称体感异常，即感到牵拉、挤压、游走、蚁爬感等）多见于神经症、精神分裂症、抑郁状态、脑外伤后精神障碍。

（二）知觉障碍

1. 错觉

错觉是对客观事物一种的错误感知，如杯弓蛇影。

2. 幻觉

幻觉是指没有现实刺激作用于感觉器官时出现的知觉体验，是一种虚幻的知觉。常见的幻觉如下。

（1）幻听（听幻觉）：幻听可见于多种精神病，最常见于精神分裂症。言语性幻听为精神病性症状之一。

（2）幻视（视幻觉）：在意识清晰时出现幻视常见于精神分裂症。在意识障碍时出现的幻视，多为生动鲜明的形象，并常见有恐怖性质，因之可引起患者不协调性精神运动性兴奋，多见于症状性精神病谵妄状态。

（3）幻嗅、幻味、幻触、内脏性幻觉。

3. 感知综合障碍（psychosensory disturbance）

感知综合障碍指患者对客观事物能感知，但对某些个别属性如大小、形状、颜色、距离、空间位置等产生错误的感知，多见于癫痫。常见如下。

（1）视物变形症（metamorphopsia）。

（2）空间知觉障碍。

（3）时间感知综合障碍。

（4）非真实感（derealization）。

（三）思维障碍

1. 思维形式障碍

思维形式障碍包括思维的量和速度的变化；思维联想过程的障碍；以及思维逻辑障碍。常见症状如下。

（1）思维迟缓，俗话说"脑子不灵活"，常见于抑郁症。

（2）思维奔逸：联想加快，与前正好相反，多见于躁狂症。

（3）病理性赘述：多见于癫痫、脑器质性及老年性精神障碍。

（4）思维松弛：多见于精神分裂症。

（5）破裂思维：多见于分裂症。

（6）思维贫乏：自己感到"脑子空虚没有什么可以说的"，多见于分裂症。

（7）思维中断、思维插入、思维化声、思维扩散和思维被广播、病理性象征性思维等，均是精神分裂症的特征性症状。

（8）语词新作：多见于精神分裂症青春型。

2. 思维内容障碍

思维内容障碍包括妄想、超价观念和强迫观念。

（1）妄想是一种病理性的歪曲信念，是病态推理和判断。妄想按其起源与其他心理活动的关系可分为原发性妄想（primary delusion）和继发性妄想（secondary delusion）。常见的妄想有：①被害妄想；②关系妄想；③被控制妄想；④物理影响妄想；⑤夸大妄想；⑥罪恶妄想；⑦嫉妒妄想、钟情妄想;⑧疑病妄想;⑨思维被洞悉妄想。

(2)超价观念(overvalued idea):是在意识中占主导地位的错误观念。其形成有一定的性格基础与现实基础,内容比较符合客观实际,伴有强烈的情绪体验。多见于人格障碍和心因性障碍。

(3)强迫观念(obsessive idea)或强迫性思维:指在患者脑中反复出现的某一概念或相同内容的思维,明知没有必要,但又无法摆脱。

(四)注意障碍

注意过程与感知觉、记忆、思维和意识等活动密切相关。注意有被动注意和主动注意。注意障碍包括如下。

1. 注意增强

注意增强见于神经症、偏执型精神分裂症、更年期抑郁症等。

2. 注意涣散

注意涣散见于神经衰弱、精神分裂症和儿童多动综合征。

3. 注意减退

注意减退见于神经衰弱、脑器质性精神障碍及伴有意识障碍时。

(五)记忆障碍

1. 记忆减退

记忆减退可见于较严重的痴呆患者。神经衰弱患者记忆减退都较轻,只是记忆困难。也可见于正常老年人。

2. 错构症

错构症多见于老年性、动脉硬化性、脑外伤性痴呆和乙醇中毒性精神障碍。

3. 虚构

虚构多见于慢性乙醇中毒精神障碍、颅脑外伤后所致精神障碍及其他脑器质性精神障碍。

4. 心因性遗忘

心因性遗忘见于癔症,又称为癔症性遗忘。

5. 记忆增强

记忆增强主要见于躁狂症和偏执状态患者。

(六)定向力

定向力指一个人自己对时间、地点、人物,以及对自己本身状态的认识能力。前者为环境定向,后者为自我定向。

(七)自知力

自知力又称领悟力或内省力,是指患者对自己精神疾病认识判断能力。精神患者一般都有程度不同的自知力缺失,不承认自己有精神病,也不主动看病,甚至拒绝看病、住院,拒绝服药。

所以,自知力完整是精神病病情痊愈的重要指标之一,故深入观察患者病情,判断患者的自知力实属重要。

二、情感和情感障碍

情感和情绪都是指个体对客观事物的态度体验,常见的情感障碍如下。

（一）情感高涨

情感高涨多见于躁狂状态。

（二）情绪低落

情绪低落多见于抑郁状态。

（三）情感淡漠，情感倒错

情感淡漠，情感倒错多见于分裂症。

（四）病理性激情

病理性激情多见于癫痫、较严重的脑外伤，也可见于分裂症。

三、意志行为和意志行动障碍

意志是指人们自觉地确定目标，并克服困难用自己的行动去实现目标的心理过程，为人类独有的心理现象，意志活动有几个特点，即指向性及目的性；自觉性及坚强性；果断性及自制性。

（一）常见的意志障碍

1. 意志增强

意志增强指意志活动的增多。可见于躁狂状态、青春型分裂症患者。

2. 意志减退

意志减退见于抑郁状态。

3. 意志缺乏

意志缺乏见于分裂症。

（二）常见的运动行为障碍

1. 精神运动性兴奋

（1）协调的见于躁狂状态。

（2）不协调的见于分裂症、器质性精神障碍等。

2. 精神运动性抑制

（1）木僵。

（2）蜡样屈曲。

（3）缄默症。

四、意识障碍

（一）嗜睡（drowsiness）

嗜睡见于功能性及脑器质性疾病。

（二）意识混浊（confusion）

意识混浊多见于躯体疾病所致精神障碍。

（三）昏迷（coma）

昏迷多见于严重的脑部疾病及躯体疾病的垂危期。

（四）朦胧状态（twilight state）

朦胧状态多见于癫痫性精神障碍、脑外伤、脑缺氧及癔症。

（五）谵妄状态(delirium)

以躯体疾病所致精神障碍及中毒所致精神障碍较多见。

（六）梦样状态(oneiroid state)

梦样状态常见于感染中毒性精神障碍和癫痫性精神障碍。

五、常见的精神症状综合征

（一）幻觉妄想综合征

幻觉妄想综合征以幻觉为主,在幻觉的基础上产生妄想。多见于分裂症,也可见于某些器质性精神障碍。

（二）精神自动综合征

精神自动综合征指患者出现大量的假性幻觉、强制性思维、思维化声、被控制感等症状,伴有体象障碍、运动觉障碍和妄想观念。多见于分裂症和器质性脑病。

（三）遗忘综合征

遗忘综合征又称科萨科夫综合征,以近事遗忘、虚构和定向障碍为特征。多见于乙醇中毒性精神障碍、颅脑损伤所致的精神障碍、脑肿瘤及其他脑器质性障碍。

（四）紧张综合征

紧张综合征以全身肌肉张力高而得名,包括紧张性木僵和紧张性兴奋两种状态。多见于精神分裂症紧张型,抑郁症、心因性精神障碍、颅脑损伤也有不典型表现。

（五）遗忘综合征

遗忘综合征多见于慢性乙醇中毒性精神障碍。

（代方明）

第十一节　脑　疝

脑疝是常见的神经科危重病之一,是由于颅内局部或全部的压力增高,造成脑组织移位并被挤进硬脑膜裂隙或枕骨大孔中,从而压迫脑干、脑神经和血管及阻塞脑脊液循环,产生的一系列紧急症状。脑疝与脑水肿、颅内压增高的关系极为密切,通常相互影响,互为因果,严重的脑水肿常导致颅内压增高,而颅内压增高因影响脑脊液循环和脑血流又加重脑水肿;脑疝是脑水肿、颅内压增高的严重后果,脑疝又反过来加重脑水肿、颅内压增高,从而形成恶性循环。

一、发病机制

各种原因引起的局限性或弥散性颅内压增高,都可以导致脑组织向阻力最小的地方移位。当脑组织的移位超过一定的解剖界限,脑组织挤入硬膜间隙或颅骨生理腔道,引起嵌顿,就发生了脑疝。脑疝是神经内外科较常见的急症,它的严重程度不仅仅限于某一脑池被堵塞和疝入的脑组织受到挤压而出现血管痉挛、水肿、出血等,更严重的是损害邻近的神经系统结构如脑干受压、扭曲与供血受到影响,加之阻碍脑脊液的循环通路,使颅内压进一步增高,形成恶性循环,危及生命。

二、临床表现

根据脑疝发生的部位与疝出组织的不同,可分为许多类型,分类及命名也不统一。通常分为:小脑幕切迹疝或天幕疝(颞叶钩回疝);枕骨大孔疝(小脑扁桃体疝);小脑幕切迹上疝或小脑蚓部疝;大脑镰疝(扣带回疝);蝶骨嵴疝或侧裂池疝。其中小脑幕切迹疝和枕骨大孔疝是两类最常见和危害最严重的脑疝。

小脑幕切迹疝一般多见于幕上占位性病变。然而幕上占位病变既可以导致小脑幕切迹疝也可引起枕骨大孔疝。在同一患者,两三种不同类型的脑疝可同时存在。

(一)小脑幕切迹疝

脑组织(颞叶的钩回部)疝入小脑幕切迹与中脑之间的脑池(脚间池与环池的前部)即形成小脑幕切迹疝。此时,从解剖上讲发生以下改变:邻近小脑天幕裂孔的幕上结构丘脑下部、垂体柄及丘脑均被压,第四脑室向对侧移位,导水管不通畅或梗阻,造成梗阻性脑积水,幕上压力急剧增加,从而加速了天幕裂孔疝的形成。这些结果是脑组织从水平方向向对侧移位造成的。当颞叶的钩回被挤压入天幕裂孔且随中脑一起下移时,中脑脑桥被挤压。与此同时除上述受压结构有血液供应障碍之外,脑垂体及大脑枕叶的血供(大脑后动脉被拉直向下)均严重受阻,并引起新的出血和软化灶。小脑幕切迹疝的主要临床表现如下。

1. 瞳孔变化

在脑疝早期病灶侧瞳孔先缩小,以后瞳孔逐渐散大,尤其是慢性颅内压增高时,动眼神经麻痹很多见。这是由于同侧动眼神经受压或牵扯而造成的。一侧瞳孔散大常提示该侧为病灶侧,有定位的意义。因为动眼神经从脚间池进入颅中窝时,穿经小脑幕裂隙,当小脑幕下疝时引起的动眼神经下移而受压。此外钩回的疝出也可以直接压迫动眼神经,或将中脑向后向下方推移而牵拉动眼神经,都能引起动眼神经麻痹,出现瞳孔散大。当双侧钩回疝或脑干下移时,可牵扯双侧动眼神经,则引起双侧瞳孔同时或相继发生散大。瞳孔散大在先,以后才出现眼外肌的麻痹,出现眼球运动障碍及上睑下垂。

2. 意识障碍

由于颅内压增高,脑疝形成中脑与脑桥上部的被盖部受压缺氧或出血,使脑干网状,上行激活系统受损而产生意识障碍。小脑幕孔疝引起的被盖部出血主要是中脑深支动脉出血。

3. 偏瘫

由于钩回疝压迫同侧大脑脚,产生对侧偏瘫,少数情况海马回、钩回将脑干推向对侧,使对侧大脑脚受对侧天幕缘的挤压,因而出现同侧肢体痉挛性偏瘫。

4. 去脑强直

发病机制还不十分清楚,实验证明:脑干网状结构通过其下行抑制系统和下行加强系统调节肌张力。如脑干网状结构下行抑制系统失去大脑皮质和小脑、红核、黑质、纹状体等部位的加强作用,抑制肌张力作用明显减弱,而下行加强系统兴奋性增高,表现为间歇性或持续性四肢伸直性强直。

5. 生命体征的改变

表现分为三期,①脑疝前期:延髓网状结构中有呼吸、循环的重要生命中枢,脑疝时引起脑干缺氧,而脑干对缺氧耐受性较强。开始,缺氧对生命中枢起兴奋作用,从而出现呼吸深而快、脉搏加快、血压升高。当颅内压极高如 100~200cmH$_2$O 时,出现脉搏加快血压下降。再继续发展时脉搏变慢,有人认为心率减慢与血压上升是小脑幕疝的重要症候;②脑疝代偿期:由于颅内压继续升高,脑干受压、脑缺血缺氧与脑水肿更为严重,尽管有重度昏迷和去脑强直,但由于生命中枢还可以通过调节来维持生命活动一个时期,于是呼吸、循环中枢奋力加强,克服缺氧,因而血压再度升高,收缩压有时可达 200cmH$_2$O,脉搏缓慢(50 次/分以下),同时呼吸深而节律不整;③脑疝晚期:此时脑干本身处于严重损害阶段,呼吸与循环中枢不能再发挥作用,处于衰竭状态,出现呼吸变浅或不规则,甚至呼吸停止、心跳暂存或心律失常、血压下降,最后心跳停止。

(二)枕骨大孔疝

脑组织(小脑扁桃体)因颅内压高被挤入枕骨大孔形成脑疝时称为枕骨大孔疝。后颅凹容积较小,对颅压增高的缓冲能力十分有限。当增高的颅内压传导到后颅凹或后颅凹本身发生占位性病变,最容易发生枕骨大孔疝。此时,除延髓受压外还可以引起椎基底动脉的供血障碍。后者又可分为急性型和慢性型。

1. 急性型

进展比小脑幕切迹疝更快,预后也差。主要表现为突然昏迷,两侧瞳孔先变小,以后散大,很快出现呼吸障碍(呼吸慢、不规则或出现暂停)。血压上升程度较小脑幕切迹疝更为突出而脉搏变快,循环障碍不如呼吸障碍明显。可有枕项区疼痛、颈项强直等神经根刺激的症状。

2. 慢性型

除有颅压高的症状外,尚有枕后疼痛及反射性颈强直,以及延髓症状;少数病情缓慢进展的枕骨大孔疝患者,小脑扁桃体慢慢疝入枕骨大孔而并不出现明显的临床症状。枕骨大孔疝发展充分时,表现为呼吸减慢和暂停,迅速发展为心跳停止。

(三)脑幕切迹上疝

脑幕切迹上疝为颅后窝病变致小脑蚓部上端和小脑前部经小脑幕切迹向上疝出所致,临床症状同小脑幕切迹疝。

(四)大脑镰疝

大脑半球占位性病变,特别是额叶,额顶叶受累时,脑组织移向对侧,此时位于纵裂内侧曲的扣带回越过大脑镰游离缘疝入对侧,引起扣带回嵌顿、水肿和压迫性坏死,亦可累及胼胝体背侧的胼周、胼缘动脉狭窄造成广泛缺血坏死。由于大脑镰后端固定于小脑幕,故大脑半球前半部病变引起的移位和脑疝比后半部病变更明显。临床表现有时隐匿不现,损害严重而范围较广泛时出现单侧或双侧下肢为主的轻瘫和(或)感觉障碍。

(五)蝶骨嵴疝

颅前窝占位性病变推挤脑组织越过蝶骨小翼移向颅中窝,颞叶或颅中窝占位性病变推挤颞叶组织向前、上方移位越过蝶骨小翼,均属于蝶骨嵴疝,其临床意义不大,因为一般不引起临床症状和体征。

三、分期

各类脑疝的病程发展具有同一的规律性,在临床上可分为以下三期。

1. 脑疝前驱期(初期)

脑疝前驱期(初期)指脑疝即将形成前的阶段。主要症状是:患者突然发生或再度加重的意识障碍、剧烈头痛、烦躁不安、频繁呕吐以及轻度的呼吸加速加深脉搏增快、血压上升、体温升高等。上述症状是由于颅内压增高到致使脑组织缺氧的程度突然加重所引起的。此期常常被忽略,延缓治疗而致脑疝形成。

2.脑疝代偿期(中期)

脑疝已经形成,脑干受到疝入脑部的直接压迫,全脑的病变较前驱期又有所加剧,但尚能通过一系列的调节功能代偿。此期症状分为两组。

(1)全脑症状:意识障碍加深,出现昏迷,呼吸再度加深而缓慢,脉搏变缓,体温及血压继续上升,全身肌张力增加等。这些症状都是由于颅内压更加增高造成全脑缺氧及疝入脑部对脑干的局部损害而引起的。

(2)局部性症状:系由于压迫刺激邻近的神经结构引起的。包括一侧瞳孔散大、偏瘫或锥体束征等。

3.脑疝衰竭期(晚期)

在此期中,脑干已受到极为严重的损害,生理调节失效代偿功能耗尽。最突出的症状是呼吸及循环功能衰竭,深度昏迷,血压剧烈波动并逐渐下降,体温下降,瞳孔两侧散大而固定,四肢肌张力消失。

此期如若经抢救无效,大多为呼吸首先停止,继之心跳停止而死亡。上述各期持续时间,取决于导致脑疝的原发病变的部位、性质和脑疝发生的类型。一般说来,枕骨大孔疝的病程较小脑幕孔疝为短;继发于急性颅脑损伤的脑疝,病程均较短促,大多数在1d内便全部结束各期病程。而慢性颅内压增高造成的脑疝各期时间相对较长。也有一些病例并不经历上述各期,转瞬之间便从脑疝前驱期过渡到衰竭期,例如腰穿造成的急性枕骨大孔疝,往往因呼吸突然停止而死亡。

四、CT 表现

1.小脑幕切迹疝

幕上较大体积占位病灶挤压颞叶海马沟回、额叶直回向幕下疝出,CT 特征表现为鞍上池、环池、脚间池、四叠体池变形闭塞,脑干受压、变形,甚至沿纵轴上下移位。

2.枕骨大孔疝

当幕下较大占位病灶或小脑幕切迹疝继续发展时,可挤压小脑扁桃体向下经枕骨大孔向下疝出,CT 上特征表现为四脑室显著变窄或闭塞。

3.大脑镰疝

幕上一侧颅腔出现较大体积病灶时,使同侧扣带回从大脑镰下缘疝入对侧,使胼胝体受压向下移位,其主要 CT 表现为侧脑室以及三脑室等中线结构受压变窄、闭塞、移位,部分脑实质疝入对侧。

五、监护

首先应了解脑疝发生的机制及易于并发脑疝的疾病。特别对颅内压增高的患者,应认真观察,随时警惕脑疝的发生。

1.意识变化监护

意识是脑疝出现之前的一个重要的表现,沟回疝意识障碍的发生可来自丘脑、丘脑下部或中脑网状结构的受压,不论是上下或向对侧移位均可发生,意识障碍进行性加重,由清醒逐渐嗜睡、朦胧至昏迷状态,就应考虑脑疝出现。

2. 颅内压增高症监测

意识清醒的患者,如果有剧烈头痛和频繁呕吐等颅内压增高的表现,或有恒定的示位体征,也应警惕是脑疝前驱期。

3. 生命体征监测

脑疝的前驱期由于颅内压增高,脑血液循环障碍,脑组织急性缺氧,血中二氧化碳蓄积,刺激了呼吸中枢,出现呼吸加深增快。若脑疝形成较快,呼吸可突然停止,常见枕骨大孔疝患者。急性后颅凹血肿时,呼吸变慢则有提示早期枕骨大孔疝的意义。

4. 瞳孔变化

这是一个重要指征。发现瞳孔散大已属脑疝中晚期。总之,对易发脑疝的患者,要密切观察病情变化,密切监测,掌握各种指征的变化特点,早期发现和及时防治脑疝,对抢救患者生命是极为重要的。

六、治疗

就治疗而言,我们应当在前述的脑疝前驱期时及时认识脑疝发生的可能,并采取有效的措施,最晚也要在脑疝中期给予处理。否则在脑疝晚期,疝入的脑组织受压时间较长,病变区已软化坏死,将造成不可逆损害。

1. 降低颅内压,减轻脑水肿

降低颅内压,减轻脑水肿是预防脑疝发生的关键。

(1)高渗性脱水剂:首选甘露醇。其脱水作用发生较快,作用较强且持久,每次剂量 $1 \sim 2g/kg$,用药后 $10 \sim 20min$ 内颅内压力开始下降,半小时降到最低水平,可使颅内压降低 $50\% \sim 90\%$。

(2)利尿剂:可用呋塞米或依他尼酸。呋塞米一般每次 $0.5 \sim 2mg/kg$,利尿剂与脱水剂合用可增加脱水作用,减少脱水剂的用量。

(3)脑脊液外引流:现认为这是抢救高颅压脑疝患者的重要措施。其降低脑室内压力较任何脱水药更快更显著。应用控制性持续性闭式脑室引流装置可使脑脊液缓慢流出,将颅内压控制在正常范围,避免突然压力下降导致脑室塌陷、小脑上疝、脑水肿加重或颅内出血等颅内动力学平衡的紊乱,并有利于预防感染。

(4)脑脊液分流术:不论何种原因引起的阻塞性或交通性脑积水,凡不能除去病因者,均可进行分流术,如此可使脑脊液绕过阻塞处而流入其他体腔,如现常采用脑室-腹腔分流术,以达到降低颅压的目的。

(5)碳酸酐酶抑制剂:乙酰唑胺(乙酰唑胺)能使脑脊液的产生减少 50% 而达到降低颅压的目的。成人剂量 $250mg$,每日 3 次,儿童剂量每日 $5mg/kg$。

2. 手术治疗

去除病因对于颅内血肿(包括硬膜外血肿、硬膜下血肿、脑内血肿),其占位效应明显者应积极手术。如已形成脑疝则必须争分夺秒,必要时应一边迅速进行术前准备,一边就地钻孔引流。引流的方式根据情况可采取血肿钻孔引流或脑室穿刺引流。比较严重的脑水肿导致颅内压增高也可行开颅减压术。

(梁菊萍)

第十二节　颅内高压综合征

颅内高压综合征是神经科经常遇到的一个重要问题,其病因和病理生理机制复杂,如不及时诊断和解决引起颅内高压综合征的病因,或采取措施缓解颅内压力,往往由于脑疝而危及生命。

正常颅内压力为 $0.78 \sim 1.76kPa(80 \sim 180mmH_2O)$,儿童较低,为 $0.49 \sim 0.98kPa(50 \sim 100mmH_2O)$ 。在病理情况下,当颅内压监护测得的压力或侧卧位行腰椎穿刺测得的脑脊液静水压超过 $1.96kPa(200mmH_2O)$ 时,即为颅内压增高。

一、病因

引起颅内高压综合征的常见疾病,有以下几类。

1. 颅脑损伤

颅脑损伤导致颅压增高的原因较复杂。如由于颅内血管损伤而发生的颅内血肿,脑挫裂伤伴有的脑水肿都是外伤性颅内高压最常见的原因。外伤性蛛网膜下隙出血,血块沉积在颅底脑池而造成的脑脊液循环障碍,以及红细胞阻塞蛛网膜颗粒所引起的脑脊液吸收障碍等,也是颅内高压的常见原因。

2. 颅内肿瘤

颅内肿瘤伴有颅内高压表现者约占80%。一般肿瘤体积越大,颅内高压也越明显。但肿瘤的部位、性质和生长速度对颅内压也有影响。

3. 颅内感染

脑脓肿患者大多有显著的颅内压增高。化脓性脑膜炎亦多伴有颅内压增高,但一般不严重。结核性脑膜炎晚期,因脑底部炎症性物质沉积,使脑脊液循环通路受阻,以致出现颅内压增高。

4. 脑血管疾病

各种原因引起的脑出血都常有明显的颅压增高。颈内动脉血栓形成和脑栓塞、脑软化区周围水肿,也可产生颅内压增高,如软化灶内出血,引起急剧的颅压增高,甚至可危及患者生命。

5. 脑寄生虫病

脑囊虫病引起颅内压增高的原因有:①脑内多发性囊虫结节可引起弥散性脑水肿;②单个或数个囊虫在脑室系统内阻塞导水管或第4脑室,产生梗阻性脑积水;③葡萄状囊虫体分布颅底脑池引起粘连性蛛网膜炎,使脑脊液循环受阻。

6. 颅脑先天性疾病

婴幼儿先天性脑积水多由于导水管的发育畸形,形成梗阻性脑积水;颅底凹陷和先天性小脑扁桃体下疝畸形,脑脊液循环通路在第4脑室、中孔或枕大孔区受阻;狭颅症,由于颅缝早闭,颅腔狭小,限制脑的正常发育,均可引起颅压增高。

7. 良性颅内压增高

良性颅内压增高又称假脑瘤综合征,以脑蛛网膜炎较多见,其中尤以颅后窝型者颅压增高为著;颅内静脉窦血栓形成,由于静脉回流障碍引起颅压增高。其他如代谢性疾病,维生素A

过多、药物过敏和病毒感染所引起的中毒性脑病等均可成为本病的致病原因。

8. 缺氧

心搏骤停、呼吸道梗阻、麻醉过程中出现喉痉挛或呼吸停止,若抢救延误均可引起严重脑缺氧。此外,癫痫持续状态和肺性脑病等也可导致严重脑缺氧,继发脑水肿,因而出现颅压增高。

二、发病机制

1. 颅腔内容物体积增加

在成人,当颅缝闭合后,颅腔的容积即固定不变。颅腔内容物主要为脑、血液和脑脊液,即颅腔容积 = 脑体积 + 颅内血容量 + 颅内脑脊液量。在临床上,由于各种颅腔内容物体积的增加,而引起颅内压增高的机制如下。

(1)脑体积增加:最常见的原因是脑水肿。

(2)颅内血容量增加:呼吸道梗阻或呼吸衰竭引起的二氧化碳蓄积,使脑血管扩张,脑血容量急剧增加;丘脑下部、鞍区或脑干部位手术,自主神经中枢或血管运动中枢受刺激,引起急性脑血管扩张,脑血容量急剧增加,均可产生颅内压增高。

(3)脑脊液量增加:为颅内压增高的主要原因之一。常见的原因有:①脑脊液吸收障碍,如蛛网膜下隙出血,红细胞阻塞蛛网膜颗粒;颅内静脉窦血栓形成和各种原因造成的脑脊液蛋白含量增高等;②脑脊液分泌过多,临床中较少见,可发生于脉络丛乳头状瘤或某些颅内炎症等;③脑脊液循环受阻,如肿瘤阻塞室间孔、第 3 脑室、导水管和第 4 脑室;先天性导水管狭窄或闭塞;颅内炎症引起的第 4 脑室中孔和脑底池的粘连等。

2. 颅内占位病变

颅内占位病变是导致颅内压增高的另一个重要原因。占位病变除本身占有一定空间外,有的在病变周围形成脑水肿,有的阻塞脑脊液循环通路造成梗阻性脑积水,都是引起颅压增高的重要因素。

3. 狭颅症

由于颅缝早闭(狭颅症),以致颅骨限制了脑的发育,同样可以引起颅内压增高。

三、临床表现

(一)颅内高压综合征

1. 头痛

头痛是颅内压增高的主要症状,常为最先出现的,有时是唯一的症状。头痛呈持续性或间歇性,其发生率达 90% 以上。头痛程度不等,早期较轻,后期加剧。多在清晨起床时明显,可因咳嗽、用力等动作而加重,头痛通常为弥散性,但以额部或枕部疼痛较为明显。一般来说这种头痛对脑肿瘤多无定位诊断价值。头痛的机制,一般认为是由于颅内压增高刺激、牵拉或压迫脑膜和颅内血管壁的疼痛结构所致。颅内压增高时也可呈阵发性剧烈头痛,如脑室系统(第 3 脑室或第 4 脑室)中活瓣样囊肿或肿瘤,可因头痛位置的改变而突然阻塞脑脊液循环通路,使颅内压力急剧增高而出现剧烈头痛、眩晕、呕吐,甚至出现昏迷和呼吸循环功能紊乱,此种现象称为 Bruns 综合征。婴幼儿颅内压增高的患者,由于颅缝分离囟门高隆得到代偿,其头痛症状不如成人显著。

2.呕吐

呕吐常在清晨空腹时发生或于剧烈头痛的同时伴发,一般不伴恶心,常与饮食无关,可呈喷射性呕吐,但并不多见。呕吐的原因可能是迷走神经核受刺激所致,也有人认为由于颅内压增高,脑组织缺氧,供血不足,延髓呕吐中枢缺血所致。

3.眼底变化

在颅内压增高时由于视神经鞘内脑脊液回流和静脉回流发生障碍,因而出现眼静脉淤血,视网膜水肿及视神经盘水肿、出血等变化。视盘水肿是颅内压增高最可靠的体征,但是并非所有颅内压增高者均有此体征。一般认为有 60% ~ 80% 双侧视盘水肿为颅内肿瘤所引起。视盘水肿的出现取决于肿瘤的位置和生长速度,生长愈快,愈易发生乳头水肿,生长慢的则可不出现视盘水肿。出现乳头水肿早期变化需 1 ~ 2d,而至充分发展的水肿则至少需 1 周时间。视盘水肿双侧常不对称,水肿明显的一侧常为病变侧。幕下肿瘤引起视盘水肿的发生率比幕上肿瘤高,分别为70% 和50% 。

4.展神经麻痹及复视

展神经在颅底行走较长,颅内压增高时,易受压而发生单侧或双侧不全麻痹,出现复视。

5.抽搐

抽搐多在颅内压增高后期出现,可为局限性或全身性抽搐发作。但急性颅内压增高者也可出现频繁的抽搐发作,多发生于昏迷患者。

6.意识障碍

由于颅内压增高及脑水肿,导致大脑皮质缺氧,以及脑干网状结构受损,可出现不同程度的意识障碍。如躁动不安、淡漠、迟钝、呆板,继而嗜睡以致进入昏迷。

7.瞳孔变化

早期瞳孔可缩小或忽大忽小变化不定。如瞳孔由小变大而固定不变时,说明已有脑干受损。如单侧瞳孔对光反应减弱或消失或瞳孔不等大时,提示有颞叶沟回疝;这是由于脑移位时动眼神经被同侧大脑后动脉或小脑上动脉所压。但也可以为疝出的沟回将同侧或对侧动眼神经推移压迫在天幕缘上,因此,约90%的患者出现肿瘤同侧的瞳孔散大,而10%的患者出现对侧瞳孔扩大。如双侧瞳孔扩大,对光反应消失,表示有枕骨大孔疝。

8.耳鸣、眩晕

部分患者有耳鸣及眩晕发生,这是因为颅内压增高使迷路和前庭受刺激以及内耳充血所致。

9.生命体征的变化

这些变化提示已有脑干损害,如不及时处理,就会发生颅内高压危象。①血压:颅压增高愈快,则血压上升愈高,一般认为是延髓血管运动中枢对缺血缺氧的反射性代偿作用。动脉血压增高的目的是为了维持脑血流,特别是延髓的血流;晚期血压下降是延髓功能衰竭的表现;②脉搏缓慢:急性颅内压增高常出现缓脉,而且颅内压增高愈快,缓脉也愈显著,但颅内压逐渐增高者一般不引起缓脉现象;③呼吸:急性颅内压增高,出现呼吸深而慢,如疾病进一步发展,出现延髓衰竭,则呼吸浅、慢而不规则,或出现叹息样呼吸,最后呼吸突然停止。

(二)脑疝形成

当颅内占性病变或弥散性脑水肿引起颅内压不断增高时,都可导致脑组织向压力相对较低的部位移位,并被挤入附近的硬脑膜裂隙或枕骨大孔中,发生嵌顿,压迫部分脑组织、颅神经及血管,而产生一系列紧急的临床综合征,称为脑疝。最常见的脑疝有小脑幕切迹疝和枕骨大孔疝两种。

1. 小脑幕切迹疝

小脑幕切迹疝或称天幕疝、天幕裂孔疝、颞叶钩回疝。当一侧幕上占位性病变或以一侧为重的脑水肿造成颅内压增高不均衡时,颅压较高一侧的脑组织向压力较低的对侧推移,因此,幕上的海马沟回或海马就被挤入小脑幕裂孔而形成小脑幕切迹疝。疝入的脑组织早期是水肿、淤血,晚期则出血、梗死、软化、体积增大,进一步阻塞环池并压迫中脑,使中脑移位、变形、出血、水肿,导水管因而闭锁,颅内压更为增高。其他还能使动眼神经及大脑后动脉受压和移位,从而产生一系列紧急情况,如不及时抢救,可危及生命。

(1)意识障碍:常先有烦躁不安,剧烈头痛呕吐、血压升高、呼吸深快等前驱症状,继而意识模糊而逐渐进入昏迷。

(2)瞳孔变化:由于动眼神经的压迫与移位、首先是病侧的缩瞳纤维受到刺激,继而缩瞳纤维麻痹,因此,先出现病侧的瞳孔缩小(历时不长),继而病侧瞳孔扩大,对光反应减弱以至消失,出现两侧瞳孔不等大现象,这是小脑幕迹疝可靠的诊断依据。最后脑疝衰竭期时,双侧瞳孔均扩大,对光反应均消失。

(3)肢体瘫痪:由于钩回压迫大脑脚使锥体束受损产生对侧肢体瘫痪。少数情况下由于脑干推向对侧,使对侧大脑脚受压,也可出现同侧肢体瘫痪。

(4)去大脑强直:由于中脑红核水平的网状结构受损,表现为阵发性或持续性四肢伸直性强直。

(5)体温:脑疝形成后,由于自主神经调节障碍,体温可上升到40℃以上,但到晚期,体温下降。

(6)生命体征的改变:在脑疝前驱期,由于颅内压增高,脑血循环障碍,脑缺氧,血中二氧化碳蓄积,对延髓生命中枢有兴奋作用,因而出现代偿性呼吸加快变深,脉搏加快,血压升高等,借此改善大脑血循环障碍。在脑疝代偿期,颅内压虽继续增高,但尚能通过呼吸和循环中枢的调节作用维持生命活动,因此血压更升高,脉搏缓慢,呼吸深而慢,到了最后脑疝衰竭期,生命中枢受损严重或同时出现枕大孔疝,调节作用丧失,因而呼吸变浅,不规则,脉搏细弱,血压下降,最后呼吸停止,而心跳、血压尚可维持一段时间。

2. 枕骨大孔疝

枕骨大孔疝或称小脑扁桃体疝,各种原因引起的颅内压增高进一步发展,特别是后颅凹的占位性病变,可使小脑下方的扁桃体向下移位推入枕骨大孔椎管内,而形成枕骨大孔疝。由于疝下的扁桃体压迫延髓,使延髓发生水肿、淤血、出血、软化等,同时,堵塞了第4脑室出口,颅内压力进一步增高,可迅速出现延髓功能衰竭现象。枕骨大孔疝的临床表现:一般分为急性和慢性两种,急性枕骨大孔疝时,病情进展十分危急。表现为:①双侧瞳孔先缩小,继而散大,对光反应消失,眼球固定;②呼吸抑制,表现为呼吸缓慢,不规则,发展迅速可突然呼吸停止;③血压短暂上升后,逐渐下降,脉搏变细快,最后循环衰竭;④可出现双侧锥体束征,再由于小脑受损,肌张力和深反射均消失。

慢性枕骨大孔疝时,除上述颅内压增高表现外,常有颈部疼痛、颈肌强直。强迫头位等高位颈神经根刺激症状,但可无明显生命体征改变。如有某种诱因,如腰穿放液后,可突然出现延髓危象而死亡。

四、分期

1.代偿期

在病变开始形成并处于初期阶段,由于颅腔有 8% ~ 10% 的代偿容积,只要病变本身体积和病变所引起的颅内容体积增加的总和不超过此范围,颅内压仍保持正常,临床上就不会出现颅压增高的症状。代偿期的长短,取决于病变的性质、部位和发展速度等。

2.早期

病变继续发展,颅内容体积增加已超过颅腔代偿容积,逐渐出现颅内压增高的表现,如头痛、呕吐等。

3.高峰期

病变已发展到较严重阶段,脑组织有较重的缺血缺氧,患者有较重的头痛呕吐、视盘水肿和视力障碍,意识逐渐迟钝,甚至处于半昏迷和昏迷状态。病情急剧发展时,常出现血压上升、脉搏缓慢有力、呼吸深慢或不规则等现象。

此期颅压可达到平均体动脉压的一半,如不及时采取有效措施,往往迅速出现脑干功能衰竭。

4.衰竭期

病情已至晚期,患者深昏迷,一切反应和生理反射均消失,双侧瞳孔散大,去脑强直,血压下降,心率快而弱,呼吸不规则甚至停止。此时颅压高达平均体动脉压水平,脑组织几乎无血液灌流,脑细胞活动停止,脑电图呈水平线。此时虽经抢救,预后也极恶劣。

五、辅助检查

1.腰穿检查

腰穿测压可以帮助明确是否存在颅内高压。脑脊液常规及生化学检查可对病因进行鉴别。但如有慢性枕骨大孔疝时,则腰穿压力不能反映真正颅内压而且有使脑疝加重的危险,故应严格掌握适应证,如为了明确诊断必须进行此项检查时,一定要按腰穿的高压操作法,即选用较细的(22 号)穿刺针,穿刺成功后,尽量避免脑脊液的损失,少放脑脊液,术后立即输入 20% 甘露醇 250mL 和给予激素类药物,并于 48h 内密切观察病情的变化。

2.颅内 X 线片

在早期头颅片常无明显变化。慢性颅内高压的患者,成人可见蝶鞍扩大,鞍前及后床突骨质吸收以至破坏,脑回压迹增加,儿童有骨缝分离等改变。

3.颅内压监测

目前已有脑室内压、脑组织压、硬膜下压及硬膜外压等颅内压连续记录方法,可作颅内压监护之用。

4.其他检查

为了明确诊断,可根据临床选择进行下列检查,如脑电图,荧光素眼底血管造影、脑血管造影、CT 及 MRI 等。

六、诊断

颅内高压综合征有急性、亚急性和慢性之分。一般病程缓慢的疾病多有头痛、呕吐、视盘水肿等症状,初步诊断颅内压增高不难。而急性、亚急性脑疾病由于病程短,病情发展较快,多伴有不同程度的意识障碍,且无明显的视盘水肿,此时确诊有无颅内压增高常较困难,需要进行下列检查予以确定。

1. 眼底检查

在典型的视盘水肿出现之前,常有眼底静脉充盈扩张、搏动消失,眼底微血管出血,视盘上下缘可见灰白色放射状线条等改变。

2. 婴幼儿颅内压增高

早期可发现前囟的张力增高,颅缝分离,叩诊如破水壶声音。

3. 脱水试验治疗

20%甘露醇250mL快速静脉滴注或呋塞米40mg静脉推注后,若头痛、呕吐等症状减轻,则颅内压增高的可能性较大。

4. 影像学检查

头颅平片可发现颅骨内板压迹增宽或鞍背吸收某些原发病的征象。脑血管造影对脑血管病,多数颅内占位性病变有相当大的诊断价值。头颅CT扫描和MRI检查,对急性、亚急性颅内压增高而无明显的视盘水肿者,是安全可靠的显示颅内病变的检测手段。

对疑有严重颅内压增高,特别是急性、亚急性起病有局限性脑损害症状的患者,切忌盲目腰穿检查。只有在诊断为脑炎或脑膜炎和无局限性脑损害之蛛网膜下隙出血症,方可在充分准备后行腰穿检查。根据病史和起病的缓急,内科系统和神经系统检查的发现,必要的实验室检查,初步确定颅内压增高的病变和病因是完全可能的。

七、监护

1. 意识状态监护

颅内高压综合征患者可能出现意识障碍,因此观察其意识状态十分重要。意识障碍按程度可分为嗜睡、昏睡、浅昏迷、中度昏迷和深昏迷。或者根据格拉斯哥昏迷计分,进行监测。

2. 瞳孔监护

观察颅内压增高患者的瞳孔变化同样十分重要。临床上常见的瞳孔改变大致分为以下类型。

双瞳一致性改变:双瞳孔扩大或缩小,对光反应正常——无意义;双瞳散大,对光反应消失——临终前表现;双瞳极度缩小(针尖样瞳孔),伴高热——脑桥病变。

双瞳不等大:双瞳不等大,大小多变——中脑病变;双瞳不等大,缩小侧伴眼睑下垂——交感神经麻痹所致,即Horner综合征;双瞳不等大,恒定——既可是颞叶钩回疝的表现,亦可是视神经或动眼神经直接受损伤的结果。

3. 生命体征监护

颅内压增高到一定程度,脑组织有较重的缺血缺氧,影响到脑的生理功能。作为机体的代偿,患者表现为血压上升,脉搏缓慢有力,呼吸深慢或不规则。若继续发展,则血压下降,心率快而弱,呼吸不规则甚至停止。由此可见,观察生命体征可以了解患者的颅内压增高程度。

4. 颅内压监护

传统的方法是行腰椎穿刺测定脑脊液的压力来间接了解颅内压。这种方法虽然简单,但不能连续监测,且在颅内压显著增高的情况下有一定危险。目前大多采用直接持续监测法,包括硬脑膜外压测定、硬脑膜下压测定和脑室内压测定等,以便了解颅内压变化的动态,尤其是在脱水疗法过程中,颅内压的动态变化对于正确选择脱水药的种类,适当掌握药物剂量,以及对疗效的观察和预后的估价等,均有一定帮助。

5. 脱水疗法中的监护

严格按医嘱限制每日液体入量,过多的水量可加重脑水肿。在治疗脑水肿的最初几日内应保持轻度脱水状态,即患者两眼窝稍下陷,眼球张力降低且压之很软,皮肤弹性未减低,血压基本维持在正常水平。每日出入液量应维持负平衡,使出水量略多于入水量。若脑水肿已基本缓解则24h液体出入量可维持在乎衡状态。警惕水和电解质的失衡,密切观察动脉血压和中心静脉压的改变,以了解体内血容量的变化。利尿药的长期应用可引起失钾、失氯,故应密切监测血清钾、氯等电解质变化。

6. 冬眠低温疗法中的监护

注意体温控制范围,体温应控制在 32～34℃,保持稳定,持续 3～5d。体温监测以连续监测肛温为标准。护士应密切观察体温的变化,使之维持在适当水平,避免体温过高或过低。

八、治疗

(一)对症处理原则

(1)一旦确诊为颅内压增高的患者,应收留住院观察治疗,密切注意患者意识、瞳孔、血压、脉搏、呼吸、体温等的改变,由此判断病情的变化,以便进行及时的处理。

(2)重症患者应做颅内压监护;颅内压监护可直接测量到颅内压的动态变化,根据测量到的颅内压变化的信息,来指导降颅压的治疗。

(3)清醒患者给予普通饮食:频繁呕吐者应暂禁饮食,以防引起吸入性肺炎;每日给予静脉输液,其量应根据病情需要而定。一般每日给予液体量不超过 1500mL(包括生理盐水 500mL),尿量应维持在 600mL 以上。输液不宜过多,以免增加脑水肿加重颅内压增高。禁饮食超过 3d 者应给予补钾。昏迷时间长或不能由口进食者应给予鼻饲流质饮食,以防治水电解质平衡失调。

(4)注意及时处理促使颅内压进一步增高的一些因素,尤其对已有意识障碍者,往往有许多容易被忽视的因素。如呼吸道不通畅、痰多难以咳出者,应做气管切开,经常吸痰,保持呼吸道通畅,预防呼吸道感染,减少肺炎的发生。有尿潴留者及时导尿。大便秘结者可用开塞露肛门灌注或用缓泻剂等。

(二)病因治疗

颅内压增高是许多疾病,特别是颅脑疾病中共有的综合征。最根本的处理原则是去病因治疗。对于外伤、炎症、脑缺血缺氧等原因引起的脑水肿,应首先用非手术治疗,包括给氧、抗生素、高渗降压药物等。由于占位性病变所引起者应采用手术治疗切除病变。由于脑脊液通路受阻而形成脑积水者,可做脑脊液分流手术等。但颅内压增高患者往往情况紧急,有时对确定病因诊断的各种检查来不及进行而患者已处于较严重的紧急状态,此时应先做暂时性的症状处理,以争取时机利用一切可能的检查手段,确定病因后再给予去病因治疗。

(三)减压治疗

主要在降低颅内压。维持有效血液循环和呼吸功能,增强脑细胞对病损的耐受性。

1. 降颅压药

(1)脱水疗法:脱水疗法是降低颅内压、减轻脑组织水肿、防止脑疝形成的关键。成人常用20%甘露醇250mL,快速静脉滴注,每4~6h1次,主要在于高渗溶液在血-脑之间形成渗透压差,尽快地将脑内水分转入血液循环,并非单纯通过利尿作用。心、肾功能不全者慎用,防止发生肺水肿和加重心肾衰竭,甘露醇不仅可以降低颅内压和减轻脑水肿,还可改善脑及体循环,防止自由基的产生,增强神经细胞耐受缺氧的能力,促进脑功能的恢复。10%甘油葡萄糖液或10%甘油生理盐水溶液500mL静脉滴注,于2~3h内静脉滴完,1或2次/天,或按每日1g/kg计量,与等量盐水或橘汁混匀,分3次口服或鼻饲。甘油静脉滴注或口服多用于慢性颅内压增高患者。高渗性脱水剂的剂量应适当掌握,并非越大越好。

(2)利尿剂:主要是抑制肾小管对钠、氯、钾的重吸收,从而产生利尿作用。由于大量利尿使机体脱水从而降低颅内压。呋塞米40~60mg静脉注射或50%葡萄糖40mL+呋塞米40~60mg静推1~3次/天,也可加入甘露醇内快速静脉滴注;口服剂量1次20~40mg,3次/天。依他尼酸钠:成人1次用量25~50mg加入10%葡萄糖20mL中缓慢静脉注射。还可应用乙酰唑胺,成人0.25~0.5g,2或3次/天,口服,用于慢性颅内压增高患者。利尿剂和脱水剂的应用,因排钾过多,应注意补钾。

(3)肾上腺皮质激素:肾上腺皮质激素能改善血脑屏障,降低其通透性,加强对水、电解质代谢的调节功能,稳定细胞膜功能和减轻细胞膜的损害;改善局部脑血流量,减轻病变区周围水肿,减少脑脊液生成;增强非特异性抗感染和解毒作用。应用肾上腺皮质激素时,应注意有无禁忌证,如溃疡病、糖尿病等,因其有抑制免疫功能,合并感染者慎用。常用药物有地塞米松20~40mg加入5%~10%葡萄糖液250~500mL内静脉滴注1次/天,或氢化可的松200~300mg加入5%~10%葡萄糖250~500mL静脉滴注1次/天,短期应用后,改为口服,并逐渐减量停药。

2. 减压手术

减压手术在应用脱水剂和利尿剂无效后,或颅内压增高发生脑危象的早期时应用,可选用颞肌下减压,枕下减压。也可脑室穿刺引流或脑室分流术,常用的脑脊液分流方法有以下几种。

(1)侧脑室-枕大池分流术:是将导管的一端放入侧脑室中,经过头皮下或硬膜外或硬膜下,另一端置入小脑延髓池中,使脑室内的脑脊液可通过导管引流入小脑延髓池,进入蛛网膜下隙吸收。此手术适应证较广,凡在室间孔第3脑室、大脑导水管和第4脑室及其出口等处发生阻塞引起的脑积水,均可适用,手术效果比其他类似的手术更为可靠,还可同时施行后颅窝探查术。

(2)侧脑室-右心房分流术:是把一组带有单向阀门的分流装置植入体内,将脑脊液从侧脑室分流到上腔静脉或右心房的血液系统内。此种分流术适用于各种类型的脑积水。

(3)侧脑室-腹腔引流术:亦是把一组带有单向阀门的分流装置植入体内,将脑脊液分流到腹腔中吸收。此手术适用于阻塞性、交通性、常压性等各种类型的脑积水。

(4)腰椎蛛网膜下隙-腹腔分流术:此手术适用于交通性脑积水,手术方法是将Holter分流装置的脑室引流管植入腰椎蛛网膜下隙,腹腔引流管植入腹腔中,使脑脊液从腰椎蛛网膜下隙流入腹腔吸收。

(四)亚低温疗法

亚低温可降低脑代谢率,使脑耗氧量明显减少,从而增加脑细胞对缺氧的耐受性。低温可保持脑细胞的通透性,同时降低脑血流量,对防止脑水肿的发展和恢复有一定效果。一般用于脑血管疾病出血期有昏迷,躁动不安,严重颅脑挫裂伤伴严重脑水肿或中枢性高热等。

(五)高压氧疗法

高压氧疗法可使血氧量增高,直接改善脑缺氧,改善由于缺氧引起的血管及血脑屏障渗透性的改变,因此,有预防和治疗脑水肿和降低颅内压的作用,对颅脑外伤及急性脑血管疾病所引起的脑水肿有一定疗效。

(梁菊萍)

第十三节　低颅压综合征

当腰穿压力 $<60mmH_2O$(或低于 $0.70kPa$)时所产生的一系列临床病症,称之为低颅压综合征。主要表现是具体位性的头痛:站立时出现或加重,卧位时减轻或消失,还可伴有恶心、呕吐及视觉障碍和听觉障碍。

低颅压综合征分症状性与原发性。症状性多继发于腰穿、脊髓造影和脊髓麻醉后,脑室或椎管的过度引流、脊神经根的撕裂、颅脑外伤(伴或不伴脑脊液外漏)、颅脑手术、脱水、静脉输入高渗液体后、休克、恶液质、过度换气、尿毒症、严重全身感染、慢性巴比安中毒、脑膜脑炎、糖尿病性昏迷。引起颅内压降低的原因分为两类:即原发性与症状性,原发性者病因不清、症状性者多见于颅脑外伤后、长期使用高渗脱水剂,胰岛素休克治疗后及颅内血管痉挛致脉络丛分泌受抑制,使脑脊液产生过少等。

一、临床表现

低颅压临床表现几乎与高颅压无法区别。起病可呈急性亦可缓慢,表现有头痛、头昏、眩晕、恶心、呕吐、耳鸣、眼花、疲倦乏力等。部分患者可有共济失调、意识障碍、精神障碍及自主神经功能障碍。视神经乳头淤血,边缘模糊。体征有颈项强直、Kernig 征阳性。

1. 头痛

头痛位于颞枕部,有时波及全头或向肩、项部放射,立位时出现或加重,卧位时减轻或消失。

2. 其他症状

可伴有恶心、呕吐、眩晕,耳鸣、视力障碍、视野缺损、复视、畏光、听力改变、颈项僵直等。约23%的患者可出现视觉障碍。脑移位还可出现小脑扁桃体下疝,甚至产生 Chiari 畸形,压迫颈神经,出现颈项牵拉感,僵硬和颈强直。

3. 临床检查

临床检查可发现患者有心动过缓、眼球震颤、展神经麻痹、双鼻视野缺损、颈强直及轻度意识障碍。

二、实验室及影像学检查

1. 腰穿

脑脊液压力 $<50mmH_2O$,甚至低得放不出,须用注射器抽吸才能抽到脑脊液。所以当腰

穿中有两个明显的突破感而又没有脑脊液流出时,应用注射器试抽。

2. 细胞学检查

脑脊液中可见到红细胞和蛋白。病程长者还可见到脑脊液变黄。脑脊液淋巴细胞增多可能表明在脑脊液漏出部位的局限性炎症或有时它是对红细胞存在的一种反应,而非感染的征象。

3. 头颅 CT

多数头颅 CT 正常,也有报告侧脑室,第三、四脑室,基底池和皮层沟回狭窄,为暂时的可逆现象,可能与脑水肿有关。有报告称约 10% 的患者头颅 CT 出现硬膜下血肿。

4. 头颅 MRI

(1)脑膜增强:头 MRI 强化扫描时有硬脑膜增强,为低颅压肯定而共有的现象。特点为大脑凸面和小脑幕的脑膜呈弥散的、连续的线形增强,侧裂及脑干表面的脑膜无增强。脑膜增强呈可逆性改变。

(2)局部脑结构的移位:表现为中脑导水管开口位置下移、小脑扁桃体下疝、脑干腹侧压向斜坡。桥前池明显狭窄、视神经视交叉受牵拉而向下移位;鞍上池消失、脑垂体受压。统称为"下垂脑"(sagging brain)。

(3)小脑扁桃体下疝:一般为轻度,平枕骨大孔水平或仅下疝几毫米。对于长期有脑脊液漏的患者,下疝更加明显可达 10mm 以上。

(4)桥脑移位:桥脑前移变扁,俯在斜坡上,相应桥前池狭窄或闭塞。间脑受压、移位。

(5)视交叉移位:可见视交叉的扭曲、拉直上抬、下移等表现。同时可见鞍上池、脚间池的狭窄或闭塞。

(6)导水管移位:中脑导水管上口位于切迹线以上 1.4mm 或以下 1.8mm(正常应为这以上 1.0mm 或以下 0.6mm)均被认为异常。

(7)硬膜下积液和硬膜下血肿:低颅压时其中的小静脉代偿性扩张,血液中水分外渗形成硬膜下积液,若小静脉破裂则形成硬膜下血肿。

5. 脊髓 MRI

(1)硬膜外积液:可为节段性全脊髓的硬膜外积液。在 T_1WI 上,积液信号与 CSF 相同,T_2WI 上高于硬膜外脂肪的信号,而在质子加权上,积液呈高信号,高于 CSF,可能由于积液内含有蛋白成分,使膜外积液常形成一占位,位于椎管后部,可见轻微的占位效应。

(2)神经根解剖的异常:于轴位上显示清晰。在 T_2WI 上可见神经根束膜的异常扩张(Tarlov 囊肿的存在)。沿神经根表面的异常高信号,可能为脑脊液成分。

(3)硬膜外静脉的扩张:在轴位及正中矢状位上可显示出胸腰段硬膜外静脉的扩张。

(4)脊膜的广泛强化:局限性的硬膜外积液,也可有轻度强化。

三、鉴别诊断

1. 原发性低颅压综合征

原发性低颅压综合征可见于任何年龄,男女无差别,起病可急可缓,头痛轻重不一,位于颈枕部居多,可向额顶部放散,亦可延至肩背,直立及头动时加重,平卧后缓解。可伴不同程度的颈强直、头前屈时疼痛,阳性 Kernig 征,以及外展神经不全麻痹等体征。除头痛外常有头昏、眩晕、恶心、呕吐、耳鸣等。亦可有轻重不一的共济失调和平衡障碍、精神障碍及发热、多汗、血压波动、直立位心动徐缓、昏厥发作等自主神经功能障碍。腰椎穿刺脑脊液压力低于 0.7kPa。病程从 2 周到 3 至 5 个月不等。意识障碍不明显。

2. 颅脑外伤后颅内低压综合征

多于外伤后 1~2h 之内出现;亦可在 2~3d 后出现。其原因为脑脊液鼻或耳部大量流失、外伤后反射性脉络丛分泌机能抑制、脑脊液吸收增加或休克及长期使用高渗脱水药物等引起。临床主要表现为头部挤压性疼痛,可伴有头昏、恶心、呕吐、乏力、虚弱、厌食、脉搏细弱、血压偏低等,严重时有精神萎靡、脱水和电解质紊乱,甚至可有意识改变。神经系统检查无阳性体征。

3. 颅脑手术后低颅压

发生率占颅脑手术的 0.8%,常在术后数小时至数天发病,起病快,可有明显的意识障碍。原发神经损害征加重,颅骨缺损区的头皮内陷。所以当术后患者出现无法解释的昏迷或病情好转后出现上述改变,应考虑到此征。

4. 腰穿后低颅压

有报道称发生率约 32%~55%,实际远低于此。颅压正常或偏低者易出现。腰穿后数小时到数日出现,意识障碍少见,病程约 1 周,可持续 2~3 周。

5. 腰神经袖撕裂

腰神经袖撕裂较少见。在原发性低颅压患者中,有些可能是因为剧烈活动、咳嗽或被忽略的跌倒等引起脊神经根的撕裂。另外还有一种脊膜缺陷 Tarlov 囊,它的囊膜很薄,极小的外伤都能导致囊膜的破裂。所致症状多出现于臀部跌落后 1~2d、除头痛外,腰背及下肢后侧疼痛较明显。

6. 胰岛素治疗和电休克治疗

胰岛素休克后继低颅压虽经大量补糖,仍不见苏醒,昏迷愈陷愈深,此时有可能存在低颅压,腰椎穿刺可证实。

四、治疗

低颅压综合征的治疗方法因病因不同稍有差异,但基本原则相同。

(一)体位疗法

嘱患者保持水平卧位,若原发病允许,最好采取头低脚高位,床脚抬高 20°~30°。目的是提高颅内脑脊液的压力,改善患者症状。部分病例经此治疗数天后可完全好转。据报道平卧对腰穿后低颅压有良好疗效,未发现经胃肠或胃肠外补液比单纯平卧有效。

(二)病因治疗

病因明确者,应针对病因采取相应措施,如纠正水电解质紊乱脱水引起的血液浓缩等病理状态。

(三)补充水治疗

(1)鼓励患者大量饮水,每日 3000~4000mL,可适量加盐,最好是生理盐水。

(2)低渗(0.5%)或生理盐水静脉注射,每日 1000~2000mL,可以增加脑脊液分泌,3~5d 为 1 疗程。

(3)蒸馏水静脉注射,每次 20~40mL,可以反射性引起脑脊液分泌增加。据 Leriche 报告,这种方法作用快、效果好,一般无不良反应。但有的学者认为应注意电解质紊乱和溶血反应。

(4)鞘内注射生理盐水,每次 20~30mL,借此直接填补蛛网膜下隙的容积和刺激脑脊液分泌,提高和维持脑脊液压力。此疗法可迅速奏效,缺点是脑脊液可以通过穿刺孔漏入硬膜外腔,目前较少使用。

(四)封闭治疗

(1)Leriche 提出此法。常用 0.25% ~0.5% 的普鲁卡因 15 ~20mL 作颈交感神经节封闭。可促进脑血管扩张,增加脑血流量,提高颅压。本法多用于外伤性低颅压者。

(2)硬膜外注入自体血:将 10 ~20mL 患者自体血注入硬膜外间隙(血池),对腰穿后及鞘撕裂引起的低颅压非常有效。因局部张力高可防止脑脊液外漏,另外可引起局部无菌性炎症反应,促使裂孔愈合。

(五)刺激治疗

(1)鞘内注射氧气:每次 20 ~30mL,每周 1 次,借此直接填补蛛网膜下隙的容积和刺激脑脊液分泌,提高和维持脑脊液压力。此疗法的缺点是脑脊液可以通过穿刺孔漏入硬膜外腔。

(2)脑室内注入生理盐水或氧气,可迅速重建正常的脑室压力,纠正脑室和脑组织的塌陷,直接刺激脉络丛,促进脑脊液的分泌。这种方法因需作脑室穿刺故不常用。

(3)脑血管扩张剂:多数学者认为 CO_2 吸入是较好的方法,通常使用 5% CO_2 和 95% O_2 混合,每小时吸入 5 ~10min,用于治疗术后和外伤后低颅压效果好,它具有打张血管,降低血管阻力,增加脑脊液分泌的作用。据报道吸入 5% CO_2 可使脑血流和颅内压各增加 43%。

(六)手术疗法

Brown 曾报道 1 例腰椎间盘患者,脊髓造影后 9 个月仍有腰穿后头痛,当进行椎间盘手术时,发现硬脊膜穿刺孔尚未愈合,通过采用 Cushing 夹闭此孔后,第 2 日起头痛即消失。

(七)其他疗法

包括垂体后叶素、咖啡因、麻黄碱、可待因、溴化新斯的明、毛果芸香碱、肾上腺皮质激素、氧气吸入、星状神经节封闭等疗法均有报道可以奏效。

五、经验指导

原发性低颅压是良性过程,一般经数天到数月,症状均能缓解,偶有复发;其他原因引起的低颅压在解除原发疾病后症状会很快缓解。

(梁菊萍)

第四章 周围神经疾病

第一节 三叉神经痛

三叉神经痛是原因不明的三叉神经分布区短暂反复发作性剧痛，又称特发性三叉神经痛。根据病因可分为特发性和继发性，继发性病因包括桥小脑角肿瘤，胆脂瘤、听神经瘤、脑膜瘤和动脉瘤等多见，以及三叉神经节肿瘤、脊索瘤、垂体瘤长入麦氏囊、颅底恶性肿瘤（如鼻咽癌、其他转移癌）、血管畸形、蛛网膜炎和多发性硬化等。

三叉神经痛年发病率为 4.3/10 万，女性高于男性（3∶2），成年及老年人多见，40 岁以上患病占 70%～80%；特发性发病年龄 52～58 岁，症状性 30～35 岁。

一、病因机制

病因和发病机制尚不清楚，目前认为有两种病因：

1. 中枢性学说

中枢性学说认为三叉神经痛是周围性痫样放电，为一种感觉性癫痫样发作，发放部位可能在三叉神经脊束核。也有认为病因可能在脑干，轻微刺激面部触发点，刺激可在脑干内迅速"叠加"，引起一次疼痛发作。本病突然发作、持续时间短、有触发点、抗癫痫药物治疗有效、疼痛发作时在中脑可记录到局灶性痫样放电等特征，均支持中枢性病因设想。但尚不能解释许多临床现象，如大多数病例仅单侧疼痛，疼痛发作仅局限于一支或两支范围长期不发展，脑干病变（如肿瘤等）并不产生三叉神经痛，长期发作而无神经体征等。

2. 周围性学说

病变位于半月神经节到脑桥间后根部分。各种压迫性病因，如胆脂瘤、脑膜瘤、听神经瘤、血管畸形、蛛网膜炎及血管等均可促发三叉神经痛。90% 以上患者在三叉神经脑桥入口处有扭曲血管压迫三叉神经根，引起局部脱髓鞘。85% 的压迫血管为动脉，如小脑上动脉、小脑前下动脉等，少数为静脉或动脉与静脉共同压迫。有学者推测脱髓鞘局部可能产生异位冲动，相邻纤维间产生短路或伪突触形成和传递，轻微触觉刺激通过"短路"传入中枢，中枢传出冲动亦通过"短路"传入，如此很快叠加导致三叉神经痛发作。近年来三叉神经血管减压术获得良好效果，使人们普遍接受周围性病因理论。也有认为中枢性与周围性因素并存，病变在周围部、发病机制在中枢部。

二、病理

以往认为特发性三叉神经痛无特殊病理改变，近年来开展三叉神经感觉根切断术，活检发现神经节细胞消失、炎性细胞浸润、神经纤维脱髓鞘或髓鞘增厚、轴突变细或消失等，部分患者发现后颅窝小异常血管团压迫三叉神经根或延髓外侧面，手术解除压迫可缓解或治愈。

病理变化表现节细胞轴突有不规则球状茎块，是髓鞘不正常染色形成，常沿神经束分布，发生在相邻束上。

受损髓鞘明显增厚,失去原有层次结构,外层神经鞘膜破裂,髓鞘自破裂口挤出,有的碎裂成椭圆形颗粒,其至呈粉末状;轴突扭曲不规则,节段性断裂或完全消失,轴浆改变可见 Ranvier 结附近集结大量线粒体。无髓鞘纤维也发生退行性变,但神经鞘膜细胞外层保持正常,神经节细胞附近卫星细胞胞浆内常有空泡出现。

三、临床表现

三叉神经痛通常限于一或两支分布区,第 2、3 支多见。发作多为一侧性,仅少数(5% 以下)为双侧性,先从一侧开始。疼痛多自上颌支或下颌支开始,以后可扩散为两支,眼支起病少见,两支同时发病以 2、3 支常见,三支同时受累罕见。下颌支受累最多(约 60%),多由下颌犬齿部开始,向后上放射至耳深部或下颌关节处,少数可呈相反方向放射,局限于下颌支范围内;上颌支次之(约 30%),由鼻孔处开始,放射至眼眶内、外缘,有时扩散至眼支区产生眼部疼痛。

发作特点:①常无预兆,骤然发生,突然停止,每次发作数秒至 1~2min,面颊、上下颌及舌部最明显,口角、鼻翼、颊部和舌部为敏感区,轻触可诱发;②患者常述剧烈电击样、针刺样、刀割样或撕裂样疼痛,发作时常以手掌或毛巾紧按病侧面部或用力擦面部减轻疼痛,极少数病例发作前或发作时伴咀嚼动作,严重者伴偏侧面肌痉挛;③通常早期发作次数较少,间歇期较长,可数日一次,以后发作逐渐频繁,甚至数分钟发作一次,终日不止;④病程可呈周期性,发作期可为数日、数周或数月不等,缓解期如常人,可达数年,少数仍有烧灼感,夜间发作较轻或停止,严重者昼夜发作,夜不能寐或睡后痛醒;病程愈长,通常发作愈频繁愈重,很少自愈;部分病例发作周期似与气候有关,春、冬季易发病;⑤可有扳机点或触发点,上下唇、鼻翼、口角、门齿或犬齿、齿根、颊和舌等部位特别敏感,稍触及即可诱发疼痛,刺激上唇外 1/3、鼻翼、上门齿和颊部等扳机点可诱发上颌支发作,饮冷或热水、擤鼻涕、刷牙、洗脸和剃须等可诱发,严重影响患者生活,患者常不敢进食、大声说话或洗脸等;咀嚼、呵欠、讲话、冷或热水刺激下犬齿可诱发下颌支发作,皮肤扳机点较少诱发;可合并舌咽神经痛,发作时间数秒至 1~2min;⑥有时伴面部发红、皮温增高、结膜充血、流泪、唾液分泌增多、鼻黏膜充血及流涕等。

神经系统检查一般无阳性体征,患者因恐惧疼痛发作而不敢洗脸、剃须、刷牙和进食,表现面部、口腔卫生很差,全身营养不良,面色憔悴,精神抑郁及情绪低落等。慢性患者可发生面部营养障碍,如局部皮肤粗糙、眉毛脱落、角膜水肿混浊、麻痹性角膜炎、虹膜脱出及白内障、咀嚼肌萎缩等,局部触痛觉轻度减退,封闭治疗者面部感觉可减退。

四、诊断

诊断典型特发性三叉神经痛诊断根据疼痛发作部位、性质、面部扳机点及神经系统无阳性体征等,多数病例卡马西平或苯妥英钠治疗有效,有助于确诊。

五、鉴别诊断

本病须注意与以下疾病鉴别。

1. 继发性三叉神经痛

发作特点与特发性相似,发病年龄较小,表现三叉神经麻痹如面部感觉减退、角膜反射迟钝等,伴持续性疼痛;常合并其他脑神经麻痹,可因多发性硬化、延髓空洞症、原发性或转移性颅底肿瘤所致。

2. 牙痛

牙痛一般呈持续钝痛,局限于牙龈部,进食冷、热食物加剧。X 线检查可发现龋齿等牙病、埋伏牙及肿瘤等,有的患者拔牙后仍然疼痛才确诊。

3. 舌咽神经痛

舌咽神经痛较少见,常见于年轻妇女,性质与三叉神经痛相似,每次持续数秒至1min,位于扁桃体、舌根、咽及耳道深部,吞咽、讲话、呵欠和咳嗽等常可诱发。咽喉、舌根和扁桃体窝可有触发点,用4%可卡因、1%地卡因等喷涂,如能止痛可确诊。

4. 蝶腭神经痛

蝶腭神经痛较少见,疼痛呈剧烈烧灼样、刀割样或钻样,位于鼻根后方、颧部、上颌、上腭及牙龈部,常累及同侧眼眶,疼痛向额、颞、枕和耳部等处放散,可伴病侧鼻黏膜充血、鼻塞、流泪。每日发作数次至数十次,每次持续数分钟至数小时,无扳机点。蝶腭神经节封闭有效。

5. 三叉神经炎

三叉神经炎可因流感、上颌窦炎、额窦炎、下颌骨髓炎、伤寒、疟疾、糖尿病、痛风、酒精中毒、铅中毒、食物中毒等引起,疼痛呈持续性,压迫可加剧,三叉神经区可有感觉减退或过敏,可伴运动支功能障碍。

6. 鼻窦炎

局部持续钝痛,可有发热、流脓涕、白细胞增高和局部压痛等炎症表现,鼻腔检查及 X 线片可确诊。

7. 非典型性面痛

非典型性面痛见于抑郁症、疑病及人格障碍患者,疼痛部位模糊不定,深在、弥散和不易定位,常为双侧,无触痛点。情绪是唯一加重疼痛因素。

8. 颞颌关节病

咀嚼时疼痛,颞颌关节局部压痛明显。

六、治疗

特发性三叉神经痛首选药物治疗,无效或失效时考虑其他疗法。继发性三叉神经痛应针对病因治疗。

1. 药物治疗

(1)卡马西平:为首选药物,作用于网状结构－丘脑系统,抑制三叉神经脊束核－丘脑系统病理性多神经元反射,有效率 70% ~80%。

首次剂量 0.1g,2 次/日,每日增加 0.1g,至疼痛停止,最大剂量 1.2g/d;减轻后可试验逐渐减量,用最小有效维持量,通常为 0.6 ~0.8g/d。孕妇忌用,不良反应有头晕、嗜睡、口干、恶心、消化不良及步态不稳等,多可消失,偶有皮疹、血白细胞一过性减少,停药后可恢复;出现共济失调、复视、再生障碍性贫血、肝功能损害、心绞痛及精神症状等,须立即停药。无效者与苯妥英钠合用可能有效。

(2)苯妥英钠:显著抑制突触传导或可提高痛阈,0.1g 口服,3 次/日,无效时可每日加量 0.05g,数日后加至 0.6g/d,疗效达 54% ~70%。疗效不显著时可辅用氯丙嗪苯巴比妥、利眠宁等。

(3)氯硝安定:以上两药无效时可试用,6 ~8mg/d 日服,40% ~50% 的患者可完全控制发作,25%明显缓解。不良反应为嗜睡、步态不稳,老年患者偶见短暂精神错乱,停药后可消失。

(4)巴氯芬:可试用,有效率约70%,其余30%不能耐受不良反应。自5mg开始,2次/日,用量达20~30mg/d。不良反应有恶心、呕吐和嗜睡等。

(5)大剂量维生素 B_{12} 1000~2000μg,肌内注射,每周2~3次,4~8周为一疗程,部分患者可缓解,机制不清。无不良反应,偶有一过性头晕、全身疼痒及复视等。复发时可给予以前的疗效剂量。可试用三叉神经分支注射,注射前先行普鲁卡因局部麻醉,眼支注射眶上神经,上颌支注射眶下神经,下颌支注射下颌神经,剂量250μg。

(6)哌咪清:通常第1~4日剂量4mg/d,第5~9日6mg/d,第10~14日8mg/d,第14日后12mg/d,均分2次口服。不良反应包括手颤、记忆力减退、睡眠中出现肢体不随意抖动等,出现率高达83.3%,多发生于治疗后4~6周。

2.无水酒精或甘油封闭疗法

适于服药无效者,在神经分支或半月神经节注药阻断传导,无水酒精注射疗效较短,甘油注射疗效较长,甘油是高粘度神经化学破坏剂,注射后逐渐破坏感觉神经细胞,数小时至数日方能止痛。不良反应为注射区感觉缺失。可采取:①周围支封闭:在眶下、眶上、上颌、下颌神经分支处局部麻醉,注入无水酒精0.3~0.5mL,疗效期短(一般1~6个月),除眶上神经封闭现已少用;②半月神经节封闭:注射药物破坏节内感觉神经细胞,疗效较持久,但注射技术较难,CT监视下注射可提高成功率。

3.经皮半月神经节射频电凝疗法

在X线监视或CT导向下将射频电极针经皮插入半月神经节,通电加热至65~75℃,维持1min,选择性破坏半月节后无髓鞘痛温觉传导Aδ和C细纤维,保留有髓鞘触觉传导Aα,β粗纤维,疗效达90%以上;适于年老患者及系统疾病不能耐受手术患者;约20%患者出现并发症,如面部感觉异常、角膜炎、咀嚼肌无力、复视带状疱疹等;长期随访复发率21%~28%,重复应用有效。

4.手术治疗

(1)周围支切除术:疗效较短,仅限第1支疼痛者,可因神经再生复发。

(2)三叉神经感觉根部分切断术:为首选治疗,手术途径包括经颞、经枕下入路,经颞入路适于第2、3支疼痛,危险性小,病死率0.77%~2.3%,术后反应较小,缺点是不能保留面部感觉,可产生周围性面瘫或损伤运动根使咀嚼无力,复发率约7.5%;经枕下入路适于各种三叉神经痛(包括三支疼痛)病例,优点可发现血管异常、移位等,保留运动支及面部、角膜和舌部分触觉;缺点是风险较大,可有面神经、听神经及小脑损伤并发症,可见角膜炎,病死率达3.4%。

(3)三叉神经脊束切断术:经后颅窝入路在延髓门平面离中线8~10mm处切断三叉神经脊束,适于伴第1支疼痛或双侧三叉神经痛,一侧眼已失明,术后期望保留健侧角膜反射,防止角膜炎和失明,并发症为咽喉麻痹、上肢共济失调呃逆等,为暂时性,病死率为2.4%,由于复发率可高达约30%,目前较少采用。

(4)三叉神经显微血管减压术:三叉神经感觉根在脑桥进入处受异常走行血管压迫常是引起神经痛病因,手术解压可以止痛,不产生感觉或运动障碍,术前面部感觉异常、麻木等亦可消失,是目前广泛应用的安全有效手术方法;将神经与血管分开,两者间垫入不吸收的海绵片、涤纶片,或用涤纶、筋膜条吊开血管,解除血管压迫,近期疗效达80%~95%,疼痛显著减轻达

4%~15%,可辅以药物治疗,长期随访复发率5%以下;可合并听力减退、面部痛觉减退、气栓和带状疱疹,滑车、外展及面神经暂时麻痹等。

（李　磊）

第二节　特发性面部神经麻痹

面神经炎也称特发性面神经麻痹或 Bell 麻痹,是最常见面神经疾病,可能因茎乳孔内面神经非特异性炎症导致周围性面瘫。年发病率 23/10 万,男女发病率相近,任何年龄均可发病,无明显季节性。

一、病因病理

面神经炎病因未完全阐明。骨性面神经管仅能容纳面神经通过,面神经一旦发生缺血、水肿,必然导致面神经受压。诱发因素可为风寒、病毒感染(如带状疱疹)及自主神经功能不稳,局部神经营养血管痉挛导致神经缺血水肿。有患者面神经及膝状神经节鉴定出 HSV-Ⅰ抗原,并在小鼠耳和舌上接种 HSV 产生面瘫。因此有学者建议,特发性面神经麻痹应称为单纯疱疹性面神经麻痹或疱疹性面神经麻痹。也有认为,糖尿病和高血压患者可能较正常人群易感。

目前资料显示,面神经炎早期病理改变为神经水肿和脱髓鞘,严重者可出现轴索变性。

二、临床表现

本病通常急性起病,约半数病例面神经麻痹在 48h 内达到严重程度,所有病例 5d 内达到高峰。部分患者麻痹前 1~2d 病侧耳后持续疼痛和乳突部压痛,主要表现病侧面部表情肌瘫痪,额纹消失,不能皱额蹙眉,眼裂不能闭合或闭合不全,闭眼时眼球向上外方转动,显露白色巩膜,称为 Bell 征;鼻唇沟变浅,口角下垂,露齿时口角偏向健侧,口轮匝肌瘫痪,鼓气或吹口哨漏气,颊肌瘫痪,食物滞留于病侧齿颊间;少数患者出现三叉神经 1~2 个分支感觉减退。多为单侧性,双侧多见于 Guillain-Barre 综合征。

鼓索以上面神经病变出现同侧舌前 2/3 味觉丧失;发出镫骨肌支以上受损时出现同侧舌前 2/3 味觉丧失和听觉过敏;膝状神经节病变除周围性面瘫、舌前 2/3 味觉障碍和听觉过敏,可有患侧乳突部疼痛、耳郭和外耳道感觉减退、外耳道或鼓膜疱疹等,称 Hunt 综合征。

三、诊断

根据急性起病周围性面瘫,伴舌前 2/3 味觉障碍、听觉过敏、耳郭及外耳道感觉减退、患侧乳突部疼痛等。

四、鉴别诊断

面神经炎须注意与下列疾病鉴别:①Guillain-Barre 综合征:多为双侧性周围性面瘫,伴四肢对称性弛缓性瘫,CSF 蛋白-细胞分离等;②耳源性面神经麻痹:常继发于中耳炎、迷路炎及乳突炎等,或由腮腺炎、颌面部肿瘤、下颌化脓性淋巴结炎等引起,常有明确原发病史及症状;③神经 Lyme 病:常见单侧或双侧面神经麻痹,但可累及其他脑神经;④后颅窝肿瘤或脑膜炎:周围性面瘫多起病缓慢,有原发病史及其他脑神经受损表现;⑤面神经炎周围性面瘫须与核上(中枢)性面瘫鉴别,核上性面瘫额肌和眼轮匝肌不受累或较轻,可有情感性和自主性面部运动分离,常伴肢体瘫或失语(主侧半球病变),皮质侧裂周围区发育畸形也可见双侧面瘫和咽部麻痹,见于假性球麻痹。

五、辅助检查

脑脊液检查单个核细胞(MNC)可轻度增加。Gd 增强 MRI 可显示 Bell 麻痹的面神经。肌电图检查可有效鉴别暂时神经传导障碍与病理阻断,如 10d 后出现去神经支配证据,可预测恢复过程时间较长(平均 3 个月)。神经开始恢复常需较长的时间,且常不完全。

六、治疗

治疗原则是改善局部血液循环,减轻面神经水肿,缓解神经受压,促进神经功能恢复。

(1)急性期尽早应用皮质类固醇,如地塞米松 10~20mg/d,7~10d 为一疗程;或泼尼松 1mg/(kg·d),顿服或分 2 次口服,连续 5d,之后在 7~10d 内逐渐减量。

(2)Hunt 综合征应在抗病毒治疗基础上联用地塞米松。可口服无环鸟苷 5mg/kg,5~6 次/日,或静脉滴注无环鸟苷,连续 7~10d。

(3)B 族维生素可促进神经髓鞘恢复,维生素 B_1 100mg、维生素 B_{12} 500μg,肌内注射。

(4)巴氯芬可减低肌张力,改善局部循环,从小剂量 5mg 开始口服,2~3 次/日,逐渐增量至 30~40mg/d。个别患者不能耐受恶心、呕吐和嗜睡等不良反应。

(5)急性期在茎乳孔附近可行超短波透热疗法、红外线照射或局部热敷等,以改善局部循环,消除神经水肿。恢复期可用碘离子透入疗法、针刺或电针治疗等。

(6)患侧面肌稍能活动,应尽早开始功能训练和康复治疗,对着镜子皱眉、举额、闭眼、露齿、鼓腮和吹口哨等,每日数次,每次 10~15min,辅以面肌按摩。

(7)手术疗法适于 Bell 麻痹 2 年未恢复者,可行面神经-副神经、面神经-舌下神经或面神经-隔神经吻合术,疗效尚难肯定,只适宜严重病例,严重面瘫患者可做整容手术。

(8)患者不能闭眼、瞬目使角膜长期暴露,易发生感染,可戴眼罩防护,用左氧氟沙星眼药水及贝复舒滴眼剂等预防感染和保护眼角膜。

(梁菊萍)

第三节 偏侧面肌痉挛

偏侧面肌痉挛(HFS)又称面肌痉挛是面神经支配的一块或多块肌肉不自主地间断性不规则无痛性强直或阵挛性抽动。

一、病因机制

本病病因未明,以往认为特发性,少数双侧性 HFS 可为家族性。MRI、MRA 及磁共振断层血管造影(MRTA)显示,面神经或脑桥血管受压达 2/3,面神经常发现异常动脉或静脉,罕见基底动脉瘤及听神经瘤等压迫病变,偶见轴外肿块压迫面神经,脑干或脑实质梗死或多发性硬化斑等。HFS 也可为短暂性或永久性 Bell 麻痹后遗症表现。也有学者将病因归于错行血管压迫面神经根,对神经根减压可解除大部分患者面肌痉挛。

面肌痉挛病理生理机制可能是神经根受压及节段性脱髓鞘,脱髓鞘轴突可通过神经纤维间接触传递,激活邻近神经纤维;另一可能原因是损伤神经纤维产生异位兴奋。

二、临床表现

本病多在 50~60 岁发病,女性较多。最初常影响一侧眶周(眼轮匝肌),以后波及同侧面肌如皱眉肌、额肌、颧肌笑肌、口轮匝肌,甚至面神经支配的颈阔肌。表现眶周不规则痉挛,引起眼睑闭合,下部面肌痉挛牵扯颊部、下颌或抬高嘴角,随病程进展短暂阵挛性抽搐变为持续性,闭目、睁眼、微笑等可诱发,可出现连带运动,疲劳焦虑、应激、阅读、驾驶等可促使发作,睡眠时也可存在,偶与疼痛有关。慢性病例常出现单侧面肌无力,无神经系统体征。

肌电图(EMG)和瞬目反射有助于 HFS 与其他不自主运动鉴别,HFS 电生理标志是与单侧扩展反应及瞬目反射等联带运动有关的特征性高频放电。

三、诊断

根据肌肉不自主地间断不规则阵挛性抽动表现。

四、鉴别诊断

(1)功能性睑痉挛发生于老年妇女,常为双侧性,无下部面肌抽搐。

(2)Meige 综合征为睑痉挛 – 口下颌肌张力障碍综合征,多见于老年妇女,表现两侧睑痉挛,伴口、舌、面肌、下颌、喉和颈肌肌张力障碍。

(3)习惯性抽动症多发生于儿童及青年,表现较明显肌收缩,与精神因素有关。

(4)药物引起面肌运动障碍,如奋乃静、三氟拉嗪、氟哌啶醇等强安定剂或胃复安等,表现为口强迫性张大或闭合,不随意舌外伸或卷缩等。

五、治疗

1. 肉毒毒素 A(BTX – A)

注射是目前治疗 HFS 安全有效、简便易行的首选方法,可用于多种局限性肌张力障碍治疗,是近年来神经疾病治疗领域重要进展之一。

BTX – A 经部位选择性蛋白水解被激活,裂解为重链(H)和轻链(L),H 分子量 1000,L 为 5000,通过 – S – S – 相连。H 羟基端先与胆碱能神经末梢突触前膜受体结合,氨基端为通道形成区域,而后 L 链移位于细胞内,通过酶效应抑制乙酰胆碱(ACh)囊泡量子性释放,使肌收缩力减弱,减少肌痉挛。剂量应个体化,在痉挛明显部位注射 BTX – A(衡力)2.5~5U,每次注射剂量约 50U,3~5d 起效,疗效为 3~6 个月(平均 4 个月),长期用药疗效好。不良反应为短期眼睑下垂、抬眉或眼睑闭合无力、视觉模糊、复视、泪腺分泌异常微笑不对称和流涎等,数日可消失,曾报道妊娠期用药可发生早产。

2. 药物治疗

卡马西平 0.6~1.2g/d 口服,约 2/3 的面肌痉挛患者有效。可试用苯二氮卓类如氯硝安定、肌松药如巴氯芬和邻甲苯海拉明、抗癫痫药加巴喷丁等口服。

3. 手术治疗

适应证为 BTX－A 注射疗效不满意患者。方法包括:①过去曾用周围神经切断术,并发症较多、复发率亦高;②目前多采用面神经微血管减压术(MVD),将一块棉团植入面神经进入区与邻近曲张血管(小脑前下动脉或椎动脉)间,须严密缝合硬脑膜,以防后颅窝脑脊液漏;③睑成形术和眶周肌部分切除术也可能有效。

(梁菊萍)

第四节　坐骨神经痛

坐骨神经痛是指沿坐骨神经通路及其分布区的疼痛,系由多种原因引起的一组临床综合征,发病率相当高,是腰腿痛的主要原因之一。

一、病因分类

一般而言根性坐骨神经痛常见原因是脊椎病,包括腰椎间脱出症和非腰椎间盘脱出性脊椎病,即退化性脊椎病。其病理变化有骨质增生、骨刺或黄韧带肥厚等。

1. 根据临床病理学分类

(1)原发性:多因感染和中毒直接累及神经干而引起,临床上极为少见。

(2)继发性:多因在神经通路上各种病变刺激、压迫或破坏神经干所致,在临床上绝大部分属于本类型。

2. 根据临床解剖学分类

(1)根性坐骨神经痛:或称上段坐骨神经痛,病变范围累及腰低神经的前、后根。

(2)丛性坐骨神经痛:或称中段坐骨神经痛,病变在腰骶神经丛。

(3)干性坐骨神经痛:或称下段坐骨神经痛,病变在坐骨神经主干和其分支。

二、临床表现

本症根据不同的病因而异,但大多数病例有以下的临床表现。

1. 病程

病程往往较长,间歇发作日益加重,常与外伤,弯腰负重,或受凉有关。

2. 损伤范围

根性痛多数为一侧的单根或两根神经,常见的发病部位在 L5、S1,若为丛性坐骨神经痛则可为多根神经受累,若为干性坐骨神经痛则主要为坐骨神经干以下受累。

3. 疼痛

根性坐骨神经痛为最突出的症状,一般先有一侧腰痛,继而腰腿痛。也有首发为腰腿痛或腿痛者,呈阵发性钝痛或刺痛,伴有酸胀、寒冷感,部位深在而弥散,活动后加剧,休息后减轻或消失,以后逐日加重,转为持续性,可历时数月乃至数年。随着病情发展腰痛逐渐向患侧臀部、大腿后侧、小腿后外侧乃至足背、足外侧缘放射,当改变体位、走路、咳嗽、喷嚏或大便等活动时疼痛明显加剧,可如电击样。取侧卧并屈髋曲膝可使疼痛减轻。

丛性坐骨神经痛则以骶部疼痛为主,向下肢放射性疼痛的范围较广泛。除沿坐骨神经通路放射外,还可向腹股沟会阴部、股前方放射。

干性坐骨神经痛其疼痛一般只限于臀部以远的坐骨神经通路区域。腰骶痛不明显,咳嗽喷嚏或大便对疼痛无明显影响。

4.压痛

根性坐骨神经痛大多数在下腰部,即 L5、S1 或 L4～L5 的棘突或患侧棘突旁,压迫时疼痛常由患侧局部向患侧坐骨神经通路区放射,有时患侧坐骨大孔区亦有压痛。

丛性坐骨神经痛主要为坐骨大孔区和坐骨神经干通路上压痛,有时股神经亦有压痛,特别在行肛查时患侧骶骨前常有压痛。腰骶椎棘突和其棘突旁的压痛不明显。

干性坐骨神经痛其压痛区以坐骨大孔区和坐骨神经干通路压痛明显并向下放射,而腰骶都无压痛点。

5.坐骨神经牵拉痛

(1)直腿抬高试验:亦称 Lasegue 征。患者仰卧,双下肢伸直,检查者保持患侧膝关节伸直,屈患侧髋关节,正常可达90°。临床上将本试验的阳性程度分为三等,直腿抬高至40°以前出现下腰或臀部疼痛,并沿坐骨神经通路向远端放射者为强阳性;至60°以前出现疼痛者为阳性;若在60°以上产生疼痛则为轻阳性。有人报道直腿抬高至30°～40°以内时,神经根不会引起牵拉移位,若此时出现疼痛,提示坐骨神经根周围有机械压迫。

(2)交叉直腿抬高试验:当直腿抬高健侧下肢时,患侧腰部和下肢出现疼痛为阳性,提示患侧坐骨神经根受压。

6.感觉障碍

在 L5 或 S1 神经分布区,即小腿和足的外侧部感觉减退,严重者感觉缺失。

7.运动障碍

一般均无运动障碍,个别严重者或病程较长者,可发现部分腓肠肌的无力以及臀部肌和小腿肌肉松弛和萎缩。

8.腱反射

急性期患侧跟腱反射可亢进,病程较长或较严重者可出现跟腱反射减弱、甚至消失。

9.自主神经功能障碍

部分患者的患肢可出现皮肤苍白冷厥,发绀,干燥,光泽消失。

三、诊断

坐骨神经痛的正确诊断来源于详细的病史、认真的检查和针对性的辅助检查,然后综合分析得出结论。

根性坐骨神经痛常见的临床症状主要有三方面:①反复发作一侧性腰腿痛,发病前有外伤或受寒、劳累等诱因;②典型的腰骶椎棘突和患侧棘突旁压痛点;③直腿抬高试验强阳性,腰椎侧凸等。通过腰椎穿刺、腰骶椎 X 线片、CT 或 MRI 等特殊检查,可能取得确切的诊断。

四、鉴别诊断

许多腰腿痛并非坐骨神经痛,仅仅是其疼痛与坐骨神经疼痛有某些相似,即个性坐骨神经痛,如:①肌纤维织炎性肌痛;②蜂窝织炎性痛;③慢性腰肌劳损痛;④低骶关节病变引起的疼痛;⑤内脏疾患如肾、盆腔脏器引起的疼痛等。以上各种疾病引起的疼痛,可以涉及坐骨神经分市的某一区域的肌肉、关节及筋膜,但没有坐骨神经本身的疼痛和压痛,更无神经损害的症状,经过相关的对症处理疼痛可消失。

五、治疗

坐骨神经痛治疗的关键是病因治疗外还需要对症治疗。

（一）对因治疗

对于腰骶部和坐骨神经周围的器质性病变,如椎间盘脱出、肿瘤、囊肿等,行手术治疗,疗效一般理想。

（二）对症治疗

1. 休息

疼痛急性期,卧硬板床2~4周,是缓解症状的重要措施之一。

2. 药物治疗

（1）镇痛与镇静:非激素类的镇痛药,阿司匹林（乙酰水杨酸）0.5g,3次/天,吲哚美辛（消炎痛）肠溶片25mg,2~3次/天,长效镇痛药有吡罗昔康片20mg,1次/天,布洛芬缓释胶囊300mg,1~2次/天。非成瘾性镇痛药有萘福泮片（平痛新）20~40mg,3次/天。非吗啡类强效镇痛药如盐酸曲马朵胶囊50mg,3~4次/天（此药长期使用可成瘾）。以上药物根据情况选择使用,同时还可配合使用安定、利眠宁、眠尔通等药物镇静和抗焦虑。

（2）扩张血管药和维生素:为了促进患处的血液循环和神经代谢可给予扩张血管药如地巴唑和烟酸,都可喜片（30mg,1~2d）、拉利嗪（25mg,3次/天）等。为了改善神经传导可肌内注射维生素B_1、维生素B_{12}。

（3）激素:具有消炎消肿脱敏作用,尤其适用于有广泛粘连的病变,可口服地塞米松或泼尼松。此外还可使用醋酸氢化可的松混悬液行局部痛点封闭,也可用地毫米松硬膜外注射。

（4）脱水药;在急性神经根性严重疼痛时,因神经根水肿,可给予呋噻米20mg,3次/天,3~5d,并同时给氯化钾控释片1g,1次/12h。

此外,还可配合理疗、针刺、牵引、按摩等。

（梁菊萍）

第五节　多发性神经病

多发性神经病又称末梢性神经炎,是肢体远端的多发性神经损害,是一种以四肢对称性末梢型感觉障碍、四肢远端弛缓性不完全性瘫痪和自主神经功能障碍为主要表现的周围神经疾病。本病多发于青壮年,主要表现为四肢远端对称性分布的感觉运动和营养功能障碍。感觉障碍多为感觉异常如蚁走感刺痛等。检查时可发现有手套、袜套状的深、浅感觉障碍,病变区常有肌肉压痛。运动障碍表现为肢体远端对称性无力,病程较久者可出现肌肉萎缩。肢体远端可见皮肤菲薄、干燥、汗少或出汗过多,指、趾甲粗糙、松脆等神经营养障碍。

一、病因

引起本病的常见病因如下。

1. 中毒

（1）药物：呋喃西林、痢特灵、异烟肼、苯妥英钠、乙胺丁醇、阿糖胞苷、长春新碱、甲硝唑、他巴唑、氯喹、戒酒硫等。

（2）化学物质：有机磷农药、一氢化碳、二硫化碳、四氯化碳、苯胺等。

（3）重金属：砷、铅、汞、锰、金、磷、铊等。

2. 营养缺乏

B 族维生素缺乏、慢性酒精中毒、慢性胃肠道疾病、胃切除术后、妊娠等。

3. 代谢障碍

糖尿病、尿毒症、肝病、血卟啉病淀粉样变性、痛风、恶病质等。

4. 感染

伴发或继发于全身急、慢性感染性疾病，如流感、麻疹、水痘、带状疱疹、白喉、菌痢、布氏杆菌病、伤寒、副伤寒、钩端螺旋体病、梅毒、急性血吸虫病等。

5. 感染后或变态反应

吉兰–巴雷综合征、血清注射或疫苗接种后。

6. 结缔组织疾病

系统性红斑狼疮、结节性多动脉炎、巨细胞性动脉炎、类风湿性关节炎、硬皮病等。

7. 癌性

肺癌、淋巴瘤、多发性骨髓瘤。

8. 遗传性

腓肌萎缩症、肥大性间质性神经病、遗传性共济失调性周围神经病、遗传性感觉神经病等。

病因不同，发病机制不尽一致，如异烟肼中毒是由于该药干扰了人体对维生素 B_6 的吸收，使体内维生素 B_6 不足而致病；有机磷中毒主要是有机磷抑制了体内胆碱酯酶的活性，使之失去水解乙酰胆碱的作用，造成组织中乙酰胆碱积蓄、胆碱能神经过度兴奋后转抑制；糖尿病性多发性神经病，则是由于神经滋养血管病变和代谢障碍引起；重金属汞及砷等中毒是毒物在体内影响了丙酮酸氧化酶的活性，继而影响了神经细胞代谢；感染因素致病的机制有的是病原体直接侵入神经，有的通过毒素的作用引起机体代谢障碍，或是血管性因素等引起周围神经损害。

二、病理

周围神经炎的主要病理过程是轴突变性和节段性髓鞘脱失。轴突变性可原发于轴突或细胞体的损害，例如感染、营养代谢障碍、中毒、维生素缺乏等，影响细胞的代谢。或者胞体尚完好，而突起自末梢的近端发生变性，严重者远端产生类似 Wallerian 的变性，因此轴突变性后继之使运动终板变性，及所支配的肌纤维发生萎缩。轴突变性还可引起继发的髓鞘崩解，使髓鞘裂解为块状或球体状。轴突变性恢复缓慢，常需数月至 1 年或更久，因为需要待轴突再生并与末梢端连接后才能恢复功能。髓鞘的崩解可原发或继发于轴突或神经细胞的破坏，当髓鞘退变时，其中的脂蛋白裂解为小颗粒，然后转化成胆固醇酯，由巨噬细胞经血流清除。阶段性髓鞘脱失可见于急性感染性多发性神经炎、白喉、铅中毒等，其原发损害神经膜细胞使髓鞘呈节段性破坏，轴突常不受累，因此较少肌肉萎缩。但如有严重的节段性脱髓鞘，也可继乏轴突变性而至肌肉萎缩。节段性髓鞘脱失可迅速恢复，使原先裸露的轴突恢复功能。

三、临床表现

本病神经系统表现具有以下共同特点。

1.感觉障碍

常以感觉症状起始,表现为受累肢体末端感觉异常(如针刺、烧灼、蚁走感等),同时或稍后出现对称性、手套袜套型深浅感觉减退或消失。

2.运动障碍

肢体远端对称性无力或瘫痪,肌张力低下,腱反射减弱或消失。

3.自主神经障碍

肢体远端皮肤对称性脱屑、变薄、发凉、苍白或青紫、多汗或无汗。

由于病因不同,病程可呈急性、亚急性、慢性及复发性,大部分患者症状在数周至数月内发展。受累范围由远端向近端扩展。缓解时,自近端开始向远端恢复。病因不同,神经症状的轻重也并非完全一致,如异烟肼中毒性多发性神经病以下肢远端感觉异常和减退为主,运动障碍较轻。糖尿病引起者,可为感觉性、运动性、自主神经性或混合性,以感觉性为多见,常见症状为四肢远端感觉异常、肢端夜间自发性疼痛。有机磷农药中毒为病因者,周围神经症状在急性中毒后约15d开始出现,4~5d达高峰,主要是四肢无力,四肢末端麻木、疼痛,体查感觉障碍轻或无。感染、血清注射或疫苗接种为病因者,一般在1~2周后起病,可能是变态反应性疾病。麻风杆菌所引起的麻风性多发性神经病,潜伏期很长,起病缓慢,主要特点是周围神经增粗且质坚硬,以肘部滑车管中的尺神经及颈部胸锁乳突肌后的颈神经浅支最易扪及,肢体营养障碍明显,指节及趾节上出现大疱、溃疡及坏死。并发于结缔组织疾病的多发性神经病,多系血管炎引起的多数性单神经病发展而来。遗传性周围神经病的特点是起病隐袭,呈慢性进行性发展,并可有家族史。

四、辅助检查

1.神经传导速度和肌电图

轻度轴突变性时,此两项检查均可正常,严重轴突变性并继发髓鞘脱失时,传导速度减慢,肌电图呈失神经改变。当出现节段性髓鞘脱失而轴突变性不明显时,传导速度变慢,肌电图可正常。

2.血液生化检查

在确定病因时,可针对性选择有关检查,如血糖、肝功能、尿素氮、T3、T4、维生素 B_{12} 水平、叶酸水平等。

3.免疫学检查

对疑有免疫疾患者,可作免疫球蛋白、类风湿因子、抗核抗体等检查。

4.脑脊液检查

少数患者可见蛋白含量增高。如吉兰-巴雷综合征、肥大型间质性多发性神经病。

5.周围神经活检

周围神经活检属创伤性检查,当其他辅助检查不能明确诊断时才采用,要严格掌握适应证。

五、诊断及鉴别诊断

（1）诊断需根据临床特点，如肢体对称性末梢型感觉障碍、下运动神经元性瘫痪和自主神经障碍等。神经传导速度测定可对亚临床病例进行早期诊断，也有助于节段性脱髓鞘病变与轴索变性鉴别。纯感觉或纯运动性轴突性多发性神经病提示为神经元病。

（2）根据患者的病史、病程、特殊症状及实验室检查等确定病因诊断和决定患者的治疗方案。

1）药物性 PN：呋喃安英、异烟肼最常见，尿路感染并肾功能障碍患者应用呋喃类易导致血药浓度增高而发病，症状常见于用药 1~2 周内，疼痛和自主神经障碍明显；长期服用异烟肼可干扰维生素 B_6 代谢发病，服异烟肼合用维生素 B_6 有预防作用。

2）中毒性 PN：群集性发病应考虑重金属或化学品中毒可能，砷中毒可从患者尿、头发、指甲等测定砷含量确诊。

3）糖尿病：初诊糖尿病患者 PN 发病率为 8%，25 年病程达 50%，表现感觉性、运动性和自主神经性，混合性多见，通常感觉障碍较重，主要损害感觉神经小纤维，以疼痛为主，夜间尤甚，主要损及感觉大纤维引起感觉性共济失调，可因反复轻微外伤、感染和供血不足发生无痛性溃疡和神经源性骨关节病，有的病例自主神经损害表现突出。

4）尿毒症 PN：是毒素或代谢物引起，发生于约半数透析患者，典型症状与远端性轴突病相同，初期表现感觉障碍，下肢症状较早出现且严重，透析后可好转。

5）营养缺乏性 PN：多见于慢性酒精中毒、慢性胃肠道疾病、妊娠和手术后等。

6）恶性肿瘤：对周围神经损害多为局部压迫或浸润，多发性神经病也见于副肿瘤综合征和 POEMS 综合征，后者表现多发性神经病、脏器肿大、内分泌病变、M 蛋白及皮肤损害等。

7）感染后或炎症性 PN，如 GBS 及疫苗接种后多发性神经病可能为变态反应，各种结缔组织病并发多发性神经病多为血管炎引起多数性单神经病发展而来，白喉性多发性神经病系白喉外毒素作用于血-神经屏障较差的后根神经节及脊神经根，导致 Schwann 细胞中毒脱髓鞘。

8）遗传性 PN：特点起病隐袭，慢性进行性发展，可有家族史。

六、治疗

1.病因治疗

（1）中毒性多发性神经病治疗原则：采取积极措施阻止毒物继续进入人体，加速排出及使用解毒剂等。

药物引起者应立即停药，如病情需要继续用异烟肼可用较大剂量维生素 B_6 重金属和化学品中毒应立即脱离中毒环境，急性中毒应大量补液促进利尿排汗和通便等，尽快排出毒物；重金属砷中毒可用二巯基丙醇（BAL）3mg/kg，肌内注射，1 次/4~6h，2~3d 后改为 2 次/日，连用 10d；铅中毒用二巯丁二酸钠 1g/d，加入 5% 葡萄糖液 500mL 静脉滴注，5~7d 为 1 疗程，可重复 2~3 个疗程；也可用依地酸钙钠 1g/d，稀释后静脉滴注，3d 为 1 疗程，停 2~4d 后重复应用，一般可用 3~4 个疗程。

（2）营养缺乏及代谢障碍性多发性神经病治疗原则：积极治疗原发病，糖尿病应严格控制血糖，尿毒症可血液透析或肾移植，黏液性水肿用甲状腺素有效，肿瘤并发者切除肿瘤可缓解，砜类药物对麻风性神经病有效，胶原血管性疾病如 SLE、硬皮病和类风湿性关节炎及变态反应如血清注射或疫苗接种后神经病可用皮质类固醇治疗。

2. 药物治疗

（1）皮质类固醇：泼尼松 10mg，3 次/日口服；地塞米松 0.75mg，3 次/日口服，7 ~ 14d 后逐渐减量，1 个月为一疗程。重症病例也可用地塞米松 10 ~ 20mg/d，静脉滴注，连续 2 ~ 3 周后改为口服。

（2）B 族维生素药物及其他神经营养药物：适合于维生素 B_1 缺乏及白喉性多发性神经病，对于各种原因引起的 PN 也均可用大剂量维生素 B_1、B_6 及 B_{12} 等，重症病例可合用辅酶 AATP 及神经生长因子等。

（3）试用加兰他敏 2.5 ~ 5mg，肌内注射，1 次/日；血管扩张药妥拉唑林。疼痛明显者可用各种止痛剂，严重者可用卡马西平或苯妥英钠。

3. 一般治疗

①急性期应卧床休息，特别是累及心肌者；②加强营养，调节饮食，多摄入富含维生素的蔬菜、水果、奶类、豆汁、豆制品等，并制订合理的营养食谱；③对重症患者须加强护理，四肢瘫痪的患者应定时翻身，有手足下垂者须应用夹板或支架，以维持肢体的功能位，预防瘫痪肢体的挛缩和畸形等；④恢复期治疗可采用针灸、理疗、按摩及康复训练等。

（梁菊萍）

第五章 脊髓疾病

第一节 脊髓亚急性联合变性

脊髓亚急性联合变性(SCD)是由于维生素 B_{12} 缺乏影响机体造血机能及神经系统的代谢而发生的贫血和神经系统变性。维生素 B_{12} 缺乏通常是与内分泌的先天性缺陷有关,也可能因各种原因造成维生素 B_{12} 吸收不良。本病病变主要在周围神经以及脊髓后索与侧索。多于中年发病,起病呈急性或慢性。临床症状有贫血、深感觉缺失、感觉性共济失调及痉挛性瘫痪,常伴有周围性感觉障碍。本病如能在发病后 3 个月内积极用维生素 B_{12} 治疗,常可获得完全恢复。若不经对症治疗,常在发病 2～3 年后进展,甚至危及生命。因此早期诊断、及时治疗是决定本病预后的关键。

一、病因机制

本病与维生素 B_{12} 缺乏有关,维生素 B_{12} 是正常血细胞生成、核酸及核蛋白合成与髓鞘形成等生化代谢中必需的辅酶,维生素 B_{12} 缺乏引起核糖核酸合成障碍,影响神经系统代谢及髓鞘合成,神经轴索代谢障碍可导致神经变性,产生的中间代谢产物毒性作用也可造成神经纤维脱髓鞘。维生素 B_{12} 还参与血红蛋白的合成,患者常伴有恶性贫血。正常人维生素 B_{12} 日需求量仅 $1～2\mu g$,从食物摄取游离维生素 B_{12} 必须与胃底腺壁细胞中内质网微粒体分泌的内因子结合成稳定复合物,才不被肠道细菌利用,在回肠远端与黏膜受体结合,吸收入黏膜细胞。先天性内因子分泌缺陷、萎缩性胃炎、胃大部切除术后、小肠原发性吸收不良、回肠切除,血液中运钴胺蛋白缺乏等是导致维生素 B_{12} 吸收不良的常见病因。由于叶酸代谢与维生素 B_{12} 的代谢有关,叶酸缺乏也可产生相应症状和体征。

二、病理

病变主要在脊髓后索及锥体束,严重时大脑白质、视神经和周围神经可不同程度受累。脊髓切面可见白质脱髓鞘,镜下髓鞘肿胀、空泡形成及轴突变性。起初病变散在分布,以后融合成海绵状坏死灶,伴不同程度胶质细胞增生。大脑轻度萎缩,常见周围神经脱髓鞘及轴突变性。

三、临床表现

多在中年以上起病,男女无明显差异,慢性或亚急性起病,缓慢进展。出现神经症状前多有苍白、倦怠、腹泻和舌炎等,伴血清维生素 B_{12} 降低,常在神经症状前出现。早期症状为双下肢无力、发硬和手动作笨拙,行走不稳,踩棉花感,步态蹒跚、基底增宽。足趾、手指末端持续对称性刺痛、麻木和烧灼感等,双下肢振动、位置觉障碍,远端明显,Romberg 征(+),肢端感觉客观检查多正常,少数有手套、袜子样感觉减退。有些患者屈颈时出现 Lhemitte 征(由脊背向下肢放射的针刺感)。极少数患者脊髓后、侧索损害典型,但血清维生素 B_{12} 含量正常(不伴维生

素 B_{12} 缺乏的亚急性联合变性)。

可出现双下肢不完全痉挛性瘫,肌张力增高、腱反射亢进和病理征。周围神经病变较重可见肌张力减低、腱反射减弱,但病理征常为阳性。少数患者视神经萎缩及中心暗点,提示大脑白质及视神经广泛受累,很少波及其他脑神经。晚期可出现括约肌功能障碍。

常见精神症状:易激惹、抑郁、幻觉、精神混乱和类偏执狂倾向,认知功能减退,甚至痴呆。

四、辅助检查

(1)血液检查:周围血常规及骨髓涂片显示巨细胞低色素性贫血,网织红细胞数减少,诊断试验:注射维生素 $B_{12}1000\mu g/d$,10d 后网织红细胞增多有助于诊断。血清维生素 B_{12} 含量降低(正常值 $220\sim940pg/mL$),血清维生素 B_{12} 正常者,应做 Schilling 试验(口服放射性核素[57]钴标记的维生素 B_{12} 测定尿、粪中排泄量),可发现维生素 B_{12} 吸收障碍。

(2)脑脊液正常,少数蛋白轻度增高。

(3)注射组织胺作胃液分析,可发现抗组胺性胃酸缺乏。

(4)MRI 示病变部位脊髓呈条形点片状,T_1WI 低信号、T_2WI 高信号,多有强化。

五、诊断

中年以后发病,脊髓后索、锥体束及周围神经受损症状和体征,血清中维生素 B_{12} 缺乏,合并恶性贫血,维生素 B_{12} 治疗后神经症状改善可确诊。

六、鉴别诊断

1. 非恶性贫血型联合系统变性

非恶性贫血型联合系统变性是一种累及脊髓后索和侧束的内生性脊髓疾病,与恶性贫血无关。本综合征与亚急性联合变性的区别在于整个病程中皮质脊髓束的损害较后索损害出现早且明显,进展缓慢,有关其病理和病因所知甚少。

2. 脊髓压迫症

脊髓压迫症多有神经根痛和感觉障碍平面。脑脊液动力学试验呈部分梗阻或完全梗阻,脑脊液蛋白升高,椎管造影及 MRI 检查可做鉴别。

3. 多发性硬化

起病较急,可有明显的缓解复发交替的病史,一般不伴有对称性周围神经损害。首发症状多为视力减退,可有眼球震颤、小脑体征、锥体束征等。MRI、脑感诱发电位有助于鉴别。

4. 周围神经病

周围神经病可类似脊髓亚急性联合变性中的周围神经损害,但无病理征,也无后索或侧索的损害的表现,无贫血及维生素 B_{12} 缺乏的证据。

七、治疗

1. 病因治疗

纠正或治疗导致维生素 B_{12} 缺乏的原发病因和疾病,如纠正营养不良,改善膳食结构,给予富含 B 族维生素的食物,如粗粮、蔬菜和动物肝脏,并戒酒,治疗肠炎、胃炎等导致的吸收障碍的疾病。萎缩性胃炎患者胃液缺乏游离胃酸,可服胃蛋白酶合剂或饭前服稀盐酸合剂 10mL,3次/日。

2.药物治疗

（1）一旦确诊或拟诊本病应立即给予大剂量维生素 B_{12} 治疗，以防不可逆性神经损害，常用剂量为维生素 B_{12} 500～1000μg/d，肌内注射，连续2～4周，以后相同剂量，2～3次/周，2～3个月后维生素 B_{12} 500μg 口服，2次/日，总疗程6个月。维生素 B_{12} 吸收障碍者需终身用药，合用维生素 B_1、维生素 B_6 等效果更佳，无须加大维生素 B_{12} 的剂量，因并不能加快神经的恢复。

（2）贫血患者用硫酸亚铁 0.3～0.6g，口服，3次/日，或10%枸橼酸铁铵溶液 10mL，口服，3次/日，有恶性贫血者，建议叶酸每次 5～10mg 与维生素 B_{12} 共同使用，3次/日。不宜单用叶酸，否则可导致症状加重。

3.康复疗法

加强瘫痪肢体功能锻炼，辅以针刺、理疗等。

（梁菊萍）

第二节　急性脊髓炎

急性脊髓炎（acute myelitis）是由免疫或感染等原因所诱发的脊髓急性炎症，是脊髓的一种非特异性炎性病变，而中毒、血管病、代谢疾病、营养障碍、放射性损害所引发的脊髓损伤，通常被称为脊髓病。炎症常累及几个脊髓节段的灰白质及其周围的脊膜，并以胸髓最易受侵而产生横贯性脊髓损害症状。临床特征为病损平面以下的肢体瘫痪，传导束性感觉缺失和自主神经功能损害，如尿便功能障碍。部分患者起病后，瘫痪和感觉障碍的水平均不断上升，最终甚至波及上颈髓而引起四肢瘫痪和呼吸肌麻痹，并可伴高热，危及患者生命安全，称为上升性脊髓炎。

一、病因

病因至今尚未明确，1975年亚洲流感流行后，该病发病率一度明显增高，证明本病与病毒感染相关。常见于2型单纯疱疹病毒、水痘－带状疱疹病毒及肠道病毒，对亚洲流感后患者流感A、B病毒抗体滴度测定和患者脑脊液病毒抗体及特异性 DNA 的测定均显示病毒对脊髓的直接损害可能是主要原因，但尚未直接从病变脊髓或脑脊液中分离出病毒。推测病毒感染的途径可能为长期潜伏在脊神经节中的病毒，在人体抵抗力下降时，沿神经根逆行扩散至脊髓而致病，或者病毒感染身体其他部位后经血行播散至脊髓。根据其病前多有上呼吸道感染、腹泻、疫苗接种等病史，目前多数学者倾向于认为本病更可能与病毒感染后所诱导的自身免疫反应有关，而外伤和过度疲劳可能为诱因。

二、病理

病变可累及脊髓的任何节段，但以胸段最为常见（74.5%），其次为颈段和腰段。病损为局灶性或横贯性亦有多灶融合或散在于脊髓的多个节段，也可累及脑干或大脑，但较少见。病变多累及脊髓灰白质及相应的脊膜和神经根，多数病例以软脊髓、脊髓周边白质为主。肉眼观察受损节段脊髓肿胀、质地变软、软脊膜充血或有炎性渗出物。切面可见受累脊髓软化、边缘不整、灰白质界限不清。镜下可见软脊膜和脊髓内血管扩张、充血，血管周围炎性细胞浸润，以淋巴细胞和浆细胞为主,有时也可见少量中性粒细胞;灰质内神经细胞肿胀、碎裂、虎斑消失,尼氏体溶解,细胞核移位,白质中髓鞘脱失、轴突变性,病灶中可见胶质细胞增生。早期患者病变主要集中在血管周围,有炎细胞渗出和髓鞘脱失,病变严重者有坏死,可融合成片状或空洞,在这个过程中亦可以看到胶质细胞增生,以小胶质细胞增生为多见,若吞噬类脂质则成为格子细胞而散在分布于病灶中。后期病变部位萎缩,并逐渐形成纤维瘢痕,多伴星形胶状细胞增生,脊髓萎缩变细;脊膜多伴原发或继发改变,多表现为血管内皮细胞肿胀,炎细胞渗出,血管通透性增加,后期则可出现血管闭塞。

三、临床表现

一年四季均可发病,以冬春及秋冬相交时为多,各年龄组和职业均可患病,以青壮年和农民多见,无明显性别差异,散在发病。

患者多在脊髓症状出现前数天或1~4周可有发热、全身不适或上呼吸道感染或腹泻等症状,或有疫苗接种史。起病急,常先有背痛或胸腰部束带感,随后出现双下肢麻木、无力等症状,伴尿便障碍。多数患者在数小时至数天内症状发展至高峰,出现脊髓横贯性损害症状。临床表现多变,取决于受累脊髓节段和病变范围。

1. 运动障碍

以胸髓受损害后引起的截瘫最常见,一方面可能胸段脊髓较长,损害概率较大;另一方面由于T_4为血管供应交界区,容易缺血而受到炎症损伤,因此胸髓病变以T_4部位多见。表现为双下肢截瘫,早期主要表现为脊髓休克现象,呈弛缓性瘫痪,病变水平以下肢体肌张力降低,腱反射减弱或消失,病理征多为阴性,腹部及提睾反射消失。

一般认为该现象的产生是由于脊髓失去高级神经中枢的抑制后,短期内尚未建立独立功能,因此出现的一种暂时性的功能紊乱。休克期持续时间差异较大,从数天到数周不等,也有多达数月的情况,后者少见。一般持续3~4周,其时间跨度与脊髓损伤程度和并发症密切相关,脊髓损伤完全者其休克期较长,并发尿路感染、压疮者,休克期更长,甚至数月至数年无法恢复。经过积极治疗后,脊髓自主功能可逐渐恢复,并逐渐过渡到痉挛性瘫痪,即瘫痪肢体肌张力由屈肌至伸肌逐渐增高,腱反射逐渐增高,肌力恢复始于远端,如足趾,逐渐膝、髋等近端关节运动逐步恢复,甚至可恢复行走能力。若脊髓损害完全,休克期后可以出现伸性反射、肌张力增高,但肌力恢复较差,尽管其脊髓本身神经兴奋性有恢复,甚至高于正常水平。脊髓损伤不完全的患者,下肢可表现为内收、足内旋,刺激下肢皮肤可引起肢体的抽动。严重损伤患者,在其足底、大腿内侧或腹壁给予轻微刺激,即可引起强烈的肢体痉挛,伴出汗、竖毛,甚至出现二便失禁,临床上称该现象为"总体反射"。该类型患者预后大多不良。部分患者并发症较少,但截瘫长期恢复不佳,反射消失,病理征阴性,可能与脊髓供血障碍或软化相关。

如颈髓受损则出现四肢瘫痪,并可伴有呼吸肌麻痹而出现呼吸困难。若病变部位在颈膨大,则出现双上肢弛缓性瘫痪和双下肢中枢性瘫痪,胸段病变引起双下肢中枢性瘫痪,腰段脊髓炎胸腹部不受累,仅表现双下肢弛缓性瘫痪,低段病变则无明显肢体运动障碍和锥体束征。

2. 感觉障碍

损害平面以下肢和躯干的各类感觉均有障碍,重者完全消失,呈传导束型感觉障碍,系双脊髓丘脑束和后索受损所致。有的患者在感觉缺失上缘常有1~2个节段的感觉过敏带,病变节段可有束带样感觉异常。少数患者表现为脊髓半切综合征样的感觉障碍,出现同侧深感觉和对侧浅感觉缺失,主要是因为脊髓炎的局灶性损伤所致。骶段脊髓炎患者多出现马鞍区感觉障碍、肛门及提睾反射消失。另有一些儿童患者由于脊髓损伤较轻而无明显的感觉平面,恢复也较快。随着病变恢复,感觉障碍平面会逐渐下降,逐渐恢复正常,但恢复速度较运动功能恢复更慢。甚至有些患者终身遗留部分感觉功能障碍。

3.自主神经障碍

脊髓休克期,由于骶髓排尿中枢及其反射的功能受到抑制,排尿功能丧失,因膀胱对尿液充盈无任何感觉,逼尿肌松弛,而呈失张力性膀胱,尿容量可达 1000mL 以上;当膀胱过度充盈时,尿液呈不自主地外溢,出现尿失禁,称之为充盈性尿失禁或假性尿失禁,此时需给予导尿。在该期患者直肠运动不佳,常出现大便潴留,同时由于肛门内括约肌松弛,还可出现大便失禁。当脊髓休克期过后,随着脊髓功能逐渐恢复,因骶髓排尿中枢失去大脑的抑制性控制,排尿反射亢进,膀胱内的少量尿液即可引起逼尿肌收缩和不自主排尿,谓之反射性失禁。如病变继续好转,可逐步恢复随意排尿能力。

随着脊髓功能恢复,大便功能可逐渐正常。在脊髓休克期,如果膀胱护理不得当,长期引流,无定期地膀胱充盈,在脊髓恢复期可出现尿频、尿急、尿量少,称为痉挛性小膀胱或急迫性尿失禁。个别患者由于脊髓损伤较重,长期弛缓性瘫痪,膀胱功能难以恢复正常。痉挛性屈曲性截瘫者常有便秘,而长期弛缓性瘫痪者结肠运动和排便反射均差。此外,损害平面以下躯体无汗或少汗、皮肤干燥、苍白、发凉、立毛肌不能收缩;截瘫肢体水肿、皮肤菲薄、皮纹消失、趾甲变脆,角化过度。休克期过后,皮肤出汗及皮肤温度均可改善,立毛反射也可增强。如是颈髓病变影响了睫状内脏髓中枢则可出现 Horner 征。

急性上升性脊髓炎少见,但病情凶险,在数小时至数日内脊髓损害即可由较低节段向上发展,累及较高节段,临床表现多从足部向上,经大腿、腹胸、上肢到颈部,出现瘫痪或感觉障碍,严重者可出现四肢完全性瘫痪和呼吸肌麻痹,而导致呼吸困难、吞咽困难和言语不能,甚至累及延髓而死亡。当上升性脊髓炎进一步累及脑干时,出现多组脑神经麻痹,累及大脑可出现精神异常或意识障碍,病变超出脊髓范围,称为弥散性脑脊髓炎。

四、辅助检查

1.实验室检查

急性期周围血白细胞总数可稍增高,合并感染可明显增高。腰穿查脑脊髓液压力多正常,少数因脊髓肿胀至椎管轻度阻塞,一般无椎管梗阻现象。外观多无明显异常,脑脊液细胞总数特别是淋巴细胞和蛋白含量可有不同程度的增高,但也可正常,多以淋巴细胞为主。脑脊液蛋白定量正常或轻度升高,葡萄糖及氯化物正常。蛋白和白细胞数的变化多于脊髓的炎症程度和血脑屏障破坏程度相一致。

2.X 线和 CT

脊柱 X 线片常无明显异常改变,老年患者多见与脊髓病变无关的轻、中度骨质增生。CT多用于除外继发性脊髓疾病,如脊柱病变引起的脊髓病、脊髓肿瘤等。

3.MRI

磁共振成像能早期显示脊髓病变的性质、范围、程度,是确诊急性脊髓炎最可靠的方法,其分辨率和准确率均优于 CT。急性期可见病变部位水肿、增粗,呈片状长 T_1、长 T_2 异常信号,信号均匀,增强可有斑片状强化,也可早期发现多发性硬化的病理变化。

4. 视觉诱发电位、脑干诱发电位

多用于排除脑干和视神经的早期损害,对鉴别视神经脊髓炎作用明显。

五、诊断和鉴别诊断

多在青壮年发病,病前两周内有上呼吸道感染、腹泻症状,或疫苗接种史,有外伤、过度疲劳等发病诱因。急性起病,迅速出现肢体麻木、无力,病变相应部位背痛和束带感。

体检发现:①早期因"脊髓休克期"表现为弛缓性瘫痪,休克期后病变部位以下支配的肢体呈现上运动神经元瘫痪;②病损平面以下深浅感觉消失,部分可有病损平面感觉过敏带;③自主神经障碍:尿潴留、充盈性尿失禁、大便失禁。休克期后呈现反射性膀胱、大便秘结、阴茎异常勃起等。辅助检查发现:①急性期外周血白细胞计数正常或稍高;②脑脊液压力正常,部分患者白细胞和蛋白轻度增高,糖、氯化物含量正常;③脊髓 MRI 示病变部位脊髓增粗,长 T_1、长 T_2 异常信号。

根据急性起病,病前的感染史,横贯性脊髓损害症状及脑脊液所见,不难诊断,但需与下列疾病鉴别。

1. 周期性麻痹

多有反复发作病史,但无传导束型感觉障碍及二便障碍,发病时离子检查可见血钾低于正常(<3.5mmol/L),补钾后症状迅速缓解,恢复正常。

2. 脊髓压迫症

常见的有脊髓硬膜外血肿、脓肿、脊柱转移瘤和脊柱结核。脊髓肿瘤一般发病慢,逐渐发展成横贯性脊髓损害症状,常有神经根性疼痛史,多呈进行性痉挛性瘫痪,感觉障碍呈传导束型,常从远端开始不对称减退,脑脊液细胞多正常,但蛋白增高,与椎管梗阻有关,属于髓外压迫。硬膜外脓肿起病急,脓肿所在部位压痛明显,但常有局部化脓性感染灶、全身中毒症状较明显,瘫痪平面常迅速上升,脊髓造影可见椎管有梗阻,属髓外硬膜外压迫。

3. 吉兰—巴雷综合征

与急性脊髓炎休克期相似,表现为急性起病的四肢弛缓性瘫痪,不同之处在于该综合征感觉障碍应为末梢型而非传导束型,运动障碍远端重,脑脊液可见蛋白—细胞分离现象。

4. 急性脊髓血管病

脊髓前动脉血栓形成呈急性发病,剧烈根性疼痛,损害平面以下肢体瘫痪和痛温觉消失,但深感觉正常。脊髓血管畸形可无任何症状,也可表现为缓慢进展的脊髓症状,有的也可表现为反复发作的肢体瘫痪及根性疼痛,且症状常有波动,有的在相应节段的皮肤上可见到血管瘤或在血管畸形部位所在脊柱处听到血管杂音,须通过脊髓造影和选择性脊髓血管造影才能确诊。

5. 视神经脊髓炎

急性或亚急性起病,兼有脊髓炎和视神经炎症状,常有复发缓解,如两者同时或先后相隔不久出现,易于诊断。与急性脊髓炎相比,首次发病后脊髓功能恢复较差,胸脊液白细胞数、蛋白量有轻度增高。常规行视觉诱发电位及 MRI 检查可帮助早期明确诊断。

6. 急性脊髓灰质炎

急性脊髓灰质炎儿童多见,多有发热、腹泻等前驱症状后,出现不完全、不对称性的软瘫,无传导束型感觉障碍及尿便障碍。

7. 脊髓出血

脊髓出血多急性起病,起病时多诉背部突发剧痛,持续数分钟或数小时后出现瘫痪,可有感觉障碍,二便无法控制,腰穿脑脊液呈血性。

六、治疗措施

针对病因制订治疗方案,有明确病原感染者,需针对病原用药;大多急性脊髓炎以炎性脱髓鞘损害为主要病理改变,因此治疗重点在于早期调节免疫,努力减轻脊髓损害,防止并发症,促进功能恢复。

1. 皮质类固醇疗法

本病急性期治疗应以激素为主,早期静脉给予甲泼尼龙 1g/d,3～5d 后减量,也可选用地塞米松 10～20mg 或者氢化可的松 100～300mg 静脉滴注,10～14d 为 1 个疗程,每天一次;以后可改为泼尼松 30～60mg/d 或者地塞米松 4.5mg/d 口服,病情缓解后逐渐减量,5～6 周停用。应注意给予补充足够的钾盐和钙剂,加强支持,保证足够的入液量和营养,必要时给予抗生素预防感染,对于高血压、糖尿病、消化系统溃疡患者应谨慎使用。

2. 脱水

有研究显示脊髓炎早期脊髓水肿肿胀,适量应用脱水药,如 20% 甘露醇 250mL 静脉滴注,每天 2 次;或 10% 葡萄糖甘油 500mL 静脉滴注,每天 1 次,可有效减轻脊髓水肿,清除自由基,减轻脊髓损伤。

3. 免疫球蛋白

可调节免疫反应,通过中和血液的抗髓鞘抗体及 T 细胞受体,促进髓鞘再生及少突胶质细胞增生。一般 $0.4g/(kg \cdot d)$,缓慢静脉滴注,连续 5d 为 1 个疗程。对急性期的危重症患者尤为适合,不良反应少,偶有高黏血症或过敏反应。

4. 改善血液循环,促进神经营养代谢

可给予丹参、烟酸、尼莫地平或低分子右旋糖酐或 706 代血浆等改善微循环、降低红细胞聚集、降低血液黏稠度;同时可给予神经营养药物如 B 族维生素、维生素 C、胞磷胆碱、三磷腺苷、辅酶 A、辅酶 Q_{10} 等药物口服、肌内注射或静脉滴注,有助于神经功能恢复。

5. 抗感染治疗

预防和治疗肺部及泌尿系统感染。患者大多有尿便障碍,导尿常会继发泌尿系统感染。危重患者,尤其是上升型脊髓炎患者多有呼吸肌麻痹,肺部感染多见,同时由于激素治疗,进一步影响了患者的抵抗力,容易感染。因此,根据感染部位和细菌培养结果,尽早选择足量敏感抗生素,以便尽快控制感染。部分学者主张常规应用抗病毒药如板蓝根、阿昔洛韦、利巴韦林等。

6. 血液疗法

对于激素治疗收效甚微且病情急进性进展的患者可应用血浆置换疗法,该法可以将患者血液中自身抗体和免疫复合物等有害物质分离出来,再选用正常人的血浆、清蛋白等替换补充,减轻免疫反应,防止损害进一步加重,改善肌力,促进神经肌肉功能恢复,但所需设备及费用比较昂贵,难以普遍使用。

相对经济的方法包括新鲜血浆输注疗法,200～300mL,静脉滴注,2～3 次/周,可提高患者免疫力,也可缓解患者病情,减轻肌肉萎缩,但疗效较血浆置换差。

7.中药治疗

中药治疗可给予板蓝根、金银花、赤芍、杜仲、牛膝、地龙等药物,清热解毒、活血通络,促进肢体恢复。

8.其他治疗方式

可给予转移因子、干扰素等调节机体免疫力,对有神经痛者给予镇痛对症治疗。有学者指出可给予高压氧治疗,改善和纠正病变部位的缺血缺氧损害,利于机体组织再生和修复。

七、防治并发症

(一)维护呼吸功能

上升性脊髓炎常因呼吸肌麻痹而出现呼吸困难,危及患者生命,因此保持呼吸道通畅,防治肺部感染,成为治疗成功的前提,应按时翻身、变换体位、协助排痰,对无力咳痰者必要时及时做气管切开,如呼吸功能不全可酌情使用简易呼吸器或人工呼吸机。

(二)压疮的防治

1.压疮的预防和护理

(1)避免局部受压。每2h翻身1次,动作应轻柔,同时按摩受压部位。对骨骼突起处及易受压部位可用气圈、棉圈、海绵等垫起加以保护,必要时可使用气垫床或水床等。

(2)保持皮肤清洁干燥,勤翻身、勤换尿布,对大小便失禁和出汗过多者,要经常用温水擦洗背部和臀部,在洗净后敷以滑石粉。

(3)保持床面平坦、整洁、柔软。

2.压疮的治疗与护理

主要是不再使局部受压,促进局部血液循环,加强创面处理。局部皮肤红肿、压力解除后不能恢复者,用50%酒精局部按摩,2~4次/天,红外线照射10~15min,1次/天。皮肤紫红、水肿、起疱时,在无菌操作下抽吸液体、涂以甲紫、红外线照射,2次/天。水疱破裂、浅度溃烂时,创面换药,可选用抗生素软膏,覆盖无菌纱布。坏死组织形成、深度溃疡、感染明显时,应切除坏死组织,注意有无无效腔,并用1:2000高锰酸钾或过氧化氢或1:5000呋喃西林溶液进行清洗和湿敷,创面换药,红外线照射。创面水肿时,可用高渗盐水湿敷。如创面清洁、炎症已消退,可局部照射紫外线,用鱼肝油纱布外敷,促进肉芽生长,以利愈合,如创面过大,可植皮。

(三)尿潴留及泌尿道感染的防治

尿潴留阶段,在无菌操作下留置导尿管,每4h放尿1次。有研究认为为预防感染,可用1:5000呋喃西林溶液或4%硼酸溶液或生理盐水(0.9% NaCl溶液)冲洗膀胱,2次/天,但也有学者认为该法对预防尿道感染不仅无效,有可能有害,因此不主张对膀胱进行冲洗。切忌持续开放尿管,以免膀胱挛缩,容积减少。鼓励患者多饮水,及时清洗尿道口分泌物和保持尿道口清洁。每周更换导管一次。泌尿道发生感染时,应选用抗生素。

若膀胱出现节律性收缩,尿液从导管旁渗出时,应观察残余尿量,若残余尿量在100mL左右时,拔除导尿管。

(四)直肠功能障碍的护理

鼓励患者多吃含粗纤维的食物,多吃蔬菜瓜果,无法正常进食者应尽早鼻饲饮食,保证患者营养。对便秘患者应及时清洁灌肠,并可服缓泻药,防止肠麻痹。对大便失禁患者应及时识别排便信号,及时清理。

（五）预防肢体挛缩畸形，促进功能恢复

瘫痪肢体应保持功能位，早期被动活动，四肢轮流进行，应及时地变换体位和努力避免发生肌肉挛缩，促进瘫痪肢体功能恢复。如患者仰卧时宜将其瘫肢的髋、膝部置于外展伸直位，避免固定于内收半屈位过久。棉被不宜过重，注意防止足下垂，并可间歇地使患者取俯卧位，以促进躯体的伸长反射。瘫痪下肢可用简易支架，早期进行肢体的被动活动和自主运动，并积极配合针灸、按摩、理疗和体疗等。

八、预防及预后

增强体质，预防上呼吸道感染或其他感染对防治本病意义重大，一旦发病应尽早就诊和治疗，鼓励患者积极配合治疗。急性脊髓炎患者如发病前有发热、腹泻、上感等前驱症状，脊髓损伤局限，无压疮、呼吸系统及泌尿系统感染等严重并发症，治疗及时有效，通常多数在 3~6 个月可治愈。如脊髓损伤较重，并发症较多，治疗延误，则往往影响病情恢复，或留有不同程度的后遗症。上升性脊髓炎如治疗不力，可于短期内出现呼吸功能衰竭。因此，患者应及时诊治。对本病的诊治专科性较强，劝告患者及其家庭应到有条件的神经疾病专科诊治。关于本病与多发性硬化的关系在疾病早期尚难肯定，有少数病者以后确诊为多发性硬化，因此，应长进行随访观察。

（梁菊萍）

第六章 脑血管疾病

第一节 原发性脑出血

原发性脑出血(脑出血)是指非外伤性脑实质内的出血。发病率为 60~80/10 万人口/年,在我国占急性脑血管病的 30% 左右。急性期病死率为 30%~40%,是急性脑血管病中最高的。

在脑出血中,大脑半球出血约占 80%,脑干和小脑出血约占 20%。脑 CT 扫描是诊断脑出血最有效最迅速的方法。脑出血的治疗主要是对有指征者应及时清除血肿、积极降低颅内压、保护血肿周围脑组织。

一、诊断

(一)一般性诊断

1. 临床特点

(1)多在动态下急性起病。

(2)突发出现局灶性神经功能缺损症状,常伴有头痛、呕吐,可伴有血压增高、意识障碍和脑膜刺激征。

2. 辅助检查

(1)血液检查:可有白细胞增高,血糖升高等。

(2)影像学检查:①头颅 CT 扫描:是诊断脑出血安全有效快捷的方法,可准确、清楚地显示脑出血的部位、出血量、占位效应、是否破入脑室或蛛网膜下隙及周围脑组织受损的情况。脑出血 CT 扫描示血肿灶为高密度影,边界清楚,CT 值为 75~80Hu;在血肿被吸收后显示为低密度影;②头颅 MRI 检查:脑出血后随着时间的延长,完整红细胞内的含氧血红蛋白(HbO_2)逐渐转变为去氧血红蛋白(DHb)及正铁血红蛋白(MHb),红细胞破碎后,正铁血红蛋白析出呈游离状态,最终成为含铁血黄素。上述演变过程从血肿周围向中心发展,因此出血后的不同时期血肿的 MRI 表现也各异。对急性期脑出血的诊断 CT 优于 MRI,但 MRI 检查能更准确地显示血肿演变过程,对某些脑出血患者的病因探讨会有所帮助,如能较好地鉴别瘤卒中,发现 AVM 及动脉瘤等;③脑血管造影(DSA)、CTA、MRA:中青年非高血压性脑出血,或 CT 和 MRI 检查怀疑有血管异常时,应进行脑血管造影检查。脑血管造影可清楚地显示异常血管及显示出造影剂外漏的破裂血管和部位。

(3)腰穿检查:脑出血破入脑室或蛛网膜下隙时,腰穿可见血性脑脊液。在没有条件或不能进行 CT 扫描者,可进行腰穿检查协助诊断脑出血,但阳性率仅为 60% 左右。

对大量的脑出血或脑疝早期,腰穿应慎重,以免诱发脑疝。

(4)血量的估算:临床可采用简便易行的多田氏公式,根据 CT 影像估算出血量。

方法如下:出血量 = 0.5 × 最大面积长轴(cm) × 最大面积短轴(cm) × 层面数

（二）各部位脑出血的临床诊断要点

1. 壳核出血

壳核出血是最常见的脑出血，占 50% ~60% ，出血经常波及内囊。

（1）对侧肢体偏瘫，优势半球出血常出现失语。

（2）对侧肢体感觉障碍，主要是痛、温觉减退。

（3）对侧偏盲。

（4）凝视麻痹，呈双眼持续性向出血侧凝视。

（5）尚可出现失用、体像障碍、记忆力和计算力障碍、意识障碍等。

2. 丘脑出血

丘脑出血约占 20% 。

（1）丘脑性感觉障碍：对侧半身深浅感觉减退，感觉过敏或自发性疼痛。

（2）运动障碍：出血侵及内囊可出现对侧肢体瘫痪，多为下肢重于上肢。

（3）丘脑性失语：言语缓慢而不清、重复言语、发音困难、复述差，朗读正常。

（4）丘脑性痴呆：记忆力减退、计算力下降、情感障碍、人格改变。

（5）眼球运动障碍：眼球向上注视麻痹，常向内下方凝视。

3. 脑干出血

脑干出血约占 10% ，绝大多数为脑桥出血，偶见中脑出血，延髓出血极为罕见。

（1）中脑出血：①突然出现复视、眼睑下垂；②一侧或两侧瞳孔扩大、眼球不同轴、水平或垂直眼震、同侧肢体共济失调，也可表现 Weber 或 Benedikt 综合征；③严重者很快出现意识障碍、去大脑强直。

（2）脑桥出血：突然头痛、呕吐、眩晕、复视、眼球不同轴、交叉性瘫痪或偏瘫、四肢瘫等。出血量较大时，患者很快进入意识障碍、针尖样瞳孔、去大脑强直、呼吸障碍，多迅速死亡，并可伴有高热、大汗、应激性溃疡等；出血量较少时可表现为一些典型的综合征，如 Foville、Millard – Gubler 和闭锁综合征等。

（3）延髓出血：①突然意识障碍，血压下降，呼吸节律不规则，心律紊乱，继而死亡；②轻者可表现为不典型的 Wallenberg 综合征。

4. 小脑出血

小脑出血约占 10% 。

（1）突发眩晕、呕吐、后头部疼痛，无偏瘫。

（2）有眼震、站立和行走不稳、肢体共济失调、肌张力降低及颈项强直。

（3）头颅 CT 扫描示小脑半球或蚓部高密度影及四脑室、脑干受压。

5. 脑叶出血

脑叶出血占 5% ~10% 。

（1）额叶出血：①前额痛、呕吐、痫性发作较多见；②对侧偏瘫、共同偏视、精神障碍；③优势半球出血时可出现运动性失语。

（2）顶叶出血：①偏瘫较轻，而偏侧感觉障碍显著；②对侧下象限盲；③优势半球出血时可出现混合性失语。

（3）颞叶出血：①表现为对侧中枢性面舌瘫及上肢为主的瘫痪；②对侧上象限盲；③优势半球出血时可出现感觉性失语或混合性失语；④可有颞叶癫痫、幻嗅、幻视。

（4）枕叶出血：①对侧同向性偏盲，并有黄斑回避现象，可有一过性黑矇和视物变形；②多无肢体瘫痪。

6.脑室出血

脑室出血占3%～5%。

（1）突然头痛、呕吐，迅速进入昏迷或昏迷逐渐加深。

（2）双侧瞳孔缩小，四肢肌张力增高，早期出现去大脑强直，脑膜刺激征阳性。

（3）常出现丘脑下部受损的症状及体征，如上消化道出血、中枢性高热、大汗、应激性溃疡、急性肺水肿、血糖增高、尿崩症等。

（4）脑脊液压力增高，呈血性。

（5）轻者仅表现头痛、呕吐、脑膜刺激征阳性，无局限性神经体征。临床上易误诊为蛛网膜下隙出血，需通过头颅CT扫描来确定诊断。

（三）脑出血的病因

脑出血的病因多种多样，应尽可能明确病因，以利治疗。下面介绍常见的病因及诊断线索。

1.高血压性脑出血

（1）50岁以上者多见。

（2）有高血压病史。

（3）常见的出血部位是壳核、丘脑、小脑和脑桥。

（4）无外伤、淀粉样血管病等脑出血证据。

2.脑血管畸形出血

（1）年轻人多见。

（2）常见的出血部位是脑叶。

（3）影像学可发现血管异常影像。

（4）确诊需依据脑血管造影。

3.脑淀粉样血管病

（1）多见于老年患者或家族性脑出血的患者。

（2）多无高血压病史。

（3）常见的出血部位是脑叶，多发者更有助于诊断。

（4）常有反复发作的脑出血病史。

（5）确定诊断需做病理组织学检查。

4.溶栓治疗所致脑出血

（1）近期曾应用溶栓药物。

（2）出血多位于脑叶或原有的脑梗死病灶附近。

5.抗凝治疗所致脑出血

（1）近期曾应用抗凝剂治疗。

（2）常见脑叶出血。

（3）多有继续出血的倾向。

6.瘤卒中

（1）脑出血前即有神经系统局灶症状。

（2）出血常位于高血压脑出血的非典型部位。

（3）影像学上早期出现血肿周围明显水肿。

二、治疗

（一）急性脑出血的内科治疗

1. 一般治疗

（1）卧床休息：一般应卧床休息2~4周，避免情绪激动及血压升高。

（2）保持呼吸道通畅：昏迷患者应将头歪向一侧，以利于口腔分泌物及呕吐物流出，并可防止舌根后坠阻塞呼吸道，随时吸出口腔内的分泌物和呕吐物，必要时行气管切开。

（3）吸氧：有意识障碍、血氧饱和度下降或有缺氧现象（PO_2 < 60mmHg 或 PCO_2 > 50mmHg)的患者应给予吸氧。

（4）鼻饲：昏迷或有吞咽困难者在发病第2~3d即应鼻饲。

（5）对症治疗：过度烦躁不安的患者可适量用镇静药；便秘者可选用缓泻剂。

（6）预防感染：加强口腔护理，及时吸痰，保持呼吸道通畅；留置导尿时应做膀胱冲洗，昏迷患者可酌情用抗生素预防感染。

（7）观察病情：严密注意患者的意识、瞳孔大小、血压、呼吸等改变，有条件时应对昏迷患者进行监护。

2. 调控血压

脑出血患者血压的控制并无一定的标准，应视患者的年龄、既往有无高血压、有无颅内压增高、出血原因、发病时间等情况而定。一般可遵循下列原则。

（1）脑出血患者不要急于降血压，因为脑出血后的血压升高是对颅内压升高的一种反射性自我调节，应先降颅内压后，再根据血压情况决定是否进行降血压治疗。

（2）血压≥200/110mmHg 时，在降颅压的同时可慎重平稳降血压治疗，使血压维持在略高于发病前水平或180/105mmHg 左右；收缩压在 170~200mmHg 或舒张压 100~110mmHg，暂时尚可不必使用降压药，先脱水降颅压，并严密观察血压情况，必要时再用降压药。血压降低幅度不宜过大，否则可能造成脑低灌注。收缩压 <165mmHg 或舒张压 <95mmHg，不需降血压治疗。

（3）血压过低者应升压治疗，以保持脑灌注压。

3. 降低颅内压

颅内压升高是脑出血患者死亡的主要原因，因此降低颅内压为治疗脑出血的重要任务。脑出血的降颅压治疗首先以高渗脱水药为主，如甘露醇或甘油果糖、甘油氯化钠等，注意尿量、血钾及心肾功能。可酌情选用呋塞米（速尿）、清蛋白。

建议尽量不使用类固醇，因其不良反应大，且降颅压效果不如高渗脱水药。应用脱水药时要注意水及电解质平衡。

4. 止血药物

一般不用，若有凝血功能障碍，可应用，时间不超过1周。

5. 亚低温治疗

亚低温治疗是辅助治疗脑出血的一种方法，初步的基础与临床研究认为亚低温是一项有前途的治疗措施，而且越早用越好。有条件的单位可以试用，并总结经验。

6.康复治疗

早期将患肢置于功能位,如病情允许,危险期过后,应及早进行肢体功能、言语障碍及心理的康复治疗。

（二）手术治疗

自发性脑出血患者哪些需手术治疗、手术方法及手术治疗的时机,目前尚无定论。

手术目的主要是尽快清除血肿、降低颅内压、挽救生命,其次是尽可能早期减少血肿对周围脑组织的压迫,降低致残率。国内很多医院正在探讨手术治疗的方法和疗效。主要采用的方法有以下几种:去骨瓣减压术、小骨窗开颅血肿清除术、钻孔穿刺血肿碎吸术、内窥镜血肿清除术、微创血肿清除术和脑室穿刺引流术等。去骨瓣减压术对颅压非常高的减压较充分,但创伤较大,已经较少单独采用;内窥镜血肿清除术只有少数医院在试行阶段;钻孔穿刺碎吸术对脑组织损伤较大已基本不用;目前不少医院采用小骨窗血肿清除术和微创血肿清除术,但对手术结果的评价目前很不一致,小骨窗手术止血效果较好,比较适合血肿靠外的脑出血,对深部的血肿止血往往不够彻底,对颅压较高者,减压不够充分;微创穿刺血肿清除术适用于各种血肿,但由于不能在直视下止血,可能发生再出血,优点是简单、方便、易行,在病房及处置室即可完成手术,同时由于不需要复杂的仪器设备,术后引流可放置时间较长,感染机会较少,现已在国内广泛开展。

(1)既往有高血压的中老年患者,如突然出现局灶性神经功能缺损症状,并伴有头痛、呕吐、血压增高,应考虑脑出血。首选头部 CT 扫描,明确诊断及脑出血的部位、出血量、是否破入脑室及占位效应、脑组织移位情况。

(2)根据出血部位及出血量决定治疗方案:①基底节区出血:小量出血可内科保守治疗;中等量出血(壳核出血≥30mL,丘脑出血≥15mL)可根据病情、出血部位和医疗条件,在合适时机选择微创穿刺血肿清除术或小骨窗开颅血肿清除术,及时清除血肿;大量出血或脑疝形成者,多需外科行去骨片减压血肿清除术,以挽救生命;②小脑出血:易形成脑疝,出血量≥10mL,或直径≥3cm,或合并明显脑积水,在有条件的医院应尽快手术治疗;③脑叶出血:高龄患者常为淀粉样血管病出血,除血肿较大危及生命或由血管畸形引起需外科治疗外,宜行内科保守治疗;④脑室出血:轻型的部分脑室出血可行内科保守治疗;重症全脑室出血(脑室铸形),需脑室穿刺引流加腰穿放液治疗。

(3)内科治疗为脑出血的基础治疗,脱水降颅压、调控血压、防治并发症是治疗的中心环节,要精心组织实施。

（代方明）

第二节 蛛网膜下隙出血

一、定义

蛛网膜下隙出血(SAH)系指脑表面血管破裂出血流入蛛网膜的软脑膜间的蛛网膜下隙的一种临床综合征。临床上通常分为外伤性和自发性两类。前者由颅脑外伤引起,后者又可分为两种,由于脑底部和表面的血管发生病变、破裂而使血液直接流入或主要地流入蛛网膜下隙时,称为原发性蛛网膜下隙出血。如系脑实质内出血后,血液穿破脑组织而进入脑室和蛛网膜下隙者称为继发性蛛网膜下隙出血。本文仅介绍自发性蛛网膜下隙出血。

二、发病率

本病占急性脑血管病的7%～10%,占脑血管病发病率的第三位。Marttand(1937)对2500例原因不明的突然死亡者进行了尸体解剖,其中SAH者54例,占2%;而Wolfe(1953)在6594例尸检中发现SAH者95例,占4.7%。美国每10万居民中有11人罹患。据我国六城市调查,其患病率31/10万、年发病率为4/10万。

三、病因与发病机理

引起SAH的原因很多。

(1)最主要常见的原因是先天性颅内脑动脉瘤。佐野圭司提出美国调查5831例SAH,颅内脑动脉瘤占51%,有人报告高达89%,最低也约占40%。颅内脑动脉瘤好发于动脉分叉部,由于该处动脉中层发育缺陷,管壁薄弱,经血流冲击而逐渐扩张。形成囊状或蒂囊状的动脉瘤。一般直径小于1cm,Location统计713例781个动脉的分布是:颈内动脉及其分支部占40%,大脑动脉及前交通动脉分支部占30%,大脑中及其分支部占18%,椎基底动脉占4%。铃木统计3800例脑动脉瘤的分布是:前交通动脉占24.9%,颈内动脉占41.3%,大脑中动脉占20.8%,大脑前动脉占8.9%,椎基底动脉占4.1%。

动脉瘤的破裂可有与瘤壁坏死、脂质代谢障碍和瘤壁变性,或炎症细泡浸润脆弱瘤壁有关。

(2)脑动脉、静脉畸形(动静脉瘘)占SAH的5%～8%,有学者报道123例SAH中脑动静脉畸形占28.5%,Svien报告脑动静脉畸形95例,其中64%位于大脑外侧裂区域,18%位于大脑半球的各极部。由于脑动静脉畸形是一种先天发育异常,常形成血管瘤样扩张、迂曲等,畸形血管有输入动脉和粗大的输出静脉。出血部位多发生在畸形血管的静脉部分,因静脉壁发育异常,随着年龄增长的组织变性,不能承受经过畸形血管直接传导过来的搏动性脉压而引起自发性破裂。

(3)烟雾病(moyamoya,又称颅底异网形成、颅底动脉闭塞症),因来自形成的网状毛细血管壁发育不全,且十分脆弱,没有肌层,在压力突然增高的情况,发育不全薄壁血管容易破裂出血。

(4)其他血液病(白血病、血友病、再障、血小板减少性紫癜等)、脑和脑膜炎症(细菌性、病毒性、真菌性等)、动静脉炎症、抗凝治疗并发症及过敏性疾病亦可引起SAH。

四、危险因素

1.年龄

与其他类型卒中一样,SAH的发病率随着年龄的增长而增加,但不如其他型卒中增加的明显。Bonita以人群为基础的流行病学研究发现15～24岁SAH年发病率为2.3/10万,而65～74岁年发病率达30/10万,在女性患者中更明显。Sivenius的资料支持该观点。亦有一些研究显示在两性中均存在发病率随年龄增长而增加的趋势。关于随年龄的增长,其危险性增加的原因目前尚不清楚。Framingham研究表明,人的动脉收缩压随着年龄增长而增高,而单纯收缩压性高血压亦随年龄而增高;他们还发现单纯收缩性高血压能使卒中的危险性增加2~4倍,虽然研究者未单独分析,但他们认为很高的收缩压能诱发 SAH。另外,随着年龄的增加,动脉粥样硬化较明显,改变了 Willis 环的血流动力学,同时血管脆性增加,增加了脑动脉瘤碎裂的危险性。

2. 性别

多数有关 SAH 流行病学研究发现女性比男性更易发生,这与其他型卒中多发生在男性不同。Bonita 的社区研究发现,除 15~34 岁外,其余年龄组妇女发病率明显高于男性,按年龄调整后,这种差异仍有统计(OR:1.7,P<0.005)。对于出血多发生在女性的原因还不清楚。雌激素对血管的作用,可用来解释由脊髓动脉畸形引起的症状在月经期及妊娠期的波动。有人观察妊娠 SAH 的发生率随妊娠月份增加而增高,但在分娩时不常见,这可能与妊娠期血流动力学、激素及血凝状态的改变有关。虽然月经期激素水平的波动影响着子宫内膜的螺旋状动脉,但对脑血管的作用还不清。为探讨 SAH 发病与月经的关系,有人对 30 例月经期 SAH 妇女和 24 例脑梗死女患者进行观察研究,SAH 中有 17 例发病在月经周期的前 5d,而脑梗死患者的发病随机分布在整个月经周期,预示着 SAH 的发病与月经期的雌激素水平波动有关。另外,女性中口服避孕药的应用增加了 SAH 的危险性。

3. 高血压

高血压作为 SAH 的危险因素广泛地被人们所接受,但支持该观点的证据却有限,因此,长期以来在高血压对 SAH 危险性这个问题上存在着争论。高血压作为出血性脑血管病的危险因素已被证实,但原来均未单独分析 SAH。Framingham 研究小组对 5184 人跟踪随访 26 年,36 例发生 SAH,经过按年龄、性别进行配比对照观察,高血压明显多于对照。在对日本一个小镇进行的前瞻性研究中,观察 13 年,12 例发生 SAH,在明确诊断的高血压患者中 SAH 发病率是正常人血压的 3 倍,边界性高血压患者中的发病率是正常人的 2 倍。Bonita 对 115 例病例对照研究中,发现高血压的相对危险度为 3.4(95% CL 2.3~5.7),其危险性女性大于男性,但无显著性差异。亦有一些研究包括群组研究及病例对照分析发现高血压与 SAH 相关性不大或无相关性。Longstreth 及 Juvela 的病例对照研究,发现高血压可轻微增加 SAH 危险性,但调整吸烟、饮酒后,无统计意义。Handa 的动物实验表明,单独高血压不能引起动脉瘤,但当高血压影响 Willis 环的血流动力学时,可促进动脉瘤的形成。

4. 吸烟

吸烟与 SAH 的相关性,已被多年来流行病学研究所证实。最初的相关性来自评价口服避孕药危险性的研究,年轻妇女卒中研究协作小组发现吸烟对出血性脑血管病不管是否应用避孕药都是危险因素,未用避孕药的妇女如每天吸一包烟,其出血性脑血管病危险性是不吸烟的两倍。在应用避孕药的妇女中吸烟的出血危险性上升至 6~7 倍,但未对 SAH 单独分析。英国与美国的两项研究证实吸烟是 SAH 独立的危险因素,尤其对年龄大及口服避孕药者更明显。最近,Longstreth 对吸烟与 SAH 间的关系进行了更深一步的研究,用条件逻辑回归分析,发现每天吸烟 20 支,比值比(OR)为 11.1(96% 可信限为 5.0~24.9),每天吸烟少于 20 支者,OR 为 4.1(95% 可信限为 2.3~7.3)。同时对吸烟后 SAH 危险性与时间的关系进行观察发现,以吸烟后 3h 危险性最高,OR 为 7.0(95% 可信限为 3.7~13.1),这与以往的研究相符。这种吸烟后的危险性,随戒烟时间的延长,OR 值逐渐降低,至 10 年时 OR 为 1.8(95% 可信限为 1.0~3.2),已无统计学意义。交叉试验发现高血压、口服避孕药和兴奋剂的应用均不影响吸烟与 SAH 的关系。Juvela 的研究支持以上观点。Handa 等通过动物实验证明形成动脉瘤主要因素为：Willis 环血流动力学压力的改变、高血压和血管脆性增加。吸烟则能影响这 3 个因素，首先，吸烟能促进颈动脉粥样硬化，从而使 Willis 环压力改变，吸烟愈严重，其出血的危险性愈大。其次，吸烟后血压急性升高，可能与肾血管性高血压有关，血压升高 3h 达到高峰，随后下降，这与 SAH 发病在吸烟 3h 后最多相符。此外，吸烟亦可激活肺巨噬细胞活性，促进蛋白水解酶释放，而影响血管内的结缔组织，使脑血管脆性增加。长期大量的吸烟，促进了动脉瘤的形成，吸烟后血压升高可诱发动脉瘤的破裂。大量吸烟是 SAH 最大危险因素。

5. 饮酒

1964 年 Secher - Hanssen 提出饮酒与 SAH 有关。Hillbom 等对 172 例 SAH 患者进行观察发现，41% 患者在发病前 24h 内有过酗酒。一项关于中年女性的群组研究表明中量饮酒可增加 SAH 的危险性，其他亦有类似报告。但群组研究由于包括的病例少，很难暴露其他危险因素的混杂作用，确定危险因素与 SAH 发病的致密关系亦比较困难，因此，它有着一定的局限性。Longstreth 首次以病例对照形式对饮酒与 SAH 关系进行研究，发现饮酒是 SAH 独立的危险因素，同时存在着剂量反应关系，随着饮酒量的增加，其危险性亦逐渐增加，以大量饮酒（每天饮酒 2 次以上，每次饮酒含酒精约 15g）及狂饮（24h 内饮酒 ≥5 次）最明显，调整吸烟、高血压后 OR 值分别为 2.2 和 4.3，最近 Juvela 对 278 例 SAH 患者进行饮酒的病例对照研究，其结果支持以上观点，在剂量反应关系中，以发病前 24h 内及 1 周内的大量饮酒危险性最高，且女性更明显。亦有证据表明急性酗酒及长期饮酒都是 SAH 病的危险因素。饮酒增加 SAH 危险性的机制可能为高血压、增加脑血流量及止血机能的改变。有人通过动物实验发现酒精有使血管直接痉挛的作用，可增加血压上升及血管破裂的机会。有研究显示饮酒量与升高血压有直接关系，当停止饮酒后，血压可恢复到正常水平，因此，戒酒时间越长，其危险性就越低。另外，长期大量饮酒可通过高血压及其他不明的机制，促进动脉瘤的形成，偶然醉酒虽然对动脉瘤的形成无影响，但它可诱发动脉瘤的破裂。戒酒对 SAH 的预防有益。

6. 口服避孕药的应用

从近年的一些研究中，人们观察到口服避孕药与 SAH 的发病有相关性。年轻妇女卒中研究协作小组在年轻妇女的病例对照研究中首次发现避孕药能增加缺血性和出血性脑血管病的危险性，但未单独分析 SAH。在近来关于口服避孕药不良反应的群组研究中，评价了与 SAH 的关系。关于应用口服避孕药增加 SAH 发病率机制有多种说法，避孕药在体内代谢时形成的烷基化合物对脑血管有直接毒性作用，且该药可引起严重的代谢紊乱，如糖耐量降低，血中游离脂肪酸、三酰甘油明显升高，使较多妇女体重增加，机体水钠潴留，从而引起血压升高，影响动脉瘤的形成和破裂。另外，这些激素药物影响免疫系统能减慢损伤血管壁的自身修复过程。

7. 病毒感染

对囊状动脉瘤及其继发破裂的原因了解不多，说法不一。有学者认为动脉瘤是先天性，它的形成是因脑血管肌层的局部缺陷；亦有人通过动物实验发现动脉瘤是后天获得的，它的形成与动脉粥样硬化及病毒感染有关。Adam 对血胆固醇及其他流行病学因素均相似的两组患者进行观察，发现严重动脉粥样硬化组血清巨细胞病毒抗体阳性率 90%，而动脉粥样硬化较轻的患者抗体阳性率为 74%，说明巨细胞病毒感染与人类动脉粥样硬化有一定关系。Hajiar 的研究亦提示疱疹病毒可诱导血管壁细胞转化或畸变，损伤血管内皮细胞，引起胆固醇及胆固醇酯的蓄积，促使动脉粥样硬化。Jones 调查了 25 例 SAH 患者，发现 20 例 A 型流感病毒抗体滴度增高,而 25 例正常对照和 17 例其他神经系统疾病患者中仅有 3 例增高。因此,他提出流感病毒 A 型可能为动脉瘤的初发因素,甚至是动脉瘤破裂的一个病因。在有关 SAH 发病季节性变化的讨论中,病毒感染比较引人注目。但 Timmons 的研究却不支持这种意见,他对 81 例 SAH 患者及对照进行 A、B 型流感病毒及单纯疱疹病毒抗体测定,发现无论是哪一种病毒抗体的出现均与 SAH 发病无相关性。因此,对于病毒感染与 SAH 发病的关系尚不能肯定,还需进一步研究探讨。

8.其他因素

除以上因素外,还有许多因素与 SAH 发病相关,如主动脉狭窄、多囊肾、马凡综合征、刺激性药物的应用、纤维肌性发育不良、垂体瘤及低胆固醇血症等。另外在儿童 SAH 中,脑瘤是十分重要因素。

总之,影响 SAH 发病的因素较多,一些因素是遗传的,如年龄及性别虽不能改变,但有助于了解 SAH 的病理生理;一些因素受环境影响而能够预防如病毒感染;一些是生活习惯,可以控制,如吸烟、饮酒及避孕药应用,而高血压是环境与遗传的共同作用,可以治疗。

五、病理

血液进入蛛网膜下隙后,使脑脊液(CSF)染红,整个或部分脑表面呈紫红色,在脑沟、脑池内血球沉积,染色更深。如出血量大,脑表面常有薄层血凝块掩盖。颅底部的脑池、桥小脑角及小脑延髓池内血凝块的积贮更明显,甚至可将颅底血管神经埋没。

仔细分离此处血管后,有时可找到破裂的动脉瘤或破损的血管。动脉瘤的破裂常见于该动脉瘤的底部,有时只见瘤壁上有一红点,而不一定有明显的破孔。随着时间的推移,蛛网膜下隙大量红细胞出现不同程度溶解,放出含铁血红素,使邻近脑皮层、软脑膜呈现不同程度的铁锈色。同时也可见不同程度的局部粘连形成。部分细胞随着 CSF 流入蛛网膜颗粒,使其堵塞,引起脑脊液吸收缓慢,最后产生交通性脑积水。

显微镜下,通常在 12h 以内即可见到脑组织的防御反应,脑膜细胞和游离单核细胞有吞噬红细胞的现象出现。在 36h 以后可见到组织的机化现象出现。成纤维细胞部分来自软膜,部分来自血管外膜,渗入血管内。机化现象缓慢进行,最后形成一层闭塞蛛网膜下隙的瘢痕。

此外,还可见到引起出血的原发病变迹象。因白血病引起的 SAH,在软脑膜、脑实质及血管的周围可见大量的幼稚白细胞浸润;在脑膜炎病例中可见大量炎性细胞浸润;转移瘤、绒毛膜上皮癌等病例中,在血凝内有时可找到癌的微型结节;出血性疾病及维生素 C 缺乏的病例中,除 SAH 外、在脑实质内可见散在的点片状出血,留下片状的坏死及胶质增生或色素沉着。

六、临床表现

SAH 的临床表现常因病变部位、破裂血管口径大小、发病年龄、原发病变的性质和发病次数而异。任何年龄均可发病,以 40~70 岁多见,女性略多于男性。

1.起病情况

90% 以上患者为突然起病,并无先兆。但在发病前有些病例有某些症状,如头痛、头昏,这可能是原发性病变的固有症状及原有高血压病史,尚不足以预告即将出血。

2.发病诱因

常见的诱发因素有重体力劳动、咳嗽、用力排便、饮酒、奔跑、情绪激动、性交等。

大宗病例说明只有 1/3 患者可发现有某些诱因。

3.症状和体征

（1）头痛:常为首发症状。出血时患者突然有剧烈、霹雳样头痛（与生最严重的头痛），以后变为钝痛或搏动性痛。分布于前额后枕或整个头部，并可延及颈、背、腰及两腿等部位，伴恶心、呕吐。老年患者可能头痛较轻，有的甚至没有头痛。这可能是因为老年人对头痛反应迟钝、疼痛阈增高所致。头痛持续时间一般1~2周后才能逐渐减轻。

（2）意识障碍:33.8%~81%患者发病时出现不同程度的意识障碍，轻者有短暂的意识模糊，重者昏迷，逐渐加深，少数患者意识清楚，但较淡漠、嗜睡，并有畏光、怕响、拒动、终日倦睡。意识障碍与颅内压增高有关。老年患者90%有意识障碍，这是由于老年人已有动脉硬化，有相对的脑供血不足，一旦出血，颅内压升高，则发生脑功能障碍。

（3）精神症状:本症1/3患者有木僵、谵妄、定向障碍、近事遗忘、虚构、幻觉等精神症状，有人认为精神症状多由大脑前动脉或前交通动脉附近的动脉瘤破裂出血而引起。

（4）其他症状:6%~26%患者在出血当时或出血后的短时间内可能有局灶性或全身性癫痫发作，或开始为局限性后为全身性。出血初期，患者血压升高，1~2d后又逐渐恢复至原有水平。脉搏明显加快，有时节律不齐。初起时，体温正常，24h后逐渐出现发热、脉搏不稳、血压波动、多汗、皮肤黏膜出血、腹胀等，这些症状的出现，可能与出血直接影响下丘脑和动脉痉挛间接影响下丘脑有关。

（5）体征:①颈项强直:是由于SAH后血液刺激脑膜所产生，通常在起病数小时至1~2d内出现，大多在起病后3~4周间消失。其强硬程度与出血量有关，并伴有克匿格（Kernig）征;②偏瘫:少数患者可有短暂或持久地单瘫、偏瘫或轻瘫、失语和感觉障碍等。早期出现的偏瘫、偏身感觉障碍可能由于脑水肿或血液进入脑实质形成血肿，压迫脑组织所引起，而以后出现的偏瘫体征等，往往是由于脑动脉痉挛导致脑缺血、脑梗死等有关，并有Babinski征阳性;③颅神经障碍:以一侧动眼神经麻痹为常见，这是因颈内动脉—后交通动脉分支部动脉瘤破裂或因动脉瘤压近动眼神经所致，提示该侧有颅内动脉瘤可能。面神经、三叉神经和展神经麻痹有时也可出现;④眼底:眼底检查可发现25%~50%患者视网膜前即玻璃体膜下片状出血，这是诊断SAH的重要依据之一，这是由于血液从蛛网膜下隙向前充满了视神经鞘的蛛网膜下隙，因而使蛛网膜静脉回流受阻，而此时供应视网膜的动脉血流并未减少，故视网膜静脉及毛细血管破裂出血。7%~36%患者可出现视神经盘水肿，早期水肿是由于眼静脉回流受阻之故，而晚期发生的乳头水肿可能由于反复出血，或有颅内血肿而发生颅内压增高所致。

七、辅助检查

1.颅脑CT检查

早期CT扫描可见鞘上池、脚间池、环池、外侧裂及大脑纵裂密度增高。文献报告，SAH当日95%患者可发现颅内出血，次日则降至90%，5天后降至80%，一周后降至仅50%。CT检查不仅有助早期诊断，且可证实:①破裂动脉瘤可能部位或证实出血的非动脉瘤源性;②能表明急需治疗的早期并发症，尤其是急性脑积水和危及生命的血肿;③首次CT可为并发症提供重要基线，特别是对再出血、梗死和脑积水。

2.腰穿检查CSF

CSF均为血性。长期以来腰椎穿刺（LP）一直是诊断SAH的主要手段，并认为凡疑为SAH者均应进行CSF检查，通常在出血数小时进行LP,可见CSF压力增高，外观呈均匀血性，镜检可见大量红细胞。如出血时间较久，则多数红细胞星皱缩状。而今 CT 取代了 LP，因 SAH 患者即使意识清晰，可隐藏脑内血肿，LP 后 CSF 的流出，有时可引起脑移位或脑疝。①LP 不易区别损伤性穿刺和真正的 SAH，传统的三管试验虽有助于鉴别，但红细胞数减少，也可见于以前出血的患者；②而细胞数不变小亦可见于损伤性穿刺，故不能根据三管试验确诊。所谓皱缩红细胞鉴别两者，但皱缩红细胞可在细胞进入 CSF 很快形成，因而也可见于许多损伤性穿刺中，故需 CSF 细胞学的诊断价值也不大。如果早期未行 LP 而出现红细胞则表明脑内出血，但出现噬铁细胞需一些时间，而且，阴性细胞学并不能排除出血。故目前有 CT 检查的医院对疑为 SAH 患者可做 LP。

若 CT 检查不能诊断 SAH 或颅内出血，则 CSF 检查依然重要，其方法除测其颅内压外，以分光光度仪检查 CSF 上清液是否黄变。通常红细胞要在数小时以上才溶解发黄变，在出血 12h 至 2 周内所有 SAH 均可有 CSF 黄变。70% 以上 3 周后仍有黄变，40% 以上可达 4 周。LP 过早尚未发生黄就不能区别损伤性腰穿和真正 SAH。

3.脑血管造影

现在多主张选择性股动脉插管法做全脑血管造影，而将脑的颈动脉系统及椎—基底动脉系统显示出来。借此即可明确：①动脉瘤的部位、大小、单发或多发；②血管畸形及其供血动脉及引流静脉的情况；③又可了解侧支循环情况，对诊断和手术治疗均有重要价值；④明确脑血管痉挛、颅内压血肿及脑积水等。如不能掌握或开展此术，近来开展的磁共振血管造影（MRA）、CTA 为一种无创伤性脑血管造影技术，是对脑动脉瘤发生或复发危险性进行筛选的有用方法。

八、诊断

突然发病、剧烈的头痛、呕吐、一过性意识障碍和脑膜刺激征象，有 CSF 黄变或均匀血性 CSF，玻璃体膜下片状出血诊断可以确定。有条件时脑血管造影可帮助明确病因。

（1）Kassell 报道，3.8% 是 SAH 患者发生再出血，常发生在出血初期。如果 SAH 患者诉头痛骤剧，烦躁不安，尔后很快意识障碍加重，伴有脑移位症状；如瞳孔散大，反射消失等，此时应考虑再出血，但其他并发症可近似再出血。CSF 检查诊断再出血是很困难的，连续 CT 扫描可确诊再出血。

（2）SAH 的脑血管痉挛（CVS）并发迟发性或弥散性缺血性神经功能缺失是造成 SAH 后死亡和致残的主要原因。CVS 发生率为 40% ~80%，大多数发生在 SAH 后 4 ~12d 之间，SAH 后的 CVS 是多因素的与平滑肌的神经性收缩及内分泌代谢和影响有关，即可以体液因索引起，也可有机械因素引起。更多的证据表明 SAH 后血小板可黏附于损伤的血管内皮或内皮下膜，释放血管活性物质，促进血小板凝集和血管收缩。血小板 TXA2 是血管痉挛的重要机理，亦与 SAH 后血栓素有关。临床上通常有头痛加剧、嗜睡、假性脑膜炎征、低热、局限性神经系统症状定位体征等表现，具有渐进性发展和症状波动性大，时轻时重，时隐时现，时有时无的特点。脑电图以一侧为主的慢波，脑血管造影系 CVS 的主要方法。多普勒超声是 SAH 后 CVS 的一种简易、非创伤性检测手段，并可根据流速的改变来判断痉挛程度。

（3）SAH 后 1 ~3d 内由于血液沉积在室间孔、导水管或基底而阻塞 CVS 循环，妨碍了 CSF 在蛛网膜绒毛的吸收，使 CSF 在脑室内积聚，脑室扩张，形成急性梗死性脑水肿，发生率 10% ~30%，患者表现为突然剧烈头痛、呕吐、脑膜炎刺激征、意识障碍、眼球运动障碍、偏瘫等非特异性症状和体征。

各种脑炎、脑膜炎均有头痛，呕吐，脑膜炎刺激征，但起病不如 SAH 急骤，且开始即有发热、全身无力、周围血常规中白细胞持续增高及中性白细胞大量增加，CT 或 LP 检查 CSF 可资鉴别。

高血压性脑出血引起的继发性 SAH 是以神经系统局灶性症状和意识障碍为主，且从发病起持续存在，一般鉴别并不困难。

脑肿瘤出血可导致血性 CSF，但从病史中可反映出在出血以前即有脑瘤所致的各种症状。血液病引起的 SAH，可通过血常规和骨髓穿刺检查而得到证实。

九、治疗

本病治疗原则是防止再出血，解除 CVS，控制颅高压，去除引起出血的病因和预防复发。

1. 一般治疗

SAH 急性期进行严密的监护。SAH 后因交感神经功能亢进，常可出现危险性的心律失常，心脏形态学改变，故早期应用心得安有预防作用。昏迷患者注意保持呼吸道通畅。剧烈头痛、烦躁不安患者可给止痛镇静剂，必要时肌内注射安定或小剂量冬眠合剂等，但老年人用镇静剂时量要小。有抽搐发作者应及时给予抗惊厥药物。SAH 可导致抗利尿激素分泌综合征（SIADN）或中枢性耗盐综合征（Salt – Wasting Sydrome），出现低颅压综合征。前者血容量增加，应限制输液量，每日入量限于 500~1000mL；而后者有尿钠排泄增多，血容量减少，应补充生理盐水、红细胞和胶体物质，每日入量为 2000~3000mL，以避免失水或水分过多。重症患者应用抗生素，预防肺和泌尿系统感染。

2. 内科治疗

这是我国多数医院，特别是基层医院治疗 SAH 的主要手段。

（1）防止再出血①患者绝对卧床 4~6 周，严防过早离床；②头位抬高 30°，以促进静脉回流，减轻脑水肿；③减少外界刺激，限制探视，避免情绪波动。腰穿前半小时肌内注射安定 5~10mg，防止精神紧张；④尽一切可能避免引起血压和颅内压升高的因素，如便秘可进行灌肠或服用石蜡油，对咳嗽者可给予镇咳剂，血压过高者，应给予降压药物，使血压保持控制正常范围或稍高，常用的降压药有苯哒嗪、心得安、心痛定、柳胺苄心定和硝普钠。

（2）脑血管痉挛的预防和处理系统应用脱水剂、降低颅内压用 20% 甘露醇 250mL，20~30min 静脉滴注完，每 4~6h 静脉注射 1 次，亦可将甘露醇与呋塞米联合应用并注意水和电解质平衡。在有效监测血压情况下，给予尼莫地平静脉泵入，50mL/24h。

（3）止血剂的作用：动脉瘤破裂出血处形成的凝块，由于酶的作用可分解自溶而可能导致出血，故一般都主张用止血剂。抗纤维药物主要是通过抑制蛋白酶原中蛋白水解酶的形成，从而阻止凝块溶解，降低 CSF 中纤维蛋白原降解产物（FDP），常用的药物有：①6 – 氨基己酸（EACA）首次剂量 4~6g 溶于 100mL 生理盐水或 5%~10% 葡萄糖液静脉注射，15~30min 内滴完，以后维持量为每小时 1g，维持 12~24h 或更久、亦有采用第一日量 48g 加入 5% 而葡萄糖液 1000mL 内静脉滴注，以后每日 24g，连用 7~10d 后改为口服，逐渐减量，用药时间了周左右；②止血环酸（AMCA）为对羧基苄胺的衍生物，但它的抗纤维蛋白溶酶的效价要比 EACA 强 8~10 倍，且毒性低，无不良反应，一般用 250~500mg 加入 5% 葡萄糖液 500mL 中静脉滴注，每日 1~2 次，连用 2~3 周；③抗血纤溶芳酸（PAMBA）作用和方法同 EACA。

其他如二乙酸、安络血止血敏和中药三七或云南白药亦可应用。新近研究资料表明,抗纤药物与钙离子拮抗剂硝苯苄胺啶联合应用效果最好。

关于抗纤维蛋白溶解药物治疗问题,新近有学者认为:抗纤维蛋白溶解药物能防止动脉瘤破裂处周围的血块溶解引起再出血。共收集到 1 个系统评价和 1 个随机对照试验。

Roos 等的系统评价(纳入了 9 个随机对照试验,1399 例患者)显示:抗纤溶治疗可降低 SAH 患者再出血的危险(OR0.55,95% 可信区间 0.42 ~ 0.71),但却增加了脑缺血的危险(OR1.39,95% 可信区间 1.07 ~ 1.82),最终对不良结局(死亡、植物状态、严重残废)没有改善(OR1.12,95% 可信区间 0.88 ~ 1.43)。Hillman 等的随机对照试验,包括 505 例 SAH 患者,治疗组应用氨甲环酸,显示氨甲环酸治疗降低了 SAH 的再出血率(从 10.8% 下降到 2.4%),未增加脑缺血的危险。学者主张 SAH 患者使用抗纤溶药物。目前,是否常规使用抗纤溶药物治疗 SAH 仍存在争论。加拿大指南推荐:不主张 SHA 患者使用抗纤溶药物治疗(A 级)。AHA 指南建议:在某些情况下,如患者可能的血管痉挛的发生率较低和(或)能从后来的外科手术中获益,推荐使用抗纤溶治疗以防止再出血(C 级)。

(4)CSF 置换疗法:为缓解头痛等脑膜刺激征,减少 CVS、蛛网膜粘连、正常压力脑积水等后遗症,可早期进行 CSF 置换疗法。其方法是:按常规腰穿进行,严格掌握无菌操作,高颅压者术前静脉滴注 20% 甘露醇 250mL 后 60 ~ 90min 再行腰穿,穿刺见 CSF 后测初压、缓慢放出 CSF10 ~ 20mL,最多 30mL,测终压后缓慢注入生理盐水(10 ~ 20mL) + 地塞米松(5 ~ 10mg),去枕平卧 6 ~ 12h,俯卧硬板床、每隔 48 ~ 72h 做一次。根据病情可做 3 ~ 5 次。

3. 外科治疗

(1)手术治疗:为避免动脉瘤再破裂,应尽早手术,最好在发病 1 周内,也有人主张三天内或再早些。根据动脉瘤的不同情况可选用瘤颈夹闭术、孤立术、瘤壁加固术、瘤内填塞或凝固术等。脑血管畸形的部位表浅、局限,且不在重要的脑功能区者,应力争手术切除,对有明显血肿伴脑疝者,应急行血肿清除术。65 岁以上老人或心、肾、肝有严重并发症者,通常不考虑手术。

动脉瘤夹闭术被认为是动脉瘤外科手术的标准方法。但对于手术治疗的时机仍存在争议。关于手术时机的研究共收集到 1 个系统评价和 3 个前瞻性的非随机有对照的试验。

Whitfield 等的系统评价纳入了 1 个随机对照试验,包括 211 例 Ⅰ - Ⅱ级幕上动脉瘤破裂引起的蛛网膜下隙出血患者,结果显示:早期手术(出血后 0 ~ 3d)比晚期手术(出血 8d 以后)患者结局较好但无显著性差异(3 月时死亡或依赖 OR0.37,95% 可信区间 0.13 ~ 1.02);中期手术(出血后 4 ~ 7d)比早期手术结局差,差异有统计学意义,但 95% 可信区间较宽(3 月时死亡或依赖 OR0.34,95% 可信区间 0.12 ~ 0.93)。Ross 等的非随机有对照的试验纳入 1168 例患者,其中 47% 的患者在 21 天内进行了破裂的动脉瘤的外科手术治疗,Kassell 等的非随机有对照的试验纳入 3521 例患者,其中 83% 进行了破裂的动脉瘤的外科手术治疗,这两项研究均未显示出手术时机对预后的影响有统计学差异。目前尚无大样本的随机对照试验来证实手术时机对结局的影响。WHO 指南建议:对Ⅰ级和Ⅱ级动脉瘤性 SAH 患者推荐早期手术。Ⅱ级患者病情好转后推荐早期手术,Ⅱ级患者病情恶化推荐晚期手术,Ⅳ级和Ⅴ级不推荐手术。

(2)血管内治疗:Guglielmi 发明了电解脱铂弹簧圈(GDC),成为目前颅内动脉瘤的首选重要方法,将微导管引入动脉瘤内,选择合适的 GDC 进行栓塞治疗,连接直流电源发生器,将 GDC 从送导丝上解脱下来。Vanninen 等的试验是血管内治疗与外科手术比较的随机对照试验,包括 109 例动脉弹性 SAA(3d 内)患者,结果显示 GDC 治疗与动脉瘤颈夹闭术疗效相当;大脑前动脉动脉瘤手术的闭塞率优于 GDC($n = 5.5, P < 0.01$);大脑后动脉瘤 GDC 的闭塞率优于手术($n = 11, P < 0.05$);颈内动脉组($n = 24$)和大脑中动脉组($n = 19$)无统计学意义上的差别。3 个月和 12 个月的结局(GOS 评分)未显示出统计学意义上的差别。

(3)脑室外引流:SAH 患者有 40% ~50% 血液可直接或间接进入脑室系统,也可因 SAH 压力增高、血液经中孔和侧孔逆流入第四脑室,再经大脑导水管逆流入第三脑室、侧脑室,这种情况均可导致侧脑室积血扩张。临床上出现意识障碍、去脑强直或双侧病理征阳性等,此时应立即行脑室外引流,放出侧脑室的积血,可使患者得救或延长生命。对 SAH 继发梗死脑积水应行经前额脑室引流。

(4)脑血管扩张手术:适用于动脉瘤手术后的 CVS 伴发脑血液中循环障碍,如失语、偏瘫、脑干损伤及 CVS。继 Mallam 之后采用气囊—导管对 14 例内不同部位动脉瘤破裂后发生痉挛的 33 例脑血管进行扩张术,效果令人满意。手术采用局麻或神经阻滞麻醉,在电视或重复备管造影监测对照下进行。气囊—导管分经颈总动脉或股动脉入颈内动脉或椎动脉系统,待其通过血管狭窄部位后按节段从痉挛血管远端开始扩张。

十、预后

SAH 的预后与病因、出血部位及量多少、有无并发症及是否得到适当治疗有关。住院期间病死率,国外资料为 37% ~63%,国内资料为 12.8% ~38.4%。颅内动脉瘤出血急性病死率为 40%,存活者约 1/3 复发。脑血管畸形引起的出血预后较动脉瘤为好病死率为 10% ~25%,其复发率 <25%。预后不良征象有:病后昏迷 24h 无恢复征象;频繁呕吐、意识障碍逐渐加重;眼球头位试验阳性;去脑强直发作移向迟缓性麻痹;CT 显示脑室积血、脑内血肿、急性脑积水或基底池积血;再发病例。此外,有明显神经功能受损如偏瘫、失语、抽搐等,其预后亦较差。

(代方明)

第三节 急性多灶性脑出血

急性多灶性脑出血(AMCH)是指各种原因引起的脑内同时或几乎同时(48h 内)发生 2 个或 2 个以上部位的脑出血。若无颅脑 CT 的应用,生前诊断 AMCH 比较困难,而有了颅脑 CT 的帮助,更多的 AMCH 被认识。AMCH 的发生率占脑出血的 1.5% ~5.9%,有报道经颅脑 CT 证实的 600 例脑出血中有 12 例为 AMCH,占 2%。有学者总结经颅脑 CT 证实的 AMCH 占同期脑出血患者的 3%。有学者发现占 2.3%。各家报道差别不大。目前,国内外对本病的报道多为个案或小样本资料,但在病因、发病机制以及诊断治疗等方面的研究均取得了长足的进展。

一、病因和发病机制

大多数学者认为,AMCH 的病因主要是高血压,有人提出脑淀粉样血管病(CAA)也是一个重要病因。有学者观察的 47 例 AMCH 中,高血压 36 例,占 77%;CAA 2 例,占 4%。有学者报道的 23 例中,经尸检证实 4 例为 CAA,占 17%。目前,AMCH 的发病机制尚不完全清楚,研究表明,慢性持续性的高血压可引起两侧大脑半球小动脉壁上微动脉瘤的形成,且小的深穿支比皮质支更易受累。因此,高血压微动脉瘤主要位于丘脑和基底节区,高血压性脑出血的部位以丘脑基底节区发生率最高。AMCH 的多处病灶在情绪激动、血压波动等诱因的作用下,小动脉壁上的栗粒样微动脉瘤同时破裂出血;另一可能是多处病灶短期内先后出血,其原因可能有:①脑出血后脑循环障碍,反射性引起血流动力学改变,使脑内局部小动脉内压力增加,引起出血;②脑出血后,脑组织受血肿压迫,缺血缺氧引起水肿,颅内压增高,引起代偿性血压升高,造成动脉瘤破裂出血;③由于脑水肿脑组织移位,使血管被牵拉、扭曲,发生痉挛坏死出血;④因首次出血可破坏原病灶部位的致病条件,所以再出血的部位多与首次的不同,但均好发于丘脑和基底节。Neau 等报道 CAA 占非外伤性脑出血病因的 2% ~9.3%,CAA 的发生率随着年龄的增长而增加,在 >70 岁年龄组中占 5%,在 >80 岁年龄组中占 43%,而在 >90 岁年龄组高达 57%。Maeda 等研究发现,淀粉样变严重的血管节段中有蜘蛛状微血管瘤扩张,中外膜完全被淀粉样蛋白所取代,弹性膜及中膜平滑肌消失,内膜增厚,有纤维蛋白样坏死。免疫组化证实为纤维蛋白或纤维蛋白原,这可能是导致微动脉瘤的原因。至于淀粉样沉积如何促进血管病理改变的确切机制尚不清楚,有待于进一步研究。另外,由于近年来介入溶栓治疗的开展,在心肌梗死和脑梗死时应用溶栓药物,尤其是 rtPA 以也可引起少数患者出现多灶性或单灶性脑出血的情况。此外,文献报道了一些少见的病因,如血管畸形、脑血管病、血液病以及其他抗凝溶栓治疗等所致 AMCH。还有少数的 AMCH 患者同时具有两种以上的病因,提示本病可能是多种因素综合作用所致。

二、临床表现

AMCH 的发病年龄与其病因密切相关。高血压的发病年龄多为 50 ~70 岁,而 CAA 患者多为年龄更大的老年人,其他少见病因所致的 AMCH 患者年龄一般偏小。AMCH 的临床表现呈多样化,与病灶部位有关。高血压所致的病灶多在丘脑及基底节区,而 CAA 所致的出血灶多在皮质,尤其以额叶、顶叶多见。研究表明,CAA 主要累及软脑膜、皮质及皮质下中小动脉的中外膜,也可见于毛细血管,但静脉少见,并且较严重的 CAA 分布在大脑后部,即颞、顶、枕叶,CAA 的分布与其所致脑出血的病灶部位并不一致。Greenberg 等发现,大脑后部的 CAA 主要在软脑膜,而大脑前部的主要在脑实质,并认为这可以解释 CAA 所致脑出血与病灶分布不一致的原因。有学者研究发现,AMCH 的好发部位依次为基底节区(51%)、脑叶(39%)、脑干和小脑(均为 5%),2 个以上病灶者 7 例,其余均为 2 个病灶。AMCH 的临床特点之一是多灶性体征,用 1 个病灶不能解释所有的体征,患者表现为两侧不同程度的运动、感觉功能障碍,假性延髓麻痹等症状和体征,多见于基底节型。特点之二是体征和病灶不符合,临床表现仅为 1个病灶的体征,而颅脑 CT 可见多个病灶。有的病灶位于大脑半球的静区,多见于脑叶型AMCH 的患者。AMCH 病情的严重程度除了与出血部位有关外,还与出血量的大小,及出血灶的多少密切相关。文献报道,AMCH 的病情多较重,病死率高达 60% ~70%,但也有少数患者病情较轻,预后较好,约占 15%。

三、诊断

AMCH 的诊断主要依据临床呈多灶性的神经系统定位体征,再结合影像学可进一步证实。在行影像学检查之前,临床上有高血压或前述的少见病因,多灶性的神经系统定位体征者,应考虑到本病的可能。对于老年、反复发作、多灶性脑叶出血的患者应高度怀疑 CAA。CAA 所致的脑出血在影像学上的特点是脑叶的出血灶常从皮质延伸到蛛网膜下隙，呈小叶状，伴有多发的皮质或皮质下斑点样出血，并且血肿周围的低密度区较宽，这些与高血压脑出血发生在脑深部的表现有明显不同。这对于 CAA 性脑出血的生前诊断有一定帮助。

四、治疗

AMCH 的一般治疗原则基本上与脑出血相同，主要为脱水控制脑水肿、降低颅内压、稳定血压、控制感染并防治其他并发症。由于导致 AMCH 的病因不同，在治疗上也有所差别。高血压导致的出血若出血量较大，可选择手术治疗；而 CAA 所致出血，对手术的选择应持慎重的态度（一般不主张手术），因为淀粉样变导致脑内血管弥散性改变，血肿清除后不易止血，且易发生再出血。外科治疗脑叶出血要考虑到淀粉样血管病变的可能，若采取手术应留取部分病变组织做刚果红染色，以除外 CAA。对于转移癌所致的 AMCH 应立即停用抗凝剂，应用止血药，针对原发病治疗。

（代方明）

第四节　脑微出血

一、定义

脑微出血（CMB）是一种亚临床的终末期微小血管病变导致的含铁血黄素（hemosiderin）沉积，在颅脑 MR 梯度回波 T_2 加权像（GE－T_2W－MR，简称 GRE－T_2）可见局灶性低信号，其周围无水肿。也叫陈旧性（静止性）CMB、静息性 CMB、腔隙性出血、Ⅱ型腔隙、慢性微量脑内出血或点状脑出血等。CMB 一般无临床症状，但如果 CMB 广泛发生于皮质、皮质下白质和基底节区域，造成相应部位的脑组织损害，则可能引起认知功能障碍。与症状性脑出血，缺血性脑卒中，脑白质病变，腔隙性脑梗死密切相关。是症状性脑卒中的独立危险因素。

二、病理改变

病理学研究证实，造成 GRE－T_2 上信号缺失的主要病变是微小血管周围的含铁血黄素沉积或吞噬有含铁血黄素的单核细胞。

三、发病机制

（1）脑小动脉破裂出血或渗血。

（2）脑缺血在灌注后包括脑栓塞等红色梗死，静脉出血等，再灌注早期病灶区微血管损害特征为基底膜溶解、脱落、节段性缺损。脑水肿加重，血管周围片状出血，同时细胞外间质的大量降解使微血管失去支撑，更易引起血管源性脑水肿及出血。

（3）血管周围间隙扩大，使血管壁跨壁压扩大；缺氧等代谢异常导致血管壁营养障碍，诱发出血。

四、颅脑影像学改变,是确诊依据

颅脑 MR 它基于血氧和质子的依赖效应和不同组织对磁敏感性的细微差异,能很好地显示微量出血,通常由磁共振 T_2 加权梯度回波序列(Gradient – echoT – weighted MRI,磁共振 GRE – T_2sWI,GRE – T_2)和磁敏感序列检出,MRI 对 CT 及常规 MRI 扫描难以发现的微出血病灶显示出其特殊的优点。脑微出血后在病灶中的含铁血黄素含有不成对电子引起局部磁场的不均匀性,导致自旋质子的快速去相位,呈低信号。出现症状 2~5h 即可发现,最早发现时间是 23min,比 CT 更敏感。表现为小范围,多数在 2~5mm,(直径<10mm)的圆形,卵圆形信号丢失,病灶周边无水肿。

五、脑微出血好发部位

脑微出血组患者病灶分布于皮质及皮质下(50.7%)、基底节及丘脑(34.1%)、脑干(9%)、小脑(6.2%);Lee 等研究提出在皮质及皮质下白质区域、基底核及丘脑区域 CMB 与原发性脑内出血(pICH)的联系密切,其中在皮质及皮质下白质区域二者的联系强度高于基底核及丘脑区域。Roob 等发现基底核或丘脑区域的 pICH 患者基底核和丘脑 CMBs 多见,脑叶出血患者皮质及皮质下 CMB 多见。CMB 部位可能是未来 pICH 发生的部位。Ying – Fa Chen 等研究也发现缺血性脑卒中的患者 MRI 上显示的位于基底核和丘脑部位的 CMBs 病灶和 pICH 的病灶相关。

六、鉴别诊断

需排除血管间隙,海绵状血管瘤,苍白球钙化,动脉粥样硬化钙化斑或动脉流空影。

CMB 的鉴别诊断包括导致 GRE – T_2 信号缺失的其他原因,如横断面上的小血管流空影常与 CMB 难以鉴别,但可通过多层扫描显示血管走行来加以区分。基底节区的钙或铁沉积也可有与 CMB 类似的影像学表现,但往往呈对称性分布,CT 上可见高密度影。海绵状血管瘤(cavernous angiomas,CA),尤其是Ⅳ型 CA 与 CMB 难以区分,但其常出现癫痫和局灶性神经功能缺损症状且发病年龄较轻,大多可在常规 MRI 上发现病灶。此外,CMB 还应与继发于脑挫裂伤、外伤性弥散性轴索损伤的斑点状病变(petechiallesions)、毛细血管扩张症相鉴别。由此可见,对于 GRE – T_2 信号缺失的原因,应根据病史,病变的位置、数目、分布以及相应的影像学表现做出综合判断。

七、危险因素

1. 年龄

Jeong 研究表明,皮质及皮质下及深部白质区由于位于动脉循环的远端,侧支循环差,随年龄增长这些部位的脑部小动脉(因病硬化,或老年退化)容易出现缺血性改变而使血管内皮损伤,在既往无脑血管病史的老年人中,大于 75 岁(静脉溶栓年龄高限是 80 岁)被认为是发生各型脑血管疾病的独立危险因素。脑微出血常见于老年人,是由脑内微小血管病变所致,与年龄呈正相关。

2. 高血压

高血压病主要造成全身动脉硬化,脑内小动脉呈玻璃样变,平滑肌被纤维组织或坏死组织取代,部分患者有微动脉瘤,易发生小血管破裂。Lee 认为此病是慢性高血压患者脑内靶器官损伤的一种类型。他探讨 CMB 的原发性高血压患者动态血压特征。将 81 例原发性高血压患者分为两组：46 例合并 CMB 者为脑微出血组；35 例无 CMB 者为对照组。全部患者作动态血压测定，比较两组间各动态血压值的差异。结果在脑微出血组的原发性高血压病患者中，夜间收缩压水平明显高于对照组患者（P＝0.026）。结论夜间收缩压和夜间血压下降率与 CMB 的发生有密切关系，在治疗高血压的同时，应重视血压动态节律的变化。

3. 胆固醇含量

低胆固醇含量与微出血数量，研究表明二者呈独立负相关。低胆固醇含量被认为是原发性脑内出血的危险因素。原因可能与胆固醇作为类脂，是构成脑血管及周围组织细胞壁结构非常重要组分，低胆固醇造成组织细胞营养障碍，维持正常细胞结构不能，造成血管壁障碍，或血管周围组织病变导致跨壁压增高，诱发原有的血管病出血。Lee 等研究显示 CMB 与较低血清总胆固醇水平和较高高密度脂蛋白水平显著相关。ApoE 的功能由三对常见的等位基因（ε_2、ε_3、ε_4）组成。ε_2 可降低胆固醇浓度；ε_3 与胆固醇代谢以及潜在闭塞性疾病发生的危险相关；ε_4 可以显著地升高健康人的总胆固醇浓度，使之易患动脉粥样硬化。其中 ε_2、ε_4 与发生在脑叶（除大脑深穿支血管支配的区域的）CMB 相关。

4. 糖尿病

有明显的胰岛素抵抗，脂质代谢紊乱，血液流变学改变，损伤血管内皮细胞，且一旦损伤，恢复缓慢，出现微循环障碍，微动脉瘤形成，和血管基底膜增厚，管腔狭窄，这些糖尿病微血管病变的特征性改变是出血性病变的病理基础。在此基础上高脂血症加重了病变进展，加之引发的炎症反应，脂质沉积更容易发生动脉粥样硬化。糖尿病和高血压一样既可以影响全身大动脉导致动脉粥样硬化，也可以引发全身小动脉病变。

5. 抗血栓药物治疗

相关研究人员对 1063 名平均年龄 69.6 岁的老年人进行了调查，以研究脑微出血与服用抗血栓药物之间的关系。在被调查者中，有 363 人日常服用抗血栓药物，其中 245 人服用阿司匹林等血小板聚集抑制剂类药物。研究人员发现，与未服用抗血栓药物的老年人相比，服用阿司匹林老年人在接受核磁共振成像检测时，脑部出现可见微出血的状况更普遍，而且服用这些药物的剂量越大，脑微出血的可见程度越高。对例如出现脑淀粉样血管病症状的人群，一些抗血栓药物的弊端可能会比较显著。研究发现，有 CMB 的急性脑梗死患者在采用溶栓治疗或抗凝治疗时发生出血转化的概率明显高于无 CMB 的患者。治疗前 MRI 上多发的 CMB 则可能是弥散性出血倾向的表现。对于已经发生脑出血，若存在多发性 CMB，再出血的风险大大增加。CMBs 是缺血性脑卒中患者发生出血性转化的危险因素。CMB 是淀粉样血管病和高血压性脑血管病 ICH（ICH，SAH）的预警信号。CMB 可预测再发性 ICH、抗凝后 ICH 或抗血小板治疗预防缺血性卒中时出现的 ICH 等并发症。因此在缺血性卒中和冠心病一级或二级预防治疗中，溶栓治疗时，MRI 检查有无 CMB 有很重要的临床价值。对准备实施溶栓、抗凝治疗的患者既往 CT 确诊有 ICH 病史者是溶栓禁忌证，但对于合并 CMB 是否可行溶栓治疗尚无相应指南，提前发现有可能导致溶栓后出血转化的因素，将有助于溶栓病例的筛选，从而最大限度减少并发症的发生，减少医疗纠纷。CMB 对卒中患者溶栓、抗凝药物治疗的影响仍需进一步的前瞻性研究。

6. 与腔梗的关系

在 82 例腔梗患者 22 例（27%）存在脑内微出血，数目由 1～42 个，分布于脑内不同部位包括皮层—皮层下、丘脑基底节区、小脑和脑干。微出血的数目与腔隙性梗死的数目以及脑白质改变的程度显著相关。提示脑内微出血是另外一种微小血管病损的标心，代表着更为严重的小血管壁的损害，更为直接地提示出血倾向，在腔隙性脑梗死的治疗及预防过程中应予以相应的重视。Gan 等研究发现，约 25% 表现为腔隙综合征的脑血管病患者经影像学检查确认并非腔隙性梗死，或为皮质梗死，或为深部白质出血等。

二者好发部位一致、发病因素及危险因素相似，大小及形态相近，所以推测病理机制有相关性。一些研究结果显示，CMB 的数目与腔隙性脑梗死的数目和脑白质改变的程度呈正相关，提示 CMB 与腔隙性脑梗死和脑白质改变同属微血管病变，CMB 的数目越多，微血管病变越严重，出血倾向就越大。因此，腔梗、白质病变及 CMB 并称小血管病变三大并发症。高血压可以引起脑内微小动脉透明变性、微动脉瘤和动脉中层退行性变，可使血管在形成微动脉瘤之前或之后破裂。病理学研究发现 CMB 多位于这些小动脉或微动脉瘤的周围，推测高血压导致的微血管病变在 CMB 发生中起着重要作用。而脑淀粉样血管病、CADASIL 病同样属于小血管疾病，更在临床上引起更大关注，所谓小卒中，大问题就是源于此（加拿大，2009，世界卒中宣言）。

八、CMB 对认知功能的损害

一般无症状或体征，或者表现轻微，预后良好。近期研究，发现多发者与认知功能障碍相关。随着出血数目增加，认知缺陷逐渐加重，是执行功能障碍的独立危险因素。

CMB 并不是完全没有症状，随着 CMB 数目的增加，患者认知缺陷逐渐加重，特别和执行能力损害有关。Werring 等在将年龄、性别和智商进行匹配后，根据有无 CMB 将研究对象分为两组，结果发现 CMB 组患者 60% 有执行功能损害，而对照组仅 30% 有执行功能损害。认知功能损害和 CMB 密切相关，而与白质病变的范围和缺血性脑卒中无关，CMB（非白质变化）是执行功能损害的独立危险因素。有执行功能损害的患者在额叶区域有更多 CMB 病灶，患者执行功能损害可能与 CMB 破坏了额叶和基底核区组织有关。

上述观点在临床医师对执行功能损害患者的诊断和治疗方面有着重要的意义。

九、CMB 临床意义

（1）CMB 是多种脑血管疾病的并发症。

（2）和脑血管病一样有类似的危险因素及发病诱因。

（3）在人群中大量存在，特别是有脑血管疾病患者。

（4）主要病因病理机制是小血管病变。主要潜在危险是认知功能障碍（血管性痴呆）及症状性脑出血增加。

（5）在所谓正常人群或心脑血管疾病患者给予预防治疗和溶栓、抗凝时应该充分评估是否有小血管病变，谨慎用药（抗凝剂及血小板功能抑制剂），以避免医源性脑出血的发生。

（6）强化降脂治疗针对大血管动脉粥样硬化是规范治疗，但对小血管病变，则应谨慎对待。

（代方明）

第五节　颅内静脉系统血栓形成

颅内静脉系统血栓形成是由多种病因所导致的以脑静脉回流受阻、脑脊液吸收障碍为特征的一组特殊类型脑血管病。依病变的性质可分为感染性和非感染性,前者常继发于头面部或其他部位化脓性感染灶,故又称化脓性静脉血栓形成或血栓性静脉炎及静脉窦炎;后者的发生多与高凝状态、血液瘀滞及管壁损伤有关,常见于衰竭、脱水、产褥期、服用避孕药以及颅脑外伤、内科多种疾病的患者;也有不明原因者。近年来对本病遗传学的研究认为活性蛋白 C 抵抗(APC–R)是重要的危险因素。根据血栓部位可区分为皮质静脉血栓形成、深静脉栓形成和硬膜窦血栓形成。后者又可分为海绵窦、上矢状窦、横窦、乙状窦等血栓形成,临床上以上矢状窦血栓形成为多见,也有数窦血栓并存者。单纯的皮质静脉血栓形成罕见,多为硬膜窦血栓扩展所致。

由于脑静脉系统血栓形成远较脑动脉血栓少见,临床表现又极易与良性颅内压增高、颅内占位病变、缺血或出血性脑血管病、脑脓肿、脑炎、代谢性脑病等多种疾病相混淆,故以往对本病存在较多的误诊、漏诊。随着神经影像学的发展,尤其是 CT、MRI 和 MRV 的临床应用,为及时正确诊断提供了无创且可靠的检查手段。

一、诊断

(一)临床特点

颅内静脉系统血栓的临床表现主要取决于血栓的性质、大小及部位等,与脑动脉血栓形成相比较,有如下临床特点。

1. 起病方式

颅内静脉系统血栓有多种,其中亚急性(48h～30d)、慢性(30d 以上)起病者占多数(73%)。

2. 临床表现

(1)不仅复杂多样,而且除海绵窦血栓形成外均缺乏特征性:既可表现为单纯颅内压增高,也可为伴或不伴有颅内高压的局灶性脑功能受累的表现(瘫痪、癫痫、失语、偏盲、感觉障碍等),还可表现为以意识障碍为主颇似亚急性弥散性脑病者。

(2)由于脑静脉间吻合丰富,尤其是大脑皮质静脉受累时,症状体征波动多变;可为单侧或双侧,亦可左右交替:分布也不符合动脉血栓致供血区功能障碍的特点。

(3)伴发脑实质出血(出血性梗死、皮质下血肿)或(和)蛛网膜下隙出血也较脑动脉血栓为多。

(4)各年龄组均可发病,年轻患者居多:常无高血压、动脉硬化病史。

(二)辅助检查

由于颅内静脉系统血栓形成具有起病形式多种、病情病程多变、临床表现多样的特点,对临床疑似病例宜及时行神经影像学检查,以期尽早确诊。

1. 影像学检查

对临床疑似脑静脉系统血栓患者的确诊,有赖于影像学检查的支持。

(1)头部 CT 扫描:颅内静脉系统的血栓的影像学表现可分为直接征象和间接征象两部

分。直接征象包括:CT平扫时可看到的束带征(cordsign)、高密度三角征(densetriangle)和CT增强扫描后可见到的Delta征又称空三角征(emptytrianglesign)。间接征象包括:脑室变小,脑白质低密度,静脉性脑梗死(包括出血性梗死和非出血性梗死),条索状高密度影。在已经证实的颅内静脉系统血栓中约有20%的病例CT扫描是正常的,在表现为单纯颅内压增高的患者中,其比率更是高达50%。因此如果仅凭头颅CT检查,有一部分患者将被漏诊、误诊。故临床上高度怀疑为颅内静脉系统血栓的患者,即使行头颅CT扫描是正常的,也要尽早行MRI和MRV检查,以免延误诊断和治疗。

(2)MRI:可直接显示颅内静脉窦及较大的静脉,又可显示静脉窦血栓引起的各种病变。因此应用于诊断的优势在于:既可直接显示颅内静脉(窦)内的血栓,又能反映血栓的病理基础及演变过程,对颅内静脉系统血栓所致的脑实质病变,MRI也比CT显示的更敏感、更准确,对颅内静脉系统血栓的早期诊断具有重要价值。颅内静脉系统血栓的MRI成像包括两部分:①脑静脉(窦)内血栓的MRI成像:MRI上脑静脉(窦)内血栓信号具有特异性,是诊断本病可靠的直接征像。急性期(0~3d),血栓静脉(窦)表现 T_1 加权像等信号、T_2 加权像低信号:亚急性期(4~30d),血栓静脉(窦)表现 T_1、T_2 加权像高信号;慢性期(30d以后),血栓静脉(窦)不同程度的再通,脑静脉(窦)内重现血液流空现象;②脑实质病变:MRI所显示的脑实质病变比CT更为敏感和准确,而且还能反映颅内静脉系统血栓的病理生理过程,病变早期表现为脑肿胀,MRI影像上 T_1 加权像可见脑沟变窄、脑室变小,T_2 加权像没有异常信号。病变进一步发展表现为脑水肿,MRI影像上 T_2 加权像见脑室旁及丘脑、基底节区高信号,边缘模糊,T_1 加权像上病灶为等信号。病变继续进展可表现为静脉性的梗死和出血。对颅内静脉系统血栓脑实质MRI异常表现的分析,不仅有助于早期诊断,而且对评估病变严重程度及判断预后有重要作用。

(3)脑磁共振静脉血管造影(MRV):头颅MRV诊断颅内静脉系统d血栓的直接征象为发育正常的脑静脉(窦)高血流信号缺失或表现为边缘模糊且不规则的、较低的血流信号,前者代表血栓充盈整个脑静脉(窦)腔,血流完全梗阻:后者说明尚有部分血流通过,可能系窦内血栓未填满整个窦腔,或为梗阻后的部分再通。间接征象为梗阻处静脉侧支形成和其他途径引流静脉异常扩张。

(4)脑血管造影(DSA):脑血管造影的静脉期及窦期可以观察静脉窦及脑静脉的情况,静脉窦血栓形成表现为病变的静脉窦不显影,与此同时可以观察到其他的静脉途径的代偿吻合或引流。

各种影像学方法诊断脑静脉系统血栓形成的优缺点比较:CT扫描通常为诊断本病的首选影像学方法,具有特异性征象"束带征"、"高密度三角征"、"Detal征",还可以明确显示静脉窦血栓的伴随征像,结合临床体征可拟诊本病,但是通常不能确诊静脉窦血栓形成;而且特异性征象出现率低,没有经验的医生难以识别,故其对颅内静脉系统血栓的诊断帮助有限。脑血管造影作为有创检查,可以显示静脉窦血栓形成的部位、范围,以及静脉异常回流和代偿循环的情况,具有目前CT和MRI甚至MRA所不能替代的作用。但是脑血管造影不能显示血栓本身,亦不能显示静脉窦血栓形成继发的脑组织的病理改变及其程度;其检查的创伤性和可能加重患者的颅内高压的危险性也影响了其及时应用。MRI具有CT和脑血管造影的优点,除与CT相同可以显示血栓形成后继发的脑组织病理改变及其程度外,MRI还可直接显示静脉窦和血栓本身,又能反映血栓的病理基础及演变过程,尚可用于观察治疗效果,但急性期容易漏诊。

MRI 和 MRV 技术相结合,在绝大多数情况下都能做出脑静脉窦血栓形成的准确诊断,是诊断颅内静脉系统血栓敏感、准确和便捷的最佳方法。与脑血管造影比较,MRV 显示下矢状窦等较小静脉窦的能力不如脑血管造影,不能显示静脉窦血栓形成后静脉回流的改道及代偿循环的血流方向,为其主要不足之处。

2.其他检查

血液和脑脊液检查对颅内静脉系统血栓形成本身的诊断虽无特异性,但炎症改变对感染性者却有定性的价值,其细菌培养及药物敏感实验有助于查找病原菌及指导临床用药。与凝血机制相关的血液学检查,有利于发现患者有无高凝状态及监测抗栓治疗。对非感染性血栓形成者为确定病因尚应进行其他检查,特别是与内分泌、血液、免疫及肿瘤性疾患,如毒性甲状腺肿、真性红细胞增多症、血小板增多症、蛋白 C 及蛋白 S 或抗凝血酶 Ⅱ 缺乏、系统性红斑狼疮、白塞氏病及各种癌肿等疾病相关的特殊检查,以期发现病因,也有约 20% 的病例一时难以查出确切病因者,则应追踪随访。

(三)常见部位血栓形成的诊断要点

1.海绵窦血栓形成

(1)多继发于眶周、鼻及上面部"危险三角区"的化脓性感染。患者可有面部疖肿挤压史。

(2)常急性起病,多有全身感染中毒症状。

(3)眶内静脉回流受阻而致眶周、眼睑及结膜水肿、眼球突出。

(4)行于海绵窦侧壁的动眼、滑车、外展及三叉神经的眼支、上颌支受损,可出现眼睑下垂、眼球各方活动受限,甚至固定,瞳孔散大、光反应消失,病侧额、颊部痛觉减退、角膜反射消失。视神经较少受累。

(5)因双侧海绵窦经环窦左右相连,发病早期病变居一侧,不久可波及对侧,但多仍以始发侧为重。

(6)MRI 和 MRV 检查有助诊断和排除其他原因所致的海绵窦综合征。

(7)若为感染引起者,脑脊液可见白细胞增高等炎性改变。

2.上矢状窦血栓形成

(1)多为非感染性,以产褥期妇女、婴幼儿及老年患者居多。

(2)急性或亚急性起病。

(3)以颅内压增高为主症,早期即可出现头痛、呕吐、视盘水肿。婴儿呕吐可呈喷射状,前囟膨隆及其周围静脉怒张、颅缝分离。可有不同程度的意识障碍,嗜睡甚至昏迷。也可有癫痫发作(部分或全身)或精神症状。

(4)其他神经功能缺损的表现因受累脑组织的部位不同而异,也常因侧支循环的建立而有变化。若旁中央小叶受损可致双下肢瘫痪及膀胱功能障碍;一侧中央前、后回受损也可致偏瘫、偏身感觉障碍,但多以下肢表现为重;累及枕叶视觉皮质区可引起偏盲。

(5)CT 增强扫描、MRI、MRV 及 DSA 等有助诊断。

3.横窦、乙状窦血栓形成

(1)多有化脓性中耳炎、乳突炎病史,可有全身感染、局部乳突区周围水肿、静脉曲张的表现。

(2)主症为颅内压增高,多无局灶性神经定位体征。

(3)若血栓扩及颈内静脉,则颈静脉增粗、压痛;如累及颈静脉孔附近影响舌咽、迷走、副神经,则可表现为颈静脉孔综合征。

(4)腰穿查脑脊液压力增高,可呈炎性改变。谨慎行压颈(Quecken – Stedt)试验:压迫对侧颈内静脉脑脊液压力显著上升,压迫患侧颈内静脉则压力不上升或上升甚少(Ayer 征)。

(5)CT 增强扫描、MRI、MRV 及 DSA 等有助诊断。

4. 大脑大静脉血栓形成

(1)多为非感染性,青壮年女性多见。

(2)多为急性起病的颅内高压,进展迅速,病情危重,预后不良。

(3)表现复杂,主要累及丘脑、穹隆、底节、内囊等深部结构,可有意识障碍、精神异常、去脑强直、痫性发作、锥体束或锥体外系体征、无感染征象的高热等。

(4)影像学间接征像为大脑大静脉引流区如双侧丘脑、底节区较对称性改变:CT 示低密度灶,MRI 可见长 T_1、长 T_2 信号;直接征为大脑大静脉 CT 示高密度条索征,MRI 见 T、T_2 高信号血栓。

二、治疗

由于本病少见,大宗病例临床治疗研究资料的报道不多,加之其临床表现、病因、病程及预后等差异又大,治疗方法上规范统一也尚待完善,但应针对具体患者予以个体化的综合治疗,包括病因、对症及抗栓治疗。

(一)病因治疗

对感染性血栓形成应积极控制感染及处理原发病灶。抗生素的应用,应强调及早用药、合理选药、剂量足够及疗程宜长的原则。临床一经确认,即应尽早用药,因血栓完全堵塞后,药物不易抵达,难以发挥疗效;由于本病的致病菌甚多,针对性的治疗应在脓液、血液及脑脊液等细菌培养及药物敏感试验后选择用药,但在尚未查明致病菌种前,宜多种抗生素联合或用广谱抗生素治疗;为确保有效地控制感染,剂量要足够;为根除残余感染、防止复发,疗程宜长,一般 2 ~ 3 月,或在局部或全身症状消失后再继续用药 2 ~ 4 周。应注意药物不良反应。在抗生素应用的基础上,彻底清除原发病灶,如疖肿切开排脓、乳突根治术等。

对非感染性血栓形成也应在针对原发疾患治疗的基础上,尽力纠正脱水、增加血容量、降低血黏度、改善脑血液循环。

(二)对症治疗

有脑水肿颅内高压者,应积极行脱水降颅压治疗,常用甘露醇快速静脉滴注,可加利尿剂辅助脱水。应注意血黏度、电解质及肾脏功能,也可用乙酰唑胺抑制脑脊液分泌,颅压过高危及生命时可行颞肌下减压术。

癫痫发作者行抗痫治疗;高热患者应予以物理降温;对意识障碍的患者应加强基础护理及支持治疗,并预防并发症。

(三)抗栓治疗

及时针对血栓本身的抗栓(抗凝、溶栓)治疗,理应可解除静脉闭塞、恢复血流再通,为获取最佳疗效、改善预后的最有效措施。以往多由于顾忌抗栓并发出血而期待自然再通,就是直到目前对抗栓治疗在认识上尚有争议,在方法上也不统一。

1. 抗凝

肝素类抗凝治疗脑静脉系统血栓形成在于阻止血栓扩大,防止相关静脉血栓形成性脑梗死;改善静脉侧支循环,增加代偿回流;也有助于纤维蛋白的自行溶解,可使闭塞的管道部分或完全再通。目前,国内外倾向性的意见是肝素抗凝治疗是安全、有效的,可列为脑静脉系统血栓形成的一线治疗方法。静脉给予普通肝素与皮下注射低分子肝素最为常用,至今虽尚缺乏两者疗效比较的研究资料,但由于后者仅依据患者体重调整药物剂量,且勿需实验室监测凝血指标以及并发出血较少的优点而较多应用。

2. 溶栓

对脑静脉系统血栓形成的全身静脉给药的溶栓疗法,由于局部药物浓度低、且易致颅内出血,现已极少应用。导管介入局部药物溶栓、机械破坏结合药物溶栓疗法,虽有广泛报道,不乏成功的经验,但由于加之技术难度较大,适用于有条件的医院。

建议如下。

(1)对疑似病例,特别是原因不明的高颅压患者,可首选 CT 扫描,必要时再进行 MR 检查;对临床已拟诊静脉窦血栓形成者,应首选 MR 扫描,应用 MRI 和 MRV 技术进行综合判断较之 DSA 似更有优势;欲行介入治疗溶栓时,可行 DSA 检查。

(2)临床确诊后应对症处理、积极寻求病因并在相应治疗的基础上,给予抗凝治疗。

无论是缺血性还是出血性脑血管病,恰当地筛选病例和实施规范的外科手术将是其有效的治疗办法。我国地域辽阔,经济发展不平衡,各地各级医院应根据现有的医疗水平和资源,在符合外科手术适应证的基础上,针对不同患者制订个体化的治疗方案,包括术前评估、规范的手术操作和辅助治疗方案以及术后疗效评价等,以提高脑血管病外科治疗的生存率和减低致残率。

(代方明)

第六节　血管性痴呆

痴呆是一种后天智力功能及认知功能持续性障碍的综合征。根据 WHO 统计,在老年期痴呆中,老年性痴呆(AD)占 50% ~ 60%,血管性痴呆(VD)占 15% ~ 20%,混合性痴呆占15% ~ 20%。

血管性痴呆系指由于脑血管因素导致脑组织损害所引起的智能及认知障碍的综合征。现介绍临床上常见的血管性痴呆。

一、病因与危险因素

病因可分为全身性血管疾病和颅内血管疾病所引起的两类。全身性血管疾病有动脉粥样硬化、高血压(腔隙状态、Binswanger 病、白质疏松等)、低血压(分水岭梗死、皮质下层坏死等)、多栓塞(瓣膜心脏病、心房纤颤、附壁血栓、黏液瘤等)、血液病(镰状细胞病、黏滞性过高、血小板增多等)、系统性炎性血管病变、(系统性红斑狼疮、结节性多动脉炎、白塞病、Wegener肉芽肿病等)。颅内血管疾病有脑出血和颅内血管病变(炎症性:肉芽肿动脉炎、巨细胞动脉炎等;非炎症性:淀粉样血管病,伴有皮质下梗死和脑白质病变、脑显性常染色体动脉病变等。)危险因素有种族(俄罗斯、中国、日本人血管性痴呆多于老年性痴呆)、年龄(随年龄增长而发病增加)、性别(男性多于女性),以及各种心脑血管病危险因素有高血压、糖尿病、心肌梗死、血脂异常、吸烟、酗酒等,还有梗死的大小、部位、数目、双侧多发的底节、丘脑、顶颞叶、优势半球、白质脑病、脑萎缩者发生率高(梗死脑组织大于 80～150mL 时,由于神经元大量缺失和脑萎缩使脑容积减小临床可出现痴呆)及基因与遗传。

二、发病机制与病理改变

(一)局部脑血管损害

1. 多部位、局灶性

多发性梗死、多发性腔梗,其梗死体积在 50cm 以上,出血性脑损害,缺血性白质损害。

2. 大面积

大于 80～150mL 梗死。

3. 关键部位

梗死小、部位重要,又称"要害性梗死"。皮层主要为海马回、角回;皮层下主要为丘脑、扣带回、穹窿、尾状核、苍白球、内囊膝部及前肢。

(二)低灌流综合征

低灌流脑损伤取决于低灌流的程度、受累组织对缺血的敏感性及侧支循环。如继发于心搏骤停、低血压、颈动脉病变等引起的急、慢性脑部低灌流、分水岭梗死、局灶或弥散的白质缺血、不完全性缺血脑损伤等。

病理改变。

1. 多梗死性痴呆

其主要病理为多发的脑腔隙样梗死病灶,是由于大脑前、中、后动脉、交通动脉和基底动脉直径 100～400μm 的穿通动脉的阻塞,而导致 2～20mm 直径的圆形梗死灶,常影响上行激活系统,而引起痴呆。2/3 病灶的病因是高血压引起的,伴有纤维蛋白沉着,后者导致小动脉脂质透明样变性和动脉壁变薄弱,小动脉变长、弯曲和产生内膜下夹层和微动脉瘤。Fisher 在 1042 例尸检中发现 11% 有局限性小软化灶,多数直径为 5mm 左右,最大直径可到 18mm,其边缘有薄层胶质纤维和胶原纤维,腔内组织稀疏,神经细胞大多消失,胶质细胞增生,新鲜软化灶内残留少数格子细胞,绝大多数腔隙分布在壳核、尾状核、丘脑、脑室旁白质,也可见于脑桥、小脑,但大脑皮质甚少见。Hachinski 在鉴别痴呆患者的病因时,发现不少患者主要病理改变是这种多发的腔隙性梗死,其梗死的体积在 50cm 以上,称为多梗死性痴呆。

2. 大面积的脑梗死

大面积的脑梗死多发生于颈动脉颅外段和颅内动脉主干阻塞可导致同侧顶叶、颞叶和部分额、枕区分水岭梗死,基底动脉主干阻塞可见脑干、颞、枕区及丘脑大面积梗死。大面积脑梗死可导致包括痴呆在内的脑功能障碍,病灶多累及双侧大脑半球和优势半球。

3. 其他部位的梗死

①白质疏松和 Binswanger 病:白质疏松和 Binswanger 病,有时统称为 Binswanger 白质疏松。病理改变主要是脑室旁白质变性,但不影响弓形纤维、视放射、胼胝体、内囊或颞叶。显微镜下可见伴有海绵样变性水肿区、星形胶质细胞增生和环死灶。白质的小穿通动脉可见玻璃样变性。血管周围间隙扩大。白质和灰质核水平可见腔隙性梗死,而皮质区却是正常的。侧脑室及第三脑室可出现不同程度的扩大和脑皮质出现不同程度的萎缩;②丘脑性痴呆:丘脑性

痴呆主要是由于双侧丘脑或优势半球梗死所引起,也称为重要部位梗死灶所引起的痴呆;③分水岭区梗死性痴呆:是较少见的痴呆类型,占缺血性脑血管病的 10% ~ 40%。脑动脉末梢分支多而细,并与邻近的动脉分支互相吻合,以保证该区脑组织的正常血液供应。若其中一动脉管腔狭窄时就难以保证该动脉灌流,首先会影响动脉末梢互相吻合的边缘地,即分水岭区出现严重的脑梗死,常发生于顶叶、颞叶或枕叶处。

三、血管性痴呆临床症状和体征

(一)血管性痴呆临床分型

(1)多发性梗死性痴呆。

(2)大面积梗死性痴呆。

(3)重要部位梗死性痴呆。

(4)低灌流性痴呆。

(5)皮质下小血管病变:多发性腔梗、Binswanger 病。

(6)遗传性血管性痴呆。

(7)出血性痴呆:淀粉样血管病、慢性硬膜下血肿、SAH、脑出血。

(8)混合性痴呆。

(二)临床症状和体征

有以下两类:第一类为构成痴呆的临床症状;第二类为脑血管病引起的神经系统受损的症状和体征。第一类构成痴呆的核心症状是记忆力减退。患者有近记忆力、远记忆力和即刻记忆力减退,最早期出现的是近记忆力减退。随着记忆力的减退,逐渐出现注意力不集中,时间定向力、计算力和理解力等也有不同程度的减退。第二类脑血管病引起的神经系统局灶症状,这对血管性痴呆和老年性痴呆的鉴别是很重要的。血管性痴呆病例中,由于不同部位脑血管病变引起不同的神经系统局灶症状,如优势半球病变,可能有失语、失读、失写、失算等症状。非优势半球病变可导致视空间障碍、体像障碍等症状。双侧大脑半球病变都能引起脑神经麻痹、偏侧运动障碍和感觉障碍,有时也可伴有偏盲和肢体共济失调等。

在多梗死性痴呆患者中上述症状和体征却是阶梯式发展,可突然起病,也可隐匿起病,每次发作症状有所加重,逐渐出现认知功能障碍,最后进入痴呆。

大面积脑梗死痴呆多急性起病,病情严重,存活者多遗留严重的神经系统症状和体征;患者留有重度瘫痪,卧床不起,丧失独立生活能力,也可伴有较严重的痴呆。

丘脑性痴呆以遗忘、情绪异常和嗜睡为主,并伴有脑干病变的症状。可出现眼球垂直注视困难以及其他中脑和脑桥等症状。

分水岭梗死性痴呆在临床上是较少见的,主要靠影像学检查才能确诊。

(三)临床特征

(1)起病急,男多于女,发病年龄较早,与受教育无关。

(2)伴随脑血管病而发生,有明显脑血管病症状、体征及实验室、影像学证据。

(3)斑片状认知缺损:表现一种或几种认知功能障碍与受累血管及受损部位一致(非全面认知障碍),而老年性痴呆为全面认知障碍。

(4)与老年性痴呆相比:在时间、地点、定向,短篇故事即刻和延迟回忆、命名、复述方面损害较轻,在执行功能如自我整理、计划、精细运动协同方面损害较重。记忆损害早期不明显,晚期可主导。

（5）人格改变轻,进展慢,自知力保持较久。

（6）病程波动阶梯性进展。认知功能随脑血管病的病情恶化和好转而波动。如发病之初,认知障碍重(一周时 61%),随脑循环改善,6 个月时仍有 37%。若反复多次多灶梗死,则认知障碍呈阶梯性恶化。

（7）认知功能恢复不均衡且与梗死部位、并发症有关。脑血管病 3 个月,信息加工、搭积木、MMSE(简明智能量表)总分显著提高,视觉即刻及延迟回忆、逻辑回忆无明显改善;脑血管病 1 年时,认知改善率 36%,合并糖尿病改善比为 12%;左半球/优势半球,改善可能性 54%。

四、诊断与鉴别诊断

（一）血管性痴呆的诊断必须符合三个条件

（1）痴呆。

（2）有脑血管病的证据(危险因素、症状、体征、影像改变等)。

（3）痴呆与脑血管病相关:痴呆一般在卒中 3 个月内发生,病程呈波动阶梯样加重,排除其他疾病。

（二）诊断标准

对血管性痴呆的诊断第一步是确诊痴呆,第二步是确定是不是血管性痴呆。临床上为了确诊痴呆,可采用 DSM－Ⅳ(美国精神病学会的诊断和统计手册第四版)中痴呆的诊断标准如下。

1. 发生多方面认知缺陷,表现为下列二者

（1）记忆缺损:学习新信息的能力受损或不能回忆以前所学到的信息。

（2）至少有下列认知障碍之一。①失语;②失用;③失认;④执行管理功能障碍。

2. 认知功能缺损

认知功能缺损导致明显的社交或职业功能的缺损,并可发现这些功能较以前的水平明显降低。

痴呆诊断也可用 ICD－10(国际疾病分类第 10 版)中的痴呆标准。

中华医学会神经病学分会于 2002 年提出血管性痴呆诊断标准草案,血管性痴呆定义:系指缺血性、出血性脑血管疾病引起的脑损害所致的痴呆。诊断标准如下。

1. 临床很可能(probable)血管性痴呆

（1）痴呆符合 DSM－Ⅳ－RD 诊断标准,主要表现为认识功能明显下降,尤其是自身前后对比,记忆力下降,以及 2 个以上认识功能障碍,如定向、注意、言语、视空间功能、执行功能、运动控制等,其严重程度已干扰日常生活,并经神经心理学测试证实。

（2）脑血管疾病的诊断:临床检查有局灶性神经系统症状和体征,如偏瘫、中枢性面瘫、感觉障碍、偏盲、言语障碍等,符合 CT、MRI 上相应病灶,可有/无卒中史。

影像学表现:多个腔隙性脑梗死或者大梗死灶或重要功能部位的梗死(如丘脑、基底前脑),或广泛的脑室周围白质损害。

（3）痴呆与脑血管病密切相关,痴呆发生于卒中后 3 个月内,并持续 6 个月以上;或认识功能障碍突然加重,或波动,或呈阶梯样逐渐进展。

（4）支持血管性痴呆诊断:①认识功能损害不均匀性(斑块状损害);②人格相对完整;

③病程波动,多次脑血管病史;④可呈现步态障碍、假性延髓麻痹等体征;⑤存在脑血管病的危险因素。

2. 可能为血管性痴呆

(1)符合上述痴呆的诊断。

(2)有脑血管病和局灶性神经系统体征。

(3)痴呆和脑血管可能有关,但在时间或影像学方面证据不足。

3. 确诊脑血管性痴呆

临床诊断为很可能或可能的血管性痴呆,并由尸检或活检证实不含超过年龄相关的神经原纤维缠结(NFTs)和老年斑(sp)数,以及其他变性疾患组织学体征。

4. 排除性诊断(排除其他原因所致的痴呆)

(1)意识障碍。

(2)其他神经系统疾病所致的痴呆(如阿尔茨海默病等)。

(3)全身性疾病引起的痴呆。

(4)精神疾病(抑郁症等)。注:当血管性痴呆合并其他原因所致的痴呆时,建议用并列诊断,而不用“混合性痴呆”诊断。

(三)鉴别诊断

1. 老年性痴呆与血管性痴呆鉴别

这两种痴呆的鉴别中血管性痴呆起病迅速,男性多于女性,年龄较轻,呈阶梯样病程进展,有局灶性和定侧性神经系统体征,多并存控制欠佳的其他疾病,多有假延髓性麻痹症状和容易波动的情绪改变。

2. 抑郁症

血管性痴呆必须与抑郁症作鉴别很重要。后者也称假性痴呆。抑郁症具有以下临床特点:迅速出现智力障碍,病程很少有进展或完全不进展,有明显的个人或家族的抑郁症史,仔细检查记忆力比患者所诉说的要好得多,同时发病前有明显的诱发因素。

3. 正常颅压脑积水

血管性痴呆进入脑萎缩或脑室扩大时,应该与正常颅压脑积水做鉴别诊断。正常颅压脑积水的主要三个症状是进行性智力减退、共济失调性步态和尿失禁,易与血管性痴呆混淆。正常颅压脑积水起病隐匿,无明显的卒中史,影像学检查未能发现脑梗死,是鉴别诊断的依据。

五、防治

(一)脑血管病的三级预防

血管性痴呆的防治首先应进行脑血管病的预防,可分为三级预防。一级预防的目的是防止脑血管病的危险因素,具体办法为预防高血压的发生、合理饮食、不吸烟、适量饮酒和开展适量的运动。二级预防的目的是及时发现存在的危险因素,如高血压、低血压、心脏病和糖尿病等。并采取措施加以控制,减轻危险因素的危害。应定期进行健康检查、控制危险因素等。三级预防就是在发生脑血管病后应及时治疗,防止脑血管病机体功能丧失、导致残疾发生和脑血管病的复发。

特别是急性期尽量减少脑血管病所致的危害程度和降低脑血管病的复发,对预防血管性痴呆的发生起十分重要的作用。

（二）药物治疗

1. 选择性胆碱酯酶抑制剂

（1）他克林：肝毒性大，每天服四次。

（2）安理申：无严重不良反应，每天服一次。

（3）石杉碱甲：又名哈伯因、双益平。

（4）艾斯能：可改善认识及日常生活能力。

（5）加兰他敏：可改善认识功能、日常活动及行为，费用低。

2. NMDA 受体拮抗剂

盐酸美金刚（易倍申）。

3. 脑细胞代谢衍生物

吡西坦、阿尼西坦、奥拉西坦、奈非西坦等。

4. 脑循环促进剂

海得琴、脑通、都可喜。

5. 钙拮抗剂

尼莫地平、盐酸氟桂嗪。

6. 肽类激素

甲状腺激素释放激素、加压素、雌激素。

7. 神经营养因子

神经生长因子，脑源性神经营养因子。

8. 抗氧化剂

维生素 E、司米吉林。

9. 非甾体消炎药。

10. 脑活素类

施普善。

（三）非药物治疗

1. 认识训练

各种学习和技能训练。

2. 经皮神经电刺激

可改善认识功能，使日常活动能力增强。

3. 光治疗

增加白天环境光强度，可改善昼夜节律和行为紊乱。

4. 高压氧治疗。

5. 心理和行为治疗。

6. 社会干预

加强社会、家庭支持，提供专门服务。

（代方明）

第七节　颅内动脉瘤

一、概述

颅内动脉瘤系颅内动脉壁由于局部血管异常而产生的动脉壁瘤样突起。颅内动脉瘤是蛛网膜下隙出血的首位病因,约占70%。动脉瘤引起蛛网膜下隙出血的年发生率为(6~35.3)/10万。动脉瘤高发于西方国家、苏联、智利和日本等,低发于非洲、印度、巴基斯坦、中东和中国等。这种差别的原因尚不清楚,可能与环境、饮食,和种族差异有关。男女差别不大,但也有报道女性比男性稍多。尸检发现率为0.2%~7.9%。在脑血管意外中,动脉瘤破裂出血仅次于脑血栓和高血压脑出血,居第三位。

本病的高发年龄段为40~60岁,也有约2%的动脉瘤在幼时发病。最小年龄仅为5岁,最大年龄为70岁。本病破裂出血的患者约1/3在就诊以前死亡,1/3死于医院内,1/3经过治疗得以生存。它仍是人类致死致残的常见脑血管病。

颅内动脉瘤的危害主要来自于动脉瘤破裂出血、瘤体对周围组织结构的压迫、继发血管痉挛及栓塞等。破裂出血的常见诱发原因有:劳累、情绪激动、咳嗽、用力大小便、性生活等。破裂前常有诸如头痛、眩晕、黑矇、感觉和运动障碍等前驱症状。这些症状可能与瘤体增大、少量出血有关。动脉瘤直径大于4mm容易出血、大于7mm可能出现压迫症状。无症状未破动脉瘤年破裂出血的几率为1%~2%,有症状未破的动脉瘤年破裂出血的几率约为6%。影响动脉瘤预后的主要因素有:患病年龄、动脉瘤的大小、部位、临床分级,术前有无其他疾病、就诊时间、手术时机的选择等。尤其是动脉瘤患者蛛网膜下隙出血后是否伴有血管痉挛和颅内血肿对预后有重要影响。其他如手术者的经验技巧、是否使用显微镜操作、术后有无颅高压等对其预后均有影响。

目前,对于颅内动脉瘤的研究主要着重于从分子水平研究动脉瘤的病因学、脑动脉结构改变特征;研究动脉瘤的影像学诊断、以及临床上如何处理巨大型动脉瘤。

二、动脉瘤的分类

(一)依动脉瘤位置分类

1. 颈内动脉系统动脉瘤

约占颅内动脉瘤90%,分为以下几种。

(1)颈内动脉瘤:岩骨段、海绵窦段、床突旁、后交通、脉络丛前、颈内动脉分叉。

(2)大脑前动脉瘤:A1、前交通动脉瘤、A2~8、胼周、胼缘动脉瘤。

(3)中动脉动脉瘤:M水平段、M2环绕段、M3侧裂段、M4分叉段、M5终段。

2. 椎基底动脉系统动脉瘤

椎基底动脉系统动脉瘤占10%,分为以下几种。

(1)椎动脉动脉瘤。

(2)基底动脉干动脉瘤。

(3)大脑后动脉瘤。

(4)小脑上动脉瘤。

（5）小脑前下动脉瘤。

（6）小脑后下动脉瘤。

（7）基底动脉瘤分叉部动脉瘤。

（二）按动脉瘤最大径分为

（1）小型动脉瘤最大径≤0.5cm。

（2）一般动脉瘤最大径0.5~1.5cm。

（3）大型动脉瘤最大径1.5~2.5cm。

（4）巨型动脉瘤最大径≥2.5cm。

（三）按动脉瘤形态分为

（1）囊状动脉瘤（包括球形、葫芦形、漏斗形）。

（2）梭形动脉瘤。

（3）壁间（夹层）动脉瘤。

三、动脉瘤发病机制

颅内囊性动脉瘤的发病机制总体来说仍不清楚,很久以来被认为是一种先天性疾病。

到目前为止出现了多种理论:包括"中膜缺陷"理论、"内弹力层缺陷"理论、"动脉瘤壁胶原改变"理论、"血流动力学改变"理论、"alpha-1抗胰蛋白酶活性改变"理论、"动脉粥样硬化"理论、"炎性细胞浸润"理论等。他们多能从某一方面揭示某种类型的动脉瘤的发生机理,却不能解释所有类型的动脉瘤的发生机理。

Forbus研究了23例成人和19例儿童的脑动脉瘤发现在两组中各有2/3存在中膜缺陷。故认为这种缺陷是先天性的,是动脉瘤形成的基础。他研究了为数不多的脑动脉分叉部位,发现该处的中膜消失,代之以弹力纤维组织,因而提出了"中膜缺陷"理论,他认为正是这种中膜结构的缺陷,导致该处好发脑动脉瘤。有些学者对此理论进行了实验论证。Chyatte等对脑动脉瘤患者脑动脉壁的网状和弹力纤维进行了形态测定分析,对照组标本取自非动脉瘤患者,结果发现对照组脑动脉中膜网状纤维分布致密排列均匀,而动脉瘤患者脑动脉中膜的网状纤维明显减少,纤维变短,分布排列不均匀,显示了脑动脉瘤壁中膜纤维结构的异常。Skirdaudas用免疫组化方法研究活检动脉瘤标本及尸检动脉瘤标本上血管生长因子(血管内皮细胞生长因子和成纤维细胞生长因子)的表达水平和分布,他们发现:所有动脉瘤壁的血管内皮细胞生长因子均出现病理性过度表达。10例动脉瘤中有9例成纤维细胞生长因子较多地弥散分布于中膜的纤维细胞和平滑肌细胞。这些发现证实了脑动脉瘤壁中膜层存在分子水平的构建异常。

Winternitz等在实验中剥去动脉外膜和部分中膜后产生动脉瘤样凸起。从而认为中膜缺陷参与了脑动脉瘤的形成。Glynn研究了10例动脉瘤患者的动脉和15例正常对照动脉发现两组中仅各有80%出现中膜缺陷,从而对中膜缺陷致动脉瘤的理论提出质疑。

他用中等血流强度的液体冲击先天中膜缺陷的动脉和针刺产生的人工中膜缺陷动脉;用高压气体泵使动脉内压力增高直至600mmHg,发现只要内膜和内弹力层完整,那些中膜缺陷的动脉(不论外膜完整与否)均不会产生动脉瘤。因此,Glynn提出内弹力层缺损才是引起动脉瘤的主要原因,而内弹力层缺损可能由粥样硬化斑或其他原因所致。

内弹力层缺陷理论:与颅外动脉相反,颅内动脉仅有一层弹力组织即内弹力层,有理由认为只有首先造成这层结构的损害才能产生动脉瘤。该理论认为:内弹力层局部的退行性改变是囊性动脉瘤形成的最主要原因。在一项对454例脑动脉分叉的研究中发现290例(64%)可见内弹力层薄弱区,14例(3%)可见内膜外翻,7例(1.5%)呈梭形扩张。

组织学结构可见管壁变薄、外膜变薄,仅部分病例可见中膜缺损。在这些中膜缺损的边缘可见纤维结构。内弹力层常显示退行性变。许多内弹力层不完整,但在中膜缺陷的中心没有发现凸起。Stehbens等把这些变化看作动脉瘤的早期损害。Campbell用电镜扫描动脉粥样硬化患者脑动脉分叉处内弹力层的孔隙。发现孔隙的平均直径明显增大,80%的分叉部位可见内弹力层断裂。

动脉瘤壁胶原的改变理论:Brega等研究了脑动脉瘤患者Ⅱ型胶原等位基因的出现频率,发现其中一个分子量较小的等位基因在动脉瘤患者中的出现频率与对照组存在显著性差异,说明Ⅱ型胶原基因的基因型改变与脑动脉瘤的病理发生有关。而Kuivaniemi对7个不同民族的58例患者进行了DNA序列分析,却排除了Ⅱ型胶原基因(COL3AI)突变是脑动脉瘤常见病因的可能。Adamson的研究结果同样否认了Ⅱ型胶原遗传性状变异与脑动脉瘤病理发生的关系。Gaetani等对15例脑动脉瘤患者Wills环的胶原总量和脱氧吡啶(Deoxypyridinoline)及3-羟基吡啶(3-Deoxypyridinium)进行了定量分析,并以25例非脑出血死亡的患者作为对照组,发现动脉瘤壁的胶原总量和脱氧吡啶含量明显低于对照组。

血流动力学因素理论:Stehbens认为血流动力学因素,即高血压可以诱发内弹力层退变。Amano报道高血压鼠的动脉可以发生玻璃样变性。Ogata等发现有些非人工诱导的高血压鼠患有微小颅内动脉瘤。亦有人认为,高血压动物动脉壁退行性变是发生颅内粟粒样动脉瘤的发病基础。但这种理论无法解释正常血压动脉瘤患者的发病机理。

McCormick和Schmalsteig对随机尸检的高血压发病率和动脉瘤患者的高血压发病率进行了比较,结果无显著性差异,说明高血压与脑动脉瘤的发病关系并不明确。

酶活性改变理论:有些学者认为,脑动脉壁胶原弹力蛋白的破坏是由黏附在动脉内膜壁的活性水解酶所致。狗的动脉瘤可由壁间注射胰弹力蛋白酶诱导产生。Nagata对通过改变血流动力学压力诱导产生的动脉瘤进行了组化研究,发现动脉瘤壁酸性磷酸酶活性很强,说明动脉瘤的发生可能与该酶的活性改变有关。Schievink发现杂合或纯合的alpha-1抗胰蛋白酶缺乏是脑动脉瘤的发展基础之一。Schievink报告了4例α_1抗胰弹力蛋白酶缺乏的患者发生了脑动脉瘤或颈动脉夹层动脉瘤并破裂,指出α_1抗胰弹力蛋白酶或其他蛋白酶抑制因子缺陷,可以通过蛋白合成分解失衡、动脉壁降解,促进动脉瘤的发生及破裂。该作者进一步连续检测了100例脑动脉瘤患者的不同表型和α_1-抗胰弹力蛋白酶的缺乏情况,并与904例正常人进行了比较,发现脑动脉瘤患者中,α_1-抗胰弹力蛋白酶缺乏者所占的比例明显多于正常人。

Kerppola首先提出动脉粥样硬化可能是脑动脉瘤发生的原因。Adamson证实血液中胆固醇含量增高、长期吸烟均与动脉瘤的破裂有关。但囊性动脉瘤早期病变却没有发现任何与动脉粥样硬化有关的病理表现。Walker和Allegre研究了39例动脉瘤,其中13例动脉瘤壁上有动脉粥样硬化斑和中膜及弹力层缺失。因此,这些作者认为动脉粥样硬化是导致动脉瘤形成和发展的重要原因。

总之,囊性脑动脉瘤病理发生机制目前尚不十分清楚。大部分学者认为获得性内弹力层的破坏是囊性脑动脉瘤形成的必要条件。因为这一层是保证脑动脉壁强度的重要结构。内弹力层退变可能是动脉硬化、炎性反应和蛋白水解酶活性增加所致。内弹力层退变、脑动脉分叉处中膜缺失或中膜纤维结构异常和排列异常及血流动力学改变,这些因素共同存在促使脑动脉壁更为薄弱。动脉硬化常与囊性脑动脉瘤伴发,但动脉硬化在动脉瘤形成过程中的确切作用尚不清楚。高血压并非主要致病因素,却能促进囊性动脉瘤形成和发展。故可以认为,脑动脉瘤的发生是多因素、多机制并存,是在动脉硬化、炎性反应和蛋白酶表达的改变,动脉壁内弹力层的降解和合成代谢失衡基础上,进一步受血流动力学的因素影响所致。

四、病理学

囊性动脉瘤呈球形或浆果状,外观紫红色,瘤壁极薄,术中可见瘤内的血流旋涡。瘤顶部更为薄弱,98%动脉瘤出血位于瘤顶,破口处与周围组织粘连。动脉瘤出血破入基底池和蛛网膜下隙。巨大动脉瘤内常有血栓形成,甚至钙化,血栓分层呈“洋葱”状。组织学检查发现部分动脉瘤壁仅存一层内膜,缺乏中层平滑肌组织,弹性纤维断裂或消失。瘤壁内有炎性细胞浸润。电镜下可见瘤壁弹力板消失。直径小的动脉瘤出血机会较多。有人报告,颅内多发性动脉瘤约占20%,以两个多见,亦有三个以上的动脉瘤。

五、临床表现

小而未破的动脉瘤无症状,颅内动脉瘤的症状可分为四类:颅内出血、局灶症状、缺血症状和癫痫。

1. 出血症状

中、小型动脉瘤未破裂出血,临床有时无任何症状。一半的动脉瘤患者出血前 6～20d 有“警兆症状”:偏头痛或眼眶痛或(和)动眼神经麻痹,头痛侧多与动脉瘤侧相符合,此时应警惕随之而来的 SAH。出现警兆症状可能是动脉瘤扩张或瘤壁内少量出血或瘤体膨大压迫动眼神经所致。出血后患者突然感到剧烈头痛,形容如“头要炸裂”,频繁呕吐,大汗淋漓,体温可升高,颈项强直,克、布氏征阳性。可出现意识障碍,甚至昏迷。排便、劳累、房事、分娩、情绪激动、腰椎穿刺和脑血管造影是动脉瘤出血诱因,也有的无明显诱因或在睡眠中发病。冬春季动脉瘤出血比例高。可伴脑室内、脑内或硬脑膜下出血。

出血倾向与动脉瘤的直径、大小、类型有关。Suzuki 及 Crompton 对动脉瘤标本及临床情况进行了研究、分析,发现动脉瘤直径小于4mm 时不容易出血,90%的出血发生在动脉瘤直径大于4mm 的病例。巨型动脉瘤容易在腔内形成血栓,瘤壁增厚,出血倾向反而下降,但也有人认为巨型动脉瘤容易出血。直径 4mm 以下的动脉瘤蒂和壁均较厚,不易出血。联合调查1092 例破裂出血的动脉瘤发现:平均直径为 8.2mm;出血情况为 5mm 以下占 12.6%,5～10mm 占55.2%,10～15mm 占20.8%,15～20mm 占5.0%,20～25mm 占1.2%,25mm 以上占5.2%。

SAH 后,红细胞破坏产生 5－羟色胺、儿茶酚胺等多种血管活性物质作用于脑血管,21%～62%出血后 3～15d 发生血管痉挛(vasospasm)。如果血管痉挛只发生在动脉瘤附近,患者症状可能不明显,只在脑血管造影上显示。若脑血管痉挛广泛,会导致脑梗死发生,患者意识障碍加重、偏瘫,甚至死亡。

多数动脉瘤破口会被凝血封闭而出血停止,病情逐渐稳定。未治的破裂动脉瘤中,24h 内再出血的几率是4%,第一个月里再出血的几率是每天 1%～2%;3 个月后,每年再出血的几率是2%。死于再出血者约占本病的1/3,多死于 6 周内。也有数月甚至数十年后,动脉瘤再次破裂出血的。

部分患者 SAH 可沿视神经鞘延伸,引起玻璃体膜下和视网膜出血,出血量过大时,血液可浸入玻璃体内,引起视力障碍,出血可在 6 ~ 12 个月吸收,伴玻璃体出血者病死率高。10% ~ 20% 患者还可见视盘水肿。

2. 局灶症状

在住院的有蛛网膜下隙出血的动脉瘤患者中,约 1/3 有局限的神经功能缺失,Torrer 等报告的 3521 患者中 28% 在住院中有局限的神经功能缺失。其中 80% 被证实为由血管痉挛引起,大于 7mm 的可出现邻近结构的压迫症状。如果邻近有敏感神经结构,3 ~ 6mm 的动脉瘤亦可出现压迫症状。巨型动脉瘤有时容易与颅内肿瘤混淆,如将动脉瘤当作肿瘤手术则是相当危险的。

局灶症状取决动脉瘤部位,毗邻解剖结构及动脉瘤大小。不同部位动脉瘤造成相应部位的神经功能障碍。动眼神经最常受累,其次为外展和视神经,偶尔也有滑车、三叉和面神经受累。动眼神经麻痹常见于颈内动脉—后交通动脉瘤和大脑后动脉动脉瘤,动眼神经位于颈内动脉(C1 ~ C2)的外后方,颈内一后交通动脉瘤中,30% ~ 53% 出现病侧动眼神经麻痹。动眼神经麻痹首先出现提睑无力,几小时到几天达到完全的地步。表现为单侧眼睑下垂、瞳孔散大,内收、上、下视不能,直接、间接光反应消失。也有立刻出现动眼神经完全麻痹的。颈内动脉巨型动脉瘤有时被误诊为垂体瘤;中动脉动脉瘤出血形成颞叶血肿;或因脑血管痉挛脑梗死,患者可出现偏瘫和语言功能障碍。前交通动脉动脉瘤一般无特殊定位症状,但如果累及下丘脑或边缘系统,可出现精神症状、高热、尿崩等情况。

基底动脉分叉部,小脑上动脉及大脑后动脉近端动脉瘤位于脚间窝前方,常出现第 3、第 4、第 6 颅神经麻痹及大脑脚、桥脑的压迫,如 Weber 综合征、两眼同向凝视麻痹和交叉性偏瘫,巨型动脉瘤压迫三室后部和导水管可出现梗阻性脑积水症状。海绵窦段和床突上动脉瘤可出现视力视野障碍和三叉神经痛。基底动脉干和小脑前下动脉表现为不同水平的桥脑压迫症状,如 Millard – Guber 综合征(一侧外展神经、面神经、对侧锥体束征)和 Foville 综合征(除 MillardGuber 综合征外还有同向偏视障碍)、凝视麻痹、眼球震颤等。罕见的内听动脉瘤可同时出现面瘫、味觉及听力障碍。椎动脉瘤、小脑后下动脉瘤、脊髓前后动脉瘤可引起典型或不完全的桥小脑脚综合征、枕骨大孔综合征和小脑体征、后组颅神经损害体征延髓上颈髓压迫体征。

3. 癫痫

因 SAH 或脑软化,有的患者可发生抽搐。多为大发作。

4. 有的患者合并多囊肾、动静脉畸形和结缔组织疾病

老年人、儿童和少数成年人无头痛,可表现为全身不适或疼痛,发热或胸背痛、腿痛、视力、听力突然丧失等。意识障碍在老年人多见而且重。

5. 迟发性缺血性障碍

迟发性缺血性障碍(DID)又称症状性脑血管痉挛。脑血管造影或 TCD 显示有脑血管痉挛者不一定有临床症状,只有伴有脑血管侧支循环不良时 rCBF 每分钟 < 18 ~ 20mL/100g 时才引起 DID。因此脑血管造影和 TCD 诊断 SAH 和脑血管痉挛的发生率虽然可达 67%,但 DID 发生率仅为 35%,致死率为 10% ~ 15%。DID 多出现于 3 ~ 6d,7 ~ 10d 为高峰。其临床表现为:①前驱症状:SAH 的症状经过治疗或休息而好转后,又出现或进行性加重,外周血白细胞持续升高持续发热;②意识由清醒至嗜睡或昏迷;③局灶体征出现。上述症状多发展缓慢,经过数小时或数日到达高峰,持续 1 ~ 2 周后逐渐缓解。一旦出现上述临床表现,应立即做头部

CT 排除再出血、血肿、脑积水等,并做 TCD 或脑血管造影。CT 发现脑梗死有助于诊断。

六、诊断

破裂的动脉瘤多有典型的起病经过:在劳累或情绪紧张、激动之后突然发生的剧烈头痛,伴有恶心、呕吐、颈项强直出血量多时可伴有意识障碍和神经功能缺损、急诊入院,头颅 CT 可发现蛛网膜下隙出血。患者条件允许时行 DSA,多可发现动脉瘤。这种动脉瘤诊断并不困难。动脉瘤破裂前多无症状,诊断较为困难。若出现持续的局限性头痛等前驱症状时应该追查原因,其中有些可能为动脉瘤,尤其伴有一侧的动眼神经麻痹时应高度怀疑动脉瘤。辅助检查对于明确动脉瘤的诊断起关键的作用。动脉瘤的主要诊断手段包括。

1. 头颅听诊

Olinger 及 Wasserman 报告用电子听诊器观测颅内动脉瘤,但干扰太多,结果不太可靠。Mooij 设计了一种听觉侦测器,用来发现动脉瘤,较可靠,干扰少,将典型的动脉瘤声音转变为功率谱密度函数,显示为相对狭窄的波段峰。与动脉畸形及血管痉挛的宽波段不同。但国内使用甚少,经验不多。

2. 颅骨 X 线片

约 1/3 的动脉瘤患者颅骨 X 光片上可发现动脉瘤的钙化或动脉瘤壁压迫造成的骨质侵蚀。由于 CT 的广泛应用,适当调整窗宽、窗位后对钙化和骨质侵蚀的显示明显优于 X 光片,目前颅骨 X 光片检查渐少。

3. 腰椎穿刺

怀疑蛛网膜下隙出血时可行腰椎穿刺,脑脊液常呈粉红色,红细胞数从每立方毫米数十到数十万不等。腰椎穿刺前应先排除颅内高压的存在。因为腰椎穿刺可能诱发动脉瘤破裂出血,目前它已不再作为确诊 SAH 首选。

4. 头颅 CT

CT 可帮助确定出血部位、血肿大小、脑积水和脑梗死。根据 CT 还可预测动脉瘤侧别、部位,确定多发动脉瘤中的破裂出血的动脉瘤。如纵裂出血常提示前动脉或前交通动脉瘤,侧裂出血常提示后交通或中动脉动脉瘤,Ⅳ脑室出血常提示椎或小脑后下动脉瘤。巨大动脉瘤周围水肿称低密度、瘤内层状血栓呈高密度、瘤腔中心为流动血液而呈低密度。故而在 CT 上呈现特有的"靶环征":密度不同的同心环形图像。直径小于 1.0cm 动脉瘤,CT 不易查出。直径大于 1.0cm 者,注射对比剂后,CT 扫描可检出。计算机断层扫描血管造影(CTA):可通过三维 CT 从不同角度了解动脉瘤与载瘤动脉,尤其是与相邻骨性结构的关系,为手术决策提供更多资料。GonzalezDarder 等对 44 例颅内动脉瘤患者(47 个动脉瘤)进行了三维计算机断层扫描脑血管造影(3D – CTA)检查,仅有 1 个无症状性颅内动脉瘤漏诊。症状性动脉瘤诊断率为 100%,而总敏感性为 90.4%。作者认为 3D – CTA 可为颅内动脉瘤,尤其是前交通动脉瘤,提供非常有价值的解剖信息。Adams 等认为 MRA 与 DSA 相比,易于漏诊直径小于 3mm 的颅内动脉瘤,但是在血管结构复杂区或动脉瘤伴有血栓的情况下,它可为 DSA 提供补充信息。

5. 头颅 MR

颅内动脉瘤多位于颅底 Willis 环。MRI 优于 CT,动脉瘤内可见流空影。MRA 和 CTA 可提示不同部位动脉瘤,常用于颅内动脉瘤筛查,有助于从不同角度了解动脉瘤与载瘤动脉关系。核磁共振血管造影(MRA):不需要注射造影剂,对于诊断脑动脉及静脉各种出血及缺血疾病带来极大方便。它可显示不同部位的动脉瘤,可将血管影像旋转以观察动脉瘤蒂的情况,观察动脉瘤内血液流动的情况,它能显示整个脑动静脉系统,不仅能发现动脉病变,也能发现静脉和静脉窦的病变。但通常只用于颅内动脉瘤的筛选。

6. 数字减影血管造影(DSA)

1927 年,Moniz 引入了脑血管造影术。DSA 是确诊颅内动脉瘤必须的检查方法、金标准。它对判明动脉瘤的位置、数目、形态、内径、瘤蒂宽、有无血管痉挛、痉挛的范围及程度和确定手术方案十分重要。经股动脉插管全脑四血管造影,多方位投照,可避免遗漏多发动脉瘤。一、二级患者脑血管造影应及早进行,三、四级患者待病情稳定后,再行造影检查。五级患者只行 CT 除外血肿和脑积水。首次造影阴性,合并脑动脉痉挛或高度怀疑动脉瘤者,一个月后应重复造影,如仍阴性,可能是小动脉瘤破裂后消失,或内有血栓形成。但是,由于 DSA 是一种创伤性检查方法,不适于颅内动脉瘤的筛查,从而限制了潜在的或无症状颅内动脉瘤患者的早期诊断。凡是患者有蛛网膜下隙出血、自发的 Ⅱ ~ Ⅵ颅神经麻痹或后组颅神经障碍者均应进行脑血管造影检查。做一侧颈动脉造影时压迫对侧颈部动脉或椎动脉造影时压迫颈动脉,能观察到前交通动脉或后交通动脉的供血情况,作为术中能否暂时或永久阻断颈动脉椎动脉的参考。

约 16% 的动脉瘤内有血栓形成,动脉瘤与动脉影像重叠、或动脉痉挛使动脉瘤不显影。

第一次血管造影动脉瘤未显影,在几周后再次造影时,约有 20% 的患者可出现动脉瘤。

所以,对蛛网膜下隙出血的患者反复造影双颈内、双椎动脉四根血管造影、多位像投照是必要的。前交通动脉瘤多由一侧大脑前动脉供血,做对侧颈内动脉造影时压迫病侧颈动脉可能使两侧大脑前动脉皆显影,而动脉瘤不显影,漏掉动脉瘤的诊断。Willis 动脉环前半部动脉瘤常规拍正侧位动脉片、后半部拍侧位及汤氏位片等以显示小的动脉瘤及瘤蒂。

清晰地显示瘤蒂对手术切口的设计、动脉瘤夹的选用、正确地估计预后都有很大的帮助。

有的动脉瘤患者在血管造影时未被发现,其原因可能为严重的动脉痉挛、瘤颈太小、瘤腔内血栓形成致动脉瘤自行消失。

近年来,颅内动脉瘤的影像学检查已不再局限于单纯的脑血管造影(DSA),出现了多种无创性检查,主要包括:计算机断层扫描血管造影(CTA)、核磁共振血管造影(MRA)和经颅多普勒超声(TCD)。White 等对 114 例经 DSA 确诊或排除颅内动脉瘤的患者,同时行 CTA、MRA、TCD 检查发现,TCD 可提高 CTA 或 MRA 的诊断率。TCD 更换探头应用于动脉瘤夹闭术中,对比观察载瘤动脉在动脉瘤夹闭前后的波谱特征、动脉瘤瘤腔内的波谱特征对于确保载瘤动脉的通畅、瘤蒂确实得以夹闭有重要意义。经颅多普勒超声(TCD)可以作为无创诊断手段,并能探测后来的血管痉挛。在血容量一定的情况下,血流速度与血管的横截面积成反比,故用 TCD 技术测量血管的血流速度可以间接地测定血管痉挛的程度。另外,颅内压(ICP)增高可影响脑的血液循环。ICP 增高的初期,脑血流可以通过脑脊液的生理调节使脑血流保持不变。当 ICP 继续升高,超过脑脊液的调节范围将引起脑血管的阻力增加、脑血流的速度减慢、脑血流量减少。TCD 也将出现相应的频谱改变,因此利用 TCD 观察脑底动脉的血流速度可以间接地了解 ICP 的变化。这项技术的缺陷是不能评价动脉远端分支狭窄情况,并且有 10% 的患者缺少足够的超声窗口。但多数报道还是承认 TCD 与造影有很好的协同性,尤其是在对大脑中动脉主干的评价上。但是,血管痉挛的 TCD 诊断还需要训练有素的操作者经过动态地、可靠地检查才能成立。TCD 的应用是否能提高出血患者的预后水平,现在还没有大量的研究。

多数临床医生还是依靠脑血管造影做出血管痉挛的诊断。

但无创性检查法诊断小于5mm的动脉瘤仍不可靠。White等分析了1988～1998年间发表的关于无创检查(CTA、MRA、TCD)与DSA相比较的研究发现,CTA和MRA的检测准确率约为90%。但是,由于研究对象多数为颅内动脉瘤的高危人群,所以存在选择性偏倚。动态计算机断层扫描(DCT)和动态核磁共振MRI对诊断动脉瘤和判断巨型动脉瘤是否有血栓形成十分有帮助。

七、治疗

(一)一般治疗

一般治疗的主要目的在于防止再出血和控制动脉痉挛。适用于以下情况:①患者不适合手术或全身情况不能耐受开颅者;②诊断不明确、需要进一步检查者;③患者拒绝手术或手术失败者;④作为手术前后的辅助治疗手段。非手术治疗包括如下几项。

(1)绝对卧床休息14～21d,适当抬高头部,镇痛、抗癫痫、镇静、导泻,保持患者安静,避免情绪激动。

(2)预防和治疗脑动脉痉挛,给钙拮抗剂、改善微循环、血性脑脊液引流、糖皮质激素。

(3)根据病情退热、防感染、加强营养、维持水电解质平衡、心电监测、严密观察生命体征及神经功能变化。

(4)控制血压。降低血压是减少再出血的重要措施之一,但由于动脉瘤出血后多伴有动脉痉挛,脑供血已经减少,如血压降得过多可能引起脑供血不足,通常降低10%～20%即可。高血压患者则可降低动脉收缩压的30%～50%。同时密切观察病情,如有头晕、意识障碍等缺血症状,应预适当的回升。

(5)降低颅内压。降低颅内压能增加脑血流量、推迟血脑屏障的损害、减轻脑水肿,还能加强脑保护,延长手术中临时阻断载瘤动脉的时间。甘露醇保护脑组织的机理尚不清楚,动物实验临时阻断局部血流30min出现可逆性变化,阻断120min时神经细胞皱缩、星形细胞膨大、阻断12h后星型细胞崩溃,24h后神经细胞坏死,出现大量的白细胞。毛细血管阻断120min后,管腔变小、内皮细胞增多。而在应用甘露醇后阻断120min毛细血管及神经细胞均未发现明显的改变。用动物脑水肿模型研究发现:5例应用甘露醇并阻断血流2h,仅一例出现脑水肿。阻断4h,仍有两例无脑水肿。入院时昏迷的患者可先用20%的甘露醇静脉注射加脑室引流。经过这种处理后如果患者有反应,呼之能应或压迫眶上神经有反应,可考虑手术。然而应用甘露醇也有暂时增加血容量、平均血压增高、使动脉瘤破裂的风险。颅内压低于正常时,也可能诱发再出血。

(6)21-氨基类固醇是一种氧自由基清除剂,能有效抑制血管痉挛和神经元损害过程中的氧自由基反应。

(7)重组组织纤维蛋白酶原激活剂(rtPA)。使用重组组织纤维蛋白酶原激活剂是近年来治疗蛛网膜下隙出血的观念性变革,原来使用抗纤溶药物防止再出血,现改为使用尿激酶和重组组织纤维蛋白酶原激活剂等纤溶药物,减少了缺血损害的发生。

(8)戒烟。戒烟能够降低蛛网膜下隙出血的危险性的证明是间接获得的。在一组病例对照研究中指出,戒烟者的危险性小于轻、中度的吸烟者。而且,发病时距离吸最后一支烟的时间与蛛网膜下隙出血的危险性呈反比关系。另一组回顾性研究调查了117006位女性,发现戒烟者也有一些危险性,但要比正在吸烟的人群要小,而且戒烟的时间越长,危险性越低。

(二)手术治疗

1.手术时机的选择

动脉瘤的最佳手术时机一直是神经外科争论的问题。主要观点有"早期手术"和"晚期手术"两种。所谓早期手术是指在动脉瘤破裂出血后48～96h以内进行的手术治疗;晚期手术是指在动脉瘤破裂出血后10～14d后进行的手术治疗。由Ohman和Heiskanen领导的随机化实验中发现:早期手术的患者术前再出血的几率要明显小于晚期手术的患者(3%～11%)。手术时机很明显地要受到动脉瘤并发症、外科入路的困难程度和患者的临床分级的影响。近些年来,趋向于对破裂动脉瘤实施早期手术,尤其是对一般状态良好或中等程度的患者实施早期手术。另外,早期手术可以方便下一步治疗血管痉挛。提倡早期手术和晚期手术的依据各有不同。其中,提倡早期手术的理由主要包括:①颅内动脉瘤再破裂出血的高峰期主要集中在初次破裂出血后1周内,所以早期手术可减少动脉瘤再破裂的危险;②术中可清除血凝块等引起血管痉挛的主要有害物质;③脑血管痉挛的高峰期为SAH后6～8d。早期手术可保证脑血管痉挛的相关治疗(如升高血压和扩容等),而避免了动脉瘤破裂的危险。但是出血早期脑组织的肿胀、神经功能的不稳定、以及生命体征的不平稳增加了手术的难度,使围手术期的病死率和致残率升高。而提倡晚期手术的则认为:①SAH后的炎症和脑水肿可加重脑组织的牵拉损伤;②尚未溶解的血凝块阻碍手术的进行;③早期手术术中动脉瘤破裂几率较高;④早期手术造成的血管损伤可加重术后的血管痉挛。晚期手术虽然少了上述困难,但相当一部分患者因再出血和脑血管痉挛而死亡。20世纪70年代后,以日本为代表的神经外科医师提倡早期手术,据称取得了满意的效果,但其研究报告多有缺陷,影响结论的科学性。

因为缺乏大宗的具有前瞻性、随机的对照研究,目前尚不能确定是早期还是晚期手术疗效较好。目前多数神经外科医师倾向于实施早期手术治疗。随着颅内动脉瘤发病机制的进一步明确以及神经影像技术的发展和完善,新的无创性筛选方法必将提高颅内动脉瘤的早期诊断。神经导航技术(imagingguide)和神经内镜技术(neuroendoscopetech – nique)也将进一步完善颅内动脉瘤的手术治疗、提高动脉瘤手术的疗效。

2.待手术期治疗

为预防动脉瘤再次出血,患者最好置ICU监护。绝对卧床,尽量减少不良的声、光刺激。经颅多普勒超声监测(TCD)脑血流变化,发现脑血管痉李时,早期可试用钙离子拮抗剂等扩血管治疗。便秘者给缓泻剂;维持正常血压;适当镇静治疗。可选用6 – 氨基己酸,抑制纤维蛋白溶解酶原形成,肾功能障碍者慎用,不良反应是血栓形成。当然,除此之外,非手术治疗的治疗方案同样适合于待手术期。

3.手术方法

凡无手术禁忌证者,首选手术治疗。目前动脉瘤显微手术总的病死率已降至2%以下。而保守治疗患者70%会迟早死于动脉瘤再出血。

在动脉瘤的手术治疗上方法很多,但到目前为止利用显微神经外科技术开颅夹闭动脉瘤蒂仍是首选的方法。手术目的在于阻断动脉瘤的血液供应、避免发生再出血,保持载瘤及供血动脉通畅,维持脑组织的正常血运。它既保证了载瘤动脉的通畅,同时又完全消除了动脉瘤。动脉瘤孤立术是在动脉瘤的两端夹闭载瘤动脉,但在未证实脑的侧支供应良好的情况下应慎用。动脉瘤壁加固术疗效不肯定,应尽量少用。临床不适宜手术,而导管可到达的动脉瘤可选气囊、弹簧圈栓塞的介入治疗。此处重点讲述最常见的动脉瘤瘤颈夹闭术的常规操作步骤。

(1)腰椎穿刺置管：剪开硬脑膜前打开留置管，引流脑脊液30～50mL，降低脑压，增加手术暴露的空间，便于分离操作。

(2)手术入路：尽量将切口设计在动脉瘤的一侧，瘤体巨大时，应参照脑血管造影片避开瘤体，暴露瘤颈。颈内动脉系统、基底动脉顶端动脉瘤多可经翼点入路。目前多采用改良的小翼点入路、创伤小、有利于保护面神经额支。切口设计应尽量不影响外观，切口周围可小范围剃头，做微骨窗，术中应用手术显微镜，术后缝合硬膜，保留骨瓣，皮内缝合，体现微创理念。前交通动脉瘤还可经额部纵裂入路。椎动脉、小脑后下动脉动脉瘤采用远外侧入路。椎基底交界动脉瘤经枕下入路或经口腔入路。

(3)分离动脉瘤时先辨明各大血管确定载瘤动脉、暴露瘤颈，分清动脉瘤的类型、与载瘤动脉的关系，并确定用何种类型的动脉瘤夹。分离困难时可借助于内窥镜的辅助作用。处理动脉瘤前一般不需要降温、降血压，必要时可采用此方法。降温一般以降到30℃为宜；对于瘤体大、粘连紧、或有破裂可能的动脉瘤应控制其血压，使收缩压短时间内降到70mmHg左右；一般10～15min就能满足手术要求。深低温低压多用在较长时间的阻断颅内重要血管的情况下，由于其病死率及致残率高，现在基本不用。动脉瘤夹闭前用多普勒超声探测各大血管的血流速度、观察其声像学特征，以便于与夹闭后对照。分离动脉瘤前可临时阻断载瘤动脉，以降低动脉瘤张力，一般可耐受阻断血流20min，低温麻醉下可延长，但阻断中动脉和基底动脉只能耐受数分钟。术中动脉瘤载瘤动脉的临时阻断应该注意以下几点：①如使用不当可造成血管内膜的损伤，引起血栓形成，血管狭窄和堵塞。瘤壁的损伤程度与所用的瘤夹的力量、接触面积、阻断血管的口径、弹性、血压和阻断的时间有关；②脑血管的阻断时限：多数文献报道安全阻断的时限为3～30min（平均为14min）。大脑中动脉近端阻断时限为：11～45min（平均21min）；双侧大脑前动脉近端或主侧大脑前动脉近端7～50min（平均20min）。脑动脉的阻断时限与个体侧支循环、脑深部穿通血管的功能有关，多数人建议脑动脉阻断不要超过15min。大脑后动脉第一段阻断不超过5min；③术前压颈试验、脑血管DSA、颌动脉球囊阻断试验、多普勒超声检查（TCD）均有助于判断侧支循环的功能；④术中脑皮质血流图、多普勒超声血流声像图、EEG诱发电位等均可做为监测临时阻断时的客观指标。

(4)术中动脉瘤破裂的处理：手术过程中动脉瘤有可能破裂出血，减少出血的主要办法有：①熟练良好的麻醉，保持术中血压平稳；②关键操作时适当的降压；③手术轻巧娴熟；④分离瘤体困难时可临时阻断载瘤动脉。一旦出现瘤体破裂，首先要冷静、耐心、尽快吸净积血，再将动脉瘤吸住，用瘤夹夹住瘤颈。若不能夹住瘤颈，可临时阻断载瘤动脉近端，再处理瘤颈。动脉瘤破裂时一定不要盲目地用大棉片填塞。虽然有助于止血，但有可能损伤动脉瘤而不得不行孤立术，填塞过程中也可能损伤脑组织而增加手术病死率和致残率。动脉瘤夹闭后，先用罂粟碱30mg溶解于100mL生理盐水，然后用浸润了罂粟碱盐水的棉片敷载瘤动脉，以解除动脉痉挛。

(5)确认动脉瘤蒂夹闭可靠：动脉瘤有极少部分患者在夹闭后复发，其主要原因为瘤颈夹闭不当和术后动脉瘤夹滑脱。所以动脉瘤夹闭后应稍作观察、并用多普勒超声再次探测载瘤动脉的血流速度及其声像学特征，与夹闭前比较，如有明显的速度增加、声像学特征改变时有必要适当调整动脉瘤夹，直到确认夹闭可靠为止。由于不完全夹闭还有再出血的风险，所以术中动脉造影可能为正确放置动脉瘤夹提供指导，必要时还可以及时更正动脉瘤夹的位置。术后应该常规复查 DSA。

（三）手术后治疗

动脉瘤术后患者应该常规进 ICU 病房监护治疗至少一天，监测生命体征、氧饱和度等，并注意观察患者的意识状态、神经功能状态、肢体活动情况。术后常规给抗癫痫药、根据术中情况适当程度脱水，可给予激素、扩血管药、水溶性维生素等。如果手术时间不很长，术中无菌原则得以很好地执行，可术中临时使用一次抗生素，术后则不一定需要长期使用抗生素。危重患者还需注意全身各系统的并发症，保持内环境的稳定。

八、巨大颅内动脉瘤的治疗

颅内巨大型动脉瘤（giantaneurysm）是指直径≥2.5cm 的颅内动脉瘤，约占颅内动脉瘤的7.8%，多见于颈内动脉海绵窦段及其末端分叉部、大脑中动脉主干分叉部、基底动脉及椎基底动脉连接部。巨型动脉瘤常无肌层，仅有少量弹力纤维和肌纤维。瘤内常有层叠的血栓，也可完全形成血栓或无血栓形成。它的临床表现包括自发性 SAH 和占位效应。治疗目的除防止动脉瘤再破裂出血外，还应解除其占位效应。手术治疗仍是巨大动脉瘤首选的治疗方法。巨大动脉瘤的手术治疗仍是目前的难点。手术方案的制订应考虑以下几个方面。

1. 手术入路的选择

巨大动脉瘤的部位是决定手术入路选择的主要因素。所选择的入路应保证最直接、最大限度地暴露动脉瘤颈。

（1）前循环的巨大动脉瘤：主要入路包括经典的翼点入路和颅眶颧入路。后者可通过切除眶缘、眶顶和眶外侧壁来增加显露，主要适于颈内动脉近端巨大动脉瘤（如眼动脉动脉瘤和床突旁动脉瘤）。但是，它也增加了一些新的并发症，如搏动性突眼、面神经额支损伤、复视，甚至失明等。

（2）后循环的巨大动脉瘤：主要入路包括扩展颅眶颧入路经岩骨入路、远外侧入路和联合入路。位于基底动脉上 2/5 的巨大动脉瘤可选择扩展颅眶颧入路；中 1/5 者可选择经岩骨入路；而下 2/5 者可选择远外侧入路。跨越以上分区的巨大动脉瘤可选择相应的联合入路。

2. 载瘤动脉的控制

巨大动脉瘤手术过程中如果发生破裂出血，则相当凶险。动脉瘤暴露成功后，应采取载瘤动脉控制措施以防止动脉瘤术中破裂出血。所谓控制就是事先暴露载瘤动脉，万一发生动脉瘤破裂时能迅速地临时阻断载瘤动脉，控制出血。载瘤动脉的控制包括近端控制（proximal-control）和远端控制（distalcontrol）。载瘤动脉控制的时间不可过长，以免引起该动脉供血的远端脑组织缺血，增加手术病死率和残废率。

前循环动脉瘤的载瘤动脉控制较容易，使用临时阻断夹分别夹闭载瘤动脉的远端和近端即可。但是，床突旁和眼动脉动脉瘤的载瘤动脉控制则较困难，以下几种方式可供选择：①通过颈部切口暴露颈段颈内动脉；②通过 Glasscock 三角暴露岩段颈内动脉；③磨除前床突暴露床突段颈内动脉；④血管内球囊阻塞海绵窦段颈内动脉。最常用的为暴露颈部颈内动脉。

基底动脉中段较难暴露，也难以放置阻断夹。同时远端控制通常需要阻断大脑后动脉或小脑上动脉，可行性差。所以，后循环动脉瘤的载瘤动脉控制较困难。

3. 夹闭动脉瘤

巨大动脉瘤通常瘤颈宽大或缺乏瘤颈，导致夹闭困难。较长的动脉瘤夹不能严格循载瘤动脉的管腔走行夹闭。且瘤夹的尖端力量往往较差,难以确保完全闭合动脉瘤腔。所以,对于宽大的瘤颈,建议用数个短夹代替。巨大动脉瘤壁上一般存在钙化,随着脑动脉的搏动、夹在钙化的动脉瘤壁上的动脉瘤夹有滑脱的危险。另外,为了确证夹闭后载瘤动脉的通畅,术中可使用超声多普勒监测。巨大动脉瘤夹闭后应用针穿刺证实没有活动性出血;或用 Doppler 超声证实瘤腔内无血液流动、载瘤动脉血流动力学正常。夹闭后还应抽出瘤内血液或切开瘤壁清除瘤内血栓或切除动脉瘤,以解除动脉瘤对周围组织结构的压迫。

4. 其他手术技术

有些巨大动脉瘤无明显的瘤颈、或瘤颈难以分离而无法夹闭,可采用其他替代技术,如近端血管阻断、远端血管阻断、动脉瘤孤立术、动脉瘤成形术和动脉瘤切除术。血管重建技术是上述替代技术中的重要组成部分。

我国有学者提出了三种巨大颅内动脉瘤的直接手术方法:①切除巨大动脉瘤后再造载瘤动脉,适用于瘤蒂可以辨认者;②用有窗式成角动脉瘤夹再造载瘤动脉,适用于无蒂、动脉瘤内无血栓者;③颈内动脉分期结扎,二期手术行动脉瘤孤立减压术,适用于颈内动脉海绵窦段巨大动脉瘤,瘤壁与海绵窦硬膜合二为一,无法分离直接夹闭者。

巨大动脉瘤手术难点主要有:①暴露巨大动脉瘤蒂;②保持载瘤动脉通畅;③解除巨大动脉瘤的占位效应。巨大动脉瘤直接手术的效果与术前神经功能障碍的严重程度、临床分级、脑血管痉挛和缺血程度以及手术技巧等有关。如果动脉瘤被成功地夹闭切除,术后神经功能障碍多可恢复。Suzuki 直接手术 2000 例一般大小的动脉瘤,巨型动脉瘤的病死率为 15.8%。

(代方明)

第八节　烟雾病

烟雾病是一种以颈内动脉远端(虹吸段)和大脑前、中动脉近端狭窄或闭塞为主要特征的一种脑血管病。20 世纪 60 年代初由日本学者首先报道,因其脑血管造影所见的特殊影像学表现,颈内动脉和大脑前、中动脉狭窄、闭塞后,脑底的异常血管网增生,类似于所喷出的烟雾,1969 年 Suzuki 将此病用日语命名为 Moyamoya 病(烟雾病),但也有将其称谓脑底异常血管网增生症。

一、流行病学

起初认为此病仅存在于日本,随后世界各地均有报道,但仍以日本最多,中国、韩国次之。

日本对此病进行了深入的研究,发现男、女比例为 1:1.6,发病年龄有两个高峰,第一个高峰是 4 岁,儿童型临床主要表现为脑缺血症状,第二个高峰是 34 岁,成人型多以出血为主要表现,儿童过渡换气可诱发此病,如吹气球、哭闹等。

二、病因

到目前为止,此病病因不明。但通过研究认为可能与变态反应和颈部各种炎性病变刺激等原因造成长期慢性的血管内膜增生和血管修复的迟缓有关。虽有家族倾向,但无基因检查证实。

三、病理表现

病变动脉内膜纤维组织增生、变厚、内弹力层扭曲，形成皱褶，甚至断裂，由于管壁病变程度不同，可造成管腔偏心性狭窄或闭塞，成人与儿童的病理表现相同。

早期病变可见于颈内动脉颅内段，大脑前、中动脉的近心端和交通支血管，大脑动脉远端和颈外动脉少见，后循环血管也很少受累。

后期则是在脑底部可见增生扩张的异常深穿动脉，其管腔大小、管壁厚薄不等，彼此交织成网状，并可见微型动脉瘤形成，这可能是其出血的原因。这些发自 Willis 动脉环，脉络膜前动脉、颈内动脉和大脑后动脉的异常血管除彼此间相互吻合外，还常与大脑前、中动脉的远端相吻合。

脑神经细胞呈缺血性萎缩表现，甚至坏死，形成软化灶。在 Moyamoya 患者的肺动脉、肾动脉和胰腺动脉也可见到血管内膜增生性改变，故提出 Moyamoya 病可能是一种全身性疾病。

四、临床表现

Moyamoya 患者常以卒中起病，主要临床表现分两种。①缺血表现：儿童型烟雾患者中81% 以缺血为主要表现，出现反复发作 TIA，可见感觉异常，头痛和视力障碍等，但常不引起患者和家属的警惕而被忽略，晚期由于侧支循环失代偿，发生脑梗死而出现运动障碍（占80.5%）由力弱至全瘫，癫痫（占8.6%），头痛（占7.3%），肌肉不自主运动以及精神障碍，智力下降等；②出血表现：疾病晚期，当主干血管闭塞后，代偿增生的异常血管网因管壁薄或微动脉瘤破裂等常引起出血，成年患者中约60% 以出血为主要临床表现。

Matsushima 等根据病情将患者分成 6 期。

1 期（TIA 期）：每月 1～2 次的短暂性脑缺血发作（TIA）或可逆性缺血性神经功能缺失（RIND）发作，查体无固定体征，CT 检查也无低密度灶。

2 期（反复发作 TIA 期）：每月 2 次以上 TIA 或 RIND 发作，无固定临床体征，CT 检查无低密病灶。

3 期（TIA - 梗塞期）：TIA 或 RIND 反复发作，查体可见衡定的神经体征，CT 上可见低度密度灶。

4 期（梗塞 - TIA 期）：以脑梗死起病，以后可伴发 TIA、RIND，偶可伴发再次梗塞。

5 期（梗塞期）：梗塞起病以后可反复发作。

6 期（破裂出血或其他）：出血的患者和不能归入以上 5 期的患者。

另有一种方法是将其分为：缺血 TIA 型（约30%），梗塞型（约30%），出血型（约30%）和癫痫 + 其他（10%）。

儿童烟雾病缺血占81%，成人烟雾病出血占60%。

实验室检查无特殊意义。

五、辅助检查

1. CT 和 CTA

临床 1、2 期患者（TIA 和 RIND）CT 检查无阳性发现。而 3、4 期患者则可见多发的梗塞灶，脑室扩大等，脑萎缩影像。强化 CT 扫描，不见 ICA 末端和大脑前、中动脉起始段，晚期整个 Willis 环消失。

脑出血常见于侧脑室旁,此处是脑表面和脑底部穿支血管的吻合处,血肿也可破入脑室内。

2. MRI 和 MRA

对新、旧梗塞灶,脑萎缩和脑出血的观察较 CT 更清晰。MRA 还可对血管腔进行观察,有学者对常规脑血管造影与 MRA 进行对比,床突上段 ICA 和基底动脉网的发现符合率达 80%以上。MRA 较常规脑血管造影损伤小,可对患者进行初筛或复查,特别是对年龄小的患者。

3. 脑血流量检测

脑血流量检测表现为脑血流减低。Suzuki 等用氙 CT 对儿童型 Moyamoya 病扫描发现,额颞叶皮层中、重度低灌注,皮层下缺血,而脑中央结构高血流。

4. 脑血管造影

Moyamoya 病的诊断主要依据脑血管造影的表现,根据病情进展的不同阶段,脑血管造影有各种变化。Suzuki 等将其分成以下 6 个阶段。

第一:颈内动脉分叉处狭窄。

第二:异常血管网初步形成,而大脑动脉扩张。

第三:脑底异常血管网明显,大脑前、中动脉可消失。

第四:异常血管网缩小,大脑后动脉消失。

第五:异常血管网减轻,所有的主要血管消失。

第六:网状血管消失,大脑供血均来自于颈外动脉。

这一发展过程常见于儿童烟雾患者,而成人少见。

总之在早期 ICA 狭窄时脑底和后循环的软膜血管是血液的主要来源,此后颈外动脉的侧支循环代偿供血,最后当 ICA 完全闭塞,大脑后动脉也受累时,大脑主要依靠颈外动脉代偿供血,建立新的供血平衡,病情则趋于平稳。

PET 和 SPECT 可测得患者局部脑血流,对诊断有帮助。脑电图也可发现异常,可做为诊断的参考。

六、诊断与鉴别诊断

诊断主要靠脑血管造影,对病因不明的患者,在动脉显示双侧颈内动脉末端和大脑前、中动脉起始端的狭窄或闭塞,同时在脑底可见异常的烟雾状增生血管网形成,即可确定诊断。但需排除其他引起 ICA 分叉处狭窄,类似于烟雾病的其他疾病,如动脉粥样硬化、脑膜炎、肿瘤、Down 综合征、外伤和放射治疗的反应等疾病。

七、治疗

1. 内科治疗

根据脑缺血、脑出血、蛛网膜下隙出血和癫痫等选择药物治疗,如激素、血管护张剂、抗凝剂、抗癫痫药物及降颅内压药物等缓解症状,但目前尚无药物对烟雾病有治疗效果。

2. 外科治疗

因烟雾病是原因不明的 ICA 分叉处狭窄、闭塞造成的脑缺血,故治疗目的主要是建立新的供血通道。

外科手术方法主要包括。

(1)直接血管吻合,颞浅动脉—大脑动脉吻合术(STA – MCA),脑膜中动脉—大脑中动脉吻合(MMA－MCA)。

(2)间接血管吻合,硬膜、头皮血管与脑连通术。

(3)题肌贴敷术。

(4)骨外膜、帽状腱膜贴敷术。

(5)带蒂大网膜颅内移植术,以上方法术中可联合使用。

(6)颈动脉周围交感神经切除术,上颈部星状交感神经节切除术等。

迄今为止,文献报道了许多治疗烟雾病的手术方法,但操作简单,被大家认为效果较好的手术是:①脑—硬脑膜—动脉—血管连通术(EDAS);②题肌贴敷术(EMS);或将①②结合成脑—硬脑膜—动脉—肌—血管连通术(EDAMS);③颅骨钻孔术。具体介绍如下。

①脑—硬脑膜—动脉—血管连通术(EDAS)根据缺血手术部位选取颞叶动脉的前、后支或枕动脉为供血动脉。首先在皮肤标出供血动脉的走行方向,切开皮肤,全程保留供血动脉完整,使血管两侧保留5~7mm的帽状腱膜,游离后牵开,切开其下方的筋膜、肌肉和骨膜,显露颅骨。沿血管走行方向上、下各打二孔,游离骨瓣。直线切开硬膜(大的横过骨瓣的硬膜动脉应予以保留),将供血动脉两侧帽状腱膜与硬膜缝合,悬吊硬膜,复位固定骨瓣,检查动脉是否通畅,勿使其打折,分层缝合伤口。

②题肌贴敷术(EMS)将带蒂颞肌修整后,直接贴敷于脑表面,然后将硬膜覆盖其上、缝合咬除部分骨瓣,使颞肌通过复位,逐层关颅。但也有将EDAS和EMS二者结合成EDAMS,以增加供血量。

③颅骨钻孔术直线切口,显露颅骨、钻孔,放射状剪开硬膜,悬吊,分层关颅。此方法简单易行,主要适用于大脑前动脉供应区缺血的手术治疗,可多处钻孔。

诸多因素可影响烟雾病患者预后,如动脉梗塞的程度、速度,侧支循环代偿的情况和发病时患者的年龄等,Ogawa等研究显示5岁以下儿童大脑血流量是成人的2~2.5倍,10~15岁儿童是成人的1.3倍,由此可见儿童型烟雾患者的危害较成人重。

许多临床研究证实,有效的侧支循环代偿建立后,脑底异常血管网可减少或消失,临床缺血症状也可随之减轻或好转。

(代方明)

第九节　颅外椎动脉闭塞性病变的外科治疗

一、解剖学特点

椎基底动脉系统是由锁骨下动脉和头臂干发出的椎动脉汇合而成。椎动脉在解剖上分为4段:第一段从锁骨下动脉发出至进入第六颈椎的横突孔;第二段为横突孔内段,从进入第六颈椎横突孔至第一颈椎后弓的上缘;第三段从寰椎后弓上缘至寰枕膜;第四段为颅内段,从寰枕膜至两侧椎动脉会合成基底动脉处。此四段均可因动脉粥样硬化引起狭窄,但以第一段椎动脉的起始部最为多见,其次为第四段和第三段。

椎基底动脉的结合处位于桥脑水平,基底动脉延伸至中脑上部后分叉形成双侧大脑后动脉。自椎基底动脉上发出的主要动脉包括 PICA、AICA 及 SCA。除以上 3 对主要分支外,另有许多小分支动脉及穿支动脉起源于椎基底动脉。椎基底动脉供应整个脑干、小脑、枕叶以及部分颞叶脑组织。颈内动脉在大脑后动脉水平通过后交通动脉与椎基底动脉系统沟通。大脑后动脉在胚胎学上起源于颈内动脉后交通动脉水平。原始大脑后动脉在基底动脉分叉处与基底动脉相连形成 P 段,在胚胎发育结束后大脑后动脉颈内动脉起源段退化形成后交通动脉。在大多数人中大脑后动脉 P 段增粗形成近侧段,但仍有 25% 人群 P 段发育不完全或者萎缩。另外仅在 65% 的个体中后交通动脉发挥沟通前、后循环的作用。在部分个体出生后仍然存在四条胚胎期,沟通前、后循环的动脉,这些动脉包括三叉动脉(沟通颈内动脉海绵窦段及基底动脉)、耳动脉(沟通颈内动脉岩段和基底动脉中段)、舌下动脉(沟通颈内动脉颅外段和椎动脉颅内段)、寰椎前动脉在 C2 水平(沟通颈内动脉颅外段和椎动脉颅外段)。其中三叉动脉完全在蛛网膜下,其在颅内易于辨认。耳动脉部分在岩骨内,通过翼管行至蛛网膜下隙与基底动脉中段相连。舌下动脉起自颅外,通过舌下管入颅,而寰椎前动脉则是完全在颅外。颅外椎动脉被大量静脉丛包围,而这些静脉丛伴随椎动脉途经横突孔在 C3 和 C4 横突水平引流至椎静脉,后者引流至锁骨下静脉。

二、椎基底动脉狭窄常见病因

椎—基底动脉血流循环受到许多因素影响,其中动脉硬化是最为主要的因素。Schwentz 和 Mitchell 报道在大样本尸检中动脉硬化性沉积病变最为常见部位是椎动脉起源处,其次为椎动脉第一、二段上。而动脉硬化性沉积物为何易发生于横突孔内椎动脉的原因尚不完全明了,推测可能由于动脉搏动性膨胀造成的阻尼效应导致血管壁的脂质沉积。

第三位则是椎—基底动脉结合处的粥样硬化斑块形成,其原因则是两条椎动脉汇合形成基底动脉时,血流湍流引起。而在椎—基底动脉其他部位的动脉硬化性病变则较少。另外椎基底系统动脉硬化性病变的发生少于颈动脉系统。

椎—基底动脉系统其他病理性改变包括形成假性动脉瘤和完全性闭塞椎动脉的自发性夹层动脉瘤,后者常伴有动脉纤维肌增生,且好发于椎动脉第二、三段。

颈部贯穿伤、严重的颈椎骨折和脱位造成对椎动脉的直接损伤可引起椎动脉夹层动脉瘤和动静脉瘘。颈部推拿后引起的椎动脉创伤性夹层动脉瘤或闭塞亦有报道。椎动脉在横突孔段内较为固定,而外界因素,如突然扭曲,造成椎动脉突然拉伸会引起动脉撕裂从而引发动脉创伤性剥离和闭塞的发生。

颈椎骨刺造成的对椎动脉的侵犯主要是压迫椎动脉第二段并引起通常与颈椎位置有关的椎—基底动脉供血不足。上述病变最常见于严重的骨关节炎、骨刺增生患者。C2 水平前斜角肌韧带压迫椎动脉也可引起椎基底动脉供血不足。但是在静息状态下脑血管造影通常无法发现上述情况。颈椎骨刺增生和 C3 水平韧带压迫椎动脉的患者可通过转动颈部诱发症状,在这类患者中动态脑血管造影(在造影中使患者头部转向诱发症状侧)常可发现椎动脉闭塞节段。

锁骨下动脉盗血综合征通常可由左侧上肢主动性运动诱发。左侧上肢的运动造成血液供求量增加,若合并左侧椎动脉起始段以前锁骨下动脉闭塞,则可以导致血流通过大量侧支循环进入左锁骨下动脉以及椎动脉血流反流并携带部分颅内血供至左上肢。若左侧上肢活动量未引起血供需求增加,患者可耐受椎动脉血流反流。但若左侧上肢血供需求量增加则会导致颅内脑血流量分流从而引起脑干部分性缺血。

大多椎—基底动脉栓子并非来源于椎动脉本身,而是来源于心脏瓣膜、心房血栓、心房黏液瘤、主动脉、锁骨下动脉或无名动脉粥样硬化斑块,以及其他全身性来源栓子。

三、椎动脉—颈总动脉端侧吻合术

1. 适应证

(1)锁骨下动脉盗血综合征。

(2)一侧椎动脉起始部闭塞,由于对侧也狭窄、闭塞或发育不良,代偿不完全,引起椎基底动脉供血不足。

2. 手术要点

通过锁骨中点上方2cm切口显露椎动脉。术中通过解剖胸锁乳突肌内侧间隙至椎前筋膜从而显露颈总动脉,颈静脉及迷走神经。在椎前筋膜下可见交感神经节及其分支,咽升动脉和颈后动脉常可见于颈交感神经丛附近区域。在颈长肌外侧,前斜角肌内侧,椎静脉及交感神经干深部可见椎动脉自起始端行进至C3横突孔。

在显露颈静脉和锁骨下静脉组成的三角区域内的胸腺管时应格外小心。淋巴管通常由自深至浅进入静脉三角的3～4根分支构成。当椎动脉起始端显露后,淋巴管在显微镜下较为清晰,可见左侧淋巴管较右侧粗大。一旦确认淋巴管后应立即进行结扎,以免乳糜瘘或乳糜囊肿形成。应对淋巴管进行结扎而不是电凝,一旦淋巴管被结扎后可予以切断从而显露椎动脉。

在显露右侧椎动脉时,需小心牵开食道和气管,喉返神经位于气管食道沟内,环绕锁骨下动脉后折返至咽部。由于左侧喉返神经环绕主动脉弓故其较为松弛,因此气管牵开时自由度较大。过分牵拉喉返神经可导致同侧声带麻痹,虽然大多数为暂时性但仍有少数患者可出现永久性声带麻痹。通过充分游离从起始端至横突孔的椎动脉可以获得足够长度的椎动脉进行血管吻合。椎动脉位于椎静脉下,许多情况下被静脉所完全覆盖,因此须电凝并切断静脉从而显露椎动脉。由于静脉在离开横突孔后形成静脉丛且与动脉形成粘连,因此电凝静脉较为困难,在电凝静脉前需充分仔细分离静脉。在结扎椎动脉起始端并临时夹闭近端后,切断椎动脉,椎动脉游离端形成鱼口状后夹闭颈总动脉近侧段及远侧端,随后在颈动脉侧壁行开窗术并在显微镜下进行椎动脉颈总动脉端侧吻合。

四、椎动脉—静脉移植—锁骨下动脉(颈总动脉)搭桥术

椎动脉显露的过程同椎动脉颈总动脉吻合术的程序相同。大隐静脉移植段可通过传统方法切取,但在电凝和结扎其分支时需避免损伤静脉壁,同时也需避免过分剥除大隐静脉外膜组织,因为这将可能引起内膜坏死。大隐静脉移植段切取后应放置于温热的肝素化的血液或生理盐水中,并用低于$1.96～2.94kPa(200～300mmH_2O)$的压力调节球囊加压,随后置于冷的肝素化血或生理盐水中备用,另外必须对静脉段的远端进行确认,以便在血管吻合术中明确静脉瓣方向。

在颈动脉—椎动脉搭桥术中,颈动脉应在手术早期显露。在锁骨下动脉—椎动脉搭桥术中,胸锁乳突肌两端应予以游离以便显露足够长度的锁骨下动脉。于横突孔处临时阻断椎动脉,结扎椎动脉起始端后予以切断并同大隐静脉移植段进行端端吻合术,随后将大隐静脉段与颈动脉或锁骨下动脉进行端侧吻合。在吻合术结束前必须注意赶走动脉内可能存在的栓子和空气。

五、椎动脉内膜切除术

1957年Cate和Scott首次成功地进行了椎动脉起始部的内膜切除术。1968年Morris等报告颅外动脉重建手术2900例,其中包括椎动脉重建手术365例。一般椎动脉手术大约为颈动脉手术的10%。通常所描述的椎动脉内膜切除术是指椎动脉起始部的内膜切除术。过去对远侧段椎动脉狭窄引起的VBI只能用抗凝疗法治疗,近年来对于椎动脉远侧段的内膜切除术也有少数报告。1981年Allen首先对颅内段椎动脉狭窄行内膜切除术。1982年Ausman等为1例从颈2至小脑后下动脉之间的椎动脉狭窄患者行内膜切除术,1990年又报告6例,采用枕下正中直切口入路。1993年Anson等认为后循环缺血一旦发生脑梗死,在急性期的病死率达20%~30%,而且椎动脉颅内段比颅外段病变更易发生脑梗死,抗凝疗法的效果不佳,建议用远外侧枕下入路进行椎动脉颅内段的内膜切除术。根据题为"北美症状性颈动脉内膜切除术试验研究"(NASCET)报告,后循环的内,膜切除术对防止缺血性卒中效果良好,但技术上较为困难。本节仅简要介绍椎动脉近侧段内膜切除术的方法。

1. 适应证

椎动脉起始处狭窄,并有椎—基底动脉系统脑缺血症状者。应该指出,尚未引起脑缺血症状的单一椎动脉狭窄者,一般不考虑手术治疗,除非狭窄严重,即将完全闭塞,引起Wallenberg综合征。当伴有对侧椎动脉和(或)颈动脉的狭窄引起脑缺血者应选择手术。故确定手术适应证时,应全面了解所有脑动脉的供血状态,以便做出全盘的考虑。

2. 手术要点

(1)体位和皮肤切口:仰卧位,头偏向对侧,肩下垫小枕使颈部伸展。沿锁骨上1cm处从胸骨切迹向外侧平行于锁骨做横切口,长约10cm,外侧达锁骨上凹的外侧部分。

(2)显露锁骨下动脉:切开筋膜,将胸锁乳突肌完全游离后在锁骨上切断,向上下牵开,完全切断前斜角肌、内乳动脉和甲状颈干,显露锁骨下动脉的顶。但应保全膈神经、迷走神经和喉返神经,注意在切断前斜角肌时易损伤膈神经,应先将神经向侧方牵开,牵拉膈神经尽可能少一点,以减轻膈神经麻痹。在锁骨上窝解剖锁骨下动脉时易穿破胸膜顶,引起气、血胸,应注意避免。左侧锁骨上窝分离锁骨下动脉时易损伤胸导管,应注意避免或将其结扎。

(3)显露椎动脉起始处:向内侧分离锁骨下动脉可找到椎动脉的起始处,再向近、远侧各分离大约2.5cm,椎动脉向远侧分离大约3cm,超过斑块部位。在全身肝素化之后,用成角无创伤血管钳暂时阻断锁骨下动脉的近、远侧段和椎动脉远侧段,用暂时性动脉夹阻断甲状颈干、内乳动脉,即可切开动脉壁进行内膜切除术。注意椎动脉阻断时间20~30min,一般不会产生脑缺血症状。椎动脉内膜切除术可经锁骨下动脉切开,或经椎动脉—锁骨下动脉切开两种方式。

(4)经锁骨下动脉切开:在椎动脉发出处对侧锁骨下动脉上沿长轴切开动脉壁约2cm,围绕椎动脉的开口,环行切开锁骨下动脉的内膜,完全切除增厚及硬化的漏斗形斑块,去除内膜碎片。目前大多数采用经锁骨下动脉切开的方法。

(5)经椎动脉—锁骨下动脉切开:沿椎动脉的长轴切开椎动脉起始段的动脉壁,并延长切口至锁骨下动脉,切除椎动脉起始段增厚的内膜。注意椎动脉的斑块总是在起源处,而且比较短,切除斑块在技术上比较容易。

(6)关闭切口:行内膜切除术后缝合动脉壁,因椎动脉管径小,故常用静脉补片法以扩大管腔,一般不需放置分流管。缝合完毕后依以下次序放开动脉夹:锁骨下动脉远侧段椎动脉—锁骨下动脉近侧段。因应用肝素,止血必须彻底。切开动脉前静脉输入肝素5000U,手术完毕后用鱼精蛋白50mg加入生理盐水250~500mL缓慢静脉点滴,以中和肝素。

六、椎动脉减压术

(1)适应征。椎动脉的第2段即横突孔内段,也可发生狭窄或闭塞,引起VBI。其病因与近远侧段椎动脉狭窄不同,多由于颈椎骨赘压迫所致。除VBI的症状外,一个特殊的临床床表现就是当颈部转到某一方位时引发VBI症状甚至猝倒,离开此方位后立即恢复。椎动脉造影可见推动脉在横突孔处狭窄或在椎间隙处弯曲。

(2)手术要点。前斜角肌来源的纤维束带可在椎动脉进入C_6横突孔水平予以松解,在$C_1 \sim C_6$横突孔段椎动脉行经过程中可通过前方或外侧入路进行单个或多个横突孔切骨减压术。采用颈前部横切口或胸锁乳突前斜切口,经胸锁乳突肌前缘进入,通过常规技术显露颈总动脉及其分叉部,向侧方牵开后可显露颈深筋膜,在颈动脉与气管之间的界面达到椎体前部。暴露狭窄段椎动脉上方2~3个横突孔,用高速磨钻磨除横突前壁及侧壁,将钩椎关节处压迫椎动脉的骨赘磨去,并将上下的横突孔敞开,彻底松解椎动脉。在减压过程中需切除椎动脉周围骨膜,否则无法缓解椎动脉固缩。

七、颅内—颅外路手术

1. 枕动脉—小脑后下动脉吻合术

此手术于1975年由Ausman首先开展。

(1)适应证。

1)适合于小脑后下动脉从椎动脉发出点近侧段的椎动脉狭窄或闭塞,并有脑干缺血发作症状者。

2)椎动脉—小脑后下动脉瘤手术时必须夹闭小脑后下动脉起始处,可用这种旁路手术维持小脑后下动脉对脑干的供血。

(2)手术要点。

1)体位:体位可取坐位、俯卧位或侧卧位。坐位显露好,出血少,但对血压不稳定的患者可能造成脑缺血,亦能发生空气栓塞。俯卧位显露不佳,血管吻合部位恰位于最低处,脑脊液易于积聚,妨碍手术操作。侧卧位可克服上述缺点,但显露不及坐位好,头的位置应稍高于心脏平面以减少出血。

2)头皮切口:采用枕部倒勾形切口,其正中直切口的下端达到第二颈椎平面,上端在枕外粗隆处呈弓形向外,再转向下,止于乳突部。此时枕动脉的升支已被切断,断端暂时结扎。在上项线的颈后肌群附着缘之下横行切断肌肉,留下一小条肌腱以备缝合之用。

用骨膜剥离器将肌肉向下推,外侧直达乳突部,显露枕骨鳞部、枕大孔和寰椎。

3)分离枕动脉:在乳突后内部的肌肉内可扪到枕动脉的搏动,在显微镜下用小的钝头剪刀将动脉从周围组织中剥离出来,枕动脉的小分支用双极电凝镊电凝后切断。枕动脉周围有静脉丛,且其远侧段与枕神经有一个共同的筋膜鞘,故应将动脉一直分离到乳突沟的肌肉床处,这样才有足够的长度,可以无张力地与小脑后下动脉吻合。

4)后颅窝开颅:在枕骨下方偏一侧钻孔,扩大成一小骨窗。打开枕骨大孔,并切除该侧的寰椎后弓。硬脑膜直线切开,将两边缘缝吊在两旁的组织上。此时可以显露出小脑扁桃体和小脑蚓部,在其下方可以找到小脑后动脉的延髓襻。

5)吻合动脉:将小脑下后动脉的延髓襻游离开来,在其下面垫入一条橡皮膜,使与脑组织隔开。用二个暂时性血管夹阻断准备作吻合口处远侧和近侧小脑后下动脉,切开小脑后下动脉壁至适当的长度。将枕动脉断端修剪成整齐的斜切口。然后用 10-0 单股尼龙线将枕动脉与小脑后下动脉以端一侧方式吻合。采用间断缝合法,具体操作方法可参考颞浅动脉—大脑中动脉吻合术。吻合完毕后先放开小脑后下动脉上的血管夹,再放开枕动脉上的血管夹,血流即可流通。吻合口如有较大漏血,可加缝一针。小的漏血,可用止血纱布敷在漏血处,外用棉片轻轻加压吸引,片刻后即可止血。

6)关颅:吻合完成后,移去橡皮膜,缝合硬脑膜,但要为枕动脉的通过留下宽松的缺口。肌层对位缝合,在其下面留下一条通道容枕动脉不受压迫地在其中通过,头皮依次缝合。

2. 颞浅动脉—小脑上动脉吻合术

1979 年 Ausman 首先报告这种手术方式,目前已很少有人应用。

(1)适应证。基底动脉中段狭窄,引起上脑干缺血的患者。

(2)手术要点。

1)体位:患者平卧,头偏向对侧,肩部垫高,使头部的矢状面与地面平行。

2)头皮切口:作颞部大的马蹄形切口,切口内要包括长约 8cm 的颞浅动脉。皮瓣翻开后,在动脉的两侧切开帽状腱膜,从皮瓣上锐性分离出颞浅动脉,其周围包括 1mm 的软组织,小的分支血管出血用双极电凝处理。

3)骨瓣开颅:以耳上为中心做带蒂顺骨瓣开颅,其下缘要尽量低,以便显露中颅窝底。

弧形切开硬脑膜,翻向矢状窦侧。轻轻抬起颞叶底面,进入岩上窦的小静脉可以电凝后切断,但 Labbe 静脉应予以保护。沿静脉切开蛛网膜,将 Labbe 静脉游离一小段,便于抬起颞叶。如显露困难可穿刺侧脑室引流脑脊液,或术前预先腰穿置管以便术中引流脑脊液。

4)显露小脑上动脉:显露小脑幕游离缘,打开环池的蛛网膜,进一步释放脑脊液。切开小脑幕至幕缘,可在小脑上面找到小脑上动脉。此动脉的管径通常小于 1mm,但仍可做为受血动脉。如果没有满意的受血动脉,可到环池寻找小脑上动脉的主干。此时,吻合比较困难,供血的颞浅动脉长度不够,需作静脉移植手术。

5)吻合动脉:将分离出的颞浅动脉从肌—骨瓣做成的通道中穿过,引向小脑上动脉处,末端 2mm 剥去外膜,剪成斜面,用 10-0 单股尼龙线与小脑上动脉作端一侧吻合。

6)关颅:硬脑膜间断缝合,留有宽敞的通道让颞浅动脉穿过,余按常规方法关颅。

3. 颈外动脉—隐静脉—大脑后动脉吻合术

1982 年,Sundt 首先报告这种手术方式治疗椎基底动脉缺血,现主要用于后组循环巨大动脉瘤孤立手术的一部分。

(1)适应证。

1)基底动脉狭窄或闭塞,并有脑缺血症状,如进展性卒中、短暂性脑缺血发作、腔隙性梗塞或体位性脑缺血症状者。

2)椎—基底动脉巨大动脉瘤,无法夹闭瘤颈,需结扎椎动脉或基底动脉作为治疗,而侧支供血不足者。

(2)手术要点。

1)体位:患者取仰卧位,头转向对侧,术侧肩部垫高,使肩部伸展。

2）取隐静脉：取小腿的隐静脉一段，长为 20～25cm，用肝素盐水冲洗干净后灌满，结扎所有分支，如有漏水即予修补。具体操作可参考上述隐静脉移植术。

3）颞部开颅：于耳上颞部作弧形头皮切口，标准带蒂颞骨瓣开颅，皮瓣和骨瓣翻向颞侧。按常规方法切开硬脑膜，翻向矢状窦侧，硬脑膜边缘悬吊缝合在骨窗周围。注射甘露醇和放出脑脊液以便脑回缩，轻轻抬起颞叶底面直到显露小脑幕游离缘。切开环池的蛛网膜，即可看到大脑后动脉 P2 段绕过大脑脚的外侧，选择长约 1.5cm 没有穿支动脉发出的一段，作为受血动脉。

4）显露颈外动脉：以下颌角为中点，沿胸锁乳突肌的前缘作斜切口，显露并分离出颈外动脉。

5）开通皮下隧道：用钝头金属导子从头部切口于耳前方经颧弓外穿通到颈部切口，形成皮下隧道。将大隐静脉的远端（足端）套在 8 号或 10 号橡皮导尿管端，用丝线扎紧，从头部切口经皮下隧道引入颈部切口。向静脉注入肝素盐水，静脉近端夹闭，使静脉内充满肝素盐水。

6）远侧吻合：用两个暂时性动脉瘤夹阻断吻合口远侧和近侧段的大脑后动脉，切开动脉壁，用 8－0 单股尼龙线将隐静脉与大脑后动脉作端一侧吻合。然后依次放开远侧、近侧段的动脉瘤夹。此时血流被静脉内的单向活瓣阻挡，不逆流入静脉中。

7）近侧吻合：调整静脉的长度，使其能无张力但又不冗长地卧于颅中窝底。然后将静脉的远侧端（足端）与颈外动脉作端—侧吻合或端—端吻合。具体操作方法可参考颈外动脉—隐静脉—大脑中动脉吻合术。

8）闭合切口：头部和颈部切口分别按常规方法缝合。

八、手术治疗的效果

颅外段椎动脉血管重建手术病死率为 1%，神经系统功能障碍发生率为 2%，而颅内段血管重建手术包括第四段椎动脉血管成形以及所有颅内外血管吻合术均存在较高的并发症发生率。而在神经症状不稳定、进行性发展性脑缺血以及发展期卒中患者中并发症发生率最高。

目前资料表明在具有椎基底动脉缺血症状的患者中若不经治疗则在症状发生后 4 年内有 35% 的卒中发生率，而经抗凝治疗患者的卒中发生率下降 50%，脑血管造影证实存在椎：基底动脉病变的患者中手术致残率 5%，病死率 3%。由于尚未进行药物治疗与手术治疗的对比研究，因此目前直观认为可对椎基底动患者进行药物治疗，若药物治疗失败可考虑手术治疗。

（代方明）

第十节　硬脑膜动静脉瘘

硬脑膜动静脉瘘（DAVF）是指动静脉直接交通在硬脑膜及其附属物大脑镰和小脑幕的一类血管性疾病，是供应硬脑膜的动脉与脑静脉窦之间异常的交通。也称为硬脑膜动静脉畸形（DAVM）。该病占颅内血管畸形的 10%～15%。可发生于硬脑膜的任何部位，但以横窦、乙状窦、海绵窦及小脑幕多见，多发于成年人，但也有新生儿发病的报道。1931 年，Sachs 首次描述了该疾病。其供血动脉是颈内、外动脉系统和椎动脉系统供应硬脑膜的分支，引流到脑静脉窦,临床表现与静脉窦的动脉化有关。

一、病因、发生机制

(一)先天性学说

DAVF 曾一度被认为是先天性疾病,与脑血管畸形相似,是由于胚胎发育过程中脑血管发育异常而使硬脑膜内的生理性动静脉交通增加而形成的,或是静脉窦附近的血管异常增生所造成的。硬膜血管的超微结构的研究也证实硬脑膜存在着极为丰富的血管网,有时动脉会突入静脉腔内,并且常常存在动静脉间正常的生理性交通。这种交通在静脉窦附近特别多见,临床上也发现婴儿期即可出现 DAVF,且其可与脑血管畸形等先天性疾病同时存在,这些都提示 DAVF 可能与先天性因素有关。但是直到现在尚缺乏更具有说服力的胚胎学和病理解剖学方面的依据来支持其为先天性疾病的这种假说。

(二)后天性学说

大量临床和实验资料证实 DAVF 常与脑静脉窦的血栓形成或畸形并存,并与手术、创伤、感染、炎症甚至与激素的改变等因素有关。因此,目前越来越多的学者更倾向认为 DAVF 是获得性疾病。

本病病因复杂,可能与以下因素有关。

1.静脉窦炎及硬膜窦栓塞

正常情况下,部分脑膜动静脉终止于窦壁附近,发出许多极细的分支营养窦壁硬脑膜,并与静脉有极为丰富的网状交通。动脉主要来源于颈内、外动脉及椎动脉的脑膜分支,当发生静脉窦炎或硬膜窦栓塞时,静脉回流受阻,窦内压力增高,可促使些网状交通开放而形成 DAVFs。

2.体内激素水平改变

此病好发于女性,Roy 报告 24 例 DAVFs,其中 21 例为女性,当体内雌激素水平改变时,血管壁弹性降低,脆性增加,并扩张迂曲,加上血流的冲击,易形成瘘。

3.血管肌纤维发育不良

血管肌纤维发育不良属先天性疾病,血管弹性较差,可与静脉形成瘘。

二、病理

其形成的病理基础主要是由于硬脑膜大静脉窦的狭窄或闭塞,异常增粗的一侧或双侧颈外动脉分一个或多个瘘口向静脉窦内的大量供血,造成窦内静脉血动脉化改变,以致于窦内压力异常增高,使窦内血液逆流入原大脑凸面或深部的正常回流静脉,再通过侧裂静脉、岩上下窦到颈内外静脉回流。临床可表现为头痛、头晕、耳鸣、突眼、癫痫、蛛网膜下隙出血、行走不稳、精神障碍甚至意识不清、昏迷等症状。从头皮上可见或触之增粗搏动的枕动脉和颞浅动脉、突出的眼球可有结膜充血水肿、皮肤充盈怒胀的静脉。头颅 CT 增强扫描显示一侧或双侧,甚至全脑实质内与凸面增粗显影的血管,MRI 可清晰显示多个大小或粗细不等的血管流空影,大的静脉湖有时可见流空影周围形成的血栓,全脑血管尤其时颌外动脉选择性数字减影血管造影检查,通过不同部位的摄像,可明确诊断硬脑膜动静脉瘘的具体部位、瘘口大小与多少、血流与静脉引流的方向等血管影像学特点。

DAVF 的供血动脉较丰富,往往是双侧对称性供血,最常见的供血动脉有:①枕动脉常通过骨穿支、乳突后、下支供应横窦、乙状窦、小脑幕及其附近硬脑膜;②脑膜中动脉通过后支分布于小脑幕、乙状窦和横窦;③咽升动脉的分支可参与横窦、乙状窦、海绵窦区供血;④椎动脉的脑膜后支、小脑后下动脉及小脑上动脉的脑幕支均可参与附近 DAVF 的供血;⑤颈内动脉的小脑幕动脉是中颅窝、横窦、小脑幕区 DAVF 的重要供血动脉。此外,某些颈内动脉的脑实质动脉分支也常参与附近硬脑膜动静脉瘘供血;⑥耳后动脉的骨穿支常参与附近 DAVF 的供血。

以上供血动脉除了向 DAVF 供血外,常在某些重要部位形成危险吻合。所谓"危险吻合"是指颈外动脉与颈内动脉或椎基底动脉之间的异常通道,这些异常通道有时是造影可见的,有时是造影不可见的、潜在的,是血管内栓塞治疗中出现并发症的重要原因。

三、临床表现

DAVF 的临床表现复杂多样,主要与静脉引流的方向及流速、流量以及瘘口所处的部位有关。

1. 颅内杂音

约有 67% 的患者有主观和客观的血管杂音,往往是患者就诊的第一个主诉,杂音呈吹风样,与心跳同步,常在同侧,有时对侧也能听到,压迫同侧颈动脉可使杂音减弱。

2. 头痛

约有 50% 患者主诉头痛,多为钝痛或偏头痛,其主要原因如下。

(1)硬脑膜静脉窦内压力增高,颅内血液回流不畅而导致颅内压增高。

(2)扩张的硬脑膜动静脉对脑膜的刺激。

(3)少量硬膜下或蛛网膜下隙出血对脑膜的刺激。

3. 蛛网膜下隙出血

约有 20% 以上患者以蛛网膜下隙出血为首发症状,其主要原因是 DAVF 向蛛网膜下隙及皮质静脉引流,而这些静脉周围无组织支撑,静脉在病理扩张的情况下,血管压力增高极易破裂出血。

4. 颅内压增高

①由于动静脉瘘存在,动脉血直接灌注入硬脑膜静脉窦内,造成静脉窦压力升高,影响颅内静脉回流和脑脊液的吸收;②继发性静脉窦血栓形成,导致颅内静脉回流和脑脊液吸收障碍;③巨大的硬膜下静脉湖产生的占位效应。

5. 中枢神经功能障碍

动静脉瘘向皮质静脉引流或硬脑膜窦压力增高,正常脑静脉回流受阻,局部充血水肿,或扩张静脉及静脉湖占位压迫、刺激脑组织,而导致癫痫、语言障碍、偏瘫、运动障碍、视野缺损等。

6. 脊髓功能障碍

当后颅窝 DAVF 向脊髓静脉引流时,使脊髓静脉回流受阻,导致椎管内压力增高,脊髓缺血而造成脊髓功能障碍。

7. 其他

因 DAVF 静脉引流方向不同而导致不同区域内的缺血、水肿,进而出现不同症状,如复视、听力下降、眩晕、视力障碍、耳鸣,眼球突出、胀痛,头皮静脉扩张等。若高流瘘,长期得不到有效的治疗,可增加心脏负担,出现心功能不全。

四、诊断

依据该病的临床特征,结合 DSA、MRA、MRI、CT、CTA 及 3D – TCD 检查,对 DAVF 的诊断并不困难。特别是选择性血管造影是确诊和研究 DAVF 的唯一可靠手段。

1. 血管造影

DAVF 的供血动脉相当丰富,故在检查时应作选择性双侧椎动脉、颈内动脉、颈外动脉、甲状颈干、肋颈干动脉造影,以全面了解瘘的供血动脉、瘘口的具体部位、大小、类型、引流静脉以及流速、颅内盗血情况和可能存在的危险吻合。造影时可发现瘘的供血动脉及引流静脉均有不同程度的迂曲扩张。当静脉窦压力过高,皮质静脉回流不畅时,特别是直接由皮质静脉引流的 DAVF 可见有弥散性皮质静脉扩张,引流静脉或静脉窦常在动脉期即显影,且静脉窦循环时间较正常的循环时间长。供血动脉存在的危险吻合及其他血管分支常因瘘口盗血而不显影,在瘘口闭塞后这些血管可显影,故在血管内栓塞治疗时应尽量做到超选择插管。

2. 3D – TCD

DAVF 并没有特异性表现,主要表现为供血动脉血流速度异常增高,搏动指数明显降低。由于动静脉间直接交通,缺乏血管阻力,使供血动脉血流速度增高搏动指数降低,这是 TCD 识别供血动脉的重要依据,搏动传递指数(PTI)是确定 DAVF 供血动脉的灵敏指标;由于瘘口处产生湍流,使供血动脉的频谱与音频信号异常,而出现血流频谱紊乱,监听时可闻及明显的杂音。

3. CT、CTA

CT 平扫和增强扫描对 DAVF 本身极少显影,却能较好地显示出因 DAVF 而产生的一些继发性改变,如血栓形成的静脉窦、血管曲张、扩张的软膜血管或其他血管,或是出血、脑积水。病情发展严重时可见大脑皮质静脉广泛迂曲扩张,呈蚯蚓状。

4. MRI、MRA

MRI 与 CT 存在同样的问题,只是偶尔在窦的附近可发现一些异常的增强信号。但对以下继发性改变检出率高:血栓形成的静脉窦,扩张的皮质静脉,急性和亚急性蛛网膜下隙、硬膜下或脑实质内出血。在 DAVF 的诊断过程中应注意和脑内动静脉畸形鉴别,特别是在未行选择性全脑血管造影前,CT 和 MRI 片中仅能看到异常增粗、迂曲的血管或明显的血管流空现象,易误诊为脑动静脉畸形,实为增粗的引流静脉,应注意 DAVF 病变主要在硬膜,而脑内没有原发的血管病变,仅为继发增粗的供血动脉或引流静脉。

五、治疗

1. 保守治疗

低风险 DAVF 有时会自愈,特别是海绵窦区的早期 I 型 DAVF,同其他部位的病变相比有较高的自愈率,文献报道可达 10% ~ 73%。由于海绵窦内有大量纤维小梁,血流速度缓慢,易产生血栓,而且瘘口血供主要由颈外动脉的脑膜支参与。其瘘口小、血流量低症状轻,如同时压迫颈总动脉与颈内静脉,可使瘘口处动静脉压力梯度减小,有利于海绵窦内血栓形成。Satomi 等曾报道 112 例无皮层静脉回流的低风险 DAVF 病例,均采用保守或对症治疗,平均随访 27.9 个月,病情平稳,能耐受症状的病例占 98.2%,仅有 2 例病情加重转化为高风险DAVF;Satomi 等报道的另一组 11 例良性海绵窦 DAVF 病例,采用保守治疗,只有 1 例病情加重,其余均自愈。另外 Onizuka 等亦指出,压迫内眦上方的内眦静脉,单纯提高静脉压力,以降低瘘口动静脉压力差,而促使海绵窦内血栓形成。

Lasjaunias 等发现绝经后和妊娠期妇女海绵窦 DAVF 的发生率要高于一般人群,可能与雌激素水平降低有关,这类患者经雌激素及压迫颈总动脉等保守治疗后便可自愈,而不需要采取更积极的治疗措施。我院通过压迫颈总动脉等保守治疗成功治愈海绵窦型 DAVF 11 例。

2. 血管内栓塞治疗

(1)经动脉入路。经动脉入路栓塞治疗 DAVF 是血管内治疗中最早采用,也是使用最多、最普及、操作相对简便、有效的方法。全脑血管造影可了解 DAVF 瘘口的部位、大小、供血动脉的构成、血流量大小、引流静脉的数量及引流方向,以及因瘘导致颅内"盗血"的严重程度。应该注意的是:由于大多数 DAVF 的供血动脉具有多样性、复杂性的特点,因而在脑血管造影检查时必须行双侧颈内、外动脉及双侧椎动脉造影,必要时行双侧甲状颈干、肋颈干造影,充分地了解瘘口供血动脉的特征,为栓塞瘘口提供依据。根据瘘口的部位、供血动脉的粗细、血流量大小选择软硬适度的微导管,将导管尖端送至瘘口处,注入合适的栓塞材料闭塞瘘口。常用的栓塞材料有微粒、真丝线段、NBCA 胶及弹簧圈等。

近来有学者用 Onyx 胶栓塞 DAVF 并取得满意效果。如果供血动脉粗大、血流量大、瘘口相对较大,则首先选用微弹簧圈,若不能完全将瘘口闭塞,再用 NBCA 胶进行栓塞。如果供血动脉细小、瘘口众多,呈筛眼网状分布于静脉窦壁,则可直接选用 NBCA 胶或微粒进行栓塞;若供血动脉粗细、瘘口大小适中,我们则常常先用真丝线段进行栓塞,待血流减缓后再注入适当浓度的 NBCA 胶,彻底、永久性地闭塞瘘口。经过大量的临床实践证实真丝线段具有取材方便、经济适用、效果确切等优点;另外,真丝线段对瘘口的闭塞是缓慢、逐步累积进行的,瘘口的压力梯度变化缓慢,颅内"盗血"的改善也是逐步完成的,因而不易出现颅内出血及过度灌注等并发症。但若注入线段时间过长,线段及导管对血管壁的机械刺激及血管壁缺血时间过长则可引起供血动脉痉挛。因而我们常常应用两种或两种以上材料联合栓塞 DAVF,以弥补单一栓塞材料的不足。总之栓塞材料的选择并非是固定不变的,而应根据 DAVF 的具体特征,包括瘘口大小、血流量大小、供血动脉粗细程度及数量多少以及静脉引流方式进行选择。经动脉入路进行栓塞时还应特别注意颈外动脉与颈内动脉、椎动脉之间存在的"危险吻合"。该"危险吻合"在栓塞前常不易在造影中发现,因而在栓塞过程中应注意造影观察,以免在栓塞颈外动脉分支时误栓颈内或椎动脉重要分支,引起严重并发症。

1)栓塞材料:①人工栓子:包括 IBCA、聚乙烯醇泡沫(PVA,Ivalon)、聚氨脂泡沫、真丝微粒、微弹簧圈及可脱性球囊等;②导管,对于粗大的供血动脉可用 5~7F 造影导管,一般可进入枕动脉,有的病例可进入脑膜中动脉、咽升动脉。但大多数病例的血管内栓塞治疗须用微导管。常用的微导管见动脉瘤栓塞治疗节。

2)术前准备:①术前查出凝血时间、血尿常规、肝肾功能;②术前 4h 禁食、水;③留置导尿,术野备皮;④进入导管室后,平卧检查床上,左侧肢体保持静脉通道,给予地塞米松 10mg 静脉滴注。

3)手术方法:①穿刺点局部麻醉;②采用经皮颈动脉或股动脉入路,在 X 线荧屏监视下将 5~7F 导管送入颈外动脉,做血管造影。最好使用非离子型造影剂,因为离子型造影剂对血管壁刺激性较大,而血管内栓塞治疗须反复多次造影,特别是颈外动脉易于发生血管痉挛,一旦发生血管痉挛,则影响手术继续进行,甚至不得不中止手术。同样,为了减轻对血管壁刺激,导管操作要轻柔;③将微导管超选择送入 DAVF 供血动脉,做超选择性血管造影,在证实导管顶端位置准确无误后注入栓子。一般说来,导管顶端距离 DAVF 病灶越近越好,但是实际上有时做不到,此时只要导管进入 DAVF 供血动脉的开口而无正常血管显影即可;④在栓塞材料的选择上,对供血多而细小的血管用 150μm 的 PVA 或 NBCA 做弥散性栓塞。PVA 与造影剂混合后注入导管,注入时应注意少量、缓慢及匀速的原则。NBCA 与碘苯醋混合后使用,其比例应根据 DAVF 的供血动脉的血流量大小、供血动脉长短及导管距畸形团的距离而定。血流量大,供血动脉短者 NBCA 的比例要大些,反之则小些。对于甚高流量的 DAVF,如颈外动脉海绵窦瘘,可注入 NBCA。为了保证栓塞效果,绝对不可手术结扎颈外动脉,一般也不主张使用大的栓塞物如可脱性球囊、弹簧圈或大的颗粒。因为手术结扎颈外动脉和使用这些大的栓塞物只会使病灶侧支循环增加,而不会对病灶产生持久作用。我们体会,目前理想的栓塞材料是 NBCA 和 PVA。特别是 NBCA 栓塞 DAVF 的效果和稳定性较好,但液体栓塞剂比固体栓塞剂更难掌握。一般微导管仅能注射一次液体栓塞剂。总之,可根据病变的血管造影所显示的结构特点来选择颗粒型或液体栓塞剂。大的栓塞物可以选择性用于某些病例。有医院治疗一例反复后颅窝蛛网膜下隙出血的 DAVF 病例,CT 发现出血在环池 MRI 和血管造影证实 DAVF 呈动脉瘤样扩张,供血动脉为脑膜中动脉和脑膜垂体干,血管内栓塞治疗分两期,第一次用 NBCA 栓塞了脑膜中动脉,第二次将颈内动脉和脑膜垂体干用可脱性球囊同时闭塞效果良好;⑤手术中,必须反复观察栓塞动脉的血流影像,如果发现有血流变缓,或出现逆流,说明栓塞动脉或该动脉供应的 DAVF 已部分栓塞,继续注入栓子时应少量及慢速,以免造成误栓;⑥对供血动脉是颈内动脉发出的脑膜垂体干和椎动脉发出的脑膜支,栓塞要慎重,其导管术较困难。

(2)经静脉入路。由于多数 DAVF 供血动脉来源非常复杂,数量繁多,血管细小,严重扭曲,而且瘘口分布较广、数量多,有的呈筛眼网状,经动脉入路进行栓塞治疗很难闭塞所有瘘口达到治愈的目的,有时只能减少瘘口的血流量,改善颅内盗血,降低静脉窦内压力,起到缓解症状和体征的作用,疗效有限,且病情易反复。经静脉入路栓塞 DAVF 可以直接闭塞瘘口,疗效确切,不良反应少,故越来越受到临床重视,国内已有大量的文献报道采用静脉入路治疗 DAVF,取得了非常理想的效果,使 DAVF 的治愈率,特别是海绵窦型 DAVF 的治愈率获得了极大的提高。Urtasun 等报道 24 例经静脉入路栓塞治疗 DAVF 的病例,其影像学和临床治愈率分别为 75% 和 83%,Roy 等报道的 24 例则高达 87% 和 96%。

静脉入路包括:经股静脉或颈内静脉→乙状窦→病变静脉窦;颅骨钻孔直接穿刺病变静脉窦;经眼上静脉→海绵窦。

1)适应证:①海绵窦区的 DAVF;②Ⅰ型的 DAVF,最好瘘口远近侧的静脉窦均闭塞者,但此类 DAVF 的微导管插管多较困难,可手术暴露瘘口处的静脉窦再闭塞该窦;③高流量的Ⅱ型 DAVF 并伴有严重颅内高压者。

2)栓塞材料:同动脉瘤的栓塞治疗。但选择的微导丝要有一定的硬度。微弹簧圈的选择最好为可控弹簧圈,游离弹簧圈也可应用。

3)栓塞过程:海绵窦区的 DAVF 的栓塞治疗见颈动脉海绵窦瘘的栓塞治疗节。Ⅱ型 DAVF 的栓塞过程如下:①一侧股动脉穿刺,放置相应的导管鞘。用 5F 造影导管行全脑血管造影,判断沿静脉窦所有瘘的分布范围,确定所要闭塞静脉窦的具体位置。然后,将 5F 造影导管放置在患侧的颈总动脉并接持续高压滴注系统,以利于静脉途径栓塞过程中反复造影和评价栓塞治疗的效果;②对侧股静脉穿刺,放置相应的导管鞘。将 5F 或 6F 指引导管放置在患侧颈内静脉,并接持续高压滴注系统。对于通过右心房困难者,可直接穿刺患侧的颈内静脉;

③将适当的微导管放置在所要闭塞的静脉窦处,动脉造影和经微导管造影判断微导管的位置是否满意;④通过微导管放置微弹簧圈,直至将静脉窦密实填塞。有时,为完全闭塞静脉窦还需要注射 NBCA 胶,一般选用50%的 NBCA。胶的注射要小心,防止反流到皮层静脉;⑤动脉造影判定最后的栓塞效果。

4)经静脉途径注意的问题如下:①对于瘘口近心端的静脉窦自发闭塞者,可用0.035in 的导丝或微导管机械性通开,多能成功。不成功者,可经对侧颈内静脉到达要闭塞部位。仍不能成功者,则手术暴露瘘口处的静脉窦再闭塞该窦;②在静脉窦闭塞前一定要判断清楚该静脉窦是否还接收脑组织的静脉引流。对于 Ⅰ 型 DAVF,静脉窦仍有脑组织的引流,则不能闭塞静脉窦。而对于高流量的 DAVF,动脉化的静脉窦实际上已动力性闭塞,可将该静脉窦闭塞。在颈总动脉造影时,如果动脉早期静脉窦由于动静脉瘘的原因显影,而静脉期静脉窦不显影则表明静脉窦已动力性闭塞。

另外,小脑的静脉也引流到横窦。在椎动脉造影时,由于大脑后动脉供应的幕上脑组织引流较小脑的引流多,使在判定横窦是否还接收小脑的正常引流时,有较大困难。如果海绵窦也同时有病变,横窦闭塞后,小脑的引流将出现问题。有作者建议在静脉窦永久性闭塞前,可行球囊闭塞试验。但这项试验的敏感性目前还不能肯定;③静脉窦填塞时,不要累及颈静脉球,以免出现后组颅神经的功能障碍。另外,颈静脉球受累可造成内淋巴积液,导致耳蜗或迷路功能障碍。

(3)DAVF 栓塞术后处理

1)撤除导管鞘后,穿刺点由术者用手指局部压迫15~20min,然后用沙袋或绷带压迫半小时。

2)测足背动脉搏动。

3)一般术后患者均有头痛,应给予口服止痛药,头痛重者可注射强止痛药。有的患者术后张口困难或牙痛,这是由于导管操作引起颌面部血管痉挛或缺血所致,一般术后1~2周可消失。

4)术后全身抗生素应用一周,激素用3d。

(4)术后并发症。栓塞术并发症与下述因素有关:①术中血管痉挛,一般症状为一过性,对症治疗可缓解;②术中栓子进入正常血管,其表现与 DAVF 部位、供血动脉吻合支有关。从理论上说,栓子进入颈内动脉可引起偏瘫等脑症状,进入上、下齿槽动脉可引起牙痛,栓子进入眼动脉吻合支可引起失明,栓子进入颅神经的滋养动脉可引起相应的颅神经症状。但是只要术者熟悉颅脑血管的详细解剖和颅底血管的危险吻合,并且操作无误,一般可避免严重的并发症。

3.立体定向放射治疗

立体定向放射治疗 DAVF 的原理在于放射线照射损伤病变处静脉窦壁及供血动脉入窦即瘘口处血管的内皮细胞,使平滑肌细胞不断增生,血管内膜进行性增厚,最终导致管腔闭合达到治疗的目的。国内外已有不少文献证实立体定向放射治疗 DAVF 的有效性,但病例数均不多。最早是1993年 Chandler 等报道采用直线加速器成功治疗1例前颅窝 DAVF。1996年 Link 等报道血管内结合伽玛刀治疗29例各部位 DAVF,并获18例随访,证实解剖学治愈率达72%。有报道单纯采用立体定向放射治疗或结合血管内栓塞治疗海绵窦型 DAVF,治愈率分别为80%和87%。

方法:局麻安置立体定向头架,然后分别行 MRI、CT 及 DSA 检查,在立体定向的血管造影上标记出瘘口的位置,并与 MRI、CT 融合,精确定位,标出靶点。靶点确定后进行剂量规划,采用多个等剂量为中心。提高靶点剂量的一致性,运用迅速衰减放射剂量曲线,边缘剂量为 16~20Giy,50%~70% 等剂量水平,既保证了以高剂量射线治疗病变,又减少了对周围组织的损伤。立体定向放射治疗与传统的治疗方法(包括血管内栓塞治疗和开颅手术治疗等)相比具有微侵袭性,安全、有效的优点,但也存在着起效延迟、可能出现难以控制的放射性脑病以及瘘口旁重要结构损伤等缺陷。因而在病例选择上有一定的局限性,对于那些复杂、累及范围较广泛以及伴有皮层静脉回流的高风险 DAVF 则不适合采用立体定向放射治疗。有学者认为 Cognard 分型 I 型,部分 II 型,也称为良性 DAVF,其临床症状进展缓慢,可以考虑首选立体定向放射治疗。另外,经其他方法治疗后残留少量瘘口的 DAVF 也可考虑立体定向放射治疗。

4. 手术治疗

DAVF 最早期的治疗即开颅手术,包括供血动脉结扎术、静脉窦孤立术,海绵窦切开填塞术等。早期由于受到设备、器械以及手术技巧的限制,以及对 DAVF 认识的不足,治疗效果不太理想,且存在着严重并发症。随着现代神经外科的发展以及设备器械的进步,颅底神经外科已能清晰、安全地暴露颅底的结构,包括神经、血管及重要的脑结构,可操作范围得到了极大的扩展。目前,血管内栓塞治疗虽然已成为治疗 DAVF 的首选方法,但手术直接切除病变仍是治疗 DAVF 的有效方法之一。近来不断有国内外文献报道采用手术治愈 DAVF 的病例,并呈现上升趋势。Houdart 等提出 DAVF 有下列情况存在时均可选择外科手术治疗:①合并颅内血肿有占位效应;②因引流静脉呈静脉瘤样扩张,占位效应明显;③栓塞或保守治疗无效,病变仍存在矢状窦、侧窦型 DAVF。多数学者均认为上矢状窦及侧窦型 DAVF 最适合手术治疗。周良辅等报道了一组开颅手术治疗天幕区 DAVF 病例,术后造影复查瘘口全部消失且无任何并发症,患者全部恢复正常生活和工作。由于小脑幕 DAVF 供血动脉复杂(颈内外动脉和椎动脉均可供血)、细小(如小脑幕动脉),难以安全、彻底地通过动静脉入路闭塞瘘口,故治愈率低,且疗效短暂,易复发。

1997 年 Kallmes 等首先报道经静脉入路放置弹簧圈成功治疗 1 例天幕区 DAVF。由于小脑幕 DAVF 的引流静脉复杂多变,直接引流瘘口的静脉与正常脑组织的引流静脉可汇合交通,而且静脉可呈静脉瘤样扩张或静脉壁菲薄易破,故操作难度极大,易出现严重并发症。Tomak 等报道经静脉入路治疗小幕 DAVF,1 例成功,1 例死亡。有报道用伽玛刀分别治疗小脑幕 DAVF7 例和 1 例,总成功率为 50%,并发症发生率为 25%,其中脑干放射性损伤和诱发小脑动静脉畸形各 1 例。由于小脑幕 DAVF 常引起颅内出血和进行性神经功能障碍,有学者报道的 5 例中有 2 例急性蛛网膜下隙出血,3 例进行性神经功能障碍,因此小脑幕 DAVF 是最具危害的 DAVF 之一。由于伽玛刀疗效存在着延迟性,且有一定的并发症,故多不主张其作为小脑幕 DAVF 的首选治疗方法。有医院于 1981 年采用自行设计的“枕动脉静脉化”治疗双侧横窦型 DAVF1 例,1985 年采用“双侧横窦孤立术”治疗复杂型 DAVF 2 例均取得满意效果。由于病变侧乙状窦严重狭窄或完全闭塞,而对乙状窦又不能起到完全代偿的作用,患者出现进行性颅内压增高,在手术闭塞瘘口供血动脉的同时,将与横窦沟通并极度扩张的枕动脉的近心端与颈外静脉吻合,有效地降低了静脉窦内高压,改善了患者的症状和体征,取得了良好疗效。

总之,DAVF 是一类复杂的颅内血管性病变,瘘口的部位、大小、数量、血流量、颅内“盗血”程度、供血动脉来源数量、扩张弯曲程度,以及引流静脉的构成、数量、引流方向均可呈现出多样性、复杂性。因而导致 DAVF 的临床表现、症状、体征的繁杂多样。所有这些都是我们选择治疗方法或栓塞材料的重要依据,因而各种治疗方法均有其存在的重要价值。目前大多数 DAVF 采取一种治疗方法或是一种栓塞材料很难获得彻底根治,在临床工作中常常依据 DAVF 的血流动力学、血管构筑、瘘口分布的变化而采用不同的方法进行联合治疗,包括血管内栓塞治疗的不同入路,不同栓塞材料的联合应用,血管内栓塞联合立体定向放射治疗和(或)联合外科手术治疗等。治疗方法和使用的材料灵活、合理地应用可大幅度提高 DAVF 的治愈率,减轻患者病痛。目前多途径联合治疗海绵窦型 DAVF,使其治愈率得到大幅提高就是很好的证明。

(代方明)

第十一节 颈动脉海绵窦瘘

颈动脉海绵窦瘘(CCF)按发生原因分为外伤性和自发性,后者较少见。外伤性颈动脉海绵窦瘘多因头外伤引起,常合并颅底骨折。自发性颈动脉海绵窦瘘病因不明,可能与某些先天因素有关,如可见于纤维肌肉发育不良、Ehlers Danlos 综合征、Marfan 综合征等。可由妊娠、分娩、鼻窦炎、海绵窦炎等诱发。自发性颈动脉海绵窦瘘平均年龄较大,一般 > 50 岁,女性多见,男女比例约 2∶1,其分流量较低,循环障碍较轻。

一、颈动脉海绵窦瘘的临床表现

1. 颅内杂音

颅内杂音为连续的如机器轰鸣般的声音,呈持续性,心脏收缩期加重,用听诊器在额部和眶部可听到。压迫患侧颈总动脉,杂音减低或消失。

2. 眼球突出

患侧眼球突出显著,结膜常充血水肿,眼睑充血肿胀,有时眶部和额部静脉怒张,并有搏动。一侧海绵窦瘘经海绵间静脉窦使对侧海绵窦扩张,可引起双侧突眼。

3. 眼球搏动

眼球搏动为心脏搏动经颈内动脉传至扩张的眼静脉所致。在眼球侧方较其前方更易触知,有时可见搏动。压迫患侧颈总动脉,眼球搏动减弱或消失。

4. 眼球运动障碍

动眼神经、滑车神经、展神经麻痹,导致眼球运动障碍,甚至眼球固定。

5. 眼底征象

视盘水肿,视网膜血管扩张,有时视网膜出血,病史长者,视神经进行性萎缩,视力下降,甚至失明。

二、颈动脉海绵窦瘘的诊断及分型

诊断需要 DSA 检查,可见颈内动脉与海绵窦产生短路,压迫健侧颈动脉,可发现漏口。颈内动脉床突上段、大脑中动脉和大脑前动脉不易充盈,而海绵窦、蝶顶窦和眼静脉等则在动脉期显影并扩张。

根据 Barrow 分型,颈动脉海绵窦瘘分为以下几种。

A 型,颈内动脉与海绵窦直接相通。

B 型,颈内动脉通过硬脑膜分支与海绵窦相通。

C 型,颈外动脉通过硬脑膜分支与海绵窦相通。

D 型,颈内动脉和颈外动脉均通过硬脑膜分支与海绵窦相通。

大多数 B 型、C 型和 D 型的颈动脉海绵窦瘘为自发性。

三、颈动脉海绵窦瘘的治疗

1. 保守治疗

应用抗感染、降颅压药物。

2. 手法压迫治疗

手法压迫治疗适用于没有颈内动脉粥样硬化的患者,由患者自己用一只手同时按压病侧的颈内动脉和颈静脉,每次持续 15 ~ 30s,每隔 1 ~ 5min 1 次,至少进行 3 个月,在压迫治疗中应用经颅多普勒造影动态观察脑血流变化,有助于评估治疗效果。

3. 脑血管造影介入栓塞术

脑血管造影介入栓塞术用于症状明显或病情不稳定者,经导管将气囊或弹簧圈等栓塞材料放置在瘘口处,封闭瘘口,是目前治疗颈动脉海绵窦瘘的首选方法。但单用球囊不能治愈所有的颈动脉海绵窦瘘,有时要联合应用弹簧圈或 NBCA 胶,经颈外动脉、椎基底—后交通动脉、颈内静脉—岩下窦、眼上静脉,甚至是开颅等途径进行治疗。

(代方明)

第十二节　纤维肌发育不良

纤维肌发育不良(FMD)是一种非炎症性、非动脉硬化性动脉血管病。患者多为青年人或中年人,女性多见。女性和男性患者之比为(3 ~ 4):1。85% 的头颈部动脉 FMD 是中年女性。病因不明,少部分患者有家族史,绝大部分患者为散发病例。

由于 FMD 在青年卒中中的重要致病作用,近年来受到重视。主要累及全身中等大小的动脉,以肾动脉和颈内动脉最常见,肾动脉受累者占 60% ~ 75%,脑动脉受累者占 25% ~ 30%,在脑动脉受累的 FMD 患者中,约 95% 的患者有颈内动脉受累,12% ~ 43% 的患者有椎动脉受累,颅内血管受累者罕见。病变呈节段性,可单发或多发,常为双侧对称病灶,既可导致动脉的狭窄和闭塞,又可引起动脉瘤或血管夹层。动脉造影可以发现特征性串珠样改变。

一、纤维肌发育不良的病理

本病病理以平滑肌细胞发生成纤维细胞样转化为主要特征,可出现纤维增生、胶原沉积、内弹力板分裂、动脉中层弹力纤维减少。病灶没有炎症、坏死、脂质聚集及钙化等炎症或动脉粥样硬化的病理表现。根据主要受累肌层的不同,病理上主要分为 3 种类型。

1. 内膜纤维组织形成

内膜纤维组织形成占肾动脉 FMD 的 10%。胶原在血管内膜沉积。内弹力板可被分裂。

血管腔可呈较短的向心性狭窄,血管造影表现为环状狭窄;如果狭窄区域较长,则表现为管状狭窄。

2.中膜纤维组织形成

中膜纤维组织形成可分成3种亚型。

(1)中膜发育不良。颈动脉FMD以中膜发育不良为主要类型。约占肾动脉FMD的80%。中膜增厚和变薄区域交替出现。增厚区纤维增生、胶原沉积。血管造影表现为典型的串珠样改变。

(2)中膜外纤维组织形成。占肾动脉FMD的10%~15%。斑片样胶原沉积,外弹力板不分裂。血管造影也可以表现为串珠样改变。

(3)中膜过度增生。占肾动脉FMD的1%~2%。平滑肌向心性增生,而无纤维化。

3.外膜纤维组织形成

外膜纤维组织形成占肾动脉FMD的1%。外膜中疏松的结缔组织被致密的纤维组织所替代。

二、纤维肌发育不良的临床表现

大多数FMD患者无症状,在造影中偶然发现。只有少数FMD患者会出现症状,主要表现为器官缺血症状。查体以动脉听诊最为重要,可以闻及颈动脉、椎动脉、肾动脉、腹部动脉、髂动脉、锁骨下动脉的血管杂音。

三、纤维肌发育不良的诊断和鉴别诊断

动脉血管造影是诊断FMD的影像学金标准,可以清晰地显示病变的各种形态。病灶的形态主要有三种:第一种是串珠样;第二种是平滑管状;第三种是憩室型。串珠样改变最常见,血管扩张和血管狭窄交替出现。平滑管状改变为一长段均匀狭窄。憩室型改变少见,动脉的一侧受累,逐渐扩大后会演变为囊状动脉瘤。

CTA、MRA检查同样能识别出动脉的串珠样改变。但CTA和MRA存在影像重建假象,不易与FMD病灶区分。

超声可以发现动脉的异常。血管超声的优势在于观察管腔和血流特征,对管壁特征进行描述,有利于鉴别病因;缺点是很多FMD病变位于颈椎第1~2椎体水平,不易探查,容易漏诊。

凡怀疑FMD的患者均应进行全脑血管造影,以确定所有纤维肌发育不良病变和合并的颅内动脉瘤或动脉夹层。有高血压的患者还要同时进行。肾动脉造影,以确定有无合并肾动脉病变。当影像学诊断困难时,仍需要活检病理才能确诊。实验室检查主要是为了筛查可能存在的结缔组织病和血管炎,包括血沉、抗核抗体、α-抗胰蛋白酶等。

鉴别诊断主要包括以下几个方面。

1.动脉粥样硬化

二者都可以导致血管狭窄,但比较容易鉴别。FMD好发于年轻女性,病变最常位于受累动脉的中1/3段,一般无脑血管病危险因素。动脉粥样硬化好发于老年人,病变位于血管分叉部和近端,多有脑血管病危险因素。

2.血管炎

二者都多见于年轻人,有时可以导致相似的血管狭窄。尤其是多发的内膜纤维组织形成

的 FMD 在造影时与血管炎表现非常接近。大动脉血管炎患者 40% 没有急性期反应物的异常;FMD 患者发生急性卒中时也可以有炎症因子的升高。此时如果没有病理证据,二者鉴别极其困难。

3. 其他

有报道 FMD 可以合并 Alport 综合征、嗜铬细胞瘤、Marfan 综合征、Takayasu 动脉炎等,诊断时需要注意。

四、纤维肌发育不良的治疗

本病病因未明,无法进行病因治疗。治疗的主要方法是内科保守治疗、手术治疗和介入治疗。一般认为,症状性 FMD 患者,为避免日后发生卒中,应当服用抗血小板药物。但如果合并动脉瘤,应当禁用抗血小板药物。一旦出现脑梗死或出血,应当接受脑血管病的正规治疗。如果血流动力学障碍非常明显,出现分水岭梗死时,应当采取扩充血容量、提高血压等治疗。如果内科治疗期间出现局灶性缺血症状及有高度血流动力学意义的狭窄或症状反复发作,可行逐渐腔内扩张术、血管搭桥术等外科手术治疗。近年来,经皮腔内血管成形术有逐渐替代外科手术的趋势。

(代方明)

第十三节 中枢神经系统血管炎

中枢神经系统血管炎是一类主要累及中枢神经系统的炎性血管病,与机体免疫异常有关。

一、中枢神经系统血管炎按病因分类

1. 感染性血管炎

感染性血管炎如梅毒性血管炎、细菌性血管炎、真菌性血管炎、病毒性血管炎。

2. 原发性血管炎

原发性血管炎只累及中枢神经系统,如结节性动脉炎、过敏性肉芽肿、Takayasu 综合征、Wegner 肉芽肿、淋巴细胞性动脉炎、过敏性动脉炎。本病的临床表现具有很高的可变性,发病从急性到慢性,病程呈现进展性或波动性,发病年龄为 15 ~ 96 岁(平均 50.5 岁)。神经系统症状和体征表现为局限性或弥散性,但基本上具有头痛、多灶性的神经功能缺陷和弥散性的脑损害症状。

3. 继发性血管炎

继发性血管炎为系统性或全身性疾病引起,自身免疫性疾病合并血管炎,如系统性红斑狼疮、风湿性关节炎、硬皮病、皮肌炎、重叠综合征、干燥综合征以及感染、药物、肿瘤相关的过敏性血管炎。系统性疾病导致中枢神经系统血管炎的患者可以发现皮肤、关节、肺、肾、眼球损害的症状和体征。

4. 不能分类的血管炎

不能分类的血管炎如血栓闭塞性血管炎、Moyamoya 综合征、Sneddon 综合征、Cogan 综合征、孤立的中枢神经系统血管炎。

二、中枢神经系统血管炎的病因和发病机制

在各种血管炎中机体的自身免疫异常在发病中具有重要作用。在自身免疫性血管炎患者,遗传易感性的增加,使血管易于对抗原刺激发生异常的反应。此过程可以是免疫复合物的沉积所导致的损害,如结节性动脉炎、过敏性动脉炎,出现抗心磷脂抗体、抗内皮细胞抗体和抗中性粒细胞抗体的升高。也可以是 CD4 阳性 T 细胞—内皮细胞反应性的血管损害,如巨细胞动脉炎和孤立性中枢神经系统动脉炎。感染性动脉炎可能是感染微生物后导致自身免疫的异常所致。微生物的蛋白分子刺激免疫系统产生相关的免疫反应,免疫系统在清除微生物的过程中,将血管壁上具有微生物蛋白抗原特性的正常蛋白也进行破坏,导致血管炎发生。

在血管炎的发展过程中,抗内皮细胞抗体和抗中性粒细胞胞浆抗体可以识别不同的抗原。在原发性系统性血管炎、继发性血管炎,包括系统性红斑狼疮、类风湿性血管炎、重叠综合征等患者中均可检测到抗内皮细胞抗体,抗内皮细胞抗体与脑血管内皮细胞的 β_2 - 糖蛋白 - 1 存在交叉反应,这是 Wegner 肉芽肿及系统性红斑狼疮发生脑损害的原因之一。抗中性粒细胞胞浆抗体与结节性动脉炎、过敏性肉芽肿、Wegner 肉芽肿的发生有密切关系。血管内皮细胞损伤在血管炎的发生、发展中发挥着重要作用,内皮细胞表面的黏附因子和内皮下的基质共同参与炎细胞自血管腔内向炎症反应部位的迁移过程,造成血流的阻断和局部血管、组织的损伤。活化的内皮细胞同时具有促凝集作用,炎性细胞因子白细胞介素 - 1β 和肿瘤坏死因子,通过增加内皮细胞组织因子的表达和触发其他促凝系统,激活外源性凝血系统,导致动脉和静脉血栓形成。严重炎性过程对动脉壁破坏,可以导致脑出血。

三、中枢神经系统血管炎的辅助检查

1. 影像学检查

CT、MRI 作为无创性检查对诊断有一定的帮助,但其异常改变缺乏特异性。MRI 最常见的表现为广泛性的皮质和髓质损害,应用对比剂可见软脑膜出现增强。孤立性脑内血管炎可以出现占位效应。MRI 弥散加权成像结合表面弥散系数,可以反映血管炎不同时期病变。MRI 梯度回波对出现小灶状出血具有优势。

经颅多普勒可以监测近段大血管异常,监测脑血流速度,可了解累及近端血管的中枢神经系统血管炎的治疗情况、预后以及随访工作。MRA 可以发现血管的异常改变,但不能显示颅内小管径的受累血管。DSA 为一种相对敏感的检查方法,约有 60% 的患者可出现异常改变,主要表现为多发性的血管交替狭窄和扩张。仍有 10% ~15% 的中枢神经系统血管炎患者由于受累血管太小,而不能检测出病变。脑的功能性造影,如正电子发射计算机断层扫描(PET)及单光子发射计算机断层扫描(SPECT),可用于检查证实继发于血管炎症的缺血改变。脑血管炎患者中有 1/2 出现异常的碘标记的白细胞在脑部聚集,对脑血管炎有一定的诊断价值。

2. 病理学检查

中枢神经系统弥散性损害伴随局灶性病变最常见,也可仅出现颅内局灶性病变,仅出现弥散性病变最少见。大脑是最常受累的部位,其次是桥脑、延髓、小脑、脊髓。炎症性血管病变可累及脑实质及软脑膜上任何直径的血管。因病变为阶段性,所以脑组织活检有很大的局限性。检出率为 53% ~80%。选择影像学异常区域尤其是可增强部位的取样,可以增加阳性率。中枢神经系统血管炎主要累及软脑膜及皮质的中、小动脉(直径 <200μm),较少累及静脉和微静脉。血管炎的病理改变具有多变性,在同一脑标本内可见到一系列处于不同时期以及不同

组织学类型的血管炎改变。

（1）急性期表现为大量中性粒细胞的炎性渗出，在感染性血管炎可以发现微生物的存在。

（2）慢性期出现淋巴细胞和多核巨细胞伴血管壁局灶纤维蛋白样坏死，肉芽肿性动脉血管炎可见郎格罕细胞，也可表现为坏死性淋巴细胞性血管炎。

（3）稳定期以瘢痕组织形成为主要病变，血管炎导致的血管闭塞，则可引起局部脑组织坏死，正常脑组织结构破坏伴随大量格子细胞出现，在坏死脑组织的附近可以见到血管炎的存在，也可以见到慢性缺血导致的弥散性脱髓鞘。

四、中枢神经系统血管炎的诊断和鉴别诊断

中枢神经系统血管炎的诊断主要依靠患者的临床表现、影像学检查和病理学改变，对于无法解释的头痛、慢性血管炎和青年人出现的卒中，应该考虑到本病的可能。诊断的金标准是病理检查。

原发性血管炎的诊断标准如下。

（1）临床症状主要为头痛或多灶性神经系统障碍，症状至少持续6个月以上或首发症状非常严重。

（2）血管造影可发现多发的动脉节段性狭窄。

（3）排除系统性炎症或感染性疾病。

（4）软脑膜或脑实质活检证实为血管性改变，无微生物感染、动脉粥样硬化和肿瘤的证据。

自身免疫异常导致的中枢神经系统血管炎，应当和其他导致中枢神经系统多灶性损害的疾病相鉴别。

系统性血管炎，一般表现为中枢神经系统的症状伴随炎性表现、周围神经病和其他器官累及的表现。

（代方明）

第十四节 原发性中枢神经系统血管炎

原发性中枢神经系统血管炎（PACNS）多侵犯小的软脑膜血管和脑实质中小血管，因仅局限于颅内血管系统，又称为孤立性中枢神经系统血管炎。典型的病变多为局部节段性、跳跃性血管病变。

一、原发性中枢神经系统血管炎的临床表现

原发性中枢神经系统血管炎任何年龄均可发病，以中青年多见，无明显性别差异。

临床表现从脑血管症候群到脑膜脑病变化很大，与受累血管的类型、部位、病理性质有关。本病可急性起病，也可隐匿发病，多为慢性病程，缓解与复发交替；主要表现为发作性头痛、意识障碍、认知能力下降、颅神经麻痹、偏瘫、精神症状、言语困难、癫痫样发作、共济失调、短暂性脑缺血、脑出血、眼症状及脊髓病变等。全身性症状如发热、皮疹、关节肌肉疼痛、体重下降等少见。

二、原发性中枢神经系统血管炎的辅助检查

血清自身抗体均为阴性,ESR 可高于正常值的 2～3 倍,脑脊液检查显示淋巴细胞增多、轻度蛋白升高、寡克隆区带(OB)及髓鞘碱性蛋白(MBP)多为阴性。

影像学检查无特异性,MRI 的敏感性高于 CT,常见表现为皮层和皮层下的单发或多发病灶,可双侧发病。MRI 多灶的白质或灰质均可累及长 T_1 长 T_2 信号,病变范围多为双侧分布,以幕上为主。头部 MRI 对本病诊断的特异性差,很难与脱髓鞘病或其他炎性因素血管炎鉴别。MRI 阴性原发性中枢神经系统血管炎引起的缺血性改变在 DWI 表现高信号,并可通过弥散系数判断缺血的急慢性期,可与脱髓鞘病鉴别。Gd 增强的 MRI 可出现沿炎性血管周围线型增强及部分软脑膜血管增强,增加了 MRI 诊断的敏感性。

颅内血管造影特点:多呈典型血管炎样改变,也有少数患者颅内血管造影正常。主要血管改变为颅内中小动脉的节段性(前循环以 MI 及 A2 段为主)狭窄,部分可累及大动脉,不倾向于累及动脉分叉,还可表现为小动脉闭塞或微小动脉瘤,并有代偿性局部血管的扩张,典型狭窄可呈"串珠样"。

颅内中小动脉的狭窄还可由于血管痉挛、水肿、细胞浸润、血管壁增生或周围纤维化增厚的软脑膜压迫引起,代偿性的血管扩张也可由血管壁本身继发于周围炎症的麻痹或血管壁本身被破坏而引起。

脑活检是诊断原发性中枢神经系统血管炎的金标准,约 75% 有病理变化。由于取材的局限性,有 25%～50% 的脑活检不能发现血管炎改变。病变主要累及软脑膜及脑皮质,以中、小动脉受累为主,小静脉受累少见。特征性表现为伴有多核巨细胞等多种细胞成分浸润的肉芽肿,血管壁坏死、狭窄或闭塞,病变区域可出现梗死或出血,血管周围可有髓鞘脱失和轴索变性,血管病变多呈阶段性。

三、原发性中枢神经系统血管炎的诊断与鉴别诊断

(一)诊断标准

主要依靠脑血管影像学和脑活检,1987 年 Calabrese 提出以下诊断标准。

(1)通过积极检查及鉴别诊断仍无法解释的神经功能缺失。

(2)神经影像检查高度提示动脉炎和(或)组织学发现仅局限于中枢的血管炎。

(3)排除可以引起与原发性中枢神经系统血管炎类似血管改变或与中枢神经系统血管炎相关的疾病。

确诊标准:脑活检证实为原发性中枢神经系统血管炎。

疑似标准如下。

(1)临床表现为头痛和多灶性的神经损害 3 个月以上。

(2)脑血管造影为典型的动脉炎表现。

(3)脑脊液蛋白、细胞计数增高。

(4)除外其他疾病。

(二)鉴别诊断

主要从临床表现、病程、血清学自身抗体阴性和仅限于中枢神经系统的血管炎这一特点相鉴别。

1. 非炎性血管病

动脉粥样硬化、蛛网膜下隙出血和肿瘤,可以通过病史、临床、影像和脑脊液检查相鉴别。

2. 感染性血管炎

化脓性脑膜炎继发细菌性动脉炎,多为颅底不同程度弥散性小动脉狭窄。

3. 结核性脑膜炎

结核性脑膜炎多累及颅底血管,尤其颈内动脉的幕上部分和大脑中动脉的水平段和脑表面分支。

4. 梅毒性脑血管炎

发病期多为梅毒进展的第 3 期,脑膜血管期,动静脉均可受累,倾向累及大脑中动脉的分支。

5. 非感染性累及中枢系统血管炎

非感染性累及中枢系统血管炎包括:系统性坏死性血管炎(结节性多动脉炎、巨细胞动脉炎、Wegner 肉芽肿、Churg Strauss 综合征、Takayasu 动脉炎和淋巴瘤样肉芽肿)、风湿疾病相关性血管炎、神经结节性血管炎、Moyamoya 病和药物性血管炎。

四、原发性中枢神经系统血管炎的治疗

原发性中枢神经系统血管炎一直以来被认为是进行性加重的致死性疾病。本病首选糖皮质激素和细胞毒药物环磷酰胺联合治疗,特别是病情严重或进展迅速、单用糖皮质激素不能有效控制的病例,但其远期疗效仍有待证实。

(代方明)

第十五节　脑栓塞

脑栓塞系指身体其他部位的栓子随血液循环进入颅内阻塞脑血管,引起急性脑功能障碍,又称为栓塞性脑梗死,属于缺血性卒中。以往认为脑栓塞发生率较低,占脑卒中的 10% ~15%。近年来随着诊断技术的进步,改变了脑栓塞发病率较低的概念。国内报道占脑卒中的 20%,国外统计其发生率为 31% ~48%。

一、病因

按栓子来源不同可分为心源性、非心源性和来源不明三大类。临床上以心源性脑栓塞最多,约占 50% 或以上。

1. 心脏源性

(1)风湿性心脏病:风湿性心脏病患者中发生脑栓塞者占 14% ~48%,尸检发现本病发生脑栓塞率高达 50%。风湿性心脏病出现二尖瓣狭窄后,左心房扩大导致血流缓慢淤滞而易于促使血液凝固和血栓形成,血流的不规则流动更易使其散落为栓子,导致脑栓塞,特别是心房颤动时,发生的概率更多。

(2)心肌梗死:心肌梗死可使心内膜变质,易使血小板聚集于此形成血栓,而且梗死范围越大,血栓形成概率越高。特别是心肌梗死后并发的充血性心力衰竭,血液循环淤滞,更容易

在肥大的左心室内形成附壁血栓,后者的脱落可出现包括脑、肾、脾以及肢体等部位的栓塞。此类脑栓塞多发生于心肌梗死后 4～20d。

(3)亚急性细菌性心内膜炎:众所周知,在风湿性心瓣膜病和先天性心脏病基础上常引发亚急性细菌性心内膜炎,细菌附着在病变的心内膜上繁殖,并与血小板、纤维蛋白、红细胞等结合成细菌性赘生物,脱落后即可随血流发生脑栓塞。亚急性细菌性心内膜炎患者有 10%～50% 发生脑栓塞,而且约 20% 的患者在发生脑栓塞前有临床症状或既往病史。

(4)其他:近年来,随着心脏手术的发展也出现了一部分心源性脑栓塞病例。罕见的原发心脏肿瘤如黏液瘤、肉瘤引起的脑栓塞也偶有报道。

2.非心源性

主动脉、颈动脉或椎动脉粥样硬化所致血管内膜溃疡斑块脱落,造成脑栓塞。此外,颈部大血管外伤、肺静脉血栓脱落等也可造成脑栓塞。反常脑栓塞发生在体循环静脉内循环的栓子,由于心隔缺损,直接经过卵圆孔或室间孔进入体循环的动脉系统引起脑栓塞。

3.其他

外伤造成骨折时骨髓腔的脂肪颗粒进入血循环形成脂肪栓塞;空气栓塞;身体其他部位的感染(肺部、肢体、败血症)、癌肿、寄生虫或虫卵、羊水等均可引起脑栓塞;有部分脑栓塞虽经仔细检查也未能找到栓子来源称为来源不明的脑栓塞。

二、发病机制

栓子进入脑循环,从颈总动脉进入颈内动脉的机会比颈外动脉多 3 倍。进入颈内动脉的栓子绝大多数(73%～85%)进入大脑中动脉及其分支。因大脑中动脉实际上是颈内动脉的直接延伸,左侧大脑中动脉是最易受累的血管。椎—基底动脉的栓塞仅占 10% 左右,大脑前动脉栓塞几乎没有,大脑后动脉亦属少数。

栓子阻塞血管后,所支配的脑组织发生缺血、软化、坏死。栓子停留一段时间后可溶解、破碎并向远端移位,原阻塞的血管恢复血流,因受损的血管壁通透性增高,大量红细胞渗出,使原缺血区有出血渗出,形成出血性梗死。

栓塞局部血管因受机械刺激引起程度不同的血管痉挛,因此临床出现的症状不仅与栓塞有关,而且与血管痉挛有关,其结果导致缺血范围更加扩大。一般认为血管痉挛多见于年轻人,可能与无动脉硬化有关。

三、病理改变

脑栓塞的病理改变大体上与动脉粥样硬化性脑梗死相似。

脑动脉栓塞后造成该血管供应的脑组织发生梗死。红色充血性梗死常提示脑栓塞,由于栓子一时堵塞稍大动脉造成血管壁破坏,而后栓子可分解流向远端较小动脉,在原先栓塞处因血管壁受损当血流恢复时发生渗血。病理范围常较动脉粥样硬化性缺血性梗死大,因脑栓塞的发生比动脉粥样硬化性脑梗死来得突然,使侧支循环难以建立。

四、临床表现

1.发病年龄

本病起病年龄不一,若风湿性心脏病所致,发病年龄以中青年人为主。若为冠心病、心肌梗死、心律失常所致者,以中老年人居多。

2. 起病急骤

大多数患者无任何前驱症状,起病后常于数秒或极短时间内症状发展到高峰。少数患者在数日内呈阶梯样或进行性恶化。50%～60%患者起病时有意识障碍,但持续时间短暂。

3. 局灶神经症状栓塞

局灶神经症状栓塞引起的神经功能障碍,取决于栓子数目、范围和部位。栓塞发生在颈内动脉系统特别是大脑中动脉最常见,临床表现突发的偏瘫、偏身感觉障碍和偏盲,在主半球可有失语,也可出现单瘫、运动性或感觉性失语等。9%～18%的患者出现局灶性癫痫发作。本病约10%的栓子达椎—基底动脉系统,临床表现为眩晕、呕吐、复视、眼震、共济失调、交叉性瘫痪、构音障碍及吞咽困难等。若累及网状结构则出现昏迷与高热,若阻塞基底动脉主干可突然出现昏迷和四肢瘫痪,预后极差。

4. 其他表现

本病以心源性脑栓塞最常见,故有风湿性心脏病或冠心病的症状和体征。

五、辅助检查

目的是明确脑栓塞的部位和病因(如心源性、血管源性及其他栓子来源)。

(1)心电图或24h动态心电图观察:可了解有无心律失常、心肌梗死等。

(2)超声心动图检查:有助于显示瓣膜疾患、二尖瓣脱垂、心内膜病变等。

(3)颈动脉超声检查:可显示颈动脉及颈内外动脉分叉处的血管情况,有无管壁粥样硬化斑及管腔狭窄等。

(4)腰穿脑脊液检查:可以是正常,若红细胞增多可考虑出血性梗死,若白细胞增多考虑感染性栓塞的可能,有大血管阻塞,有广泛性水肿者压力增高。

(5)脑血管造影:颅外颈动脉的造影,可显示动脉壁病变;数字减影血管造影(DSA),能提高血管病变诊断的准确性,可以观察有否血管腔狭窄、动脉粥样硬化溃疡、血管内膜粗糙等情况;MRA能显示血管及血流情况,且为无创伤性检查。

(6)头颅CT扫描:发病后24～48h后可见低密度梗死灶,若为出血性梗死则在低密度灶内可见高密度影。

(7)MRI:能更早发现梗死灶,对脑干及小脑扫描明显优于CTd,但价格昂贵,不如CT普及。

六、诊断及鉴别诊断

1. 诊断

(1)起病急骤,起病后常于数秒内病情达高峰。

(2)主要表现为偏瘫、偏身感觉障碍和偏盲,在主半球则有运动性失语或感觉性失语。少数患者为眩晕、呕吐、眼震及共济失调。

(3)多数患者为心源性脑栓塞,故有风湿性心脏病或冠心病、心律失常的症状和体征。

(4)头颅CT或MRI检查可明确诊断。

2. 鉴别诊断

本病常需与脑出血、蛛网膜下隙出血、脑血栓形成进行鉴别。由颈部大动脉的动脉粥样硬化斑块的碎片脱落造成的脑栓塞,临床及头颅CT或磁共振检查均不易与脑血栓形成鉴别。

七、治疗及预后

本病的治疗应包括原发病和脑部病变治疗。

1. 原发病的治疗

根据栓子的来源,如有心脏病应积极进行内外科治疗,对亚急性细菌性心内膜炎和其他感染性栓塞应积极采用有效而大剂量抗生素治疗。

2. 脑栓塞的治疗

脑栓塞的治疗与血栓性脑梗死治疗相同。由于心源性脑栓塞极易发生梗死后出血,故抗凝治疗必须慎重。有学者主张抗凝疗法最适宜于风心病伴有慢性房颤者,用于心肌梗死以防止脑栓塞的反复发生。抗凝治疗宜早,但必须先排除潜在的出血灶及出血性疾病,如血液病、消化性溃疡等。若系亚急性细菌性心内膜炎及癌性栓塞者禁用抗凝及溶栓治疗,防止感染和癌扩散。

3. 脂肪栓塞

脂肪栓塞除用扩容药、血管扩张药、抗凝治疗外,可用5%碳酸氢钠250mL静脉滴注,每日1~2次,有助于脂肪颗粒的溶解。空气栓塞的治疗与心源性脑栓塞基本相同。

4. 手术治疗

如果脑梗死范围较大甚至出现脑疝,应考虑手术治疗。

本病的预后取决于栓塞血管大小、部位和栓子的数量以及原发病的严重程度。一般认为复发的病死率远高于首次发作者。

多数因大血管栓塞后脑水肿、脑疝、梗死后出血及原发病而死亡,病死率约为25%,70%~75%的患者留有程度不同的神经功能障碍。

(蔡　静)

第十六节　　出血性脑梗死

出血性脑梗死(HI)是指由于缺血区血管再通,在脑梗死病灶内出现继发性脑出血而言。可为多发性毛细血管或小静脉的血液外渗而呈分散状瘀点;也可融合成大片瘀斑,甚或形成血肿。

出血性脑梗死是在脑梗死的病变基础上,出现大小不等的出血灶,多见于脑栓塞及静脉系统血栓,也可见于溶栓或抗凝治疗后。又称为梗死后出血,占全部脑梗死的3%~5%,常发生于发病后1周至数周。

近来由于脑CT、MRI等先进技术的被广泛应用,使得这一既往只能由尸解得到的病理诊断,现在临床诊断中即可获得。同时,也使对出血性脑梗死的认识有了进一步的提高。及时而正确地诊治HI对提高脑梗死的疗效有十分重要的意义。

一、病因

各种原因所致的脑栓塞是其最常见的原因,占出血性脑梗死的1/2~3/4,其中,心源性脑栓塞又占其50%以上。而50%以上的栓塞性脑梗死是出血性的。

1. 脑血栓形成后出血

脑血栓形成后出血多由各种原因致使脑部较大动脉主干血栓形成，以致造成大面积脑梗死后再继发出血，占出血性脑梗死的 1/5～1/4，Lodder 指出，大面积脑梗死发生 HI 比小灶脑梗死高 12 倍。

但分水岭脑梗死的面积虽大，因再灌注发生早，缺血不致损害血管的完整性，故很少发生出血性梗死。

2. 其他

（1）各种原因所致的脑静脉、静脉窦性栓塞或血栓形成。

（2）脑疝压迫脑动脉形成的脑梗死，如天幕疝压迫大脑后动脉至枕叶梗死；大脑镰疝压迫大脑前动脉致额叶梗死。

（3）脑出血、脑蛛网膜下隙出血后所并发的脑血管痉挛及脑梗死，约有 1/3 的患者发生出血性脑梗死。

（4）应用抗凝药、溶栓药、扩血管药等治疗脑梗死，亦为造成出血性脑梗死的重要原因。

二、发病机制

HI 的发病机制十分复杂，其发生的基本条件不外乎梗死区血管壁通透性增加、毛细血管破裂、病灶区血管再通或侧支循环的建立，而关键是血流的重建。现简述如下。

1. 血液外渗

（1）脑梗死后脑组织水肿、能量代谢受抑制，脑细胞内外离子重新分配，血管壁渗透性增加，细胞破裂。

（2）梗死区毛细血管因乳酸及腺嘌呤核苷增加，血管因而扩张，致使局部血流量增加。

（3）局部血管自动调节功能受损而处于麻痹状态，血液淤滞，静脉内压力增高而使血液外渗。

2. 血管再通

（1）动脉血栓子碎裂、溶解，或因血管麻痹后扩张，栓子随血流进入血管远端，而原栓塞区血管再通。

（2）梗死段血管无血流，红细胞凝聚，血管腔内压力下降，血管收缩，血液被撞向静脉，而周围侧支血流流向病灶血管，开通了末梢血管。

（3）血管破裂。感染性栓子常致使其血管壁自身营养血管受损，血管壁发生坏死，进而导致破裂。

（4）凝血机制障碍。在治疗脑梗死时，不恰当地应用了抗凝药、溶栓药、扩容药及扩血管药等干扰了正常的凝血机制而导致出血。

三、病理

1. 脑梗死灶改变

由原来的白色变为红色梗死。

（1）肉眼观：病灶见大片脑水肿，水肿区灰质中坏死脑组织内有多数点状斑片或斑片状出血灶。也可见到相互融合形成的大出血灶或血肿。有时可发生脑疝，脑回肿胀呈红棕色。

（2）镜检：病灶呈红色故称"红色梗死"，其病灶内神经元、髓鞘及神经胶质分解、坏死，血管周围见有出血。后期呈铁锈棕色，并可形成囊壁空腔。

2.原发病的病理改变

血管内栓子、血栓形成、动脉炎、静脉血栓或栓塞等相应的病理改变,可分别在相关患者中检出。

四、临床表现

临床表现取决于病灶的部位、大小、程度和出血时间,其主要特征如下。

(1)必须先具有原发性脑梗死的相应临床症状、体征和经过,特别是具备大面积脑梗死征的患者。

(2)常在脑梗死发病6h至2个月发生出血性脑梗死。

60%发生于9d内。发生越早,其症状较晚期发生者越严重。

(3)主要临床表现:①常在病情稳定或好转中,再度突发头痛、呕吐或意识障碍呈进行性加重;②原有病灶的神经功能缺失征加重,或又出现新的体征,如脑膜刺激征,脑压迫、移位等相应体征;③颅内高压综合征的临床表现:头痛、呕吐、视物模糊、眼底视盘水肿、血压升高及呼吸、脉搏变慢等。

五、辅助检查

1.腰穿及脑脊液检查

脑脊液压力常增高,色泽微红或黄变,并可查获内含红细胞,蛋白含量亦升高。

2.脑血管造影

脑血管造影可出现原闭塞血管的再开通,原闭塞部位血管内腔的阴影缺损,偶有造影剂外渗到出血区部位。

3.脑CT检查

出血性脑梗死时出血量不等,可从镜下见到点状出血至斑点状出血融合成血肿,故CT扫描时影像各异,可表现为原有低密度梗死区内混杂形状不规则,密度不均匀的点状、斑片状、条索状或团块状高密度影。发现出血性脑梗死距缺血性卒中最早36h,最晚51d。脑CT平扫检查:梗死区呈继发性出血时,表现在低密度区内杂有高密度影、稍高密度影,呈点状、斑片状或曲线状,有时呈环状。出血量大时在低密度区中的高密度血肿图像,如无出血前的CT结果对照,不易与原发性脑出血鉴别。93%继发出血者的病灶累及某一动脉供血的整个区域或皮质大部。栓塞性梗死比血栓性梗死容易产生占位效应,故继而发生出血的机会也多几倍。脑CT增强扫描:低密度区中有脑回状或斑块状强化影,增强扫描可帮助推断有无继发性出血,并有助于发现很小的点状出血灶。

4.MRI检查

(1)急性期:T_1加权像呈略低或等信号;T_2加权像为轻微信号改变。

(2)亚急性期:T_1及T_2加权像均为高信号改变。

(3)慢性期:T_2加权像为低信号改变。

5.病理检查

手术或立体定位脑组织穿刺活检,或尸解病理检查可得到证实。

六、诊断

(1)具以下典型临床特点:①有脑梗死,特别是心源性、大面积脑梗死的可靠依据;②神经功能障碍一般较严重,或呈进行性加重;或在病情稳定、好转后又转恶化;③在应用抗凝药、溶栓药或扩容药进行扩容治疗期间,出现症状严重恶化及神经功能障碍加重。

（2）腰穿及脑脊液检查:有颅内压升高,脑脊液有红细胞发现。

（3）影像学检查提示为典型的出血性脑梗死图像。

（4）排除高血压性脑出血、脑瘤内出血及其他颅内出血性疾病。

七、治疗

出血性脑梗死可分为 2 型。①血肿型:血肿范围 > 2.0cm × 2.0cm,多在梗死发病后早期发生,临床症状、体征多加重,复查 CT 可助诊断,此时应按脑出血治疗;②非血肿型:在 CT 影像上可见原有梗死区内,散在点片状、条索状或环状高密度灶,此种改变多在缺血性脑卒中 1 周后发生,临床症状一般不加重,无须特殊治疗。

1. 停用

立即停用抗凝、扩容、溶栓、扩血管等治疗。

2. 控制脑水肿,降低颅内压

甘露醇有抗自由基作用,能抑制与消除脑水肿,降低颅内压。常用 20% 甘露醇 250mL 快速静脉滴注,每日 4 次;10% 甘油 100 ~ 200mL 静脉滴注,每 6 ~ 8h 1 次;呋塞米 20 ~ 40mg 静脉注射,每日 2 ~ 4 次;或以上药物交替或联合应用。同时注意水、电解质及酸碱平衡。

3. 止血药

可用 6 – 氨基己酸 4 ~ 8g/d,卡巴克洛 30 ~ 60mg/d,酚磺乙胺 0.5 ~ 1.0g/d,氨甲环酸 0.4 ~ 0.6g/d,加入液体中静脉滴注。

4. 控制高血压

高血压患者经脱水降颅压治疗后血压仍高者,可用利舍平 0.5 ~ 1mg 肌内注射,使血压维持在 150/90 ~ 160/d 100mmHg。但血压下降不宜过快或过低,以免引起心、脑供血不足。

5. 脑细胞代谢活化药的应用

脑细胞代谢活化药可以提高脑细胞对氧、葡萄糖的利用,增加脑氧化代谢率和脑葡萄糖代谢率,从而改善和减轻由于缺血、缺氧所造成的神经功能障碍与破坏。根据临床应用情况,认为此类药物在脑血管病急性期不宜应用,亚急性期效果最好,恢复期和后遗症期较差。

（1）脑活素:10 ~ 30mL 加入 5% 葡萄糖溶液 250mL 静脉滴注,每日 1 次,10 ~ 15d 为 1 个疗程。

（2）胞磷胆碱:0.75 ~ 1.0g/d 加入 5% 葡萄糖溶液 250mL 静脉滴注,每日 1 次,10 ~ 15d 为 1 个疗程;用 0.25g 肌内注射,每日 1 ~ 2 次。

（3）大脑注射液:10mL 加入 5% 葡萄糖溶液 500mL 静脉滴注,每日 1 次,10 ~ 30d 为 1 个疗程。

6. 保护疗法

为防止损害进一步加重,可酌情恰当选用下列脑保护性措施。

（1）头部降温:用冰袋、冰帽使头部温度降至 33℃ ~ 35℃,以降低脑代谢,减少脑的能量（ATP、氧、糖）消耗及降颅压等。一般维持 3 ~ 7d,依病情可适当增减。

（2）冬眠治疗:用冬眠合剂 1 号（氯丙嗪 50mg、异丙嗪 50mg、哌替啶 100mg）的 1/3 ~ 1/4 量,肌内注射,4 ~ 6h 1 次。如有呼吸障碍则停用哌替啶;如血压偏低,脉搏增快,则将氯丙嗪改用氢代麦角碱0.6mg。冬眠期间应加强护理，密切观察病情，一般可维持1~2周，并逐渐减少药量及次数。也可以与头部降温合并应用，其效果更佳。

7.防治并发症

HI常见并发症有肺部感染，水、电解质、酸碱平衡失调，心肺功能障碍，压疮，多系统器官衰竭等。其防治方法基本同脑出血与脑梗死。

8.手术治疗

对内科处理无效，而CT扫描示单个较大血肿者，或颅内压持续升高严重，且一般情况允许者，可考虑手术行血肿引流或清除术及减压术。

9.康复治疗

自治疗开始，即应注意康复治疗，以减少后遗症的发生。病后2~3周，当脑出血停止或吸收、脑水肿消退后，可选用改善脑循环代谢、促进脑细胞功能恢复的药物如吡拉西坦、吡硫醇、脑活素、非金属二磷胆碱、氢代麦角碱、脑通、舒脑宁等，以及钙离子拮抗药。并应用理疗、按摩、推拿、针灸及各种医疗体操等功能锻炼措施，以促使其功能恢复。

八、预后

出血性脑梗死的预后较差，病死率与致残率均较高，一般病死率为20%左右，其中50%以上因脑疝而死亡。预后常与下列因素有关：①神经功能障碍重，伴有意识障碍的大面积HI预后差；②发病第1周内即引发出血性脑梗死者，其预后差；③有凝血机制障碍者预后差；④脑CT扫描提示为重度出血者(血肿≥50%)预后差；⑤心源性脑栓塞后所引起的出血性脑梗死，其预后较差；⑥有脑疝征象者预后差。

（蔡　静）

第十七节　短暂性脑缺血发作

短暂性脑缺血发作(TIA)是常见的缺血性脑血管病，是由于颈动脉或椎基底动脉系统的一过性供血不足，导致供血区出现短暂的局灶性神经功能障碍。其发病机制与缺血性脑卒中有很多相似之处，但其临床表现具有可逆性，为缺血性脑血管疾病谱中最轻微的一种。因其既是发现也是处理缺血性脑血管病的关键时机，同时因TIA后近期缺血性脑卒中的危险性较大，目前TIA已被列为需急诊处理的疾病。

一、病因与发病机制

TIA的发病机制至今尚未完全明确。目前主要有以下几种学说：①微栓子学说；②血流动力学改变学说；③炎症学说；④盗血综合征学说；⑤动脉受压学说；⑥血管痉挛学说；⑦血液成分的改变。多数学者认为，微栓塞或血栓栓塞是TIA发病的主要机制。

1.微栓子学说

该学说是Fisherd 1954年提出，一过性黑矇发作患者眼底检查可见白色栓子流过，病理证实为血小板、纤维蛋白、白细胞和胆固醇结晶形成的微栓子。栓子主要来源于大动脉粥样硬化斑块破裂，也可为心源性(常见于心房颤动患者)，栓子脱落阻塞远端血管，一部分患者直接发生脑梗死,而另一部分患者在栓子阻塞远端血管后迅速自溶,临床表现为 TIA。一般而言,微栓塞性 TIA 以颈动脉系统多见,而椎动脉系统少见,主要来源于颈内动脉颅外段,如颈内动脉起始部和椎动脉的粥样斑块脱落。血管内血流分层平流现象使某一来源的微栓子被反复带向同一血管分支,形成微栓塞并反射性引起周围小动脉痉挛,导致局灶性脑缺血,临床反复出现刻板样症状。栓子较小易破裂,栓塞血管内皮细胞受刺激分泌溶栓酶溶解微栓子,使血管再通和症状缓解。大动脉近端分叉处因长期受血流剪切力影响,易使血管内膜损伤形成粥样斑块,斑块内出血及溃疡。血压突然升高时可使斑块脱落,内皮下胶原直接暴露于血流后可吸附血小板和纤维蛋白原等形成新的斑块和反复脱落,出现 TIA 症状。

2. 血流动力学改变

血流动力学改变学说(即低灌注学说)则认为,在血管本身病变(动脉粥样硬化或严重的血管狭窄)的基础上,某些因素引起低血压或血压波动时(如直立性低血压),病变血管支配区域的血流就会显著下降,从而出现 TIA 症状。其原因在于病变血管自身调节能力下降,缺乏弹性,不能进行血管正常的自动调节使局部脑血流保持恒定,同时又可能存在全血黏度增高、红细胞变形能力下降和血小板功能亢进等血流变学改变,促进了微循环障碍的发生,使其无法保持局部血流量的恒定,或者低灌注前提下狭窄的血管相对更加缺血。这就是为什么一些患者给予肝素治疗后仍然发生卒中的原因,此时如进行适当的升压治疗就能有效改善症状。一般而言,微栓塞性 TIA 以颈动脉系统多见,而低灌注性 TIA 以椎基底动脉系统(VBAS)更常见。低灌注性 TIA 易发生分水岭型脑梗死或腔梗,当狭窄部位血栓形成则会产生较大面积脑梗死,低灌注性 TIA 的特点是反复刻板发作。

3. 炎症学说

Elneihoum 等通过测定脑缺血患者血清炎性细胞因子(如肿瘤坏死因子)和炎症相关蛋白酶的活性,间接地反映白细胞的活化状态,提示炎症参与了脑缺血的病理生理学过程,继发性炎症反应促进了缺血的进一步发展。

4. 盗血综合征学说

脑动脉盗血导致颅内血流动力学障碍以及脑血管痉挛所致的 TIA 也应该重视。如颅外动脉狭窄闭塞时,脑部血液从交通支逆行到阻塞动脉的远端,而正常血管血流反而减少而引起 TIA 发作。锁骨下动脉盗血综合征在临床比较多见,是引起椎—基底动脉系统 TIA 的重要原因之一。

5. 动脉受压学说

颈部动脉扭曲、过长、粥样硬化、打结或颈椎骨质增生、髓核变性脱出压迫椎动脉以及颈部肌肉纤维发育不良等,当头颈过伸和突然向一侧扭转时椎动脉受压可发生 TIA。

6. 血管痉挛学说

Osles 提出,动脉粥样硬化斑块下血管平滑肌细胞增生,细胞内钙离子浓度增加使血管壁易激惹,微栓子引起血液湍流可产生短暂的血管痉挛,引起 TIA 发作。一过性黑矇患者可见眼底视网膜动脉痉挛,血流如火车厢状。此外,病变血管在某些刺激因素的作用下可出现短暂性痉挛,患者也可表现为 TIA。

狭窄部位的硬化斑块或斑块的附壁血栓脱落是 TIA 的主要病理基础。有学者认为斑块的不稳定性即斑块的破裂、溃疡、炎症是 TIA 或缺血性卒中的主要原因。斑块的脱落产生栓塞性 TIA,其特点是反复发作,但临床类型可能有所不同。在频发 TIA 的患者中不但狭窄程度严重,且有斑块形成,在影像上可见病变血管的形态极不规则,血管呈"虫蚀样"改变,狭窄血管内膜高低不平、隆起或充盈缺损,甚至可见溃疡形成。

7.血液成分的改变

有学者认为在没有动脉壁病变的情况下,血液成分的改变也可导致 TIA 发作。某些血液疾病如真性红细胞增多症、血小板增多症、骨髓增生性疾病、白血病、异常蛋白血症以及其他原因如长期口服避孕药、产后、手术后、癌症晚期等可使血液凝固性增高,导致动脉内血流缓慢,引起 TIA 发作。

二、病理生理分型

1.大动脉狭窄性 TIA

因较大的脑动脉狭窄引起血流动力学改变所致,常因体循环血压下降诱发。临床具有反复发作性、刻板性和短暂性(数分钟)特点,这些特点在颈内动脉系统 TIA 最为典型,在椎动脉 TIA 中由于脑干的结构集中,缺血发作不具备典型刻板性特点。大动脉狭窄的患者可发生分水岭栓塞。

2.栓塞性 TIA

心源性栓塞、动脉—动脉性栓塞和起源不明性栓塞等是栓塞性 TIA 的原因。临床具有发作呈稀疏性、较少刻板性和发作持续时间较长(>1h)的特点,可以遗留"静息"性梗死灶。颈内动脉粥样硬化性狭窄所致的 TIA 多数是动脉栓塞性 TIA,有别于颈内动脉、椎动脉和锁骨下动脉狭窄—多数为大动脉狭窄性 TIA。

3.腔隙性 TIA

小的深穿支动脉狭窄可发生 TIA。穿支动脉狭窄主要与高血压玻璃样变有关,动脉粥样硬化也可引起穿支动脉狭窄。腔隙性 TIA 具有发作呈局灶性的特点,其他特点类似于大动脉狭窄性 TIA,需与之鉴别。

以上病理生理该分型有助于指导治疗。大动脉狭窄性 TIA 适宜于血管重建术,未进行血管重建术的大动脉狭窄性 TIA 应用扩血管药和降压药,可能增加 TIA 的发作次数,甚至发生分水岭梗死;对于心源性栓塞性 TIA,抗凝治疗十分重要;对于动脉—动脉栓塞性 TIA,有较大的溃疡性斑块或狭窄率 >50% 者,可行抗血小板和颈内动脉剥脱术或支架成形术;对于狭窄率 <50% 者,则以内科治疗为主;对腔隙性 TIA,则采用抗血小板和控制血压为主治疗,并纠正 TIA 危险因素。

三、临床表现

1.一般临床特点

中老年人(50~70 岁)多见,男性较多,随年龄增长发病率增高,常伴有高血压病、糖尿病、高脂血症及冠心病等病史。多在体位改变、活动过度、颈部突然转动或屈伸等情况下发病。发病突然,迅速出现局灶性神经功能缺失症状及视力障碍,历时短暂,颈内动脉系统 TIA 多在14min 内,椎—基底动脉系统 TIA 多在8min 以内,数日发作 1 次或每日发作数次。局灶性症状符合某血管分布区,表现为相同的刻板样症状,症状可完全恢复,发作间歇期无神经系统阳性体征。

2.颈内动脉系统

TIA 为颈内动脉、眼动脉和大脑中动脉受累,表现为大脑中动脉症状、大脑中动脉与大脑前动脉或大脑后动脉分水岭区症状、眼部症状等。通常持续时间短,发作频率低,易于进展为脑梗死。

（1）常见症状:对侧单肢无力或轻偏瘫,可伴有对侧面部轻瘫,是大脑中动脉供血区或大脑中动脉与大脑前动脉皮质支分水岭区缺血表现。

（2）特征性症状眼部症状:①眼动脉交叉瘫:病变侧一过性黑矇,对侧偏瘫及感觉障碍;②Horner征及交叉瘫:病变侧 Horner 征和对侧偏瘫。

（3）失语症:为优势大脑半球受累的表现,常为:①外侧裂周围失语综合征:包括 Broca 失语、Wernicke 失语和传导性失语,是大脑中动脉皮质支缺血累及大脑外侧裂周围区所致;②分水岭区失语综合征:表现为运动性、感觉性或混合性失语,是大脑前与大脑中动脉皮质支分水岭区,或大脑中与大脑后动脉皮质支分水岭区缺血表现。

（3）可能出现的症状:①对侧单肢或半身感觉异常,为大脑中动脉供血区或大脑中动脉与大脑后动脉皮质支分水岭区缺血表现;②对侧同向性偏盲,较少见,为大脑前动脉、中动脉、后动脉皮质支分水岭区缺血,导致顶枕颞交界区受累所致。

3. 椎—基底动脉系统 TIA

椎—基底动脉系统 TIA 症状较颈内动脉系统复杂,持续时间长,发作频率高,进展至脑梗死者较少。发作方式较固定,有时有细小差异,发作可突然停止或消退。

（1）常见症状:眩晕、平衡失调,多不伴耳鸣,为脑干前庭系缺血表现,少数伴耳鸣,是内听动脉缺血累及内耳表现。

（2）特征性症状。①跌倒发作:患者转头或仰头时突然跌倒,无意识丧失,可很快自行站起,是椎动脉受压导致低位脑干网状结构缺血所致;②短暂性全面性遗忘症（TGA）:发作时出现短时间记忆丧失,持续数分钟到数十分钟,患者对此有自知力。发作时不能记忆新事物,对时间、地点定向障碍,但讲话、书写及计算能力保持,是大脑后动脉颞支缺血累及边缘系统颞叶内侧、海马、海马旁回和穹窿所致;③双眼视力障碍:暂时性皮质盲,是双侧大脑后动脉距状支缺血累及枕叶视皮质所致。

（3）可能出现的症状。①吞咽困难、饮水呛咳和构音障碍:为脑干缺血导致延髓性麻痹或脑干以,上双侧皮质脊髓束受损引起假性延髓性麻痹;②小脑性共济失调:为椎动脉及基底动脉小脑支缺血导致小脑或小脑与脑干纤维受损所致;③意识障碍:为高位脑干网状结构缺血累及网状激活系统及交感下行纤维所致;④一侧或双侧面、口周麻木及交叉性感觉障碍:多见于延髓背外侧综合征,为病变侧三叉神经脊束核或脊束与对侧已交叉的脊髓丘脑束受损所致;⑤眼外肌麻痹及复视:为中脑或脑桥的动眼、滑车或展神经核缺血所致;⑥交叉性瘫:是一侧脑干缺血的典型表现,如 Weber 综合征表现为动眼神经麻痹与对侧肢体瘫痪。

四、辅助检查

1. CT 和常规 MRI

CT 及常规 MRI 对脑实质缺血无论是缺血部位还是动态演变均缺乏敏感性。Garcia - Pastor等报道,约69% TIA 患者的头颅 CT 正常,26% 患者的 CT 检查可发现陈旧性病灶,仅 5% 的 TIA 患者可发现新鲜病灶,而且通常是症状持续时间较长者。MRI 在识别 TIA 患者是否有梗死病灶方面较 CT 敏感,但其中一些梗死灶与急性损害无关。因此,CT 和常规 MRI 在临床上用于排除类似 TIA 表现的疾病,如脑肿瘤、脑出血、硬膜下血肿等。

2. CT 灌注(CTPI)

使用随机脑灌注专门软件包进行后处理,生成一系列脑灌注参数图,包括局部脑血流(rCBF)图,局部灌注达到峰值时间(rTP)图,局部脑容量(rCBV)图。研究证实,rCBF 的减少渐至正常值的30%(电衰竭阈值)时,首先出现脑电功能障碍;随着 rCBF 进一步减少至正常值的15%~20%(膜衰竭阈值)并持续一段时间,则出现代谢改变甚至膜结构改变。此时,在分子水平出现一个时间依赖性缺血瀑布(瀑布效应),使神经元代谢紊乱,大量离子流入细胞内,发生不可逆的神经元死亡,即脑梗死。根据 rCBF 和 rCBV 的关系可判断出脑组织局部低灌注,所引起微循环障碍的程度,Ⅰ期预后良好,Ⅱ期预后欠佳。rTP 延长者预后相对较好,由于 rTP 很大程度上取决于病变区的侧支循环情况,可作为评价侧支循环的指标。因此,对于 TIA 患者,CT 灌注可以提供脑组织的微循环改变信息,有利于及早处理,预防脑梗死的发生,改善预后。

3. 功能磁共振技术

随着影像学技术的发展,尤其是功能磁共振技术的应用,临床上对 TIA 的认识不断深化。弥散加权成像(DWI)及灌注加权成像(PWI)可以观察缺血临界组织的演变,对 TIA 患者具有临床实际应用价值。研究表明,几乎50%有临床 TIA 症状的患者出现 DWI 异常(总体发生率为49%)。DWI 可检测到脑缺血数分钟后的细胞外水分子向细胞内移动,表现为表观弥散系数(ADC)降低,使病变处 DWI 信号增强,故对早期和超早期脑缺血的敏感性和特异性都非常高,而且能提供缺血病变的时间信息,区分急性与慢性脑缺血,因此优于 CT 和常规 MRI。

DWI 可超早期显示梗死灶的大小,判断有无新鲜的不可逆性梗死灶,但 DWI 只能显示中心肌梗死区;PWI 能够评价缺血区的灌注情况,判断缺血病灶的大小和部位,为 DWI 提供补充信息。

4. 经颅多普勒(TCD)

采用 TCD 常规检查颈内动脉、大脑前动脉、中动脉、后动脉、基底动脉、椎动脉,测量血流峰值及峰时。TIA 患者在急性发作期有明显的血流动力学改变,当动脉狭窄时,出现血流速度增快,频谱增宽,狭窄处直径减少60%~80%,狭窄远端的血流速度下降。狭窄血管的收缩期血流速度增快一般为轻、中度,也有高度增快者。少数患者出现受累血管收缩期血流速度明显降低,与健侧相比降低30%~50%或以上,受累血管可出现涡流、湍流的 TCD 特征。TCD 检查椎基底动脉系统 TIA 异常率约为95%,颈内动脉系统 TIA 异常率约为90%。

一般在发病数小时内病变血管即能出现多普勒频谱改变,故异常率高。TCD 在确定和研究 TIA 的脑血管病理生理学改变有一定的价值,是目前临床上无创性监测颅内动脉的唯一有效、可靠的手段。

5. 数字减影血管造影(DSA)

DSA 可较为直观地反映脑血管的形态和血流情况,发现颈内动脉粥样硬化斑块、溃疡、狭窄和畸形等。有研究发现,DSA 检查发现符合 TIA 责任脑血管的血管狭窄达84.8%,其中狭窄≥70%的颈动脉系统 TIA 占27.3%,椎基底动脉系统 TIA 占7.5%。频发 TIA 患者血管狭窄≥70%者占76%,病变部位均有溃疡性斑块或粥样硬化性斑块存在。

6. SPECT 和 PET

单光子发射计算机断层扫描(SPECT)可发现局部脑血流灌注量减少程度及缺血部位;正电子发射断层扫描(PET)可显示局限性氧及糖代谢障碍。

7. 其他

血常规、血糖、血脂、血流变学、心电图和颈椎 X 线片等均有助于发现 TIA 的病因及危险因素。

五、诊断与鉴别诊断

根据患者突发性、局灶性、短暂性及反复性脑缺血发作病史,刻板出现的典型临床症状符合某血管支配区,症状持续时间一般不超过 1h,并且没有急性梗死的证据,发作间歇期没有任何神经系统体征,多在中老年人发病,脑 CT 或 MRI 检查可排除其他脑部疾病,即可诊断为 TIA。

1. 确定是否为 TIA

TIA 的临床特点包括:①突然起病;②脑或视网膜的局灶性缺血症状;③持续时间短暂:颈动脉系统 TIA 的平均发作时间为 14min,椎基底动脉系统 TIA 平均为 8min,大多数在 1h 内缓解;④恢复完全,不遗留任何后遗症;⑤反复发作。如果患者具备上述 5 个特点,即可做出 TIA 的临床诊断。

2. 鉴别真性 TIA 还是假性 TIA

容易与 TIA 混淆的以下临床综合征主要包括:①可逆性缺血性神经功能缺失(RND):脑缺血症状持续 24h 以上,可在数日到 3 周内完全或近于完全消失;②局灶性癫痫:多继发于脑部病变,常伴有其他神经系统体征,脑电图(EEG)可见局限性异常脑波,CT 或 MRI 可见局灶性脑部病变;③偏瘫型和基底动脉型偏头痛:多在青年期发病,女性较多,常有家族史,以反复发作的搏动性头痛为特点。偏瘫型偏头痛患者 19 号染色体上存在基因突变,发作时均伴有偏瘫;④昏厥:全脑缺血时,患者会突然出现一过性意识丧失,有时会误认为 TIA。本病发病年龄轻,发作时短暂意识丧失,伴面色苍白、出汗、血压下降和脉细弱等,多由于迷走神经兴奋性增高、直立性低血压等引起;⑤梅尼埃综合征:又称为内耳性眩晕,表现为眩晕、恶心、呕吐等,易与椎—基底动脉系统 TIA 混淆。但发病年龄轻,发作时间超过 24h 或以上,伴严重耳鸣、听力减退和眼震等;⑥心脏疾病:如阿斯综合征,严重心律失常如室上性及室性心动过速、心房扑动、多源性室性期前收缩及病态窦房结综合征等,可引起短暂性全脑供血不足,表现为头晕、晕倒及意识障碍和抽搐,但无局灶性神经体征,心电图异常有助于鉴别;⑦原发性或继发性自主神经功能不全:可因血压或心律急剧变化出现发作性意识障碍和短暂性全脑供血不足;⑧脑肿瘤:颅内肿瘤引起的颅内压增高导致脑组织的移位、水肿等,也可引起眩晕;脑干肿瘤可直接或间接影响延髓血管运动中枢而产生昏厥,常有定位体征。CT 及 MRI 有助于诊断;⑨硬膜下血肿:可出现一过性偏瘫或感觉障碍 TIA 表现,CT 及 MRI 有助于诊断;⑩血糖异常:低血糖和血糖过高时也可出现偏瘫等症状;⑪血压异常;⑫眼部疾病:除视动性和俯视性等生理性眩晕外,主要因双眼在视网膜上成像不等干扰了视觉定位功能引起。一般为假性眩晕(视动性眩晕例外),在注视外物时加重,闭眼或闭一侧眼后症状消失(先天性眼震例外),无前庭型眼震。有时颈内动脉、眼动脉和大脑后动脉 TIA 仅引起短暂性视力下降,应与青光眼、视神经炎、视网膜血管病变所致视力突然下降相鉴别;⑬癔症:癔症性黑矇、癔症性偏瘫、癔症性耳聋等有时需与 TIA 鉴别,但前者发作常有精神刺激,持续时间较久,症状多变,有明显的精神色彩。

3. 区分导致 TIA 症状的供血动脉系统

区分导致 TIA 症状的供血动脉系统是椎—基底动脉系统还是颈动脉系统。

（1）颈动脉系统 TIA 的经典症状：①突然偏身运动障碍；②突然偏身感觉障碍；③单眼一过性黑矇；④一过性语言障碍。

（2）椎—基底动脉系统 TIA 的症状：眩晕发作、平衡障碍、复视、吞咽困难、构音困难、交叉性运动和（或）感觉障碍。椎—基底动脉系统 TIA 很少伴有意识障碍，但跌倒发作较为常见。

4. 明确 TIA 的病因和发病机制

为了寻找病因和评估危险因素，对于初发 TIA 的患者应进行下列检查：全血细胞计数、凝血功能（凝血酶原时间和国际标准化比率）、空腹血糖、血胆固醇和 12 导联心电图；其他一些选择性的检查手段仅在特定的高危患者中进行，如评估高凝状态的相关检查、血同型半胱氨酸水平以及抗磷脂抗体等与免疫性疾病和动脉炎相关的检查。

5. 评估 TIA 的危险因素

对危险因素的评估主要集中于 8 个问题：高血压、吸烟、心脏病（冠心病、心律失常、充血性心力衰竭、心脏瓣膜病）、过度饮酒、血脂异常、糖尿病、体力活动过少以及女性是否接受雌激素替代治疗。

六、治疗

TIA 的治疗目的在于消除病因，减少和预防复发，保护脑功能，对短时间内反复发作 TIA 的患者进行有效治疗可延缓或防止缺血性卒中的发生。

1. 病因治疗

病因明确者应针对病因治疗，控制 TIA 的危险因素。对可干预因素如高血压、糖尿病、高脂血症、心脏病、肥胖、吸烟等应进行治疗或干预，做好二级预防。

（1）改变生活方式：保持规律的生活节奏和良好的健康习惯，对预防 TIA 至关紧要。戒除烟酒或少量饮酒，坚持活动或体育锻炼，肥胖者应降低体重，减少胆固醇的摄入，增加富含维生素的食品。

（2）高血压患者应控制血压：血压的控制好坏直接影响到脑卒中的预防效果，建议维持收缩压 <140mmHg，舒张压 <90mmHg。AHA 推荐的治疗指南建议，对伴有糖尿病的患者血压应控制在 <130/85mmHg。对多数高血压患者，噻嗪类利尿药是首选药。

（3）心脏病的早期治疗：积极治疗与 TIA 有关的心脏疾病，包括心房纤颤、冠心病、心律失常、心肌梗死、心脏瓣膜病及充血性心力衰竭等。

（4）控制高脂血症：建议采纳 AHA 第 I 食谱，脂肪卡路里 ≤30%，饱和脂肪酸 <7%，日摄入胆固醇 <200mg/d，保持体重不增加。血脂持续增高者可应用降血脂药物，使胆固醇 <6.0mmol/L，LDL <2.6mmol/L。辛伐他汀可降低 30% 的卒中发生率，他汀类药物对降低胆固醇、稳定斑块有重要作用。

（5）糖尿病患者应控制血糖：糖尿病患者应在医生指导下使用降糖药物，有效地控制血糖。

（6）积极治疗颈动脉狭窄、动脉粥样硬化：对动脉粥样硬化、颈动脉狭窄患者可采取颈动脉内膜切除术、颈动脉血管成形术/支架以及内科治疗。

（7）抗血小板治疗：血小板功能亢进是血栓形成的重要条件之一，抗血小板药物的应用也是最为广泛的预防脑卒中的重要手段之一。

（8）停经后：一般不应终止激素替代治疗。

2. 药物治疗

正确的药物治疗可有效预防 TIA 反复发作,防治 TIA 缺血及再灌注损伤,预防脑梗死。AHA 指南中根据药物治疗方案,将 TIA 分为 3 种情况。

血管源性 TIA:即血流动力学型 TIA,首选阿司匹林治疗,50 ~ 325mg/d。替代治疗方法包括:①阿司匹林 + 双嘧达莫复方制剂,1 片,2 次/天;②氯吡格雷 75mg/d;③噻氯匹定 250mg,2 次/天;④阿司匹林的剂量可增至 1300mg。

动脉源性 TIA:但不能耐受阿司匹林治疗(胃肠道并发症或过敏)或服用阿司匹林时仍有 TIA 发作,首选脑康平胶囊(含 25mg 阿司匹林和 200mg 双嘧达莫),1 片,2 次/天或氯吡格雷 75mg/d。替代治疗方法包括:①噻氯匹定 250mg,2 次/天;②华法林(INR2.0 ~ 3.0);③在普通剂量无效时,可将阿司匹林的剂量增至 1d 300mg。

心源性 TIA:即有明确心房颤动的 TIA,推荐华法林治疗(INR2.0 ~ 3.0),如果有华法林治疗的禁忌证或患者不能耐受,可改用阿司匹林治疗。

(1)抗血小板药物:抗血小板药物可减少微栓子和 TIA 的复发。抗血小板凝集药,分为环氧化酶抑制药、PGI2 刺激药和选择血栓烷素 A2(TXA2)阻滞药三种。

(2)抗凝药:是美国脑卒中委员会推荐治疗 TIA 的药物,包括肝素、低分子肝素、华法林、双香豆素等。可用于心源性栓子引起的 TIA,预防 TIA 复发和一过性黑矇发展为脑卒中。

首选肝素 100mg 加入生理盐水 500mL 静脉滴注,20 ~ 30 滴/分;紧急时可用 50mg 静脉注射快速肝素化,再用 50mg 静脉滴注,8 ~ 15 滴/分,每日测定部分凝血活酶时间(APTT),调整剂量至治疗前 APTT 值的 1.5 ~ 2.5 倍(100mg/d 以内)。5 日后可改用低分子肝素 4000 ~ 5000U,2 次/天,腹壁下注射,连用 7 ~ 10d。华法林剂量为 6 ~ 12mg,每晚一次口服,3 ~ 5 日后改为 2 ~ 6mg 维持,剂量调整至每晨凝血酶原时间(PT)为国际标准化比值(INR)3.0 ~ 4.0,用药 4 ~ 6 周逐渐减量停药。一些专家建议,对口服抗血小板药仍发生 TIA 或渐加重的患者可用抗凝治疗。但除低分子肝素外,其他抗凝药应用过程中应检测凝血功能。

(3)血液稀释疗法:低分子右旋糖酐或 706 代血浆能增加脑血流量,降低血液黏稠度,减轻血小板和红细胞的堆积作用并改善微循环。用法:低分子右旋糖酐 500mL 或 706 代血浆 500mL 静脉滴注,7 ~ 14d 为 1 个疗程。

(4)脑血管扩张药:脑血管扩张药能增加全脑血流量,扩张脑血管促进侧支循环。如麦全冬定或盐酸占替诺 600 ~ 900mg 静脉滴注。

(5)降纤治疗:近期频繁发作的 TIA 可用尿激酶 50 万 ~ 100 万 U + 生理盐水 100mL 静脉滴注,1 次/天,连用 2 ~ 3 日。降纤药(蛇毒降纤酶、巴曲酶等)可降解血栓蛋白原,增加纤溶系统活性,抑制血栓形成。高纤维蛋白血症可应用降纤药改善血液高凝状态,如降纤酶 5 ~ 10U + 生理盐水 200mL 静脉滴注,3 ~ 5d 为 1 个疗程,对于顽固性 TIA,有人采用颈动脉注射降纤酶或尿激酶方法,取得满意效果。降纤酶用法:第 1 次 10U,第 2、3 次 5U,连用 3 次。尿激酶用法:30U + 生理盐水 40 ~ 50mL,连用 3d。

(6)脑保护药:缺血再灌注使钙离子大量内流引起细胞内钙超载,可加重脑组织损伤,可用钙通道拮抗药如尼莫地平、氟桂利嗪等治疗。

3. 手术治疗

由于 TIA 的药物治疗效果常不能令人满意,因此外科治疗越来越被重视,而且手术越早,获益越大。手术治疗主要包括颈动脉内膜剥脱术、颅内外动脉旁路移植术,后者目前已不提倡采用。

（1）颈动脉内膜剥脱术/颈动脉内膜切除术（CEA）：引起 TIA 的常见原因为颈总动脉分叉处或颈内动脉粥样硬化性狭窄，颈动脉狭窄的治疗对减少缺血性脑卒中的发生非常重要。CEA 治疗颈内动脉狭窄始于 20 世纪 50 年代，可减少颈动脉狭窄患者发生脑卒中的危险性，成为缺血性脑血管病的主要治疗手段之一。

目前认为，CEA 的适应证有：症状性颈动脉狭窄，狭窄程度 >70%；症状性颈动脉狭窄 >50%，局部硬化斑块不稳定（表面有溃疡或血栓形成）；无症状性颈动脉狭窄 >60%，硬化斑块不稳定或伴对侧颈动脉狭窄或闭塞，且手术危险性 <3%。

CEA 的并发症主要是脑卒中、死亡和再狭窄及术后过度灌注综合征、脑神经损伤和创口血肿等。有学者认为，年龄 >75 岁、对侧颈动脉闭塞、颅内动脉狭窄、高血压（舒张压 >90mmHg）、有心绞痛史、糖尿病、CT 或 MRI 检查有相应的脑梗死灶、术前抗血小板药物用量不足等，都是围术期发生脑卒中和病死的相关危险因素。

（2）椎—基底动脉手术治疗：由于椎—基底动脉系统 TIA 发展为脑梗死后病死率极高，因此可行手术治疗。手术方法包括：椎—基底动脉内膜剥离术；椎动脉颈内动脉吻合术；椎动脉—锁骨下动脉吻合术；椎动脉—甲状颈干吻合术；椎动脉—颈总动脉吻合术；枕动脉—小脑后下动脉吻合术；枕动脉—小脑前下动脉吻合术。

（3）脑血管重建术：如脑动脉发生闭塞后可进行动脉切除移植术、动脉旁路移植短路术。

（4）硬脑膜—脑膜动脉—脑贴合术：主要用于烟雾病引起 TIA 发作的治疗。

4.介入治疗

（1）颈动脉支架置入术（CAS）：CEA 虽然是目前治疗颈动脉狭窄的首选，但也存在一定的局限性。随着介入材料和技术的不断改进，血管内介入治疗已应用于 TIA 和缺血性卒中患者，包括颈动脉支架成形术（CAS）、椎—基底动脉支架成形术和颅内动脉支架成形术等。颈动脉血管内成形和支架置入术治疗颈动脉狭窄被认为是一种替代 CEA 的疗法，适用于 CEA 高危患者，如高位颈内动脉狭窄、对侧颈动脉闭塞、高龄及有麻醉和手术禁忌证者，比 CEA 脑卒中发生率和病死率低。实施 CAS 前，常规使用阿司匹林联合噻氯匹定或氯吡格雷进行抗血小板聚集，术中持续肝素抗凝，术后长期抗血小板治疗。CAS 术中和术后并发症主要为心律失常、血压下降、血管痉挛、血栓形成、斑块脱落、颅内出血、术后再狭窄等。但近年来随着远端保护装置的使用以及支架和扩张球囊的改进，CAS 缺血性脑卒中等并发症发生率明显降低。

（2）经皮血管成形术（PTA）：是指经股动脉穿刺将带有可扩张球囊的微导管导入动脉的病变部位，反复进行球囊充盈，扩张狭窄的动脉，从而达到改善血供的目的。PTA 的指征为：动脉狭窄 >70%；抗凝药物治疗后仍有 TIA 发作复发；动脉狭窄是由于动脉粥样硬化所致。PTA 总有效率为 50% ~ 70%，并发症发生率为 5% ~ 10%。PTA 导致脑梗死主要是由于动脉硬化斑块脱落造成栓塞或机械刺激造成动脉痉挛所致。

（3）血管内超声成形术：通过导管将超声引入狭窄或血栓形成的动脉，用超声击碎血栓或粥样斑块同时吸出碎块，使动脉管腔扩大或再通。

（4）经皮血管内膜斑块旋磨术：通过导管将可旋转的刀片插至病变血管，进行动脉粥样硬化斑块的旋磨，同时将其碎片吸出，使狭窄的血管再通或扩大。

（蔡　静）

第十八节　脑血管畸形

脑血管畸形为先天性脑血管发育异常。一般分为四种基本类型:动静脉畸形(dAVM)、毛细血管扩张症、海绵状血管瘤和静脉畸形。其中 AVM 最多见,约占90%以上。

一、动静脉畸形

AVM 可发生于任何年龄,约72%在40岁前起病,男略多于女,男女比例为(1.1 ~ 1.2):1。AVM 约85%发生于幕上,15%发生于后颅窝,绝大多数(98%)为单发。

(一)病理变化

AVM 可发生于颅内任何部位,但常见于大脑中动脉分布区的脑皮质,亦可发生于侧脑室、硬脑膜、软脑膜、脑干和小脑。病变中的血管粗细不等呈团块状,其中有的血管极度扩张、扭曲,管壁极薄,有的血管细小,有时可见动脉与静脉直接相通。血管团内有些血管壁仅有一层内皮细胞,容易破裂出血。血管区夹杂着相邻的脑组织,常有神经元变性和神经胶质细胞增生,而继发脑萎缩。

(二)临床表现

AVM 的主要临床表现有出血、头痛和癫痫,此外尚可见颅内高压增高征象、颅内血管杂音、突眼、精神症状和颅神经症状等。其临床发病以自发性脑出血为主要表现,35% ~65%出血为首发症状。

(三)影像学检查

1. X 线脑血管造影

X 线脑血管造影是诊断"金标准"。典型表现为:在动脉期可见粗细不等、迂曲的血管团,有时可表现为网状或血窦状,供血动脉多增粗,引流静脉早期显现。有相当一部分 AVM 血管造影阴性呈隐匿性 AVM。有时病变以外的动脉由于循环量减少,显示不良。部分体积小或栓塞的 AVM 常不能显示或仅表现为模糊、浅淡的引流静脉于早期显影,偶尔可见到血流缓慢的供血动脉在动脉晚期或毛细血管期显影。在无出血的情况下不出现血管移位等占位征象。

2. CT 平扫

AVM 表现为边界不清的混杂密度病灶,其中可有等或高密度点状、线状血管影以及高密度钙化和低密度软化灶。AVM 破裂出血,多为脑内血肿,其次为脑室出血、蛛网膜下隙出血,也可为硬膜外出血。无出血时病变周围无脑水肿,也无占位效应。增强扫描可见点状、条状血管强化影,也可见粗大的引流血管。CT 对 AVM 钙化十分敏感。间接征象有脑萎缩、动脉硬化性脑病、脑梗死等。

CTA 清楚显示网状迂曲扩张的强化畸形血管团并显示与之相连的供血动脉主干及分支,部分病例可合并动脉瘤及瘤样扩张。

3. MRI、AVM 的畸形

血管成分在 T_1WI 和 T_2WI 上均表现为低或无信号区;AVM 的回流静脉由于血流缓慢, T_1WI 表现为低信号, T_2WI 表现为高信号;供血动脉表现为低或无信号区。增强扫描能更清楚地显示血管。病变区常见到新鲜或陈旧、局灶性出血信号,周围脑组织萎缩,其中可有长 T_2 信号角质增生灶。三维时间飞跃法 MR 血管成像(3DTOFMRA)可以直接显示出 AVM 供血动脉、异常血管团、引流静脉及静脉窦。

（四）诊断与鉴别诊断

AVM 在 CT 上的特征表现为脑表浅部位不规则混杂密度，无占位效应，增强扫描点状或弧线状血管影。MRI 上表现为团状或蜂窝状血管流空影，结合 CT 及 MRI 可做出诊断。当 CT 上表现不典型或位置较深时，需与脑梗死、软化灶及脑肿瘤鉴别。MRI 较 CT 诊断更为敏感，在颅内 AVM 上具有优势，尤其是后颅窝病变优于 CT，对于钙化显示不如 CT。脑血管造影仍是诊断 AVM 的金标准。

AVM 主要需与胶质瘤、脑出血鉴别。胶质瘤具有明显占位效应、瘤周水肿明显，不易见到流空效应，无畸形血管团，增强后不规则花环状强化；脑出血有一定的好发部位，如基底节区，AVM 多发生于脑表浅部位，脑出血增强后不强化或脑回样强化，无畸形血管团。

二、海绵状血管瘤

颅内海绵状血管瘤是一种先天性血管畸形，发病率仅次于动静脉畸形，分为脑内型和脑外型两种，以脑内型多见，其发生率约占颅内血管畸形的 7%。

（一）病理变化

海绵状血管瘤由扩张、衬有内皮的窦样间隙构成，窦样间隙排列紧密，无正常脑组织间隔，病变呈圆形或分叶状，几乎百分百有瘤内出血。约 80% 发生于幕上，最常见于额、颞叶深部髓质区、皮髓质交界区和基地核区，也可发生于小脑、脑干和脊髓，约 50% 病例多发。

（二）临床表现

临床上可无症状和体征，脑内型常见临床症状为癫痫、运动和感觉障碍，反复蛛网膜下隙出血引起的头痛、昏迷、偏瘫和局灶症状。脑外型海绵状血管瘤常见于中颅窝，因其前邻前颅窝、岩骨和后颅窝、内侧达海绵窦、垂体、下丘脑视神经，分别表现为头痛、动眼、外展、三叉等颅神经功能障碍，有些还伴有内分泌表现和癫痫。

（三）影像学检查

1. X 线脑血管造影

X 线脑血管造影无异常发现，偶可在毛细血管晚期或静脉早期病变有浅淡染色。

2. CT 平扫

脑外型表现为位于中颅窝近海绵窦的椭圆形或哑铃型病灶，边界清晰，呈等密度或略高密度，可伴有出血及钙化，无灶周水肿，可伴有蝶骨的骨侵蚀；增强病灶常均一或环形明显强化；脑内型表现为边缘清楚的圆形或类圆形高密度病灶，密度可均匀一致，但多数不均匀。病灶周围常无水肿，无或轻度占位。合并出血时，病灶可短时间内增大，出现明显占位效应。常伴钙化，严重者可全部钙化形成"脑石"。增强描可有轻度至明显强化。

3. MRI

脑外型病灶 T_1WI 表现为边界清晰的圆形或椭圆形等信号，T_2WI 表现为高信号，增强后呈均匀一致的显著强化，周围无水肿；脑内型平扫显示为边界清晰的混杂信号，周围有完整的低信号含铁血黄素环，使病变呈"爆米花"状，较具特征性，尤其在 T_2WI 上此征象更为明显。病灶内含有不同阶段的出血是信号不均匀的原因。增强扫描强化同 CT 表现。SWI 扫描可见低信号含铁血黄素沉着。SWI 表现为斑点、条状、爆米花样或桑葚状混杂高信号，边缘围绕较宽的低信号。

常规采用的 3DTOFMRA 与其他血管成像技术相比,分辨率高,对血管内的快速血流能很好显示,对血流慢的显示率较低。MRA 主要是乏血管表现,较难见到异常血管影。

(四)诊断与鉴别诊断

CT 诊断敏感性高于脑血管造影,MRI 诊断较 CT 敏感,并可帮助明确病灶内出血情况。需与脑膜瘤、转移瘤等鉴别。

(张　苗)

第七章 颅内感染性疾病

第一节 单纯疱疹病毒性脑炎

神经系统病毒感染性疾病的临床分类较多,依据发病及病情进展速度可分为急性和慢性病毒感染,根据病原学中病毒核酸特点可分为 DNA 病毒感染和 RNA 病毒感染两大类,具有代表性的人类常见的神经系统病毒有单纯疱疹病毒、巨细胞病毒柯萨奇病毒等。单纯疱疹病毒性脑炎(HSE),也称急性出血坏死性脑炎,是由 I 型单纯疱疹病毒(HSV - I)感染引起的急性脑部炎症,是最常见的一种非流行性中枢神经系统感染性疾病,是成年人群中散发性、致命性脑炎的最常见病因。病毒通常潜伏于三叉神经半月节内,当机体免疫功能降低时,潜伏的病毒再激活,沿轴突入脑而发生脑炎。病变主要侵犯颞叶内侧面、扣带回、海马回、岛叶和额叶眶面。

一、临床表现

无明显季节性和地区性,无性别差异。

(1)急性起病,部分患者可有口唇疱疹病史。

(2)前驱症状有卡他、咳嗽等上呼吸道感染症状及头痛、高热等,体温可达 40℃。

(3)神经系统症状多种多样,常有人格改变、记忆力下降、定向力障碍幻觉或妄想等精神症状,重症病例可有不同程度意识障碍,如嗜睡、昏睡、昏迷等,且意识障碍多呈进行性加重。

(4)局灶性神经功能受损症状多两侧明显不对称,如偏瘫、偏盲、眼肌麻痹等,常有不同形式的癫痫发作,严重者呈癫痫持续状态,全身强直阵挛性发作;也可有扭转、手足徐动或舞蹈样多动等多种形式锥体外系表现。肌张力增高、腱反射亢进、可有轻度的脑膜刺激征,重者还可表现为去脑强直发作或去皮质状态。

(5)脑膜刺激征,重症者可见去大脑强直。

(6)颅内压增高,甚至脑疝形成。

二、辅助检查

(1)血中白细胞和中性粒细胞增高,血沉加快。

(2)脑脊液压力增高、细胞数增加,最多可达 $1000 \times 10^6/L$,以淋巴细胞和单核细胞占优势;蛋白质轻、中度增高,一般低于 1.5g/L;糖和氯化物一般正常。

(3)脑组织活检或脑脊液中检出单纯疱疹病毒颗粒或抗原,或者血清、脑脊液中抗体滴度有 4 倍以上升高,可确诊本病。

(4)EEG 早期即出现异常,有与病灶部位一致的异常波,如呈弥散性高波幅慢波,最有诊断价值的为左右不对称、以颞叶为中心的周期 2 ~ 3Hz 同步性放电。

(5)影像学改变:CT 多在起病后 6 ~ 7d 显示颞叶、额叶边界不清的低密度区,有占位效应,其中可有不规则的高密度点、片状出血影,增强后可见不规则线状影。MRI 早期在 T_2 加权像上可见颞叶和额叶底面周围边界清楚的高信号区。

三、诊断依据

(1)急性起病、有发热、脑膜刺激征、脑实质局灶性损害症状。

(2)以意识障碍、精神紊乱等颞叶综合征为主。

(3)结合脑脊液变化特点压力增高、细胞数轻中度增加,最多可达 $1000 \times 10^6/L$,以淋巴细胞和单核细胞占优势;蛋白质轻、中度增高,一般低于 $1.5g/L$;糖和氯化物一般正常。EEG 出现以颞叶为中心的,左右不对称、$2\sim3Hz$ 周期同步性弥散性高波幅慢波,最有诊断价值。头颅 CT 可在颞叶、额叶出现边界不清的低密度区,有占位效应,其中可有不规则的高密度点、片状出血影,增强后可见不规则线状影。MRI 早期在 T2 加权像上可见题叶和额叶底面周围边界清楚的高信号区。

(4)确诊需做血和脑脊液的病毒学及免疫学检查。

四、鉴别诊断

1. 结核性脑膜炎

亚急性起病、中毒症状重、脑膜刺激症状明显、特异性脑脊液改变:外观无色透明或混浊呈毛玻璃状,放置数小时后可见白色纤维薄膜形成,直接涂片可找到结核杆菌。脑脊液压力正常或升高,细胞数增至 $11\sim500\times10^6/L$,以淋巴细胞为主,糖和氯化物含量降低,氯化物低于 $109.2mmol/L$,葡萄糖低于 $2.2mmol/L$,蛋白含量多中度增高,抗结核治疗有效等。

2. 化脓性脑膜炎

起病急,感染症状重、多好发于婴幼儿儿童和老年人。常有颅内压增高,脑膜刺激症状,脑实质受累表现、血常规示白细胞升高,中性粒细胞升高、脑电图表现为弥散性慢波。脑脊液白细胞增多,常在 $(1.0\sim10)\times10^9/L$,蛋白升高,糖和氯化物降低,脑脊液细菌培养和细菌涂片可检出病原菌。

3. 新型隐球菌性脑膜炎

新型隐球菌性脑膜炎以头痛剧烈、视力下降为主要临床表现,无低热、盗汗等结核毒血症状,脑脊液墨汁染色阳性和真菌培养可资鉴别。

4. 其他病毒引起的中枢神经系统感染

如巨细胞病毒性脑炎,亚急性或慢性起病,出现意识模糊、记忆力减退、情感障碍、头痛等症状和体征,血清脑脊液的病毒学和免疫学检查可明确具体的病毒型别。

五、治疗

(一)治疗原则

及早、足量、足程应用抗病毒治疗、抑制炎症、降颅压、积极对症和全身支持治疗、防止并发症等。

(二)治疗方案

(1)抗病毒治疗:应选用广谱、高效、低毒药物。常选用阿昔洛韦,$30mg/(kg \cdot d)$,分三次静脉滴注,连用 $14\sim21d$;或选用更昔洛韦,$5\sim10mg/(kg \cdot d)$,静脉滴注,连用 $10\sim14d$。当临床表现提示单纯疱疹病毒性脑炎时,即应给予阿昔洛韦治疗,不必等待病毒学结果而延误治疗。

（2）免疫治疗：能控制炎症反应和减轻水肿，可早期、大量和短程给予糖皮质激素，临床上多用地塞米松 10～20mg/d，1 次/日，静脉滴注，连用 10～14d，而后改为口服泼尼松 30～50mg，晨起顿服，病情稳定后每 3d 减 5～10mg，直至停止。

病情严重时可采用甲泼尼龙冲击疗法，用量 500～1000mg，静脉点滴，每日 1 次，连续 3d，而后改为泼尼松 30～50mg 口服，每日上午 1 次，以后 3～5d 减 5～10mg，直至停止。还可选用干扰素或转移因子等。

（3）针对高热、抽搐、精神错乱、躁动不安、颅内压增高等症状可分别给予降温、抗癫痫、镇静和脱水降颅压等相应处理。

（4）应注意保持营养、水电解质平衡、呼吸道通畅等全身支持治疗，并防治各种并发症。

（5）恢复期可采用理疗、按摩、针灸等促进肢体功能恢复。

（梁菊萍）

第二节　病毒性脑膜炎

病毒性脑膜炎是各种病毒感染引起的软脑膜弥散性炎症临床综合征，是临床最常见的无菌性脑膜炎，主要表现为急性或亚急性起病的高热、头痛、肌痛及脑膜刺激征，呈良性临床经过和自限性。

一、临床表现

（1）多见于儿童及年轻成人。

（2）肠道病毒感染主要在中夏及早秋，8～9 月份达高峰。单纯疱疹病毒性脑膜炎呈散发。腮腺炎性脑膜炎可呈局部小流行。

（3）急性起病，儿童超过 1 周，成人 2 周或更长，一般不留后遗症。

（4）主要表现为发热（38℃～39℃）、剧烈头痛、颈背疼痛、疲乏、恶心呕吐、食欲减退、腹泻等病毒感染全身中毒症状。

（5）不同程度的脑膜刺激征，但不如化脓性脑膜炎或脑蛛网膜下隙出血明显，且持续时间短。

（6）可伴咽峡炎，面部躯干及其他部位斑丘疹样皮疹，少数伴周围淋巴结肿大。

（7）不同病毒感染的特征性临床表现。例如，埃可病毒和柯萨奇病毒感染常伴出疹，或疱疹性咽峡炎；柯萨奇病毒 B 组感染，出现胸膜痛心包炎和睾丸炎。

（8）少部分患者可发生不同程度的嗜睡或轻度意识障碍。一般无抽搐、偏瘫或昏迷等严重脑实质损害的表现。

二、辅助检查

1. 脑脊液

脑脊液的异常在第 4～6 天最为明显，压力正常或稍增高。外观清亮、无色，偶有微混。白细胞计数通常为（10～100）×10^6/L，淋巴细胞占 3/4，但早期可能以中性粒细胞为主。蛋白、糖及氯化物含量一般正常。脑脊液细菌学检查为阴性。

2. 血常规

白细胞大多正常，约 1/3 的患者白细胞减少。

3. 病毒学检查

脑脊液的病毒分离或培养可确诊。

4. 血清学试验

血或脑脊液进行抗体检测，可进行快速诊断。

5. 病毒 PCR

在脑脊液中检测各种病毒核酸有极高的敏感性和特异性，可用于早期诊断，有临床意义。

三、诊断依据

（1）急性或亚急性起病。

（2）特征病毒感染症状。

（3）可有发热，但一般体温 <40℃。

（4）脑膜刺激症状为主要表现，如头痛呕吐、颈项强直等。

（5）脑脊液蛋白轻度升高，糖、氯正常，可分离出病毒。

（6）从脑脊液中分离出病毒颗粒，或特异性病毒抗体明显增高。

四、鉴别诊断

1. 化脓性脑膜炎

好发于婴幼儿、儿童和老年人；起病急，感染的症状；颅内压增高的表现，脑膜刺激症状，脑实质受累；血常规示白细胞升高，中性粒细胞升高；主要根据脑脊液检查提示白细胞增多，常在 $(1.0 \sim 10) \times 10^9/L$，蛋白升高，糖含量和氯化物降低，脑脊液细菌培养和细菌涂片可检出病原菌。不能检测到病毒抗原。

2. 结核性脑膜炎

结核性脑膜炎为慢性脑膜炎，病程长，脑脊液压力升高或正常，细胞数增至 $(11 \sim 500) \times 10^6/L$，蛋白升高，糖和氯化物降低。脑脊液培养或抗酸杆菌涂片中发现结核杆菌以资鉴别。

五、治疗

（一）治疗原则

病毒性脑膜炎是自限性疾病，抗病毒治疗可缩短病程和缓解临床症状。

（二）治疗方案

1. 抗病毒制剂

阿昔洛韦，是本病的首选药物，每次 10 ~ 15mg/kg，每日 2 ~ 3 次，静脉滴注，连用 10 ~ 21d。

2. 抗生素

抗生素本身对病毒感染无效，但对于早期不能和细菌性脑膜炎相鉴别的病例，使用抗生素是恰当的。若有使用肾上腺皮质激素的必要，则必须加用抗生素。

3. 肾上腺皮质激素

激素能减轻中毒症状、脑水肿和脑实质的损害。早期可使用中等剂量肾上腺皮质激素，如地塞米松 10 ~ 15mg/d，静脉滴注，连用 5 ~ 7d。肠道病毒脑膜炎的急性期不主张使用。

4. 脑水肿的处理

根据患者头痛、视盘检查及脑脊液压力情况,酌情应用激素和高渗性脱水剂。

5. 发热的处理

使用物理降温。

(梁菊萍)

第三节　脑囊虫病

脑囊虫病是由猪带绦虫幼虫(囊尾蚴)侵入脑组织形成包囊,从而产生各种症状的一种中枢神经系统的疾病,占全身囊虫病的 60%~80%,是临床工作中的常见疾病之一,也是中枢神经系统最常见的寄生虫病,常有外源性感染和自身感染两种方式感染。

一、病理

明确分期指导临床治疗有着重要意义,病理上脑实质内囊虫分四期。

1. Ⅰ期

囊泡期囊虫头节含在清晰的囊液内,囊壁薄,周围炎症反应轻微。

2. Ⅱ期

胶样囊泡期虫体死亡,头节开始退变,囊内液体开始变混浊,囊肿收缩,囊壁变厚,释放的代谢物破坏血脑屏障,引起脑组织炎性反应和水肿。

3. Ⅲ期

颗粒结节期,囊泡皱缩,囊壁变厚,虫体及囊壁钙化,形成肉芽肿,周围水肿仍存在。

4. Ⅳ期

钙化结节期,为终末期,囊虫形成钙化结节。

二、临床表现

1. 症状

(1)癫痫发作:最为常见,可见各种形式的癫痫发作,以单纯部分性发作和全面强直阵挛性发作多见。

(2)颅内压增高:头痛呕吐,视力减退,囊虫位于第三、四脑室时,头位变动时常诱发剧烈眩晕、恶心、呕吐甚至意识丧失或呼吸循环功能紊乱。

(3)脑膜炎表现:发热、头痛、呕吐、脑膜刺激征及局灶性脑实质损害的表现,如偏瘫、单瘫、偏身感觉障碍、失语、偏盲或多发性脑神经麻痹的表现,有时可出现小脑和锥体外系损害的表现。

(4)精神障碍:以意识障碍及智能减退多见。

(5)脊髓损害:罕见,表现为脊髓压迫综合征。

2. 体征

体征与临床类型有关。

(1)癫痫型发作后可无任何阳性体征,少部分发现局灶性脑实质损害的体征如偏瘫、单瘫、失语等。

（2）颅内压增高型可见视盘水肿、意识障碍。

（3）脑膜炎型常见脑膜刺激征、多发性脑神经麻痹的体征,如双侧面瘫、眼球活动异常等。

（4）脊髓型可见脊髓半切或横贯性损害的体征。

（5）有时可发现皮下结节。

三、辅助检查

1. 实验检查、化验检查

（1）血常规:嗜酸粒细胞计数增多。

（2）脑脊液:可能正常或轻度细胞数升高,以淋巴细胞为主。脑脊液囊虫免疫试验（＋）。

（3）免疫学检查:可发现血及（或）囊虫免疫试验（＋）。

2. 器械、形态、功能检查

（1）头颅 CT 检查:可明确病灶的数量和部位。多发生于皮质及皮质下。临床症状的轻重与 CT 表现并不完全平行。CT 表现极为典型的病例,临床症状可以很轻微甚至无症状,而仅为 CT 偶然发现。CT 扫描对脑囊虫病诊断具有重要价值,可以直接显示囊虫数目、生长部位、病变范围,同时提供治疗效果,评估及病变转归信息。

脑囊虫病 CT 分为脑实质型、脑室型、脑膜型、混合型。脑实质型又分为急性脑炎型、囊泡型、多发环形和结节强化型、慢性钙化型。脑囊虫病因感染期不同 CT 征象复杂多样。多发囊泡型及多发环状和结节强化型慢性钙化型因其多发,囊泡内及小环内偏心点状高密度头节 CT 征象极为典型,诊断并不困难。

（2）头颅 MRI 检查:MRI 诊断活动期囊虫与退变期囊虫明显优于 CT,对病程分期有独特长处。

"靶征"是非常重要的特异性表现,几乎不需要同其他病变鉴别,即可诊断。显示头节是其关键,扫描时加做薄层扫描有较大帮助,避免了容积效应的模糊影响。头节的信号变化多样,T_1WI 可为等或高信号,T_2WI 等、低、高信号均可。①活动期:判断囊虫存活与否的重要标志是头节的显示,在 T_1WI 像上显示较清晰,囊液为低信号,头节为等信号,即"黑靶征";T_2WI 像上囊液为高信号,头节为低信号,即"白靶征",水抑制序列将 T_2WI 像"白靶征"变为"黑靶征"。灶周可有少量水肿;②退变死亡期:头节消失水肿明显是此期特点,退变早期头节增大,随后崩解消失,囊壁膨胀破裂,大量异体蛋白释放入脑,水肿面积明显增大,占位效应可致侧脑室变形,甚至中线移位;③钙化期:钙化灶位于脑内任何部位,T_2WI 较 T_1WI 敏感,呈结节状短 T_2 低信号,一般无水肿或少量水肿,还可呈环形低信号,中心为高信号及高低混杂信号,与钙盐沉积不同阶段及炎性反应有关;T_1WI 像钙化灶呈等低信号,常与脑实质无明显对比区分;增强扫描钙化灶可环形强化小结节状强化或不强化;④混合期:为上述两期或三期病灶同时存在。

（3）四肢软组织拍片:有时可发现钙化点。

（4）皮下结节活检。

（5）脑电图:脑电图异常与囊尾蚴寄生的部位、感染的数量及对脑损害的程度有关。

四、诊断依据

（1）可有类便便绦虫史或皮下结节。

（2）临床表现为癫痫发作、脑膜炎、颅内压增高等表现。

（3）血清或脑脊液囊虫免疫试验（+）。

（4）血嗜酸粒细胞计数增高。

（5）CT 或 MRI 可帮助诊断。

五、鉴别诊断

本病应与各种原因造成的癫痫、脑肿瘤、结核性肉芽肿、脑脓肿等鉴别。鉴别重点在于病史和各种辅助检查。

1. 与脑脓肿鉴别

脑脓肿临床上常有高热、头痛、呕吐、视盘水肿等颅内压增高症状，脑膜刺激征阳性，脑囊虫病则这些症状少见。头颅 CT 或 MRI 有头节时容易鉴别；头颅 MRI 无头节时，需与脑脓肿鉴别，此二者表现有时极为相似，都为环形病灶，壁较均匀，周边长 T_2 水肿，水抑制序列是简便有效的鉴别手段，脑囊虫内囊液可被抑制为低信号，而脑脓肿囊内液体不能被抑制，仍为高信号，这是由于脑脓肿及囊性胶质瘤囊内液体以结合水为主，脑囊虫内囊液以自由水为主，如此可避免不必要的增强扫描。

2. 与脑肿瘤鉴别

临床鉴别困难，头颅 MRI 与囊性胶质瘤鉴别，囊性转移瘤一般壁厚不均匀，并可见附壁结节，增强扫描明显强化，较易辨别，不典型时也可应用水抑制序列鉴别，囊液高信号不能被抑制。

六、治疗

（一）治疗原则

对症、驱虫治疗。

（二）治疗方案

1. 治囊虫治疗

（1）阿苯达唑：15～20mg/（kg·d），连用 10d。

（2）吡喹酮：一个疗程总量 300mg/kg，从小剂量开始渐增加剂量，每日不超过 1g。

可选择这两种药之一种，每日剂量分 2～3 次服用，间隔 1～3 个月再行第 2 个疗程，一般 3～4 个疗程即可。病灶多者需 6～8 个疗程。

2. 驱绦虫

疑有绦虫存在，选择下列一种驱虫方法。

（1）槟榔和南瓜子：炒熟 120g 南瓜子，带皮晨起空腹食入，2h 后服入 120g 槟榔的生药水煎剂，2.5h 后再服 50% 硫酸镁 50mL。

（2）氯硝柳胺：晨起空腹嚼碎口服 1g，1h 后再如法服 1g。

3. 对症治疗

根据病情选用抗癫痫药，如卡马西平，0.1g，3 次/日或丙戊酸钠，0.2g，3 次/日及肾上腺糖皮质激素（地塞米松或泼尼松）。若颅压高，加用甘露醇、甘油果糖、呋塞米等脱水剂。

4. 手术

脑室囊虫可手术摘除，脑积水者宜行脑脊液分流术。

（三）用药原则

足量,按疗程使用,注意肝功损害。若囊虫数目多、颅内压增高,在杀虫时用甘露醇或地塞米松静点防止高颅压及变态反应。

七、预防原则

养好良好的个人卫生习惯,便后饭前勤洗手。

（梁菊萍）

第四节　脑脓肿

化脓菌侵入脑内引起化脓性炎症和局限性脓肿。可发生于任何年龄,以青中年占多数。脑脓肿多单发,也有多发,可发生在脑内任何部位。

一、分类

按病因和感染源不同分为四类。

1. 耳源性与鼻源性脑脓肿

耳源性脑脓肿最多见,约占脑脓肿的2/3。继发于慢性化脓性中耳炎、乳突炎。感染系经过两种途径:①炎症侵蚀鼓室盖鼓室壁,通过硬脑膜血管、导血管扩延至脑内,常发生在颞叶,少数发生在顶叶或枕叶;②炎症经乳突小房顶部,岩骨后侧壁,穿过硬脑膜或侧窦血管侵入小脑。鼻源性脑脓肿由邻近副鼻窦化脓性感染侵入颅内所致。如额窦炎、筛窦炎、上颌窦炎或蝶窦炎,感染经颅底导血管蔓延颅内,脓肿多发生于额叶前部或底部。

2. 血源性脑脓肿

约占脑脓肿的1/4。多由于身体其他部位感染,细菌栓子经动脉血行播散到脑内而形成脑脓肿。原发感染灶常见于肺、胸膜、支气管化脓性感染、先天性心脏病、细菌性心内膜炎、皮肤疖痈、骨髓炎、腹腔及盆腔脏器感染等。脑脓肿多分布于大脑中动脉供应区、额叶、顶叶,有的为多发性小脓肿。

3. 外伤性脑脓肿

多继发于开放性脑损伤,尤其战时的脑穿透性伤或清创手术不彻底者。致病菌经创口直接侵入或异物、碎骨片进入颅内而形成脑脓肿。可伤后早期发病,也可因致病菌毒力低,伤后数月、数年才出现脑脓肿的症状。

4. 隐源性脑脓肿

原发感染灶不明显或隐蔽,机体抵抗力弱时,脑实质内隐伏的细菌逐渐发展为脑脓肿。隐源性脑脓肿实质上是血源性脑脓肿的隐蔽型。

二、病理变化

脑脓肿的形成是一个连续过程,可分为三期。

1. 急性脑膜炎、脑炎期

化脓菌侵入脑实质后,患者表现明显全身感染反应和急性局限性脑膜炎、脑炎的病理变化。脑炎中心部逐渐软化、坏死,出现很多小液化区,周围脑组织水肿。病灶部位浅表时可有脑膜炎症反应。

2. 化脓期

脑炎软化灶坏死、液化,融合形成脓肿,并逐渐增大。如融合的小脓腔有间隔,则成为多房性脑脓肿,周围脑组织水肿。患者全身感染征象有所好转和稳定。

3. 包膜形成期

一般经 1~2 周,脓肿外围的肉芽组织由纤维组织及神经胶质细胞的增生而初步形成脓肿包膜,3~4 周或更久脓肿包膜完全形成。包膜形成的快慢与致病菌种类和毒性及机体抵抗力与对抗生素治疗的反应有关。

三、临床表现

脑脓肿患者一般表现急性全身感染、颅内压增高和局灶定位三类征象。

(1)全身及颅内感染症状:患者除有原发感染灶症状外,病变初期表现发热、头痛、呕吐、困倦、全身无力及颈部抵抗等全身及颅内感染症状。

(2)颅内压增高症状:临床急性脑膜炎的症状逐渐消退,而随着脑脓肿包膜形成和脓肿增大,颅内压再度增高且加剧,甚至可导致脑疝形成或脓肿破溃,使病情迅速恶化。危重者如不及时救治,可因此死亡。

(3)病灶症状:根据脑脓肿性质和部位出现不同的局灶定位症状。由于脑脓肿周围脑组织炎症水肿较重,局灶症状往往出现较早且明显。

四、诊断

1. 临床特点

依据患者原发化脓感染病史,开放性颅脑损伤史,随后出现急性化脓性脑膜炎、脑炎症状及定位症状,伴头痛、呕吐或视盘水肿,应考虑脑脓肿的存在。

2. X 线照片

X 线片可显示颅骨与副鼻窦、乳突的感染灶。偶见脓肿壁的钙化或钙化松果体向对侧移位。外伤性脑脓肿可见颅内碎骨片和金属异物。

3. 超声波检查

方法简便、无痛苦。幕上脓肿可有中线波向对侧移位,幕下脓肿常可测得脑室波扩大。

4. 脑血管造影

颈动脉造影对幕上脓肿定位诊断价值较大。根据脑血管的移位及脓肿区的无血管或少血管来判断脓肿部位。

5. 电子计算机断层脑扫描(CT)及磁共振成像检查(MRI)

自从 CT 及 MRI 用于临床,对颅内疾患,尤其占位病变的诊断有了重大突破。CT 可显示脑脓肿周围高密度环形带和中心部的低密度改变。MRI 对脓肿部位、大小、形态显示的图像信号更准确。由于 MRI 不受骨伪影的影响,对幕下病变检查的准确率优于 CT。CT 和 MRI 能精确地显示多发性和多房性脑脓肿及脓肿周围组织情况。

五、治疗

脑脓肿的处理原则是:在脓肿尚未完全局限以前,应进行积极的抗感染症和控制脑水肿治疗。脓肿形成后,手术是唯一有效的治疗方法。

1. 抗感染

应针对不同种类脑脓肿的致病菌,选择相对应的细菌敏感的抗生素。原发灶细菌培养尚未检出或培养阴性者,则依据病情选用抗菌谱较广又易通过血脑屏障的抗生素。常用青霉素、氯霉素及庆大霉素等。

2. 降颅压治疗

因脑水肿引起颅内压增高,常采用甘露醇等高渗溶液快速、静脉滴注。激素应慎用,以免削弱机体免疫能力。

3. 手术

(1)穿刺抽脓术:此法简单易行,对脑组织损伤小。适用于脓肿较大,脓肿壁较薄,脓肿深在或位于脑重要功能区,婴儿、年老或体衰难以忍受手术者,以及病情危急,穿刺抽脓作为紧急救治措施者。

(2)导管持续引流术:为避免重复穿刺或炎症扩散,于首次穿刺脓肿时,脓腔内留置一内径为 3~4mm 软橡胶管,定时抽脓、冲洗、注入抗生素或造影剂,以了解脓腔缩小情况,一般留管 7~10d。目前 CT 立体定向下穿刺抽脓或置导管引流技术更有其优越性。

(3)切开引流术:外伤性脑脓肿,伤道感染,脓肿切除困难或颅内有异物存留,常于引流脓肿同时摘除异物。

(4)脓肿切除术:最有效的手术方法。对脓肿包膜形成完好,位于非重要功能区者;多房或多发性脑脓肿;外伤性脑脓肿含有异物或碎骨片者,均适于手术切除。脑脓肿切除术的操作方法与一般脑肿瘤切除术相似,术中要尽可能避免脓肿破溃,减少脓液污染。

(梁菊萍)

第五节　结核性脑膜炎

一、概述

结核性脑膜炎(TBM)是由结核杆菌引起的脑膜非化脓性炎症。常继发于粟粒结核或其他脏器结核病变。除肺结核外,骨骼关节结核和泌尿生殖系统结核常是血源播散的根源。部分病例也可由于脑实质内或脑膜内的结核病灶液化溃破,使大量结核杆菌进入蛛网膜下隙所致。此外,脑附近组织如中耳、乳突、颈椎、颅骨等结核病灶,亦可直接蔓延,侵犯脑膜、但较为少见。

结核性脑膜炎的主要病理变化如下所示。

1. 脑膜

脑膜弥散性充血,脑回普遍变平,尤以脑底部病变最为明显,故又有脑底脑膜炎之称。延髓、脑桥、脚间池、视神经交叉及大脑外侧裂等处的蛛网膜下隙内,积有大量灰白色或灰绿色的浓稠、胶性渗出物。浓稠的渗出物及脑水肿可包围挤压脑神经,引起脑神经损害。有时炎症可蔓延到脊髓及神经根。

2．脑血管

早期主要表现为急性动脉内膜炎。病程越长则脑血管增生性病变越明显，可见闭塞性动脉内膜炎，有炎性渗出、内皮细胞增生，使管腔狭窄，终致脑实质软化或出血。

3．脑实质

炎性病变从脑膜蔓延到脑实质，或脑实质原来就有结核病变，可致结核性脑膜脑炎，少数病例在脑实质内有结核瘤。

4．脑积水

结核性脑膜炎常常发生急性脑积水。初期由于脉络膜充血及室管膜炎而致脑脊液生成增加；后期由于脑膜炎症粘连，使脑蛛网膜粒及其他表浅部的血管间隙、神经根周围间隙脑脊液回吸收功能障碍，这两种情况，可致交通性脑积水。浓稠炎性渗出物积聚于小脑延髓池或堵塞大脑导水管或第四脑室诸孔，可致阻塞性脑积水。脑室内积液过多可使脑室扩大，脑实质受挤压而萎缩变薄。

二、诊断步骤

（一）病史采集

多数患者有肺、骨、胸膜或淋巴结结核病史，或有结核病的密切接触史。发病多徐缓，也可相当急骤。妊娠、分娩是女性患者发病的主要诱因。

（二）体格检查

1．典型结核性脑膜炎

临床表现可分为3期。

（1）前驱期（早期）：1～2周。一般起病缓慢，在原有结核病基础上，出现性情改变，如烦躁、易怒、好哭，或精神倦怠、呆滞、嗜睡或睡眠不宁，两眼凝视，食欲缺乏、消瘦，并有低热、便秘或不明原因的反复呕吐。年长儿可自诉头痛，初可为间歇性，后持续性头痛。婴幼儿表现为皱眉、以手击头、啼哭等。

（2）脑膜刺激期（中期）：1～2周。主要为脑膜炎及颅内压增高表现。低热，头痛加剧可呈持续性。呕吐频繁、常呈喷射状，可有感觉过敏，逐渐出现嗜睡、意识障碍。典型脑膜刺激征多见于年长儿，婴儿主要表现为前囟饱满或膨隆、腹壁反射消失、腱反射亢进。若病情继续发展，则进入昏迷状态，可有惊厥发作。此期常出现颅神经受累症状，最常见为面神经、动眼神经及外展神经的瘫痪，多为单侧受累，表现为鼻唇沟消失、眼睑下垂、眼外斜、复视及瞳孔散大。眼底检查可见视神经炎、视盘水肿，脉络膜可偶见结核结节。

（3）晚期（昏迷期）：1～2周。意识障碍加重，反复惊厥，神志进入昏睡甚至昏迷状态，瞳孔散大，对光反射消失、呼吸节律不整，甚至出现潮式呼吸或呼吸暂停。常有代谢性酸中毒、脑性失铁钠综合征、低钾积压症等，水、电解质代谢紊乱。最后体温可升至40℃以上，终因呼吸循环衰竭而死亡。

2．非典型结核性脑膜炎

（1）较大儿结脑多因脑实质隐匿病灶突然破溃，大量结核杆菌侵入脑脊液引起脑膜的急骤反应。起病急，可突然发热、抽搐，脑膜刺激征明显，肺及其他部位无明显的结核病灶，易误诊为化脓性脑膜炎。

（2）有时表现为颅内压持续增高征象，低热、进行性头痛、逐渐加剧的喷射呕吐。可见视神经盘水肿及动眼、外展、面神经受累症状,易被误诊为脑脓肿或脑肿瘤。

(3)因中耳、乳突结核扩散所致者,往往以发热、耳痛、呕吐起病,易误诊为急性中耳炎,出现脑膜刺激征时易误诊为中耳炎合并化脑,如出现局限性神经系统定位体征时,则易误诊为脑脓肿。

(4)6个月以下的小婴儿,全身血行播散性结核时,可继发结脑,或同时发生结脑,发热、肝脾淋巴结肿大,可伴有皮疹。

(三)辅助检查

1. 外周血常规

可见白细胞总数及中性粒细胞比例升高、轻度贫血。血沉增快,但也有正常者。

2. 结核菌素试验

阳性对诊断有帮助,但阴性结果亦不能排除本病。

3. 眼底检查

12.7%~80%病例可发现视网膜结节,于视盘附近单个或成组出现,初始为黄色,边界不清,随病程的进展周边可出现色素沉着。此种结节的出现对结核性脑膜炎的诊断有重要意义。

4. 脑脊液检查

脑脊液压力增高,外观清亮或毛玻璃样或微显混浊,放置数小时后可有纤维蛋白薄膜形成。细胞数一般为$(11 \sim 500) \times 10^6/L$,淋巴细胞占优势。糖和氯化物含量降低、蛋白中度增高;直接涂片染色可找到结核杆菌。

5. 影像学检查

肺部X线检查如发现原发综合征,活动性结核、特别是粟粒性结核,有助于结核性脑膜炎的诊断。头颅CT、MR等影像学检查可显示脑膜、脑实质中的粟粒病灶,结核瘤及干酪性病变,还可显示脑底部的渗出物,脑组织水肿、脑室扩张等。对结核性脑膜炎分型、判断预后和指导治疗有重要意义。

三、诊断及鉴别诊断

(一)诊断

结核性脑膜炎的早期诊断是早期合理治疗的前提,据国内报道,本病早期诊治者无1例死亡,中期治疗者4.8%~24%死亡,晚期诊治者则有40.6%~72.4%死亡。因此,诊断、治疗的及时和合理与否,是影响本病预后的关键。

(1)隐袭性起病,病初可有低热、盗汗、精神不振,儿童常表现为激动不安、食欲差、体重下降等。

(2)常可查出患者身体其他脏器有结核病源或有密切的结核病接触史。

(3)常有头痛、呕吐及视盘水肿等颅高压表现,多数患者脑膜刺激征阳性。

(4)脑脊液外观透明或呈毛玻璃状,静置24h常有白色纤维薄膜形成;脑脊液压力多增高,蛋白量升高,白细胞数增高,多不超过$500 \times 10^6/L$,分类以淋巴细胞为主;糖、氯化物一般均降低,部分患者脑脊液沉渣或薄膜涂片可找到结核杆菌,早期脑脊液荧光素试验即可呈阳性。

(5)头颅CT检查:早期多正常,有神经系统并发症时可见脑积水或脑梗死,少数患者(10%)可见脑结核瘤。

（二）鉴别诊断

结核性脑膜炎须与下列疾病鉴别。

1. 化脓性脑膜炎

年龄较大儿可因脑实质下结核病灶破溃，大量结核杆菌突然进入蛛网膜下隙而急性起病，或婴幼儿急性血行播散继发结脑，均可出现脑脊液细胞明显增高、中性粒细胞百分比增高，易误诊为化脓性脑膜炎。

但化脓性脑膜炎起病更急，病变主要在颅顶部，故少见颅神经损害，治疗后脑脊液乳酸含量很快恢复正常等可资鉴别。但未经彻底治疗的化脓性脑膜炎，其脑脊液改变与结脑不易鉴别，应结合病史综合分析。

2. 病毒性脑膜脑炎

脑脊液细胞轻－中度升高、以单核细胞为主、蛋白升高等，须与结脑相鉴别。但病毒性脑膜脑炎急性起病、脑膜刺激征出现早，可合并有呼吸道及消化道症状。脑脊液糖与氯化物多为正常，乳酸含量均低于 300mg/L。

3. 新型隐球菌脑膜炎

二者临床表现及脑脊液常规生化改变极为相似，但新型隐球菌脑膜炎起病更为缓慢，脑压增高显著、头痛剧烈，可有视力障碍，而颅神经一般不受侵害，症状可暂行缓解。脑脊液涂片墨汁染色找到隐球菌孢子，或沙氏培养生长新型隐球菌即可确诊。

（三）根据病理改变，结核性脑膜炎可以分为 4 型

1. 浆液型

其特点是浆液渗出物只限于颅底，脑膜刺激征及脑神经障碍不明显，脑脊液改变轻微。此型属早期病例。

2. 脑底脑膜炎型

炎性病变主要位于脑底。但浆液纤维蛋白性渗出物可较弥散。其临床特点是明显的脑膜刺激征及颅神经障碍，有不同程度的脑压增高及脑积水症状。但无脑实质局灶性症状，脑脊液呈典型的结核性脑膜炎改变。此型临床上最为常见。

3. 脑膜脑炎型

炎症病变从脑膜蔓延到脑实质。可见脑实质炎性充血，多数可见点状出血、少数呈弥散性或大片状出血；有闭塞性脉管炎时，可见脑软化及坏死。

部分病例可见单发或多发结核瘤，可引起局灶性症状。除脑膜刺激征、颅神经受损及脑实质损害症状不相平行。本型以 3 岁以下小儿多见，远较前两型严重，病程长、迁延反复，预后恶劣，常留有严重后遗症。

4. 结核性脊髓软硬脑膜炎型（脊髓型）

炎性病变蔓延到脊髓膜及脊髓，除脑和脑膜症状外，有脊髓及其神经根的损害症状。此型多见于年长儿，病程长、恢复慢，如未合并脑积水，病死率不高。但常遗留截瘫等后遗症。

四、治疗

（一）治疗原则

早期、足量、全程联合应用抗结核药是治疗成功的关键，在症状体征消失后仍应维持用药 1 年半至 2 年。

（二）治疗计划

1. 一般治疗

早期病例即应住院治疗,卧床休息,供应营养丰富的含高维生素(A、D、C)和高蛋白食物,昏迷者鼻饲,如能吞咽,可试着喂食。病室要定时通风和消毒,保持室内空气新鲜,采光良好。要注意眼鼻、口腔护理,定时翻身,防止压疮和肺部坠积淤血的发生。

2. 抗结核治疗

抗结核药物宜选择渗透力强、脑脊液浓度高的杀菌剂,治疗过程中要观察毒副作用,尽可能避免毒副作用相同的药物联用。

3. 肾上腺皮质激素的应用

肾上腺皮质激素能抑制炎性反应,有抗纤维组织形成的作用;能减轻动脉内膜炎,从而迅速减轻中毒症状及脑膜刺激征;能降低脑压,减轻脑水肿、防止椎管的阻塞。为抗结核药物的有效辅助治疗。一般早期应用效果较好。可选用泼尼松每日 1~2mg/kg 口服,疗程 6~12 周,病情好转后 4~6 周开始逐渐减量停药。或用地塞米松每日 0.25~1mg/kg 分次静脉注射。急性期可用氢化可的松每日 5~10mg/kg 静点,3~5d 后改为泼尼松口服。

4. 对症治疗

(1)脑压增高:①20% 甘露醇:5~10mL/kg 快速静脉注射,必要时 4~6h1 次,50% 葡萄糖 2~4mL/kg 静脉注射,与甘露醇交替使用;②乙酰唑胺:每日 20~40mg/kg,分 2~3 次服用 3d、停 4d。必要时(有严重脑积水颅内压增高者患者)做脑室－腹腔分流术引流,每日不超过 200mL,持续 2~3 周。

(2)高热、惊厥:会消耗大量的氧,使脑组织缺氧更加严重而加剧脑水肿,增加颅内压。因此,有效地降温和止痉(如人工冬眠),对降颅内压也很重要。硫酸镁能镇静和降压,用 10% 硫酸镁 10mL 静脉缓注或 25% 硫酸镁 10mL 肌内注射,或 30% 硫酸镁 100mL 灌肠均可。

(3)呕吐、入量不足、脑性低钠血症时,应补足所需的水分和钠盐。

5. 鞘内用药

对晚期严重病例,脑压高、脑积水严重、椎管有阻塞,以及脑脊液糖持续降低或蛋白持续增高者,可考虑应用鞘内注射,注药前,宜放出与药等量的脑脊液。常用药物为地塞米松,2 岁以下 0.25~0.5mg/次,2 岁以上 0.5~5mg/次,用盐水稀释成 5mL。缓慢鞘内注射,隔日 1 次,病情好转后每周 1 次,7~14 次为 1 疗程。不宜久用。异烟肼能较好地渗透到脑脊液中达到有效浓度,一般不必用作鞘内注射,对严重的晚期病例仍可采用,每次 25~50mg,隔日 1 次,疗程 7~14 次,好转后停用。

（三）治疗方案的选择

1. 异烟肼(INH)

分子量小,渗透力强,能通过各种生物膜,能自由通过正常和炎性的血脑屏障,为全杀菌药。INH 的杀菌作用和防止耐药性的作用最强,且是治疗结核性的首选药和必选药。经研究证明,结核性脑膜炎时 INH 的最佳剂量为 15mg/(kg·d)。INH 口服吸收良好,呕吐或昏迷患者可静脉应用。剂量超过 300mg/d 时应合用维生素 B_{12} 预防末梢神经炎的发生。

2. 链霉素(SM)

只能部分通过炎性的血脑屏障,结核性脑膜炎时 CSF 中的 SM 浓度仅为血浓度的 20%,为半杀菌药,作用快,对急性结核性脑膜炎效果较好。用量 0.75~1.0g,总量 120~150g。

3.利福平(RFP)

利福平为全杀菌药,杀菌力仅次于 INH,不易通过正常的血脑屏障,只能部分通过炎性的血脑屏障。CSF 中的 FP 浓度为血浓度的 10% ~20%。当脑膜炎好转或消失时,通过血脑屏障的比例可能缩小,但对于一定耐药程度,倾向于使用 RFP。

4.吡嗪酰胺(PZA)

吡嗪酰胺为半杀菌药,能自由通过正常和炎性的血脑屏障,结核脑膜炎性 CSF 中 PZA 的浓度与血中浓度相似。一般主张结核性脑膜炎早期同时使用 SM 与 PZA,这样等于一个全杀菌药,能提高杀菌作用,疗效更佳。

5.乙胺丁醇(EMB)

乙胺丁醇为抑菌药,15mg/kg 有抑菌作用,25mg/kg 有杀菌作用,能部分通过炎性血脑屏障。结核性脑膜炎时 CSF 中 EMB 的浓度为血浓度的 10% ~50%。在结核性脑膜炎化疗方案中,四联以上的方案采用 EMB,若 SM 有毒副作用或耐药时,可用 EMB 替代 SM,在巩固期方案中也可使用 EMB。

6.对氨水杨酸(PAS)

不易通过血脑屏障,也为抑菌药,抑菌作用相当于 EMB,能延缓其他抗结核药物的耐受,可减少 INH 的乙酰化,提高 INH 的有效浓度,对治疗结核只起配合作用,往往由 EMB 取代。

结核性脑膜炎化疗方案的组成,应以 HRSZ 为基础药物。根据病情,一般结核性脑膜炎可用4HRSZ/14HRZ 方案;重症结核性脑膜炎、结核性脑膜炎合并脑外结核,尤其是全身血行结核者可用6HRSZE/18HRZ 方案。强化期可延长为 4 ~6 个月。

五、预后评估

本病预后好坏主要决定于治疗的早晚及其神志状态,有神志障碍者,病死率明显升高。另外,幼儿死亡率亦较高。

六、出院随访

(1)出院时带药基本同住院用药。

(2)检查项目与周期每月 1 次血常规检查,半年左右复查头颅 CT 或 MR。

(3)定期门诊检查与取药每月门诊复查 1 次。

(4)应当注意的问题是,加强锻炼,增强体质,保持乐观,劳逸适度,使正气旺盛,减少发病。积极治疗原发结核,彻底清除结核病灶,防止继发感染。预防接种卡介苗,不但能预防肺结核等的发生,而且在新生儿时期接种卡介苗,可使结核性脑膜炎的发病率明显降低。

对于已患结核性脑膜炎的患者,应住院治疗,住院时间不少于 3 ~6 个月。本病是消耗性疾病,在治疗期间应注意休息,增加营养,多进食高蛋白、高维生素、易消化的食物。当然,应该提醒的是:对本病的治疗切不可半途而废,不能以症状和体征的改善甚至消失作为终止治疗的依据。

(梁菊萍)

第六节 化脓性脑膜炎

一、概述

化脓性脑膜炎是由脑膜炎双球菌、肺炎双球菌、流行性感冒嗜血杆菌 B 型、金黄色葡萄球菌、链球菌、大肠埃希菌等引起的较严重的颅内感染。脑膜炎双球菌最常侵犯儿童，又称为流行性脑脊髓膜炎，简称流脑。肺炎球菌脑膜炎呈散发，多见于冬春季，以 2 岁以下婴儿及老年患者为多，但成人亦不少见，本病常继发于肺炎、中耳炎、乳突炎等疾病，少数患者继发于颅脑外伤或脑外科手术后，约 20% 的病例无原发病灶可寻。由金黄色葡萄球菌引起的化脓性脑膜炎，发病率低于脑膜炎球菌、肺炎球菌和流感杆菌所致的脑膜炎。在各种化脓性脑膜炎中仅占 1%～2%，较多见于新生儿，常于产后 2 周以后发病。糖尿病等患者当免疫力低下时亦易发生。主要有金黄色葡萄球菌引起，偶见为表皮葡萄球菌。脑脓肿穿破引起者，除葡萄球菌外，常有厌氧菌混合感染。各季节均有发病，但以 7、8、9 月比较多见。大肠埃希菌是新生儿脑膜炎最常见的致病菌。

二、诊断步骤

（一）病史采集

1. 肺炎球菌脑膜炎

（1）流行病学特点：散发性，多见于冬春季，以 2 岁以下婴儿及老年患者为多。

（2）临床表现：本病起病急，有高热、头痛、呕吐。约 85% 发生意识障碍，表现为谵妄、昏睡、昏迷等。脑神经损害约占 50%，主要累及动眼和面神经，滑车及展神经亦可累及。皮肤淤点极少见。颅内高压症及脑膜刺激征与其他化脓性脑膜炎相似。多次发作（数次至数十次）的复发性脑膜炎是本病特征之一，绝大多数由肺炎球菌引起，发作间期为数月或数年。

2. 金黄色葡萄球菌脑膜炎

（1）流行病学特点：较多见于新生儿，常于产后 2 周以后发病。糖尿病等患者当免疫力低下时亦易发生。各季节均有发病，但以 7、8、9 月比较多见。

（2）临床表现：一般呈急性起病，除由邻近病灶侵犯者表现局部症状外，多有明显全身感染中毒症状，高热，一般体温 39℃ 以上，呈弛张热，可伴畏寒、寒战、关节痛、肝脾大，甚至出现感染性休克。神经系统症状以头痛最为突出，常伴呕吐、颈背痛、畏光、眩晕。也可出现意识障碍及精神异常。早期患者激动不安、谵妄，以后发展为表情淡漠、意识模糊、昏睡，以致昏迷。也可出现局灶或全身抽搐。可出现偏瘫、单瘫、失语、一侧或双侧病理征。也可出现复视、眼睑下垂，面肌瘫痪等脑神经受损症状。严重者脑疝形成，常可见皮疹如荨麻疹和淤点，偶可见猩红热样皮疹和全身性小脓疱疹。

（二）体格检查

（1）脑膜刺激征往往是患者的突出体征。患者常表现为颈抵抗、凯尔尼格征及布鲁津斯基征（Brudzinski's sign）阳性。

（2）患者可有脑实质受损的表现。患者定向力、记忆力等下降，严重者意识模糊、昏睡以至昏迷。精神异常的现象也较常见，可出现精神错乱、谵妄。患者也可表现为失语、偏瘫、腱反射亢进及病理征阳性。另外可有颅神经损害的表现,以眼球运动障碍多见,如眼睑下垂、眼外肌麻痹、斜视、复视,另可有面神经瘫痪、听力下降等。颅内压明显增高者可导致脑疝。

(三)辅助检查

1.血常规

急性期血液中白细胞数增高,中性粒细胞占95%以上。

2.头颅 CT、MR 检查

在疾病早期大多正常,有神经系统并发症时可见脑室扩大、脑沟增宽、脑肿胀、脑室移位等异常表现。

3.脑脊液检查

压力增高,外观自微混、毛玻璃样发展至凝成奶糕样混浊,细胞数增多,以中性粒细胞为主。蛋白含量一般较高,糖和氯化物含量均降低,晚期病例有蛋白细胞分离现象,乃椎管阻塞所致,此时宜作小脑延髓池穿刺,引流的脑脊液中可见大量脓细胞。

4.细菌学检查

皮肤淤点和脑脊液沉淀涂片检查有革兰阳性球菌发现;血及脑脊液细菌培养加药敏试验可发现病原及指导治疗。

三、诊断及鉴别诊断

(一)诊断

凡继肺炎、中耳炎、鼻窦炎及颅脑外伤后,出现高热不退、神志改变、颅内高压及脑膜刺激征者,应考虑肺炎球菌脑膜炎的可能,及早检查脑脊液以明确诊断。在冬春季节发生的脑膜炎,无以上诱因而皮肤没有淤点者,也应考虑本病的可能。化脓性脑膜炎患者,如发现身体其他部位有局限性化脓灶,脑脊液沉淀涂片检查可找到多量簇状排列的革兰阳性球菌,则葡萄球菌脑膜炎的诊断可基本成立,脑脊液培养得到葡萄球菌可进一步与其他化脓性脑膜炎鉴别。

(二)鉴别诊断

1.其他化脓性脑膜炎

脑膜炎球菌脑膜炎多有特征性的皮疹;葡萄球菌性脑膜炎大多发现在葡萄球菌败血症病程中;革兰阴性杆菌脑膜炎易发生于颅脑手术后;流感杆菌脑膜炎多发生于婴幼儿;绿脓杆菌脑膜炎常继发于腰穿、麻醉、造影或手术后。

2.流行性乙型脑炎

患者以儿童为主,流行季节为7~8月份。表现为突起高热、惊厥、昏迷,但无皮肤淤点、淤斑。脑脊液清亮,细胞数不超过 $100 \times 10^6/L$,以淋巴细胞为主。但早期中性粒细胞稍多于淋巴细胞,脑脊液糖量正常或偏高。血液补体结合试验有诊断价值;血液中特异性 IgG 抗体阳性亦可确诊。

3.病毒性脑膜炎

临床表现相似,但病情较轻。脑脊液压力正常或略高,外观澄清或微浑,细胞数大多为 $(5~30) \times 10^6/L$,分类淋巴细胞占优势(早期可有中性粒细胞增多),蛋白量正常或略高,糖和氯化物含量正常。细菌及真菌涂片检查阴性。脑脊液乳酸脱氢酶活性、溶菌酶活性在细菌性脑膜炎时增高,且不受抗菌药物治疗的影响,而在病毒性脑膜炎时则为正常,故有助于二者的鉴别。

4. 结核性脑膜炎

此病也有发热、头痛、恶心、呕吐,检查有脑膜刺激征,在临床上易与化脓性脑膜炎相混淆,需注意鉴别。但患者还有结核杆菌感染的一般指标,如血沉加快、PPD 试验阳性等。脑脊液压力高,细胞数轻至中度增加[(5~50)×10^6/L]、蛋白轻至中度增加,糖和氯化物降低。发现结核菌有确诊价值。

四、治疗对策

(一)治疗原则

化脓性脑膜炎的治疗原则为抗菌治疗、抗脑水肿、降低颅内压以及一般对症和支持治疗。金黄色葡萄球菌脑膜炎的病死率甚高,可达 50% 以上,应立即采用积极的抗菌治疗。应用原则为早期、足量、长疗程,且选用对金葡菌敏感,易透过血脑屏障的杀菌药。以及抗脑水肿、降低颅内压及一般对症和支持治疗。葡萄球菌脑膜炎容易复发。故疗程宜较长,体温正常后继续用药 2 周,或脑脊液正常后继续用药 1 周,疗程常在 3 周以上。

(二)治疗计划

1. 抗生素应用

早期治疗可减轻病情,减少并发症和降低病死率。

(1)肺炎球菌脑膜炎

1)青霉素 G:为首选药物,剂量宜大,成人每天 2000 万 U,小儿为 20 万~40 万 U/kg,分次静脉滴注。待症状好转、脑脊液接近正常后,成人量可改为 800 万 U/d,持续用药至体温和脑脊液正常为止,疗程不应少于 2 周。青霉素 G 鞘内给药,可能导致惊厥、发热、蛛网膜下隙粘连、脊髓炎及神经根炎等不良反应,故不宜采用。

2)其他抗生素:若对青霉素过敏,可选用头孢菌素,常选用头孢噻肟或头孢曲松。前者 6~10g/d,后者 2~4g/d。这两种药脑脊液浓度高,抗菌活力强。也可选用头孢唑肟,6~10g/d。对青霉素过敏中,有 10%~20% 可对头孢菌素发生交叉过敏,用药中应注意观察。其他可供选择的药物有红霉素 1.6~2.0g/d,静脉滴注;氯霉素 1.5~2.0g/d,静脉滴注。

(2)金黄色葡萄球菌脑膜炎

1)苯唑西林:成人每日 6~12g,儿童每日 150~200mg/kg,静脉滴注,同时口服丙磺舒,若对青霉素过敏或治疗效果不好,可改用万古霉素,头孢他啶或头孢曲松等,亦可选用磷霉素或利福平。

2)其他抗生素:万古霉素每日 2g,儿童每日 50mg/kg,分次静脉滴注。利福平的成人剂量为 600mg/d,儿童为 15mg/(kg·d),分 2 次口服,用药期间定期监测肝肾功能。万古霉素与利福平联合应用可提高疗效。磷霉素的毒性小,成人剂量为 16g/d,分 2 次静脉滴注。治疗期间最好配合庆大霉素鞘内注射,庆大霉素鞘内注射每次 5000~10000U(5~10mg),儿童每次 1000~2000U(1~2mg)。

2. 一般治疗

颅高压者应卧床休息。可给予高营养、易消化的流质或半流质饮食。若不能进食则需鼻饲,注意供给足够能量。适当吸氧,保持呼吸道通畅,防止压疮、肺部和泌尿道感染等并发症。

3. 对症治疗

(1)发热:发热时用冰敷、冰毯、酒精擦浴等物理降温,必要时用药物乙酰水杨酸(阿司匹林)或亚冬眠疗法降温。

（2）惊厥、精神异常：如有惊厥或精神异常应首选地西泮，10～20mg 肌内注射或缓慢静脉推注；也可应用氯硝西泮、硝基西泮。

（3）脑水肿：颅内压增高者，须脱水治疗，除严格控制液体入量外，主要应用 20% 甘露醇 125～250mL，q12h～q8h，静脉滴注；呋塞米 20～40mg，q12h～q8h，静脉推注。细菌被抗菌药物杀死及溶解后，常引起脑膜炎症状暂时加重，可用地塞米松 10～15mg/d，一般 2～3d 可抑制炎症反应，减轻脑水肿，降低颅内压。有条件者可适量应用 20% 清蛋白 50mL，静脉滴注。若有肾功能减退者，可选用甘油果糖注射液以减轻肾功能损害。

（4）呼吸衰竭：主要用呼吸兴奋剂如洛贝林、尼可刹米、哌甲酯等，也可用东莨菪碱、山莨菪碱等，必要时气管插管、气管切开接呼吸机辅助呼吸。

五、病程观察及处理

（一）病情观察

注意观察重症患者生命体征，神经系统症状的变化。控制出入液量的平衡，防止电解质紊乱。定期复查，了解肝肾功能情况。定期复查腰椎穿刺、检查脑脊液，评估疗效。

（二）疗效判断与处理

患者的意识障碍加重和（或）神经系统损害的体征增多，提示病情恶化，需加强降颅压、抗生素及支持等治疗。相反，如上述症状有改善，则提示病情控制理想，可酌情逐步减少降颅压等治疗。

六、预后评估

本病虽病情较重，但接受及时、合理治疗后，大多数病例经数周或数月后恢复健康。少数病例遗有偏瘫、精神异常、智能低下、癫痫等。有意识障碍表现为昏迷的患者可导致死亡。

七、出院随访

（1）出院时带药：当患者生命体征正常，脑脊液检查也正常的情况下，可考虑出院。带药主要针对有助于神经系统损害康复的药物，如吡拉西坦、B 族维生素、脑活素等。

（2）检查项目与周期：根据病情严重程度每 1～3 个月复查血常规、肝功能、脑电图等。

（3）定期门诊检查与取药。

（4）应当注意的问题。

（梁菊萍）

第八章 脑部发作性疾病

第一节 癫痫

癫痫(epilepsy)是一种脑部疾患,特点是持续存在能产生癫痫发作的易感性,并出现相应的神经生物学、认知、心理学及社会等方面的后果。诊断癫痫至少需要一次癫痫发作。

一、病因

癫痫的病因十分复杂,临床上按照病因可分为如下。

(一)特发性癫痫

特发性癫痫与遗传因素有较密切的关系,脑部无可以解释症状的结构变化或代谢异常,常在某一特殊年龄阶段起病,具有特征性临床及脑电图表现,有较明确的诊断标准。并非临床上找不到原因就是特发性癫痫。

(二)症状性癫痫及癫痫综合征

症状性癫痫及癫痫综合征是各种明确或可能的中枢神经系统病变所致,如脑炎、脑膜炎、脑脓肿、炎性肉芽肿等中枢神经系统感染性疾病,以及颅内肿瘤、颅脑外伤、脑血管病、脑发育异常、脑萎缩等。

(三)状态关联性癫痫发作

这类癫痫发作与特殊状态有关,如高热、缺氧、内分泌改变、电解质失调、药物过量、长期饮酒戒断、睡眠剥夺等,这类发作一旦去除有关状态即不再发作。

(四)隐源性癫痫

临床表现提示为症状性癫痫,但未找到明确病因,也可能在特殊年龄阶段起病,但无特定的临床和脑电图特征。

二、病理

特发性癫痫脑部无明显结构变化,而症状性癫痫病理改变则视其原发疾病的不同而各异。在症状性癫痫和实验动物癫痫模型病灶中,其中心部位有神经元坏死、缺失,而邻近部位神经元群结构紊乱,胶质增生,并可有血供障碍。受损神经元的树突缩短,其分支和棘突减少。

三、诊断

(一)临床表现

每一位癫痫患者可只有一种发作类型或可有一种以上的发作类型。痫性发作为临床表现,有一种或数种发作类型而且反复发作者即为癫痫症。痫性发作的国际分类如下。

1. 部分性发作

部分性发作系指痫性发作起始的异常放电仅限于一侧大脑半球的局部。再根据其发作过程是否伴有意识障碍及进一步扩展为继发性全身性发作,可分为如下。

(1)单纯部分性发作:不伴意识障碍。痫性发作的起始症状提示病灶在对侧脑部皮质的相应区域。可再分为以下亚型。

1)部分性运动性发作:表现为局部肢体的重复抽动,多见于一侧口角、眼睑、手指或足趾、或一侧面部、或一个肢体的抽动。部分性运动性发作后遗留短暂的局部肢体无力以至于瘫痪,称为 Todd 瘫痪。

2)杰克逊(Jackson)发作:发作自一处开始,后按大脑皮质运动区的分布缓慢地移动,例如自一侧拇指沿手指、腕部、肘、肩部扩展,不应扩展至全身。

3)扭转发作:双眼及头部向一侧偏斜,接着躯干亦向一侧扭转。

4)体感性发作:表现为一侧或双侧肢体的针刺感、麻木感、触电感或肢体的本体感觉异常。

5)特殊感觉发作:其中包括视觉性发作(简单的或较复杂的幻觉)、听觉性发作(幻听)、嗅觉性发作(幻嗅)、味觉性发作(幻味)及眩晕发作。

6)自主神经发作:如上腹疼痛、胃气上升、呕吐、多汗、苍白、潮红、竖毛、瞳孔扩大、尿失禁等。

7)精神性发作:包括有各种遗忘症(如似曾相识症、旧事如新症、快速回忆往事)、识别障碍(如梦样状态、不真实感、人格解体)、情感异常(发作性抑郁、欣快、恐惧等)、错觉(视物变大或变小)及结构性幻觉等发作。

(2)复杂部分性发作:发作中伴不同程度的意识障碍,有 3 种表现。①自动症:患者呈部分性或完全性对环境接触不良,做出一些表面上似有目的的动作,如搓手、抚面、解扣、脱衣或吸吮、咀嚼、舔唇,甚至游走、奔跑等,发作后有遗忘。②上述单纯部分性发作的同时,伴有不同程度的意识障碍。③仅有发作性意识障碍,但无其他症状。

(3)部分性发作继发为全身性发作:①单纯部分性发作继发;②复杂部分性发作继发。

2.全身性发作

痫性发作起始的异常放电为双侧大脑半球同时受累,意识障碍是最早的表现。

(1)失神发作:表现为突然发生和突然停止的意识丧失,一般仅持续 2~15s,发作时患者停止原来的活动,呼之不应,不倒地,双眼瞪视前方,手持物落地,可伴有眼睑、口角和上肢的 3 次/秒颤抖或简单的自动症,每日可发作数次至数百次,事后立即清醒,可继续原来的动作,对发作无记忆。发作时,EEG 呈双侧对称 3 周/秒棘 - 慢或多棘 - 慢波,背景波形正常。

(2)不典型失神发作:意识障碍的发生和停止均较典型失神发作缓慢,而肌张力改变较明显,常见于 Lennox - Gastaut 综合征。EEG 呈慢而不规则的棘 - 慢波或尖 - 慢波,背景活动正常,持续时间常超过 30s。

(3)肌阵挛发作:突然、短暂、快速的肌收缩,可局限于面部、躯干、肢体的单块肌肉或肌群,也可遍及全身。可仅单个发生,但常见的为快速重复多次发作。一般不伴有意识障碍。

(4)强直性发作:为全身强烈的强直性痉挛,无阵挛。肢体直伸,头、眼偏向一侧,躯干呈角弓反张。伴短暂意识障碍、呼吸暂停、瞳孔扩大、颜面苍白、发绀等。

(5)阵挛性发作:为全身重复性阵挛发作,无强直。

(6)全身强直 - 阵挛性发作:过去称之为大发作,以意识丧失和全身抽搐为特征。半数患者可有各种先兆。发作分为以下 3 期。

1）强直期：全身骨骼肌呈强直性持续性收缩，上睑上牵、眼球上翻、喉部痉挛发出尖叫声、四肢伸直、颈及躯干反张、瞳孔散大、对光反应消失。起初皮肤和结膜充血，血压升高，继之呼吸肌强直收缩，呼吸暂停而全身缺氧，面唇和肢体发绀。此期历时 10～30s 后，肢端出现微细的震颤。

2）阵挛期：肢端震颤幅度增大并延及全身，成为间歇的痉挛即进入阵挛期。阵挛频率逐渐减慢，最后在一次强烈痉挛后，抽搐突然停止。此期一般持续 1～3min，少有超过 5min。此期内可有大小便失禁，口吐泡沫。

3）惊厥后期：阵挛期后，患者仍昏迷不醒，继而昏睡，历时十多分钟至数小时不等，醒后自觉头痛、全身肌肉酸痛、疲乏，对发作过程无记忆。

全身强直－阵挛性发作若在短期内频繁而持续地出现，形成一种固定而持久的状态，发作间歇期意识不完全恢复，或一次癫痫发作持续 30min 以上，称之癫痫持续状态，常伴高热、脱水及酸中毒。

（7）失张力性发作：部分肌群或全身肌肉的肌张力突然降低，以致头下垂、肢体下垂或跌倒。

3. 不能分类的发作

不能分类的发作包括一些资料不足、难以分类的发作（如婴儿的多种发作多属此类）。

4. 常见的癫痫综合征

（1）婴儿痉挛症（West 综合征）：是婴幼儿时期一种特有的癫痫，多在出生后一年内发病，3～8 个月为发病高峰。男∶女为 2∶1。典型的发作表现为快速点头样痉挛，双上肢外展，下肢和躯干屈曲。偶可表现为伸展性肌痉挛或二者合并存在。

本病可分为原发性与继发性婴儿痉挛症两类，以后者多见。可由脑炎、产伤、脑外伤、宫内感染和缺氧等多种病因引起，故预后不佳，约 90% 的患儿有精神运动发育落后。脑电图呈特征性高峰节律失常。

（2）Lennox－Gastaut 综合征：又称小发作变异型。它是由多种病因引起的综合征，如各种脑病、中枢神经系统感染、脑外伤、代谢变性病等，发作形式多样，有失张力性发作、肌阵挛性发作、不典型失神发作、全身强直－阵挛发作或数种形式混合存在。发作次数频繁，较难控制，预后不良，多有智能障碍。脑电图呈不同步的非典型 2～2.5 次/秒的棘－慢波，双侧不对称。

（3）良性儿童中央－颞区棘波癫痫：或称良性儿童局限性癫痫，或良性中央区癫痫，占儿童癫痫的 15%～20%，好发于 3～13 岁（9～10 岁为发病高峰），在 15 岁以后发作自行停止。多数在夜间入睡后前 2h 或清晨睡眠的最后 1h（或刚醒时）发作；白天很少发作。发作稀疏。发作时表现为一侧口角及一侧面部抽搐或强直，伴言语困难，抽搐可累及同侧上下肢，历时短暂，意识保持清楚，但可发展为全身性发作。脑电图可见一侧或两侧中央区高波幅棘波。

（4）良性儿童枕叶癫痫：儿童期发病（平均发病年龄为 6 岁）多数在 19 岁自行停止发作，常有癫痫家族史，表现为发作性视觉症状如黑矇、闪光、视幻觉、错觉、视物变小等，历时短暂。有的在发作后出现头痛或自动症或一侧阵挛性抽搐。脑电图：在闭目时出现一侧或两侧枕区或颞区阵发性高波幅棘－慢波或尖波，睁眼时消失。

（二）实验室检查

对于特发性癫痫，一般实验室检查多无异常；而症状性癫痫则视其原发疾病的不同而各异。

(三)辅助检查

1. 脑电图检查

脑电图检查对癫痫的诊断及分型具有十分重要的意义。脑电图记录可以发现棘波、尖波、棘-慢综合波及爆发活动等癫痫样波。但是常规脑电图检查由于记录时间短,阳性率较低,必须结合多种诱发试验、特殊的电极(如蝶骨电极、皮质电极、深部电极等),以及各种新的监测技术,如24h磁带记录脑电图、有线电视录像等监测可使脑电图的阳性率达90%以上。

2. 电子计算机断层扫描(CT)及磁共振成像(MRI)

对癫痫的诊断无特殊意义,但对发现癫痫的病因有较大意义,如可发现颅内占位性病变、脑血管疾病(包括血管畸形)、脑穿通畸形、皮质异位、结节性硬化等疾病。

3. 单光子发射计算机断层扫描(SPECT)

能测定脑局部血流,间接反映脑代谢。在癫痫发作期,癫痫灶局部血流灌注明显增加,而在发作间期,癫痫灶局部血流灌注降低。故在癫痫灶定位阳性率方面,SPECT较脑电图、CT、MRI为高。

4. 正电子断层扫描(PET)

癫痫发作间歇期,癫痫灶有局部代谢率降低,而发作期则增高。分辨率优于SPECT,对海马硬化敏感性可高达100%。

(四)诊断要点

传统观念主张将癫痫的诊断分为三步:首先明确是否为癫痫,在明确是癫痫的情况下,继续分清是原发性或是症状性癫痫,最后明确癫痫的病因。根据国际抗癫痫联盟提出的癫痫国际诊断新方案,将癫痫的诊断分为五步:首先对发作现象进行标准化的术语描述→根据发作现象的标准化描述对发作现象进行分类→根据分类和伴随症状判断是否是特殊的癫痫综合征→进一步寻找患者可能的病因→按世界卫生组织制订的《国际损伤、功能和残障》分类标准评定患者残损程度。传统的诊断方法过于简单,新的诊断步骤有待进一步完善和发展,将二者结合起来用于临床更有利于癫痫的诊断与治疗。

1. 首先确定是否为癫痫

(1)有无癫痫的两个主要特征,即癫痫的临床发作和脑电图上的痫样放电。详尽、完善、准确的病史是诊断癫痫的主要依据,包括首发症状,发作时的姿态、面色,有无意识障碍、倒地、跌伤,有无肢体抽搐及其发作顺序,有无大小便失禁、舌咬伤等。同时脑电图检查对癫痫的诊断具有十分重要的意义,结合多种诱发方法以及特殊电极,至少80%的癫痫患者可发现脑电图异常,如果采用视频脑电图,则更有利于提高癫痫诊断正确率;脑电图的检查还有助于痫性发作的分类,如全面强直性阵挛发作的典型EEG为双侧对称的尖-慢波、棘-慢波,肌阵挛发作典型改变为多棘波、多棘-慢波,失神发作主要表现为每秒3Hz的棘-慢波等;另外,脑电图检查有助于确定致痫灶。

但必须强调的是,只有脑电图上的痫样放电而无临床发作者不能诊断为癫痫,因为部分正常人及非痫性发作的患者如偏头痛也可能有脑电图上的痫样放电。

(2)发作是否具有癫痫的共性和个性,癫痫发作的共性与不同发作类型的个性共同组成了癫痫最为重要的诊断依据。共性是指所有癫痫发作都有的共同特征,即发作性、短暂性、重复性、刻板性。

发作性指癫痫突发发生,突然停止;短暂性指患者发作持续时间都非常短,数秒钟或数分钟,很少超过10min;重复性指癫痫都有反复多次发作;刻板性指患者的临床表现及每次发作的症状相对一致。个性,即不同类型癫痫所具有的特征。这是癫痫的一种类型区别于另一种类型的主要依据。

如全身强直－阵挛发作的特征是意识丧失、全身抽搐,如仅有全身抽搐而无意识丧失则考虑为假性发作或低钙性抽搐;失神发作的特征是突然发生、突然终止的意识丧失,一般不出现跌倒,如意识丧失时伴有跌倒,则昏厥的可能性比失神发作的可能性大;自动症的特征是意识模糊,看似有目的、实际无目的的异常行为,如发作后能复述发作的细节也不支持癫痫自动症的诊断。

当患者的发作具备了癫痫的共性和不同类型发作的特征时,需进行脑电图检查以寻找诊断的佐证,另外尚需排除其他非痫性发作性疾病。

2. 明确癫痫发作的类型或癫痫综合征

在明确癫痫诊断后还需仔细区别癫痫发作的类型及明确是否是癫痫综合征。

癫痫发作类型是一种由独特的病理生理机制和解剖基础所决定的发作性事件,是一个具有病因、治疗和预后含义的诊断。

不同类型的癫痫需用不同的方法进行治疗,发作类型诊断错误,可能导致药物治疗失败。如将自动症诊断为失神发作选用卡马西平治疗就可能加重病情。癫痫综合征则是由一组体征和症状组成的特定癫痫现象,它所涉及的不仅仅是发作类型,还包括其特殊的病因、病理预后、转归,选药上也与其他癫痫不同,需仔细鉴别。

3. 明确癫痫的病因

明确了诊断,还需确定癫痫的病因。癫痫都是有病因的,由于对癫痫认识的局限性,有些病因为我们所知,有些则在研究探讨之中。特发性癫痫的病因目前尚不清楚,但临床上更倾向于由基因突变和某些先天因素所致,有明显的遗传倾向。继发性癫痫的病因很多,且与年龄有着很大的关联性。

为进一步探讨癫痫病因的性质,可以从以下几个方面入手。

(1)详细的病史,包括出生史、生长发育史、热性惊厥史、家族史、发作史、其他病史等,可对病因及性质提供依据。

(2)全面的体检,特别重视神经系统的检查,原发性癫痫常无阳性体征,而继发性癫痫可出现阳性体征。

(3)辅助检查,如EEG、头颅CT、磁共振及功能影像学检查等。

(4)其他实验室检查,如血液学检查、尿常规及遗传代谢病的筛查、脑脊液检查等。

(五)鉴别诊断

近年来国际上许多学者提出痫性发作与非痫性发作的概念,所谓非痫性发作是指不伴有脑电图痫样放电的阵发性临床发作;而癫痫的鉴别诊断实际上是痫性发作与非痫性发作的鉴别。

1. 神经症性发作

神经症性发作又称癔症,假性发作。

2. TIA

一般表现为神经功能的缺失症状,症状迅速达到高峰,然后逐渐缓解。失语性发作,短暂全面性遗忘(TGA)与复杂部分性发作,尤其需鉴别抖动型TIA与局灶性癫痫发作。

3. 偏头痛

发作前多有闪光、暗点等视觉先兆,发作期持续时间长,可达数天。多无意识障碍,肢体抽搐,EEG 有助于鉴别。

4. 昏厥

昏厥为各种原因引起的脑血流灌注不足而发生的一种短暂而突发的意识丧失,多有精神紧张、焦虑、疼痛等诱因,体位多为站立或坐位,发作前常有先兆,如头晕、双眼发黑、心悸等,发作时常伴大量冷汗、面色苍白,两眼微睁或闭着,一般无肢体抽搐,数秒及数分钟清醒,醒后不能回忆,感全身酸软,嗜睡。发作时 EEG 为非特异性慢波,发作间期 EEG 多正常,可有慢波。

5. 发作性睡病

发作性睡病多见于青少年,临床特点为发作性睡眠(不分时间、场合的不可抗拒的睡眠),猝倒症(常为情感因素诱导的猝倒,为肌张力丧失所致,意识常保存),睡眠麻痹(入睡前幻觉),EEG 监测正常。

6. 梦游症(睡行症)

梦游症最常见于学龄前儿童,临床表现为睡眠中突然起床,下地走动,意识处于朦胧状态,可有一些较复杂的动作,持续时间较长,对外界无反应,或答非所问,事后不能回忆。EEG 监测正常。

7. 夜惊(睡惊症)

夜惊常见于学龄前儿童,为睡眠中突然出现的一种惊恐症状,表现为深睡中突然坐起尖叫、哭喊,表现惊恐,常伴自主神经症状,意识呈朦胧状态,事后不能回忆,睡眠 EEG 监测无痫样放电。

8. 屏气发作

5 岁以内发病,尤以 6 ~ 18 个月多见,多在清醒时发作,病前常有疼痛及惊吓或发怒等精神因素,继而出现呼吸暂停,面色青紫或苍白;先发绀后惊厥,角弓反张较常见,少部分患儿伴意识丧失及全身强直,甚至肢体抽动。可有尿失禁。一般发作不超过 1min。EEG 监测正常。

9. 情感性交叉腿发作

情感性交叉腿发作常见于 1 ~ 3 岁的女性患儿,发作时双大腿交叉夹紧,伴有摩擦动作,面部涨红,双眼凝视,但意识始终清楚。一般 1 ~ 2min 可缓解,可被外界强行制止。与癫痫的鉴别是发作时意识清楚,转移注意力可终止发作,脑电图正常。

10. 非痫性强直发作

非痫性强直发作常见于婴儿期,清醒期发病,发作多局限在眼、嘴及头颈部,表现为凝视、咬牙、头颈部伸缩及左右摆动,无意识丧失。

四、癫痫的治疗

(一)癫痫治疗的目标

完全控制癫痫发作,提高患者生活质量。

(二)病因治疗

有明确病因的癫痫,应针对病因进行治疗。如对脑寄生虫病所引起的癫痫,应给予驱虫治疗,对颅内占位性病变包括脑肿瘤、脑脓肿等应予手术治疗,针对低血糖、低血钙、尿毒症等代谢紊乱病因有目的治疗。

（三）药物治疗

目前对绝大多数癫痫患者来说,药物治疗仍是主要的治疗措施。20世纪80年代以来,新型抗癫痫药物相继问世,与传统的抗癫痫药物相比,有许多优点:抗癫痫谱广,安全性高,不良反应少,线性药代动力学,很少与血浆蛋白结合,不诱导肝酶代谢,与其他抗癫痫药物无或很少相互作用。新型药物的出现为癫痫的药物治疗提供了更好的选择。

1. 发作间期的治疗

原则上癫痫的诊断一旦成立,应及及时、规律服用抗癫痫药物治疗。对首次发作可暂不进行治疗,对此观点,还有争议,因为仅有1/3的患者会有第二次发作。对于一年或数年发作一次者,可暂不服药;但对有家族史或高热惊厥史而脑电图不正常者,应开始服药。长期服药并定期进行药物不良反应监测。避免随意换药、减量或停药,否则会使发作加重或发生癫痫持续状态。

（1）药物的选择:有人提出最理想的抗癫痫药物应是在不引起镇静或其他中枢神经系统不良反应的剂量下控制发作;要能口服、价廉和长效的;不产生耐药性;没有全身性毒副作用(包括皮肤或骨髓的特异性反应);更理想的是对所有发作均有效,且最好直接作用于发作灶。在目前所有的抗癫痫药物中,完全符合上述要求的理想药物还没有,因此根据发作类型选药是一个很重要的原则。各型癫痫发作选药的次序如下。

1）部分性发作（单纯及复杂部分性发作,部分性继发全身强直－阵挛发作）:首选卡马西平、苯妥英、丙戊酸、苯巴比妥,其次为拉莫三嗪、托吡酯、加巴喷丁、左乙拉西坦。

2）全身强直－阵挛发作:首选丙戊酸、卡马西平、苯妥英、苯巴比妥,其次为拉莫三嗪、托吡酯、加巴喷丁、氯硝西泮。

3）典型失神发作:首选乙琥胺,其次为丙戊酸、氯硝西泮。

4）肌阵挛发作:首选丙戊酸,其次为乙琥胺、氯硝西泮。

5）失张力性发作:首选丙戊酸,其次为氯硝西泮。

6）婴儿痉挛症:首选ACTH,其次为丙戊酸、氯硝西泮、托吡酯。

（2）传统抗癫痫药物:均经肝脏代谢,多数易与血浆蛋白结合,药物相互作用复杂,使用时应注意其不良反应。

卡马西平（carbamazapine,CBZ）:是部分性发作(单纯及复杂部分性发作,部分性继发全身强直－阵挛发作)的首选药,为肝酶诱导剂。常见不良反应有头晕嗜睡、乏力、恶心、皮疹、呕吐、偶见粒细胞减少,可逆性血小板减少,甚至引起再生障碍性贫血和中毒性肝炎等应定期检查血常规。偶见过敏反应,应抗过敏治疗。

丙戊酸钠（valproate,VPA）:是一种广谱的抗癫痫药物。胃肠吸收迅速而完全,与血浆蛋白结合率高;主要分布在细胞外液和肝、肾、肠和脑组织等;大部分由肝脏代谢,使用时应注意对肝脏的影响;可作为GTCS的首选药物。

苯妥英钠（phenytoin PHT）:对GTCS和部分性发作有效,可加重失神和肌阵挛发作。不良反应为剂量相关的神经毒性反应,如皮疹、牙龈增生、毛发增多及面容粗糙,另外还干扰叶酸的代谢。

苯巴比妥（phenobarbital,PB）:适应证与苯妥英钠相同。临床常作为小儿癫痫的首选药物,对GTCS疗效好,也可用于单纯及复杂部分性发作,对少数失神发作或肌阵挛发作也有效。镇静的不良反应常见,可致儿童兴奋多动和认知障碍,应尽量少用。

（3）单药治疗还是多药治疗：单药治疗是应遵守的基本原则。一般认为大多数类型的癫痫开始都应用单药治疗。

在以下情况下可考虑多药治疗：①有多种发作类型。②对难治性癫痫单药治疗无效者以及小发作变异型，也可考虑多药治疗。③针对药物的不良反应，如用苯妥英钠治疗部分性发作时出现的失神发作，除选用广谱抗癫痫药物外，也可合用氯硝西泮。④针对患者的特殊情况，如月经性癫痫患者在月经前可加用乙酰唑胺，以提高治疗效果。联合药物治疗时应注意以下几点：①选择药理作用机制不同的药物联合应用；②尽量避开具有相同不良反应的药物合用；③不能将多种药物联合作广谱抗癫痫药物应用；④合并用药时要注意药物的相互作用，如一种药物的肝酶诱导作用可加速另一种药物的代谢。

然而，长期服用多种抗痫药物也有弊端：①容易发生药物慢性中毒；②药物之间的相互作用，拮抗作用可降低疗效或增强作用导致中毒；③不能对各个抗痫药的疗效做出正确的评价；④有时可使发作增多；⑤缩小了以后选择药物的余地；⑥加重患者经济负担。

（4）服药、撤换药与停药：应从小剂量开始服药，逐渐调整药物剂量，并要坚持长期服药。在按以上正规治疗过程中，偶尔出现一些发作并不意味着治疗无效，不应急于换药或另加用药，如果第一种药物产生部分疗效，可适当增加剂量，但应观察有无不良反应。若第一种药物剂量已稍高于一般治疗剂量仍不能控制发作，则可考虑换药。

当要撤换某种抗癫痫药物时，不能采取突然停止，马上改换新药的方法，而是递减拟撤换的药物，同时递增第二种药物，否则会引起癫痫发作或癫痫持续状态。

关于停药问题，一般说来，全身强直-阵挛性发作、强直性发作、阵挛性发作完全控制4～5年后，失神发作停止半年后可考虑停药。但停药前应有一个缓慢减量的过程，这个时期一般不少于12～18个月。有自动症的患者可能需要长期服药。停药与否主要依据发作情况，脑电图作为参考，不是决定条件，因为有的患者脑电图仍然异常，停药以后亦无复发，但如果脑电图有发展倾向，则不应停药。

（5）难治性癫痫的治疗：癫痫患者中70%～80%用药物治疗可以得到很好的控制，仍有约30%的患者长期反复发作成为慢性或难治性癫痫。

目前对难治性癫痫，国内外学者尚未给出统一的定义，美国抗癫痫联盟认为难治性癫痫是指用目前的治疗方法仍不能阻止其继续发作的癫痫，一般认为难治性癫痫是指用一线药物仍不能阻止其继续发作的癫痫或被临床实践证实是难治的癫痫或癫痫综合征。

有学者认为难治性癫痫是指临床经过迁延，癫痫频繁发作，至少每月4次以上，应用适当的一线抗癫痫药物正规治疗，血中的药物浓度在有效范围内，无严重的药物不良反应，至少观察2年仍不能控制发作，影响日常生活，同时并无进行性中枢神经系统疾病或占位性病变者，目前国内对难治性癫痫的诊断多以此为标准。对难治性癫痫的抗癫痫药治疗，多数学者倾向于遵循以下原则。

1）先按发作类型选用一种抗痫药，逐渐增加剂量至发作控制同时不出现药物的不良反应。

2）第一种药物无效时，根据患者情况，换用第二种药物或添加治疗，再无效，可再换第三种药物或添加药物治疗，剂量均需加至足够量。

3）在联合用药时应注意各药物之间的相互作用。

新型抗癫痫药物也是治疗难治性癫痫的主要手段，国内常用新型抗痫药有托吡酯（topiramate,TMP)、拉莫三嗪(lamotrigine,LTG)、加巴喷丁(gabapentin,GBP)、左乙拉西坦(levetirace-tam,LEV)、奥卡西平(oxcarbazepine,OXC)等。

2.发作期的治疗

(1)单次发作的治疗:癫痫发作有自限性,发作短暂,多数患者不需特殊处理。强直-阵挛发作时,可让患者平卧,防止跌伤;解开衣领及腰带,头偏向一侧,有利于分泌物流出,防止窒息,以利于保持呼吸通畅;用压舌板(外裹纱布)或手帕塞入齿间,防止咬破舌头;正当抽搐时,给患者背后垫一软枕且不宜用力压住肢体,以免发生骨折或脱臼。对多次发作者,可予以肌内注射苯巴比妥0.2或氯硝西泮1~2mg。如抽搐频繁、发作间期意识一直不能恢复,则应按癫痫持续状态抢救处理。

(2)癫痫持续状态的治疗。

1)治疗原则

A.治疗应强调综合治疗,首先应从速终止癫痫发作:选择起效快、作用强、不良反应小的药物静脉给药及时控制癫痫发作。

B.抽搐控制后,应立即给予维持剂量,清醒后改为口服抗癫痫药物。

C.维持生命体征稳定,预防及治疗并发症,避免发生脑水肿、酸中毒、肺部感染、呼吸循环衰竭等。

D.寻找病因,进行病因治疗。

2)药物选择:控制癫痫持续状态的理想药物应具备4个条件。①抗惊厥能力强;②能静脉给药;③起效快,能迅速进入大脑,作用时间长;④对呼吸循环系统无抑制作用,对意识影响较小及无明显全身不良反应。但目前无这样理想的药物。较为合适的药物如下。

A.地西泮(diazepam,DZP):是治疗癫痫持续状态最有效的药物,不论成人或儿童均为目前公认的首选药物。其特点是起效作用快,但静脉注射地西泮后半衰期短,停药后易复发。为了维持疗效,有时可用地西泮50~100mg,稀释于生理盐水500mL中缓慢滴注。另外为了弥补地西泮失效快的缺点,我们常常补以长效药物,如苯巴比妥0.2肌内注射以延长疗效。地西泮有呼吸抑制、血压降低及呼吸道分泌物增加之不良反应,使用中应特别注意。用法及用量:成人剂量10~20mg,单次最大剂量不超过20mg,每分钟2~5mg;儿童用量为0.3~0.5mg/kg,最大剂量婴儿不超过2~5mg,儿童不超过5~10mg,最大10mg,注射速度每分钟1mg,可重复应用,日总量以不超过120mg为宜;另外可用地西泮100~200mg稀释于生理盐水或5%糖盐水中,于12h内缓慢静脉滴注。

B.劳拉西泮(lorazepam,LZP):其抗惊厥作用较地西泮强5倍,其作用时间亦是地西泮的3~4倍,半衰期长达12~16h,用量为0.1mg/kg,以每分钟1~2mg的速度静脉注射。首次治疗最大剂量不超过5mg。一般注射后2~3min内可控制发作。其缺点亦是对呼吸有抑制作用,使用时应注意患者呼吸情况。劳拉西泮是较为理想的抗惊厥药物,但国内尚未有厂家生产。

C.氯硝西泮(clonazepam):其抗惊厥疗效是地西泮的5倍,半衰期长,为22~32h,一次静脉注射1~4mg,对各型癫痫持续状态疗效俱佳,对呼吸与心脏的抑制作用与地西泮相近,是较为理想的抗惊厥药物。

D.咪达唑仑(midazclam,MID):是一种新型的水溶性苯二氮卓类药物,其特点是水溶性稳定,刺激性小,吸收快,代谢迅速,代谢产物无活性,因而作用时间短,在中枢神经系统作用的时间较长。它不仅可用于静脉,也可以肌内注射和口腔黏膜给药。用法及用量常为先 0.2mg/kg 静脉注射,后以每小时 0.1～0.6mg/kg 维持静脉滴注。

E. 苯巴比妥钠(phenobarbital,PB):该药起效缓慢,肌内注射 20～30min 才起作用,需 1～12h 才可以达到最高血药浓度。主要用于地西泮控制癫痫发作后作为长效抗癫痫药使用。成人每次 0.2～0.38g,儿童每次 4～7mg/kg,肌内注射,每隔 4～6h 注射 1 次。静脉给药时用生理盐水稀释,按 5mg/kg、每小时 1～4mg/kg 的速度静脉滴注。此药对脑水肿、脑缺氧有保护作用,但剂量过大时可以抑制呼吸,并对肝、肾功能可能有影响。

F. 丙戊酸钠(valproate,VPA):成人首次剂 400～800mg,静脉缓慢推注 3～5min。根据病情首次剂可用至 15mg/kg,以后按每小时 0.5～1.0mg/kg 持续滴注。总量 20～30mg/kg,日剂量最大不超过 2500mg。它具有广谱、耐受性好、无呼吸抑制及降压的不良反应。使用时注意患者的肝肾功能。

G. 磷苯妥英(fosphenytoin,FPHT):商品名为 Cerebyx,为苯妥英钠的前体,是目前最为理想的急救新药。具有水溶性,可以肌内注射。吸收完全,达脑峰浓度需 37min,半衰期为 7.5min。据报道,本药与劳拉西泮联合应用是抗癫痫持续状态最好的配伍组合。

H. 10% 水合氯醛:成人 25～30mL,小儿 0.5～0.8mL/kg,加等量植物油保留灌肠,每 8～12h 灌肠 1 次,适用于肝功能不全或不宜使用苯巴比妥类者。

I. 氯甲噻唑:对顽固性癫痫持续状态有效。该药半衰期很短(仅 46min),因此以静脉连续滴注为宜。成人以 0.8% 溶液、每小时滴入 0.5～0.7g,可在数小时内控制发作,但尚需维持滴注数日以免复发。其不良反应为高热、血栓性静脉炎。

J. 难治性癫痫持续状态(refractory status epilepticus,RSE):是指若足量、规范使用一线及二线抗癫痫药物,1h 后仍不能控制癫痫发作,则为难治性癫痫持续状态,治疗应考虑使用全身麻醉,应在 ICU 监护下进行,并持续监测脑电图和脑功能,随时观察麻醉下癫痫控制的情况,在癫痫发作控制后,至少维持 2h,再缓慢撤药。

常用药物有 3 种。①硫喷妥钠:为快作用巴比妥类药物,在其他药物无效时试用。静脉注射或肌内注射,开始缓慢静脉注射,每次剂量 4mg/kg,少数可为 8mg/kg,最大不超过 10mg/kg,静脉注射速度 2～8mg/min(或 1mL/min)。之后将硫喷妥钠用 10% 葡萄糖溶液稀释成 1%～2% 溶液,2mg/min 滴注,至发作停止。本药有较强的中枢性呼吸抑制的不良反应,事先备好气管插管或呼吸机,随时准备呼吸的抢救。治疗成功与否取决于癫痫的潜在病因及癫痫持续时间。②异丙酚(propofol):自 20 世纪 90 年代后期开始用于控制难治性癫痫,其疗效逐渐得到重视,目前欧美的几个癫痫治疗指南中已经推荐其用于治疗难治性癫痫。用法:首先以 100mg 静脉缓推,至少 5min,然后以 2mg/(kg·h)静脉滴注维持。使用前必须做好呼吸、循环支持的准备。若药物治疗仍不能控制癫痫发作,可考虑手术切除致痫灶以挽救患者生命。致痫灶定位需结合临床症状、脑电图、结构成像(MRI)及功能成像(SPECT 或 PET)结果进行综合分析。手术后仍需进行脑电图监测,如脑电图监测无痫样放电,亦无临床发作,仍需口服抗癫痫药 1 年以上。③利多卡因(lidocaine):对苯巴比妥治疗无效的新生儿癫痫持续状态有效,中止发作的首次负荷剂量为 1～3mg/kg,大多数患者发作停止后仍需静脉维持给药。虽在控制癫痫发作的 1.5～2.0mg/kg 范围内很少有毒副作用发生,但在应用利多卡因的过程中仍应注意其常见的不良反应,如烦躁、谵妄、精神异常、心律失常及过敏反应等。

3)一般治疗

A. 吸氧,保持呼吸道通畅,必要时气管插管或气管切开。

B. 立即使用血压、呼吸、脉搏、心电全套监护。

C. 常规鼻饲,防止误吸,及时口服抗癫痫药物。

D. 注意电解质紊乱,及时纠正酸中毒,治疗呼吸循环衰竭、高热、感染,纠正水、电解质失调等,以维持生命体征稳定。

E. 静脉滴注 20% 甘露醇及地塞米松,防治脑水肿。

F. 使用广谱抗生素,预防继发性感染。

G. 加强营养支持治疗。

4)外科治疗:对药物治疗无效的难治性癫痫,可考虑手术治疗。颞叶内侧癫痫的外科治疗开展得最多,疗效最确切。半球切除术、软脑膜下横断术、病灶切除术、胼胝体切开术都是目前常用的方法,可根据病情酌情选用。

5)心理治疗:癫痫患者一般都伴有各种各样的心理或行为方面的改变,这可能是多种因素作用的结果,包括脑部结构的改变、抗癫痫药物的不良反应及存在的心理 - 社会问题。针对患者出现的心理或行为方面的改变进行及时的卫生宣教、心理疏导和针对性的治疗可以提高患者的生活质量。

（代方明）

第二节　偏头痛

偏头痛(migraine)是一种反复发作的血管性头痛。其特点为位于一侧(少数为双侧)头部的搏动性疼痛,常伴恶心、呕吐;发作时,对光、声音刺激敏感;少数典型偏头痛患者发作前有视觉、感觉及运动先兆;部分患者有家族史。

成年人中偏头痛患病率为 7.7% ~18.7%,平均成年男性为 1% ~19%,成年女性为 3% ~29%;男性儿童为 6.6%,女性儿童为 14.1%。部分女性发作与月经周期相关。部分患者在不良环境、特殊气味、特殊食物影响下发病。

一、病因

偏头痛的确切发病机制目前尚不完全清楚。遗传因素在偏头痛的发病机制上占有重要地位,从家族成员患病分布上看,可能属于常染色体显性遗传伴有不完全性的外显率。

二、发病机制

发病机制尚不清楚,可能与多种因素作用相关。发作时中枢神经系统出现阵发性功能紊乱,发作期间出现脑血流量降低相和颅外血管扩张。一系列证据表明,无论是末梢还是中枢,5 - 羟色胺、脑啡肽、去甲肾上腺素等神经介质在此病的发生中起重要作用。

三、诊断

（一）偏头痛的分类

根据 2004 年的第二版头痛疾患的国际分类(ICHD - Ⅱ),偏头痛可分为以下几类。

1.有先兆的偏头痛

有先兆的偏头痛又称典型偏头痛,显著的临床特点是头痛发作之前有先兆症状。

(1)视觉先兆。

1)闪光幻觉:占视觉先兆的75%,表现为双侧视野出现视幻觉,有的无一定形状,有的有形状,如星状、斑点状、环形、多角形等。

2)黑矇:短暂性黑矇,表现为视力障碍,由两侧开始逐渐进展累及两鼻侧视野,部分患者由中心暗点扩大至整个视野。黑矇区域常出现锯齿状闪光图案。

3)视物变形:表现为视小症或巨视症,部分患者感到环境倾斜或颠倒。

4)城堡样光谱:10%患者的先兆症状表现为城堡样光谱。

(2)感觉异常:偏头痛先兆的感觉异常分布多选择面部和手,表现为刺痛和麻木感,多持续数秒钟至数十分钟,偶见数小时至数天。

(3)其他先兆症状:可出现运动性先兆,一过性失语或精神症状。

2.无先兆的偏头痛

无先兆的偏头痛又称普通偏头痛,是偏头痛最常见的类型。

3.常为偏头痛前驱的儿童周期综合征

临床少见,包括腹型偏头痛、周期性呕吐、儿童良性阵发性眩晕等。

4.偏头痛并发症

偏头痛并发症包括慢性偏头痛,偏头痛持续状态,无梗死的持续先兆,偏头痛性脑梗死,偏头痛诱发的痫样发作等。

(二)偏头痛发作的临床表现

偏头痛发作通常在白天,少数夜间发作,但应是患者从睡眠中醒后才发生。半数以上患者头痛局限于头的一侧,少数表现为全头痛。头痛发生后逐渐加重,数分钟至数小时达高峰,持续数小时至数天后逐渐减弱至消失。头痛呈搏动性或敲打性,程度中到重度,行走、咳嗽、打喷嚏等简单活动均可加重头痛。压迫头痛部位的动脉或病侧颈动脉或痛侧眼球可使头痛减轻,解除压迫3~5s后疼痛又恢复至原来程度。头痛发作时常伴有恶心、呕吐、腹泻等胃肠道症状;伴视觉症状、神经功能障碍、自主神经功能紊乱症状及高级神经功能障碍。

(三)实验室检查

大约85%的偏头痛患者头痛发作期尿内5-羟色胺及5-羟色氨酸增加;血小板结合性及血浆游离的5-羟色胺降低,并出现血浆5-羟色胺释放因子。偏头痛患者脑脊液常规和生化通常正常,少数患者淋巴细胞轻度增高。偏头痛先兆期血小板聚集性增加,头痛期下降。

(四)辅助检查

1.脑电图

偏头痛患者的脑电图可有轻度改变,但不具备特异性。

2.经颅多普勒超声

偏头痛患者在发作期或间歇期经颅多普勒超声的主要改变是两侧血流不对称,一侧偏高或一侧偏低。

3.腰椎穿刺

腰椎穿刺主要用来排除蛛网膜下隙出血、颅内感染、脑膜癌病及异常颅内压所导致的头痛。

4.脑血管造影

一般情况下,偏头痛患者不需进行脑血管造影,当偏头痛合并眼肌麻痹和(或)长束体征时,需与颅内动脉瘤、动静脉畸形和颅内占位性病变鉴别时才进行脑血管造影。无疑偏头痛患者的脑血管造影绝大多数是正常的。

(五)鉴别诊断

(1)局部脑功能损害的先兆症状显著而头痛轻微者,需与癫痫的局限性发作鉴别。

(2)头痛伴有腹痛、恶心、呕吐的腹型偏头痛在头痛轻微时,需与消化系统疾病鉴别。

(3)颅内肿瘤早期,脑血管畸形及颅内动脉瘤也可出现与偏头痛类似的头痛表现,疾病初期鉴别困难,但肿瘤、血管疾病引起的头痛常固定于一侧,随病程进展时可出现颅内压增高、癫痫、蛛网膜下隙出血及感觉运动障碍。

四、治疗

(一)一般治疗

偏头痛发作急性期,应使患者保持安静,解除心理上的紧张和恐惧,证患者在光线较暗的房间卧下,保持适度睡眠。同时尽可能从各方面寻找头痛发作的诱因。有偏头痛的患者尽量避免服用硝酸甘油、肼屈嗪、利舍平、维生素 A、氯米芬、甲状腺素和吲哚美辛。避免食用可诱发偏头痛的含酪胺的食物。

(二)偏头痛发作期的治疗

偏头痛的发作期治疗药物分为非特异性药物和特异性药物两类。

1.非特异性药物

(1)巴比妥类及苯二氮卓类镇静药。可使患者进入睡眠状态,如地西泮 10mg,肌内注射;苯巴比妥钠 100mg,肌内注射。

(2)口服非甾体抗感染药,如对乙酰氨基酚、阿司匹林、布洛芬、萘普生等药物。

(3)剧烈头痛可应用可待因、吗啡等阿片类镇痛药及曲马朵。

2.特异性药物

(1)曲坦类药物:曲坦类药物为 5 - 羟色胺受体激动剂,能特异性地控制偏头痛的发作,包括舒马曲坦(英明格)、佐米曲坦、利扎曲坦等。舒马普坦 25～50mg 口服,或者 6mg 皮下注射能有效缓解发作,每日最大剂量不超过 300mg。

(2)麦角碱类药物:包括酒石酸麦角胺、双氢麦角胺等,多用于发作期重症患者的治疗。常用复方制剂为麦角胺咖啡因(每片含麦角胺 1mg、咖啡因 100mg),先兆或头痛发生时服用 1～2 片,半小时无效再服 1 片,每天用量不超过 4 片,每周总量不超过 12 片。本品不宜长期或过量应用,少数对麦角胺高度敏感患者,短期中等剂量用药后可出现心肌梗死、脑梗死和肾动脉狭窄。

(三)偏头痛的预防性治疗

中等或严重偏头痛每月发作 3 次以上者,可考虑使用预防性治疗药物。

1.5 - 羟色胺受体拮抗剂

(1)甲基麦角酰胺(methysergide):主要通过其代谢产物发挥作用,对抗 5 - 羟色胺的致痛作用。用法:每日 2～6mg,连续用药不应超过半年,以免出现腹膜后及肺的纤维化。

(2)苯噻啶(pizotifen):本药具有末梢性 5 - 羟色胺拮抗作用,预防偏头痛的有效率达

70%。用法：每次0.5mg，开始每晚服用；逐渐增至每日3次，每次1mg，最大量每日6mg。连续服用2~3个月。不良反应为嗜睡、体重增加。

2. 抗癫痫药物

丙戊酸（至少每日600mg）的随机对照试验结果证实其对偏头痛预防有效。需定时检测血常规、肝功能和淀粉酶，对于女性患者更需注意体重增加及卵巢功能异常（如多囊卵巢综合征）。托吡酯（每日25~100mg）是另一个有试验证据支持的抗癫痫药物，且对慢性偏头痛有效。

3. β-受体阻滞剂

普萘洛尔预防偏头痛发作与其β-受体阻滞作用关系不大，主要是其可阻断颈外动脉系统的血管扩张，干扰血小板对5-羟色胺摄取；此外，普萘洛尔对脑5-羟色胺受体有立体特异亲和力，抑制血栓烷的合成及抑制血小板集聚等作用。用法：一般从小剂量开始，20mg，每日2次，每周增加剂量，直到获得最好疗效，剂量范围40~320mg/d。不良反应：疲乏、胃肠道不适、直立性头晕。心力衰竭及房室传导阻滞者禁用。

4. 钙通道阻滞剂

（1）盐酸氟桂利嗪（西比林，sibelium）：本药能有效通过血-脑脊液屏障，具有对抗血管平滑肌收缩，减少血小板积聚及释放5-羟色胺的作用。预防偏头痛发作有效率达80%。用法5~10mg，每晚睡前顿服。常见不良反应有嗜睡、疲乏、体重增加。

（2）尼莫地平（nimodipin）：具有抗缺血及抗血管收缩作用，能抑制和解除各种血管活性物质如5-羟色胺、去甲肾上腺素、前列腺素引起的血管收缩。用法：20~40mg，每日3次。不良反应较少，偶有消化道不适、头晕、血压下降。

5. 抗焦虑、抗抑郁药

阿米替林（amitriptyline）能阻断中枢和外周神经系统儿茶酚胺和5-羟色胺作用防治偏头痛。用法：每晚25~50mg。不良反应为嗜睡、心律失常。充血性心力衰竭患者禁用。

6. 其他

如活血素（vasobral），本药为α-二氢麦角隐亭的水溶液，可改善脑血管张力和微循环，促进神经系统的代谢及功能。口服吸收较快，约0.5h达到血药浓度峰值，血浆半衰期为5.5~18h。用于偏头痛治疗，每日2次，每次2~4mL，坚持用药1~3个月，多数偏头痛患者发作明显减少或消失。

7. 偏头痛的中医治疗

祖国医学认为偏头痛属"头风"范畴，对于发病机制，各家论述不同，辨证常以肝经见证，一般认为系肝虚痰火郁结、肝阳上亢、肝血不足等。治法上多用平肝潜阳、活血化瘀、调气养血之法。目前，预防和治疗偏头痛的方剂甚多，据临床报道都有一定的疗效，可根据辨证施治原则选用。常用预防和治疗偏头痛中成药有正天丸、太极口服液、天麻钩藤丸。

（代方明）

第九章 脑变性疾病

第一节 Alzheimer 病

Alzheimer 病（Alzheimer disease，AD）可译为阿尔茨海默病，因首先由德国的神经病学家兼神经病理学家 Alois Alzheimer（1907）所报道而得名。痴呆为该病的主要表现。发病年龄在 50～65 岁者又称为早老性痴呆，65 岁以上发病则称为 Alzheimer 型老年性痴呆，二者的临床、病理、生物化学改变相同，实为同一种疾病。65 岁以上的人口中约 5% 患有 AD，且患病率随年龄的增加而增高，85 岁以上的患者可占该年龄组的 1/3～1/2。痴呆患者中，以 AD 为病因者占半数之多，另有 15% 为血管性痴呆，15% 兼有上述两种疾病（混合性痴呆），剩余的 20% 继发于其他疾病。不同性别、不同种族均可罹病，无明显差异，也有报道女性患者为男性患者的 2～3 倍。

一、病因与发病机制

本病的病因及发病机制尚未确定，可能与以下多种因素有关。

（一）遗传学说

AD 患者一级亲属中发生 AD 的危险性较一般人群高，40% 的 AD 患者有家族史。家族性 AD（familial AD，FAD）可存在 1、6、14、19 号染色体的异常，早老素 1（PS1）和早老素 2（PS2）两种基因突变分别位于第 14 和第 1 号染色体上。

β-淀粉样（Aβ）前体蛋白（amyloid precursor protein，APP）基因位于 21 号染色体上，APP 基因突变是早发性 FAD 的原因；迟发性 AD 可能是多遗传性起因或具有多种因素，遗传性与外源因素相互作用导致发病，载脂蛋白 E（Apo E）有重要意义，Apo Eε4 等位基因携带者是迟发性 FAD 和散发 AD 发病的危险因素。

（二）外伤

反复发生头部外伤可能是产生 AD 的危险因素，如从事拳击运动可产生拳击性痴呆，患者脑部可观察到 AD 常见的病理变化。

（三）铝中毒

铝肯定具有神经毒性，饮水中铝的摄入可引起认知缺陷及增加 AD 的发病率。

（四）感染

AD 与亚急性海绵状脑病的病灶内存在淀粉样物质；将家族性 AD 患者的脑细胞接种到猴脑内，猴子可发生亚急性海绵状脑病。由此推测，AD 可能为慢病毒感染所致。

（五）细胞骨架改变

病理变化察见的神经原纤维缠结是细胞骨架的异常改变。正常情况下，tau 蛋白是细胞骨架的主要成分，参与微管组装和稳定；而 AD 患者的 tau 蛋白被异常磷酸化，失去正常功能，导致神经细胞受损。

（六）其他

免疫功能障碍、某种物质缺乏（如维生素 B_{12} 缺乏）、代谢紊乱（蛋白质或脂肪代谢紊乱）以及神经递质改变等都可能是本病的发病因素。

二、病理

（一）肉眼观

脑萎缩伴脑沟增宽、脑室扩大，以额、顶、颞叶尤为严重。

（二）显微镜观察

皮质的神经元与神经纤维网丧失，皮质下白质可出现继发性脱髓鞘。神经原纤维缠结、老年斑、颗粒空泡变性及平野小体为特征性的变化，具有诊断意义。神经原纤维缠结：是神经细胞体、树突和轴突、突触终端的纤丝样结构，AD 患者的这些结构变得扭曲、交错、缠绕，在受累神经元的蛋白质中，存在 β – A4 淀粉样蛋白和 tau 蛋白（一种微管蛋白），神经原纤维缠结最先见于海马 CA1 区与下脚区，随后见于大脑皮质；老年斑（又名神经炎性斑）：由异常的嗜银轴突和突触末端、异常的树突、细胞外淀粉样物质以及星形胶质和小胶质所组成，淀粉样物质的主要蛋白是 β – A4 肽，来源于 APP，老年斑的分布同神经原纤维缠结；颗粒空泡变性：神经细胞内出现含有颗粒残片的充填液体的小腔，以海马的锥体神经元最易受累；平野小体（Hirano body）：HE 染色呈桃红色，位于海马锥体细胞的胞质内。

（三）神经递质改变

AD 患者脑内的神经递质改变也很显著和广泛。最恒定的改变是乙酰胆碱转换酶活性降低 50% ~90%，以致乙酰胆碱的合成减少，主要发生于神经原纤维缠结和老年斑最为密集的海马和新皮质内，胆碱能神经元也呈选择性丧失。其他的神经递质均有不同程度的变化，如在老年斑的变性神经轴突中还可发现促肾上腺皮质激素释放因子与生长抑素等肽类物质含量减少；嗅皮质和海马内谷氨酸能神经元发生变性，谷氨酸水平降低；大脑皮质与脑干中缝核 5 – 羟色胺能神经元数量减少；脑干的蓝斑神经元数量可大为减少，去甲肾上腺素浓度明显下降。

三、诊断

（一）临床表现

痴呆是一种临床综合征，是由多种脑部疾病引起的、获得性的、不伴意识水平紊乱的智能（包括记忆力和认知功能）减退或丧失，学习新事物、解决问题、言语能力、计算力、抽象思维、视和空间关系的识别力都属于认知的范畴。AD 是一种隐袭发生、缓慢进展、以痴呆为主要症状的疾病。

首发症状常为记忆力（尤其是近事记忆）减退，随后所有的皮质功能均可受损，引起定向力障碍、判断力障碍及注意力不集中，出现失语、失用、失认、失写，情绪改变呈抑郁、淡漠、易激惹、多疑，在疾病早期人格相对保持完好，至疾病晚期，大小便失去控制，生活完全不能自理，智能达到丧失的地步，食量减少，体重下降，因合并吸入性肺炎和感染而死亡。整个病期一般在 5 年以上。

体征：疾病早期神经系统检查无异常发现，疾病进展到一定时期，易引出抓握反射和吸吮反射，活动明显减少或缄默，步履不稳与步幅减小，可查及强直（肌张力增高）、运动减少等锥体外系受累的征象，偶见肌阵挛和舞蹈指痉样多动，晚期患者立行不能，四肢蜷曲，卧床不起。

（二）辅助检查

1. 一般性化验

血常规、血糖、血沉、血电解质、肝功能、肾功能、脑脊液常规及生化等均正常。

2. 神经影像学检查 CT 或 MRI

脑室扩大与脑沟增宽，为脑萎缩改变，以额颞区明显，应行追踪观察，疾病晚期脑萎缩尤为显著。病理性萎缩需与生理性老化相区别，至少可通过这些检查排除脑梗死、脑积水及硬脑膜下血肿等可引起痴呆的疾病。萎缩的测定（线性指数或容积指数）能鉴别痴呆患者组和正常人组，但不能仅凭 CT 或 MRI 所见的萎缩而确诊某一患者患有 AD。SPECT 或 PET：CT 与 MRI 为结构性影像技术；SPECT 和 PET 则是功能性影像技术。SPECT 显示双侧颞顶区血流灌注减少；PET 可证明 AD 患者脑代谢普遍下降，颞顶枕联合皮质的下降尤为明显，95％ 的患者葡萄糖代谢下降率与痴呆的严重程度一致。

3. 神经心理学检查

认知试验可以评定患者是否存在痴呆，试验的种类很多，常用者有简易精神状态检查（MMSE）、长谷川痴呆量表（HDS）、Blessed 痴呆量表等。此外，据报道画钟面试验对诊断 AD 的准确率可达 90％，方法是在空白钟面的正确位置标上数字，标记错误就可能为 AD 患者。

4. 神经电生理学检查

脑电图（EEG），正常或呈弥散性慢波，但无特异性；诱发电位，事件相关电位 P300 的测定是判断痴呆程度客观和灵敏的指征。

（三）诊断标准

AD 的确诊只能通过组织病理学的方法，即脑组织活检或尸检而得到证实，但一般不主张采用损伤性的活检。目前，较通用美国国立神经病、语言交流障碍和卒中研究所 – 阿尔茨海默病及相关疾病协会（NINCDS – ADRDA）的标准如下。

1. 很可能为 AD 的临床诊断标准

（1）通过临床检查、痴呆量表（MMSE、Blessed）或某些相似检查以及神经心理学检查证实的痴呆。

（2）至少两项认知功能的恶化。

（3）进行性记忆或其他认知功能的恶化。

（4）没有意识障碍。

（5）40～90 岁发病，最常见于 65 岁以后。

（6）没有可引起进行性缺陷的全身性疾患或其他脑部疾病。

2. 可能是 AD 诊断的支持点

（1）特殊认知功能的进行性恶化。

（2）日常生活活动出现障碍。

（3）类似疾病的家族史。

（4）实验室检查有如下结果：腰椎穿刺正常，脑电图正常或呈非特异性改变，系列 CT 显示进行性脑萎缩的征象。

3. 可能为 AD 的临床征象

（1）以痴呆综合征作为基础，但不存在足以引起痴呆的其他神经系统的、精神病学的或全身性疾病，且在发病、临床表现与临床病程中存在变异性。

（2）存在另一种足以引起痴呆的全身性疾病或脑部疾病，但并不认为这种病是痴呆的原因。

4.肯定性 AD 的诊断标准

很可能是 AD 的临床诊断标准加上从活检或尸检所获得的组织病理学证据。

（四）鉴别诊断

AD 需与其他可引起痴呆的疾病相鉴别。

1. 血管性痴呆

由于脑血管疾病引起的痴呆可称为血管性痴呆，多次缺血性卒中引起大脑半球多发性梗死是血管性痴呆的常见原因，又称多梗死性痴呆（MID）。血管性痴呆具有起病急，智能呈阶梯状恶化，病情波动，可查及局限性神经系统受损体征，影像学（CT、MRI）检查发现梗死等病灶的特点。常用 Hachinski 缺血量表与 AD 区分，小于 4 分者 AD 可能性大，大于 7 分者多为血管性痴呆。

2. 正常颅压脑积水

此综合征可继发于颅内出血、头部外伤或脑膜炎之后，但有 1/3 病例不能查明病因。除痴呆的表现外，还有慢性进行性步态障碍与尿失禁。应将交通性脑积水与由于脑萎缩引起的脑室扩大相鉴别。

3. 假性痴呆

老年抑郁症患者在接受精神智能状态检查时可能显示认知功能障碍，但其记忆力改变较痴呆患者突然，且程度较轻，不再发展，按抑郁症治疗可获改善。

4. 其他

AD 尚应与其他可引起痴呆的疾病相鉴别，包括混合性痴呆、路易小体痴呆（Lewy body disease）、额颞性痴呆（FTD）、慢性进行性舞蹈病（Huntington 病）、帕金森病、亚急性海绵状脑病（CJD）、获得性免疫缺陷综合征（AIDS）、神经梅毒等。

四、治疗

迄今无特效治疗，通过药物治疗可能延缓有些患者的病情进展及改善认知功能。

（一）药物治疗

1. 乙酰胆碱酯酶抑制剂（AChEI）

这类药物能抑制神经元突触内乙酰胆碱的降解，使乙酰胆碱能到达突触后神经元。

（1）他克林（tacrine）：不良反应严重，目前已较少应用。

（2）多奈哌齐（donepezil，安理申，Aricept，E2020）：起始量为睡前口服 5mg，6 周后可增至 10mg，不良反应较少，胃肠道不适仅见于 10% 的患者，也不必监测肝功能。

（3）重酒石酸卡巴拉汀（revastigmine hydrogen tartrate，艾斯能，exelon）：起始量 1～5mg，每日 2 次，可逐渐增至 3～6mg，每日 2 次。

（4）毒扁豆碱（physostigmine）：每次 2～2.5mg，每日 4～5 次，进食后服用，有胃十二指肠溃疡者忌用；庚烯毒扁豆碱（eptastigmine）为长效毒扁豆碱，在试用中。

（5）石杉碱甲（哈伯因，huperzine A）：每次 100μg，每日 3 次，或每次 150μg，每日 2 次。

（6）加兰他敏（galantamine）：每日 30～60mg。

（7）美曲磷脂（melrifonate，美曲丰，敌百虫）：每日 40～300mg。

2. 抗感染药物

鉴于 AD 患者脑内的老年斑周围有炎性反应的病理变化,有的学者主张应用非甾体类镇痛抗感染药物(NSAIDs),如布洛芬、阿司匹林、萘普生与吲哚美欣等。

3. 雌激素替代疗法(ERT)

雌激素替代疗法可用于绝经后妇女患 AD 时,雌激素可作为乙酰胆碱的营养因子。

4. 单胺氧化酶抑制剂(MAOI)

司来吉兰(selegiline,eldepiyl),应用此类药物的原因是单胺氧化酶随年龄趋向老年化有所增加,不能与 SSRIs 药物联用。

5. 抗氧化剂

如维生素 E 可减缓 AD 的进展,国外推荐剂量 2000IU/d,此外,还有褪黑素(melatonin)、银杏制剂(EGB761)等。

6. 毒蕈碱受体激动剂

毒蕈碱受体激动剂可直接激活突触后胆碱能受体,药品有 xanomeline、milameline、SB202026 等。

7. 神经营养因子

神经生长因子(NGF)不能透过血 – 脑脊液屏障,需经脑室内导管或安装注射泵给药,或刺激中枢神经系统内其他细胞的间接作用来产生 NGF,如 AIT – 082 等。

8. 钙通道阻滞剂

防止细胞内钙超载,制剂有尼莫地平(尼莫同)。

9. 兴奋性氨基酸

N – 甲基 – D – 天门冬氨酸(NMDA)受体是谷氨酸受体的亚型,能改善学习和记忆。

10. 膜稳定剂

神经节苷脂 GM – 1 能增进神经细胞的可塑性和改善细胞膜的稳定性,抑制 Aβ 引起的细胞激肽释放。

11. 基因治疗与细胞移植(包括神经干细胞移植)

有待探索。

(二)对症支持治疗

维持足够的营养,有精神行为异常或在疾病晚期出现抽搐的患者,可应用抗精神病或抗抑郁的药物,每种药物需采用合理剂量,试用数周仍然无效再行更换。

(代方明)

第二节　多系统萎缩

多系统萎缩(multiple systemic alrophy,MSA)是累及中枢神经系统和自主神经系统的散发性、进展性神经变性疾病。

本病于 1969 年由 Graham 和 Oppenheimer 命名,是将纹状体黑质变性(striatonigral degeneration,SND)、Shy – Drager 综合征和橄榄脑桥小脑萎缩(olivopontocerebellar atrophy,OPCA)三

种疾病整合后所提出的疾病实体。患病率为(1.9～4.9)/100000。

一、病因和发病机制

本病的病因目前尚不清楚,研究显示 α－共核蛋白(α－synuclein)在少突胶质细胞内沉积形成包涵体、神经元的凋亡、酶代谢异常等因素可能参与了神经元的变性和死亡。

二、病理

患者的新纹状体、黑质、苍白球、小脑、下橄榄核、脑桥基底核、脊髓等多个部位均可见神经元脱失和胶质增生。胶质细胞,尤其是少突胶质细胞胞质内出现由 α－共核蛋白和变性的微管组成的包涵体。

三、临床表现

本病多见于 50～60 岁的人群,男性多于女性。缓慢起病,逐渐进展。主要包括以下综合征。

(一)自主神经功能障碍

直立性低血压,可导致昏厥;二便障碍,包括排便无力、尿频、尿急和尿失禁;排汗异常;疾病早期即可出现性功能障碍如性欲减退和勃起障碍等。

(二)帕金森综合征

以帕金森综合征为主要表现的临床类型称为 MSA－P。表现为僵硬、姿势障碍和步态障碍,症状体征多双侧对称,进展较帕金森病患者快,震颤不明显,左旋多巴治疗效果差,且容易诱发异动症。

(三)小脑损害综合征

以此为主要表现的临床类型称为 MSA－C。表现为共济失调性构音障碍、步态和(或)肢体共济失调。

(四)锥体束征

腱反射亢进、出现 Babinski 征。

(五)其他锥体外系症状

肌张力障碍、肌阵挛等。

(六)神经精神症状和睡眠障碍

抑郁、幻觉、痴呆、失眠、不宁腿等。

四、辅助检查

(一)MRI 和 CT

MRI 和 CT 可见小脑和脑干的萎缩,相应的桥池、小脑延髓池及第四脑室扩大。MRI 可在脑桥基底部出现高信号的"十字征"。

(二)FDG－PET

壳核、脑干或小脑的代谢减低。

(三)PET 或 SPECT

突触前的黑质纹状体多巴胺能失支配。

（四）肛门括约肌肌电图

可出现失神经征象。

五、诊断

2008 年更新的 MSA 诊断标准如下。

（一）确定的 MSA（definite MSA）

神经病理检查见纹状体黑质或橄榄脑桥小脑结构中出现 α–共核蛋白阳性的胞质内包涵体，伴有神经元变性。

（二）很可能的 MSA（probable MSA）

（1）散发性、进展性、成年期起病（>30 岁）。

（2）自主神经功能障碍，包括尿失禁（伴有男性阳痿）或直立性低血压（由卧位转为立位 3min 内收缩压降低至少 30mmHg 或舒张压降低至少 15mmHg）。

（3）左旋多巴反应不良的帕金森综合征表现或小脑损害表现。

（三）可能的 MSA（possible MSA）

（1）散发性、进展性、成年期起病（>30 岁）。

（2）帕金森综合征或小脑损害表现。

（3）至少出现以下中的一项自主神经损害表现：尿急或排尿不尽、男性阳痿或直立性低血压（但未达到很可能 MSA 标准）。

（4）至少出现以下附加特征中的一项

1）可能的 MSA–P 或 MSA–C：Babinski 征伴有反射亢进；喘鸣。

2）可能的 MSA–P：快速进展的帕金森综合征；对左旋多巴治疗反应差；运动症状开始 3 年内出现姿势不稳；共济失调、小脑性构音障碍、小脑性眼球活动障碍；运动症状开始 5 年内出现吞咽障碍；FDG–PET 上出现壳核、脑干或小脑的代谢减低。

3）可能的 MSA–C：帕金森综合征；MRI 上壳核、小脑中脚或脑桥的萎缩；PET 或 SPECT 上显示突触前的黑质纹状体多巴胺能失支配。

六、鉴别诊断

（一）帕金森病

MSA 患者震颤不明显、对左旋多巴治疗反应差、可伴有小脑症状有助于二者的鉴别。

（二）其他原因导致的共济失调

遗传性共济失调、乙醇中毒性小脑变性、癌性相关的亚急性小脑变性、维生素 E 缺乏及药物中毒（如苯妥英钠）等均可能引起小脑性共济失调的症状和体征，在询问病史及进行体检时需注意鉴别。

七、治疗

目前无有效治疗方法，仅能针对帕金森综合征和自主神经功能障碍进行对症治疗。

（一）运动障碍

可试用美多巴，但疗效多不理想，也可试用多巴胺受体激动剂或单胺氧化酶抑制剂治疗，但疗效有限。

（二）自主神经功能障碍

直立性低血压可以使用 α_1 - 肾上腺受体激动剂米多君治疗,起始剂量为 2.5mg,每天 2 ~ 3 次,口服,同时建议患者高盐饮食、穿弹力袜、平卧时头位抬高。

（代方明）

第三节　遗传性痉挛性截瘫

遗传性痉挛性截瘫(hereditary spastic paraplegia,HSP)是一组在基因和临床上均有异质性的遗传性神经系统变性病,以进行性加重的双下肢痉挛和无力为核心临床表现,患病率为(3 ~ 10)/100000。根据痉挛性截瘫以外的临床特点分为单纯型和复杂型。

一、病因和发病机制

HSP 的发病与遗传因素有关,目前已经发现 38 个致病性的基因位点,其中 19 个已经被克隆。最常见的类型为 SPG4(致病基因为 spastin)和 SPG3A(致病基因为 atlastin)。按照遗传方式,本病可以分为常染色体显性遗传、常染色体隐性遗传和 X 连锁隐性遗传三种,其中常染色体显性遗传的 HSP 占 70%。HSP 的发病机制可能与基因突变导致的神经元轴突中的大分子物质和细胞器转运障碍、线粒体功能损伤和轴突发育异常有关。

二、病理

脊髓内的皮质脊髓束和背柱中出现轴索变性和脱髓鞘,以胸髓明显,有时也伴有脊髓小脑束的变性和运动皮质第 V 层大 Betz 细胞的脱失。

三、临床表现

(1)儿童期到青年期起病,常有阳性家族史。

(2)儿童期运动发育多较同龄人落后。

(3)单纯型:随病情进展,出现缓慢加重的双下肢无力、僵硬,行走时呈剪刀步态,可伴有尿频、尿急和尿失禁。体检发现双下肢腱反射亢进、肌张力增高,病理征阳性,可发现踝阵挛。

随病情进展,双上肢反射也增高。可伴有轻度的下肢振动觉减退和远端肌肉萎缩。部分患者中可见弓形足。

(4)复杂型:除上述表现外,还伴有脊髓外神经系统受累的症状和体征,按照不同的伴发症状分为多个亚型和综合征。其中除 Ferguson - Cristchley 综合征为常染色体显性遗传外,其余亚型均为常染色体隐性遗传。具体亚型见下。

1)Ferguson - Cristchley 综合征:中年起病,除痉挛性截瘫外,还伴有面具脸、不自主运动等锥体外系症状和体征,体检可发现水平性眼震和眼球侧视和垂直注视受限。

2)Sjogren - Larsson 综合征:幼儿期发病,身材矮小,除痉挛性截瘫外,还伴有鱼鳞病样的皮肤损害,可伴有癫痫、精神发育迟滞、视网膜色素变性和视神经萎缩。

3)Kjellin 综合征:痉挛性截瘫伴有智能减退及双手和腿部小肌肉萎缩和中心视网膜变性。

4)Behr 综合征:又名视神经萎缩共济失调综合征。10 岁前出现视力下降、视神经萎缩,以后出现痉挛性截瘫、远端肌肉萎缩和共济失调,可伴畸形足和腭裂。

5) Charlevoix - Sayeunay 综合征:幼儿期起病,痉挛性截瘫、共济失调、智力低下,可伴有二尖瓣脱垂、眼震和条纹状视网膜。

6)肾上腺脊髓周围神经病:痉挛性截瘫伴有感觉运动性周围神经病和肾上腺功能不全。

四、辅助检查

(一)脑脊液检查

脑脊液多半正常或仅有蛋白含量轻度增高。

(二)影像学检查

部分患者 MRI 上可发现颈段和(或)胸段脊髓萎缩。某些复杂型 HSP 患者可出现小脑萎缩和胼胝体变薄。

(三)神经电生理检查

运动诱发电位可发现下肢诱发电位的波幅降低或消失。2/3 患者可检出双下肢体感诱发电位波幅和中枢传导速度下降。

(四)生化检测

Sjogren - Larsson 综合征患者可检出氨基酸尿。血清和脑脊液中谷氨酰胺增高。

(五)基因检测

部分类型可发现相应的基因异常。

五、诊断

根据以下要点诊断。

(1)儿童期到青春期起病。

(2)部分患者有阳性家族史。

(3)以缓慢进展的双下肢痉挛性截瘫为核心临床表现,可伴有锥体外系、共济失调、周围神经、视神经、皮肤和认知损害。

(4)MRI 正常或仅显示脊髓萎缩。

(5)运动和体感诱发电位异常。

(6)基因检测有助于亚型的诊断。

六、鉴别诊断

(一)脑性瘫痪

多有围生期相应病史。出生时即出现症状,随年龄增长症状逐渐稳定或好转,无家族史。

(二)脊髓小脑共济失调

小脑性共济失调表现突出,可伴有小脑萎缩,基因诊断可助鉴别。

(三)肌萎缩侧索硬化症

起病年龄较 HSP 大,进展较快,伴有下运动神经元损伤的症状和体征,肌电图提示广泛神经源性损害。

(四)热带痉挛性截瘫

热带痉挛性截瘫多伴有深感觉为主的感觉障碍,血清 HTLV1 抗体阳性可资鉴别。

（五）其他

影像学检查可帮助本病与脊髓压迫症、Arnold – Chiari 畸形和脑白质营养不良、多发性硬化鉴别。

七、治疗

本病无特殊治疗，目前多采用对症治疗缓解临床症状。

（1）巴氯芬、妙纳（盐酸乙哌立松）或替扎尼定等肌松剂有助于缓解痉挛。

（2）物理治疗可帮助部分改善肢体功能。

（3）矫形治疗可纠正痉挛造成的畸形。

（代方明）

第四节　脊髓小脑共济失调

脊髓小脑共济失调（spinocerebellar ataxia）是遗传性共济失调的主要类型，绝大多数为常染色体显性遗传，患病率为(8 ~ 12)/100000。在临床和遗传上具有高度的异质性。

一、发病机制

根据基因突变位点及蛋白质产物不同进行分类，至今共发现 29 型，常见亚型包括 SCA1、2、3、6、7、8。

多数为三核苷酸 CAG 或 CTG 重复序列动态突变。CAG 重复异常扩增导致编码的多聚谷氨酰胺链延长，在蛋白水解过程中释放出毒性片段而致病。

二、病理

脊髓小脑共济失调主要表现为小脑、脑干和脊髓颈段、上胸段萎缩、神经元脱失伴有胶质增生。SCA7 可见视网膜神经细胞变性。部分患者伴有基底核区神经元受累。

三、临床症状

多在 30 ~ 40 岁起病，缓慢进展。首发症状为走路不稳，继而动作笨拙、言语不清。体检可发现眼震、眼球运动障碍、意向性震颤及共济失调征。家系中有遗传早现现象。除了上述共同特征外，不同亚型的 SCA 又具有各自独特的临床特点如下。

（一）SCA1

伴有扫视过度，腱反射亢进和执行功能障碍。

（二）SCA2

伴有慢眼动，腱反射减弱，肌阵挛或动作性震颤，蹒跚步态及帕金森综合征。

（三）SCA3

可由凝视诱发眼震，伴有眼睑后退（突眼征），面舌肌束颤，锥体束征和周围神经病，小于 35 岁发病者以共济失调和锥体束征为核心表现，大于 45 岁发病者则在共济失调基础上伴有周围神经病。

（四）SCA6

发病较晚，纯小脑共济失调，可伴有偏瘫型偏头痛。部分患者表现为发作性共济失调。

（五）SCA7

出现视网膜色素变性导致的视力丧失，同时有眼肌麻痹、言语不清、锥体束征和锥体外系症状，深感觉可受累，部分患者出现听力下降。

（六）SCA8

初期表现为构音障碍及步态不稳，体检时可发现平滑跟踪障碍和水平性眼震、共济失调和锥体束征，可伴有深感觉减退。先天性患者可出现肌阵挛癫痫和智力发育迟滞。

（七）SCA17

智力衰退明显，可伴有舞蹈。

四、辅助检查

（1）影像学：头部 CT 或 MRI 可见小脑和脑干萎缩。

（2）脑脊液检查正常。

（3）基因检测可发现三核苷酸重复次数的异常增多。

五、诊断

根据患者病史、家族史、临床症状、体征及影像学检查可行临床诊断，基因检查有助于确诊。

六、治疗

尚无特效治疗方法。对症治疗有助于缓解症状。左旋多巴可用于改善帕金森综合征，丁螺环酮、金刚烷胺有助于减轻共济失调。可试用胞二磷胆碱、B 族维生素、ATP 等药物营养神经。康复、理疗及辅助行走有助于改善生活质量。

（代方明）

第十章　脱髓鞘性疾病

第一节　多发性硬化

多发性硬化(multiple sclerosis,MS)是人类中枢神经系统最常见的一种以炎性脱髓鞘为主要病理损害的自身免疫性疾病。MS主要损害脑、脊髓和视神经。过去的研究提示MS在高纬度地区的白种人中多发,但是,因为工业化和环境污染、广泛的预防接种、人口密集和病毒感染流行,以及转基因食品的增多,中国的MS患者亦有逐年增多的趋势。MS因东、西方人种等因素的差异,临床表现有所不同。西方人经典的多发性硬化(conventional multiple sclerosis,CMS/westem-type MS)主要损害大脑、小脑和脑干。东方亚裔人的多发性硬化除损害大脑、小脑和脑干外,常见视神经和脊髓的损害。因此,许多东方学者将这一类多发性硬化称之为视神经脊髓型多发性硬化(opticospinal multiple sclerosis,OSMS)。

一、发病机制与病理

本病病因尚不十分明了,可能与麻疹病毒、风疹病毒、流行性腮腺炎病毒等RNA病毒感染,通过分子模拟机制,启动自身细胞免疫反应,导致中枢神经系统损害有关。MS的病理损害包括炎性脱髓鞘、胶质增生和硬化斑形成。近年来有研究表明,MS还可造成神经元变性和原发性轴索损害,表现为大脑灰质,尤其是大脑深部灰质损害;在临床上极易误诊为多发性脑梗死、脑寄生虫病和脑干脑炎。急性期病灶充血、水肿、髓鞘崩解、血管周围形成袖套状淋巴细胞浸润。随着病情的演进,充血、水肿逐步消退,代之以星形细胞增生和神经胶质形成,构成晚期不规则的硬化斑块。

二、诊断

(一)临床表现

(1)发病年龄大多在10~60岁,好发年龄20~40岁,男女性别之比为2:3。

(2)不同部位损害的症状和体征。

1)大脑损害:情绪抑郁或欣快、激动;有记忆减退,反应迟钝,晚期可见痴呆;还可有言语、运动、感觉功能障碍。

2)视神经损害:球后视神经炎和视神经视盘炎引起单眼或双眼视力下降,甚至完全失明。

3)脑干损害:内侧纵束常首当其冲,受损症状为核间性眼外肌麻痹(内侧纵束综合征上/前型、内侧纵束综合征下/后型、一个半综合征),患者自觉症状为复视。前庭损害多表现为发作性眩晕,并常伴呕吐和眼震。此外,还可见延髓麻痹、复发性或左右交替性周围性面瘫和三叉神经痛。

4)小脑损害:典型表现为Charcot三联征,即意向性震颤、吟诗样语言和眼球震颤。

5)脊髓损害:病灶多见于颈、胸髓,可出现各种各样的感觉障碍和运动障碍。感觉性共济失调也较常见。如颈髓病变累及后索与背根,可出现 Lhermitte 征,即屈颈时出现自后颈部向下放射或向双上肢放射的触电样异常感觉。部分患者可有痛性痉挛或痉挛性双下肢瘫。

6)自主神经系统损害:部分患者早期有尿频、尿急、尿不尽感觉,后期常有尿潴留或尿失禁。大便干结也较常见但常不为患者重视,亦可有阳痿与性欲减退。局部出汗异常和 Horner 综合征亦经常见到。

(3)多发性硬化的起病形式与临床分型。

1)缓解 - 复发型多发性硬化(RRMS),每次发作时间超过 24h,两次发作间隔在 1 个月以上;RRMS 一般缓解 - 复发 5 ~ 7 年后,病情波动趋缓而进展明显加重,再也见不到明显的缓慢;此时即表明疾病已进入继发进展期(SPMS)。

2)少数病例急性起病或暴发性起病,首次发病者常被诊断为急性播散性脑脊髓炎,常常在第二次发病时才被诊断为发性硬化。

(3)原发进展型多发性硬化(PPMS)起病一般较缓,但病情一直进行性发展,病程在 6 个月以上。

(4)少数病例复发次数少且进展极慢,神经系统功能无明显损害者,是为良性型多发性硬化(BMS)。

亚裔人的多发性硬化除损害大脑、小脑和脑干外,常见视神经和脊髓的损害。且平均发病年龄较轻,女性居多,临床症状较重,平均复发次数多,预后较差。许多东方学者主张,将这一类型的多发性硬化称之为视神经脊髓型多发性硬化(opticospinal multiple sclerosis,OSMS)。目前,有些亚洲学者还主张,把复发性视神经脊髓炎(多相 NMO)和脑 MRI 显示有大脑、小脑和脑干损害,而无明显脑损害症状的视神经脊髓炎患者,亦归入视神经脊髓型多发性硬化。

(二)铺助检查

多发性硬化的辅助检查,主要包括脑脊髓磁共振成像,神经电生理检查和脑脊液检查。有条件的医院应多做立体定向脑穿刺,取脑组织活检,进行普通病理学、免疫病理学和超微免疫病理学研究。

1.脑脊髓磁共振成像(MRI)

多发性硬化初次发病或复发时,MRI 扫描除做 T_1、T_2、Flair 外,都应做 MRI 增强扫描,目的是发现有无新病灶和活动性病灶。有条件的医院还可做 T_1 质子像、视神经扫描、DTI 和旁正中矢状位扫描。所有患者在治疗后 3 个月、半年、1 年、2 年,都有必要重复上述 MRI 扫描各一次,并据此计算某一位患者的疾病负担(burden of disease,BOD)。MS 脑 MRI 扫描,双侧大脑半球(双侧脑室旁内质、皮质下、胼胝体)、双侧小脑半球和脑干(多在脑桥和延髓)内可见多发性点状或片状长 T_1、长 T_2 病灶,在 Flair 像上显示得贫清晰。新生代病灶和活动性病灶表现为结节性或环形强陈旧性病灶显示为短或等 T_1、长 T_2 不规则片状影(硬化斑块)或"黑洞"。脊髓 MRI 扫描,在颈、胸段脊髓内可见单个或多个长节段(超过 3 个脊椎长度)的长 T_1、长 T_2 病灶,相应节段脊髓可见肿胀,有时还可见脊髓中央管扩张。大多数多发性硬化患者均可见明显的脑萎缩(一般认为 MS 发病 3 个月后脑萎缩即开始出现)。少数多发性硬化患者可见大脑深部灰质损害,应加 MRI 增强扫描(脑梗死病灶一般不强化,MS 病灶有时强化)、DWI(diffusion - weighted imaging)和 DTI(diffusion tensor imaging),以鉴别于多发性脑梗死。

2.神经电生理学检查

有视力损害或脊髓病变的多发性硬化患者,都要做双侧视觉诱发电位(VEP)检查。有听觉损害或脑干病变的多发性硬化患者,都要做双侧听觉诱发电位(BAIP)。怀疑有感觉通路病变者应做体感诱发电位(SEP)。VEP 异常多表现为双侧 $P100$ 不对称性延长或一侧 $P100$ 明显延长。

3. 脑脊液检查

脑脊液压力一般正常,细胞数大部分患者正常,少数患者轻度或中度增高,通常在 $50 \times 10^6/L$ 以下,个别病例可达 $50 \times 10^6/L \sim 100 \times 10^6/L$,主要是淋巴细胞。CSF 总蛋白量大多正常或轻度增高,一般不超过 $1.0g/L$;以清蛋白和免疫球蛋白 IgG 增高为主;IgG 增高被认为是鞘内合成所致。因此,可用等电聚焦免疫电泳法来检测 IgG 寡克隆带(OB)。用 CSF IgG/血清 IgG,乘以 CSF 清蛋白/血清蛋白来计算 IgG 指数(正常小于0.7)。欧洲白种人经典型 MS 患者脑脊液 IgG 指数和 OB 的阳性率可达 90% 以上,而亚裔人视神经脊髓型多发性硬化患者脑脊液 IgG 指数和 OB 的阳性率只有 20% ~40%。

(三)鉴别诊断

1. 急性播散性脑脊髓炎(ADEM)

ADEM 多呈急性或暴发性起病,病程短。重症者高热、抽搐、昏迷,1~2 周内死亡;轻者 1 个月左右恢复,绝大多数治愈后不再复发。MRI 显示在脑脊髓白质内有大量播散性点状或片状长 T_1、长 T_2 病灶,且病灶都是同一时期形成,无新旧病灶累积现象。暴发性 ADEM 患者可见脑脊髓肿胀、坏死、出血、脑疝形成。

2. 多发性脑梗死和基底动脉尖综合征

多发性硬化患者初次发病时在基层医院易被误诊为多发性脑梗死,因为二者在脑 CT 影像上都呈多个低密度病灶。病灶集中在脑干和小脑的 MS 患者易误诊为基底动脉尖综合征,如果做卒中危险因素排查和 CSF 检查,二者还是可以鉴别的。

3. 脑寄生虫病

首次发病的多发性硬化在临床上经常被误诊为脑寄生虫病。究其原因不外乎如下。

(1)多发性硬化的症状体征大多无特异性,与脑血吸虫病、脑囊虫病相似。

(2)MS 和脑寄生虫病在 MRI 影像上都呈多灶损害,且二者有时会有结节性强化和环形强化。

(3)现今国内大多用 ELISA 做脑寄生虫免疫学检测,此检测方法假阳性率极高,常常误导医生做出错误的诊断。

4. 进行性多灶性内质脑病(progressive multifocal leucoencephalopathy,PML)

PML 与 MS 在脑 MRI 影像学上容易混淆。PML 常常是淋巴瘤、慢性淋巴性白血病、HIV 等免疫力低下疾病的伴发病,亦常见于吸毒者。PML 一般呈缓慢进展过程,很少有自然缓解病例,很少有视神经和脊髓损害,血清乳多空病毒 SV-40 抗体检测呈阳性反应。

5. 大脑原发性淋巴瘤

此病虽不多见,但早期诊断十分困难,有时被误诊为多发性硬化。该病进展快,缓解期不明显,脑内病灶多连成片,有时可见占位效应,尽管激素、硫唑嘌呤有效,但最终难逃快速恶化之结局。早期脑活检有利于鉴别诊断。

三、治疗

多发性硬化的治疗包括急性发作期的基础治疗和缓解期的各种添加治疗。MS 急性发作期的基础治疗应该为住院治疗,做到系统正规、疗程足够。切切实实为 MS 的后续治疗打下坚实的基础。

（一）急性发作期基础治疗

1. 激素

推荐首选甲强龙,冲击期每日 0.5 ~ 1.0g 静脉滴注,连用 3 ~ 5d,巩固期每日 160 ~ 200mg 静脉滴注,连用 5 ~ 7d,减量维持期每日 24 ~ 40mg 口服,每周减量 1 次,至每日 4mg,1 周后停药。经济困难者亦可选用地塞米松和泼尼松,整个疗程以不超过 3 个月为宜。大剂量激素应用期间应使用适量的抗生素和制酸剂,整个激素治疗期间都应补充钾、钙制剂。

2. 大剂量人血丙种球蛋白（IVIG）

每日每千克体重 0.1 ~ 0.4g 静脉滴注,连用 3 ~ 5d。

3. B 族维生素

对有脑干、脊髓和视神经损害者使用维生素 B_1 和 B_{12} 尤为重要,弥可保静脉滴注效果更好。

4. 脑保护剂

脑、脊髓病灶较多,神经功能损害较重者,可加用脑保护剂,如神经节苷脂（GM - 1）、胞二磷胆碱等。视神经损害较重者,可加用鼠神经生长因子肌内注射。

5. 对症治疗

有颅内压增高者应给予脱水剂,痛性痉挛可使用卡马西平,痉挛性瘫痪可使用巴氯芬,震颤可使用氯硝西泮,伴发抑郁者要及时使用 SSRI 等抗抑郁制剂。

6. 康复治疗和功能锻炼

重点是保护患者的运动功能、视力和排便功能,应请康复师协助治疗。

（二）缓解期添加治疗

1. β - 干扰素

目前在临床上使用较多的 β - 干扰素有三种,即利比（Rebif,β - 干扰素 - 1a）、Avenox（β - 干扰素 - 1a）和 Betaferon（β - 干扰素 1b）,其中以利比的疗效最好,不良反应最小,因而使用最广泛。

2. 免疫抑制剂

用于治疗 MS 的免疫抑制剂有硫唑嘌呤（进口品名依木兰,Imuran）、环磷酰胺和米托蒽醌（mitoxantrone）等。依木兰的临床研究报告较多。

3. 免疫调节剂

乙酸格拉替雷（glatiramer acetate,GA,Copolymer I,Copaxone）系人工合成,亲和力高于天然髓鞘碱性蛋白（MBP）的无毒性化合物。可模拟抗原 MBP 进行免疫耐受治疗,可作为 β - 干扰素的替代品用于治疗 RRMS。

（代方明）

第二节 视神经脊髓炎

视神经脊髓炎(neuromyelitis optica,NMO)亦称 Devic 病或 Devic 综合征,是一种同时或先后累及视神经和脊髓的炎性脱髓鞘疾病。NMO 一般很少复发(单相病程经过),很少累及大脑、小脑和脑干。目前有许多亚洲学者主张,把复发性 NMO(多相病程经过)与累及大脑、小脑和脑干(脑 MRI 扫描阳性,但无明显脑损害表现)的 NMO 归入视神经脊髓型多发性硬化(opticospinal multiple sclerosis,OSMS)。因此,单纯的和单相的 NMO 并不多见。

一、发病机制与病理

视神经脊髓炎(NMO)的病因和发病机制尚不清楚。过去有许多人一直认为 NMO 是 MS 的一个变异型,或者是 MS 第一次发作的临床经过。的确,约25% 的 MS 患者的首发症状是球后视神经炎(optic neuritis,ON)。鉴于 NMO 发病之前也多有病毒感染史,大多数学者认为 NMO 的病因和发病机制与 MS 相似。近年来对 EAE 动物模型发病机制的研究发现,EAE 动物不仅有脑脊髓的病理损害,而且可见视神经的损害;并且其损害与 NMO、MS 的病理损害相似。有学者认为 NMO 和 OSMS 的发病机制与水通道蛋白 -4(AQP4)密切相关,因为中脑导水管、第四脑室、脊髓中央管周边都是 AQP4 抗体高表达区。NMO 患者脑脊液中检测出来的 NMO - IgG 可能就是 AQP4 抗体。

二、诊断

(一)临床表现

视神经脊髓炎好发于女性,视神经脊髓炎发病的平均年龄约为 40 岁,比 MS 大约晚10 年。

1. 前驱症状

部分患者在发病前数日至数周可有低热、头痛、咽痛、眩晕、全身不适、恶心、腹泻等症状。

2. 起病形式

大多为急性或亚急性起病,少数为慢性进行性起病。一部分患者先出现视神经损害的症状,后出现脊髓损害的症状;另一部分患者则同时出现视神经和脊髓损害的表现。一部分患者双侧视神经先后受累,另一部分患者则双侧视神经同时受累。

3. 眼部症状、体征

多数患者起病初有眼眶或眼球疼痛,继之单眼或双眼视力进行性下降,严重者可完全失明。检查可见不同程度的视力下降、生理盲点扩大、视盘炎、继发性视盘萎缩、球后视神经炎、原发性视盘萎缩等表现。

4. 脊髓症状、体征

脊髓损害的常见部位为胸髓,其次为颈髓,腰段脊髓较少见。临床上可表现为播散性、半横贯性、不全横贯性或上升性脊髓炎的症状和体征。除感觉、运动和括约肌功能障碍外,常有痛性痉挛发作。颈髓病变可见 Horner 综合征。颈髓后柱病变可出现 Lhermitte 征阳性。

(二)特殊检查

眼底照相可见视盘水肿或视盘萎缩,VEP 可见 P100 显著延长。CSF 蛋白增高(主要是

NMO – IgG),CSF 细胞数大于 50×10^6/L,寡克隆带阳性率较低(20% ~40%)。MRI 可见视神经水肿,颈、胸段脊髓内显示单个或多个长节段(3 个椎体以上)长 T_1、长 T_2 异常信号,有时可见脊髓肿胀。

(三)诊断标准

视神经脊髓炎的诊断尚无通行的诊断标准。一般认为,诊断视神经脊髓炎要具备 3 个必需条件。

(1)视神经炎。

(2)急性脊髓炎。

(3)无视神经脊髓以外的损害。同时必须具备一个以上的支持条件:①脑 MRI 阴性(或损害轻微,不符合 MS 表现);②脊髓 MRI 有一个以上长节段长 T_2 病灶;③CSF 白细胞计数为 50×10^6/L ~ 100×10^6/L。可参考 Wingerchuk 等制订的 NMO 诊断标准(2006 年修订版本)。

三、治疗

视神经脊髓炎的治疗同多发性硬化。

(代方明)

第十一章　肾内科疾病

第一节　急性肾小球肾炎

急性肾小球肾炎(简称急性肾炎)是一组以急性肾炎综合征为主要临床表现,以血尿、蛋白尿、高血压和水肿为特征的肾疾病,可伴有一过性肾功能损害。多种病原微生物如细菌、病毒及寄生虫等均可致病,但大多数为链球菌感染后肾小球肾炎。

一、病因和发病机制

急性链球菌感染后肾小球肾炎(PSGN)多为β溶血性链球菌"致肾炎菌株"(常为A组链球菌中的Ⅻ型)感染后所致。常在上呼吸道感染、皮肤感染、猩红热等链球菌感染后发生。易感人群为酗酒、药瘾者、先天性心脏病患者等。该病主要是链球菌胞壁成分M蛋白或某些分泌产物所引起的免疫反应导致肾损伤。

发病机制有:①免疫复合物沉积于肾;②抗原原位种植于肾;③改变肾的正常抗原,诱导自身免疫反应。

二、病理

病理改变为弥散性毛细血管内增生性肾小球肾炎。

三、临床表现

该病主要发生于儿童,高峰年龄为2～6岁,2岁以下或40岁以上的患者仅占所有患者15%。发作前常有前驱感染,潜伏期为7～21d,一般为10d。皮肤感染引起者,潜伏期较呼吸道感染稍长。典型的急性PSGN临床表现为突发的血尿、蛋白尿、高血压,部分患者表现为一过性氮质血症。患者的病情轻重不一,轻者可无明显临床症状,仅表现为镜下血尿及血C_3的规律性变化,重者表现为少尿型急性肾衰竭。

(一)尿液改变

多数患者有肾小球源性血尿,2/3的患者表现为镜下血尿,半数患者为肉眼血尿。血尿常伴有轻、中度的蛋白尿,少数患者表现为肾病综合征水平的蛋白尿。尿量减少者常见,但无尿很少发生,若持续出现,则提示可能发生了新月体肾炎或急性肾衰竭。

(二)高血压

75%以上患者会出现高血压,一般为轻、中度。主要原因是水钠潴留,经利尿治疗后可很快恢复正常,约半数患者需要降压治疗。只有少数患者由于血压过高而出现高血压脑病。

(三)水肿

90%PSGN患者可发生水肿,常为多数患者就诊的首发原因。水肿的原因是水钠潴留。典型表现为晨起时颜面水肿或伴有双下肢水肿,严重者可伴有腹腔积液和全身水肿。急性PSGN的水肿和高血压均随利尿后好转,通常在1～2周内消失。

（四）心功能衰竭

这是临床工作中需紧急处理的急症。可表现为颈静脉怒张、奔马律、呼吸困难和肺水肿。全心衰竭在老年 PSGN 患者中发生率可高达 40%。

（五）肾功能异常

部分患者在起病的早期由于肾小球滤过率降低,尿量减少而出现一过性氮质血症。多数患者于利尿消肿数日后恢复正常,仅极少数患者发展至急性肾衰竭。

四、实验室检查

（一）尿液检查

几乎所有患者都有镜下血尿或肉眼血尿。尿中红细胞多为畸形红细胞。此外,尿沉渣还可见白细胞、小管上皮细胞,并可有红细胞管型、颗粒管型。患者常有蛋白尿,半数患者蛋白尿 <500mg/d。血尿和蛋白尿会持续数月,常于 1 年内恢复。若蛋白尿持续异常提示患者为慢性增生性肾炎。

（二）血常规检查

可有轻度贫血,常与水钠潴留、血液稀释有关。白细胞计数可正常或升高,红细胞沉降率（血沉）在急性期常加快。

（三）肾功能检查

在 PSGN 的急性期,肾小球滤过率（GFR）有所下降,表现为一过性氮质血症。

由于合并了水钠潴留,血肌酐水平很少会超过正常值上限。肾小管功能常不受影响,浓缩功能多正常。血容量过多的患者,血浆清蛋白可因血液稀释而轻度下降。

（四）有关链球菌感染的细菌学及血清学检查

1. 咽拭子和细菌培养

急性 PSGN 自咽部或皮肤感染灶培养细菌,结果可提示 A 组链球菌的感染。

但试验的敏感性和特异性同试验方法有关,一般阳性率只在 20%～30%,相比血清学检查结果,其受影响的因素较多。

2. 抗链球菌溶血素 O 抗体

有咽部感染的患者中,90% 抗链球菌溶血素（ASO）滴度 >200U。在诊断价值上,ASO 滴度的逐渐上升比单纯的滴度高水平更有意义。在上呼吸道感染的患者中 2/3 有 ASO 滴度上升。ASO 滴度上升 2 倍以上,高度提示近期有链球菌感染。

（五）免疫学检查

动态观察 C_3 的变化对诊断 PSGN 非常重要。疾病早期,补体（C_3 和 CH_{50}）下降,8 周内逐渐恢复到正常水平,是 PSGN 的重要特征。血浆中可溶性补体终末产物 C5b-9 在急性期上升,随疾病恢复逐渐恢复正常。若患者有持续的低补体血症常提示其他疾病的存在,如膜增生性肾病、狼疮性肾炎或先天性低补体血症等。

五、诊断和鉴别诊断

（一）诊断

链球菌感染后 1～3 周出现血尿、蛋白尿、水肿和高血压等典型临床表现,伴血清 C_3 的典型动态变化即可做出临床诊断。若起病后 2～3 个月病情无明显好转,仍有高血压或持续性低补体血症,或肾小球滤过率进行性下降,应做肾活检明确诊断。

(二)鉴别诊断

1.系膜增生性肾小球肾炎

系膜增生性肾小球肾炎(IgA 肾病和非 IgA 系膜增生性肾小球肾炎)潜伏期较短,多于前驱感染后 1~2d 内出现血尿等急性肾炎综合征症状。患者血清 C_3 多正常。IgA 肾病患者的血尿发作常与上呼吸道感染有关。

2.其他病原微生物感染后所致的急性肾炎

其他细菌、病毒及寄生虫等感染所引起的肾小球肾炎也可表现为急性肾炎综合征,常于感染的极期或感染后 3~5d 出现。病毒感染所引起的肾炎临床症状较轻,血清补体多正常,水肿和高血压少见,肾功能正常,呈自限性发展过程。

3.膜增生性肾小球肾炎

膜增生性肾小球肾炎又称系膜毛细血管性肾小球肾炎。临床表现类似急性肾炎综合征,但蛋白尿明显,血清补体水平持续低下,8 周内不恢复,病变持续发展,无自愈倾向。鉴别诊断困难者需做肾活检。

4.急进性肾小球肾炎

急进性肾小球肾炎的临床表现及发病过程与急性肾炎相似,但临床症状常较重,出现少尿或无尿,肾功能持续进行性下降。确诊有困难时,应尽快做肾活检明确诊断。

5.全身性疾病肾损害

系统性红斑狼疮、过敏性紫癜、系统性血管炎等均可引起肾损害,类似急性肾炎综合征。可根据引起肾损害的各病典型临床表现和实验室检查来进行鉴别。

六、治疗

PSGN 以对症治疗为主,同时,纠正各种病理生理改变,防治并发症和保护肾功能,以利于其自然病程的恢复。

(一)一般治疗

急性期应卧床休息 2~3 周,直至肉眼血尿消失,水肿消退及血压恢复正常。

水肿明显及血压高者应限制饮食中水和钠的摄入。肾功能正常者无须限制饮食中蛋白质的含量,有氮质血症者应适当限制蛋白质的摄入。

(二)感染灶的治疗

有上呼吸道或皮肤感染者,应选用无肾毒性抗生素治疗,如青霉素、头孢霉素等,一般不主张长期预防性使用抗生素。与尿异常相关反复发作的慢性扁桃体炎,可在病情稳定后行扁桃体摘除术,术前后 2 周使用抗生素。

(三)对症治疗

经控制水、钠摄入,水肿仍明显者,应适当使用利尿剂治疗。治疗效果欠佳,尤其是合并急性肺水肿的患者,需行透析治疗。经限水钠及利尿后血压仍不能控制者,应给予降压药物,防止心脑并发症的发生。

(四)透析治疗

发生急性肾衰竭有透析指征者应及时行透析治疗。由于该病呈自愈倾向,透析治疗帮助患者度过危险期后,肾功能即可恢复,一般不需维持性透析治疗。

七、预后

该病急性期预后良好,尤其是儿童患者。绝大部分患者于 2~4 周内出现利尿消肿、肉眼血尿消失、血压恢复正常。少部分患者轻度镜下血尿和微量清蛋白尿可迁延 6~12 个月才消失。血清补体水平也在 4~8 周内恢复正常。

PSGN 的长期预后,尤其是成年患者的预后报道不一。但多数患者的预后良好,仅有少部分患者遗留尿异常和(或)高血压。也有些患者在 PSGN 发生后 10~40 年才逐渐出现蛋白尿、高血压和肾功能损害。

影响预后的因素主要有:①年龄:成人较儿童差,尤其是老年人;②散发者较流行者差;③持续大量蛋白尿、高血压和(或)肾功能损害者较差;④肾组织增生病变重,有广泛新月体形成的患者预后差。

（马洪波）

第二节　急进性肾小球肾炎

一、病因

急进性肾小球肾炎的疾病主要分 3 类:①原发性急进性肾小球肾炎;②继发于全身性疾病的急进性肾小球肾炎,如系统性红斑狼疮等;③原发性肾小球疾病基础上形成的新月体性肾小球肾炎,如膜增生性肾小球肾炎。

二、临床表现

多数患者有上呼吸道感染的前驱症状,起病较急,病情发展快。临床主要表现为急性肾炎综合征的症状,如血尿、蛋白尿和高血压等,并随着病情的进展出现进行性少尿或无尿,肾功能在短时间内迅速恶化发展至尿毒症。少数患者起病可以相当隐匿,以原因不明的发热、关节痛、肌痛和腹痛等为前驱表现,直至出现尿毒症症状时才就诊,多见于Ⅲ型 RPGN。Ⅱ型 RPGN患者常有肾病综合征的表现。

早期血压正常或轻度升高,随着病情的进展而加重,严重者可发生高血压脑病等并发症。胃肠道症状如恶心、呕吐、呃逆等常见,少数患者可发生上消化道出血。

感染也是常见并发症和导致死亡的重要原因。

Ⅰ型和Ⅱ型 RPGN 患者常较年轻,青、中年多见,Ⅲ型常见于中、老年患者,男性多见。我国以Ⅱ型 RPGN 多见。

三、实验室检查

尿液检查尿蛋白常为阳性,红细胞及白细胞计数增多,可见红细胞管型。血肌酐及尿素氮进行性上升,内生肌酐清除率(Ccr)进行性下降。

免疫学检查可见:Ⅰ型 RPGN 可有抗 GBM 抗体阳性;Ⅱ型 RPGN 血循环免疫复合物阳性,可伴有血清补体 C_3 的降低;Ⅲ型 ANCA 阳性。

B超及其他影像学检查可见双侧肾增大。

四、诊断和鉴别诊断

（一）诊断

急性肾炎综合征在短时间内肾功能急剧恶化,应高度注意该病的可能,并尽快做肾活检明确诊断。同时,应根据临床和实验室的检查结果排除继发性肾疾病方可确立诊断。

（二）鉴别诊断

1. 急性肾小管坏死

常有引起该病的明确病因,如肾缺血或使用肾毒性药物的病史。临床表现以肾小管功能损害为主,如尿渗透压及尿比重降低,尿钠增高,蛋白尿及血尿相对较轻。

2. 急性过敏性间质性肾炎

明确的药物服用史及典型的全身过敏反应如发热、皮疹、关节痛等可资鉴别。常有血、尿嗜性酸粒细胞增高。鉴别诊断困难者需行肾活检以明确诊断。

3. 慢性肾疾病的急骤进展

部分原发性肾小球肾病由于各种诱因,病情急速进展,肾功能持续恶化,临床上表现为急进性肾炎综合征,但病理上并无新月体形成,鉴别诊断有一定困难,常需行肾活检以明确诊断。

4. 继发性RPGN

典型的临床表现及特殊的实验室检查可资鉴别,如系统性红斑狼疮性肾炎、过敏性紫癜肾炎等引起的RPGN。

5. 血栓性微血管病

血栓性微血管病如溶血性尿毒症综合征、血栓性血小板减少性紫癜等。这类疾病的共同特点是既有急性肾衰竭又有血管内溶血的表现,肾活检呈特殊的血管病理病变。

6. 梗阻性肾病

突然发生的少尿或无尿,临床上无急性肾炎综合征的表现,影像学(如B超、CT)或逆行尿路造影检查可确立诊断。

五、治疗

早期诊断和及时的强化治疗是提高RPGN治疗成功的关键,包括针对肾小球炎性损伤的强化免疫抑制治疗及对症治疗。

（一）肾上腺皮质激素联合细胞毒药物

首选甲泼尼龙 $10 \sim 30mg/(kg \cdot d)$,缓慢静脉点滴冲击治疗,连续3d。间隔 $3 \sim 5d$ 后,可以重复1个疗程,总共 $2 \sim 3$ 个疗程。早期(肌酐 $< 707\mu mol/L$)治疗疗效较好,晚期则疗效欠佳。续以口服泼尼松 $[1 \sim 1.5mg/(kg \cdot d)]$ 和静脉注射环磷酰胺(每次 $0.2 \sim 0.4g$,隔日静脉注射,总量 $6 \sim 8g$),泼尼松连服 $6 \sim 8$ 周,以后缓慢减量,减至 $0.4 \sim 0.5mg/(kg \cdot d)$ 时,可改为隔日晨顿服,维持 $6 \sim 12$ 个月,然后继续减量至停药。

近年来,也有学者认为静脉注射环磷酰胺(CTX)($0.5 \sim 1.0g/m^2$ 体表面积,每月1次,连续6次)加甲泼尼龙冲击治疗($0.5 \sim 1.0g/d$,连续3d),随后口服泼尼松 $[1.0 \sim 1.5mg/(kg \cdot d)$ 体重] $8 \sim 12$ 周,再逐渐减量。应用甲泼尼龙和(或)环磷酰胺冲击治疗时,一定要注意感染等不良反应,定期复查血常规和肝功能。

（二）血浆置换

血浆置换主要用于：①伴有肺出血的 Good pasture 综合征；②早期抗 GMB 抗体介导的急进性肾小球肾炎。每日或隔日交换 2～4L。一般需持续治疗 10～14d 或至血清抗体（如抗 GBM 抗体、ANCA）或免疫复合物转阴为止。同时应联合使用激素和细胞毒药物。血浆置换对于Ⅰ和Ⅱ型 RPGN 有较好的疗效，唯需早期施行，即肌酐 <530μmol/L 时开始治疗有效。

（三）四联疗法

四联疗法包括激素（多为泼尼松）、细胞毒药物（如环磷酰胺）、抗凝（肝素）及抗血小板聚集药物（如双嘧达莫）。因疗效较差，现多不推荐使用。

（四）对症治疗

对症治疗包括降压、控制感染和纠正水、电解质酸碱平衡紊乱等。

（五）肾功能替代治疗

对于治疗无效而进入终末期肾衰竭的患者，应予以透析治疗。急性期患者血肌酐 >530μmol/L 者，即应尽快予以透析治疗，为免疫抑制治疗争取时间及提供安全保障。病情稳定 6～12 个月，血清抗 GBM 抗体阴性者，可考虑行肾移植。

六、预后

影响患者预后的因素主要有：①治疗是否及时是成功的关键，如在血肌酐 <530μmol/L 或内生肌酐清除率 >5mL/min 时开始治疗效果较好；②免疫病理类型：Ⅲ型较好，Ⅱ型其次，Ⅰ型较差；③新月体的数量及类型，如新月体数量多或病理结果显示为纤维性新月体、肾小球硬化或间质纤维化比例高则预后较差；④老年患者预后较差。

（马洪波）

第三节 慢性肾小球肾炎

慢性肾小球肾炎（简称慢性肾炎）是一组以血尿、蛋白尿、高血压和水肿为临床表现的肾小球疾病。临床特点为病程长，起病前多有一个漫长的无症状尿异常期，然后缓慢持续进行性发展，可有不同程度的肾功能减退，最终至慢性肾衰竭。

一、病因和发病机制

绝大多数慢性肾炎患者的病因尚不清楚，由多种病因、不同病理类型的原发性肾小球疾病发展而来，仅有少数由急性链球菌感染后肾小球肾炎发展而来。发病机制主要与原发病的免疫炎症损伤有关。此外，慢性化进程还与高血压、大量蛋白尿、高血脂等非免疫因素有关。

二、病理

慢性肾炎的病理类型多样，常见的有系膜增生性肾小球肾炎（包括 IgA 肾病和非 IgA 系膜增生性肾小球肾炎）、局灶性节段性肾小球硬化、膜性肾病和系膜毛细血管性肾炎等。随着病情的进展，所有各种病理类型均可转化为肾小球硬化、肾小管萎缩和间质纤维化，最终肾体积缩小,发展为硬化性肾小球肾炎。

三、临床表现

该病的临床表现差异较大,症状轻重不一,可有一个相当长的无症状尿异常期。临床表现以血尿、蛋白尿、高血压和水肿为基本症状。早期可有体倦乏力、腰膝酸痛、食欲缺乏等,水肿时有时无,病情时轻时重,随着病情的发展可渐有夜尿增多,肾功能有不同程度的减退,最后发展至终末期肾衰竭—尿毒症。多数患者有轻重不等的高血压,部分患者以高血压为突出表现,甚至出现高血压脑病和高血压心脏病。这时患者多有眼底出血、渗出,甚至有视盘水肿。

慢性肾炎患者有急性发作倾向,在各种夹杂因素的作用下,如感染、过度疲劳等,可出现明显的高血压、水肿和肾功能急剧恶化。晚期则主要表现为终末期肾衰竭—尿毒症的症状。

四、实验室检查

尿液检查早期可表现为程度不等的蛋白尿和(或)血尿,可有红细胞管型,部分患者出现大量蛋白尿(尿蛋白定量 > 3.5g/24h)。多数患者早期血常规检查正常或有轻度贫血。白细胞和血小板计数多正常。

多数患者可有较长时间的肾功能稳定期,随着病情的进展,晚期可出现尿浓缩功能减退,血肌酐升高和内生肌酐清除率下降。

B 超检查早期肾大小正常,晚期可出现双侧对称性缩小,皮质变薄。肾活体组织检查可表现为原发病的各种病理类型,对丁指导治疗和估计预后具有重要价值。

五、诊断和鉴别诊断

(一)诊断

凡有慢性肾炎的临床表现如血尿、蛋白尿、水肿和高血压均应注意该病的可能。要确立该病的诊断,首先必须排除继发性肾小球疾病如系统性红斑狼疮、糖尿病肾病和高血压肾损害等。

(二)鉴别诊断

1. 慢性肾盂肾炎

慢性肾盂肾炎多有反复发作的尿路感染病史,尿细菌学检查常阳性,B 超检查或静脉肾盂造影示双侧肾不对称缩小则更有诊断价值。

2. 狼疮性肾炎

狼疮性肾炎好发于女性,有多系统和器官损害的表现,肾活检可见免疫复合物广泛沉积于肾小球的各部位,免疫病理检查呈"满堂亮"表现。

3. 糖尿病肾病

较长时间的糖尿病史伴有肾损害的表现有助于诊断。

4. 高血压肾损害

多有较长时间的高血压病史,然后才出现肾损害的表现,肾小管功能损害(如尿浓缩功能减退、比重降低和夜尿增多)早于肾小球功能损害,尿液改变较轻(蛋白尿常 < 2.0g/24h,以中、小分子蛋白为主)。同时,多伴有高血压其他靶器官的损害(如心脏和眼底改变)。

5. Alport 综合征

Alport 综合征多于青少年起病,其主要特征是肾损害、耳部疾病及眼疾患同时存在。阳性家族史可资鉴别。

6.隐匿性肾小球肾炎

临床上主要表现为无症状血尿或(和)蛋白尿,一般无水肿、高血压和肾功能损害。

六、治疗

应根据肾活检病理类型进行针对性治疗,同时加强综合防治措施以防止和延缓慢性肾衰竭进展,减少各种并发症的发生。

(一)低蛋白饮食和必需氨基酸治疗

根据肾功能的状况给予优质低蛋白饮食[0.6~1.0g/(kg·d)],同时控制饮食中磷的摄入。在进食低蛋白饮食时,应适当增加糖类的摄入以满足机体生理代谢所需要的热量,防止负氮平衡。在低蛋白饮食2周后可使用必需氨基酸或α-酮酸[0.1~0.2g/(kg·d)]。极低蛋白饮食者(0.3g/kg),应适当增加必需氨基酸或α-酮酸的摄入(8~12g/d)。

(二)控制高血压

高血压尤其是肾内毛细血管高压是加速肾疾病进展的重要危险因素,控制高血压尤其是肾内毛细血管高血压是延缓慢性肾衰竭进展的重要措施。一般多选用血管紧张素转换酶抑制剂(如卡托普利每次12.5~50mg,每8h1次)、血管紧张素受体拮抗剂(如氯沙坦50~100mg,每日1次)或钙通道阻滞剂(如硝苯吡啶每次5~15mg,每日3次)。临床与实验研究结果均证实,血管紧张素转换酶抑制剂具有降低肾内毛细血管压、减少蛋白尿及保护肾功能的作用。肾功能不全的患者使用时注意高钾血症的防治。其他降压药如β受体阻滞剂、α-受体阻滞剂、血管扩张药及利尿剂等亦可应用。肾功能较差时,噻嗪类利尿剂无效或较差,应改用襻利尿剂。

血压控制欠佳时,可联合使用多种抗高血压药物将血压控制到靶目标值;并应尽量选用具有肾保护作用的降压药如ACEI和ARB。

(三)对症处理

预防感染、防止水电解质和酸碱平衡紊乱、避免使用有肾毒性的药物包括中药(如含马兜铃酸的中药关木通、广防己等)和西药(如氨基糖苷类抗生素等),对于保护肾功能、防止慢性肾疾病进行性发展和肾功能急剧恶化具有重要意义。

七、预后

慢性肾炎是一持续进行性发展肾疾病,最终发展至终末期肾衰竭即尿毒症。其发展的速度主要取决于肾疾病的病理类型、延缓肾疾病进展的措施以及防止各种危险因素。

(马洪波)

第四节　肾病综合征

肾病综合征是以:①大量蛋白尿(>3.5g/d);②低蛋白血症(血浆清蛋白<30g/L);③水肿;④高脂血症为基本特征的临床综合征。其中前两者为诊断的必备条件。

一、病因和发病机制

肾病综合征可分为原发性肾病综合征和继发性肾病综合征两类。本节仅讨论原发性肾病综合征。

原发性肾病综合征的病因为多种病理类型的原发性肾小球肾炎：①微小病变肾病；②系膜增生性肾小球肾炎；③局灶性节段性肾小球硬化；④膜性肾病；⑤系膜毛细血管性肾炎。

二、病理生理

（一）大量蛋白尿

肾病综合征时，肾滤过膜的正常电荷屏障和分子屏障功能发生障碍，肾小球对血浆中蛋白质的通透性增加，当原尿中蛋白含量超过近端小管的重吸收能力时，蛋白从尿中大量流失，形成蛋白尿。尿液中不仅仅丢失清蛋白，同时还丢失相对分子质量近似的蛋白质。当然并不是所有的蛋白都会丢失，特别是大相对分子质量的蛋白质，如：IgM、纤维蛋白原、α_1 和 α_2 巨球蛋白及其他相对分子质量更大的蛋白质，它们因为无法通过肾小球的毛细血管壁，从而保持在血浆中的浓度不变。

（二）低蛋白血症

尿液中丢失大量血浆清蛋白，同时，蛋白分解代谢增加，导致低蛋白血症。而消化道黏膜水肿导致食欲减退，蛋白摄入不足，进一步加重低蛋白血症。长期大量的蛋白丢失会导致患者营养不良和生长发育迟缓。

激素结合蛋白随尿液的丢失会导致体内一系列内分泌和代谢紊乱。少数患者在临床上表现为伴发于肾病综合征的甲状腺功能低下，并且会随着肾病综合征的缓解而得到恢复。肾病综合征时，血钙和维生素 D 水平也受到明显的影响。血浆中维生素 D 水平下降，又同时使用激素或者有肾功能损害时，就会加速骨病的产生。因此，对于这样的患者应及时进行骨密度、血浆激素水平的监测；同时，补充维生素 D 及相关药物，防治骨病的发生。

由于免疫球蛋白和补体成分的丢失，肾病综合征患者的抵抗力降低，易患感染。B 因子和 D 因子的丢失导致患者对致病微生物的易感性增加。

（三）水肿

低清蛋白血症引起血浆胶体渗透压下降，水分从血管腔进入组织间隙，是肾病综合征水肿的重要原因。低蛋白血症的患者如果摄入高盐饮食或输入大量生理盐水，会导致水肿的发生；血浆胶体渗透压恢复正常时，水肿消退，进一步支持低清蛋白血症是产生水肿的重要原因。

另外，机体有效循环血容量的不足，肾素—血管紧张素醛固酮系统的激活，也可能导致肾小管对钠重吸收的增加。但也有研究发现，部分肾病综合征患者的血容量并不减少甚或增加，血浆肾素水平正常或下降，提示肾病综合征患者的水钠潴留并不依赖肾素—血管紧张素—醛固酮系统的激活，而是肾原发水钠潴留的结果。

（四）高脂血症

患者表现为高胆固醇血症和（或）高三酰甘油血症，并可伴有低密度脂蛋白（LDL）及极低密度脂蛋白（VLDL）的升高。高脂血症发生的主要原因是肝脏脂蛋白合成的增加和外周利用及分解减少。高胆固醇血症发生的原因是肝脏产生过多富含胆固醇和载脂蛋白 B 的 LDL。另外，LDL 受体缺陷，导致 LDL 清除减少。高三酰甘油血症在肾病综合征中也常见，其产生的原因更多是由于分解减少而不是合成增多。

三、原发性肾病综合征的病理类型及临床特点

(一)微小病变肾病

微小病变肾病好发于儿童(占儿童肾病综合征的80%左右),临床主要表现为突发的大量蛋白尿和低蛋白血症,可伴有高脂血症和水肿。血尿和高血压少见。

60岁以上的患者中,高血压和肾功能损害较为多见。

该病的发病机制尚不清楚,可能与T细胞功能紊乱有关。从微小病变肾病患者获得的T淋巴细胞体外培养可产生导致肾小球通透性增高的因子,将其注入动物体内会引起肾小球细胞足突广泛融合。

光镜下肾小球没有明显病变,近端肾小管上皮细胞可见脂肪变性。免疫荧光阴性。电镜下的特征性改变是肾小球脏层上皮细胞的足突融合。

该病大多数对激素治疗敏感(儿童约为93%,成人约80%),一般使用10~14d开始利尿,蛋白尿在数周内转阴,但容易复发。长期反复发作或大量蛋白尿未能控制,则需注意病理类型的改变,如系膜增生性肾炎或局灶性节段性肾小球硬化。

此外,5%左右的儿童患者会表现为激素抵抗,应积极寻找抵抗的原因并调整治疗方案。

(二)系膜增生性肾小球肾炎

系膜增生性肾小球肾炎是我国原发性肾病综合征中常见的病理类型,约占30%,显著高于欧美国家(约占10%)。该病好发于青少年,男性多见。多数患者起病前有,上呼吸道感染等前驱感染症状,部分患者起病隐匿。临床主要表现为蛋白尿和(或)血尿,约30%表现为肾病综合征。

多数患者对激素和细胞毒药物有良好的反应,50%以上的患者经激素治疗后可获完全缓解。治疗效果与病理改变的轻重程度有关,病理改变轻者疗效较好,病理改变重者则疗效较差。

(三)局灶性节段性肾小球硬化

局灶性节段性肾小球硬化以青少年多见,男性多于女性。起病较为隐匿,临床主要表现为大量蛋白尿或肾病综合征。多数患者伴有血尿,部分患者出现肉眼血尿;病情较轻者也可表现为无症状蛋白尿和(或)血尿。上呼吸道感染或其他诱发因素可使临床症状加重。多数患者确立诊断时常伴有高血压和肾功能损害,且随着病情的进展而加重。部分病例可由微小病变肾病转变而来。

病理特征是光镜下肾小球病变呈局灶性、节段性分布。

该病对激素和细胞毒药物治疗的反应性较差,疗程较其他病理类型的肾病综合征适当延长,但激素治疗无效者达60%以上。该病的预后与激素治疗的效果及蛋白尿的程度密切相关。激素治疗反应性好者,预后较好。

(四)膜性肾病

膜性肾病好发于中老年人,男性多见,发病的高峰年龄是50~60岁。是欧美国家成人常见的肾病综合征病理类型,我国则并不常见。膜性肾病起病较隐匿,可无前驱感染史。70%~80%的患者表现为肾病综合征。在疾病初期可无高血压。

大多数患者肾功能正常或轻度受损。动静脉血栓的发生率较高,其中尤以肾静脉血栓最

常见(为 10%~40%)。肾 10 年存活率约为 65%。

影响预后的因素有:持续大量蛋白尿、男性、年龄 50 岁以上、难于控制的高血压、肾小管萎缩和间质纤维化。如合并新月体形成和(或)节段性硬化时,预后更差。

部分膜性肾病患者有自然缓解倾向,约有 25% 患者会在 5 年内自然缓解。激素和细胞毒药物治疗可使部分患者缓解,但长期和大剂量使用激素和细胞毒药物有较多的毒副反应,因此必须权衡利弊,慎重选择。此外,可适当使用调脂药和抗凝治疗。

(五)系膜毛细血管性肾小球肾炎

系膜毛细血管性肾小球肾炎又称膜增生性肾小球肾炎。该病好发于青少年,男女比例大致相等。半数患者有上呼吸道的前驱感染病史。50% 的患者表现为肾病综合征,30% 的患者表现为无症状性蛋白尿,常伴有反复发作的镜下血尿或肉眼血尿。20%~30% 的患者表现为急性肾炎综合征。高血压、贫血及肾功能损害常见,常呈持续进行性发展。75% 的患者有持续性低补体血症,是该病的重要特征。

目前对该病尚无有效的治疗方法,激素和细胞毒药物仅在部分儿童病例有效,在成年人效果不理想。有学者认为使用抗凝药,如双嘧达莫、阿司匹林等对肾功能有一定的保护作用。该病预后较差,病情持续进行性发展,约 50% 的患者在 10 年内发展至终末期肾衰竭。肾移植术后常复发。

四、并发症

(一)感染

感染是肾病综合征患者常见并发症,与尿中免疫球蛋白的大量丢失、免疫功能紊乱、营养不良、激素和细胞毒药物的使用有关,也是疾病复发、激素抵抗的重要原因。

感染发生的常见部位有呼吸道、泌尿道、皮肤和自发性腹膜炎等。一般不主张常规使用抗生素预防感染,但一旦发生感染应选择无肾毒性的有效抗生素进行治疗。

(二)血栓和栓塞

多种因素如尿中丢失大量抗凝物质、高脂血症、血液浓缩等可使血液黏滞度升高。利尿剂、激素的使用以及血小板功能亢进进一步加重高凝状态。患者可发生静脉或动脉的血栓形成或栓塞,其中以肾静脉血栓形成最常见。

(三)急性肾衰竭

有效循环血容量的严重不足导致肾血流量下降,引起肾前性氮质血症,尤其是严重水肿的肾病综合征患者给予强力利尿治疗时更易发生。此外,肾间质高度水肿压迫肾小管、肾小管管腔内蛋白管型堵塞、肾静脉血栓形成、药物等因素也可导致急性肾衰竭。该病常无明显诱因,临床主要表现为少尿或无尿,扩容及利尿治疗无效。肾活检病理检查肾小球常无明显改变,肾间质水肿显著,肾小管正常或有少数细胞变性坏死。

(四)蛋白质和脂肪代谢紊乱

前已述及多种原因可导致肾病综合征患者低蛋白血症,蛋白代谢呈负平衡。

长期低蛋白血症可造成患者营养不良、机体抵抗力下降、生长发育迟缓、内分泌紊乱等。低蛋白血症还可导致药物与蛋白结合减少,游离药物增多,影响药物的疗效;同时,还可能增加部分药物的毒性作用。

高脂血症是肾病综合征患者肾功能损害进展的危险因素,高脂血症会加重肾小球的硬化。

越来越多的报道显示,肾病综合征患者并发冠状动脉粥样硬化、心肌梗死的危险性增高。肾病综合征患者合并高三酰甘油血症是发生冠心病的独立危险因素。

五、治疗

(一)一般治疗

肾病综合征患者应适当注意休息,避免到公共场所和预防感染。病情稳定者适当活动是必需的,以防止静脉血栓形成。

水肿明显者应适当限制水钠的摄入。肾功能良好者不必限制蛋白的摄入,但肾病综合征患者摄入高蛋白饮食会导致蛋白尿加重,促进肾病变进展。因此,多数学者不主张肾病综合征患者进食过高蛋白饮食。

(二)利尿消肿

一般患者在使用激素后,经过限制水、盐的摄入可达到利尿消肿目的。对于水肿明显,限钠、限水后仍不能消肿者可适当选用利尿剂。利尿剂根据其作用部位可分为以下几种。

1. 渗透性利尿剂

渗透性利尿剂常用的有甘露醇、低分子右旋糖酐、高渗葡萄糖等。主要是通过提高血浆渗透压,使组织中水分回吸收到血管内,同时在肾小管腔内造成高渗状态。减少水、钠的重吸收而达到利尿目的。

但在少尿的患者(400mL/d)应慎用甘露醇,以免由于尿量减少,甘露醇在肾小管腔内形成结晶造成肾小管阻塞,导致急性肾衰竭。

2. 噻嗪类利尿剂

噻嗪类利尿剂常用的有双氢氯噻嗪(50~100mg/d,分2~3次服用)。主要是通过抑制氯和钠在髓袢升支后段及远端小管前段的重吸收而发挥利尿作用。长期使用应注意低钠血症和低钾血症的发生。

3. 袢利尿剂

袢利尿剂常用制剂有呋塞米20~100mg/d,口服或静脉注射,严重者可用100~400mg静脉点滴布美他尼1~5mg/d;主要作用于髓袢升支,抑制钠、钾和氯的重吸收。

长期使用应注意低钠血症、低钾血症和低氯血症的发生。

4. 潴钾利尿剂

潴钾利尿剂常用的有螺内酯(20~120mg/d,分2~3次服用)和氨苯蝶啶(150~300mg/d,分2~3次服用)。主要作用于远端小管后段,抑制钠和氯的重吸收,但有潴钾作用,因而适用于有低钾血症的患者。此类药物单独使用效果欠佳,与噻嗪类合用可增强利尿效果,并减少电解质紊乱;长期使用注意高钾血症的发生,肾功能不全患者慎用。

5. 清蛋白

清蛋白可提高血浆胶体渗透压,促进组织间隙中的水分回吸收到血管而发挥利尿作用,多用于低血容量或利尿剂抵抗、严重营养不良的患者。由于静脉使用清蛋白可增加肾小球高滤过和肾小管上皮细胞损害,现多数学者认为,非必要时一般不宜多用。

(三)免疫抑制治疗

糖皮质激素和细胞毒药物仍然是治疗肾病综合征的主要药物,原则上应根据肾活检病理结果选择治疗药物及疗程。

1. 糖皮质激素

激素的使用原则为:①起始剂量要足,常用泼尼松 1.0~1.5mg/(mg·d);②疗程要足够长(连用 8 周,部分患者可根据具体情况延长至 12 周);③减药要慢(每 1~2 周减 10%);④小剂量维持治疗:常复发的肾病综合征患者在完成 8 周大剂量疗程后,逐渐减量,当减至 0.4~0.5mg/(kg·d)时,则将两日剂量的激素隔日晨顿服,维持 6~12 个月,然后再逐渐减量。目前常用的激素是泼尼松。肝功能损害或泼尼松治疗效果欠佳时可选用泼尼松龙或甲泼尼龙口服或静脉滴注。地塞米松由于半衰期长,不良反应大,现已少用。

2. 烷化剂

烷化剂主要用于"激素依赖型"或"激素无效型",协同激素治疗。可供临床使用的药物主要有环磷酰胺、氮芥及苯丁酸氮芥。临床多使用环磷酰胺,其剂量为每日 100~200mg,分次口服或隔日静脉注射,累积剂量为 6~8g。主要不良反应为骨髓抑制及肝脏损害,使用过程中应定期观察血常规和肝功能。

氮芥是临床上使用较早的治疗肾病综合征的细胞毒药物,疗效较好,但由于其不良反应较多如注射部位血管炎或组织坏死、严重的胃肠道反应及骨髓抑制等而在临床,上使用较少。苯丁酸氮芥、硫唑嘌呤、噻替派和长春新碱等由于疗效较弱而少用。

3. 环孢素

环孢素可用于激素抵抗和细胞毒药物治疗无效的肾病综合征病者。环孢素可通过选择性抑制 T 辅助细胞及细胞毒效应而起作用。起始剂量为 3~5mg/(kg·d),然后根据血环孢素浓度(应维持其血清谷浓度在 100~200ng/mL)进行调整。一般疗程为 3~6 个月。长期使用有肝肾毒性,并可引起高血压、高尿酸血症、牙龈增生及多毛症。另外,停药后易复发且费用昂贵而限制了其临床使用。

4. 霉酚酸酯(吗替麦考酚酯)

霉酚酸酯是一种新型有效的免疫抑制剂,主要是抑制 T、B 淋巴细胞增生。可用于激素抵抗及细胞毒药物治疗无效的肾病综合征患者。推荐剂量为 1.5~2.0g/d。不良反应相对较少,如腹泻及胃肠道反应等,偶有骨髓抑制作用。其确切的临床效果及不良反应还需要更多临床资料证实。

(四)调脂药物

高脂血症可加速肾小球疾病病情的发展,增加心、脑血管疾病的发生率。因此,肾病综合征患者合并高脂血症应使用调脂药治疗,尤其是有高血压及冠心病家族史、高 LDL 及低 HDL 血症的患者更需积极治疗。常用药物包括:①3 - 羟基 - 3 - 甲基戊二酰单酰辅酶 A(HMG-CoA)还原酶抑制剂:洛伐他汀 20~60mg/d、辛伐他汀 20~40mg/d。疗程为 6~12 周;②纤维酸类药物:非诺贝特,每次 100mg,每日 3 次,吉非罗齐,每次 300~600mg,每日 2 次等;③普罗布考(丙丁酚),每次 0.5g,每日 2 次,本品除降脂作用外还具有抗氧化剂作用,可防止低密度脂蛋白的氧化修饰,抑制粥样斑块的形成,长期使用可预防肾小球硬化。如果肾病综合征缓解后高脂血症自行缓解则不必使用调脂药。

(五)抗凝治疗

肾病综合征患者由于凝血因子的改变及激素的使用,常处于高凝状态,有较高的血栓的发生率,尤其是在血浆清蛋白 <20g/L 时,更易有静脉血栓的形成。因此,有学者建议当血浆清蛋白 <20g/L 时应常规使用抗凝剂,可使用肝素(2000~4000U/d,皮下注射)或低分子肝素

（0.4mL/d，皮下注射），维持凝血酶原时间在正常的 2 倍。此外，也可使用口服抗凝药如双嘧达莫（每次 50～100mg，每日 3 次）、阿司匹林（50～200mg/d）。至于肾病综合征患者是否需要长期使用抗凝剂尚需要更多临床资料的证实。如已发生血栓形成或血管栓塞的患者应尽快行溶栓治疗，可给予尿激酶或链激酶静脉滴注，同时辅以抗凝治疗。治疗期间应密切观察患者的出凝血情况，避免药物过量导致出血并发症。

各种病理类型原发性肾病综合征的治疗如下。

1. 微小病变肾病

本型大多数对糖皮质激素治疗反应较好（儿童缓解率 90%，成年人缓解率 80% 左右），但缓解后容易复发。

（1）糖皮质激素：临床常用药物有泼尼松和泼尼松龙 1mg/（kg·d），连用 8～12 周，然后缓慢减量（每 1～2 周减 10%），减至 0.4～0.5mg/kg 时，改为隔日顿服。激素依赖或大剂量激素治疗 12 周仍不缓解者，应加用细胞毒药物。

对于常复发的肾病综合征，多数学者建议，泼尼松 1mg/（kg·d），连用 8 周。

然后缓慢减量（10%/每 1～2 周），减至 0.4～0.5mg/kg 时，改为隔日顿服，连用 6 个月。然后继续减量至维持量连续使用 12 个月。按此方法可显著减少肾病综合征的复发率。

（2）细胞毒药物：适用于激素依赖或激素抵抗的肾病综合征患者。在小剂量激素的基础上可加用环磷酰胺 2mg/（kg·d），总量为 6～8g 或环孢素 3～5mg/（kg·d），连用 6 个月。最近也有学者使用霉酚酸酯（MMF）治疗激素依赖或无效的肾病综合征患者，初步疗效尚可。

2. 系膜增生性肾炎

（1）病变较轻，系膜细胞增生较少，无广泛 IgM 和 C_3 沉积以及局灶性节段性肾小球硬化者，可按微小病变肾病激素治疗方案进行，但疗程需适当延长。

（2）病变较重，系膜细胞增生显著，激素依赖或无效者，激素治疗反应性较差，需加用细胞毒药物。约 60% 的患者使用细胞毒药物后可减少复发。

（3）对于合并高血压的患者应使用血管紧张素转换酶抑制剂或血管紧张素受体拮抗剂。

3. 局灶性节段性肾小球硬化

所致肾病综合征经泼尼松或泼尼松龙治疗后的缓解率仅为 20%。CTX 或交替应用苯丁酸氮芥治疗激素抵抗的患者可再增加 20% 的缓解率。

（1）糖皮质激素：多数学者观察到，该病给予长期激素治疗，疗效较好，肾功能稳定。一般认为，应使用泼尼松 1mg/（kg·d），疗程 8～12 周，然后逐渐减量至 0.5mg/（kg·d），隔日顿服，维持 6～12 个月。激素治疗是否有效，应使用激素治疗 6 个月以上才能确定。临床观察结果表明，激素治疗效果好者，预后较好。

（2）细胞毒药物：为了减少激素长期治疗的不良反应，有学者建议激素和细胞毒药物交替使用，即糖皮质激素和环磷酰胺（或苯丁酸氮芥）交替使用 6 个月以上，疗效较好。激素和烷化物治疗效果欠佳者，可试用环孢素治疗，维持血药浓度在 150～300ng/mL 对减少尿蛋白有效，但停药后易复发。此外，还应注意环孢素的肝、肾毒性。有学者在一项随机研究中观察到，用 CTX[剂量为 2.5mg/（kg·d）]治疗 8 周与用环孢素 A[5mg/（kg·d）]治疗 6 个月的效果相似，2/3 的患者尿蛋白减少，但长期观察发现，CTX 治疗组肾功能较为稳定。

4. 膜性肾病

经 8 周疗程激素治疗后，约 50% 的膜性肾病患者可完全或部分缓解。10 年发展成慢性肾衰竭的患者为 20%～30%。已有的研究表明，大剂量激素既不能使该病蛋白尿明显减少，也不能保护肾功能，因而多数学者认为不宜单独使用，而应与细胞毒药物环磷酰胺或苯丁酸氮芥联合使用，可显著提高治疗效果，减少不良反应。

膜性肾病血栓栓塞并发症发生率较高。因此，在治疗肾病综合征的同时，应加强抗凝治疗，可用双嘧达莫、阿司匹林口服或其他抗凝药。

5. 系膜毛细血管性肾小球肾炎

系膜毛细血管性肾小球肾炎是肾小球肾炎中最少见的类型之一。肾功能正常而无大量蛋白尿者，无须治疗。但应密切随访，每 3～4 个月监测肾功能、蛋白尿及血压。儿童患者蛋白尿明显和(或)肾功能下降者，可试用糖皮质激素治疗 $40mg/m^2$，隔日顿服 6～12 个月，无效则停用，并继续随访和对症处理如控制血压、降低蛋白尿等。成人有肾功能损害和蛋白尿者，推荐使用阿司匹林(30～50mg/d)、双嘧达莫(每次 25～50mg，每日 3 次)或两者合用，疗程 12 个月，无效者则停用。

六、预后

影响肾病综合征预后的因素主要有：①病理类型：微小病变肾病和轻度系膜增生性肾小球肾炎预后较好，系膜毛细血管性肾炎、局灶性节段性肾小球硬化及重度系膜增生性肾小球肾炎预后较差。早期膜性肾病也有一定的缓解率，晚期则难于缓解；②临床表现：大量蛋白尿、严重高血压及肾功能损害者预后较差；③激素治疗效果：激素敏感者预后相对较好，激素抵抗者预后差；④并发症：反复感染导致肾病综合征经常复发者预后差。

(马洪波)

第五节　IgA 肾病

IgA 肾病又称为 Berger 病，是我国肾小球源性血尿最常见的病因，以反复发作肉眼血尿或镜下血尿，系膜 IgA 沉积或以 IgA 沉积为主要特征。

IgA 肾病的发病有明显的地域差别，是亚太地区(中国、日本、新加坡和澳大利亚)最常见的原发性肾小球肾炎，占肾活检的 30%～40%，欧洲占 20%，北美洲占 10%。IgA 肾病可发生于任何年龄，但以 20～40 岁最多见。

一、病因和发病机制

IgA 肾病的发病机制目前尚不完全清楚。由于 IgA 肾病免疫荧光检查以 IgA 和 C_3 在系膜区的沉积为主，提示该病可能是由于循环中的免疫复合物在肾内沉积，激活了补体系统导致肾损害。由于沉积在肾的 IgA 为多聚体 IgA、而多聚体 Ig_1 主要来自黏膜免疫系统，临床上 IgA 肾病同呼吸系统和消化系统疾病的发作密切相关，提示 IgA 肾病与黏膜免疫系统疾病有关。在患者的外周血及骨髓中发现分泌 IgA 的 B 细胞增多，进一步支持上述的推测。但是，IgA 肾病患者血清中多聚体 Ig_1 仅有轻度增高，而 IgA 型的骨髓瘤和艾滋病(AIDS)等患者，循环中有很高水平的 IgA，并不发生 IgA 肾病。上述结果提示还不能肯定 IgA 肾病就是一个免疫复合物疾病,也并不完全依赖于循环中 IgA 的增高。

近年来的研究发现,IgA 肾病的病因不仅是 IgA 数量的异常,而且可能还与其分子结构本身的异常有关。人类血清 Ig_1 分子重链的铰链区域中含有 5 个丝氨酸残基结构,但 IgA 肾病患者与 Ig_1 分子结合的位点少于正常人,提示在 IgA 肾病患者存在 IgA 分子清除减少,也是导致 IgA_1 在肾异常沉积的重要原因。

二、病理

IgA 肾病的主要病理特点是肾小球系膜细胞增生和系膜外基质增多;其特征性病变是肾小球系膜区有单纯 IgA 或以 IgA 沉积为主的免疫球蛋白沉积。

三、临床表现

IgA 肾病好发于儿童和青少年,男性多见。多数患者起病前有上呼吸道或消化道感染等前驱症状,主要表现为发作性肉眼血尿或镜下血尿,可持续数小时或数日,肉眼血尿常为无症状性,可伴有少量蛋白尿。部分患者起病隐匿,表现为无症状性血尿和(或)蛋白尿,往往体检时才发现。

部分患者表现为肾病综合征(尿蛋白 > 3.5g/24h),严重高血压及肾功能损害。

以肾病综合征为表现的患者,可能伴有广泛的增生性病变。重症 IgA 肾病可导致肾功能损害或肾衰竭。有些患者在首次就诊时,就已进入终末期肾衰竭阶段。全身症状轻重不一,可表现为全身不适,乏力和肌肉疼痛等。IgA 肾病早期高血压并不常见,随着病情进展而增多,少数患者可发生恶性高血压。女性 IgA 肾病患者通常可以耐受妊娠,但是如果合并持续的重度高血压、肾小球滤过率 < 70mL/min 或病理结果显示合并严重的肾血管或间质病变,则不宜妊娠。

四、实验室检查

尿液检查可表现为镜下血尿或肉眼血尿,尿红细胞位相检查多为畸形红细胞;约 60% 的患者伴有少量蛋白尿(尿蛋白常 < 1.0g/24h),部分患者可表现为肾病综合征。

30% ~ 50% 患者伴有血 IgA 增高,以多聚体 IgA 为主,但这种现象并不仅出现在 IgA 肾病。有学者提出可检查血中 IgA - 纤维连接素和多聚 IgA,但其临床意义还有待于进一步确定。约 50% 的患者皮肤活检毛细血管内有 IgA、C_3、裂解素和纤维蛋白原沉积。

五、诊断和鉴别诊断

(一)诊断

年轻患者出现镜下血尿和(或)蛋白尿,尤其是与上呼吸道感染有关的血尿,临床上应考虑 IgA 肾病的可能;该病的确诊有赖于肾活检的免疫病理检查。

(二)鉴别诊断

1. 急性链球菌感染后肾炎

此病潜伏期较长(7 ~ 14d),有自愈倾向;IgA 肾病潜伏期短,反复发作,结合实验室检查尤其是肾活检可资鉴别。

2. 非 IgA 系膜增生性肾炎

非 IgA 系膜增生性肾炎与 IgA 肾病极为相似,确诊有赖于肾活检。

3. 泌尿系感染

泌尿系感染伴有发热、腰痛和尿中红、白细胞增多的 IgA 肾病患者,易误诊为尿路感染,但反复中段尿细菌培养阴性,抗生素治疗无效。

4. 其他继发性系膜 IgA 沉积

其他继发性系膜 IgA 沉积如紫癜性肾炎、慢性肝病等,相应的病史及实验室检查可资鉴别。

5. 薄基底膜肾病

薄基底膜肾病临床表现为持续性镜下血尿,多有阳性家族史,肾活检免疫荧光检查 IgA 阴性,电镜可见肾小球基膜弥散变薄。

六、治疗

该病的预后差异较大,治疗需根据具体病理改变和临床表现决定。对于以血尿为主要表现的 IgA 肾病患者,目前尚无有效的治疗方法。

(一)急性期的治疗

1. 上呼吸道感染

有上呼吸道感染的患者,应选用无肾毒性的抗生素控制上呼吸道感染,如青霉素 80 万 U,肌内注射,每日 2 次;或口服红霉素、头孢霉素等治疗。

2. 新月体肾炎

如果肾活检提示为细胞性新月体肾炎,应及时给予大剂量激素和细胞毒药物强化治疗。

(二)慢性期的治疗

1. 感染的预防及治疗

对于反复上呼吸道感染后发作性肉眼血尿或镜下血尿的患者,控制急性感染后,可考虑摘除扁桃体,手术前后 2 周需使用抗生素。

2. 单纯性血尿

预后较好,无须特殊治疗,但需定期密切观察。注意避免过度劳累和感染,同时,避免使用有肾毒性的药物。

3. 肾病综合征型

病理改变较轻,可选用激素和细胞毒药物,常可获得较好疗效;如果病理改变较重,疗效常较差,尤其是大量蛋白尿难于控制的患者,肾疾病呈持续进行性发展,预后差。

4. 高血压

同其他的慢性肾小球肾炎一样,降压治疗可以防治肾的继发损害。已有临床研究表明,相对于其他的降压药物,ACEI 可以减少 IgA 肾病患者的蛋白尿,并延缓肾衰竭的进展。

5. 慢性肾功能不全

按慢性肾衰竭处理。

6. 饮食治疗

如果 IgA 肾病患者的病因同某些食品引起的黏膜免疫反应有关,那么在饮食中避免这些食物是会有益的。有学者认为富含 $\omega \sim 3$ 多聚不饱和脂肪酸的鱼油对于 IgA 肾病有益,尤其是尿蛋白量较大的患者。但是,深海鱼油的确切作用还有待进一步的大规模多中心临床研究证实。

七、预后

既往 IgA 肾病被认为是预后良好的肾疾病,但是随后的研究发现,IgA 肾病确诊后每年有 1% ~2% 的患者进入终末期肾衰竭。最新的研究提示血管紧张素转换酶(ACE)的基因多态性可能与疾病的预后有关,具有 DD 相同等位基因的患者,预后不佳。

提示疾病预后不良的指标有:持续高血压、持续蛋白尿(特别是蛋白尿 >1g/24h)、肾功能损害和肾病综合征。此外,持续性镜下血尿也是预后不佳的指标。如果病理表现为肾小球硬化、间质纤维化和肾小管萎缩,或伴有大量新月体形成时,提示预后欠佳。

(马洪波)

第六节　隐匿性肾炎

隐匿性肾炎又称无症状性蛋白尿和(或)血尿。是指轻至中度蛋白尿和(或)血尿,不伴有水肿、高血压和肾功能损害。可见于多种原发性肾小球疾病,如肾小球轻微病变、轻度系膜增生性肾炎、局灶增生性肾炎和 IgA 肾病等。

一、临床表现

临床多无症状,多因肉眼血尿发作或体检有镜下血尿而发现;无水肿、高血压和肾功能损害;部分患者可于高热或剧烈运动后出现一过性血尿,短时间内消失;反复发作的单纯性血尿,尤其是和上呼吸道感染密切相关者应注意 IgA 肾病的可能。

二、实验室检查

尿液分析可有镜下血尿和(或)蛋白尿(尿蛋白 >0.5g/24h,但常 <2.0g/24h,以清蛋白为主);免疫学检查抗核抗体、抗双链 DNA 抗体、免疫球蛋白、补体等均正常。部分 IgA 肾病患者可有血 IgA 的升高;肾功能检查血肌酐、尿素氮等检查正常;影像学检查如 B 超、静脉肾盂造影、CT 或 MRI 等检查常无异常发现。

肾活检对于无症状性血尿和(或)蛋白尿的诊断非常重要。但是,即使做肾活检仍有 5% ~15% 的患者不能做出诊断。因此,对于这一类的患者,不必一定要做肾活检。如果追踪过程中发现有血尿加重和(或)肾功能恶化,应尽快做肾活检明确诊断。

三、诊断和鉴别诊断

(一)诊断

由于无症状血尿和(或)蛋白尿临床上无特殊症状,容易被忽略。因此,加强临床观察和紧密追踪非常重要。同时,注意排除生理性蛋白尿和继发于全身性疾病的可能,如狼疮性肾炎、紫癜性肾炎等。

(二)鉴别诊断

1. 大量血尿造成的假性蛋白尿

大量血尿造成的假性蛋白尿如结石肿瘤等。常可根据病史及影像学检查鉴别。

2. 排除假性血尿

排除假性血尿如月经血、尿道周围的炎症、食物或药物的影响等；同时注意排除血红蛋白尿、肌红蛋白尿等。

3. 其他继发性肾疾病

其他继发性肾疾病如狼疮性肾炎、紫癜性肾炎等；可根据临床表现及特殊的实验室检查进行鉴别。

4. 生理性蛋白尿

多有明确的诱因如剧烈运动、寒冷、发热等，且为一过性蛋白尿，蛋白尿较轻，诱因去除后蛋白尿消失。体位性蛋白尿多见于青少年，直立时出现，卧床后消失。

四、治疗

无症状性蛋白尿和（或）血尿的患者主要应进行定期的临床观察和追踪。在未明确病因之前无特殊的治疗方法。日常生活中注意避免感染和过重体力劳动，以免加重病情。同时，应避免使用肾毒性药物。由于患者蛋白尿较轻，不必使用激素和细胞毒药物，也不必使用过多的中草药，以免某些成分导致肾功能损害。

该病可长期迁延或间歇性发作，少数患者可自愈。大多数患者肾功能长期稳定，少数患者可有蛋白尿加重，出现肾功能损害，转变成慢性肾小球肾炎。

（马洪波）

第七节　糖尿病肾病

糖尿病肾病（DN）是糖尿病微血管病变重要表现之一，是糖尿病的特异性并发症，也是慢性肾病的一种重要类型，是导致终末期肾衰竭的常见原因，是 1 型糖尿病（T1DM）的主要死因；在 2 型糖尿病（T2DM）中，其严重性仅次于心、脑血管疾病。常见于病史超过 10 年的患者。

一、诊断与鉴别诊断

（一）诊断与鉴别诊断依据

1. 诊断要点

（1）确诊糖尿病。

（2）有肾损害证据，并排除其他原因所致。

DN 在不同阶段临床表现不尽相同，早期不易诊断，临床上一般以出现微量清蛋白尿作为诊断 DN 的标准，但需排除其他原因所导致的尿蛋白排泄增加。

根据 Moganson 分类，DN 分为 5 期，其中第 I、II 期为临床前期。根据蛋白排出量可将 DN 分为早期肾病期和临床肾病期。

早期肾病期（II 期）：又称微量清蛋白尿期，尿清蛋白排泄率（UAER）20 ~ 200μg/min（相当于 30 ~ 300mg/24h 或 30 ~ 300mg/gCr）。如果 6 个月内连续查 3 次尿，其中 2 次 UAER20 ~

200μg/min(30~300mg/24h),并排除其他可能引起 UAER 增加的原因即可诊断。

临床肾病期(Ⅳ期):如常规方法测定尿蛋白持续阳性,尿蛋白定量 >0.5g/24h,或清蛋白排泄率(UAER) >200μg/min(>300mg/24h 或 300mg/gCr),排除其他可能的肾脏疾病即可诊断。

尿毒症期(Ⅴ 期):UAER 降低,血肌酐升高,血压升高。

2. 鉴别诊断

(1)功能性蛋白尿。发热、运动、寒冷和高温、心功能不全等可致蛋白尿。这些功能性蛋白尿多为一过性,且多为轻度,原因祛除后,蛋白尿可以自行消失。

(2)其他非糖尿病性肾疾病引起的病理性蛋白尿和(或)肾损害。

(3)病理上相似而需鉴别的非糖尿病性肾疾病。包括肾淀粉样变性、膜增生性肾炎、轻链沉积病、肥胖相关性肾病等。

3. 临床类型

(1)1 型糖尿病合并糖尿病肾病:80% 持续微量清蛋白尿患者在随后的 10 年内将发展致明显肾病。大量清蛋白尿或持续清蛋白尿通常在诊断 DM 后的 15~25 年出现。

(2)2 型糖尿病合并糖尿病肾病:由于 2 型 DM 患者常在诊断前已有长期未发现的高血糖,故 2 型 DM 患者在 DM 诊断时 30% 的患者已出现微量清蛋白尿,而 2%~8% 已出现大量清蛋白尿。大量清蛋白尿大约在诊断 DM 后的 15 年出现,这可能与 2 型 DM 患者诊断日期往往不能准确界定有关。

(二)检查项目及意义

1. 一般检查项目

(1)血糖测定:血糖升高是目前诊断糖尿病的主要依据。静脉血浆葡萄糖正常范围为 3.9~6.0mmol/L(70~108mg/dL)。血糖测定又是判断糖尿病病情和控制情况的主要指标,患者平时可使用便携式血糖计监测血糖水平。

(2)葡萄糖耐量试验:血糖高于正常而又未达到诊断糖尿病标准者,须进行口服葡萄糖耐量试验(OGTT)。OGTT 应在清晨进行。世界卫生组织(WHO)推荐成年人口服 75g 无水葡萄糖或 82.5g 含一分子水的葡萄糖,溶于 250~300mL 水中,5min 内饮完,2h 后测静脉血浆葡萄糖。

(3)微量尿清蛋白测定:尿蛋白增加是 DN 的临床特征之一,也是 DN 的主要诊断依据。根据 Moganson 分类,DN 分为 5 期,其中第 1、2 期为临床前期。出现微量蛋白尿是临床诊断 DN 的标志。根据蛋白排出量可将 DN 分为早期肾病期和临床肾病期,早期肾病期又称微量清蛋白期,尿清蛋白排泄率(UAER)20~200μg/min(相当于 30~300mg/24h)。如果 6 个月内连续查 3 次尿,其中 2 次 UAER20~200μg/min(30~300mg/24h),并排除其他可能引起 UAER 增加的原因,如严重高血糖、酮症酸中毒、泌尿系感染、血尿、运动、严重高血压、心力衰竭及其他肾病等,即可诊断为早期 DN。UAER 在使用抗高血压药物特别是血管紧张素转化酶抑制药(ACEI)或血管紧张素 Ⅱ 受体拮抗药(ARB)时也可变化,因此,必须多次测定。如常规方法测定尿蛋白持续阳性,尿蛋白定量 >0.5g/24h,尿中清蛋白排泄率(UAER) >200μg/min(>300mg/24h),排除其他可能的肾疾病,可确定为临床肾病期(临床 DN)。

临床常用测 UAER 的方法有 3 种:①收集 24h 尿,测定清蛋白总量;②测定过夜或早上 4h 尿清蛋白,计算 UAER;③随机任意时间尿,测定尿清蛋白和肌酐比值。检测方法以放免法较为敏感,标本 4℃ 条件下保存为好。

（4）其他常规检查:血、尿常规和其他常规化验。

（5）眼科检查:眼底镜检查,眼底荧光血管造影,视网膜电生理检查等。

（6）足部检查:足部感觉,溃疡和坏疽情况,皮肤温度,压力测定,触诊足背动脉搏动。

（7）其他器官功能的评估:如心电图、超声心动图、肢体血管彩色多普勒超声显. 像、神经电生理检查等。

2. 特殊检查项目

（1）肾功能和形态检查:Scr、GFR 测定和 B 超等检查。

（2）肾活检:在诊断 DN 时要排除非糖尿病性肾病。以下情况应考虑非糖尿病性肾病:糖尿病病程较短;单纯肾小球性血尿或蛋白尿伴血尿;短期内肾功能迅速恶化;不伴视网膜病变;突然出现水肿和大量蛋白尿而肾功能正常;肾炎性尿沉渣(畸形红细胞、多型性红细胞管型);显著肾小管功能减退;合并明显的异常管型;既往有非 DM 的肾病史等。鉴别困难时可以通过肾穿刺病理检查进行鉴别。

肾病理中对糖尿病肾病病理改变有 3 种类型:①结节性肾小球硬化型,有高度特异性;②弥散性肾小球硬化型最常见,对肾功能影响最大,但特异性较低,类似病变也可见于系膜毛细血管性肾小球肾炎和系统性红斑狼疮等疾病;③渗出性病变,特异性不高,也可见于慢性肾小球肾炎。肾活检所见组织学改变与临床表现和肾功能损害程度缺乏恒定的相关性。

（三）诊断思路和原则

1. 病史采集

（1）起病情况:DN 起病隐匿,进展缓慢,早期多无肾病有关症状。肾病初期肾增大,肾小球滤过率增加和微量清蛋白尿可持续多年。多数 DN 患者在有明显蛋白尿或显著水肿时才被觉察。从糖尿病发病到出现终末期肾衰竭,可能经历 25 ~ 30 年。

（2）主要临床表现:糖尿病是涉及多个系统的全身性病变,当出现 DN 时,其他器官往往也同样发生了损害,如动脉硬化、视网膜病变和神经病变等。患者血糖控制不佳时可出现代谢紊乱症状,如口干、多饮、多尿、视力模糊。

糖尿病肾病在不同阶段临床表现不尽相同。Ⅰ 期、Ⅱ 期无蛋白尿且无明显临床表现。微量清蛋白尿期患者血压可轻度升高。Ⅳ 期为临床 DN 期,GFR 开始进行性下降,但大多数患者肌酐尚正常,可伴高血压、水肿,甚至肾病综合征样表现。

该期患者常并发其他微血管并发症如视网膜病变和外周神经病变,如合并膀胱自主神经病变可引起尿潴留、梗阻性肾病;常并发冠心病、脑血管病、外周血管病变及血脂异常等。Ⅴ 期时肾功能呈快速、进行性下降至终末期,虽 GFR 持续下降,但蛋白尿往往持续存在;出现高血压、低清蛋白血症和水肿;常有高血压且难控制,可有左心功能不全的表现;可有恶心. 呕吐、精神症状等尿毒症的表现。

（3）既往病史:糖尿病患者中,单纯有微量蛋白尿而无其他改变者,经肾活检证实由非 DN 引起的占 41%,有肾病综合征表现肾活检证实非 DN 占 49%,因此,详细询问患者既往有无其他肾病史(如原发性肾病综合征)以及一些可引起肾损害的系统疾病(如高血压、系统性红斑狼疮)对诊断和鉴别诊断有重要意义。另外,还需注意近期有无感染、中毒(有机金、汞)以及是否使用过有潜在肾毒性药物,如非甾体类抗感染药、抗生素、镇痛药等。

（4）危险因素:主要包括遗传因素、肾小球高滤过、高血糖、高血压、吸烟、老年、血脂异常、微血管病变(如视网膜病变)和大血管病变(如冠心病等)等。高血压是 DN 进展的最重要因素,也是心血管疾病的危险因素。

2.体格检查

(1)一般情况:糖尿病肾病患者早期多一般情况良好,可无明显体征。当病情逐渐进展,肾功能减退时可出现精神萎靡、乏力,伴随感染时可出现发热。注意记录患者身高、体重和血压。

(2)皮肤、黏膜:可呈不同程度的贫血貌。注意观察皮肤色泽,有无水肿、色素沉着出血点等。

(3)头颈部:有无颜面水肿、眼睑水肿,视力、听力情况,呼出气味。

(4)腹部:注意有无腹腔积液,血管性杂音的部位、性质和传导性。

(5)其他:有无尿酸结节、关节畸形、肿胀、压痛、积液,有无指甲畸形,骨骼压痛等。注意有无下肢溃疡等糖尿病足的表现。

3.实验室检查

结合血糖测定、葡萄糖耐量试验、微量尿清蛋白测定、肾功能测定等,可以确诊和分期。

二、治疗方案及选择

总体原则:早期严格控制血糖,积极控制血压,应用 ACEI 或 ARB,适当限制蛋白质摄入,延缓 DN 发展;糖尿病肾病肾衰竭者宜早期进行透析治疗。

1.严格控制血糖

早期严格的血糖控制可预防或延缓 T1DM 和 T2DM 蛋白尿的发生和进展。因此,尽可能地使血糖控制接近正常。一般成年人争取控制糖化血红蛋白 A1c(HbA1c) <6.0%,空腹血糖 <6.0mmol/L,餐后 2h 血糖 <7.8mmol/L。注意避免低血糖的发生。

肾功能正常时可选用任何类型的口服降糖药,肾功能不全的患者应优先选择从肾排泄较少的降糖药,严重肾功能不全患者应采用胰岛素治疗,由于肾功能不全时胰岛素代谢减慢,宜选用短效胰岛素,必要时减少剂量,注意防止低血糖发生。

2.限制蛋白质的摄入

临床糖尿病肾病期时应实施低蛋白饮食治疗,肾功能正常的患者饮食蛋白摄入量为 0.8g/(kg·d);在 GFR 下降后,饮食蛋白摄入量为 0.6~0.8g/(kg·d),蛋白质来源应以优质蛋白为主。如蛋白摄入量≤0.6g/(kg·d),应适当补充复方 α 酮酸制剂。

3.ACEI、ABR 的应用

已有微量清蛋白尿而血压正常的早期肾病患者应用 ACEI 或 ARB 也可延缓肾病的进展;进展至临床糖尿病肾病期,治疗的重点是矫正高血压和减慢 GFR 下降速度。ACEI 或 ARB 除可降低血压外,还可减轻蛋白尿和使 GFR 下降延缓。

4.降压治疗

大于 18 岁的非妊娠患者血压应控制在 130/80mmHg 以下。降压药首选 ACEI 或 ARB,血压控制不佳者可加用其他降压药物。

5.纠正血脂异常

首要目标是 LDL-C 控制目标 <2.6mmol/L,极高危患者 <2.07mmol/L 或较基线降低 30%~40%;首选他汀类药物,如 TGd >4.5mmol/L,应先用贝特类药物,以减少发生急性胰腺炎的风险。

6. 纠正贫血

尽早使用促红细胞生成素(EPO)纠正贫血,治疗维生素 D - 钙磷失平衡可明显改善进展期患者的生活质量和预后。

7. 肾替代治疗

应比非糖尿病性肾病患者更早启动肾替代治疗。当内生肌酐清除率 < 15mL/min 是替代治疗的适应证。若患者因血容量过多,血压难以控制,胃食欲缺乏或出现严重呕吐时,替代治疗的时机应提早。早期透析有利于改善营养状况、减少并发症和减少病死率。

三、病情及疗效评价

(一)病情判定

糖尿病患者从出现显性蛋白尿到 ESRD 平均(5.9 ± 3.9)年(1 型)和(6.5 ± 5.1)年(2 型),GFR 平均下降速度为每年 10 ~ 15mL/min,与尿蛋白量、吸烟、血压、血糖、视网膜病变和初始肾功能等有关,因此,病情的观察和判定对调整治疗方案及延缓病变发展有积极意义。

1. 实验室指标的观察和判定

(1)蛋白尿的情况:从观察蛋白尿的情况可了解疾病的病程,如果在微量蛋白尿期给予有效的治疗,可阻止或延缓病情发展。

蛋白尿的减少常意味着病情得到控制或好转,ACEI 或 ARB 治疗已证明能减少 DN 的蛋白尿,因而需定期监测尿蛋白排泄量,以便调整治疗方案。

(2)血糖和糖化血红蛋白:糖尿病肾病患者的糖代谢不稳定,易发生高血糖或低血糖,因此,血糖的监测尤其重要。要教会患者自己利用便携式血糖计规律地进行血糖监测,并进行详细的记录,以便医师能及时、准确地调整治疗方案。教育患者提高低血糖识别能力,防止低血糖发生。糖化血红蛋白可反映近 2 ~ 3 个月血糖控制的水平,因而,每 3 个月需检测 1 次糖化血红蛋白。

(3)血生化指标:糖尿病肾病晚期可出现明显蛋白尿及氮质血症,血尿素氮、肌酐等水平明显升高。应定期监测血尿素氮和血肌酐,以了解肾功能情况。DN 伴肾衰竭者易出现高钾血症,特别是服用 ACEI 或 ARB 治疗者,应特别注意监测血钾。部分患者还可以出现酸中毒、低钙血症和高磷血症,需定期监测,并给予相应的治疗。

(4)血脂:脂代谢紊乱在 DN 患者中发生率更高。尤其在 2 型糖尿病患者中,特点是三酰甘油(TG)和低密度脂蛋白胆固醇水平(LDL)升高。高 TG 水平也是肾功能减退的独立危险因素。因而需定期监测血脂,并调整调脂药的用量。

2. 症状观察和判定

糖尿病肾病进展缓慢,早期症状难以察觉,但是对于糖尿病病程在 15 年以上患者,尤其是老年患者,要密切观察神志、胃肠道反应等,如果出现肾衰竭,可有持续性恶心、呕吐、上腹部不适、皮肤瘙痒、精神萎靡等症状。同时,还应注意有无低血糖发生。DN 患者接受胰岛素治疗需根据血糖和肾功能情况调整胰岛素剂量,反复的低血糖发作提示胰岛素剂量过大或肾功能减退。

3. 体征观察和判定

重点观察血压、水肿情况、尿量。密切观察血压变化,防止高血压脑病发生。鼓励患者利用电子血压计自己对血压进行监测并记录,以便医生根据血压变化及时调整降压治疗方案,使血压尽可能达标。

对于水肿比较明显的患者,注意观察水肿程度、分布部位及消肿情况,记录每日出入量情况,尿量以昼夜分别计量、计次。同时观察体重增减情况。除针对 DN,还应针对 DM 进行必要的体检,如神经系统体征、视力的检查。

(二)疗效评价

DN 的疗效主要包括两个方面:DM 和 DN 的控制情况。DM 的控制主要包括血糖(空腹血糖、餐后 2h 血糖和糖化血红蛋白)、血压和血脂控制是否达标;而 DN 的疗效指标主要有尿蛋白排泄量、水肿的情况和肾功能的变化。尿蛋白减少、水肿减轻和肾功能改善(血尿素氮或肌酐下降)为治疗有效的指标。

(马洪波)

第八节　急性间质性肾炎

急性间质性肾炎(AIN)又称急性肾小管—间质肾炎,是一组由多种病因引起,急骤起病,以肾间质炎细胞浸润及肾小管变性为主要病理表现的急性肾脏病,是急性肾衰竭的常见原因之一。

一、病因

1. 药物

(1)抗生素:包括青霉素、头孢霉素族、利福平、氯霉素、红霉素、乙胺丁醇、异烟肼、喹诺酮类、多黏菌素 β、四环素和万古霉素等。

(2)磺胺类。

(3)非类固醇类消炎药:如非诺洛芬、布洛芬、苯酰吡酸钠等。

(4)其他:如苯妥英钠、噻嗪类利尿剂、呋塞米、别嘌醇、西咪替丁、奥美拉唑、硫唑嘌呤、苯茚二酮和氨苯蝶啶等。

2. 感染

感染包括细菌(如链球菌、布氏杆菌、大肠埃希氏杆菌、军团杆菌等)、病毒(如巨细胞病毒、EB 病毒、汉坦病毒. 乙型肝炎病毒、人类免疫缺陷病毒等)、支原体、钩端螺旋体和弓形虫感染。

3. 自身免疫性疾病

自身免疫性疾病包括系统性红斑狼疮、干燥综合征、结节病、混合性冷球蛋白血症、Wegener 肉芽肿。

4. 恶性肿瘤

恶性肿瘤包括淋巴瘤、白血病、多发性骨髓瘤和轻链沉积病。

5. 代谢性疾病

代谢性疾病包括尿酸性、草酸性间质肾炎等。

6. 特发性急性间质性肾炎。

二、临床表现

临床表现轻重不一,不同病因的急性间质性肾炎的表现也有很大区别。由于药物引起的急性间质性肾炎占很大比重,故临床上以药物过敏性 AIN 为最常见。

1. 全身过敏反应

常有发热、皮疹、外周血嗜酸性粒细胞增多,严重者可以出现溶血和(或)肝脏损伤等表现。有时还可见关节痛或淋巴结肿大。约 1/2 的患者存在单侧或双侧腰痛,常常是患者就诊的主要原因。

2. 肾脏表现

多数患者在接触致敏药物 2~3 周内出现症状,多为少量蛋白尿,很少超过 2g/d。

约 90% 有镜下血尿,有的可为肉眼血尿。尿中白细胞增多,可出现无菌性脓尿,白细胞管型常见,尿嗜酸细胞计数也可升高。

肾小管损害常见,可出现糖尿、氨基酸尿高氯性代谢性酸中毒等近端小管受损的表现,也可有等渗尿、钠排泄障碍等远端小管功能障碍。

三、实验室检查

1. 尿液检查

典型的急性间质性肾炎尿检特点是含嗜酸性粒细胞的白细胞尿、镜下血尿、非肾病范围的蛋白尿。

2. 血液检查

周围血嗜酸性粒细胞升高,药物过敏所致者可有血 IgE 升高;肾功能下降,以不明原因的突然下降为常见,血肌酐、尿素氮异常升高,并可出现难以纠正的酸中毒,还可引起各种类型的电解质紊乱。

3. 病理学检查

光镜下主要是间质水肿伴灶性或弥散性炎细胞浸润。肾小球及肾血管正常或病变较轻。电镜下小管基底膜不连续,部分增厚,基底膜分层。免疫荧光检查多呈阴性。

四、诊断及鉴别诊断

(一)诊断

典型病例有:①近期用药史;②药物过敏表现;③尿检异常;④肾小管及肾小球功能损害。一般认为有上述表现中前两条,再加上后两条中任何一条,即可临床诊断本病。但是,非典型病例常无第二条,必须依靠肾穿刺病理检查确诊。

(二)鉴别诊断

1. 与其他可导致急性肾衰竭的疾病鉴别

尤其是急性肾小管坏死等。肾活检间质细胞以浸润为主应诊断急性间质性肾炎,而小管坏死明显,相对缺乏间质浸润则应诊断为急性肾小管坏死。另外[67]Ga 扫描阳性有助于 AIN 时诊断。

2. 与其他引起白细胞尿的疾病鉴别

如某些急进性肾小球肾炎、IgA 肾病、感染后肾小球肾炎、肾前性氮质血症等。

3. 与其他可形成肾脏肉芽肿的疾病鉴别

如结节病、结核、韦格纳肉芽肿等。韦格纳肉芽肿病除了有肉芽肿形成外,几乎总伴有肾小球和血管病变。

五、治疗

(一)病因治疗

1. 药物引起的急性间质性肾炎

(1)去除病因:立即停用有关药物。

(2)糖皮质激素:糖皮质激素可以迅速缓解全身过敏症状,并加快肾功能的恢复。若有明显肾功能减退,或肾活检病理显示间质浸润较严重、有肉芽肿形成等,应尽早给予激素治疗。一般泼尼松起始量1mg/kg,在 1 个月内逐渐减量并停药,重症患者可使用甲基泼尼松龙0.5g/d,冲击治疗2~4d 后,以口服泼尼松维持。

(3)免疫抑制剂的应用:少数重症患者伴有急性肾衰竭,如应用于糖皮质激素治疗2 周病情仍无明显改善,可试用环磷酰胺治疗。

2. 感染导致的急性间质性肾炎

治疗原则主要是积极控制感染和处理肾功能不全等并发症。

3. 特发性急性间质性肾炎

多数情况下激素治疗有效,治疗后肾功能可在 1~2 个月内完全恢复正常,遗留肾功能不全的比例在 10% 左右。但如激素减量过快,易复发。

4. 系统疾病导致急性间质性肾炎

大剂量激素能迅速改善自身免疫疾病相关的急性间质性肾炎患者肾功能,但多需长期维持,以避免复发。

5. 肿瘤导致的急性间质性肾炎

需要积极治疗原发病。原发肿瘤的成功治疗、化疗或放疗可使这些患者的肾脏损害得到缓解。

(二)支持治疗

1. 一般治疗

观察尿量、体温和血压的变化,保持容量平衡;积极纠正水、电解质紊乱;维持酸碱平衡;加强营养支持;避免感染。

2. 血液透析治疗

血液净化强调早期进行,尤其是对于病情复杂,合并多器官功能衰竭和少尿型急性肾衰竭的患者更应尽早进行。对于这类患者应根据临床病情决定血液净化的治疗时机,而并非检查指标是否达到尿毒症水平。其中连续性静—静脉血液滤过和连续性高容量血液滤过是常用的治疗模式。

治疗的目的是清除体内过多的水分和毒素;维持酸碱平衡;为临床用药和营养治疗创造条件;避免出现多器官功能障碍综合征等并发症。

(三)促进肾小管上皮细胞再生

1. 冬虫夏草

可以促进肾小管上皮细胞再生和修复,防治肾毒性药物所致的急性肾损伤,抑制肾脏间质纤维化。

2. 促红细胞生成素(EPO)

最初主要用于肾性贫血的治疗,近年研究显示 EPO 在治疗急性肾衰竭中有重要作用。EPO 能减少肾小管上皮细胞凋亡,促进肾小管上皮细胞再生;能维持血管内皮的完整性,直接刺激内皮细胞有丝分裂与血管形成,减轻急性肾衰竭肾损伤,促进肾脏损伤修复。

(马洪波)

第九节　慢性间质性肾炎

慢性间质性肾炎(CIN)又称慢性肾小管间质肾炎,是一组以肾间质纤维化及肾小管萎缩为主要病理表现的慢性肾脏病。

一、病因

1. 药物

中药如含马兜铃酸的关木通、广防己、青木香等。西药如镇痛药(有非那西汀或阿司匹林的混合镇痛药、吲哚美辛、保泰松、布洛芬)、化疗药(顺铂、甲氨蝶呤)、免疫抑制剂(环孢素、他克莫司)等。

2. 毒物

毒物包括生物毒素(如斑蝥素、鱼胆等)、重金属(如铜、铅、镉、汞、砷等)和造影剂等。

3. 感染

感染如慢性肾盂肾炎、肾结核等。

4. 梗阻和反流

梗阻和反流如尿路梗阻(结石、肿瘤)、膀胱输尿管反流。

5. 遗传性疾病

遗传性疾病如海绵肾、多囊肾、髓质囊性病等。

6. 代谢紊乱

代谢紊乱如高钙血症/高钙尿症、高尿酸血症/高尿酸尿症、低钾血症等。

7. 血管疾病

血管疾病如放射性肾病、肾动脉狭窄、高血压良性肾小动脉硬化症等。

8. 免疫性疾病

免疫性疾病如系统性红斑狼疮和干燥综合征等。

二、临床表现

本病多缓慢隐袭进展,常首先出现肾小管功能损害,后期表现为慢性肾衰竭。

1. 肾小管功能障碍

近端小管重吸收障碍可引起肾性糖尿、低尿酸血症乃至 Fanconi 综合征。

远端小管浓缩功能障碍导致夜尿多,低比重及低渗透压尿。远端或近端肾小管酸化功能障碍均可出现肾小管性酸中毒。集合管功能障碍可引起多尿或肾性尿崩症。

2. 肾脏内分泌功能障碍

CIN 时促红细胞生成素（EPO）生成减少，可引起贫血，贫血程度往往重于肾功能损害程度。$1,25-(OH)_2D_3$ 生成减少，肠道对钙的吸收减少，可发生低钙血症、肾性骨病。前列腺素（PG）$-E_2$、$PG-A_2$ 产生不足可能是导致肾性高血压的重要因素。

3. 慢性肾功能不全

随着病程进展，逐渐出现肾功能受损的临床表现，如倦怠、乏力、厌食、恶心、呕吐、体重减轻及贫血等。

三、实验室检查

1. 尿液检查

尿常规除低比重尿外，一般无明显异常。可有少量低分子量蛋白尿，尿蛋白定量多在 $0.5 \sim 1.5 g/24h$，极少大于 $2g/24h$。尿沉渣检查可有镜下血尿、白细胞及管型尿。尿 β_2 - 微球蛋白（$\beta z2-MG$）、视黄醇结合蛋白（RBP）、N 乙酰 $-\beta-$ 氨基葡萄糖苷酶（NAG）、溶菌酶、Tamm - Horsfall蛋白等物质有不同程度升高。部分患者有糖尿、磷酸盐尿和氨基酸尿。

2. 血液检查

贫血发生率高且程度较重，常为正细胞正色素性贫血。部分患者可有低钾血症、低钠血症等。

3. 病理检查

CIN 的病理改变以肾间质纤维化，伴单核细胞浸润、肾小管萎缩、管腔扩张、上皮细胞扁平和 TBM 增厚为特征。

4. 影像学检查

B 超、放射性核素、CT 等可显示双肾缩小、肾脏轮廓不光整。

四、诊断及鉴别诊断

（一）诊断

据临床表现可高度疑诊，但确诊仍需病理检查。

1. 诱因

存在导致慢性间质性肾炎的诱因，如长期服用止痛剂、慢性尿路梗阻等，或有慢性间质性肾炎家族史。

2. 临床表现

临床表现有小管功能障碍，如烦渴、多尿、夜尿增多、肾小管性酸中毒等，或肾功能不全但无高血压、无高尿酸血症等。

3. 尿液检查

尿液检查表现为严重小管功能受损。少量低分子量蛋白尿（$<2g/24h$）。尿 β_2-MG、RBP、NAG、溶菌酶等升高。可有糖尿、氨基酸尿。

（二）鉴别诊断

慢性肾小球肾炎常有水肿、高血压病史，多有大量蛋白尿（$>2g/24h$），且为肾小球性，常有管型尿，肾小球损害明显，肾盂造影无异常发现。

五、治疗

治疗原则为积极去除致病因子,根据病因用药,以延缓肾功能损害进展。

1. 病因治疗

如停用有关药物,清除感染因素,解除尿路梗阻等。

2. 对症支持疗法

纠正肾性贫血可用重组人红细胞生成素(rHuEPO),必要时间断输注红细胞或全血;高血压给予相应处理,应用拮抗肾素血管紧张素系统的药物;纠正电解质紊乱和酸碱平衡失调,肾小管浓缩功能障碍出现多尿时,应补充液体以免失水。给予低蛋白饮食等。

3. 促进肾小管再生

冬虫夏草有促进肾小管上皮细胞的生长,促进受损的细胞恢复,提高细胞膜的稳定性,增强肾小管上皮细胞耐受缺氧等作用,对间质性肾炎有一定治疗作用。

4. 免疫抑制剂治疗

自身免疫性疾病、药物变态反应等免疫因素介导的慢性间质性肾炎,可给予免疫抑制剂治疗。

5. 替代治疗

发生终末期肾衰者,进行透析治疗,包括血液透析和腹膜透析,或行肾移植。

(马洪波)

第十二章 呼吸内科疾病

第一节 慢性支气管炎

慢性支气管炎是由于感染或非感染因素引起气管,支气管黏膜及其周围组织的慢性非特异性炎症。

临床上以慢性咳嗽,咳痰或气喘为主要症状。疾病不断进展,可并发阻塞性肺气肿、肺源性心脏病,严重影响劳动和健康。

一、病因和发病机制

病因尚未完全清楚,一般认为是多种因素长期相互作用的结果,这些因素可分为外因和内因两个方面。

(一)吸烟

大量研究证明吸烟与慢性支气管炎的发生有密切关系。吸烟时间愈长,量愈多,患病率也愈高。戒烟可使症状减轻或消失,病情缓解,甚至痊愈。

(二)理化因素

理化因素主要包括刺激性烟雾、粉尘,大气污染(如二氧化硫、二氧化氮、氯气、臭氧等)的慢性刺激,这些有害气体的接触者慢性支气管炎患病率远较不接触者为高。

(三)感染因素

感染是慢性支气管炎发生、发展的重要因素,病毒感染以鼻病毒、黏液病毒、腺病毒和呼吸道合胞病毒为多见。细菌感染常继发于病毒感染之后,如肺炎链球菌、流感嗜血杆菌等。这些感染因素造成气管,支气管黏膜的损伤和慢性炎症。感染虽与慢性支气管炎的发病有密切关系,但目前尚无足够证据说明为首发病因,只认为是慢性支气管炎的继发感染和加剧病变发展的重要因素。

(四)气候

慢性支气管炎发病及急性加重常见于冬天寒冷季节,尤其是在气候突然变化时。寒冷空气可以刺激腺体,增加黏液分泌,使纤毛运动减弱,黏膜血管收缩,有利于继发感染。

(五)过敏因素

过敏主要与喘息性支气管炎的发生有关。在患者痰液中嗜酸性粒细胞数量与组胺含量都有增高倾向,说明部分患者与过敏因素有关。尘埃、尘螨、细菌、真菌、寄生虫、花粉以及化学气体等,都可以成为过敏因素而致病。

(六)呼吸道局部免疫功能减低及自主神经功能失调

免疫功能减低及自主神经功能失调为慢性支气管炎发病提供内在的条件。老年人常因呼吸道的免疫功能减退,免疫球蛋白的减少,呼吸道防御功能退化等导致患病率较高。副交感神经反应增高时,微弱刺激即可引起支气管收缩痉挛,分泌物增多,而产生咳嗽、咳痰,气喘等症状。

综上所述,当机体抵抗力减弱时,呼吸道在不同程度易感性的基础上,有一种或多种外因的存在,长期反复作用,可发展成为慢性支气管炎。如长期吸烟损害呼吸道黏膜,加上微生物的反复感染,可发生慢性支气管炎。

二、病理

由于炎症反复发作,引起上皮细胞变性、坏死和鳞状上皮化生,纤毛变短,参差不齐或稀疏脱落。黏液腺泡明显增多,腺管扩张,杯状细胞也明显增生。支气管壁有各种炎性细胞浸润、充血,水肿和纤维增生。

支气管黏膜发生溃疡,肉芽组织增生,严重者支气管平滑肌和弹性纤维也遭破坏以致机化,引起管腔狭窄。

三、临床表现

(一)症状

起病缓慢,病程长,常反复急性发作而逐渐加重。主要表现为慢性咳嗽、咳痰,喘息。开始症状轻微,气候变冷或感冒时,则引起急性发作,这时患者咳嗽、咳痰、喘息等症状加重。

1.咳嗽

咳嗽主要由支气管黏膜充血,水肿或分泌物积聚于支气管腔内而引起咳嗽。咳嗽严重程度视病情而定,一般晨间和晚间睡前咳嗽较重,有阵咳或排痰,白天则较轻。

2.咳痰

痰液一般为白色黏液或浆液泡沫性,偶可带血。起床后或体位变动可刺激排痰,因此,常以清晨排痰较多。急性发作伴有细菌感染时,则变为黏液脓性,咳嗽和痰量亦随之增加。

3.喘息或气急

喘息性慢性支气管炎可有喘息,常伴有哮鸣音。早期无气急。反复发作数年,并发阻塞性肺气肿时,可伴有轻重程度不等的气急,严重时生活难以自理。

(二)体征

早期可无任何异常体征。急性发作期可有散在的干、湿性啰音,多在背部及肺底部,咳嗽后可减少或消失。喘息型可听到哮鸣音及呼气延长,而且不易完全消失。并发肺气肿时有肺气肿体征。

四、实验室和其他检查

(一)X线检查

早期可无异常。病变反复发作,可见两肺纹理增粗、紊乱,呈网状或条索状、斑点状阴影,以下肺野较明显。

(二)呼吸功能检查

早期常无异常。如有小呼吸道阻塞时,最大呼气流速—容积曲线在75%和50%肺容量时,流量明显降低,它比第1s用力呼气容积更为敏感。发展到呼吸道狭窄或有阻塞时,常有阻塞性通气功能障碍的肺功能表现,如第1s用力呼气量占用力肺活量的比值减少(<70%),最大通气量减少(低于预计值的80%);流速—容量曲线减低更为明显。

（三）血液检查

慢支急性发作期或并发肺部感染时，可见白细胞计数及中性粒细胞增多。喘息型者嗜酸性粒细胞可增多。缓解期多无变化。

（四）痰液检查

涂片或培养可见致病菌。涂片中可见大量中性粒细胞，已破坏的杯状细胞，喘息型者常见较多的嗜酸性粒细胞。

五、诊断和鉴别诊断

（一）诊断标准

根据咳嗽、咳痰或伴喘息，每年发病持续 3 个月，连续 2 年或以上，并排除其他引起慢性咳嗽的心、肺疾患，可做出诊断。如每年发病持续不足 3 个月，而有明确的客观检查依据（如 X 线片、呼吸功能等）亦可诊断。

（二）分型、分期

1. 分型

可分为单纯型和喘息型两型。单纯型的主要表现为咳嗽、咳痰；喘息型者除有咳嗽、咳痰外尚有喘息，伴有哮鸣音，喘鸣在阵咳时加剧，睡眠时明显。

2. 分期

按病情进展可分为 3 期。急性发作期是指"咳"、"痰"、"喘"等症状任何一项明显加剧，痰量明显增加并出现脓性或黏液脓性痰，或伴有发热等炎症表现 1 周之内。慢性迁延期是指有不同程度的"咳"、"痰"、"喘"症状迁延 1 个月以上者。临床缓解期是指经治疗或临床缓解，症状基本消失或偶有轻微咳嗽少量痰液，保持 2 个月以上者。

（三）鉴别诊断

慢性支气管炎需与下列疾病相鉴别。

1. 支气管哮喘

支气管哮喘常于幼年或青年突然起病，一般无慢性咳嗽、咳痰史，以发作性、呼气性呼吸困难为特征。发作时两肺布满哮鸣音，缓解后可无症状。常有个人或家族过敏性疾病史。喘息型慢性支气管炎多见于中、老年，一般以咳嗽、咳痰伴发喘息及哮鸣音为主要症状，感染控制后症状多可缓解，但肺部可听到哮鸣音。典型病例不难区别，但哮喘并发慢性支气管炎和（或）肺气肿则难以区别。

2. 咳嗽变异性哮喘

咳嗽变异性哮喘以刺激性咳嗽为特征，常由受到灰尘、油烟、冷空气等刺激而诱发，多有家族史或过敏史。抗生素治疗无效，支气管激发试验阳性。

3. 支气管扩张

其具有咳嗽、咳痰反复发作的特点，合并感染时有大量脓痰，或反复咯血。肺部以湿啰音为主，可有杵状指（趾）。X 线检查常见下肺纹理粗乱或呈卷发状。支气管造影或 CT 检查可以鉴别。

4. 肺结核

肺结核多有发热、乏力、盗汗、消瘦等结核中毒症状，咳嗽、咯血等以及局部症状。经 X 线检查和痰结核菌检查可以明确诊断。

5. 肺癌

患者年龄常在 40 岁以上,特别是有多年吸烟史,发生刺激性咳嗽,常有反复发生或持续的血痰,或者慢性咳嗽性质发生改变。X 线检查可发现有块状阴影或结节状影或阻塞性肺炎。用抗生素治疗,未能完全消散,应考虑肺癌的可能,痰脱落细胞检查或经纤维支镜活检一般可明确诊断。

6. 肺尘埃沉着病(尘肺)

有粉尘等职业接触史。X 线检查肺部可见矽结节,肺门阴影扩大及网状纹理增多,可做出诊断。

六、治疗

在急性发作期和慢性迁延期应以控制感染和祛痰、镇咳为主,伴发喘息时,应予解痉平喘治疗。对临床缓解期宜加强锻炼,增强体质,提高机体抵抗力,预防复发为主。

(一)急性发作期的治疗

1. 控制感染

根据致病菌和感染严重程度或药敏试验选择抗生素。轻者可口服,较重患者用肌内注射或静脉滴注抗生素。常用的有喹诺酮类、头孢菌素类、大环内酯类、β 内酰胺类或磺胺类口服,如左氧氟沙星 0.4g,1 次/天;罗红霉素 0.3g,2 次/天;阿莫西林 2~4g/d,分 2~4 次口服;头孢呋辛 1.0g/d,分 2 次口服;复方磺胺甲噁唑 2 片,2 次/天。能单独应用窄谱抗生素应尽量避免使用用广谱抗生素,以免二重感染或产生耐药菌株。

2. 祛痰、镇咳

可改善患者症状,迁延期仍应坚持用药。可选用氯化铵合剂 10mL,3 次/天;也可加用溴己新 8~16mg,3 次/天;盐酸氨溴索 30mg,3 次/天。干咳则可选用镇咳药,如右美沙芬、那可丁等,中成药镇咳也有一定效果。对年老体弱无力咳痰者或痰量较多者,更应以祛痰为主,协助排痰,畅通呼吸道。应避免应用强的镇咳药,如可待因等,以免抑制中枢,加重呼吸道阻塞和炎症,导致病情恶化。

3. 解痉、平喘

主要用于喘息明显的患者,常选用氨茶碱 0.1g,3 次/天,或用茶碱控释药;也可用特布他林,沙丁胺醇等 β₂ 激动药加糖皮质激素吸入。

4. 气雾疗法

对于痰液黏稠不易咳出的患者,雾化吸入可稀释气管内的分泌物,有利排痰。目前主要用超声雾化吸入,吸入液中可加入抗生素及痰液稀释药。

(二)缓解期治疗

(1)加强锻炼,增强体质,提高免疫功能,加强个人卫生,注意预防呼吸道感染,如感冒流行季节避免到拥挤的公共场所,出门戴口罩等。

(2)避免各种诱发因素的接触和吸入,如戒烟、脱离接触有害气体的工作岗位等。

(3)反复呼吸道感染者可试用免疫调节药或中医中药治疗,如卡介苗、多糖核酸,胸腺肽等。

七、健康指导

首先是戒烟。注意保暖,避免受凉,预防感冒。改善环境卫生,做好个人劳动保护,消除及避免烟雾、粉尘和刺激性气体对呼吸道的影响。

八、预后

慢性支气管炎如无并发症,预后良好。如病因持续存在,迁延不愈,或反复发作,易并发阻塞性肺气肿,甚至肺心病而危及生命。

（王德华）

第二节　肺脓肿

肺脓肿是由化脓性病原体引起肺组织坏死和化脓,导致肺实质局部区域破坏的化脓性感染。通常早期呈肺实质炎症,后期出现坏死和化脓。如病变区和支气管交通则有空洞形成(通常直径大于2cm),内含由微生物感染引致的坏死碎片或液体,其外周环绕炎症肺组织。和一般肺炎相比,其特点是引致的微生物负荷量多(如急性吸入),局部清除微生物能力下降(如气道阻塞),以及受肺部邻近器官感染的侵及。如肺内形成多发的较小脓肿(直径小于2cm)则称为坏死性肺炎。肺脓肿和坏死性肺炎病理机制相同,其分界是人为的。

肺脓肿通常由厌氧、需氧和兼性厌氧菌引起,也可由非细菌性病原体,如真菌、寄生虫等所致。应注意类似的影像学表现也可由其他病理改变产生,如肺肿瘤坏死后空洞形成或肺囊肿内感染等。

在抗生素出现前,肺脓肿自然病程常表现为进行性恶化,病死率曾达50%,患者存活后也往往遗留明显的临床症状,需要手术治疗,预后不理想。自有效抗生素应用后,肺脓肿的疾病过程得到显著改善。但近年来随着肾上腺皮质激素、免疫抑制药以及化疗药物的应用增加,造成口咽部内环境的改变,条件致病的肺脓肿发病率又有增多的趋势。

一、病因和发病机制

化脓性病原体进入肺内可有几种途径,最主要的途径是口咽部内容物的误吸。

（一）呼吸道误吸

口腔、鼻腔、口咽和鼻咽部隐匿着复杂的菌群,形成口咽微生态环境。健康人唾液中的细菌含量约10^8/mL,半数为厌氧菌。在患有牙病或牙周病的人群中厌氧菌可增加1000倍,易感个体中还可有多种需氧菌株定植。采用放射活性物质技术显示,45%健康人睡眠时可有少量唾液吸入气道。在各种因素引起的不同程度神智改变的人群中,约75%在睡眠时会有唾液吸入。

临床上特别易于吸入口咽分泌物的因素有全身麻醉、过度饮酒或使用镇静药物、头部损伤、脑血管意外癫痫、咽部神经功能障碍、糖尿病昏迷或其他重症疾病,包括使用机械通气者。呼吸机治疗时,虽然人工气道上有气囊保护,但在气囊上方的积液库内容物常有机会吸入到下呼吸道。当患者神智状态进一步受到影响时,胃内容物也可吸入,酸性液体可引起化学性肺炎,促进细菌性感染。

牙周脓肿和牙龈炎时,因有高浓度的厌氧菌进入唾液可增加吸入性肺炎和肺脓肿的发病。

相反,仅 10% ~15% 厌氧菌肺脓肿可无明显的牙周疾病或其他促使吸入的因素。没有吸入因素者常需排除肺部肿瘤的可能性。

误吸后肺脓肿形成的可能性取决于吸入量、细菌数量,吸入物的 pH 和患者的防御机制。院内吸入将涉及 G 菌,特别是在医院获得的抗生素耐药菌株。

(二)血液循环途径

通常由在体内其他部位的感染灶,经血液循环播散到肺内,如腹腔或盆腔以及牙周脓肿的厌氧菌感染可通过血液循环播散到肺。

感染栓子也可起自于下肢和盆腔的深静脉的血栓性静脉炎或表皮蜂窝织炎,或感染的静脉内导管,吸毒者静脉用药也可引起。感染性栓子可含金黄色葡萄球菌,化脓性链球菌或厌氧菌。

(三)其他途径

比较少见。

(1)慢性肺部疾病者,可在下呼吸道有化脓性病原菌定植,如支气管扩张症、囊性纤维化,而并发症肺脓肿。

(2)在肺内原有空洞基础上(肿胀或陈旧性结核空洞)合并感染,不需要有组织的坏死,空洞壁可由再生上皮覆盖。局部阻塞可在周围肺组织产生支气管扩张或肺脓肿。

(3)邻近器官播散,如胃肠道。

(4)污染的呼吸道装置,如雾化器有可能携带化脓性病原体进入易感染者肺内。

(5)先天性肺异常的继发感染,如肺隔离症、支气管囊肿。

二、病原学

肺脓肿可由多种病原菌引起,多为混合感染,厌氧菌和需氧菌混合感染占 90%。社区获得性感染和院内获得性感染的细菌出现频率不同。社区获得性感染中,厌氧菌为 70%,而在院内获得性感染中,厌氧菌和铜绿假单胞菌起重要作用。

(一)厌氧菌

厌氧菌是正常菌群的主要组成部分,但可引起身体任何器官和组织感染。近年来由于厌氧菌培养技术的改进,可以及时得到分离和鉴定。在肺脓肿感染时,厌氧菌是常见的病原体。

引起肺脓肿感染的致病性厌氧菌主要指专性厌氧菌,专性厌氧菌只能在无氧或低于正常大气氧分压条件下才能生存或生长。厌氧菌分为 G⁺ 厌氧球菌、G⁻ 厌氧球菌、G⁺ 厌氧杆菌、G⁻ 厌氧杆菌。其中 G⁻ 厌氧杆菌包括类杆菌属和梭杆菌属,类杆菌属是最主要的病原菌,以脆弱类杆菌和产黑素类杆菌最常见。

G⁺ 厌氧球菌主要为消化球菌属和消化链球菌属,G⁻ 厌氧球菌主要为产碱韦荣球菌。G⁺ 厌氧杆菌中产芽胞的有梭状芽胞杆菌属和产气荚膜杆菌;不产芽胞的为放线菌属、真杆菌属、丙酸杆菌属、乳酸杆菌属和双歧杆菌属。外源性厌氧菌肺炎较少见。

(二)需氧菌

需氧菌常形成坏死性肺炎,部分区域发展成肺脓肿,因而其在影像学上比典型的厌氧菌引起的肺脓肿病变分布弥散。

金黄色葡萄球菌是引起肺脓肿的主要 G⁺ 需氧菌,是社区获得的呼吸道病原菌之一。通常健康人在流感后可引起严重的金黄色葡萄球菌肺炎,导致肺脓肿形成,并伴薄壁囊性气腔和肺大疱,后者多见于儿童。金黄色葡萄球菌是儿童肺脓肿的主要原因,也是老年人在基础疾病上并发院内获得性感染的主要病原菌。金黄色葡萄球菌也可由体内其他部位的感染灶经血液循环播散,在肺内引起多个病灶,形成血源性肺脓肿,有时很像是肿瘤转移。其他可引起肺脓肿的 G⁺ 菌是化脓性链球菌(甲型链球菌,乙型 B 溶血性链球菌)。

最常引起坏死性肺炎伴肺脓肿的 G⁻ 需氧菌为肺炎克雷白杆菌,这种肺炎形成一道多个脓肿者占25%,同时常伴菌血症。但需注意有时痰培养结果可能是口咽定植菌,该病病死率高,多见于老年人和化疗患者,肾上腺皮质激素应用者,糖尿病患者也多见。铜绿假单胞菌也影响类似的人群,如免疫功能低下患者、有严重并发症者。铜绿假单胞菌在坏死性过程中形成多发小脓肿。

其他由流感嗜血杆菌、大肠埃希菌、鲍曼不动杆菌、变形杆菌,军团菌等所致坏死性肺炎引起脓肿则少见。

三、病理

肺脓肿时,细支气管受感染物阻塞,病原菌在相应区域形成肺组织化脓性炎症,局部小血管炎性血栓形成、血供障碍,在实变肺中出现小区域散在坏死,中心逐渐液化,坏死的白细胞及死亡细菌积聚,形成脓液,并融合形成 1 个或多个脓肿。当液化坏死物质通过支气管排出,形成空洞、形成有液平的脓腔,空洞壁表面残留坏死组织。当脓肿腔直径达到 2cm,则称为肺脓肿。炎症累及胸膜可发生局限性胸膜炎。如果在早期及时给予适当抗生素治疗,空洞可完全愈合,胸部 X 线片可不留下破坏残余或纤维条索影。但如治疗不恰当,引流不畅,炎症进展,则进入慢性阶段。脓肿腔有肉芽组织和纤维组织形成,空洞壁可有血管瘤。脓肿外周细支气管变形和扩张。

四、分类

肺脓肿可按病程分为急性和慢性,或按发生途径分为原发性和继发性。急性肺脓肿通常少于 4~6 周,病程迁延 3 个月以上则为慢性肺脓肿。大多数肺脓肿是原发性,通常有促使误吸的因素,或由正常宿主肺炎感染后在肺实质炎症的坏死过程演变而来。而继发性肺脓肿则为原有局部病灶基础上出现的并发症,如支气管内肿瘤、异物或全身性疾病引起免疫功能低下所致。细菌性栓子通过血液循环引致的肺脓肿也为继发性。膈下感染经横膈直接通过淋巴管或膈缺陷进入胸腔或肺实质,也可引起肺脓肿。

五、临床表现

肺脓肿患者的临床表现差异较大。由需氧菌(金黄色葡萄球菌或肺炎克雷白菌)所致的坏死性肺炎形成的肺脓肿病情急骤、严重,患者有寒战、高热、咳嗽、胸痛等症状。儿童在金黄色葡萄球菌肺炎后发生的肺脓肿也多呈急性过程。一般原发性肺脓肿患者首先表现吸入性肺炎症状,有间歇发热、畏寒、咳嗽、咳痰、胸痛、体重减轻、全身乏力、夜间盗汗等,和一般细菌性肺炎相似,但病程相对慢性化,症状较轻,可能和其吸入物质所含病原体致病力较弱有关。甚至有的起病隐匿,到病程后期多发性肺坏死、脓肿形成,与支气管相交通,则可出现大量脓性痰,如为厌氧菌感染则伴有臭味。但痰无臭味并不能完全排除厌氧菌感染的可能性,因为有些厌氧菌并不产生导致臭味的代谢终端产物,也可能是病灶尚未和气管支气管交通。咯血常见,偶尔可为致死性的。

继发性肺脓肿先有肺外感染症状（如菌血症、心内膜炎、感染性血栓静脉炎、膈下感染），然后出现肺部症状。在原有慢性气道疾病和支气管扩张的患者则可见痰量显著改变。

体格检查无特异性，阳性体征出现与脓肿大小和部位有关。如脓肿较大或接近肺的表面，则可有叩诊浊音，呼吸音降低等实变体征，如涉及胸膜则可闻胸膜摩擦音或胸腔积液体征。

六、诊断

肺脓肿诊断的确立有赖于特征性临床表现及影像学和细菌学检查结果。

（一）病史

原发性肺脓肿有促使误吸因素或口咽部炎症和鼻实炎的相关病史。继发性肺脓肿则有肺内原发病变或其他部位感染病史。

（二）症状与体征

由需氧菌等引起的原发性肺脓肿呈急性起病，如以厌氧菌感染为主者则呈亚急性或慢性化过程，脓肿破溃与支气管相交通后则痰量增多，出现脓痰或脓性痰，可有臭味，此时临床诊断可成立。体征则无特异性。

（三）实验室检查

1. 血常规检查

血白细胞和中性粒细胞升高，慢性肺脓肿可有血红蛋白和红细胞减少。

2. 胸部影像学检查

影像学异常开始表现为肺大片密度增深、边界模糊的浸润影，随后产生 1 个或多个比较均匀低密度阴影的圆形区。当与支气管交通时，出现空腔，并有气液交界面（液平），形成典型的肺脓肿。有时仅在肺炎症渗出区出现多个小的低密度区，表现为坏死性肺炎。需氧菌引起的肺脓肿周围常有较多的浓密炎性浸润影，而以厌氧菌为主的肺脓肿外周肺组织则较少见浸润影。

病变多位于肺的低垂部位和发病时的体位有关，侧位胸部 X 线片可帮助定位。在平卧位时吸入者 75% 病变见于下中位背段及后基底段，侧卧位时则位于上叶后外段（由上叶前段和后段分支形成，又称腋段）。

右肺多于左肺，这是受重力影响吸入物最易进入的部位。在涉及的肺叶中，病变多分布于近肺胸膜处，室间隔鼓出常是肺炎克雷白杆菌感染的特征。病变也可引起胸膜反应，脓胸或气胸。

当肺脓肿愈合时，肺炎性渗出影开始吸收，同时脓腔壁变薄，脓腔逐渐缩小，最后消失。在 71 例肺脓肿系列观察中，经适当抗生素治疗，13% 脓腔在 2 周消失，44% 为 4 周，59% 为 6 周，3 个月内脓腔消失可达 70%，当有广泛纤维化发生时，可遗留纤维条索影。慢性肺脓肿脓腔周围有纤维组织增生，脓腔壁增厚，周围细支气管受累，继发变形或扩张。

血源性肺脓肿则见两肺多发炎性阴影，边缘较清晰，有时类似转移性肿瘤，其中可见透亮区和空洞形成。

胸部 CT 检查对病变定位，坏死性肺炎时肺实质的坏死、液化的判断，特别是对引起继发性肺脓肿的病因诊断均有很大的帮助。

3. 微生物学监测

微生物学监测的标本包括痰液、气管吸引物，经皮肺穿刺吸引物和血液等。

（1）痰液及气管分泌物培养：在肺脓肿感染中，需氧菌所占比例正在逐渐增加，特别是在院内感染中。

虽然有口咽菌污染的机会，但重复培养对确认致病菌还是有意义的。由于口咽部厌氧菌内环境，痰液培养厌氧菌无意义，但脓肿性痰标本培养阳性，而革兰染色却见到大量细菌，且形态较一致，则可能提示厌氧菌感染。

（2）应用防污染技术对下呼吸道分泌物标本采集：这是推荐的方法，必要时可采用。厌氧菌培养标本不能接触空气，接种后应放入厌氧培养装置和仪器以维持厌氧环境。气相色谱法检查厌氧菌的挥发脂肪酸，迅速简便，可用于临床用药选择的初步参考。

（3）血液标本培养：因为在血源性肺脓肿时常可有阳性结果，需要进行血培养，但厌氧菌血培养阳性率仅 5%。

4. 其他

（1）CT 引导下经胸壁脓肿穿刺吸引物厌氧菌及需氧菌培养，以及其他无菌体腔标本采集及培养。

（2）纤维支气管镜检查，除通过支气管镜进行下呼吸道标本采集外，也可用于鉴别诊断，排除支气管肺癌、异物等。

七、鉴别诊断

（一）细菌性肺炎

肺脓肿早期表现和细菌性肺炎相似，但除由一些需氧菌所致的肺脓肿外，症状相对较轻，病程相对慢性化。后期脓肿破溃与支气管相交通后则痰量增多，出现脓痰或脓性痰，可有臭味，此时临床诊断则可成立。胸部影像学检查，特别是 CT 检查，容易发现在肺炎症渗出区出现多个小的低密度区。当与支气管交通时，出现空腔，肝有气液交界面（液平），形成典型的肺脓肿。

（二）支气管肺癌

在 50 岁以上男性出现肺空洞性病变时，肺癌（通常为鳞癌）和肺脓肿的鉴别常需考虑。由支气管肺癌引起的空洞性病变（癌性空洞），无吸入病史，其病灶也不一定发生在肺的低垂部位。而肺脓肿则常伴有发热、全身不适、脓性痰、血白细胞和中性粒细胞升高，对抗生素治疗反应好。

影像学上显示偏心空洞，空洞壁厚，内壁不规则，则常提示恶性病变。痰液或支气管吸引物的细胞学检查以及微生物学涂片和培养对鉴别诊断也有帮助。如对于病灶的诊断持续存在疑问，情况允许时，也可考虑手术切除病灶及相应肺叶。其他肺内恶性病变，包括转移性肺癌和淋巴瘤，也可形成空洞病变。

需注意的是肺癌和肺脓肿可能共存，特别在老年人中。因为支气管肿瘤可使其远端引流不畅，分泌物潴留，引起阻塞性肺炎和肺脓肿。一般病程较长，有反复感染史，脓痰量较少。纤维支气管镜检查对确定诊断很有帮助。

（三）肺结核

空洞继发感染肺结核常伴空洞形成，胸部 X 线检查空洞壁较厚，病灶周围有密度不等的散在结节病灶，合并感染时空洞内可有少量液平。临床出现黄痰，但整个病程长，起病缓慢，常有午后低热、乏力、盗汗、慢性咳嗽、食欲缺乏等慢性症状，经治疗后痰中常可找到结核杆菌。

(四)局限性脓胸

局限性脓胸常伴支气管胸膜漏和肺脓肿有时在影像学上不易区别。典型的脓胸在侧位胸片呈"D"字阴影,从后胸壁向前方鼓出。CT对疑难病例有帮助,可显示脓肿壁有不同厚度,内壁边缘和外表面不规则;而脓胸腔壁则非常光滑,液性密度将增厚的壁层胸膜和受压肺组织下的脏层胸膜分开。

(五)大疱内感染

患者全身症状较胸部X线片显示状态要轻。在平片和CT上常可见细而光滑的大疱边缘,和肺脓肿相比其周围肺组织清晰。以往胸片将有助于诊断。大疱内感染后有时可引起大疱消失,但很少见。

(六)先天性肺病变继发感染

支气管脓肿及其他先天性肺囊肿可能无法和肺脓肿鉴别,除非有以往胸X线片进行比较。支气管囊肿未感染时,也不和气管支气管交通,但囊肿最后会出现感染,形成和气管支气管的交通,气体进入囊肿,形成含气囊肿,可呈单发或多发含气空腔,壁薄而均一;合并感染时,其中可见气液平面。如果患者一开始就表现为感染性支气管囊肿,通常清晰的边界就会被周围肺实质炎症和实变所遮掩。囊肿的真正本质只有在周围炎症或渗血消散吸收后才能显示出来。

先天性肺隔离症感染也会同样出现鉴别诊断困难,可通过其所在部位(多位于下叶)及胸部CT扫描和磁共振成像(MRI)及造影剂增强帮助诊断,并可确定异常血管供应来源,对手术治疗有帮助。

(七)肺挫伤血肿和肺撕裂

胸部刺伤或挤压伤后,影像学可出现空洞样改变,临床无典型肺脓肿表现,有类似的创伤病史常提示此诊断。

(八)膈疝

通常在后前位胸部X线片可显示"双重心影",在侧位上在心影后可见典型的胃泡,并常有液平。如有疑问可进行钡剂及胃镜检查。

(九)包囊肿和其他肺寄生虫病

包囊肿可穿破,引起复合感染,曾在羊群牧羊分布的区域居住者需考虑此诊断。乳胶凝聚试验,补体结合和酶联免疫吸附试验,也可检测血清抗体,帮助诊断。寄生虫中如肺吸虫也可有类似症状。

(十)真菌和放线菌感染

肺脓肿并不全由厌氧菌和需氧菌所致,真菌、放线菌也可引起肺脓肿。临床鉴别诊断时也需考虑。

(十一)其他

易和肺脓肿混淆的还有空洞型肺栓塞、Wegener肉芽肿、结节病等,偶尔也会形成空洞。

八、治疗

肺脓肿的治疗应根据感染的微生物种类以及促使产生感染的有关基础或伴随疾病而确定。

（一）抗感染治疗

抗生素应用已有半个世纪,肺脓肿在有效抗生素合理应用下,加上脓液通过和支气管交通向体外排出,因而大多数对抗感染治疗有效。

近年来,某些厌氧菌已产生 β 内酰胺酶,在体外或临床上对青霉素耐药,故应结合细菌培养及药敏结果,及时合理选择药物。但由于肺脓肿患者很难及时得到微生物学的阳性结果,故可根据临床表现,感染部位和涂片染色结果分析可能性最大的致病菌种类,进行经验治疗。由于大多数和误吸相关,厌氧菌感染起重要作用,因而青霉素仍是主要治疗药物,但近年来情况已有改变,特别是院内获得感染的肺脓肿。常为多种病原菌的混合感染,故应联合应用对需氧菌有效的药物。

1. 青霉素 G

青霉素 G 为首选药物,对厌氧菌和 G⁺ 球菌等需氧菌有效。

用法:240 万 U/d 肌内注射或静脉滴注,严重病例可加量至 1000 万 U/d 静脉滴注,分次使用。

2. 克林霉素

克林霉素是林可霉素的半合成衍生物,但优于林可霉素,对大多数厌氧菌有效,如消化球菌、消化链球菌、类杆菌梭形杆菌、放线菌等,目前有 10% ~20% 脆弱类杆菌及某些梭形杆菌对克林霉素耐药,主要不良反应是假膜性肠炎。

用法:0.6 ~1.8/d,分 2 ~3 次静脉滴注,然后序贯改口服。

3. 甲硝唑(灭滴灵)

该药是杀菌药,对 G 厌氧菌,如脆弱类杆菌有作用。多为联合应用,不单独使用。通常和青霉素,克林霉素联合用于厌氧菌感染。

对微需氧菌及部分链球菌如密勒链球菌效果不佳。

用法:根据病情,一般 6 ~12g/d,可加量到 24g/d。

4. β - 内酰胺类抗生素

某些厌氧菌如脆弱类杆菌可产生 β 内酰胺酶,故青霉素、羧苄西林、三代头孢中的头孢噻肟,头孢哌酮效果不佳。对其活性强的药物有碳青霉烯类,替卡西林克拉维酸、头孢西丁等,加酶联合制剂作用也强,如阿莫西林克拉维酸或联合舒巴坦等。

院内获得性感染形成的肺脓肿,多数为需氧菌,并行耐药菌株出现,故需选用 β - 内酰胺抗生素的第二代、第三代头孢菌素,必要时联合氨基糖苷类。

血源性肺脓肿致病菌多为金黄色葡萄球菌,且多数对青霉素耐药,应选用耐青霉素酶的半合成青霉素的药物,对耐甲氧西林的金黄色葡萄球菌(MRSA),则应选用糖肽类及利奈唑胺等。

给药途径及疗程尚未有大规模的循证医学证据,但一般先以静脉途径给药。

和非化脓性肺炎相比,其发热呈逐渐下降,7d 达到正常。如 1 周未能控制体温,则需再新评估。影像学改变时间长,有时达数周,并有残余纤维化改变。

治疗成功率与治疗开始时症状,存在的时间以及空洞大小有关。对治疗反应不好者,还需注意有无恶性病变存在。总的疗程要 4 ~6 周,可能需要 3 个月,以防止反复。

（二）引流

(1)痰液引流对于治疗肺脓肿非常重要,体位,引流有助于痰液排出。纤维支气管镜除作为诊断手段,确定继发性脓肿原因外,还可用来经气道内吸引及冲洗,促进引流,利于愈合。有时脓肿大、脓液量多时,需要硬质支气管镜进行引流,以便于保证气道通畅。

(2)合并脓胸时,除全身使用抗生素外,应局部胸腔抽脓或肋间置入导管水封并引流。

(三)外科手术处理

内科治疗无效,或疑及有肿瘤者为外科手术适应证。包括治疗 4~6 周后脓肿不关闭、大出血、合并气胸、支气管胸膜瘘。在免疫功能低下、脓肿进行性扩大时也需考虑手术处理。有效抗生素应用后,目前需外科处理病例已减少,小于 10%~15%,手术时要防止脓液进入对侧,麻醉时要置入双腔导管,否则可引起对侧肺脓肿和 ARDS。

九、预后

取决于基础病变或继发的病理改变,治疗及时、恰当者,预后良好。厌氧菌和 G 杆菌引起的坏死性肺炎,多表现为脓腔大(直径大于 6cm),多发性脓肿,临床多发于有免疫功能缺陷,年龄大的患者。并发症主要为脓胸、脑脓肿、大咯血等。

十、预防

应注意加强个人卫生,保持口咽内环境稳定,预防各种促使误吸的因素。

(王德华)

第三节　肺不张

肺不张不是一个独立的疾病,而是多种胸部疾病的并发症。肺不张分为先天性和后天获得性两类。

先天性肺不张是指胎儿出生时肺泡内无气体充盈,临床表现有不同程度呼吸困难、发绀。胸部 X 线片中双侧肺野呈弥散的粟粒状模糊阴影,有如毛玻璃状,胎儿可因严重缺氧死亡。后天获得性肺不张系指在生命的不同时期,由于各种不同原因引起肺萎陷,肺泡内无气体填充而形成的肺不张。

本节主要论述后天获得性肺不张。

一、定义

肺不张系指肺脏部分的或局限于一侧的完全无气而导致的肺萎陷。肺不张可发生在肺的一侧、一大叶、一段或亚段。

二、病因和发病机制

根据累及的范围,肺不张可分为段、小叶、叶或整个肺的不张,亦可根据其发病机制分为阻塞性和非阻塞性,后者包括粘连性、被动性、压迫性、瘢痕性和坠积性肺不张。大多数肺不张由叶或段的支气管内源性或外源性的阻塞所致。阻塞远段的肺段或肺叶内的气体吸收,使肺组织皱缩,在胸片上表现为不透光区域,一般无支气管空气征,又称吸收性肺不张。若为多发性或周边型阻塞,可出现支气管空气征。非阻塞性肺不张通常由瘢痕或粘连引起,表现为肺容量的下降,多有透光度下降,一般有支气管空气征。瘢痕性肺不张来自慢性炎症,常伴有肺实质不同程度的纤维化。此种肺不张通常继发于支气管扩张、结核、真菌感染或机化性肺炎。

粘连性肺不张有周围气道与肺泡的塌陷,可为弥散性、多灶性或叶、段肺不张,其机制尚未完全明确,可能与缺乏表面活性物质有关。

压迫性肺不张系因肺组织受邻近的扩张性病变的推压所致,如肿瘤、肺气囊、肺大疱,而松弛性(被动性)肺不张由胸腔内积气、积液所致,常表现为圆形肺不张。盘状肺不张较为少见,其发生与横膈运动减弱或呼吸运动减弱有关。

(一)气道腔内堵塞

气管或支气管腔内梗阻为肺不张最常见的直接原因。梗阻的远侧肺组织气体被吸收,肺泡萎陷。梗阻物多为支气管癌或良性肿瘤、误吸的异物、痰栓、肉芽肿或结石等。

1. 支气管管腔内肿瘤

除肺泡细胞癌外,支气管肺癌是引起肺不张最常见的原因。以鳞癌为最多见,也可见于大细胞癌、小细胞癌,少见于腺癌。其他肿瘤,如类癌、支气管腺瘤、多形性腺瘤等也可引起支气管腔内堵塞。造成肺不张的范围取决于堵塞的部位和发展速度,可由一个肺叶至一侧全肺不张。结节状或块状的肿瘤除引起远端肺不张外,常并发阻塞性肺炎。

2. 吸入异物

吸入异物引起的肺不张最常见于婴幼儿,或带牙托的迟钝老人,或见于口含钉、针、麦秆之类物体工作的成年人。异物大多为食物,如花生米、瓜子、鱼刺或碎骨等;其他如假牙等物。其停留的部位常依异物的大小、形状和气道内气流的速度而定。较大的异物或在腔内存留较久的异物,使空气不能进入相应的肺内,当原有残气逐渐被吸收后,导致肺不张。误吸异物后引起突然的呛咳可为肺不张早期临床诊断的线索。但有时患者不能提供明确的吸入史,无症状期可以长短不一。当因阻塞引起继发性感染时,出现发烧咳痰,往往被误诊为气管炎或肺炎,而误漏异物吸入的诊断。异物吸入引起的体征变化不一。当其在管腔内呈瓣膜状时,出现哮鸣音,吸气时,气流通过,呼气时阻塞远端肺泡内的气体不能呼出,引起过度充气的局限性肺气肿,受损的肺过度充气,呼吸音降低,气管和心脏移向健侧。另一方面,当异物的瓣膜作用使气体易出而不易进时,肺不张很快形成,气管移向病侧。临床上见到的肺不张多属后一种情况。

胸部 X 线透视或摄片有助于异物吸入的诊断。有些异物可随体位变动,因此,X 线片呈不同定位征象。有时不张的肺掩盖了支气管内异物影像,需加深曝光摄片进行观察。

3. 痰栓

支气管分泌的黏液不能及时排出而在腔内浓缩成块状将管腔堵塞,出现肺叶或肺段不张。例如支气管哮喘急性发作,气管切开,手术时过长时间的麻醉,术后卧床未保持适当的引流体位,特别是原有慢性呼吸道疾病、重度吸烟史,或急性呼吸道感染者,这些因素均可促使肺不张发生。当患者于术后 24～48h 出现发热、气促、无效咳嗽时应警惕肺不张发生。不张的肺区叩诊呈浊音,呼吸音低钝。当有效地排除痰栓后,不张肺可很快复张。

4. 肉芽肿

有些肉芽肿性疾病在支气管腔内生长,形似肿块,引起管腔堵塞,其中以结核性肉芽肿最为常见。这类干酪性肉芽肿愈合后形成支气管内结石为肺不张少见的原因。

(二)压迫性肺不张

肺门、纵隔肿大的淋巴结、肺组织邻近的囊性或恶性肿瘤、血管瘤、心包积液等均可引起肺不张;如果正常胸腔的负压因胸腔内大量积液、积气而消失,则肺被压缩而导致压缩性肺不张,当这些压缩因素很快消失后,肺组织可以重新复张。

(三)肺组织弹性降低

肺组织非特异性炎症,引起支气管或肺结构破坏,支气管收缩狭窄。肺泡无气,皱缩,失去弹性,体积缩小,呈长期肺不张。例如右肺中叶综合征常为非特异性感染导致肺不张的结果。

(四)胸壁病变引起的肺不张

外伤引起多发性肋骨骨折,或因神经、呼吸肌麻痹无力引起呼吸障碍,也常为肺不张的原因。继发的呼吸道感染是其促进因素。一般为局限性,多发生于病侧的下叶,或呈盘状不张。

(五)肺组织代谢紊乱引起的肺不张

表面活性物质降低的各种因素均可导致肺不张。如成人呼吸窘迫综合征。

三、临床表现

肺不张的临床表现轻重不一,取决于不同的病因、肺不张的部位或范围以及有无并发症等。急性大面积的肺不张,或合并感染时,可出现咳嗽、喘鸣、咯血、脓痰、畏寒和发热,或因缺氧出现口唇、甲床发绀。病肺区叩诊浊音,呼吸音降低。吸气时,如果有少量空气进入肺不张区,可以听到干性或湿性啰音。上叶肺不张因邻近气管有时听到支气管肺泡呼吸音。过大的心脏或动脉瘤压迫引起的肺不张往往听到血管杂音。缓慢发生的肺不张,在无继发感染时,往往无临床症状或阳性体征,特别是当肺受累的范围小,或周围肺组织能有效地代偿膨胀时尤其如此。一般常见于右肺中叶不张。

四、X 线检查主要征象

胸部 X 线片检查对肺不张具有非常重要的诊断价值。表现为肺不张的直接 X 线征象和间接 X 线征象如下。

(一)肺不张的直接 X 线征象

1. 密度增高

不张的肺组织透亮度降低,呈均匀致密的毛玻璃状。若肺叶不完全塌陷,尚有部分气体充盈于内时,其影像可能正常,或仅有密度增高。在肺不张的恢复期或伴有支气管扩张时,X 线影像欠均匀。

2. 体积缩小

肺不张时一般在 X 线影像中可见到相应的肺叶体积缩小。但有时在亚段以下存在侧支通气,肺体积的缩小并不明显。

3. 形态、轮廓或位置的改变

叶段肺不张一般呈钝三角形,宽而钝的面朝向肋膈胸膜面,尖端指向肺门,有扇形、三角形、带形、圆形等。

(二)肺不张的间接 X 线征象

(1)叶间裂向不张的肺侧移位。

(2)肺纹理的分布异常:由于肺体积缩小,病变区的支气管与血管纹理聚拢,而邻近肺代偿性膨胀,致使血管纹理稀疏,并向不张的肺叶弓形移位。

(3)肺门影缩小和消失,向不张的病侧移位,或与肺不张的致密影像融合。

（4）纵隔、心脏、气管向患侧移位。有时健侧肺疝向患侧，而出现纵隔疝。

（5）横膈升高，胸廓缩小，肋间变窄。除了上述的肺不张直接或间接 X 线征象，有时肺不张在胸部 X 线片上呈现的某些特征也可作为病原学诊断的参考。

五、诊断

（一）肺不张的诊断

主要靠胸部 X 线所见。病因需结合病史。由于痰栓或手术后排痰困难所导致的肺不张，在临床密切观察下即可发现。

（二）病因诊断

由于肺不张不是一个独立的疾病，而是多种胸部疾病的并发症。因此，不能仅满足于做出肺不张的诊断，而应力求明确病因。尤其应该首先排除肿瘤引起的肺不张。纤维支气管镜检查和选择性支气管造影有助于病因的诊断。①右上肺叶不张的肺裂呈反"S"形时常是肺癌的指征；②如纵隔向有大量胸腔积液的一侧移位，说明该侧存在着肺不张，这往往是肺癌的指征；③如不张的肺叶经支气管造影、体层像、CT 或纤维支气管镜等检查证明并无支气管阻塞，则肿瘤引起的肺不张基本上可以排除；④如果同时有多肺叶或多肺段发生不张，且这些不张的肺叶肺段的支气管开口并不是彼此相邻的，则肺不张由肺癌引起的可能性很小。

（三）各种类型的 X 线表现

诊断肺不张采用标准的后前位胸片和侧位胸片为重要的手段。断层胸片可显示支气管腔内堵塞的部位。

1. 右侧肺、叶、段不张的 X 线表现

（1）右侧全肺不张：有主支气管堵塞引起右侧全肺不张，右肺密度均匀增高，致密呈毛玻璃样，体积缩小移向肺门。气管、纵隔、心脏移向病侧，横膈升高，胸廓内陷，肋间变窄。对侧肺呈代偿性肺气肿。如堵塞为异物或痰栓引起，去除异物或痰栓后，不张的肺可以完全复张。如堵塞物为肿瘤或肿大的淋巴结压迫，常因纤维化改变，肺的复张较缓慢，或完全不能复张。胸腔内积聚大量气体、液体引起同侧胸内肺萎陷，其程度往往较支气管堵塞引起的肺不张轻，气管、纵隔和心脏移向对侧，肋间隙变宽，横膈下降，或上述改变不明显。

（2）右肺上叶不张：正位胸片即可显示，不张的肺向前上内侧收缩，呈折扇形致密影，尖端于肺门，基底贴胸壁，外缘呈斜直状由肺门伸向胸廓上方，常误认为纵隔增宽。肺门向上向外移位，水平裂向上收缩，有时上叶被压成扁平状类似胸膜顶尖帽。中叶和下叶代偿性肺气肿，血管纹理分散，肺动脉影由下斜位变为横位，横膈改变不明显。侧位观察：水平裂弓形上移，斜裂向前向上移位，右肺上叶不张常见于结核和肺癌。结核病变多引起上叶后段不张，而上叶前段不张应考虑肺癌。有时，因病变与周围胸膜粘连，使肺叶不能完全向上和向内收缩，呈凹面向下的弧形，右肺上叶不张的胸部 X 线片，有时呈邻近横膈峰征，表现为边缘清晰的小尖峰，居横膈表面，或接近横膈圆顶的最高点。

（3）右肺中叶不张：中叶体积缩小，上下径变短，肺叶内缩，邻近的上下肺叶呈代偿性肺气肿。正位观察：有肺门下移，右心缘不清楚，水平叶间裂移向内下，纵隔、心脏、横膈一般无移位。前弓位观察：可见由肺门向外伸展的狭窄的三角形致密影，尖端达胸壁，基底向肺门，上下边缘锐利。侧位观察：自肺门区向前下斜行的带状致密影，基底宽，接近剑突与胸骨交界处。上缘为向下移位的水平裂，下缘为向前、向上移位的斜裂下部，尖端位于水平裂与斜裂交界处，形似三角。

（4）右肺下叶不张：正位观察，右肺下心缘旁呈一三角形向上的阴影，尖端指向肺门，基底与横膈内侧相贴，上窄下宽的狭长三角形致密影，向后向内收缩至胸椎旁，肺门向内下移位，横膈上升，心脏移向病侧，有时不张的下叶肺隐于其后。侧位相：右侧横膈部分闭塞，有一模糊的三角形楔状影，其前缘为后移的向后凸的斜裂，此征象可与向前凸的包裹性积液鉴别。右肺下叶不张除了前述的一般特征，有时在胸腔的上方内侧呈现三角形的影像，与纵隔相连接，尖端指向肺门。基底位于锁骨影之上。该三角形为正常纵隔软组织，包括前纵隔胸膜左右边界及锁骨上区。当右下叶肺不张发生后，体积缩小，该三角形由正常的部位拉向病侧。此征象具有重要的诊断意义，因为当下叶不张的肺隐蔽于心后时，或右下肺不张伴有胸腔积液时，不张的右肺下叶往往不易被发现，而肺上部三角形影像可作为其诊断的依据。当下叶肺不张与胸腔积液并存时，单以胸片鉴别有一定困难，可结合 B 超识别胸腔积液的存在。右肺下叶基底段不张后前位观察：右基底段浓密影。右侧位观察：横膈面仅见斜裂的小部分，基底段塌陷类似积液阴影，背段呈代偿性膨胀，充气的背段与不张的基底段之间边界不规整。

（5）右肺上叶和中叶不张：右纵隔旁和右心缘旁浓密影，周边渐淡，斜裂向前移位，类似左上肺叶不张。前纵隔可出现左肺疝。

（6）右肺中叶不张合并右肺下叶不张：根据右肺中叶合并右肺下叶不张的程度不同其表现也不一样，或为水平叶间裂下移，外侧下移更明显，充气的肺与不张的肺之间在侧位片上缺乏明显边界，类似胸腔积液；或为水平叶间裂稍向上凸起，类似膈肌升高或肺下积液。

2. 左侧肺、叶、段不张的 X 线表现

（1）左肺上叶不张：左肺上叶不张常伴下叶代偿性肺气肿。不张的上叶呈翼状向前内收缩至纵隔，常与纵隔肿瘤混淆。下叶背段呈代偿性膨胀可达肺尖区。由于上叶肺组织较宽厚而舌叶较薄，从正位观察，上叶肺的内中带密度较高，下肺野相对透亮。左肺舌叶不张使左心缘模糊，显示不清。左侧位观察：斜裂向前移位，不张的肺叶体积缩小。

（2）左肺下叶不张：正位胸部 X 线片呈平腰征，左心缘的正常凹面消失，心脏左缘呈平直状，不张的下叶呈三角形隐蔽于心后，使心影密度增高，左肺门下移，同侧横膈升高。左肺下叶基底段不张：正位胸片显示左基底弥散性稠密影，横膈升高。侧位片观察：斜裂下部分起始于横膈，边界清晰。充气的背段与不张的基底段之间的界限不锐利。

3. 其他类型肺不张

（1）圆形肺不张：多见于有胸腔积液存在时，其形态和部位有时不易确认，甚至被误认为肿瘤。所以，认识圆形肺不张很重要，可以避免不必要的创伤性检查和治疗。圆形肺不张一般局限于胸膜下，呈圆形或椭圆形，直径 2.5 ~ 5cm，其下方有血管或支气管连接影，形似彗星尾。不张的肺叶体积缩小，不张区底部有支气管气道影，周围组织呈代偿性气肿，损伤区邻近的胸膜增厚。

（2）盘状肺不张：从胸部 X 线片观察，肺底部呈 2 ~ 6cm 长的盘状或条形阴影，位于横膈上方，随呼吸上下移动。其发生与横膈运动减弱有关，常见于腹腔内积液，或因胸膜炎造成疼痛使呼吸运动幅度减弱。

（3）癌性肺不张：当癌组织向支气管腔外蔓延或局部淋巴结肿大时，胸部 X 线片可见肿块和叶间裂移位同时出现，在右肺上叶的病变可呈不同程度的"S"形，或肺不张边缘呈"波浪形"。

（4）结核性肺不张:其特点是支气管梗阻部位多发生在 2 ~ 4 级支气管,支气管扭曲变形,或伴支气管播散病灶;其他肺野有时可见结核灶,或有明显的胸膜肥厚粘连。

六、鉴别诊断

（一）肺实变

X 线表现仅示肺叶或肺段的密度增高影,主要为实变而非萎陷,体积不缩小;无叶间裂、纵隔或肺门移位表现;邻近肺组织无代偿性肺气肿,实变阴影中可见气管充气相。

（二）包裹性胸腔积液

位于胸膜腔下后方和内侧的包裹性积液有时和下叶不张相似,位于横裂或斜裂下部的积液有时和右中叶或舌叶不张相似。进行不同体位的 X 线检查,注意有无胸膜增厚存在以及阴影和肺裂的关系对鉴别诊断有一定的帮助。如叶间包裹性积液,侧位片见叶间裂部位的梭形致密影,密度均匀,梭形影的两尖端与叶间裂相连。胸部 B 超检查有助于区别不张与积液。

（三）右中叶炎症

侧位相中叶体积不缩小,横膈和斜裂不移位。

七、治疗

肺不张的治疗依其不同的病因而采取不同的治疗手段。痰栓引起的肺不张,首先要有效地湿化呼吸道,在化痰的条件下,配合体位引流、拍背、深呼吸,加强肺叶的扩张,促使分泌物排出。如果 24h 仍无效果,可行纤维支气管镜吸引。异物引起的肺不张,通过气管镜取出异物,如果异物在肺内存留过久,或因慢性炎症反应很难取出,必要时手术治疗。肿瘤引起的肺不张,依其细胞类型进行化疗、放疗或手术切除。由于支气管结核而引起的肺不张的治疗,除全身用抗结核治疗外,可配合局部喷吸抗结核药物。

（王德华）

第四节　肺癌的预防与康复保健

一、肺癌的定义及病因

（一）肺癌的定义

肺癌是原发性支气管肺癌的简称,指原发于支气管粘膜或腺体的肿瘤,是最常见的肺部原发性恶性肿瘤。肺癌右肺多于左肺,下叶多于上叶。起源于主支气管、肺叶支气管的肺癌称为中央型肺癌,起源于肺段支气管远侧的肺癌,位于肺的周围部位者称为周围型肺癌。

肺癌也常常被认为是老年人的肿瘤,中位诊断年龄为 68 岁。其中,超过 60% 的肿瘤患者的年龄大于 60 岁;30% ~ 40% 的患者大于 70 岁。

（二）肺癌的病因

1. 吸烟

目前认为吸烟是肺癌的最重要的高危因素,烟草中有超过 3000 种化学物质,其中多链芳香烃类化合物(如:苯并芘)和亚硝胺均有很强的致癌活性。多链芳香烃类化合物和亚硝胺可通过多种机制导致支气管上皮细胞 DNA 损伤,使得癌基因(如 Ras 基因)激活和抑癌基因(如 p53,FHIT 基因等)失活,进而引起细胞的转化,最终癌变。

2. 职业和环境接触

肺癌是职业癌中最重要的一种,估约 10% 的肺癌患者有环境和职业接触史。现已证明以下 9 种职业环境致癌物增加肺癌的发生率:铝制品的副产品、砷、石棉、铬化合物、焦炭炉、芥子气、含镍的杂质、氯乙烯。长期接触铍、镉、硅、福尔马林等物质也会增加肺癌的发病率,空气污染,特别是工业废气均能引发肺癌。

3. 电离辐射

肺脏是对放射线较为敏感的器官。电离辐射致肺癌的最初证据来自于 Schneebergjoaki-mov 矿山的资料,该矿内空气中氡及其子体浓度高,诱发的多是支气管的小细胞癌。美国曾有报道开采放射性矿石的矿工 70%～80% 死于放射引起的职业性肺癌,以鳞癌为主,从开始接触到发病时间为 10～45 年,平均时间为 25 年,平均发病年龄为 38 岁。氡及其子体的受量积累超过 120 工作水平日(WLM)时发病率开始增高,而超过 1800WLM 则更显著增加达 20～30 倍。将小鼠暴露于这些矿山的气体和粉尘中,可诱发肺肿瘤。日本原子弹爆炸幸存者中患肺癌者显著增加。Beebe 在对广岛原子弹爆炸幸存者终身随访时发现,距爆心小于 1400m 的幸存者较距爆心 1400～1900m 和 2000m 以外的幸存者,其死于肺癌者明显增加。

4. 既往肺部慢性感染

既往肺部慢性感染如肺结核、支气管扩张症等患者,支气管上皮在慢性感染过程中可能化生为鳞状上皮致使癌变,但较为少见。

5. 遗传等因素

家族聚集、遗传易感性以及免疫功能降低,代谢、内分泌功能失调等也可能在肺癌的发生中起重要作用。许多研究证明,遗传因素可能在对环境致癌物易感的人群或个体中起重要作用。

6. 大气污染

发达国家肺癌的发病率高,主要原因是由于工业和交通发达地区,石油,煤和内燃机等燃烧后和沥青公路尘埃产生的含有苯并芘致癌烃等有害物质污染大气有关。大气污染与吸烟对肺癌的发病率可能互相促进,起协同作用。

二、肺癌的预防与康复

1. 肺癌预防

肺癌是可以预防的,也是可以控制肺癌的预防应采取三级预防。第一级预防又称病因预防,是在疾病未发生时针对病因采取的措施,加强对病因的研究,减少对危险因素的接触,是一级预防的根本。第二级预防又称"三早预防",包括早发现、早诊断和早治疗。三级预防是在疾病的临床期为了减少疾病的危害而采取的措施,主要包括对症治疗和康复治疗,目的是为了防止伤残和促进功能恢复,提高生存质量,延长寿命,降低病死率。

(1)禁止和控制吸烟:吸烟是导致肺癌的最主要的原因,在我国,虽然有一些地方特别是大城市实施了在公共场所禁止吸烟的立法,但还很不完善。同时,人们对吸烟危害性的认识远远不足,男性吸烟率居高不下,一些地方尤其在北方仍有相当比例的妇女吸烟。因此控制吸烟是一级预防的首要措施。国外的研究已经证明戒烟能明显降低肺癌的发生率,且戒烟越早肺癌发病率降低越明显。因此,戒烟是预防肺癌最有效的途径。

（2）保护环境:已有的研究证明:大气污染、沉降指数、烟雾指数、苯并芘等暴露剂量与肺癌的发生率成正相关关系,保护环境、减少大气污染是降低肺癌发病率的重要措施。改善厨房通风、排油烟条件,改变错误的烹制方法,如不要等热锅冒油烟后再炒菜等。

（3）职业因素的预防:许多职业致癌物增加肺癌发病率已经得到公认,减少职业致癌物的暴露就能降低肺癌发病率。职业防护对开采放射性矿石的矿区,应采取有效的防护措施,尽量减少工作人员受辐射的量。对暴露于致癌化合物的工人,必须采取各种切实有效的劳动防护措施,避免或减少与致癌因子的接触。

（4）防治原发病防治:气管炎、慢性支气管炎等。由于慢性支气管炎患者的肺癌发病率高于无慢性支气管炎者,所以积极防治慢性支气管炎对预防肺癌有一定的意义。特别是要劝导患慢性支气管炎的吸烟者戒烟,因为患慢性支气管炎又吸烟人群的肺癌发病率更高。

（5）科学饮食:增加食物中蔬菜、水果的摄入量,尤其多食富含胡萝卜素、维生素 C、维生素 E、叶酸的蔬菜等。

2.肺癌康复

（1）心态:肺癌患者对自己的病情和治疗期间的副反应要有正确的认识,务必保持乐观开朗的情绪,坚信自己一定能够战胜疾病。只有调整心态,树立信心,积极配合治疗,才能调动身体内部的抗病机制,消极悲观对康复是非常不利的。

（2）饮食:维持正常饮食,不要过于忌口,各种食物只要是清淡、新鲜、富于营养、易于消化的都可以吃,不吃或少吃辛辣刺激的食物,禁烟酒,可以服用一些保健品来加快恢复,提高免疫力,减轻放、化疗的毒副作用,但值得注意是目前保健品市场较为混乱,请不要轻信一些不法厂商的不实宣传,警惕上当受骗,如需要服用某些保健品,最好事先征求一下医生的意见。

（3）注意呼吸道的保养:要重视呼吸道的保养,注意气候冷暖变化,尽量避免感冒,如果发生上呼吸道感染,应及时就医用药,彻底治疗,以免发生肺炎,尽量不要在空气污浊的场所停留,避免吸入二手烟。

（4）随访应坚持长期定期随访,这是非常重要的,术后两年内每 3 ~ 4 个月复查一次,之后每半年复查一次,至第五年后可延长至每年复查一次。医生会给您复查胸部 CT、肿瘤标志物、腹部 B 超等,根据需要每年行全身骨扫描、颅脑磁共振等检查如随访间期出现不适,及时找医生。

三、保健与养生

1.日常生活中的养生保健

肺的主要生理功能是进行体内外气体交换,吸清呼浊,即吸入氧气,呼出二氧化碳,保证机体对氧气的需求。所以,日常生活中肺癌的养生保健最重要的是周围空气的清新,主要与生活和工作环境有关。

（1）环境养生保健生活和工作环境的空气清新与否,与肺脏的养生保健关系最为密切。因为,肺脏是与外界相通的器官,又负责进行体内外的气体交换,所以,外界环境空气质量的好坏对肺脏有直接的影响。生活和工作环境应尽量选择自然条件良好的地方,最好是居住在有湖泊,有树木,有绿地,阳光充足,水源清洁,空气新鲜的地方。清新的空气是肺养生保健的必要条件,也是保证人体健康的重要条件之一,所以减少空气污染,多种植花草树木,绿化环境,以保持空气的清洁,是保证肺脏健康的措施之一。在城市居住的中老年人,特别是已离退休的老年人,在自己身体条件允许的情况下,应该多到郊区有山有水有森林的地方活动,因为这些地方负氧离子含量高,既有益于肺的养生保健,也有益于身心健康。吸烟是个很不好的习惯,吸烟者无论是对自己还对其周围的人来讲都是最严重的空气污染源。

烟草中含有许多对人体有害的物质,并能引起肺癌,对机体有百害而无一利,为了自己和他人的健康,请不要吸烟。有吸烟习惯者,也以戒掉为宜。

2. 运动锻炼及保健操

(1)坚持体育锻炼每日坚持跑步、散步、太极拳、健身操等运动,以增强体质,提高肺脏的功能和抗病能力。

(2)冷水浴养生保健方法。

1)冷水浴即用低于20℃的冷水擦洗全身。中老年人开始进行冷水浴锻炼时,最好选择在夏季,先用低于体温的35℃水洗浴,随着机体的适应,逐渐将水温降至20℃以下,如身体条件较好者亦可参加冬泳运动。

2)冷热水浴先用热水洗全身,再用冷水冲洗,然后用毛巾将全身皮肤擦红并产生热感。冷水浴可以使全身的血管受到刺激,使血管有舒张又有收缩,能增强血管的弹性,提高人体的抗寒能力,并有促进肺脏功能和适应性的作用。

(3)呼吸保健操:①脚分开站立,与两肩平,上身挺直,双手护于丹田(脐下小腹部)。②吸气时缓缓用力深吸,双手放松,使腹部膨起,吸至最大量,有气沉丹田的感觉。③呼气时缓缓呼出,双手压迫丹田,呼至最小量,反复做30次。④双手放于胁部两侧,随吸气缓缓向两侧平行分开如扩胸运动使气吸至最大量。⑤再随呼气,缓缓放于胁部并按压胁部,做20次。⑥双臂自然下垂,随吸气缓缓上举,吸气至最大量。⑦缓缓呼气,随呼气双臂慢慢下降,下蹲,双手抱膝,呼气至最大量。⑧再起立重复,做20次。

3. 饮食调养

日常的饮食应以清淡为主,多食蔬菜水果及豆制品,少食肉食及含脂肪较多的食物,忌食辛辣,戒烟酒。蔬菜以胡萝卜、西红柿、丝瓜、鲜藕、竹笋、菠菜、南瓜、黄瓜等为主,水果以柑橘、梨、苹果、葡萄等为主。常见的食疗方如下。

(1)二冬茶:麦门冬、天门冬各5克,洗净切碎,用开水浸泡10min,加入蜂蜜适量。有滋阴降火、润肺止咳的作用,适用于肺热燥咳痰黏、阴虚劳嗽证。

(2)银耳羹:银耳10克,大枣7枚,冰糖适量。将银耳用水泡发切碎,大枣去核,同煮1h,加入冰糖适量,分早晚两次全部服用。有补益润肺、养阴生津的作用,适用于身体虚弱、干咳少痰、喉痒咽干、神疲气短等肺气虚证。如长期服用可减量。用银耳3克,大枣3枚,煎煮方法同前,有提高人体免疫功能、软化血管、抗衰老、延年益寿的作用。

(3)秋梨粥:秋梨50克去核切碎,粳米50克,同煮成粥,加冰糖适量。有生津止渴、润肺化痰的作用,适用于咽干口渴、干咳少痰等秋季干燥伤肺证。

(4)海枣粥:海枣10枚,粳米50克,同煮成粥,加蜂蜜少许。有润肺止咳、生津化痰的作用,适用于咽喉干痛、咯痰不爽的慢性气管炎。

(5)百合粥:百合10克,粳米50克,同煮成粥,加白糖适量。有养阴润肺、清心安神的作用,适用于肺热久咳、体虚劳嗽等证。

（6）玉竹粥：玉竹 10 克，粳米 50 克，同煮成粥，加蜂蜜适量。有滋阴润肺、生津养胃的作用，适用于燥咳痰黏、咽干喉痒、食欲缺乏等肺胃阴虚证。

（7）杏仁豆腐：杏仁 5 克，豆腐 50 克，将杏仁用沸水浸泡数分钟，去皮，再加水 200mL 与杏仁同磨成杏仁浆，煮沸十分钟后放入豆腐，再煮沸后加入冰糖适量。有利肺化痰、止咳平喘的作用，适用于种种咳嗽气喘证。

（8）燕窝羹：燕窝 3 克，冰糖 10 克，将燕窝用温水泡软洗净后，加入冰糖，放入碗中，蒸气 30min。有养阴润肺、益气止咳的作用，适用于身体虚弱的咳嗽气喘者。

（师　洋）

第十三章 心内科疾病

第一节 急性心包炎

急性心包炎是心包脏层和壁层的急性炎症。常为全身疾病表现之一或由邻近组织病变波及所致。

一、病因

1. 感染性

结核、病毒、细菌、霉菌、梅毒和寄生虫、立克次体。

2. 非感染性

特发性、尿毒症、肿瘤、黏液性水肿、外伤、乳糜性、胆固醇性、放射性。

3. 自身免疫性

风湿热、系统性红斑狼疮、类风湿关节炎、硬皮病等。

4. 药物

普鲁卡因酰胺、肼苯哒嗪。

5. 心脏损伤

急性心肌梗死后、心包切开术后综合征、心肌损伤后综合征。

6. 其他

胰腺炎、地中海贫血、肠源性脂肪代谢障碍（Whipples 病）、结膜—尿道炎综合征（Reiters 综合征）、非淋病性关节炎等。

临床上以结核性、非特异性、肿瘤性、尿毒症性、化脓性、风湿性较为多见。

二、病理

（一）病理解剖

急性心包炎可分为纤维蛋白性和渗出性两种。

1. 纤维蛋白性（干性）心包炎

纤维蛋白性（干性）心包炎为心包脏层和壁层出现纤维蛋白、白细胞及少量内皮细胞组成的炎性渗出物，呈不规则、黏稠的、长满粗毛的"面包加黄油"状，炎症可侵及心外膜下心肌。

2. 渗出性（湿性）心包炎

渗出物中水分增多，变为浆液纤维蛋白性渗出液，亦可呈浆液血性、血性或脓性，量多少不等（100mL 至 23L）。心包炎愈合后可形成不同程度的心包黏连。

（二）病理生理

1. 纤维蛋白性心包炎

纤维蛋白性心包炎不影响血流动力学，可有胸痛和心包摩擦音。

2. 渗出性心包炎

正常心包液为 1530mL，积液迅速形成（量虽不多）或大量积液均可致急性心脏压塞。机制如下。

心包内压急剧升高→心室舒张受限→心室充盈受阻→心输出量减少→静脉系统淤血。

三、临床表现

（一）纤维蛋白性心包炎

1. 心前区疼痛

心前区疼痛多见于急性非特异性心包炎及感染性心包炎，而在缓慢发展的结核性或肿瘤性心包炎则常不明显。疼痛性质有三种：①胸膜性疼痛：呈尖锐性剧痛，与呼吸运动有关或由变换体位、吞咽等引起；②心包性疼痛：为沉重的、压榨性胸骨后疼痛，类似急性心肌梗死；③随心脏跳动而发生的疼痛：多出现在心脏左缘和左肩部。此外，可有全身症状如发热、出汗、乏力、焦虑、抑郁等。

2. 心包摩擦音

心包摩擦音呈抓搔样声音，胸骨左缘 34 肋间最清楚。在心脏收缩期与舒张期均能听到，称为双相摩擦音；仅在收缩期能听到称为单相摩擦音；而在心房收缩、心室收缩及心室舒张早期均能听到者称为三相摩擦音。

以上症状和体征可持续数小时、数天或数周。一旦心包渗液增多，疼痛和心包摩擦音可明显减轻或消失。

（二）渗出性心包炎

1. 心包积液征

心尖搏动微弱或不能触及，如能触及则在心左浊音界内侧。心浊音界向两侧扩大（均为绝对浊音，而不能叩出相对浊音）。卧位后心底部浊音界增宽。心音低而遥远，少数患者可闻及心包叩击音。大量积液时，在左肩胛骨下可出现浊音及支气管呼吸音，称为 Ewartd 征。

2. 心脏压塞征

由于心输出量减低，患者可有头晕、心慌、呼吸急促，甚至休克；常有心动过速、脉压小、奇脉等。由于静脉淤血，患者有食欲缺乏、腹胀、恶心、呕吐；常有颈静脉怒张、肝—颈静脉回流征阳性、Kussmaul 征阳性（吸气时颈静脉更怒张）、肝大压痛、腹腔积液和下肢水肿。

四、实验室检查

（一）X 线检查

心包积液成人少于 250mL，儿童少于 150mL，X 线检查难以发现。若渗液≥300mL，则心影可见向两侧普遍增大；大量心包积液（＞1000mL）时，心缘正常轮廓消失，可呈大肚水瓶状或烧瓶状，两肺野无明显充血。还可有上腔静脉影增宽及心膈角变钝等表现。

透视下，心脏搏动减弱或消失。

（二）心电图检查

心电图异常取决于心包膜下心肌受累的程度和范围。急性心包炎可分四个阶段：①除 aVR 有 ST 段压低，其余导联 ST 段均呈弓背向下型抬高，以急性非特异性心包炎最常见，化脓性次之；②ST 段回到基线，T 波开始变平坦，PR 段略压低（Ⅱ导联明显），可能由心房心包炎所致;③原 ST 段抬高的导联 T 波倒置,由轻倒置到深倒置,有时可呈"冠状 T 波";④T 波回至等电位线或恢复正常,如炎症不完全消退,则 T 波难以恢复至原来程度。

发生心包积液后,除 T 波变化持续存在外,可见 QRS 波群低电压、心动过速;大量积液可见不完全性(仅心室波群)电压交替或完全性(心房波和心室波均有)电压交替现象,电交替可能与心脏悬在渗液中出现钟摆样运动有关。

(三)超声心动图检查

超声心动图对确定心包积液的诊断有重要价值。

1. M 超声心动图

心包膜与心外膜之间最大舒张期液性暗区 <10mm 为小量积液;10d 19mm 为中等量积液;≥20mm 为大量积液。

2. 二维超声心动图

心包积液仅出现在房室环之下,或轻度向下延伸,但未达心尖,则为小量积液;若积液延伸到心尖,并达左室侧壁、后壁及右室前壁,则为大量积液;介于上述二者之间,为中等量积液。

动态观察超声检查可提供心包积液增加或心包内压增高的间接证据。心包液中的心脏摆动样活动,提示心包内高压。

五、诊断

1. 纤维蛋白性心包炎

根据胸痛、发热及(或)心包摩擦音可以确诊。

2. 渗出性心包炎

渗出性心包炎有心包积液征、心脏压塞征及(或)超声心动图阳性发现可以确诊。

六、治疗

①病因治疗,如结核性给予抗痨药,细菌性给予抗生素;②对症治疗,胸痛者给予阿司匹林、吲哚美辛(消炎痛),必要时给予吗啡类药物;③纤维蛋白性心包炎忌用抗凝剂,因可能致心包出血;④急性心脏压塞应及时心包穿刺放液;⑤化脓性心包炎常需施行心包引流。

(李珊珊)

第二节　缩窄性心包炎

缩窄性心包炎是指心脏被致密厚实的纤维化或钙化心包所包围,使心室舒张期充盈受限而产生一系列循环障碍的病征。

一、病因

缩窄性心包炎继发于急性心包炎,其病因在我国仍以结核性为最常见,其次为化脓性或创伤性心包炎后演变而来。少数与心包肿瘤急性非特异性心包炎及放射性心包炎等有关。

二、病理

急性心包炎后,随着渗液逐渐吸收可有纤维组织增生、心包增厚粘连、壁层与脏层融合钙化,使心脏及大血管根部受限。心包增厚可为全面的,也可仅限于心包的局部。心脏大小仍正常,偶可较小;长期缩窄,心肌可萎缩。

心包病理显示为透明样变性组织,为非特异性;如有结核性肉芽组织或干酪样病变,提示为结核性病因。

三、临床表现

心包缩窄多于急性心包炎后1年内形成,少数可长达数年。常见症状为呼吸困难、疲乏、食欲缺乏、上腹胀满或疼痛;呼吸困难为劳力性,主要与心排出量降低有关。体征有颈静脉怒张、肝大、腹腔积液、下肢水肿、心率增快,可见 Kussmaul 征(吸气时颈静脉更明显扩张)。患者腹腔积液常较皮下水肿出现得早且明显得多,这与一般心力衰竭中所见者相反。产生这种现象的机制尚未肯定,可能与心包的局部缩窄累及肝静脉的回流以及与静脉压长期持续升高有关。心脏体检可发现:心尖冲动不明显,心浊音界不增大,心音减低,通常无杂音,可闻及心包叩击音;后者系一额外心音,发生在第二心音后 0.09~012s,呈拍击性质,系舒张期充盈血流因心包的缩窄而突然受阻并引起心室壁的振动所致。心律一般为窦性,有时可有心房颤动。脉搏细弱无力,动脉收缩压降低,脉压变小。

四、辅助检查

X 线检查可示心影偏小、正常或轻度增大,左、右心缘变直,主动脉弓小或难以辨认;上腔静脉常扩张,有时可见心包钙化。心电图中有 QRS 低电压、T 波低平或倒置。超声心动图对缩窄性心包炎的诊断价值远较对心包积液低,可见心包增厚、室壁活动减弱、室间隔矛盾运动等,但均非特异而恒定的征象。

右心导管检查的特征性表现是肺毛细血管压力、肺动脉舒张压力,右心室舒张末期压力、右心房压力均升高且都在同一高水平;右心房压力曲线呈"M"或"W"波形,右心室收缩压轻度升高,呈舒张早期下陷及高原形曲线。

五、诊断及鉴别诊断

典型缩窄性心包炎根据临床表现及实验室检查诊断并不困难。临床上常需与肝硬化、充血性心力衰竭及结核性腹膜炎相鉴别。限制型心肌病的临床表现和血流动力学改变与本病很相似,两者鉴别可能十分困难,必要时需通过心内膜心肌活检来诊断。

六、治疗

心包切除术是永久性缩窄的唯一治疗措施。切开指征应根据临床症状、超声心动图、CT或 MRI 和心脏导管做出决定。有两种标准切开途径,具体如下。

(1)前侧方胸廓切开(自第5肋间)。

(2)胸骨正中切开(可更快地到主动脉及右心房以建立体外循环),主要目的均是尽可能更多地切除病变心包;不建议预先建立心肺循环旁路(系统应用肝素后会出现多发出血);缩窄性心包炎心包切除者的病死率为6%12%;并发症包括急性围术期心排出量不足和心室壁破裂;心包切除术患者死亡和并发症发生的主要原因是术前未充分认识到心肌萎缩或心肌纤维化。

如排除严重心肌纤维化和(或)萎缩的患者可显著降低手术病死率;术后出现低心排出量

应给予补液治疗以及应用儿茶酚胺、大剂量洋地黄,在有些病例应用主动脉内气囊反搏;如果早期确立了外科手术指征,心包切除术患者的长期生存率与一般人群相当。

（李珊珊）

第三节　慢性心包炎

病程大于 6 个月的心包炎称为慢性心包炎。临床常见以下四型。

一、慢性心包渗液

各种炎症均可形成慢性渗液。心包内缓慢地积蓄大量液体,但仅引起极轻微的血流动力学变化和心包内压仅轻度增高或不增高。X 线示心影增大而呈球形但肺野清晰,透视下搏动消失。很少见到心包钙化。心包内注气造影可见心包壁层增厚,心脏正常或缩小。

心电图常有低电压和 ST-T 波改变。超声心动图有确诊价值。此类患者除对病因治疗外,心包穿刺放液每次不宜过多过快,以免引起急性血流动力学改变。经治疗液体吸收后,可形成缩窄性心包炎。

二、黏连性心包炎

心包脏层与壁层或壁层与胸腔组织之间形成纤维素黏连,此时炎症变化已不明显。

虽心包腔可完全地或部分地黏连闭塞,但黏连一般较疏松,心包增厚较轻,很少引起缩窄。临床无血流动力学障碍,心脏不增大。一般不需特殊处理。

三、渗液—缩窄性心包炎

该型心包脏层增厚,产生心脏缩窄同时伴有心包渗液。特点是去除心包渗液后持续有心脏受压的表现,中心静脉压及右心房压仍然保持在原有的高水平。经治疗不能防止其发展为缩窄性心包炎,故治疗主要依靠心包剥离术。

四、缩窄性心包炎

缩窄性心包炎可继发于各种急性心包炎。最常见为结核性和化脓性心包炎。此外,创伤性心包炎、心包恶性肿瘤、放射性心包炎、特发性心包炎、类风湿心包炎均有可能引起缩窄性心包炎。

（一）病理生理

心包脏层和壁层广泛黏连、增厚和钙化,心包腔闭塞成一个纤维组织的外壳,影响心室正常充盈。静脉回心血受阻,心室充盈受限,引起静脉压明显增高和心输出量减低的一系列临床表现。

（二）临床表现

1. 症状

起病隐袭,多有急性心包炎病史。可有不同程度呼吸困难、乏力、头晕、腹胀、食欲缺乏、肝区疼痛。

2. 体征

颈静脉怒张、肝大压痛、肝—颈静脉回流征阳性、腹腔积液和下肢水肿。肝大和腹腔积液常较下肢水肿出现得早而且明显,这和一般心力衰竭所见恰相反。部分患者 Kussmaul 征阳性(吸气时颈静脉更怒张)和 Friedreich 征阳性(颈静脉只在心脏舒张早期塌陷)。心尖搏动不易触及,心浊音界正常或轻度增大。心音低,常有窦性心动过速,晚期患者可有心房颤动。50%患者可闻心包叩击音,35% 有奇脉。动脉压常偏低,脉压小。

3. 特殊表现

①心包局限性缩窄:如房室沟或肺静脉入左房处缩窄时临床酷似二尖瓣狭窄;主动脉根部缩窄时类似主动脉瓣狭窄;肺动脉漏斗部缩窄类似肺动脉狭窄;上腔静脉入口处缩窄表现为上腔静脉综合征;下腔静脉入口处缩窄表现为下腔静脉综合征;②肾病综合征:表现为水肿、大量蛋白尿、低蛋白血症、高胆固醇血症,系肾静脉压增高所致;③蛋白丢失性肠病:表现为腹泻和低蛋白血症。与静脉压升高致小肠淋巴引流受阻,造成大量淋巴液丢失有关。

(三)实验室检查

1. X 线

心影正常或稍大,透视下搏动微弱或消失,心缘僵直不规则,正常各弧度消失。有时一侧心缘僵直,而另一侧膨出。主动脉弓缩小,上腔静脉影增宽。50% ~70% 患者可见心包盔甲样钙化影。

2. 心电图

心电图表现有 QRS 波群低电压,各导联 T 波低平或倒置,晚期可有心房颤动。

3. 超声心动图

超声心动图显示心室容量小,心房扩大;可见舒张早期室间隔切迹,其发生时相与心包叩击音相一致;室壁增厚及活动减弱;心包钙化者可见反光增强。

4. 计算机断层(CT)

可显示心包增厚及心包钙化,其特异性和敏感性优于超声心动图。

5. 肘静脉压测定

肘静脉压常显著增高,可达 $1.96 \sim 3.92Pa(200 \sim 400mmH_2O)$;而充血性心力衰竭很少有 $>1.96Pa(200mmH_2O)$ 者。

6. 心脏导管检查

显示各心腔舒张压均增高。右房压力曲线呈 W 或 M 形,系由 a、V 波振幅增高及 N、Y 倾斜加深所致。右室压力曲线呈舒张早期下陷后期高原波。

(四)鉴别诊断

本病常需与限制型心肌病鉴别,二者临床特征及血流动力学变化十分相似。但以下两点可供鉴别时参考:①限制型心肌病的射血前期时间(PEP)延长,左室射血时间(LVET)缩短,故 PEP/LVET 比值增加;而缩窄性心包炎则增加不明显或接近正常;②心内膜心肌活检对限制型心肌病有诊断价值;而 X 线心包钙化常提示为缩窄性心包炎。

(五)治疗

治疗主要为心包剥离术。①通常在心包渗液基本吸收完,而心脏压塞征反而加剧的患者宜及早施行心包切除术。结核性者宜积极抗痨,待结核活动静止后进行手术;②术前应限制钠盐摄入,严格休息,加强营养和支持疗法,适量补充血和清蛋白,应用利尿剂以减轻水钠潴留,不必使用洋地黄(除非快速心房颤动);③长期心脏压塞,心肌常有萎缩或纤维变性,故术后可能会出现急性心力衰竭,可给予强心利尿剂。避免过多过快输液,以防急性肺水肿发生。心功能一般在术后4~6个月方能逐渐恢复。结核性者术后应继续给予抗痨药物,术中发现心包有活动病灶者应继续抗痨1~2年;④心包剥离应从左心室及心尖部开始,然后再剥离右室心包。否则,当右室的缩窄先被解除而左室仍受限制时将出现严重肺水肿。心包剥离不彻底是术后效果不满意的主要原因。心包脏层黏连缩窄为主者,脏层心包应切除一定厚度。下腔静脉入心包处有缩窄纤维束缚者,在切除纤维环后下肢水肿和腹腔积液的消退十分满意。

(乔 瑞)

第四节 特殊类型的心包炎

一、结核性心包炎

结核性心包炎是我国最常见的心包炎类型之一。

(一)病因

特殊类型的心包炎通常是纵隔淋巴结结核(尤其是支气管隆突部位淋巴结结核)、肺结核、胸膜结核等直接蔓延而来;也可由淋巴管逆行到心包;偶可为粟粒性播散的结果,而原发的结核性心包炎是不存在的。

(二)病理

早期心包呈急性纤维蛋白性炎症反应,可形成浆液血性、浆液纤维蛋白性或干酪样心包渗液。晚期由于结缔组织增生,结节及干酪样物质的形成而致心包增厚,脏层与壁层黏连而形成心包缩窄。

(三)临床特征

①结核中毒症状:长期低热、软弱、疲乏、食欲减退、体重减轻。有时虽有高热但无严重病容,也可无发热;②心包炎表现:患者就诊时,几乎均有心包积液,而心前区疼痛和心包摩擦音则很少见到;③心脏受压征:由于心包渗液通常缓慢,如有心脏压塞征则多为慢性。凡有大量心包积液(>1000mL),尤其是血性渗液,但无急性心脏压塞,应首先想到结核性心包炎之可能。

(四)诊断

早期抗痨治疗对预后关系重大,故早期诊断甚为重要。确诊可依据:①从心包液或心包组织中分离出结核菌;②从机体其他部位分离出结核菌(如痰、胃液等);③心包的干酪性病变或其他部位的干酪性坏死(如淋巴结活检)。

结核菌素试验阳性、血液或心包液 PCR - TB - DNA 阳性、心包液或胸腔液腺苷脱氨基酶(ADN)活性 >45U/L,有助于结核性心包炎的诊断,但缺乏特异性。若临床资料倾向于结核性心包炎的诊断,则可试行抗痨治疗。抗痨治疗有效者,有助于临床结核病的诊断。

(五)治疗

①急性期除卧床休息和加强支持疗法外,均应尽早三联抗结核治疗。能在起病1个月内

开始治疗者,以后心包缩窄的机会可大大减少。一般用异烟肼(每日 5μg/kg,9 个月),利福平(每日 10μg/kg,9 个月)和乙胺丁醇(每日 25μg/kg,3 个月);亦可用异烟肼、链霉素、对氨水杨酸联合治疗,历时 18 ~ 24 个月。肾上腺皮质激素对积液吸收和病情改善有一定作用,可同时用 6 ~ 8 周;②经内科治疗后,如积液吸收但出现心脏缩窄,应及早施行心包切除术。结核性心包炎的心包缩窄发生率显然是高的,但早期治疗可以减少心包切除的机会。

二、急性特发性心包炎

在西方国家,急性特发性心包炎的发病率占心包炎首位,国内发病亦有渐增趋势。

(一)病因

病因尚未完全肯定,故又称非特异性、原发性、非风湿性、复发性或急性良性心包炎。病毒感染和感染后发生的过敏或自身免疫反应可能是病因之一。近年发现组织胞浆菌病心包炎与特发性心包炎有类似的病程。其他可能病因将来可能会被证实。

(二)病理

属浆液纤维蛋白性心包炎,少数患者并有心外膜下心肌受累,极个别可形成心包缩窄。

(三)临床特征

起病急骤,发热、胸痛及心包摩擦音是本病的三大特征。①发热:体温常在起病后 24h 内升达 39℃ 或更高,为稽留热或弛张热,可持续数日或数月,平均 2 周;②胸痛:心前区或胸骨后,常为剧烈疼痛,刀割样、压榨性痛或闷痛;可放射至颈、左肩、左肩胛骨、上腹部等处;咳嗽、呼吸、身躯扭动均可使疼痛加剧;疼痛在短时间内达到最高峰,以后逐渐减轻;③心包摩擦音:常在起病后第一日即出现,可持续数日,甚至 2 个月。

心包渗液通常为小量或中等量,一般不产生严重心脏压塞,很少需做心包穿刺抽液。

心包积液量在短期内变化迅速是其特点,吸收快且易复发。心包液可为草黄色或血性。

由于邻近心包的胸膜常被累及,故常有胸膜渗液(左侧多见)。

常有典型的急性心包炎的心电图变化规律。实验室检查可有白细胞增高和红细胞沉降率(血沉)增快。

(四)诊断要点

①起病前有上呼吸道感染史;②胸痛因咳嗽、呼吸或胸廓运动而加剧;③起病早期(第一天)即出现心包摩擦音;④心电图具有急性心包炎的特征性变化;⑤心包积液量和心影轮廓大小迅速改变。

(五)治疗

本病在数日或 2 周内可能自愈,其病程通常不超过 3 周,部分患者持续 3 ~ 6 周,故很难估价所用药物的疗效。尚无特异性治疗方法,主要是卧床休息、止痛和镇静,肾上腺皮质激素对急性期缓解病情十分有效。约 1/4 病例有复发,通常发生在几个月之内,但第 3 次或最后 1 次复发可能相隔几年,过度的体力劳动、情绪激动及受寒可能为诱因。复发时通常表现为疼痛和发热,而大量积液、心肌炎及缩窄性心包炎并不常见。顽固的反复发作可考虑心包切除术,一般认为此法对治愈本病有效。

三、肿瘤性心包炎

近年肿瘤性心包炎的发病率有所增加,是引起急性心脏压塞的最常见原因。

（一）病因

心包的原发肿瘤主要是间皮细胞瘤；继发性肿瘤常由支气管肺癌、乳腺癌、肾癌、黑色素瘤等转移所致，急性淋巴瘤和急性白血病亦常累及心包。

（二）临床特征

①如已知患者有原发恶性肿瘤，听到心包摩擦音或有心包渗液，则应怀疑有肿瘤性心包炎之可能；②如全身未发现原发恶性肿瘤，而为血性心包积液，且查不到其他原因，又对抗痨药物毫无反应，则应疑及恶性心包炎；③病情在短期内迅速恶化，如持续胸痛、红细胞沉降率（血沉）增快、体重减轻等，渗液增长快，需反复抽心包液而心脏压塞不能缓解，应考虑恶性心包炎；④恶性心包液常为大量血性液，但亦可为少量或中等量，也可为淡黄色液；积液可为渗出液，亦可介于渗出和漏出之间；⑤心包液内查到癌细胞或二维超声发现心包腔内占位病变是确诊的依据。通常心包转移瘤脱落细胞学检查阳性率较原发心包肿瘤的阳性率高。

四、心脏损伤后心包炎

（一）病因

临床包括心包切开术后综合征、二尖瓣分离术后综合征、心脏创伤后综合征、心肌梗死后综合征（Dressler综合征）等，其共同特征是在心脏（心包）受过损伤之后发生心包炎症。症状常在心脏损伤后2周或更长时间出现，甚至在数月后出现。病程有自限性，但常反复发作，每次发作持续1~4周，病程可延绵至2年以上。发病机制不清，可能是一种抗原—抗体反应，抗原来自受损的心包（心肌）组织，属自身免疫性疾病。

（二）临床特征

①起病以发热、胸痛为主，可闻及心包摩擦音。发热常达39℃左右，除急性心包炎外，还可有胸膜炎、肺炎表现，伴白细胞增高和红细胞沉降率增快；②胸痛常在深吸气或平卧位时加重，还可有干咳、吞咽困难、乏力、肌肉痛、关节痛等症状；③心脏手术或心脏创伤后不能解释的长期发热，应警惕本病的可能；④心包炎可为纤维蛋白性或渗液性，心包液常为浆液血性，出现心脏压塞征者少见；⑤X线示心影增大，心电图可有ST-T改变，超声心动图可证实心包积液存在；⑥除心脏创伤的血性心包可发生缩窄外，其他各综合征一般不留后遗症。

（三）治疗

本病有自限性，一般只需休息和对症治疗，疼痛时可给阿司匹林、吲哚美辛等止痛剂。肾上腺皮质激素对缓解症状十分有效，但一般仅用于严重病例。个别有心脏压塞者可考虑心包穿刺放液。发生心包缩窄者需作心包切除术。

五、放射性心包炎

放射性心包炎见于胸部和纵隔肿瘤进行大剂量放射治疗的患者。治疗剂量≥40Gy（1Gy=100ra）的患者5%发生放射性心包炎；治疗剂量≥60Gy时，放射性心包炎的发生率可高达50%。

（1）大剂量放射治疗后，心包、心外膜、心肌、心内膜及小冠状动脉均可出现炎症反应，心包尤为敏感。这些炎症病变通常在48h内消退，而当时可无明显的临床表现。但经过数月或数年的潜伏期后，常会出现严重的心脏并发症，如心包的炎症、增厚和缩窄，瓣膜损害，冠状动脉病变等。

（2）放射性心包炎常在放疗后若干年才出现。可表现为急性心包炎伴心包渗液和心脏压塞；也可表现为慢性心包渗液、亚急性心包渗出—缩窄性心包炎、或慢性缩窄性心包炎。有时与肿瘤复发甚难鉴别。部分患者伴有放射性心肌病变或瓣膜病变，可有心脏扩大、心律失常或心力衰竭，可有瓣膜损害的心脏杂音。二维超声心动图和计算机断层（CT）有助于确定心包病变。

（3）放射治疗的剂量和受照射的部位与心脏受损程度相关。同时进行放疗和化疗者，心包受累的危险性增加。一些患者撤除肾上腺皮质激素治疗后，先前的亚临床型心包损伤可能会被激活。近年来，严重的放射性心脏损伤已减少，因现已认识到极限剂量是多少，以及用较大剂量照射时如何采取更好的方法来遮盖心脏。

（4）不伴心脏压塞的无症状性少量心包积液一般无害，不需特殊处理。伴有心脏压塞的心包积液常在1次或数次心包穿刺后消失。部分患者最后形成缩窄性心包炎，应尽早施行心包切除术。

六、类风湿心包炎

类风湿心包炎约占类风湿关节炎患者的2%～3%，而尸检发生率可高达30%～50%。多见于病程长、病情重的活动性类风湿患者，常伴有骨骼变形、肌肉萎缩、皮下结节、红细胞沉降率增快和类风湿因子阳性。心包液常为少量或中等量，可为浆液血性或为淡黄色渗液。心包液生化检查有乳酸脱氢酶和γ球蛋白增多，但糖量却降低，后者对诊断有一定价值。X线可见心影增大和胸腔积液。部分患者可伴有瓣膜病变（尤其主动脉瓣关闭不全）或房室传导阻滞（与类风湿结节浸润室间隔有关）。本病有自限性，常可自愈。肾上腺皮质激素治疗有效，笔者所见2例均在加用激素后心包液迅速消退。3%～24%患者可出现心脏压塞或最终形成缩窄性心包炎。有心脏压塞征时可做心包穿刺放液，形成心脏缩窄者应作心包切除术。

七、风湿性心包炎

近年来，随着风湿热发病率减低，风湿性心包炎也日趋少见，约占风湿热患者的10%，常为风湿性全心炎的一部分。

临床多见于严重的急性风湿热患者。可有典型的风湿性心脏炎表现，如窦性心动过速、第一心音减低、第三心音奔马率、心尖部收缩期杂音、心脏扩大和心力衰竭；同时可有风湿性心包炎、风湿性胸膜炎或风湿性肺炎。心包炎的重要表现是胸痛和心包摩擦音，但可能仅持续几小时或几天，因此常为临床医师所忽视。多数患者在心包渗液出现后心包摩擦音仍持续存在，因风湿性心包炎常为浆液纤维蛋白性，积液量不多，仅个别病例心包液可达1L，但极少引起心脏压塞。心包积液消退后，可有心包黏连或增厚，但不影响心功能，也很少引起心脏缩窄。儿童风湿性心包炎常提示严重的风湿性全心炎，但成人并不一定有严重的全心炎。

急性风湿性心包炎的出现，常提示需要加强抗风湿治疗，也是应用肾上腺皮质激素的指征。风湿性心包炎对激素的反应良好，故原已停药者此时应重新使用。

八、化脓性心包炎

近年来由于抗生素的广泛应用，化脓性心包炎的发生率已明显减少。

（一）病因

本病的主要致病菌有：肺炎球菌、溶血性链球菌、葡萄球菌和革兰阴性杆菌。化脓性心包炎的感染来源有：①血行细菌播散，常为败血症的一部分；②由胸腔内邻近感染直接蔓延而来，如来自肺炎、脓胸、纵隔炎症及胸骨、肋骨、脊柱的骨髓炎；③心脏手术、胸腔或心脏外伤，或心脏穿透性损伤带入细菌；④偶可由膈下脓肿或肝脓肿（左叶）蔓延或穿透横膈而来，或由食管肿瘤穿破而来。

（二）临床特征

化脓性心包炎起初为纤维蛋白性，继之为浆液纤维蛋白性或浆液血性，然后转为脓性。

①常有寒战、高热等明显的毒血症或败血症症状；②败血症患者出现心包摩擦音及胸痛应考虑合并化脓性心包炎；③心影常无明显扩大，部分患者可出现心脏压塞；④超声心动图可证实有心包积液存在；⑤心包穿刺液为脓性可以确诊。

（三）治疗

一旦化脓性心包炎明确诊断，除足量应用抗生素外，仍应立即施行心包切开引流术。

根据心包脓液细菌培养及药敏试验，选择适当抗生素，使用剂量应足，在感染控制后仍应继续使用2周。对发生心包缩窄者，应尽早做心包切除术。

九、胆固醇性心包炎

胆固醇性心包炎是一种慢性渗液性心包炎。临床常见于甲状腺功能减退症、类风湿性关节炎、结核性心包炎、高胆固醇血症、心肌梗死后或为特发性。其他任何伴有出血性渗液的心包炎亦均可能继发为胆固醇性心包炎。心包积液缓慢发展，最后形成非缩窄性大量积液，可达数升。心包液内胆固醇含量很高（1.56~22.1mmol/L），可有胆固醇结晶，使之呈金黄色。心包液可混浊而闪光，也可清澈透明，或为白色、绿色、棕色或红色。黄色色彩在数次穿刺抽液后可消失。X线心影呈球形增大，超声心动图显示大量心包积液。一般不引起心脏缩窄和明显的血流动力学障碍。

渗液中胆固醇增多的机制：①心包表面细胞坏死，释放出细胞内的胆固醇；②血性心包液中红细胞溶解，释放出胆固醇；③心包炎致心包淋巴液回流受阻，减少了胆固醇的吸收，从而使之沉淀或结晶。

治疗主要针对病因，如为结核所致，则给予抗结核药物治疗；如为黏液性水肿，则给予甲状腺素片治疗，以10~15mg/d开始，逐渐增量，平均每日需要量为120~180mg。

经治疗如渗液不消退，可多次少量心包穿刺放液。对于病程长，已有心肌萎缩的患者，每次心包穿刺放液更不宜多，以免发生急性肺水肿或心源性休克。

十、尿毒症性心包炎

尿毒症性心包炎发生在肾衰竭晚期，临床可分以下两型。

（一）尿毒症性心包炎

尿毒症性心包炎出现在血液透析之前。属纤维蛋白性心包炎，极少数为浆液纤维蛋白性或血性渗液。有一般心包炎的症状，即心包炎性胸痛、心包摩擦音和特征性心电图改变。其发生与血浆中尿素和肌酐水平关系不大，而可能与一些中分子物质有关。

这种心包炎临床症状不明显，偶有胸痛，常在听到心包摩擦音时被发现，很少演变为心脏压塞。它的发生提示预后严重，常在1~3周内死亡，是立即开始透析的指征。自从有透析法以来，预后已大为改善。

（二）与透析有关的心包炎

出现于透析过程中的心包炎,常对吲哚美辛和皮质类固醇无效,伴有全身症状,为大量浆液血性心包渗液,可引起心脏压塞。其发生可能与透析不充分有关,部分患者可能与感染因素（如病毒）有关。治疗为增加透析次数,有心脏压塞时进行心包穿刺抽液。

皮质类固醇和非类固醇消炎药物,因其不良反应,且可使免疫抑制的患者病情恶化,故不主张应用。

十一、系统性红斑狼疮性心包炎

系统性红斑狼疮患者心包炎的发生率为 17%～50%,尸检发生率为 60%～80%。有 2%～4% 的患者以心包炎为系统性红斑狼疮的最早表现。临床上多见于青年妇女,有长期发热、关节痛、红斑或盘状红斑、皮肤光过敏、持续尿蛋白等红斑狼疮本身的表现。心包、心肌、心内膜均可受累,心包炎以纤维蛋白性为多见,可听到心包摩擦音。少数患者在心包渗液中可查到狼疮细胞。本病易反复发作而形成黏连性心包炎或缩窄性心包炎。心包积液量少者可无症状,仅超声心动图发现心包内液性暗区。治疗主要应用肾上腺皮质激素,大量积液而有心脏压塞时,可做心包穿刺放液,形成心包缩窄者可施行心包切除术。

十二、阿米巴性心包炎

多为阿米巴肝脓疡引起的心包炎,以肝左叶脓疡为多见。

（一）临床特点

①表现为进行性心脏压塞;②常伴寒战、高热、消瘦、肝大压痛等毒血症症状;③X 线示心影增大,超声检查可显示心包积液和肝脓疡改变;④心包穿刺可见巧克力色脓液,脓液中不易查到阿米巴滋养体;⑤本病可迅速发展为缩窄性心包炎。

（二）治疗

①药物治疗:灭滴灵 0.4～0.8g,每日 3 次口服或静脉滴注;吐根碱 0.06mg 分两次深部肌内注射;②剑突下放引流管进行脓液引流;③有心包缩窄趋向者,宜行心包切除术。

（乔　瑞）

第五节　肥厚型心肌病

肥厚型心肌病(HCM)是以心肌非对称性肥厚,心室腔变小,左心室充盈受阻,舒张期顺应性下降为特征的心肌病。我国患病率 180/10 万,以 30～50 岁多见,临床病例中男多于女,女性患者症状出现早且较重。本病常为青年猝死的原因。

一、病因

属于常染色体显性遗传病,50% 的患者有明显家族史,心肌肌节收缩蛋白基因突变是主要的致病因素。已证实 15 个基因及四百余种突变与肥厚型心肌病相关。还有人认为儿茶酚胺分泌增多、原癌基因表达异常、细胞内钙调节异常、高血压、高强度运动等,均为肥厚型心肌病的促进因子。

— 337 —

二、病理

特征性改变是不对称性室间隔增厚,也可为均匀肥厚型、心尖肥厚型、左心室前侧壁肥厚型、左心室后壁肥厚型和右心室肥厚型等,心室腔变小,常伴有二尖瓣肥厚。光镜下见心肌细胞肥大、形态特异、排列紊乱,局限性或弥散性间质纤维化,尤以左心室室间隔改变显著。冠状动脉多无异常,但心肌壁内小冠状动脉可有管壁增厚,管腔变小。电镜下可见肌纤维排列紊乱,线粒体肿胀,溶酶体增多。

2003 年美国心脏病学会/欧洲心脏病学会(ACC/ESC)专家共识将肥厚型心肌病分为:①梗阻性肥厚型心肌病,安静状态下左心室腔与主动脉瓣下压力阶差≥30mmHg;②隐匿梗阻性肥厚型心肌病,安静时压力阶差<30mmHg,负荷运动时压力阶差≥30mmHg;③非梗阻性肥厚型心肌病,安静和负荷状态下压力阶差均<30mmHg。

三、病理生理

一方面,肥厚的室间隔在心室收缩时突向左心室流出道造成流出道梗阻,使左心室射血阻力增加,心排出量减少,引起低血压和脑供血不足的表现(如头晕、昏厥等);左心室收缩末期残余血量增多,左心室舒张末期压力、舒张末期容积增高,左心室代偿性肥大,最后失代偿,进而引起肺淤血、肺动脉高压、左心衰竭的一系列临床表现。由于收缩期血流经过流出道狭窄处时的漏斗效应(指快速血流产生的负压),吸引二尖瓣前叶前移,使其靠近室间隔,既加重左心室流出道梗阻,也造成二尖瓣关闭不全。

另一方面,肥厚的心肌使室壁僵硬度增加,左心室顺应性下降,心室充盈受阻,心室壁内血液供应减少,导致心室舒张功能减低。

四、临床表现

临床表现因分型不同而差异很大。部分患者可无自觉症状,仅在体检或猝死时才被发现。常见症状有:①心悸:由于心室功能的改变或发生各种心律失常引起;②心绞痛:由于肥厚的心肌需血量增多,冠状动脉供血相对不足或舒张期冠状动脉血流灌注减少所致;③劳力性呼吸困难:多发生在劳累后,由于左心室舒张末期压力增高,进而肺淤血所致;④乏力、低血压、头晕、昏厥,由于左心室流出道梗阻,左心室顺应性减低而充盈不佳,导致体循环供血不足,尤其是脑供血不足所致;⑤晚期可出现心力衰竭、各种心律失常。本病成人死亡原因多为猝死,而猝死原因多为室性心律失常,特别是心室颤动等。

体格检查随病变的范围和程度不同而有差别。轻者体征不明显。常见的阳性体征有心浊音界向左扩大,胸骨左缘中下段或心尖区内侧闻及较粗糙的递增、递减型喷射性收缩期杂音,可伴震颤,为左心室流出道狭窄所致。凡能改变左心室容量和射血速度的因素都可使杂音的响度发生改变,如增强心肌收缩力药物(用洋地黄类药物、静脉滴注异丙肾上腺素),体力劳动,硝酸甘油(同时扩张静脉,减少静脉回流),Valsalva 动作(增加胸腔压力,减少回心血量,使左心室容量减少,心肌射血加快加强)及取站立位,均可使杂音增强。相反,使用 β 受体阻滞剂,取下蹲位,下肢被动抬高,紧握拳时,使心肌收缩力下降或伴左心室容量增加,均可使杂音减弱。约50%患者在心尖区可听到收缩中晚期或全收缩期吹风样杂音,为二尖瓣关闭不全的表现。第二心音可呈反常分裂,是由于左心室射血受阻,主动脉瓣延迟关闭所致。可闻及第三或第四心音。

五、辅助检查

1. 心电图

心电图常见左心室肥厚和 ST - T 改变。心尖肥厚型心肌病患者表现为左心室高电压伴左胸导联 ST 段压低和以 V_3、V_4 导联为轴心的胸前导联出现巨大倒置的 T 波。部分患者在 Ⅱ、Ⅲ、aVF、V_3、V_4 导联出现"深而窄的病理性 Q 波",相应导联 T 波直立,有助于与心肌梗死鉴别。此外,室内传导阻滞、阵发性室性心动过速、阵发性室上性心动过速、心房颤动、室性期前收缩等亦常见。

2. 胸部 X 线

心影增大多不明显,发生心力衰竭时心影可明显增大,伴肺淤血征。

3. 超声心动图

超声心动图是诊断肥厚型心肌病的主要方法。超声心动图的典型表现有:①非对称性室间隔肥厚,室间隔显著肥厚≥15mm,舒张期室间隔厚度与左心室后壁的厚度比值≥1.3,室间隔运动减低;②左心室流出道狭窄;③二尖瓣前叶在收缩期前移(SAM 征),是左心室流出道发生功能性梗阻的标志;④主动脉瓣收缩中期部分关闭。

心尖肥厚型心肌病于左心室长轴切面见心尖室间隔和左心室后下壁明显肥厚,可达 20 ~ 30mm。彩色多普勒血流显像可评价左心室流出道压力阶差、尖瓣反流等。

4. 磁共振检查

磁共振检查能直观显示心脏结构,测量室间隔厚度、心腔大小和心肌活动度。

5. 心导管检查和心血管造影

左心室舒张末期压力升高,梗阻型在左心室腔流出道间存在显著收缩期压力阶差,可发现符合流出道梗阻的"第三压力曲线"(特点是收缩压与降低的主动脉压相同,而舒张压与左心室舒张压相同),根据该"第三压力曲线"即可确诊本病。心室造影显示左心室腔变形,心尖部肥厚型可呈香蕉状、犬舌状、纺锤状等。冠状动脉造影多无异常。一般不做此项检查,仅在疑难病例或进行介入治疗时才做该项检查。

6. 心内膜心肌活检

心肌细胞畸形肥大,排列紊乱。

六、诊断和鉴别诊断

对于年轻发病,无冠心病危险因素,临床和心电图表现为心肌缺血的患者,用其他疾病无法解释时,应考虑本病的可能。绝大多数患者可以通过超声心动图诊断。通过心导管检查和心室造影可进一步确诊。对患者直系亲属行心电图和超声心动图检查,有助于肥厚型心肌病的早期发现。

鉴别诊断:①与可产生同样杂音的疾病鉴别,如主动脉瓣狭窄、风湿性或先天性二尖瓣关闭不全、室间隔缺损;②与可造成心电图 ST - T 改变和病理性 Q 波的冠心病鉴别;③与可造成心肌肥厚的高血压心脏病、运动员心脏肥厚鉴别。

七、治疗

1. 治疗目标

减轻左心室流出道梗阻,改善左心室舒张功能,缓解症状,防治心律失常,预防猝死,提高长期生存率。

2.治疗方法

治疗方法如下所述。

(1)对患者进行生活指导,避免剧烈运动、持重、屏气、过度劳累、情绪激动,坚持随诊,及时处理并发症。

(2)避免使用增强心肌收缩力和(或)减少心脏容量负荷的药物(如洋地黄、异丙肾上腺素、硝酸酯类、利尿剂等),以免加重左心室流出道梗阻。

(3)β受体阻滞剂:一般首选β受体阻滞剂。β受体阻滞剂能抑制心脏交感神经兴奋,减慢心率,使心室舒张期充盈时间延长,减轻心肌耗氧,降低心肌收缩力和室壁张力,减轻左心室流出道梗阻,改善胸痛和劳力性呼吸困难,并具有抗心律失常作用。用法通常从小剂量开始,逐渐增至最大耐受剂量并长期服用,避免突然停药。如美托洛尔25mg,每日2次,最大可增加至300mg/d。

(4)钙通道阻滞剂:钙通道阻滞剂选择性抑制细胞膜钙离子内流,降低细胞膜钙结合力和细胞内钙利用度,降低心肌收缩力,改善左心室流出道梗阻,另一方面,可以松弛肥厚的心肌,改善心肌顺应性,改善心室舒张功能。如维拉帕米(verapamil)120~480mg/d,分3~4次口服,地尔硫卓(dilthiazem)90~180mg/d。钙通道阻滞剂常用于β受体阻滞剂疗效不佳或有哮喘病史的患者。由于钙通道阻滞剂具有扩血管作用,对于严重左心室流出道梗阻的患者用药初期需严密监测。

(5)抗心律失常:要积极治疗各种室性心律失常,常用药物有胺碘酮。药物治疗无效,必要时行电复律。对于发生快速性室性心律失常的高危患者也有人认为可考虑植入ICD。

(6)静息状态下流出道梗阻或负荷运动时左心室流出道压力阶差≥50mmHg,症状明显,严重活动受限(NYHA心功能Ⅰ~Ⅳ级),内科治疗无效者,可考虑室间隔化学消融或手术切除肥厚的室间隔心肌、植入双腔DDD型起搏器。

我国2012年《肥厚型梗阻性心肌病室间隔心肌消融术中国专家共识》指出经皮穿刺腔内间隔心肌消融术(PTSMA),是一种介入治疗手段,其原理是通过导管注入无水酒精,闭塞冠状动脉的间隔支,使其支配的肥厚室间隔缺血、坏死、变薄、收缩力下降,使心室流出道梗阻消失或减轻,从而改善患者的临床症状。

PTSMA禁忌证为:①肥厚型非梗阻性心肌病;②合并需同时进行心脏外科手术的疾病,如严重二尖瓣病变、冠状动脉多支病变等;③室间隔弥散性明显增厚;④终末期心力衰竭。

年龄虽无限制,但原则上对年幼及高龄患者应慎重。

(7)晚期出现心力衰竭者,治疗同其他原因所致的心力衰竭。

(王　青)

第六节　心源性休克

一、发病机制

中医认为,心源性休克的主要发病原因为心气不足或心阳亏虚,鼓动血脉无力,进而损及肾阳,终至心肾阳气虚衰,阴阳失调,气血逆乱,血脉瘀阻,正气衰脱,神失所主而发为本病。如原有心病(如胸痹、心悸)迁延日久,失治误治或病情进一步发展,心脏严重受损,继而伤及多脏多腑。这时若津血亏耗,则阴虚不能敛阳,气随液脱;若阳气虚衰,气血运行不畅,瘀血阻滞,阳衰则阴为之脱;阴阳欲脱而出现本病一系列临床危重证候。心肾阳衰,不能温煦肢体则面色苍白、畏寒、四肢逆冷;阳虚不能固摄阴液,则汗出、肢体潮湿;阳虚神失所养出现神志改变如轻度烦躁或欲寐;阳虚气不化水、或阴竭液枯均导致少尿或无尿;阳虚血运乏力则皮肤花白、脉细数或沉微等休克的早中期症状。病情进一步发展,阳微阴脱,血脉瘀阻可见四肢厥冷、手足发绀、口唇青紫、大汗淋漓、呼吸气微、神识模糊甚至昏迷不省人事等症状;病情恶化,元气真精衰竭,五脏俱败,阴阳离决,而成不可逆之凶证。

二、辨证治疗

心源性休克病情复杂多变,临床以寒厥、阴脱、阳脱、阴阳俱脱四种证型多见,治疗应灵活运用益气、养阴、回阳、开窍、行气、活血等诸法。

1. 寒厥

主证:手足厥冷,无热畏寒,神志淡漠,身冷如冰,尿少或遗尿,下利清谷,面色晦暗。舌淡苔白,脉微欲绝。

证候分析:心气心阳不足,无力温养肌肤四末,故见面色晦暗,手足厥冷,身冷如冰;阳虚则生内寒,故见无热畏寒;阳气不能温化水谷,故见下利清谷;阳虚气不化水则尿少,膀胱气化失约则遗尿;阳气虚弱不能推动血循环,血不养神见神志淡漠,血脉空虚则见脉微欲绝;舌为心之窍,舌淡苔白为心阳不足之象。

治法:温经散寒,回阳救逆。

方药:四逆汤合当归四逆汤加减。药用人参10g,当归10g,白芍10g,熟附子10g,细辛3g,干姜10g,炙甘草5g,大枣五枚。

方解:人参大补元气;附子、干姜回阳救逆;细辛温经散寒;炙甘草既益心气,又可解附子毒性;当归、白芍、养血通络;大枣调和诸药。

加减:若表虚自汗,加黄芪20g,白术10g;阳虚不能固阴汗出不止者,加煅龙骨30g,煅牡蛎30g;心神不宁心悸者,加远志6g,酸枣仁10g。

2. 阴脱

主证:发热烦躁,面色苍白,心悸多汗,口渴喜饮,尿少色黄,肢厥不温。舌红苔薄少,脉细数或沉微欲绝。

证候分析:久病心阴耗伤,阴虚内热,故见发热烦躁,口渴喜饮,尿少色黄;阴血不足,头面失养,故见面色苍白;汗为心之液,虚热内扰,故见心悸多汗;阴血耗伤,阳气无所依附,血不载气,故见肢厥不温;脉细数为阴虚内热之象;若阴伤及阳,则见脉沉微欲绝。

治法:益气养阴,救逆固脱。

方药:固阴煎合生脉散加减。药用西洋参15~20g(另炖),黄精15g,五味子10g,山萸肉10g,山药15g,麦冬10g,熟地10g,黄芪30g,炙甘草3g。

方解:西洋参补心气养心阴;黄精、山药、五味子益气养阴;熟地、山萸肉、麦冬补肾阴,滋水养心;黄芪炙甘草益气固阴。

加减:阴虚液脱脉细数而汗多者,加煅龙骨30g,煅牡蛎30g;兼有痰热咳嗽,咯粘痰者,加桑白皮 15g,贝母 10g;兼瘀血唇青紫,舌质紫暗者,加丹参 20g,红花 10g;肾虚液亏尿黄短少者,加生地 12g,玄参 10g。

3. 阳脱

主证:面色灰白,精神萎靡,气短,谵妄,汗出不止,呼吸气微,畏寒遗尿。舌淡白而润,脉微欲绝。

证候分析:久病心气心阴耗竭,阳气欲脱,心神颓败,故见精神萎靡,谵妄;心阳欲脱,肺肾之气亦衰,故见面色灰白,气短,汗出不止,呼吸气微,畏寒遗尿。舌淡白而润,脉微欲绝均为阳脱之象。

治法:回阳救逆。

方药:参附汤合人参汤加减。药用红参 20g(另炖),熟附片 10g,干姜 10g,甘草 5g,肉桂 5g(后下),当归 10g,白芍 10g。

方解:红参大补元气;附片、干姜回阳救逆;肉桂补心肾之阳;当归、白芍养血通络;甘草解附子毒性,又益心气。

加减:阴随阳脱汗多者可加煅龙骨 20g,煅牡蛎 20g,山萸肉 15g。

4. 阴阳俱脱

主证:昏迷不醒,目呆口张,气少短促,汗出如油,周身俱冷,瞳仁散大,舌卷囊缩,二便失禁。脉微细欲绝。

证候分析:阴阳俱脱,有离决之势,脏腑败绝,神志无所主,故见昏迷不醒,目呆口张,气少短促,汗出如油,周身俱冷,瞳仁散大,舌卷囊缩,二便失禁的危象;脉微细欲绝为阴阳俱脱之象。

治法:救阴敛阳,回阳固脱。

方药:参附汤合生脉散加减。药用西洋参 30g,红参 15g,熟附子 10g,干姜 10g,麦冬 10g,五味子 10g。

方解:西洋参益气养阴;红参大补元气;附子回阳救逆;麦冬、五味子救阴敛阳。

加减:阴液虚脱汗多者加山萸肉 30g,煅牡蛎 30g;下元失固尿失禁者加桑螵蛸 10g,益智仁10g;兼血脉瘀阻唇紫甲绀者加丹参 20g,赤芍 15g。

三、中成药

1. 生脉注射液

适应证:气阴两脱证。

用法:先以本品 10 ~ 20mL 稀释后静脉推注,每隔 15 ~ 30min1 次,待血压回升,再次50 ~ 100mL 加入 5% 葡萄糖液 250 ~ 500mL 中静脉滴注,直至脱离厥脱状态为止。

2. 人参注射液

适应证:用于心源性休克阳气欲脱者。

用法:每次 40 ~ 100mL,稀释后静脉滴注。

3. 参麦注射液

适应证:用于心源性休克气阴两脱证。

用法:先用 10 ~ 30mL 加入 50% 葡萄糖液 20 ~ 30mL 静脉推注,每隔 15 ~ 30min 1 次,连续3 ~ 5 次,待血压回升后,再次 50 ~ 100mL 加入 5% 葡萄糖液 250 ~ 500mL 中静脉滴注,直至脱离厥脱状态为止。

4.四逆注射液

适应证:用于心源性休克阳脱证。

用法:每次30~50mL加入10%葡萄糖液250~500mL中静脉滴注。

5.参附注射液

适应证:用于心源性休克阴阳俱脱证。

用法:每次10~20mL加入10%葡萄糖液20mL中静脉注射,必要时每隔半小时至1h重复1次;或以50~100mL加入5%葡萄糖液250~500mL中静脉滴注。

6.参附青注射液

适应证:用于心源性休克阴阳俱脱证。

用法:用10mL加入25%葡萄糖液20mL中静推,待血压上升后再用100mL加入10%葡萄糖液500mL中静脉滴注。

7.枳实注射液

适应证:用于心源性休克阴阳俱脱证。

用法:先以0.3~0.5g/kg,稀释后静脉注射,继以20~80g加入10%葡萄糖液100mL中静脉点滴,滴速视血压而定。

8.青皮注射液

适应证:用于心源性休克寒厥证。

用法:先用0.1~0.5mL加入25%葡萄糖液20mL中缓慢静脉注射,继以5~10mL加入10%葡萄糖液500mL中静脉滴注。

9.红花泽兰注射液

适应证:用于心源性休克见有瘀血证者,防止出现DIC。

用法:每次30mL加入10%葡萄糖液100mL内静脉滴注,每日1~2次。

10.复方丹参注射液

适应证:用于心源性休克见有瘀血证者。

用法:每次20~30mL加入5%葡萄糖液100mL中静脉滴注,每日1~2次。

11.川芎嗪注射液

适应证:用于心源性休克见有瘀血证者。

用法:每次40~120mg加入5%葡萄糖液100mL中静脉滴注,每日1~2次。

12.血府逐瘀注射液

适应证:用于心源性休克见有瘀血证者。

用法:每次50mL加入5%葡萄糖液200mL静脉滴注,每日2次。

13.牛角地黄注射液

适应证:用于心源性休克阴脱证。

用法:每次20~30mL,加入10%葡萄糖液100mL中静脉滴注。

四、专病方

1.四逆汤

制附子10~30g,干姜10g,炙甘草15g。上药水煎2次,取汁150~200mL,口服或鼻饲。

适用于心源性休克阳脱证、寒厥证。

2.生脉散

西洋参10～30g,麦冬30g,五味子10g。上药水煎2次,取汁150～200mL,口服或鼻饲。适用于心源性休克阴脱证。

3.参附汤

红参10～30g,制附子10～30g。上药水煎2次,取汁150～200mL,口服或鼻饲。适用于心源性休克阳脱证。

4.三甲复脉汤

麦冬30g,五味子10g,生地10g,白芍30g,龟甲25g,牡蛎25g,鳖甲25g。上药水煎2次,取汁150～200mL,口服或鼻饲。适用于心源性休克阴脱证。

5.瓜蒌薤白汤加味

红参10g(另炖),丹参15g,当归15g,白芍15g,首乌15g,桂枝5g,石菖蒲10g,沉香5g,全瓜蒌30g,制半夏10g。煎汁频灌。用于心源性休克痰浊阻络,心阳失展证。

6.参附汤加味

人参12g,附子10g,黄芪50g,麦冬12g,五味子12g,炙甘草10g。

水煎服,据病情1～2剂/日,分多次服用,用于心源性休克阳脱证。

7.四逆汤合生脉散化裁

熟附子、川芎、丹参各15g,炙甘草、五味子各10g,干姜、人参、麦冬各12g。水煎,日2剂,分4次温服,用于心源性休克阴阳俱脱证。

五、针灸

1.体针

主穴为素髎、内关、人中,配穴为少冲、中冲、少泽、涌泉。针刺半小时。中度刺激。

2.耳针

取皮质下、肾上腺、升压点、心等穴。备用取穴甲状腺、激素点、神门、交感穴,以两耳交叉取穴,间歇留针1～2h。每日1次。

3.电针

主穴素髎、内关;配穴人中、中冲、涌泉、足三里。电压10.5～14伏,频率105～120次/分,持续20min。

(房立文)

第七节　心力衰竭

一、发病机制

中医认为,心力衰竭的病因可为先天不足或病后失调、久病,各种失血、思虑、劳欲过度等造成气血阴阳诸种亏虚,使心失所养,亦可为六淫外邪所致。由于心力衰竭是反复发作的慢性病理过程,某些因素如外感时邪、情志剧变、劳累疲乏、输血输液过快、过多等均可诱发或加重心力衰竭。心阳气虚是本病的发病关键。全身血液的正常运行,依赖心之阳气的基本动力,从而维持心脏的正常搏动;若心阳气失调,势必导致气血运行障碍,久者历岁,由轻渐重,终致心悸怔忡,血脉瘀滞,水道不利,少尿水肿,故心阳气虚弱构成了心力衰竭最基本的病理基础。心肺同居膈上,肺朝百脉助心行血,而心主血,血载气行,正常血液循环有助于维持肺司呼吸的功能。故心气不足可引起肺失肃降,升降出入异常而喘作。血瘀是本病的重要病理环节,"元气既虚,不能达于血管,血管无气,必停留而瘀",明确地指出了气虚血瘀的发病机制;以本病而言,心肺功能低下,导致元气亏虚,推动和温煦的功能减退,进而产生血瘀的病理状态。内生水湿是本病重要的病理产物和继发性致病因素,内生水湿的表现恒多,但以本病而言,水肿是心力衰竭的主要症状,其表现特点是,首先发生于下垂部位,自下而上,遍及全身。心之阳气虚衰,不能下达于肾以温肾阳,寒水泛溢而为身肿、阴肿、尿少;水邪上凌心肺,心肺之阳被遏,血液瘀阻,则见心悸、少气、气促、不能平卧、喘咳、唇舌发绀等症状。本病的病理重点当责之于心之阳气虚衰,推动血液循环的原动力减弱,从而导致血瘀、水肿,而气、血、水三者又具有相互转化、相互兼夹为病的特点。

二、辨证治疗

"阳虚则寒""血气者,喜温而恶寒,寒则泣不能流,温则消而去之。"气血以温为宜,气得温而行,血得温而活,水得温而化。心力衰竭的基本病理改变是心之阳气不足,血脉流行无力,血行缓慢而瘀滞,水湿不化聚生痰饮,属因虚致实,虚实交错之证。其阳气虚衰是本,血水瘀滞为标,本虚标实。故心力衰竭的治疗当以温阳益气为首要,使正复邪去,气充血行。在此基础上,根据兼证的轻重缓急,适当配合化瘀行水之法,寓通于补中,以补为主,以通为辅,祛邪而不伤正,不可滥用攻伐,徒伤正气,正气愈虚则气血愈难复。具体应用时,还应时刻注意辨明脏腑之间的标本相移,阴阳气血互损、虚实转化的动态发展,针对其病变的主要矛盾,灵活变通以提高疗效。

1. 心气不足,心阴(血)亏虚证

症状:心悸,气短,活动后加重,疲乏无力,头晕,心烦,失眠,自汗、盗汗,舌质偏红,脉细结代或细数。

证候分析:心气不足,推动无力,故心悸,气短,乏力;动则耗气,故活动后加重;气虚无力推动血行,血不上荣则头晕,血不养心则见心烦、失眠;气虚不能固摄津液故自汗;阴虚内热逼液外泄则见盗汗;阴虚则舌质偏红,脉细数;气虚血不充脉则脉细,脉气不相顺接则脉结代。

治法:益气敛阴,活血利水。

方药:葶苈生脉五苓散加减。药用葶苈子10g,党参15~30g,麦冬12g,五味子10g,茯苓15~30g,泽泻30g,白术30g,车前子30g(包煎),猪苓10g。

方解:党参、麦冬、五味子益气养阴;葶苈子、茯苓、泽泻、白术、车前子、猪苓泻肺利水,为辨病与辨证相结合用药。

加减:气虚重,见自汗明显者加黄芪30g;阳虚明显,见怕冷、畏寒者加制附子10g;阴虚明显者去白术加楮实子15~30g,白茅根30g;瘀血明显者加丹参15~30g,桃仁10g,红花10g。

2. 脾肾阳虚,水湿不化证

症状:心悸,咳嗽,气喘,畏寒肢冷,腰酸尿少,大便溏泄,面色苍白或见青紫,全身水肿。舌淡苔白,脉沉细或结代。

证候分析:心之阳气虚弱,鼓动无力,故心悸;脾肾阳虚,故畏寒,肢冷,大便溏泄,腰酸;心阳虚衰,不能下达于肾以温肾阳助膀胱气化,则寒水泛滥而为身肿,尿少;水邪上凌心肺,则见咳嗽,气喘;面色苍白为阳虚之征,青紫为水湿之象;气虚不能上承则舌淡苔白;阳虚脉行不畅则沉细或结代。

治法:益气温阳,活血利水。

方药:真武汤加减。药用制附子9~18g,,茯苓15~30g,白芍10g,白术10g,桃仁9g,红花9g,黄芪20g,桂枝6g,五加皮10g。

方解:附子温补肾阳;茯苓、白术、五加皮化湿利水,且白术、茯苓能健脾,五加皮辨病用药,有强心的作用;桃仁、红花活血以助水湿祛除;黄芪补气补虚;桂枝通阳化气以利水。

加减:若兼见肺失肃降,水饮上泛之咳嗽、吐血痰、胸闷憋气、气短、脉浮者佐以泻肺利水,可和葶苈大枣泻肺汤合用;若水湿内蕴,腹部膨胀,纳少脘闷,恶心呕吐,苔白,脉缓者,宜合实脾饮加减;若高度水肿,或有胸腔积液、腹腔积液者,宜重用真武汤,配以五苓散;若气虚,神疲乏力,甚则喘促汗出、心阳欲脱者,重用人参15g、黄芪30g、制附子15g。

3.气虚血瘀,痰湿阻滞证

症状:两颧红暗,口唇发绀,心悸怔忡,胁下痞块作痛或有水肿,咳喘,咯吐白痰;食欲缺乏、腹胀。舌质暗滞,或紫斑,脉涩或结代。

证候分析:气虚无力推动血行,瘀血内停,而阳虚不能制水,水邪上凌心肺,心肺之阳被遏,又加重血液瘀阻,则见两颧红暗,口唇发绀,心悸怔忡,胁下痞块;寒水泛滥而为水肿,上凌心肺而为咳喘,咯吐自痰,留于胃肠而致食欲缺乏、腹胀;舌质暗滞,或紫斑,脉涩或结代为血瘀之征。

治法:活血化瘀,兼以补气。

方药:血府逐瘀汤加减。药用黄芪15~30g,当归10g,桃仁10g,红花9g,赤芍10g,枳壳10g,乌药10g,香附10g,车前子30g(包煎)。

方解:黄芪补气;当归、桃仁、红花、赤芍活血化瘀;枳壳、香附、乌药调理气机,取气为血帅,气行则血行之意;车前子利水渗湿。

加减:若见心悸、失眠者可加丹参12g,酸枣仁10g等养心安神之品;若下肢水肿,苔薄腻或白腻者,可加桂枝6g、茯苓12g、泽泻12g以化气利水;若见咳嗽痰白者,可加用葶苈子12g、桑白皮12g等以泻肺逐水。

4.痰饮阻肺,气道不利证

症状:心慌、气短、喘憋不得卧,咯吐稀痰或泡沫样痰,胁胀,脘腹痞满,肢体水肿,舌质淡,苔白,脉弦数或细数。

证候分析:阳气虚衰日久,心脾肺肾阳气均亏,水湿不化,水邪泛溢为病。水邪上凌心肺则见心慌、气短、喘憋不得平卧,咯吐稀痰或泡沫样痰;水流胁下则为胁胀;停留胃肠则为脘腹痞满;水溢肌肤则为肢体水肿;舌淡苔白为痰饮之征,脉数为本虚之象。

治法:泻肺逐饮。

方药:葶苈大枣泻肺汤合泻白散加减。药用葶苈子30g,大枣6枚,炙甘草10g,地骨皮15g,桑白皮15g,北五加皮4~6g,大腹皮15g,厚朴10g,杏仁10g,车前子30g(包煎),泽泻15g。

方解:葶苈大枣泻肺汤泻肺逐饮;地骨皮、桑白皮泻肺利水;北五加皮、大腹皮、车前子、泽泻利水渗湿;厚朴、杏仁止咳平喘化痰。

加减:若脉细数无力,加人参10g、黄芪30g以益气生脉;若气喘极为严重,面色青灰,张口抬肩,喘促鼻煽,心悸不宁,烦躁不安,小便量少,大汗肢冷,舌质淡白,脉沉细欲绝者,宜回阳益气固脱,用人参10g,制附子10g,煅龙骨30g,煅牡蛎30g,山萸肉30g。

这一类型表现痰饮水湿过盛,病情急重,因此,对待这种情况,必须采用"急则治其标"的治则,以泻肺逐水,祛除实邪为主。若出现阳越于外,阴竭于内,必须及时抢救,可用大剂量生脉液静脉注射。

三、中成药

1. 心宝丸

适应证:用于心力衰竭阳气亏虚证,尤适宜心跳缓慢者。

用法:轻者每次2粒,中度每次3粒,重者每次4粒,每日3次。

2. 参附补心丸

适应证:用于心力衰竭阳气虚衰证。

用法:每次2丸,每日3次。

3. 北五加皮粗甙

适应证:适用于急、慢性心力衰竭。

用法:每次20mg,每日3~4次,服2~3天后改为维持量,每日20~40mg。

4. 参附针

适应证:用于心力衰竭阳气亏虚证。

用法:每次10~20mL加入50%葡萄糖液30~40mL静脉注射1~2次后,用40~80mL加入10%葡萄糖液250~500mL中静脉滴注,每日2次。

5. 参麦针

适应证:用于心力衰竭气阴两虚证。

用法:每次20~30mL,加入50%葡萄糖液30mL静脉注射;1~2次后,用50~100mL加入10%葡萄糖液250mL中静脉滴注。

6. 丹参或复方丹参注射液

适应证:冠心病心绞痛及心肌梗死、心力衰竭。

用法:16mL加入5%葡萄糖液500mL中静脉滴注,每日1次。

7. 福寿草总甙

适应证:适用于急、慢性心力衰竭,对心房颤动和心房扑动也有一定效果。

用法:每10mL含总甙1mg。成人每次0.6~0.8mg,加入50%葡萄糖液稀释后缓慢注射。

8. 黄夹苷

适应证:适用于急、慢性心功能不全,尤其是伴心房颤动、心房扑动和室上性心动过速者(非预激综合征所致)。

用法:0.125~0.25mg,加入50%葡萄糖液20mL稀释,缓慢注射。

9. 万年青注射液

适应证:适用于急、慢性心力衰竭。

用法:2~4mL,用50%葡萄糖液20mL稀释后静脉推注,每日2~4次。

四、专病方

1. 心力衰竭合剂

葶苈子 30g,桑白皮 30g,车前子 30g,紫丹参 30g,生黄芪 30g,太子参 30g,泽泻 15g,麦冬 15g,五味子 10g,全当归 10g,一般每日服用 1 剂,病情重者服用 2 剂。

适用于肺心病、冠心病所致的心力衰竭。

2. 抗心力衰竭 1 号

葶苈子 30g,枳壳 15g,丹参 10g。适用于顽固性心力衰竭,有效率达 80% 以上。

3. 抗心力衰竭方

赤芍 15g,川芎 15g,丹参 15g,鸡血藤 15g,党参 25g,坤草 25g,麦冬 25g,附子 10g,五加皮 10g,泽兰 15g。

适用于以右心力衰竭为主者。

4. 丹芎通络汤

丹参 30g,川芎 10g,葛根 30g,生蒲黄(布包)15g,郁金 10g,降真香 10g,山楂 15g。

适用于左室舒张功能不全性心力衰竭之瘀阻心络证。

丹蝎通络汤:丹参 30g,降真香 10g,生蒲黄(布包)15g,天麻(蒸兑)10g,钩藤 15g,白芍药 15g,石决明(布包先煎)30g,珍珠母(布包先煎)30g,全蝎(为末兑入)5g,山楂 10g。

适用于左室舒张功能不全性心力衰竭之瘀阻夹风证。

丹菖通络汤:丹参 30g,川芎 10g,赤芍 10g,益母草 12g,三七粉(兑)3g,瓜蒌壳 10g,薤白 10g,法半夏 10g,石菖蒲 10g,郁金 10g。

适用于左室舒张功能不全性心力衰竭之瘀阻夹痰证。

丹苓通络汤:丹参 30g,生蒲黄(布包)15g,泽兰 10g,葶苈子 10g,茯苓 20g,桂枝 7g,白术 10g,甘草 5g,泽泻 15g,薏苡仁 30g。

适用于左室舒张功能不全性心力衰竭之瘀阻夹水证。

5. 强心汤

葶苈子 30g,北五加皮 30g,益母草 30g,茯苓 30g,泽泻 30g,桔梗 10g。

适用于各类心力衰竭。

6. 防己茯苓汤加减

防己 15g,茯苓 15g,大枣 15g,黄芪 20g,党参 20g,葶苈子 30g,丹参 18g,桂枝 9g,川芎 9g,车前子 9g,泽泻 9g,白芥子 9g,莱菔子 9g,苏子 9g。

7. 万附葶方

万年青 15 ~ 30g,附子 15 ~ 40g,葶苈子 30 ~ 45g。

8. 强心饮

党参 24g,黄芪 30g,丹参 30g,茯苓 30g,麦冬 20g,益母草 20g,万年青根(鲜品)20g,玉米须 20g,炙甘草 10g,泽兰 15g,葶苈子 15g,五加皮 7g。

适用于心力衰竭以气虚、血虚、瘀阻、水湿内停为主,兼有心阳或心阴不足。

五、针灸

1. 毫针

主穴取心俞、厥阴俞、膻中、内关、足三里、束骨、郄门、神门。呼吸困难配气海、太渊,乏力配中脘、阳陵泉、水分、肾俞、阴谷、气海、复溜。采用平补平泻法，每日一次，留针 15～20min，15～20 次为一疗程。每一疗程间隔 5～7d。

2. 灸法

主穴取心俞、百会、关元、神阙、足三里、人中、内关。呼吸困难配膻中、肺俞、肾俞、足三里，呕吐配中脘、建里、肝俞、脾俞，水肿配水道、水分、三焦俞、阴陵泉。用艾条或艾柱灸，每日 1～2 次，每穴艾条悬灸 15～20min，或艾炷灸了 5 壮，10～15 次为一疗程。

（房立文）

第十四章 消化内科疾病

第一节 上消化道出血

上消化道出血是指屈氏韧带以上的消化道,包括食管、胃、十二指肠、胰、胆等部位的出血,是临床常见的急症之一。临床表现为呕血和(或)黑便。上消化道大出血是指在数小时内失血量超过 1000mL 或循环血量的 20% 以上。

一、病因

(一)上消化道疾病

1. 食管疾病

食管炎、食管癌、贲门黏膜撕裂综合征、强酸强碱或其他化学剂引起的食管损伤等。

2. 胃十二指肠疾病

消化性溃疡、促胃液素瘤、急性糜烂出血性胃炎、胃癌、胃血管瘤、其他肿瘤(平滑肌瘤、平滑肌肉瘤、息肉、淋巴瘤、神经纤维瘤、壶腹周围癌)、胃黏膜脱垂、急性胃扩张、胃扭转、十二指肠憩室炎、急性糜烂性十二指肠炎、胃手术后病变等。

(二)食管胃底静脉曲张破裂或门脉高压性胃病

门静脉高压引起的食管胃底静脉曲张破裂或门脉高压性胃病。

(三)上消化道邻近器官或组织的疾病

(1)胆管出血:胆管或胆囊结石、胆管蛔虫病、胆囊或胆管癌、术后胆总管引流管造成的胆管受压坏死,肝癌、肝脓肿或肝血管瘤破入胆管。

(2)胰腺疾病累及十二指肠:胰腺癌、急性胰腺炎并发脓肿溃破。

(3)主动脉瘤破入食管、胃或十二指肠。

(四)全身性疾病

(1)血管性疾病:过敏性紫癜,遗传性出血性毛细血管扩张,动脉粥样硬化等。

(2)血液病:血友病、血小板减少性紫癜、白血病、DIC 及其他凝血机制障碍。

(3)尿毒症。

(4)结缔组织病:结节性多动脉炎、系统性红斑性狼疮或其他血管炎。

(5)急性感染:流行性出血热、钩端螺旋体病等。

(6)应激相关胃黏膜损伤:各种严重疾病引起的应激状态下产生的急性糜烂出血性胃炎乃至溃疡形成统称为应激相关胃黏膜损伤,可发生出血。

二、临床表现

1. 呕血与黑便

呕血与黑便是上消化道出血的典型症状。呕血多为棕褐色呈咖啡样,黑便呈柏油样,黏稠发亮。出血部位在幽门以上者常伴有呕血。若出血量较少、速度慢亦可无呕血。反之,幽门以下出血如出血量大、速度快,可因血反流入胃腔引起恶心、呕吐而表现为呕血。

2. 失血性周围循环衰竭

急性大量失血由于循环血容量迅速减少而导致周围循环衰竭。一般表现为头昏、心慌、乏力,突然起立发生昏厥、肢体冷感、心率加快、血压偏低等。严重者呈休克状态,表现为烦躁不安或神志不清、面色苍白、四肢湿冷、口唇发绀、呼吸急促,血压下降、脉压减小、心率加快。休克未改善时尿量减少。

3. 发热

上消化道大出血后,多数患者在 24h 内出现低热,体温一般在 38.5℃ 左右,持续 3～5d 后恢复正常。

4. 贫血和血常规变化

急性大量出血后均有失血性贫血。贫血一般须经 3～4h 以上才出现。出血 24h 内网织红细胞即见增高,至出血后 4～7d 可高达 5%～15%,以后逐渐降至正常。如出血未止,网织红细胞可持续升高。上消化道大量出血 2～5h,白细胞计数升达($10～20$)$×10^9$/L,血止后 2～3d才恢复正常。但在肝硬化患者,如同时有脾功能亢进,则白细胞计数可不增高。

5. 氮质血症

上消化道大出血时,血中尿素氮升高,形成氮质血症,临床称为肠源性氮质血症。血中尿素氮常在出血后数小时开始上升,24～48h 达到高峰,一般不超过 14.3mmol/L,如无继续出血,3～4d 降至正常。对血尿素氮持续升高超过 3～4d 或明显升高超过 17.9mmol/L 者,若活动性出血已停止,且血容量已基本纠正而尿量仍少,则应考虑由于休克时间过长或原有肾脏病变基础而发生肾衰竭。

三、诊断

(一)上消化道出血诊断的确立

根据呕血、黑便和失血性周围循环衰竭的临床表现,隐血试验呈强阳性,血红蛋白浓度、红细胞计数及红细胞压积下降,可做出上消化道出血的诊断。但必须排除呼吸道、口、鼻、咽喉部出血,排除饮食因素引起的黑便。

(二)出血严重程度的估计和周围循环状态的判断

1. 依据临床表现来判断出血量

成人每日出血量在 5～50mL,粪便隐血试验呈阳性;每日出血量在 50～100mL 仅有黑便;250～300mL 以上可出现呕血;400mL 以上可出现头晕、心慌、乏力、冷汗、口干等症状;如果短时间内出血在 1000mL 以上,可出现昏厥、四肢湿冷、烦躁不安、少尿等周围循环衰竭表现。

2. 急性大出血严重程度的估计

最有价值的指标是血容量减少所导致周围循环衰竭的临床表现,而围循环衰竭又是急性大出血导致死亡的直接原因。因此,对急性消化道大出血患者,应将对周围循环状态的有关检查放在首位,血压和心率是关键指标,需进行动态观察,综合其他相关指标加以判断。如果患者由平卧位改为坐位时出现血压下降(下降幅度大于 2.0～2.7kPa)、心率加快(上升幅度大于10 次/分),已提示血容量明显不足,是紧急输血的指征。如收缩压低于 12.0kPa(90mmHg)、心率大于 120 次/分,伴有面色苍白、四肢湿冷、烦躁不安或神志不清则已进入休克状态,属严重大量出血,需积极抢救。

3.根据血红蛋白浓度等估计出血量

(1)轻度出血:HGB 无异常,估计出血量应为总血容量 10% 以下(小于 500mL)。

(2)中度出血:HGB70～100g/L,出血量约为总血容量 20%(1000mL 左右)。

(3)重度出血:HGB 低于 70g/L,出血量为总血容量 30% 以上(大于 1500mL)。患者的血常规检验虽可估计失血的程度,但并不能在急性失血后立即反映出来,且还受到出血前有无贫血存在的影响,因此也只能供估计出血量的参考。

(三)出血是否停止的判断

上消化道大出血经过恰当治疗,可于短时间内停止出血。由于肠道内积血一般约 3d 才能排尽,故不能以黑便作为继续出血的指标。临床上出现下列情况应考虑继续出血或再出血:①反复呕血,或黑便次数增多、粪质稀薄,伴有肠鸣音亢进;②周围循环衰竭的表现经充分补液输血而未见明显改善,或虽暂时好转而又恶化;③血红蛋白浓度、红细胞计数与红细胞压积继续下降,网织红细胞计数持续增高;④补液与尿量足够的情况,血尿素氮持续或再次增高。

(四)出血的病因诊断

过去病史、症状与体征可为出血的病因提供重要线索,但确诊出血的原因与部位需靠器械检查。

1.临床与实验室检查提供的线索

慢性周期性节律性上腹痛多提示出血来自消化性溃疡,特别是在出血前疼痛加剧,出血后减轻或缓解,更有助于消化性溃疡的诊断。有服用非甾体抗感染药等损伤胃黏膜或应激状态者,可能为急性糜烂出血性胃炎。过去有病毒性肝炎、血吸虫病或酗酒病史,并有肝病与门静脉高压的临床表现者,可能是食管胃底静脉曲张破裂出血。还应指出,上消化道出血的患者即使确诊为肝硬化,不一定都是食管胃底静脉曲张破裂出血,约有 1/3 患者出血实系来自消化性溃疡、急性糜烂出血性胃炎或其他原因,故应作为一步检查,以确定病因诊断。此外,对中年以上的患者近期出现上腹痛,伴有厌食、消瘦者,应警惕胃癌的可能性。

2.胃镜检查

胃镜检查是目前诊断上消化道出血病因的首选检查方法。胃镜检查在直视下顺序观察食管、胃、十二指肠球部直至降段,从而判断出血病变的部位、病因及出血情况,并同时进行内镜止血治疗。多主张在出血后 24h 内进行,称急诊胃镜检查。在急诊胃镜检查前需先纠正休克、补充血容量、改善贫血。如有大量活动性出血,可先插胃管抽吸胃内积血,并用生理盐水灌洗,以免积血影响观察。

3.X 线钡餐检查

X 线钡餐检查主要适用于有胃镜检查禁忌证或不愿进行胃镜检查者,但对经胃镜检查出血原因未明,怀疑病变在十二指肠降段以下小肠段,则有特殊诊断价值。检查一般在出血停止数天后进行。

4.其他检查

选择性腹腔动脉造影及小肠镜检查等,主要适用于不明原因的小肠出血。但在某些特殊情况,如患者处于上消化道持续严重大量出血紧急状态,以至胃镜检查无法安全进行或因积血影响视野而无法判断出血灶,而患者又有手术禁忌,此时行选择性肠系膜动脉造影可能发现出血部位,并同时进行介入治疗。

四、治疗

上消化道大量出血病情急变化快,严重者可危及生命,应采取积极措施进行抢救。抗休克、迅速补充血容量应放在首位。

(一)一般急救措施

患者应卧位休息,保持呼吸道通畅,避免呕血时血液吸入引起窒息,必要时吸氧。活动性出血期间禁食。严密监测生命体征、尿量及神志变化。观察呕血与黑便情况。定期复查血红蛋白浓度、红细胞计数、红细胞压积与血尿素氮。必要时行中心静脉压监测和心电监护。

(二)积极补充血容量

立即查血型和配血,尽快建立有效的静脉输液通道,尽快补充血容量。在配血过程中,可先输平衡液或葡萄糖盐水。改善急性失血性周围循环衰竭的关键是要输足全血。下列情况为紧急输血指征:①改变体位出现昏厥、血压下降和心率加快;②失血性休克;③血红蛋白低于70g/L,血细胞比容低于25%。输血量视患者周围循环动力学及贫血改善而定,尿量是有价值指标。应注意避免因输液、输血过快过多而引起肺水肿,原有心脏病或老年患者可根据中心静脉压调节输入量。

(三)止血措施

1. 止血药物

(1)血管加压素:是目前上消化道出血常用的止血药,多用于门静脉高压所致出血,首次剂量为20U,静脉滴注,滴速为0.2U/min 持续滴注,依据病情变化可逐渐增至0.4U/min。止血后减至0.1U/min~0.2U/min,维持8~12h 后停药。不良反应有腹痛、血压升高、心律失常、心绞痛等,严重者可出现心肌梗死,故冠心病者应禁用。为了降低其不良反应,目前多主张与硝酸甘油同时使用。

(2)生长抑素:近年来多用于治疗肝硬化食管胃底静脉曲张破裂出血患者,直接作用于内脏血管平滑肌,使内脏血流量减少,降低门静脉压力。控制食管静脉曲张破裂出血的效果优于血管加压素,且不良反应少。一般使用奥曲肽,常量为0.1mg 加入10%葡萄糖液中静脉注射,继以25~50μg/h 溶于10%葡萄糖液中静脉滴注。思他宁半衰期短,用量较大,不引起 Oddi 括约肌收缩是其优点。

(3)H₂RA、PPI:多用于消化性溃疡与急性胃黏膜病变引起上消化道出血的治疗。

2. 三腔管气囊压迫止血

主要用于食管胃底静脉曲张破裂出血,仅用于药物不能控制出血者的应急抢救。即经鼻腔插入三腔二囊管,进入胃腔后将胃气囊充气膨胀,然后向外牵拉,以压迫胃底曲张静脉,再注气入食管气囊,压迫食管曲张静脉,进行止血。置管持续压迫最多不应超过24h。放气减压后,若无出血,先口服20~30mL 液体石蜡或食用植物油再拔管。同时应防止置管阻塞呼吸道产生窒息等。

3. 内镜直视下止血

(1)硬化疗法:通过内镜将硬化剂注射至曲张静脉内以达到止血目的,一般适于对手术不能耐受的患者。常用于食管静脉曲张破裂引起的出血。

(2)内镜下高频电凝、激光止血或直接对出血灶喷洒止血药物:多用于消化性溃疡与急性胃黏膜病变引起上消化道出血的治疗。

（四）手术治疗

上消化道出血如经内科治疗仍出血不止，可行紧急手术治疗。

（王丽萍）

第二节　细菌性痢疾

细菌性痢疾（bacillary dysentery,shigellosis）简称菌痢，是志贺菌属引起的肠道传染病。其基本病理特点是结肠的(浅)溃疡性炎症，主要临床表现为发热、腹痛、腹泻、里急后重和黏液脓血便。夏秋季多见，中毒型痢疾是病死的主要原因，病程长短不一，病情轻重悬殊。

一、病原学

志贺菌属（Shigella）为革兰阴性杆菌，菌体短小、有菌毛、无鞭毛，不活动、无荚膜，也不产生芽胞，能生长于普通营养琼脂，能分解葡萄糖而产酸，但不产气，不或迟分解乳糖，不产生 H2S。根据菌体抗原不同，可分四个菌群（A、B、C、D），47 个血清型。A 群为痢疾志贺菌（12 个血清型），A 群 Ⅰ 型毒力最大，而 A 群 Ⅱ 型（斯密茨）毒力较弱。B 群为福氏志贺菌（16 个血清型），为最常见的菌群。C 群为鲍氏志贺菌（18 个血清型），D 群为宋内志贺菌（1 个血型），为第 2 个常见菌群。

A 群、B 群、D 群引起的临床表现不完全一样。A 群引起的全身症状最重，B 群引起的肠道局部症状重，且是慢性痢疾的唯一病原菌，D 型引起全身及局部症状均较轻。

细菌存在于患者和带菌者的粪便中，生存力较强，在水中、瓜果、蔬菜上，能存活 1~2 周以上，而对各种消毒剂比较敏感，很容易被其杀灭。对各种抗菌药物也很敏感，只是对抗生素容易产生耐药性。

各群志贺菌均能产生内毒素，是引起全身症状的因素，也产生外毒素（如细胞毒和肠毒素），是产生局部肠道症状的基础，志贺 Ⅰ 型还能产生神经毒素，可引起较严重的全身症状。

二、流行病学

（一）传染源

患者和带菌者是传染源，其中慢性患者、非典型患者及带菌者，作为传染源的意义更大。

（二）传播途径

消化道传播，通过食物、水、生活用品或脏手。有时，在夏秋季，通过食品和水污染引起暴发性流行。

（三）人群易感性

普遍易感，病后可有一定免疫力，但短暂而不稳定，且群别、型别之间无交叉免疫，故易重复感染。

（四）流行特征

全年均可发病、夏秋季有明显高峰，年龄中以儿童的发病率最高，中青年其次。

三、发病机制和病理表现

志贺菌有很强的致病力，少量细菌（100～200个）即可引起发病。首先志贺菌黏附于结肠黏膜的表面，而后凭借其侵袭能力，侵入肠黏膜并在其固有层繁殖，引起炎症，进而形成小脓疡，小脓疡破溃后在黏膜表面形成散在的浅表溃疡。此时脓血进入肠腔，并与黏膜表面的黏液排出体外，形成脓血黏液便。整个结肠均可受累，并且一般愈靠远端病变愈重，直肠的病变造成严重的里急后重。黏膜炎症引起结肠黏膜吸收水份功能障碍并蠕动增加，造成病初时的几次稀便。志贺菌大量繁殖时，也造成大量内毒素的吸收入血，引起发热、全身不适，还可肠痉挛而腹痛，出虚汗等。腹泻严重时可引起脱水、酸中毒，这在儿童比较多见，而成人很少见。内毒素的吸收，或因机体对之敏感，或吸收量大，可引起中毒性痢疾，成人多见中毒性循环衰竭，儿童多见中毒性脑病，均由全身小血管痉挛引起。也有休克与脑病，二者兼有者。此病还可引起少见的溶血尿毒综合征。

病理改变一般在结肠，但也有20%的患者可累及回肠下段。结肠病变一般以乙状结肠及直肠为显著。可见到肠黏膜弥散性充血、水肿、有渗出物，散在出血点和散在浅表性溃疡。溃疡小而浅，故不易引起肠穿孔和肠大出血。慢性炎症时，肠黏膜充血呈暗红色、也可水肿，可看到黏膜肥厚、息肉增生，偶而肠腔因纤维化而狭窄。

四、临床表现

潜伏期数小时到7d、多为1～2d。痢疾临床经过分二期，每期均有三型。

（一）急性细菌性痢疾

按轻重可分三型。

1. 普通型（典型）

突然起病，发热（可伴发冷）、痉挛性腹痛（常阵发性、发生于便前）、腹泻。大便初为稀便，以后很快转成黏液便、黏液脓血便，最后全为黏液脓血所代替而无粪质。便量不多，但便次很多，每日10次以上，数十次者亦不少见。里急后重，有的患者以此不适为最大痛苦。左下腹压痛。几乎全部患者均有恶心，少部分患者呕吐，吐物常为胃内容，个别吐出肠内容。由于排泄量小，故于成人脱水者少见。

痢疾患者的发热，常持续数天，随着脓血便的排出，毒素也可排出。因此一般持续2～4d自退。发热等全身症状有时与腹痛、腹泻等局部症状轻重一致，但也有很多患者的二种症状不一致。

2. 轻型（非典型）

此种类型患者在数量上占多数。全身症状，肠道症状均轻。不发热，或低热，腹泻不重，日数次，大便呈稀便，可有黏液，但无脓血。腹痛、里急后重均较轻。

3. 中毒型

起病急骤，发冷多伴有寒战，体温很快升至40℃，精神萎靡嗜睡，或烦躁不安面色青灰等全身中毒症状明显，但肠道症状可以很轻，甚至阙如。

患者很快出现下述严重、凶险症状：循环衰竭－感染中毒性休克及脑病－中毒性脑病（嗜睡、昏迷、抽搐），甚至出现颅压增高，脑疝的各种症状。亦有二者兼而有之的更凶险的表现。此时病死率极高。

（二）慢性细菌性痢疾

按表现不同亦可分三型。

1. 慢性迁延型

急性期之后,持续不愈,腹泻病程超过 2 个月,主要是肠道症状迁延不愈。腹痛、腹泻、大便不成形、有黏液、甚至有黏液脓血,便次多,一般在 10 次以内。但有些患者的便次不多,1 ~ 3 次/天,成形便或软便。也有便秘者,1 次/1 ~ 3 天,成形便,或呈粪球状,但裹有黏液,或粘脓样物,有腹痛及较明显的里急后重。体检时左下腹部常能触及索条状物,且常有压痛。少数可有贫血、营养不良表现。

2. 慢性反复发作型

急性痢疾后,每隔数月,或每年急性发作一次,发作时类似急性痢疾。发作间期大便正常,1 ~ 3 次/天,但有些发作较频繁的患者,发作间期有便秘,大便也带黏液,酷似慢性迁延型的表现。

3. 慢性隐匿型

急性痢疾后,自觉已经痊愈,但大便培养始终有志贺菌,而且乙状结肠镜检有典型的慢性炎症的肠黏膜表现。

五、诊断

在我国细菌性痢疾的诊断有二个层次,即初步的临床诊断及最后的确定诊断。临床诊断的根据是患者腹泻、腹痛、发热(可无)、里急后重(可无)和密切接触史(可无)。大便显微镜检查,每高倍镜视野有 ≥15 个白细胞及少数红细胞(国家标准)。确定诊断的根据是,腹泻并有大便培养志贺菌阳性。临床诊断实际是一种由各种不同侵袭性病原菌(包括志贺菌)引起的渗出性腹泻的综合征诊断、它的可靠性差,特异性和敏感性均不高。

现在尚无痢疾的快速诊断。

六、鉴别诊断

细菌性痢疾需与许多疾病做鉴别。

（一）普通胃肠炎

要点是轻型痢疾的大便白细胞及红细胞数应符合标准,培养志贺菌阳性。而一般胃肠炎这二条均不具备。

（二）细菌性（胃肠型）食物中毒

食物中毒除有胃肠炎表现外,可以有大便的细胞数增多,有独特的流行特征,大便培养无志贺菌,而可能有沙门菌弯曲菌、金黄色葡萄球菌、副溶血弧菌、腹泻原性大肠埃希菌等病原菌,能从呕吐物,可疑食物中分离到同样病原菌。

（三）其他侵袭性病原菌引起的肠炎

临床表现及大便显微镜检查常与细菌性痢疾无区别,主要区别是大便培养无志贺菌,而有弯曲菌(空肠弯曲菌为代表)、沙门菌,尤其是鼠伤寒沙门菌、侵袭性大肠埃希菌、类志贺毗邻单胞菌、气单胞菌、耶尔森菌等。

（四）阿米巴痢疾

症状一般较轻,腹痛常在右下腹。病程有时急性有时慢性。粪便有特殊腥臭、镜检红细胞较多而白细胞较少,有夏－雷结晶、并可找到溶组织阿米巴滋养体。肠镜检查无弥散性充血,有散在的较深溃疡、溃疡口红晕,溃疡间黏膜常正常。

（五）呕吐、腹泻所致的低血容量性休克

应与中毒型痢疾的休克型相鉴别,前者常无感染中毒的全身症状（常无发热等）,病史中吐泻的排泄量大而快,患者又得不到液体的补充,血压低,脉压尤小,对单纯扩容治疗效果明显。其次还应与宫外孕作鉴别,相同点是腹痛、腹泻、血压下降,不同点是宫外孕没有高热等中毒症状,没有明显的水和电解质丢失,一定是育龄妇女,如出血在继续,则低血压不易纠正,腹相对较胀满,可有移动浊音,腹腔穿刺有血性腹腔积液等。

（六）流行性乙型脑炎

应与中毒性痢疾的脑病相鉴别,相同点是均在夏秋季,有高热、惊厥、昏迷。不同点是乙脑病症状（惊厥、昏迷等）出现较慢,一般在发热2～3d后逐步出现,而中毒型痢疾则发热半天一天即可出现。乙脑的粪检无异常,中毒型痢疾则无脑脊液检查异常。

（七）慢性细菌性痢疾应与以下疾病鉴别

1. 直肠癌、结肠癌

常有腹泻、脓血便,在继发感染时,还可有发热,因此用抗生素可使腹痛、腹泻有缓解效果。但在使用强有力的特效抗菌药物后仍有脓血便,则应考虑肠癌的可能性。大部份直肠癌肛指能触及,结肠癌时,需乙状结肠镜、纤维肠镜、钡灌肠X线检查进行确诊。

2. 慢性血吸虫病

其可有腹泻脓血便。但血吸虫病有以下特点:肝硬变表现;病史中有疫水接触史;乙状结肠黏膜活体组织检查,能查到血吸虫卵。

3. 阿米巴痢疾

见上文。

4. 慢性非特异性溃疡性结肠炎

其也为慢性腹泻、反复脓血便,但此病大便以血为主,抗生素治疗无根本效果。肠镜检查可见黏膜充血、水肿、形状不规则的糜烂和浅溃疡,黏膜脆弱,碰之容易出血。钡灌肠X线检查可见黏膜紊乱,或毛刺样锯齿样改变,结肠袋变浅,甚至消失。

七、治疗

（一）急性细菌性痢疾

1. 一般治疗

注意消化道隔离,对危险职业患者（保育员、炊事员、饭厅工作人员等）的大便应多次培养,阴性后方可恢复工作。要注意休息,必要时卧床休息。应进流质、半流质及易消化饮食。

2. 对症治疗

纠正水和电解质紊乱,可口服或静脉补液,补充量应是排泄量的一份半（即1.5∶1）。严重腹痛时给解痉药。高热者,可物理降温或酌情小量一次性的皮质激素治疗。

3. 特效治疗

当前首选的是氟喹诺酮类药物。如诺氟沙星（氟哌酸）,每次0.2g,每日3次;环丙沙星0.2g,每日2次,口服,也可静脉输入;氧氟沙星0.2g,每日2次（左旋氧氟沙星,0.1～0.2g,每日2次）;洛美沙星、依诺沙星、培氟沙星等用量及用法均与氧氟沙星相同。

其次较好药物是氨基糖苷类抗生素,如庆大霉素、阿米卡星、妥布霉素等,可将其注射制剂直接口服,口服后肠道吸收率仅2%,因此不良反应极少,局部作用较强,治疗效果好。庆大霉素和妥布霉素均每次8万单位,每日3次。阿米卡星0.2g,每日2次,口服。

在用上述药物的同时,也可使用黄连素,每次0.3g,每日3次。一般的疗程是5~7d。

四环素、复方新诺明等对志贺菌基本无效,故不用。

(二)中毒型菌痢

应采用综合措施,进行分秒必争的抢救。高热惊厥时,要积极降体温、镇静。可用亚冬眠治疗。如有脑水肿及颅压增高迹象时,需用脱水剂快速静脉点滴。甘露醇、山梨醇,每公斤体重每次1.0g,静脉0.5~1h内滴完,4~6h后可重复一次。

如有感染中毒性休克时,积极补充血容量,纠正酸中毒,维持水和电解质平衡,血管活性药物的应用以及重要器官的保护等。

病原治疗也是重要的综合措施之一。一般均用静脉给药法,首选药是头孢三代抗生素,如头孢噻肟(头孢氨噻肟)、头孢哌酮(先锋必)、头孢曲松(头孢三嗪)等,也可肌内注射,也可应用环丙沙星。

(三)慢性菌痢

1.改善全身状态,纠正贫血和营养不良

如因焦虑而失眠、食欲缺乏者,则需进行心理治疗,以改善精神状态。

2.病原治疗

应反复多次作粪便病原菌培养,对查出的志贺菌做药敏试验,挑选最有效的药物进行治疗。

抗菌治疗的疗程应适当延长,一般以7~10d为一疗程,而且常需3~4个疗程的治疗。疗程间隔3~5d。同时辅以微生态治疗,以促进正常菌群的形成。抗菌治疗过程中应大量补充维生素,特别是复合维生素B等。

抗菌治疗一般采用口服、肌内注射,甚至静脉输入等多种给药途径。对末端结肠病变较明显者(大便次数不多,甚至秘结,大便不稀,甚至呈球状,但有较多黏液排出,且有较明显的里急后重症状者),则应多考虑应用胃肠吸收率不高的氨基糖苷类抗生素的口服治疗,以保证肠腔内、特别是下端肠腔内较高的药物浓度。

抗菌药物的保留灌肠治疗是慢性菌痢的重点方法,效果最好。方法是每晚睡前进行一次,每次灌入100~150mL等张液,液内加入一次用量的抗生素(如庆大霉素8万单位),1~2mg的地塞米松,及2%普鲁卡因6~8mL。保留时间应超过2h,最好是第二天才排便。7~10次为一疗程,可重复疗程。

正式治疗结束后还可给以免疫调节剂,使治疗得到巩固。

八、预防

采用以切断传播途径为主的综合预防措施,同时做好传染源的管理。

(王丽萍)

第三节 真菌性肠炎

真菌性肠炎是由于人体免疫功能异常、肠道菌群紊乱，使真菌在体内获得适宜的环境而过度生长繁殖，引起肠道黏膜炎性改变的一系列深部真菌病。现在由于广谱抗生素、肾上腺糖皮质激素、免疫抑制剂、抗肿瘤等药物的广泛使用，引起继发性肠道真菌感染日益增多，尤其是医院感染病例大量增多。

一、病原学和发病机制

引起真菌性肠炎的病原菌主要有假丝酵母菌、放线菌、毛霉、隐球菌等，其中以白假丝酵母菌最为多见。假丝酵母菌广泛分布于自然界，是人类的正常菌群之一，正常人体的皮肤、口腔、肠道、肛门、阴道等处均可分离出本菌，以消化道带菌率最高（50%）。正常无症状人群的大便培养可以分离出白假丝酵母菌，且其检出率随胃肠道的下行而增加。医院内患者及工作人员的假丝酵母菌带菌率较高，是发生假丝酵母菌医院感染的有利条件之一。严重创伤、恶性肿瘤长期透析、长期静脉内置管输液以及大手术后（特别是消化道手术后）患者，机体抗感染能力明显削弱，宿主带菌率可明显增高。广谱抗生素的大量使用，可以造成肠道菌群失调，为真菌感染创造了有利条件。

二、临床表现

有基础疾病的患者经抗生素治疗后出现急性腹泻。以儿童多见，常发生于严重衰竭的婴儿。大多数患者表现为间断性、突发性腹泻，每日排便可达 10～20 次，粪便呈水样或豆腐渣样，多有泡沫而呈黄绿色，甚或血便。患者多伴腹胀，但很少腹痛，可伴低热及呕吐。如不治疗可持续 3 个月以上。

在恶性肿瘤（尤其是白血病）及粒细胞减少症患者可出现侵袭性假丝酵母菌性肠炎，往往有一般抗生素难以控制的发热（多为弛张热）、精神倦怠、恶心、呕吐及血压下降等真菌性毒血症表现，与细菌性感染难以区分；大便次数增多达数次至 30 次，呈水样或黄色稀便，可有发酵味，个别重症患者可有血便。假丝酵母菌肠炎可同时伴有鹅口疮、咽部、食管等部位的真菌感染表现。

三、诊断

结合患者有引起免疫力降低的病史，或有长期使用广谱抗生素、肾上腺皮质激素、免疫抑制剂、抗肿瘤等药物史；临床表现主要为长期的黏液样腹泻腹痛或消化不良，并经抗生素治疗无效或症状加重者，应高度怀疑本病。确诊有赖于大便涂片镜检发现真菌孢子或菌丝。大便培养亦有利于确诊。相关的实验室及辅助检查有下述几种。

（一）外周血

非侵袭性真菌性肠炎患者周围血常规通常不高，而侵袭性真菌性肠炎常有血常规增高甚至出现类白血病反应。

（二）真菌镜检和培养

对粪便和肠黏膜标本直接涂片镜检如发现成群的孢子和大量菌丝即可确诊。病理检查同时结合真菌培养，更有利于明确诊断。

（三）内镜检查

内镜检查可了解病变范围及程度，病变好发于直肠及乙状结肠，重者可累及全大肠甚至回肠末端。内镜下所见肠腔黏膜有白斑附着，或有较多的黄白色稠性分泌物。有的肠壁可见多个表面呈黄色的溃疡表现。内镜下取黏膜涂片镜检可见大量真菌菌丝，病理见黏膜破溃处有菌丝侵入。

四、治疗

1.病原治疗

首先应停用抗生素，尤其是广谱抗生素，或改用窄谱敏感抗生素。对非侵袭性真菌性肠炎，可用制霉菌素 50 万 U 或 100 万 U，每日 3 次口服，可在 72h 内使症状缓解，治疗持续 7～10d 很少复发；或用克霉唑 0.5～1.0g，每日 3 次口服；酮康唑 20mg，每日 1 次，连用 7d 效果良好，保留灌肠效果良好并可减少不良反应。伊曲康唑胶囊 200mg，每日 1～2 次，服用 3d。

2.纠正肠道菌群紊乱

可用双歧杆菌、乳酸杆菌或其他微生态制剂口服。对停用抗生素困难者，可增加微生态制剂口服。微生态对轻症患者一般可取得较好效果，重症患者仍需加用抗真菌药物。

3.支持治疗

还需纠正电解质紊乱及酸碱失衡，加强支持疗法。

五、预防

（1）勿滥用广谱抗生素和皮质类固醇激素。

（2）长期应用抗生素、皮质类固醇激素和免疫抑制剂者，应仔细观察，定期检查大便。

（3）对必须长期应用抗生素及皮质类固醇激素的患者，可间断给予口服抗真菌药物，如制霉菌素等，以预防肠炎的发生。

（4）对免疫受损、白细胞减少、癌症化疗、使用长期静脉导管的患者，随时监测有无真菌感染，及时采取措施。

（王丽萍）

第四节　假膜性肠炎

假膜性肠炎是主要发生于结肠的急性黏膜坏死性炎症，并覆有假膜。此病常见于应用抗生素后，肠道菌群失调，难辨梭状芽孢杆菌异常繁殖产生毒素，造成肠黏膜血管壁通透性增加，组织缺血坏死，并刺激黏液分泌，与炎性细胞等形成假膜。

一、病因和发病机制

本病大多数发生于应用广谱抗生素之后，亦见于腹部手术之后。过去因发现粪便中或假膜中有凝固酶阳性的金黄色葡萄球菌，而认为是金黄色葡萄球菌增生过度所致。但该菌引起的肠炎不一定有假膜，患者粪便及假膜中仅部分查及此菌。

1977 年 Lowson 首次发现假膜性肠炎大便中存在难辨梭状芽孢杆菌，并证实其滤液对实验动物有致病作用。此后研究表明,该菌存在于约3%的正常人及50%的婴儿肠内,在污染物中可存活达数月之久。在监护病房获得该菌感染者可高达22%,因此,常为一种院内感染疾病。

抗生素,特别是林可霉素(洁霉素)、氯林可霉素(氯洁霉素)、庆大霉素、头孢菌素使用之后,在老年、体弱及手术后的患者,均可能由于正常菌群的抑制,有利于 Cd 的定植。该菌产生两种毒素;毒素 A 为肠毒素,主要刺激肠黏膜上皮的环磷腺苷(cAMP)系统,引起分泌性腹泻,亦可使黏膜细胞变性坏死;毒素 B 为细胞毒素,可引起细胞内细微结构的破坏及纤维素性渗出,形成假膜。推测此毒素尚可引起肠黏膜局部的 Schwartzman 反应,致血管内凝血及血管壁坏死,导致黏膜缺血性损害。肠黏膜损伤后肠道气体得以通入肠壁,形成肠气囊肿,提示预后严重。

二、临床表现

(1)患者常有使用广谱抗生素、外科大手术史或其他严重的全身疾病等病史。

(2)腹泻:多在应用抗生素 4~10d 内,或在停药后的 1~2 周内,或于手术后 5~20d 发生。轻者大便每日 2~3 次,停用抗生素后可自愈。重者大便每日达 30 余次,可持续 4~5 周,少数病例可排出假膜。

(3)腹痛、腹胀:较多见,可伴恶心、呕吐等。

(4)其他表现:可出现发热等毒血症表现,重者可有低血压休克电解质失平衡以及代谢性酸中毒、少尿,甚至急性肾功能不全等表现。

(5)外周血常规白细胞升高,多在$(10~20) \times 10^9$/L 以上,以中性粒细胞增多为主。

三、辅助检查

(1)粪便检查:常规检查仅有白细胞;粪便细菌特殊条件下(厌氧)培养,多数病例可发现有难辨梭状芽孢杆菌生长。

(2)粪细胞毒素检测有确诊价值。

(3)内镜检查:病变早期或治疗及时者,内镜可无典型表现;严重者黏膜脆性增加、溃疡形成,表面覆有黄白或黄绿色假膜。病变多累及左半结肠。

(4)X 线检查:腹部平片可显示肠扩张。钡剂灌肠可见肠壁水肿增厚,结肠袋消失;如见到肠壁间有气体,提示有部分肠壁坏死,结肠细菌侵入所致;或可见到溃疡或息肉样病变。

四、治疗

(1)及早停用所有正在使用的抗生素。加强支持疗法,纠正休克及水电解质、酸碱失衡。

(2)抗菌治疗:①甲硝唑(灭滴灵):首选药物,250~500mg/次,3 次/天,7~10d,重症病例可静脉滴注给药,但疗效低于口服给药;②万古霉素:有效率和复发率与甲硝唑(灭滴灵)相似,口服 125~250mg/次,4 次/天,7~10d③杆菌肽:25000U/次,4 次/天,7~14d。多用于上述两种药无效或复发者。

(3)考来烯胺(消胆胺)可吸附毒素,减少毒素吸收;特异性抗毒素可中和毒素。

(4)恢复肠道正常菌群,轻者停用抗生素后可自行恢复。严重病例可口服乳酸杆菌制剂、维生素 C 以及乳糖、麦芽糖等扶植大肠埃希菌;口服叶酸、复合维生素 B_{12}、谷氨酸及维生素 B_2 以扶植肠球菌。

（5）手术治疗：暴发型病例内科治疗无效，或有肠梗阻、中毒性巨结肠、肠穿孔时，可考虑手术治疗。

（王丽萍）

第五节 急性胃炎

急性胃炎是由多种不同的病因引起的急性胃黏膜炎症，包括急性单纯性胃炎、急性糜烂出血性胃炎（acute erosive and hemorhagic gastriti）和吞服腐蚀物引起的急性腐蚀性胃炎（acute corrosive gastritis）与胃壁细菌感染所致的急性化脓性胃炎（acute phlegmonous gastritis）。

其中，临床意义最大和发病率最高的是以胃黏膜糜烂、出血为主要表现的急性糜烂出血性胃炎。

一、流行病学

迄今为止，目前国内外尚缺乏有关急性胃炎的流行病学调查。

二、病因

急性胃炎的病因众多，大致有外源和内源两大类，包括急性应激、化学性损伤（如药物、酒精、胆汁、胰液）和急性细菌感染等。

1. 外源因素

（1）药物：各种非甾体类抗感染药（NSAIDs），包括阿司匹林、吲哚美辛、吡罗昔康和多种含有该类成分复方药物。另外常见的有糖皮质激素和某些抗生素及氯化钾等均可导致胃黏膜损伤。

（2）酒精：主要是大量酗酒可致急性胃黏膜糜烂甚或出血。

（3）生物性因素：沙门菌、嗜盐菌和葡萄球菌等细菌或其毒素可使胃黏膜充血水肿和糜烂。Hp 感染可引起急、慢性胃炎，致病机制类似。

（4）其他：某些机械性损伤（包括胃内异物或胃柿石等）可损伤胃黏膜。放射疗法可致胃黏膜受损。偶可见因吞服腐蚀性化学物质（强酸或强碱或来苏尔及氯化汞、砷、磷等）引起的腐蚀性胃炎。

2. 内源因素

（1）应激因素：多种严重疾病如严重创伤、烧伤或大手术及颅脑病变和重要脏器功能衰竭等可导致胃黏膜缺血缺氧而损伤。通常称为应激性胃炎（stress – induced gastritis），如果系脑血管病变、头颅部外伤和脑手术后引起的胃、十二指肠急性溃疡谓之 Cushing 溃疡，而大面积烧灼伤所致溃疡称为 Curling 溃疡。

（2）局部血供缺乏：主要是腹腔动脉栓塞治疗后或少数因动脉硬化致动脉的血栓形成或栓塞引起供血不足。另外，还可见于肝硬化门静脉高压并发上消化道出血者。

（3）急性蜂窝织炎或化脓性胃炎：甚少见。

三、病理生理学和病理组织学

1. 病理生理学

胃黏膜防御机制包括黏膜屏障、黏液屏障、黏膜上皮修复、黏膜和黏膜下层丰富的血流、前列腺素和肽类物质（表皮生长因子等）和自由基清除系统。上述结果破坏或保护因素减少，使胃腔中的 H^+ 逆弥散至胃壁，肥大细胞释放组胺，则血管充血甚或出血、黏膜水肿及间质液渗出，同时可刺激壁细胞分泌盐酸、主细胞分泌胃蛋白酶原。若致病因子损及腺颈部细胞，则胃黏膜修复延迟、更新受阻而出现糜烂。

严重创伤、大手术、大面积烧伤、脑血管意外和严重脏器功能衰竭及其休克或者败血症等所致的急性应激的发生机制为，急性应激→皮质 - 垂体前叶 - 肾上腺皮质轴活动亢进、交感 - 副交感神经系统失衡→机体的代偿功能不足→不能维持胃黏膜微循环的正常运行→黏膜缺血、缺氧→黏液和碳酸氢盐分泌减少以及内源性前列腺素合成不足→黏膜屏障破坏和氢离子反弥散→降低黏膜内 pH→进一步损伤血管与黏膜→糜烂和出血。

NSAID 所引起者则为抑制环氧合酶（cyclooxygenase，COX）致使前列腺素产生减少，黏膜缺血缺氧。氯化钾和某些抗生素或抗肿瘤药等则可直接刺激胃黏膜引起浅表损伤。

酒精可致上皮细胞损伤和破坏，黏膜水肿、糜烂和出血。另外幽门关闭不全、胃切除（主要是 Billoth Ⅱ 式）术后可引起十二指肠 - 胃反流，则此时由胆汁和胰液等组成的碱性肠液中的胆盐、溶血卵磷脂、磷脂酶 A 和其他胰酶可破坏胃黏膜屏障，引起急性炎症。

门静脉高压可致胃黏膜毛细血管和小静脉扩张及黏膜水肿，组织学表现为只有轻度或无炎症细胞浸润，可有显性或非显性出血。

2. 病理学改变

急性胃炎主要病理和组织学表现以胃黏膜充血水肿，表面有片状渗出物或黏液覆盖为主。黏膜皱襞上可见局限性或弥散性陈旧性或新鲜出血与糜烂，糜烂加深可累及胃腺体。

显微镜下则可见黏膜固有层多少不等的中性粒细胞、淋巴细胞、浆细胞和少量嗜酸性细胞浸润，可有水肿。表面的单层柱状上皮细胞和固有腺体细胞出现变性与坏死。重者黏膜下层亦有水肿和充血。

对于腐蚀性胃炎若系接触了高浓度的腐蚀物质且长时间，则胃黏膜出现凝固性坏死、糜烂和溃疡，重者穿孔或出血甚至腹膜炎。

另外少见的化脓性胃炎可表现为整个胃壁（主要是黏膜下层）炎性增厚，大量中性粒细胞浸润，黏膜坏死。可有胃壁脓性蜂窝织炎或胃壁脓肿。

四、临床表现

1. 症状

部分患者可有上腹痛、腹胀、恶心、呕吐和嗳气及食欲缺乏等。如伴胃黏膜糜烂出血，则有呕血和（或）黑便，大量出血可引起出血性休克。有时上腹胀气明显。细菌感染致者可出现腹泻等。并有疼痛、吞咽困难和呼吸困难（由于喉头水肿）。腐蚀性胃炎可吐出血性黏液，严重者可发生食管或胃穿孔，引起胸膜炎或弥散性腹膜炎。化脓性胃炎起病常较急，有上腹剧痛、恶心和呕吐、寒战和高热，血压可下降，出现中毒性休克。

2. 体征

上腹部压痛是常见体征，尤其多见于严重疾病引起的急性胃炎出血者。腐蚀性胃炎因口腔黏膜、食管黏膜和胃黏膜都有损害，口腔、咽喉黏膜充血、水肿和糜烂。化脓性胃炎有时体征酷似急腹症。

3.辅助检查

急性糜烂出血性胃炎的确诊有赖于急诊胃镜检查，一般应在出血后24~48h内进行，可见到以多发性糜烂、浅表溃疡和出血灶为特征的急性胃黏膜病损。黏液湖或者可有新鲜或陈旧血液。一般急性应激所致的胃黏膜病损以胃体、胃底部为主，而NSAID或酒精所致的则以胃窦部为主。注意，X线钡剂检查并无诊断价值。出血者作呕吐物或大便隐血试验，红细胞计数和血红蛋白测定。感染因素引起者，白细胞计数和分类检查，大便常规和培养。

五、诊断和鉴别诊断

主要由病史和症状做出拟诊，而经胃镜检查得以确诊。但吞服腐蚀物质者禁忌胃镜检查。有长期服NSAID、酗酒以及临床重危患者，均应想到急性胃炎可能。对于鉴别诊断，腹痛为主者，应通过反复询问病史而与急性胰腺炎、胆囊炎和急性阑尾炎等急腹症甚至急性心肌梗死相鉴别。

六、治疗

1.基础治疗

包括给予安静、禁食、补液、解痉、止吐等对症支持治疗。此后给予流质或半流质饮食。

2.针对病因治疗

包括根除Hp、去除NSAID或酒精等诱因。

3.对症处理

表现为反酸、上腹隐痛、烧灼感和嘈杂者，给予H_2-受体拮抗药或质子泵抑制药。以恶心、呕吐或上腹胀闷为主者可选用甲氧氯普胺、多潘立酮或莫沙必利等促动力药。以痉挛性疼痛为主者，可以莨菪碱等药物进行对症处理。

有胃黏膜糜烂、出血者，可用抑制胃酸分泌的H_2-受体拮抗药或质子泵抑制药外，还可同时应用胃黏膜保护药如硫糖铝或铝碳酸镁等。对于较大量的出血则应采取综合措施进行抢救。当并发大量出血时，可以冰水洗胃或在冰水中加去甲肾上腺素（每200mL冰水中加8mL），或同管内滴注碳酸氢钠，浓度为1000mmol/L，24h滴1L，使胃内pH保持在5以上。凝血酶是有效的局部止血药，并有促进创面愈合作用，大剂量时止血作用显著。常规的止血药，如卡巴克络、抗血栓溶芳酸和酚磺乙胺等可静脉应用，但效果一般。内镜下止血往往可收到较好效果。

七、并发症的诊断、预防和治疗

急性胃炎的并发症包括穿孔、腹膜炎、水电解质紊乱和酸碱失衡等。为预防之，细菌感染者选用抗生素治疗，因过度呕吐致脱水者及时补充水和电解质，并适时检测血气分析，必要时纠正紊乱。对于穿孔或腹膜炎者，则必要时外科治疗。

八、预后

病因去除后，急性胃炎多在短期内恢复正常。相反病因长期持续存在，则可转为慢性胃炎。由于绝大多数慢性胃炎的发生与Hp感染有关，而Hp自发清除少见，故慢性胃炎可持续存在,但多数患者无症状。流行病学研究显示,部分 Hp 相关性胃窦炎(＜20％)可发生十二指肠溃疡。

(王丽萍)

第六节　肝硬化

肝硬化是一种常见的由不同病因引起的慢性、进行性、弥散性肝病。是在肝细胞广泛变性和坏死基础上产生肝纤维组织弥散性增生,并形成再生结节和假小叶,导致正常肝小叶结构和血管解剖的破坏。病变逐渐进展,晚期出现肝衰竭、门脉高压和多种并发症,是严重和不可逆的肝疾病。

在我国肝硬化是消化系统常见病,并发症的病死率高,主要由感染乙型肝炎病毒引起,近年来酒精性肝病比例有上升趋势。

一、病因和发病机制

引起肝硬化的病因很多,不同地区的主要病因也不相同。欧美以酒精性肝硬化为主,我国以肝炎病毒性肝硬化多见,其次为血吸虫病肝纤维化,酒精性肝硬化亦逐年增加。研究证实,两种病因先后或同时作用于肝脏,更易产生肝硬化。如血吸虫病或长期大量饮酒者合并乙型病毒性肝炎等。

二、临床表现

起病常隐匿,早期可无特异性症状、体征,根据是否出现黄疸、腹腔积液等临床表现和食管静脉出血、肝性脑病等并发症,可将肝硬化分为代偿期和失代偿期。

(一)代偿期肝硬化

代偿期肝硬化患者无特异性症状。常在体检或手术中发现。可有食欲缺乏、乏力消化不良、腹泻等非特异性症状。临床表现同慢性肝炎,鉴别常需依赖肝病理。

(二)失代偿期肝硬化

1. 症状

食欲缺乏,有时伴恶心、呕吐、乏力、腹胀、腹痛常为肝区隐痛腹泻、体重减轻,可出现牙龈、鼻腔出血、皮肤黏膜紫斑或出血点,女性常有月经过多等出血倾向。内分泌系统失调:男性有性功能减退,男性乳房发育,女性常有闭经及不孕;糖尿病发病率增加,表现为高血糖、糖耐量试验异常、高胰岛素血症和外周性胰岛素抵抗。进展性肝硬化伴严重肝细胞功能衰竭患者常发生低血糖。出现昼夜颠倒、嗜睡、兴奋等神经精神症状。

2. 体征

常呈慢性病容,面色黝黑,面部有毛细血管扩张口角炎等。皮肤表现常见血管蛛、肝掌,可出现男性乳房发育,胸、腹壁皮下静脉可显露或曲张,甚至脐周静脉突起形成水母头状,静脉可听到静脉杂音。黄疸常提示病程已达到中期,随着病变进展而加重。1/3 患者常有不规则发热,与病情活动及感染有关。

腹腔积液、肝性胸腔积液、下肢水肿常发生在晚期患者。肝在早期肿大,晚期坚硬缩小、肋下常不易触及。35%~50%患者有脾大,常为中度,少数重度。

三、辅助检查

(一)血常规检查

代偿期多在正常范围。失代偿期,由于出血、营养不良、脾功能亢进可发生轻重不等的贫血。有感染时白细胞可升高,脾功能亢进者白细胞和血小板均减少。

(二)尿常规

一般在正常范围,乙型肝炎肝硬化合并乙肝相关性肾炎时尿蛋白阳性。胆汁淤积引起的黄疸尿胆红素阳性,尿胆原阴性。肝细胞损伤引起的黄疸,尿胆原亦增加。

(三)粪常规

消化道出血时出现肉眼可见的黑便,门脉高压性胃病引起的慢性出血,粪潜血试验阳性。

(四)肝功能试验

1. 血清胆红素

失代偿期可出现结合胆红素和总胆红素升高,胆红素的持续升高是预后不良的重要指标。

2. 蛋白质代谢

在肝功能明显减退时,清蛋白合成减少。肝硬化时常有球蛋白升高,蛋白电泳也可显示清蛋白降低,γ球蛋白显著增高和β球蛋白轻度升高。

3. 凝血酶原时间

晚期肝硬化及肝细胞损害时凝血酶原时间明显延长,如用维生素K后不能纠正,更说明有功能的肝细胞减少。

4. 血清酶学检查

(1)ALT和AST。肝细胞受损时,ALT升高肝细胞坏死时,AST升高。肝硬化患者这两种转氨酶不一定升高,但肝硬化活动时可升高。酒精性肝硬化患者AST/ALT≥2。

(2)γ-GT。90%肝硬化患者可升高,尤其以PBC和酒精性肝硬化升高更明显,合并肝癌时明显升高。

(3)AKP(ALP)。70%的肝硬化患者可升高,并发肝癌时常明显升高。

5. 反映肝纤维化的血清学指标

(1)Ⅲ型前胶原氨基末端肽(PⅢP)。测定血清中PⅢP可以间接了解肝脏胶原的合成代谢。肝硬化活动时PⅢP升高。

(2)Ⅳ型胶原。肝纤维化时Ⅳ型胶原升高,两者相关性优于其他指标。

(3)玻璃酸。肝硬化患者血清玻璃酸升高。

(4)层粘连蛋白。与肝纤维化有良好的相关性。

6. 脂肪代谢

代偿期患者,血中胆固醇正常或偏低,失代偿期总胆固醇特别是胆固醇酯明显降低。

7 定量肝功能试验

(1)吲哚菁试验(ICG):检测肝细胞对染料清除情况以反映肝细胞储备功能,是临床初筛肝病患者较有价值和实用的试验。

(2)利多卡因代谢产物生成试验(MEGX):本试验反映肝细胞代谢功能,能预测患者预后。

(五)血清免疫学检查

1. 甲胎蛋白(AFP)

肝硬化活动时,AFP可升高。并发原发性肝癌时明显升高,如转氨酶正常而AFP持续升高须怀疑原发性肝癌。

2. 病毒性肝炎标记的测定

疑肝硬化者须测定乙、丙、丁肝炎标记以明确病因。肝硬化有活动时应作甲、乙、丙、丁、戊型标记及CMV、EB病毒抗体测定,以明确有无重叠感染。

3. 血清抗线粒体抗体、抗平滑肌抗体、抗核抗体

前者在PBC患者阳性率95%,后两者阳性提示自身免疫性肝病。

(六)影像学检查

1. 超声检查

B超检查可发现肝表面不光滑或凹凸不平,肝叶比例失调,多呈右叶萎缩和左叶、尾叶增大,肝实质回声不均匀增强,肝静脉管腔狭窄、粗细不等。门脉高压症声像图改变,表现为脾大、门静脉扩张和门腔侧支开放,部分患者还可探及腹腔积液。多普勒检查可发现门腔侧支开放、门静脉血流速率降低和门静脉血流倒逆等改变。

2. CT

CT表现为肝叶比例失调、肝裂增宽和肝门区扩大,肝脏密度高低不均。还可见脾大、门静脉扩张和腹腔积液等门脉高压症表现。

3. 放射性核素显像

^{99m}Tc - 经直肠放射性核素扫描测定的心/肝比值能间接反映门静脉高压和门体分流程度,对诊断有一定意义,正常值为0.26。肝硬化患者一般在0.6以上,伴门脉高压者常>1。

4. 上消化道钡剂摄片

本检查可发现食管及胃底静脉曲张征象,食管静脉曲张呈蚀状或蚯蚓状充盈缺损胃底静脉曲张呈菊花样缺损。但诊断的敏感性不如胃镜检查。

(七)特殊检查

1. 胃镜检查

本检查可直接观察并确定食管及胃底有无静脉曲张,了解其曲张程度和范围,并可确定有无门脉高压性胃病。

2. 腹腔镜检查

本检查可见肝表面高低不平,有大小不等的结节和纤维间隔,边缘锐利不规则,包膜增厚,脾大,圆韧带血管充血和腹膜血管曲张。

3. 肝活组织检查

本检查对肝硬化,特别是早期肝硬化确定诊断和明确病因有重要价值。

4. 门静脉测压

经颈静脉测定肝静脉楔入压以及肝静脉游离压,两者差为HVPG,可代表门静脉压力。正常值0.7~0.8kPa(5~6mmHg),肝硬化门脉高压患者一般为2.7kPa(20mmHg),食管静脉曲张及出血者均>1.6kPa(12mmHg),腹腔积液者均>1.1kPa(8mmHg)。门静脉压力的测定是评价降门脉压力药物疗效的金标准。

5. 腹腔积液检查

检查腹腔积液的性质,包括颜色、比重、蛋白含量、细胞分类、腺苷脱氨酶(ADA)血与腹腔积液 LDH、细菌培养及内毒素测定。还应测定血清 - 腹腔积液清蛋白梯度(SAAG),如 > 11g/L提示门静脉高压。

四、诊断和鉴别诊断

(一)诊斯

主要依据为:①有病毒性肝炎、长期饮酒等有关病史;②有肝功能减退和门静脉高压症的临床表现;③肝质地坚硬有结节感;④肝功能试验常有阳性发现;⑤肝活组织检查见假小节形成。

(二)鉴别诊断

1. 肝、脾大与血液病、代谢性疾病的肝脾大鉴别

早期肝硬化与慢性肝炎的鉴别须做肝活检。

2. 腹腔积液的鉴别诊断

(1)肝硬化腹腔积液为漏出液。SAAG >11g/L,患者常有血管蛛、肝掌、腹壁静脉曲张、脾大,合并自发性腹膜炎为渗出液,以中性粒细胞增多为主。

(2)结核性腹膜炎为渗出液。腹腔积液白细胞增多,以淋巴细胞为主,腹腔积液蛋白 > 35g/L,伴 ADA 增高。SAAG <11g/L,抗酸杆菌可阳性,患者常有发热严重营养不良、CT、B 超提示腹膜增厚,腹膜活检可确诊。

(3)肿瘤性腹腔积液比重介于渗出液和漏出液之间。腹腔积液 LDH/血 LDH >1,可找到肿瘤细胞。腹腔积液可为血性,SAAG <11g/L,扪及脐部硬结节及左锁骨上淋巴结均提示恶性肿瘤转移。

(4)恶性乳糜性腹腔积液。常常提示转移性癌,特别是淋巴瘤。

(5)缩窄性心包炎。患者常有奇脉、X 线片可见心包钙化、心脏超声可诊断。

(6)肾病综合征。引起腹腔积液者常有全身水肿、蛋白尿。

(7)胰性腹腔积液。量较少、伴急性胰腺炎,腹腔积液淀粉酶 >100U/L。

(三)并发症的诊断和鉴别诊断

1. 胃底食管静脉破裂出血

表现为呕血、黑便,常为上消化道大出血。在大出血暂停、血压稳定后,急症胃镜检查(一般在入院后 6h 内)可以明确出血部位和原因。鉴别是胃底食管静脉破裂出血还是门静脉高压性胃病或溃疡病引起。

2. 感染

发热的肝硬化患者需要确定有无感染以及感染的部位和病原。应摄胸部 X 线片、做痰培养、中段尿培养、血培养,有腹腔积液者进行腹腔积液检查,以明确有无肺部、胆管、泌尿道及腹腔积液感染。患者在短期内腹腔积液迅速增加,伴腹痛、腹胀、发热腹腔积液检查白细胞 > 500/mm^2 或中性白细胞 >250/mm^2,就应高度怀疑 SBP,腹腔积液和血鲎试验及血细菌培养可阳性,常为革兰阴性菌。少数患者可无腹痛,患者可出现低血压或休克(革兰阴性菌败血症)。

3. 肝肾综合征

顽固性腹腔积液患者出现少尿、无尿、氮质血症、低血钠、低尿钠,考虑出现肝肾综合征。

应当注意的是应与利尿药、乳果糖过度使用、非甾体类消炎药、环孢素 A 和氨基糖苷类药物的应用引起的医源性肾衰区分开来。

4. 原发性肝癌

患者出现肝进行性大、质地坚硬伴结节、肝区疼痛、有或无血性腹腔积液、无法解释的发热要考虑此症,血清甲胎蛋白持续升高或 B 超提示肝占位病变时应高度怀疑,CT 有助确诊。

五、治疗

（一）一般治疗

代偿期患者可参加轻工作,失代偿期尤其出现并发症患者卧床休息。营养疗法对于肝硬化患者特别是营养不良者降低病残率及病死率有作用。应给予高维生素、易消化的食物,严禁饮酒。可食瘦肉,河鱼、豆制品、牛奶、豆浆、蔬菜和水果。食管静脉曲张者应禁食坚硬粗糙食物。

（二）药物治疗

目前尚无肯定有效的逆转肝硬化的药物。活血化淤软坚散的中药,如丹参、桃仁提取物、虫草菌丝以及丹参、黄芪为主的复方和甘草酸制剂均可用于早期肝硬化的抗纤维化治疗,并已取得一定疗效。

（三）腹腔积液治疗

（1）寻找诱发因素:新近出现腹腔积液或腹腔积液量显著增加时首先要寻找诱发因素例如过多摄入钠盐、用利尿药依从性不好、重叠感染、肝功能损害加重、门静脉血栓形成、原发性肝癌等,找到诱发因素后,可作相应处理。

（2）控制水和钠盐的摄入:对有轻度钠潴留、尿钠排泄 $>25\mu mol/d$ 肾功能正常、新近出现腹腔积液者,钠的摄入量限制在 $800mg(2gNaCl)$ 可达到钠的负平衡而使腹腔积液减少。应用利尿药时,可适度放开钠摄入,中 – 重度钠潴留者理论上应限钠 $<20mmol/d$。低钠血症（ $<125mmol/L$）患者,应限制水的摄入（ $800\sim1000mL,/d$）。

（3）利尿药的应用:经限钠饮食和卧床休息腹腔积液仍不消退者须应用利尿药,利尿药选用醛固酮拮抗药——螺内酯 $100mg/d$ 加上襻利尿药呋塞米 $40mg/d$ 作为起始剂量,服药后 7d 起调整剂量,体重减轻 $<1.5kg/$周应增加利尿药量。直到螺内酯 $400mg/d$、呋塞米 $160mg/d$ 利尿药也不应过量使用,一般而言对于有腹腔积液并有外周水肿者用利尿药后体重下降不能 $<1g/d$,仅有腹腔积液者,体重下降不能 $>0.5g/d$ 利尿药的不良反应有水电解质紊乱、肾衰竭、肝性脑病、男性乳房发育等。如出现肝性脑病、低钠血症（血钠 $<120mmol/L$）,肌酐 $>120mmol/L$ 应停用利尿药。

（4）提高血浆胶体渗透压:低蛋白血症患者,每周定期输注清蛋白、血浆可提高血浆胶体渗透压,促进腹腔积液消退。

（5）对于难治性大量腹腔积液患者,如无其他并发症（肝性脑病、上消化道出血、感染）、肝储备功能为 Child A、B 级,无出血倾向（凝血酶原时间 $>40\%$,血小板计数 $>40\times10^9/L$）可于 $1\sim2h$ 内抽排腹腔积液 $4\sim6L$,同时补充人血清蛋白 $6\sim8g/L$ 腹腔积液,以维持有效血容量,防止血液循环紊乱。一次排放后仍有腹腔积液者可重复进行,该方法腹腔积液消除率达96.5%。排放腹腔积液后用螺内酯维持治疗者腹腔积液再出现率明显低于不用者。

（6）自身腹腔积液浓缩回输:在严格无菌情况下,将腹腔积液尽可能多地抽到无菌输液器,经特殊装置,去除腹腔积液中水分及小分子毒性物质,回收腹腔积液中清蛋白等成分通过外周静脉回输给患者,一般可浓缩7~10倍。

（四）并发症的治疗

胃底食管静脉破裂出血是肝硬化严重并发症和死亡的主要原因,应予以积极抢救。措施如下:①密切监测生命体征及出血情况。必要时输血。用缩血管药物,降门脉压力,从而达到止血效果。常用药物为神经垂体素(VP)0.4U/min静脉点滴,有心血管疾病者禁用,合并使用硝酸甘油(舌下含化或静脉滴注)可减少不良反应,增加降门脉压力作用。施他宁、奥曲肽止血率较高,不良反应较少;②气囊压迫术。使用三腔管对胃底和食管下段做气囊填塞。常用于药物止血失败者。这项暂时止血措施,可为急救治疗赢得时间,应在止血后12h内转入内镜治疗;③内镜治疗。经过抗休克和药物治疗血流动力学稳定者应立即送去做急症内镜,以明确上消化道出血原因及部位。如果仅有食管静脉曲张,还在活动性出血者,应予以内镜下注射硬化剂止血。止血成功率90%,明显优于单纯用药治疗者。如果已无活动性出血,可对食管中下段曲张的静脉用皮圈进行套扎。如果是胃底静脉出血,宜注射组织黏合剂;④急症手术。上述急症治疗后仍出血不止患者肝脏储备功能为Child-pugh A级者可行断流术;⑤介入治疗。上述患者如无手术条件者可行TIPS作为救命的措施。术后门脉压力下降,止血效果好,但易发生肝性脑病和支架堵塞。

（王丽萍）

第七节 肝性脑病

肝性脑病(HE)又称肝性昏迷,是严重肝病引起的、以代谢紊乱为基础的中枢神经系统功能失调的综合病征,其主要临床表现是意识障碍、行为失常和昏迷。有急性与慢性肝性脑病之分。

一、病因

引起肝性脑病的原发病有重症病毒性肝炎、重症中毒性肝炎、药物性肝病、妊娠期急性脂肪肝、各型肝硬化、门体静脉分流术后、原发性肝癌以及其他弥散性肝病的终末期,而以肝硬化患者发生肝性脑病最多见,约占70%。诱发肝性脑病的因素很多,如上消化道出血、高蛋白饮食、大量排钾利尿、放腹腔积液,使用安眠、镇静、麻醉药,便秘、尿毒症、感染或手术创伤等。这些因素大体都是通过:①使神经毒性物质产生增多或提高神经毒性物质的毒性效应;②提高脑组织对各种毒性物质的敏感性;③增加血-脑脊液屏障的通透性而诱发脑病。

二、临床表现

因肝病的类型、肝细胞损害的程度、起病的急缓以及诱因的不同而有所差异。由于导致肝性脑病的基础疾病不同,其临床表现也比较复杂、多变,早期症状的变异性是本病的特点。但也有其共性的表现:即反映为神经精神症状及体征。既有原发肝脏基础疾病的表现,又有其特有的临床表现,一般表现为性格、行为、智能改变和意识障碍。

（一）起病

可急可缓。急性肝性脑病起病急骤，前驱期极为短暂，可迅速进入昏迷，多在黄疸出现后发生昏迷，也有在黄疸出现前出现意识障碍而被误诊为精神病者。慢性肝性脑病起病隐匿或渐起，起初常不易发现，易误诊和漏诊。

（二）性格改变

性格改变常是本病最早出现的症状，主要是原属外向型性格者表现为抑郁，而原属内向型性格者表现为欣快多语。

（三）行为改变

最初可能仅限于一些"不拘小节"的行为，如乱写乱画，乱洒水，乱吐痰，乱扔纸屑、烟头，乱摸乱寻，随地便溺，房间内的桌椅随意乱拖乱放等毫无意义的动作。

（四）睡眠习惯改变

常表现为睡眠倒错，也有人称为近迫性昏迷，此现象有人发现与患者血清褪黑激素分泌时相紊乱有关，提示患者中枢神经系统的兴奋与抑制处于紊乱状态，常预示肝性脑病即将来临。

（五）肝臭的出现

肝臭的出现是由于肝衰竭，机体内含硫氨基酸代谢中间产物（如甲硫醇、乙硫醇及二甲硫化物等）经肺呼出或经皮肤散发出的一种特征性气味。此气味有学者称烂苹果味、大蒜味、鱼腥味等。

（六）扑翼样震颤

扑翼样震颤是肝性脑病最具特征性的神经系统体征，具有早期诊断意义。但遗憾的是并非所有患者均可出现扑翼样震颤。方法是：嘱患者伸出前臂，展开五指，或腕部过度伸展并固定不动时，患者掌-指及腕关节可出现快速的屈曲及伸展运动，每秒钟常可出现1~2次，也有达每秒钟5~9次者，且常伴有手指的侧位动作。此时患者可同时伴有整个上肢、舌、下腭、颌部的细微震颤及步态的共济失调。或发于单侧，也可出现于双侧。这种震颤不具有特征性，也可见于心力衰竭、肾衰竭、肺衰竭等患者。震颤常于患者睡眠及昏迷后消失，苏醒后仍可出现。

（七）视力障碍

视力障碍不常见。但近年来国内外文献报道逐渐增多，肝性脑病发生时，患者可出现视力障碍、失明为主要临床表现，这种视力障碍是短暂的，功能性的，可随着肝性脑病的加深而加重，也可随着肝性脑病的恢复而复明。其发病机制不明，多数认为与肝性脑病一样复杂，为多种因素综合作用的结果。

（八）智能障碍

随着病情的进展，患者的智能发生改变，表现为对时间、空间概念不清，人物概念模糊，吐字不清，颠三倒四，书写困难，计算、计数能力下降，数字连接错误，也是早期鉴别肝性脑病简单、可靠的方法。

（九）意识障碍

继智能障碍后即出现比较明显的意识障碍，由嗜睡、昏睡逐渐进入昏迷状态，各种反应、反射均消失。也有由躁狂状态逐渐进入昏迷者。而肝脑变性型肝性脑病主要临床表现为：智力减退、构音困难、记忆下降、思维迟钝、共济失调、震颤强直、痉挛性截瘫（肝性脊髓病）等，但无明显意识障碍。

三、诊断

（一）早期诊断试验（智力检测试验）

对于肝性脑病早期临床表现不典型者，除需认真检查、密切观察病情外，尚需行下述几种方法进行检查，有助于早期诊断。

1. 数字连接试验

随意地把 25 位阿拉伯数字印在纸上，嘱患者用笔按自然大小用线连结起来，记录连接的时间，检查连接错误的频率。方法简便，能发现早期患者，其异常甚至可能早于脑电图改变，并可作为疗效判断的指标。

2. 签名试验

可让患者每天签写自己名字，如笔迹不整，可发现早期脑病。

3. 搭积木试验

如用火柴搭五角星，或画简图，或做简单的加法或减法。

（二）临床诊断

结合实验室检查进行综合分析。主要根据患者如下表现。

（1）有严重的肝病和（或）广泛的门－体分流（门静脉高压症或门体分流术后）的病史、临床表现及肝功能检查异常。

（2）出现一系列神经、精神症状。

（3）并常伴有血氨升高和（或）支/芳氨基酸比例下降或倒置。

（4）脑电图或视觉诱发电位的异常并排除其他原因。

（5）脑脊液压力及常规检查正常，即可做出诊断。

（6）如能找到引起肝性脑病的诱因者更有利于诊断。

（三）脑水肿的诊断

脑水肿通常根据颅内压升高的征象来判断。但患者处于Ⅳ期肝性脑病（深昏迷）时，颅内高压特点常不明显，易把此期各种表现都归因于肝性脑病而忽略脑水肿的存在，以致不少患者生前漏掉了脑水肿的诊断。如果肝性脑病患者昏迷程度加深、血压升高、脉缓而洪、呼吸深快、球结合膜明显水肿，用甘露醇等脱水剂治疗可迅速见效，脑水肿的诊断即可成立。此外，头部CT 和磁共振成像检查对诊断脑水肿都有帮助。用颅内压监护器监测颅内压是当前应用的重要技术。

四、治疗

（一）一般治疗

去除肝性脑病发作的诱因是其一般治疗的基本原则，亦是其他药物治疗的基础，包括以下措施。

1. 调整饮食结构

肝硬化患者常有负氮平衡，因此应补充足够蛋白质。但高蛋白饮食可诱发肝性脑病，因此对有肝性脑病患者应该限制蛋白质摄入，并保证热能供给。Ⅲ、Ⅳ期患者应禁止从胃肠道补充蛋白质，可鼻饲或静脉注射 25% 的葡萄糖溶液。Ⅰ、Ⅱ期患者应限制蛋白质在 20g/d 之内，如病情好转，每 3~5d 可增加 10g 蛋白质，以逐渐增加患者对蛋白质的耐受性。待患者完全恢复后每天每千克体重可摄入0.8~1.0g蛋白质,以维持基本的氮平衡。由于植物蛋白质(如豆制品)富含支链氨基酸和非吸收纤维,后者可促进肠蠕动,被细菌分解后还可降低结肠的pH值,可以加速毒物排出和减少氨吸收。因此,肝性脑病患者应首选植物蛋白。乳制品营养丰富,如病情稳定可适量摄入。

2. 慎用镇静药

巴比妥类、苯二氮卓类镇静药可激活GABA/BZ复合受体,此外肝硬化患者由于肝功能减退,药物半衰期延长,因此,使用这些药物会诱发或加重肝性脑病。如患者出现躁狂时,应禁用这些药物,试用异丙嗪、氯苯那敏(扑尔敏)等抗组胺药。

3. 纠正电解质和酸碱平衡紊乱

肝硬化患者由于进食量少,利尿过度,大量排放腹腔积液等造成低钾性碱中毒,诱发或加重肝性脑病。因此利尿药的剂量不宜过大,大量排放腹腔积液时应静脉输入足量的清蛋白,以维持有效血容量和防止电解质紊乱。肝性脑病患者应经常检测血清电解质、血气分析等,如有低血钾或碱中毒应及时纠正。

4. 止血和清除肠道积血

上消化道出血是肝性脑病的重要诱因,因此,食管静脉曲张破裂出血者应采取各项紧急措施进行止血,并输入血制品以补充血容量。清除肠道积血可采取以下措施:口服或鼻饲乳果糖、乳梨醇溶液或25%硫酸镁,用生理盐水或弱酸液(如醋酸)进行灌肠,将乳果糖稀释至33.3%进行灌肠。

5. 其他

如患者有缺氧应予吸氧,低血糖者可静脉注射高渗葡萄糖,如有感染应及时控制。

(二)药物治疗

由于氨中毒是肝性脑病的主要原因,因此减少氨的吸收和加强氨的排出是药物治疗的主要手段。

1. 减少肠道氨的生成和吸收

(1)乳果糖(Lactulose,β-半乳糖果糖)是一种合成的双糖,口服后在小肠不会被分解,到达结肠后可被乳酸杆菌、粪肠球菌等细菌分解为乳酸、乙酸而降低肠道的pH值。肠道酸化后对产尿素酶的细菌生长不利,但有利于不产尿素酶的乳酸杆菌的生长,使肠道细菌所产的氨减少;此外,酸性的肠道环境可减少氨的吸收,并促进血液中的氨渗入肠道排出。乳果糖的疗效确切,可用于各期肝性脑病及较轻微肝性脑病的治疗。不良反应主要有腹胀、腹痛、恶心、呕吐等,此外,其口感甜腻,使少数患者不能接受。

(2)乳梨醇(Lactitol,β-半乳糖山梨醇)是另一种合成的双糖,经结肠的细菌分解为乙酸、丙酸而酸化肠道。乳梨醇的疗效与乳果糖相似,但其甜度低,口感好,不良反应亦较少。

(3)对于乳糖酶缺乏者也可试用乳糖,由于有的人小肠内缺乏乳糖酶,口服乳糖后在小肠不被分解和吸收,进入结肠后被细菌分解而酸化肠道,并产生气体,使肠蠕动增加而促进排便。

(4)口服抗生素可抑制肠道产尿素酶的细菌,减少氨的生成。常用的抗生素有新霉素、甲硝唑、利福昔明等。口服新霉素很少吸收,但长期使用有可能致耳毒性和肾毒性,不宜超过1个月。甲硝唑的疗效与新霉素相似,但其胃肠道不良反应较大。利福昔明口服不吸收,效果与新霉素相同。

(5)口服某些不产尿素酶的有益菌可抑制有害菌的生长,减少氨的生成。嗜酸乳酸杆菌的疗效尚有争议,但近年来使用的粪肠球菌 SF68 的疗效比较确切。SF68 的服用方法为:服用 4 周后停用 2 周,可反复使用,口服有益菌无毒副作用。

2. 促进体内氨的代谢

(1) L-鸟氨酸-L-门冬氨酸(OA)是一种鸟氨酸和门冬氨酸的混合制剂,能促进体内的尿素循环(鸟氨酸循环)而降低血氨。每日静脉注射 20g 的 OA 可降低血氨,改善症状,不良反应为恶心、呕吐。

(2) 鸟氨酸-α-酮戊二酸的降氨机制与 OA 相同,但其疗效不如 OA。

(3) 苯甲酸钠可与氮源性物质结合形成马尿酸从肾排出而降低血氨,不良反应以消化不良症状为主。苯乙酸钠可与谷氨酰胺结合形成苯乙酰谷氨酰胺经肾排泄。

(4) 谷氨酸盐与氨结合形成谷氨酰胺而降低血氨,有谷氨酸钾和谷氨酸钠两种,可根据血钾和血钠调整两者的使用比例。谷氨酸盐为碱性,使用前可先注射维生素 C,碱血症者不宜使用。

(5) 精氨酸可促进尿素循环而降低血氨,该药呈酸性,适用于碱中毒者。

3. 拮抗神经毒素对神经递质的抑制作用

(1) GABA/BZ 复合受体拮抗剂氟马西尼,可以拮抗内源性苯二氮卓所致的神经抑制,对于 III、IV 期患者具有促醒作用。静脉注射氟马西尼起效快,往往在数分钟之内,但维持时间很短,通常在 4h 之内静脉注射;或持续静脉滴注。

有关氟马西尼治疗肝性脑病的疗效,虽然尚有争议,但对选择性病例用后可明显改变 PSE 的级别及 NCT 积分。

(2) 支链氨基酸(BCAA)制剂是一种以亮氨酸、异亮氨酸、缬安酸等 BCAA 为主的复合氨基酸,其机制为竞争 BCAA 为主的复合氨基酸,竞争性抑制芳香族氨基酸进入大脑,减少假神经递质的形成,其疗效尚有争议,但对于不能耐受蛋白质的营养不良者,补充 BCAA 有助于改善其氮平衡。

3. 其他药物

(1) 肝性脑病患者大脑基底神经节有锰的沉积,驱锰药是否有效尚需进一步研究。

(2) L-肉碱可以加强能量代谢,而氨中毒假说的重要机制是氨干扰能量代谢。L-肉碱的疗效有待于证实。

(三)其他治疗

1. 减少门体分流

对于门体分流性难治性肝性脑病,可采取介入方法用钢圈或气囊栓塞有关的门静脉系统减少分流。

2. 人工肝

用分子吸附剂再循环系统(MARS),血液灌流、血液透析等方法可清除血氨和其他毒性物质,对于急、慢性肝性脑病均有一定疗效。

3. 肝细胞肝移植

肝细胞肝移植是治疗各种终末期肝病的一种有效手段,严重和顽固性的肝性脑病的指征。

4. 肝细胞移植

肝细胞移植是用人的肝细胞通过门静脉或肝内移植,也可做脾内移植,移植的肝细胞可存活,并具有合成功能,但也需要大量肝细胞,故目前尚不能广泛用于临床。

（四）对症治疗

1. 纠正水、电解质和酸碱平衡失调

每日入液总量以不超过 2500mL 为宜。肝硬化腹腔积液患者的入液量应加控制（一般约为尿量加 1000mL），以免血液稀释、血钠过低而加重昏迷。及时纠正缺钾和碱中毒，缺钾者补充氯化钾；碱中毒者可用精氨酸溶液静脉滴注。

2. 保护脑细胞功能

用冰帽降低颅内温度，以减少能量消耗，保护细胞功能。

3. 保护呼吸道通畅

深昏迷者，应做气管切开排痰给氧。

4. 预防脑水肿

静脉滴注高渗葡萄糖、甘露醇等脱水药以防治脑水肿。

（闫伟敏）

第八节 急性出血性坏死性肠炎

一、病因与发病机制

急性出血性坏死性肠炎（acute hemorrhagic necrotic enteritis）是一种急性、暴发性疾病。临床上以腹痛、腹泻、便血、呕吐、腹胀、发热及中毒表现为主，成人和儿童均可发病。15 岁以下占 60% 以上。男女发病为(2~3)：1，发病前可有饮食不当等诱因，以农村中发病较多。

急性出血性坏死性肠炎的病因和发病机制尚不十分明了。一般认为，本病的发生是由于多种因素共同作用的结果。内部因素为肠道局部缺血，胃肠分泌功能低下，导致肠道屏障功能缺损外部原因是主要是肠道病原体感染。

现认为与 C 型产气荚膜芽胞杆菌感染有关，可能与 C 型产气荚膜芽胞杆菌产生的 B 毒素所致，B 毒素可影响人体肠道微循环而致斑片状、坏疽性肠炎。由于某种原因进食污染有致病菌的肉类食物（未煮熟或变质），或肠内生态学发生改变（如从多吃蔬菜转变为多吃肉类）而利于该病菌繁殖；和（或）肠内蛋白酶不足（个体性或地区性），或以具有胰蛋白酶抑制因子的甘薯为主食发，使 B 毒素的分解破坏减少，从而导致了发病。病变主要为肠壁小动脉内类纤维板蛋白沉着、栓塞而致小肠出血、坏死。疾病好发于空肠和回肠，也可累及十二指肠、结肠及胃，偶可累及全消化道。病变可局限于肠的一段，也可呈多发性。受累肠段肠壁水肿、增厚、质地变硬。病变常起始于黏膜，表现出为肿胀、广泛性出血，可延伸至黏膜肌层，甚至于累及浆膜，可伴不同程度的腹腔渗液，严重时可引起溃疡及穿孔。

二、临床表现

多急性起病，也有缓慢发病者。病情轻重不一，轻者仅表现腹痛、腹泻，病程通常 1~3 周，很少复发或留后遗症；重者可在 1~2d 后出现大量便血，并出现休克、高热等中毒症状和严重并发症。

（一）胃肠症状

1.腹痛

可见于95%以上病例，腹痛常为首发症状。疼痛位于脐周、左腹、右腹或全腹。多为阵发性绞痛，疼痛亦可为持续增长性阵发性加剧。

2.腹泻、便血

腹痛发生后出现腹泻，一日3~7次，亦有达20多次者。粪便初为糊状带粪质，后渐为黄水样，继之呈血水样、高粱米泔水样或果酱样，甚至为鲜血或暗红色血块，此时粪质少而有恶臭。出血量多少不定，轻者可仅有腹泻，或为粪便潜血阳性。严重者一日血量可达数百毫升。腹泻和便血时间短者仅1~2d，长者可达月余。可呈间歇发作，或反复多次发作。

3.呕吐

呕吐常与腹痛、腹泻同时发生，呕吐物可为胃内容，或呈咖啡样、血水样，亦可呕吐胆汁。

（二）腹部体征

腹部胀满，有时可见肠型。脐周、上腹或全腹有明显压痛、部分患者肌紧张或反跳痛。早期肠鸣音亢进，中毒症状明显，或伴有麻痹性肠梗阻者，肠鸣音减弱或消失。

（三）全身表现

病情严重者，可出现水电解质紊乱、休克、高热、抽搐、神志模糊或昏迷等严重中毒症状。此种病例预后差。

（四）并发症表现及其他表现

严重病例可出现麻痹性肠梗阻、肠穿孔、急性-腹膜炎等并发症及相应表现。其他少见表现有肠系膜淋巴结肿大、黄疸、肝脏脂肪酸变性、间质性肺炎、肺水肿、弥散性血管内凝血（DIC）、肺水肿、急性肾衰竭、肾上腺灶性坏死等。

（五）临床类型

临床类型可根据其临床突出表现分为腹泻型、便血型、肠梗阻型、腹膜炎型和毒血症型5型。

（六）实验室检查和特殊检查

1.血常规

白细胞增多，多在12.0×10^9/L以上，以中性粒细胞增多为主，并有核左移现象。

2.粪检

粪便呈血性，或潜血试验强阳性，可有少量或中等量脓细胞。

3.X线检查

腹部X线片可见受累肠段（多为空肠）充气和液平面。肠穿孔者膈下可见游离气体。在急性期不宜做钡餐或钡灌检查，以免发生穿孔。急性期过后可做钡餐检查，如怀疑病变累及结肠者，应考虑做结肠镜检查。钡剂检查员显示肠黏膜粗糙，肠壁增厚，肠间隙增宽，肠壁张力和蠕动减弱，肠管扩张和僵直，部分病例可出现在肠痉挛、狭窄和肠壁囊样气肿。

三、诊断与鉴别诊断

（一）诊断

急性出血坏死性肠炎的诊断主要根据临床表现和相关的辅助检查。剧烈腹痛、便血、腹部压痛点不固定伴有严重毒血症时应怀疑本病可能。如同时能排除中毒性痢疾、绞窄性肠梗阻、肠套叠等诊断即可成立。辅助检查对诊断有很大帮助。血常规显示周围血白细胞质增多，以中性粒细胞增多为主，常有核左移。红细胞质和血红蛋白常降低。粪便检查外观呈或鲜红色，或潜血试验强阳性，镜下见大量红细胞，偶见脱落的肠系膜，可有少量或中等量脓细胞。急性期不宜做钡餐或钡灌检查，以免发生穿孔。急性期过后可钡餐检查，以协助诊断。因此无早期诊断价值。

急性出血坏死性肠炎腹痛前有程度不同的前驱症状，如头痛、乏力、全身痛及食欲缺乏等。腹痛常常是突然发生，以左上腹或右下腹为主，有时却是脐周围或全腹部的持续性腹痛。临床上酷似肠梗阻或腹膜炎。除腹痛外常有腹泻或血便。患者发热，甚至于发生中毒性休克。腹部广泛压痛，肠鸣音减弱或消失，偶尔在腹部触及包块。穿孔和腹膜炎时全腹压痛，有肌卫、反跳痛。腹腔试探穿刺发现红细胞和脓细胞提示有肠穿孔、肠坏死可能性。

（二）鉴别诊断

由于本病的临床表现与其他胃肠病有相似之处，因此易于混淆，应及时给予鉴别。

1. 克罗恩病急性期

急性出血性坏死性肠炎与克罗恩病的急性期在病变与临床表现出上却有许多相似之处。克罗恩病是一种非特异性遗传免疫力性疾病，常无明显发病季节性和发病诱因。青壮年多见，腹泻以单纯性水样便为主，很少便血或有中毒症状，甚至发生中毒性休克。易转为慢性。病变以增生为主，很少发生出血、坏死。根据以上可资鉴别。

2. 中毒性痢疾

随着生活环境和自然环境的改善，对中毒性痢疾防治效果水平面的提高，本病的发病率有明显下降。中毒性菌痢发病骤急，开始即有高热、惊厥、神志模糊、面色灰暗、血压下降，可于数小时内出现脓血便，粪便中除脓血便外，找到吞噬细胞或大便培养出痢疾杆菌可做鉴别。

3. 急性化脓性腹膜炎

主要是急性出血性坏死性肠炎早期与腹膜炎鉴别。尽管两种疾病有腹痛、恶心呕吐、感染中毒症状，但化脓性腹膜炎如为继发性，可继发于腹腔内器官操作穿孔、破裂或原发性腹膜炎常有肺炎、脓毒血症、泌尿生殖系统感染等引起。开始即有腹膜刺激征。急性出血坏死性肠炎早期一般无腹膜刺激征。腹痛、便血为主要症状。

4. 急性阑尾炎

腹痛是急性阑尾炎的主要症状，多数人以突发性和持续性腹痛开始，少数人以阵发性腹痛开始，而后逐渐加重。腹痛开始多在上腹、剑突下或脐周围，经4～8h或者10多个小时后，腹痛部位逐渐下移，最后固定于右下腹部，这种转移性右下腹痛约80%的患者具有这一特征，所谓转移性右下腹痛，根据这一特征可与其他急腹症鉴别。

5. 急性胃黏膜病变

本病有用药、酒精中毒或应激如严重感染、休克、大手术、烧伤、创伤及精神高度紧张等应激，引起血管痉挛收缩，致使黏膜缺血缺氧，导致黏膜损害，发生糜烂和出血。因此，了解有无用药、酗酒或应激状态对诊断很有帮助。由于溃疡不侵及肌层，在临床上很少有腹痛，上消化道出血是其最突出的症状，表现呕血或黑便。出血严重者可发生出血性休克。

6. 十二指肠溃疡

疼痛部位在中上腹脐上方偏右，呈钝痛、烧灼痛或饥饿痛，有周期性、节律性发作，发生在饭后 1~2h,进食可缓解,常有嗳气、反酸、烧心、呕吐等症状。内镜检查可确诊。

7.肠梗阻

腹痛、呕吐、腹胀、无大便、无肛门排气是肠梗阻的主要功能,临床症状不同。上述这些症状的出现在与梗阻发生的急缓、部位的高低、所有腔阻塞的程度有密切关系。肠梗阻的特点:①波浪式的由轻而重,然后又减轻,经过一平静期而再次发作;②腹痛发作时有气体下降感,到某一部位时突然停止,此时腹痛最为剧烈,然后有暂时缓解;③腹痛发作时可出现肠型或肠蠕动,患者自觉似有包块移动;④腹痛时可听到肠鸣音亢进。绞窄性肠梗阻由于某种原因有肠管缺血和肠系膜的嵌顿,则常常为持续性,伴有阵发性加重,疼痛也较剧烈。有时肠系膜发生严重绞窄,可无缘无故性剧烈腹痛。麻痹性肠梗阻的腹痛往往不明显,阵发性绞痛尤为少见,一般多为胀痛。肠梗阻时呕吐、腹胀明显,而便血不多。急性出血性坏死性肠炎时便血症状较重,腹部 X 线片小肠有比较弥散的充气或液平面。

8.肠型过敏性紫癜

儿童多见。腹痛剧烈伴呕吐、便血、易发生休克。常有腹膜刺激征与伴有肠麻痹和腹膜炎者不难鉴别。但肠型过敏性紫癜呕吐、腹胀更重,而便血不多。腹部 X 线片典型者常显示假肿瘤(充满液体的团祥肠段)、咖啡豆(充气的团祥肠段)影像。急性出血性坏死性肠炎时出血症状较重,腹部 X 线片小肠有比较弥散的充或液平面。

四、治疗

急性出血性坏死性肠炎的治疗一般以内科治疗为主,治疗的要点是减轻消化道负担、纠正水和电解质紊乱、改善中毒症状、抢救休克、控制感染和对症治疗。

(一)一般治疗

腹痛、便血和发热期应完全卧床休息和禁食。这样有利于胃肠休息。直到呕吐停止、便血减少,腹痛减轻时方可进少量流质,以后逐渐加量,待无便血和明显腹痛时再改软食。禁食期间应静脉补充高渗葡萄糖、复方氨基酸、清蛋白、脂肪乳等。恢复饮食宜谨慎,过早摄食可能会导致营养不良,影响疾病的康复。腹胀和呕吐严重者应做胃肠减压。

(二)纠正水、电解质失衡

急性出血性坏死性肠炎时由于出血、呕吐、腹泻、发热,加上禁食,易于发生水、电解质及酸碱平衡失调,应及时给予纠正。

(三)抗休克

急性出血性坏死性肠炎时由于某种原因发热、呕吐腹泻、失血、禁食等容易引起休克,是引起患者死亡的主要原因,早期发现休克并及时处理是治疗本病的主要环节。应迅速补充血容量,改善微循环,除补充晶体溶液外,应适当输血浆、新鲜全血或人体血清清蛋白等胶体液。血压不升者,可酌情选用山莨菪碱为主的血管活性药物。为减轻中毒症状、过敏反应、协助纠正休克,可慎用肾上腺皮质激素治疗。可静脉滴注 3~5d 氢化可的松,成人 200~300mg/d,或地塞米松 5~10mg/d;儿童用氢化可的松 4~8mg/d,或地塞米松 1~2.5mg/d,病情好转应及时停药,因肾上腺皮质激素有加重肠出血和肠穿孔之危险,应用时必须谨慎。一般用 3~5d。

(四)应用抗生素

控制肠道感染,宜尽早应用有效抗生素治疗。常用头孢类罗氏芬、先锋必、舒普深,喹诺酮类、大环内酯类等,酌情选择。

（五）对症治疗

腹痛严重者可给予度冷丁,高热、烦躁可给吸氧、解热剂、镇静剂或物理降温、便血量大时给予输血。

（六）抗毒血清

采用 Welchii 杆菌抗毒血清 42000～85000U 静脉滴注,有较好疗效。

（王勇国）

第九节　胰腺癌

胰腺癌(carcinoma of pancreac)是胰腺最常见的肿瘤,初发病时常无明显症状,临床确诊者大都属晚期,术后 5 年存活率在 1%～5%。

一、病因

病因至今未明,可能与下述因素有关:①吸烟:吸烟者的发病率比不吸烟者高 2～2.5 倍,且发病年龄提前 10～15 年。可能与长期大量吸烟摄入致癌物质有关;②饮食:高胆固醇饮食进入体内后,部分胆固醇在体内变成胆固醇环氧化物而致癌,或食物在加工烹调过程中的污染形成致癌物质,造成胰腺癌可能因素;③环境:长期接触某种可能对胰腺有致癌作用的化学物质,如 N－亚硝基甲胺、烃化物等,其胰腺癌发病率明显增加;④慢性胰腺炎、糖尿病和胰腺癌:慢性胰腺炎常和胰腺癌同时存在,但两者因果关系难以认定。胰腺癌者 5%～20% 伴有糖尿病,且其中 60% 是在同一年中先后发生糖尿病和胰腺癌,但两者之间的关系仅仅是偶合还是内在联系,对此尚无肯定意见。

胰腺癌以胰头部多见,占 60%～70%,胰体癌占 20%,胰尾癌占 5%,少数患者癌弥散于整个胰腺。胰腺癌多起源于导管上皮(81.6%),少数生于腺泡(13.4%),不能肯定来源(5%)。胰腺因被膜薄、淋巴和血运丰富易发生转移,除局部淋巴结转移外,胰头癌早期转移至肝,胰腺体尾癌易转移至腹膜。

二、诊断

（一）诊断

（1）上腹胀满或上腹痛,有与体位有关的腰背痛,进行性消瘦,进行性皮肤、巩膜黄染。

（2）体检发现上腹部肿块、无痛性胆囊肿大等。

（3）B 超、CT、MRI、MRCP、ERCP、超声内镜等显示胰腺占位,X 线检查显示十二指肠降部反"3"征等,可做出胰腺癌诊断。

（4）血清肿瘤标志物 CA19－9 可高于正常。

（5）如病理证实,则可确诊本病。

（二）病史及体格检查

详细询问患者症状发生、发展特点,初始是否为上腹胀满、胀痛,后逐渐转为上腹痛,注意询问症状有无进行性加重。是否有腰背痛,是否与体位有关。应了解是否有进行性皮肤、巩

— 379 —

膜、黄染、尿黄等表现。是否伴有食欲缺乏、乏力、恶心、呕吐、腹胀等消化不良症状。有无短期内进行性消瘦的表现。

（1）腹痛：疼痛常在上腹部，开始为隐痛，多伴胀满不适，常牵涉至背部。典型的胰腺疼痛是平卧时腹痛加重，尤以晚上更甚，取下蹲、前倾弯腰或侧卧屈足位则可缓解或减轻疼痛。

（2）全身皮肤及巩膜可见黄疸。

（3）明显消瘦。

（4）部分患者可扪及囊状、无压痛、表面光滑并可推移的肿大胆囊，即 Courvoisier 征阳性。

（5）有时可于上腹部触及结节状硬块，该肿块可以是肿瘤本身，也可以是腹腔内转移的淋巴结。部分胰体尾癌压迫脾动脉或主动脉时，左上腹部或脐周可闻及血管杂音。

（6）肿瘤晚期有皮肤瘙痒、腹腔积液、腹块等表现。直肠指诊可摸到盆腔转移灶。

（三）辅助检查

1. 实验室检查

（1）血生化：可有血清总胆红素升高，以结合胆红素为主，血清碱性磷酸酶、γ-谷氨酰转移酶等明显升高。

（2）血常规：可有不同程度的贫血。血白细胞计数一般无改变。

（3）粪、尿常规：粪中可见脂肪滴和肌纤维，部分患者粪隐血试验阳性。可有胆红素尿。

（4）肿瘤标志物：CEA、CA19-9 明显增高，约 95% 的进展期胰腺癌 DU-PAN-2 明显升高。

2. 特殊检查

（1）腹部 B 超常为首选的检查方法，可显示肝内、外胆管有无扩张、胰头或胆总管下端有无肿块、肝外胆管梗阻的部位、性质和胆管扩张程度。诊断阳性率可达 90%，可显示 >2cm 的胰腺肿瘤，声像图上表现为胰腺局限性增大，轮廓不规则，另外可发现胆胰管扩张及胰腺肿大。

（2）腹部 CT：可检查出 >2cm 的肿瘤，诊断价值与 B 超相似。可见胰腺形态变异、局限性肿大胰周脂肪消失、血管周围侵犯、胰管扩大等，其准确率可达 80%。此项检查有助于肿瘤分期，也可在 CT 引导下行穿刺活检，获取组织行病理学检查，可明确诊断。

（3）逆行胰胆管造影（ERCP）：可观察十二指肠壁及壶腹部有无肿瘤浸润；插管造影表现为胆胰管受压，胰管阻塞，突然变细或中断，断端变钝或呈鼠尾状或杯口状，管壁僵硬。其诊断正确率可达 90%。

（4）MRI、MRCP：一般可根据质子密度显像，可用于鉴别胰腺的良恶性肿瘤。

（5）超声内镜：可发现直径小于 1cm 的微小肿瘤。超声内镜在胃内检查时，可见胃后壁有局限性低回声区，通常为低回声团块、内部见不规整斑点，典型病变边缘呈火焰状，还可见周围大血管被浸润的表现，此项检查对胰腺癌尤其是早期胰腺癌的诊断有较大价值。另外可在超声内镜下行穿刺活检，有助于确诊本病。

（6）选择性动脉造影：经腹腔动脉做肠系膜上动脉、肝动脉、脾动脉选择性动脉造影，对显示胰体尾癌可能比 B 超和 CT 更有效。

（7）X 线钡餐检查：胰头癌时可显示有十二指肠曲扩大，有压迹或降部呈反"3"字形，胰头癌对胃窦及胃角压迫，使其向前、向上移位。

（8）胰腺活检和细胞学检查：有条件时可在 B 超或 CT 引导下进行细针穿刺活检（fine needle aspiration，FNA）行组织病理学诊断，这是诊断胰腺癌很有效的方法之一。

（四）鉴别诊断

1.慢性胃炎或消化性溃疡

慢性胃炎或消化性溃疡一般均有上腹饱胀、隐痛，但其临床经过呈非进行性，一般无体重明显减轻，胃镜可明确诊断。

2.慢性胰腺炎

慢性胰腺炎有时其临床表现、B 超和 CT 检查均与胰腺癌很相似，如 X 线片、超声、CT 发现胰腺部位有钙化点则对慢性胰腺炎的诊断有帮助。病程相对较长，无进行性加重趋势，相关的影像学检查可有助于鉴别，有条件时可在 B 超、CT 引导下行胰腺穿刺细胞学检查以确定诊断。

3.胆石症

胆石症常有反复发作性右上腹痛，发作时局部压痛，Murphy 征阳性，B 超证实本病。

4.原发性肝癌

原发性肝癌一般可有肝炎史，血 AFP 增高，B 超、CT 等影像学检查证实肝脏占位。

5.壶腹周围癌

壶腹周围癌起病较急，多有波动性黄疸、消瘦、呕血和（或）黑便等，腹痛不显著，常并发胆管炎，反复发热、寒战较常见。B 超、CT、MRI、MRCP、ERCP 等检查可有助于诊断。难与胰腺癌鉴别者可剖腹探查明确诊断。

三、治疗

（一）一般治疗

拟诊本病者应饮食清淡、戒烟、戒酒，并根据临床症状予以相应治疗。

（二）手术治疗

手术是治疗胰腺癌的主要方法，也是治疗本病最有效的措施。凡确诊本病而无心、肺功能不全等手术禁忌、无全身广泛转移者，均应手术治疗。胰十二指肠切除术（Whipple 手术）是常用的标准术式，如无"根治"条件，为解除或减轻症状，可行姑息性手术，如针对梗阻性黄疸，可行胆囊空肠吻合术和胆总管空肠吻合术等。

（三）介入治疗

内镜下支架放置术可使胆总管梗阻、胰管梗阻等得到缓解。内镜下鼻胆管或置放支架做内引流，适用于胰腺癌并发黄疸的患者；经皮经肝穿刺胆管引流也有助于缓解黄疸症状。一般可根据所在医院的条件和经验选用相关的介入治疗技术。

（四）化疗

化疗主要分术后辅助化疗及姑息化疗。

1.术后辅助化疗

胰腺癌术后辅助化疗可延长生存。胰腺癌的辅助化疗应当在根治术后 1 个月左右开始，常用化疗药物为吉西他滨。

2.姑息化疗

由于胰腺癌早期症状不典型，多数患者发现时已失去手术机会，根据患者年龄、体力状况、KPS 评分等可供选择方案。常用化疗方案如下。

（1）GEM 单药：吉西他滨 $1000mg/m^2$，静脉滴注，第 1d。1 周为 1 个周期，7 周后停 1 周，然后每周 1 次,3 周后停 1 周。

(2)5 – FU/CF:氟尿嘧啶 425mg/m²,静脉推注,第 1～5d。叶酸 20mg/m²,静脉推注,第 1～5d。4 周为 1 个周期。

(3)GP 方案:吉西他滨 1000mg/m²,静脉滴注,第 1、8、15d。顺铂 25mg/m²,静脉滴注,第 1、8、15d。4 周为 1 个周期。

(4)GEM + Xeloda 方案:吉西他滨 1000mg/m²,静脉滴注,第 1、8d。卡培他滨 1000mg/m²,口服,1d2 次,第 1～14d。3 周为 1 个周期。

(5)GEMOX 方案:吉西他滨 1000mg/m²,静脉滴注,第 1d。奥沙利铂 100mg/m²,静脉滴注,第 2d。2 周为 1 个周期。

(6)FOLFIRINOX 方案:叶酸 400mg/m²,静脉滴注,第 1d。奥沙利铂 85mg/m²,静脉滴注,第 1d。伊立替康 180mg/m²,静脉滴注,第 1d。氟尿嘧啶 400mg/m²,静脉推注,第 1d。氟尿嘧啶 2400mg/m²,持续静脉滴注 46h,第 1、2d。

(7)S – 1 单药:替吉奥 40mg/m²,口服,1d2 次,第 1～28d。6 周为 1 个周期。

(8)GEM + S – 1 单药:吉西他滨 1000mg/m²,静脉滴注,第 1、8d。替吉奥 40mg/m²,口服,1d2 次,第 1～14d。3 周为 1 个周期。

(五)放射治疗

包括术中、术后放疗,亦可与化疗联合应用,可使肿瘤缩小、控制或缓解症状;对无手术条件的患者可采取高剂量局部照射及放射性同位素¹²⁵I 局部植入照射等方法治疗,现有一些具有一定治疗疗效的临床报道。

(六)对症治疗

支持治疗对晚期及术后胰腺癌患者尤为重要,可选用高营养和氨基酸液静脉输注,给予多种维生素、胰酶片等,如康彼身(Combizym)2 片,3 次/天,口服。本病疼痛顽固难忍,可予以止痛剂治疗,可按照 WHO 三阶梯止痛原则选用相应的药物。常用的镇痛药物:盐酸曲马朵(曲马多盐酸盐),成瘾率较低,50～100mg/次,口服 24h 不超过 400mg,连用不超过 48h;或芬太尼(多瑞吉)贴片,每次 1 片(25mg/片),贴在皮肤上,72h 更换 1 次。应用时应注意可能有出汗、嗜睡、头晕、恶心、呕吐等不良反应。哌替啶类止痛药极易成瘾,一般在病程后期,其他药物治疗无效者使用。亦可加用安定类镇静剂,如地西泮 5～10mg,2～3 次/天,口服。非甾体类消炎镇痛药有时亦有效,如加用阿司匹林 0.3mg,3 次/天,口服,但要注意其可能损伤胃黏膜的不良反应。

(李志勇)

第十节　消化性溃疡

消化性溃疡系指胃、十二指肠及胃空肠吻合术后空肠的慢性溃疡,因溃疡的形成与胃酸 – 胃蛋白酶的消化作用有关而得名。溃疡的黏膜缺损超过黏膜肌层,不同于糜烂。消化性溃疡为消化道的常见和多发病,约 10% 的人一生中患过此病。本病男多于女,发病年龄以青壮年占大多数,但也可发生于儿童及老年人。胃溃疡发病年龄较十二指肠溃疡者约迟十年。消化性溃疡的发作有季节性,秋冬和冬春之交远比夏季常见。本病属于祖国医学的"胃痛"范畴。

一、诊断

(1)慢性、周期性、节律性、部位固定的上腹痛,呈饥饿感,隐痛、钝痛、胀痛、灼痛或剧痛等。伴返酸、嗳气及其他消化不良症状。上腹正中或略偏左或右有压痛点。①十二指肠溃疡常空腹痛,进食后缓解,3~4h后再出现疼痛,持续至下次进餐,故多喜食、迟发痛;②胃溃疡多在餐后0.5~1h出现疼痛,至下一餐消失,进食则又痛,故多畏食、早发痛。发作期上腹部有局限性压痛。

(2)常见并发症:①上消化道出血:多表现为黑便,少数胃溃疡和个别十二指肠溃疡可以呕吐咖啡色液体。隐血试验强阳性;②幽门梗阻:可发生呕吐,呕吐物量多,有酸臭味与宿食残渣等;③穿孔:出现中上腹持续剧烈疼痛,伴肌紧张与反跳痛者提示并发穿孔,透视可发现膈下游离气体;④癌变:中年以上患者如疼痛节律改变,食欲缺乏,消瘦者应疑及胃癌。上述典型症状加上一种并发症的病史或现症即可基本确诊。

(3)胃镜检查有确诊价值,能直接窥及溃疡,并根据病变形态分为活动期、愈合期或瘢痕期。通过活检常可早期发现癌变或癌前期病变。

(4)X线钡餐造影常有诊断意义,龛影需结合活动性症状,以排除单纯瘢痕凹陷所致;局部变形、激惹、压痛等间接征象需注意与慢性胃窦炎、十二指肠炎鉴别。

(5)胃液分析:十二指肠溃疡胃酸多增高,胃溃疡多属正常或偏低。

二、鉴别诊断

(一)胃癌

胃癌常见腹上区痛,但疼痛无规律,常有消瘦、贫血、恶病质及左锁骨上淋巴结肿大,大便隐血常持续阳性。对45岁以上症状不典型、胃酸缺乏、病情呈进行性发展者,尤应考虑胃癌可能,应做内镜等检查,明确诊断。

(二)慢性胃炎

慢性胃炎以腹上区饱胀为主,而溃疡以痛为主。胃镜检查是两者鉴别的可靠方法。

(三)胃肠神经官能症

腹上区痛,同时伴有其他神经衰弱症状。X线钡餐和胃镜检查无异常发现。

(四)胃下垂

以消化不良症状为主,并在直立位时加重,平卧时减轻。X线钡餐检查无龛影等溃疡的X线征,胃小弯最低点在髂嵴水平以下。

(五)促胃液素瘤

促胃液素瘤也称卓-艾综合征,属一种胰岛细胞瘤。其D细胞数远超过正常,分泌大量促胃液素,刺激壁细胞增生,分泌过量胃酸而发病。主要表现为溃疡部位的多发性或非典型性,大量胃酸及严重腹泻等,对一般解痉止痛药反应较差。血清促胃液素>200pg/mL,多数>500pg/mL。BAO/MAO≥0.6。

(六)胆囊炎及胆石症

胆囊炎及胆石症可有慢性、复发性腹上区疼痛,但疼痛缺乏节律性,患者为腹右上区疼痛或典型胆绞痛。

常因进食脂肪而诱发,墨菲征常为阳性,可伴有发热及黄疸。X 线胆囊造影和胆囊 B 超检查有助于确诊。

三、西医治疗

治疗目的在于消除病因,解除症状,愈合溃疡,防止复发和避免并发症。

(一)一般治疗

患者应注意休息,避免有刺激性食物,戒烟,戒酒,避免精神过度紧张和情绪波动。

(二)药物治疗

1. 常用抗消化性溃疡的药物

(1)抗酸药:即碱性药物。如碳酸氢钠、氢氧化铝,氧化镁等。液态或粉剂抗酸效果较片剂好,故服用片剂时应在咽下前嚼碎。一般用法采用 3 ~ 7 次/天为宜。

(2)组胺 H_2 受体阻断剂:①西咪替丁:200mg,每日 3 次,睡前 400mg,口服。由于此药作用时间短,每天服用次数多,故目前临床上已不作为首选的 H_2 受体阻断剂;②西咪替丁(泰胃美):800mg,睡前口服;③雷尼替丁:150mg,早、晚各 1 次,口服。抑酸作用强于甲氰咪胍,服用方便,价格便宜,故作为临床常用抑酸药;④法莫替丁:40mg 每日 1 次,口服。抑酸作用优于雷尼替丁,服用方便,不良反应小。

(3)抗胃泌素药:丙谷胺,400mg,每日 3 次,口服。因疗效不确切,故极少单独应用。

(4)抗胆碱能药:常用药物有阿托品、溴丙胺太林、溴甲阿托品及哌仑西平等。由于已证实此类药物抑制胃酸作用弱,对消化性溃疡疗效差,故不主张单独使用,仅作为抗酸治疗的辅助用药。

(5)壁细胞 H^+,K^+ – ATP 酶抑制剂:对胃酸分泌最强大的抑制剂,常短期应用。①奥美拉唑:20mg,每日 1 次,口服;②兰索拉唑:40mg,每日 1 次,口服。

(6)胃黏膜保护药:①胶体铋剂:目前常用有三钾二枸橼酸铋,240mg,每日 2 次,口服;②米索前列醇,200μg,每日 4 次,口服;③替普瑞酮:50mg,每日 3 次,饭后口服。

(7)清除幽门螺杆菌的药物:多种抗生素均具有清除幽门螺杆菌的能力,如青霉素、红霉素、诺氟沙星、庆大霉素、小檗碱、甲硝唑等。此外,胶体铋剂和奥美拉唑亦具有清除幽门螺杆菌的作用。

(8)胃动力药:胃动力药可促进胃排空,减少十二指肠液反流。多潘立酮10mg,每日 3 次,饭前 15min 口服。西沙比利 10mg,每日 3 次,饭前 15min 口服。

2. 胃溃疡的药物治疗

胃溃疡的治疗应以保护胃黏膜,减少十二指肠液反流为主。首选胃黏膜保护剂及胃动力药,也可选用 H_2 受体阻断剂或奥美拉唑,疗程为 4 ~ 6 个月。若 Hp 阳性者,需加用抗生素治疗 15d 或胶体铋剂治疗 28d。

3. 十二指肠溃疡的治疗

十二指肠溃疡的治疗应以降低胃酸为主。首选 H_2 受体阻断剂或奥美拉唑,疗程 4 ~ 6 个月。若 Hp 阳性者,需配合抗生素或胶体铋剂。

(三)手术治疗

消化性溃疡的手术治疗适用于急性穿孔、幽门梗阻、大量出血和恶性溃疡。

四、辨证论治

（一）肝胃不和

1. 主证

胃脘胀痛,攻窜胁肋,胸闷,嗳气泛酸,每于情绪波动之时,则病情加剧,舌苔薄腻,脉弦。

2. 治法

疏肝理气,和胃止痛。

3. 方药

柴胡疏肝饮合金铃子散加减。柴胡 10g,白芍 10g,枳壳 10g,川芎 10g,香附 10g,川楝子 10g,郁金 10g,炒白术 10g,延胡索 10g,陈皮 10g,甘草 6g。

4. 加减

若反酸重者,可加黄连、吴茱萸、瓦楞子、乌贼骨;便秘者,可加大黄;胃纳不佳,可加白术、神曲、麦芽等。

（二）痰饮壅盛

1. 主证

胃脘胀满而痛,嗳气吞酸,不思饮食,口淡乏味,或有目眩心悸,怠惰嗜卧,或有便溏,苔白腻而厚,脉滑或缓。

2. 治法

温中化饮,健脾利湿。

3. 方药

苓桂术甘汤合平胃散加味。茯苓 12g,炒白术 12g,桂枝 10g,苍术 10g,厚朴 10g,陈皮 6g,黄连 6g,吴茱萸 10g,甘草 6g。

4. 加减

若兼食滞不化,宜加焦三仙、莱菔子;兼有热象,口苦咽干,不甚渴饮者,宜加黄芩。

（三）脾胃虚寒

1. 主证

胃脘隐隐作痛,饥饿时痛甚,得温得食则减,吐酸时作,精神疲乏,形寒肢冷,或大便溏薄,舌质淡,脉沉细。

2. 治法

温中散寒,健脾益气。

3. 方药

黄芪建中汤加减。黄芪 10g,桂枝 10g,白芍 12g,炙甘草 10g,干姜 10g,木香 10g,砂仁 10g,大枣 5 枚。

4. 加减

若胃寒痛甚,宜加良附丸;泛吐清水较多,可加陈皮、半夏;反酸明显,可加黄连、吴茱萸;黑便者,宜加干姜炭、白芨、地榆炭;若脘腹胀闷,苔腻者,宜用香砂六君子汤。

（四）热蕴中焦

1. 主证

痛势急迫,灼热烧心,吞酸反胃,多食易饥,或似饥非饥,心烦不宁,口干而渴,口秽便秘,舌红苔黄,脉滑数。

2. 治法

清热和胃,理气调中。

3. 方药

清中汤合左金丸加减。黄连10g,栀子10g,陈皮10g,半夏10g,茯苓10g,草豆蔻10g,白芍12g,吴茱萸6g,延胡索10g,香附10g。

4. 加减

若食滞发热者,加黄芩、龙胆草;便血者,宜加侧柏叶、地榆炭之类。

(五)脾胃阴虚

1. 主证

胃脘隐隐作痛,烦渴思饮,嗳气吐酸,口燥咽干,食少便干,舌红少苔,脉细数。

2. 治法

养阴益胃,和中健脾。

3. 方药

益胃汤合竹叶石膏汤加减。沙参15g,麦冬15g,玉竹10g,生地12g,竹叶10g,生石膏20g,半夏10g,白芍12g,党参10g,黄连6g,吴茱萸6g,甘草6g。

(六)淤血阻络

1. 主证

胃脘刺痛或如刀割,且痛有定处,拒按,呃逆吐酸,或见吐血,便血,舌质紫黯或有瘀斑,脉涩。

2. 治法

活血化瘀,行气止痛。

3. 方药

膈下逐瘀汤合失笑散。当归10g,川芎10g,桃仁6g,赤芍10g,延胡索10g,香附10g,乌药10g,枳壳6g,丹参10g,五灵脂10g,蒲黄6g,甘草6g。

4. 加减

气虚者,可加党参、黄芪、炒白术;胃脘痛,便血明显者,可加白及、阿胶珠、三七之类。

(尤金枝)

第十一节　慢性胃炎

一、概述

慢性胃炎是指由多种原因引起的胃黏膜慢性炎症和(或)腺体萎缩病变。病因主要与幽门螺杆菌感染密切相关,我国成年人胃窦炎患者感染率一般为70%～90%。其他原因如长期服用损伤胃黏膜的药物(主要为非类固醇消炎药)、十二指肠反流、口鼻咽部慢性感染灶、酗酒、长期饮用浓茶及咖啡等均可导致慢性胃炎。在我国慢性胃炎多以胃窦部损伤为主,炎症持续可引起胃黏膜固有腺体萎缩和肠腺化生。慢性胃炎的发病常随年龄增长而增加。胃体萎缩性胃炎常与自身免疫损害有关。胃镜下将慢性胃炎分为浅表性胃炎和萎缩性胃炎,这一分类法应用普遍。

慢性胃炎属中医学"胃脘痛""嘈杂"等范畴。中医学认为本病的发生乃因六淫伤中、饮食伤脾、肝气犯胃、脾胃虚弱等导致气滞血瘀,湿热蕴积,胃失和降,胃络受损而发病。病位在胃,与肝、脾有密切关系。病机变化可表现为本虚标实、虚实夹杂;初期在气,日久由气及血,且病程中寒热虚实可相互转化。中医中药对这两种病证的辨证、辨病施治均有较大的优势。

二、临床表现

(一)症状

症状无特异性,可有中上腹不适、饱胀、隐痛、烧灼痛,疼痛无节律性,一般于进食后为重,也有食欲缺乏、嗳气、反酸、恶心等消化不良症状。有一部分患者可无临床症状。如有胃黏膜糜烂者可出现少量或大量上消化道出血。胃体萎缩性胃炎合并恶性贫血者可出现贫血貌、全身乏力、精神淡漠,而消化道症状可以不明显。

1.疼痛

疼痛可表现为中上腹部隐痛、烧灼痛甚至绞痛,并向后背部放射,可伴有恶心、呕吐。症状的出现常与患者体位有关,如右侧卧位时容易发生,左侧卧位时则发生较少或不发生。慢性肥厚性胃炎患者大多可无症状,并且症状轻重与胃黏膜病变的程度往往不一致。上腹部可有隐痛或不适,少有绞痛或剧痛者,疼痛可无规律性。

2.消化不良

消化不良表现为上腹部不适、烧心感、食欲缺乏、恶心、呕吐、呃逆、嗳气、腹胀、体重减轻、全身倦怠等。

(二)体征

患者上腹部可有轻度压痛或不适,胃体胃炎有时伴有舌炎及贫血征象。体格检查对本病的诊断帮助不大,本病患者无特异性体征出现。

三、辅助检查

(一)X线钡剂检查

本病的X线诊断一般较困难。若在X线检查时采用气钡双重对比或加压法,则有可能提示本病。主要用于排除消化性溃疡和胃癌等疾病。

(二)胃镜检查

胃镜检查对本病的诊断有很大的价值。一般所见为圆形或卵圆形的 $5 \sim 12mm$ 大的单发或多发性隆起,其中央有黏膜缺损所形成的脐样凹陷,其缺损形状仍为圆形或卵圆形。黏膜缺损常为暗红色、红色、黄色或白色。隆起形态除多见圆形、卵圆形外,有时各个隆起的形态极不规则。平坦型其周边无明显肿胀。

(三)粪便隐血试验检查

在慢性胃炎并发糜烂出血时,粪便隐血可呈阳性。

(四)幽门螺杆菌(Hp)检查

由于幽门螺杆菌与各种胃炎的关系的明确性,因此建立了多种Hp检测方法,如胃窦黏膜活检标本特殊染色检查、细菌培养、免疫学试验、与 Hp 代谢有关的^{13}C – 尿素呼吸试验,^{14}C – 尿素呼吸试验等。

(五)酸分泌功能检查

酸分泌功能检查常用五肽胃泌素刺激试验,测定基础胃酸分泌量(BAO)、最大胃酸分泌量(MAO)、高峰胃酸分泌量(PAO)和胃液 pH。明显低酸或无酸提示胃体萎缩性胃炎。

四、诊断

(一)西医诊断

慢性胃炎的诊断主要依据胃镜所见和胃黏膜组织病理检查。

1. 分类

内镜下慢性胃炎分为浅表性胃炎(又称非萎缩性胃炎)和萎缩性胃炎,如同时存在平坦糜烂、隆起糜烂或胆汁反流,则诊断为非萎缩性或萎缩性胃炎伴糜烂或胆汁反流。

2. 病变分布范围

胃窦、胃体和全胃。

3. 诊断依据

非萎缩性胃炎表现为红斑(点、片状、条状),黏膜粗糙不平,出血点、斑;萎缩性胃炎表现为黏膜呈颗粒状,血管透露,色泽灰暗,皱襞细小。

4. 组织学分级标准

有 5 种形态分级(Hp 慢性炎症、活动性、萎缩和肠化),分成无、轻度、中度和重度 4 级(或 0、+、+ +、+ + +)。

(1)Hp:观察胃黏膜层:表面上皮、小凹上皮和腺管上皮表面的 Hp。

(2)活动性:慢性炎症基础上有中性粒细胞浸润。

(3)慢性炎症:根据慢性炎症细胞的密集程度和浸润深度分级。

(4)萎缩:指胃的固有腺体减少,幽门腺萎缩是指幽门腺减少或由肠化腺体代替,胃底(体)腺萎缩是指胃底(体)腺假幽门腺化生、肠化生或腺体本身减少。

(5)肠化。

(6)特殊类型慢性胃炎或胃病:如肉芽肿性胃炎、嗜酸性胃炎、疣状胃炎、慢性淋巴细胞性胃炎、巨大胃黏膜肥厚症(Menetrier 病)等,应注意判断。

(二)中医诊断

1. 胃脘痛

胃脘痛系因胃气郁滞、气血不畅所致。临床以上腹部近心窝处经常发生疼痛为主症,表现为胃脘部疼痛,常伴痞闷或胀满、嗳气、泛酸、嘈杂、恶心呕吐等症;发病常因情志不畅,寒热侵扰,饮食失调,阴阳气血不足,气滞血瘀等使胃失和降所致。

胃脘痛是胃部病变的常见症状,肠、胰、胆、肝、脾的病变亦常表现为胃脘部位的疼痛,甚至厥心痛等病有时也可表现为胃脘痛。

2. 嘈杂

自觉胃中空虚,似饥非饥,似痛非痛,似辣非辣,脘部懊侬,莫可名状的一种症状。多因伤食、胃寒、胃热、阴血亏虚及肝胃不和等所致。胃及食管的病变,胆胀、胰胀等病常可见嘈杂。

五、鉴别诊断

(一)息肉

胃腺病性息肉是一种良性肿瘤,其大小从 1 ~ 10mm,多为单发,罕为多发,可有蒂或无蒂,常发生于胃窦部。胃息肉患者早期可无症状,有的可出现无规律的胃脘部隐痛、上腹部不适或恶心呕吐,查体无阳性体征。X 线钡餐检查可显示出界限完整的充盈缺损,很小的息肉易掩蔽于钡剂中。在加压或做双重对比检查时显示更好,个别带蒂者可移动或改变方向。胃镜可明显观察到息肉呈圆形或卵圆形隆起,表面光滑,色黯红或玫瑰色。带蒂者可活动,不带蒂者其基底部宽窄不一。

(二)消化性溃疡

因慢性胃炎的疼痛性质与消化性溃疡相似,并且有的慢性胃炎与消化性溃疡同时发生,因此应加以鉴别。消化性溃疡在 X 线钡餐检查时可见有龛影出现,并见溃疡局部的激惹现象。在较小的十二指肠球部溃疡尤其是浅小的线形溃疡患者,X 线钡餐检查易漏诊。通过胃镜检查,则各种溃疡均可明确诊断。

(三)胃癌

胃癌患者多数有上腹部疼痛、消化不良、体重下降等症状。早期胃癌可无任何体征,中晚期胃癌觉中上腹压痛,晚期患者可扪及上腹部肿块,质硬且不规则。X 线钡餐检查可见到因癌所造成的充盈缺损。胃镜对各个时期胃癌尤其是早期胃癌的诊断有较大的价值。取病变部位的组织做病理检查则诊断的正确性更高。国内早期胃癌的检出率已达 16%。

(四)慢性胆管系统疾病

在慢性胆囊炎或胆石症患者,亦常表现为上腹部隐痛,或伴腹胀、嗳气、恶心呕吐及食欲缺乏等症状,但患者多为女性,症状以右上腹尤为明显,可伴有厌油腻,高脂饮食可诱发疼痛。患者查体时可见莫菲氏征阳性,B 超检查与 X 线胆囊造影可明确诊断。

六、治疗

(一)中医治疗

1. 辨证论治

(1)肝胃不和证:胃脘胀痛,攻窜两胁,得嗳气或矢气则舒,遇烦恼复发或加重,胸闷食少,嗳腐吞酸,排便不畅,舌苔白,脉弦。

病机:肝失疏泄,气郁犯胃。

治法:疏肝解郁,行气和胃。

方药:四逆散加味。柴胡、白芍、枳壳、檀香各 12g,延胡索 15g,甘草 6g,黄连 3g。

加减:脘胀连胁,不痛者,去延胡索,加山楂、神曲各 15g。

(2)脾胃湿热证:脘部胀痛或灼痛拒按,食少纳呆,口干口苦,身重困倦,恶心呕吐,泛酸嘈杂,小便短黄,舌红苔黄腻,脉滑数。

病机:湿热内蕴,脾胃失运。

治法:清热化湿,和胃止痛。

方药:左金丸、四加减正气散合六一散加味。黄连、吴茱萸、甘草各 3g,霍香、厚朴、茯苓、延胡索、陈皮、草果各 12g,山楂、神曲各 15g,滑石、泡参各 30g。

加减：脘中灼痛，加熟大黄 9g。

(3)寒凝中焦证：胃痛暴作，以绞痛为主，遇冷即发或加重，得热痛减，发病多由突受外寒或过食生冷引起，口淡无味，泛吐清水，大便溏薄，小便清长，苔白，脉紧或弦。

病机：寒邪内侵，气机失畅。

治法：温中散寒，和胃止痛。

方药：吴茱萸汤加减。吴茱萸 9g，党参、山楂、神曲各 30g，大枣、高良姜各 12g，干姜 6g，黄连 3g。

(4)寒热错杂证：胃脘胀痛，遇冷或遇热加重，嘈杂泛酸，口干口苦，嗳气，纳呆，肢冷便溏，舌淡，或舌淡红，苔薄白，或苔薄黄，脉弦或弦数。

病机：寒热错杂，脾胃不和。

治法：辛开苦降，和中止痛。

方药：半夏泻心汤加减。法半夏、山楂、神曲、延胡索各 12g，泡参 30g，干姜 6g，黄连 6g，鸡内金 10g。

(5)脾胃虚寒证：胃痛隐隐，喜暖喜按，空腹痛重，得食痛减，食后腹胀，怠倦乏力，神疲懒言，畏寒肢冷，大便稀溏或虚秘，或初硬后溏，食欲缺乏，食后脘闷，舌质淡嫩，边有齿痕，苔薄白，脉沉细或迟。

病机：中焦虚寒，脾失健运。

治法：温中健脾，散寒止痛。

方药：黄芪建中汤加减。黄芪 30g，白芍、桂枝、制香附、高良姜、鸡内金各 12g，甘草、吴茱萸各 6g。

(6)胃阴不足证：胃脘隐隐灼痛，空腹时加重，似饥不欲食，口干不欲饮，口干舌燥，纳呆干呕，大便干结，手足心热，舌红少津，有裂纹，少苔或花剥苔，脉细数。

病机：胃阴不足，胃失濡养。

治法：生津育阴，和胃止痛。

方药：益胃汤、芍药甘草汤加减。南、北沙参各 30g，麦冬、石斛、赤芍、白芍各 15g，栀子、山楂、神曲各 12g，甘草 6g。

(7)脾胃气虚证：胃痛隐隐，喜按，倦怠乏力，气短懒言，食欲缺乏，食后脘闷，大便稀溏或虚秘，脉细弱。

病机：中焦气虚，脾失健运。

治法：益气健脾，和胃消痞。

方药：四君子汤、升陷汤加减。党参 30g，白术、茯苓、黄芪、柴胡各 15g，升麻、桔梗各 10g，白蔻仁、甘草各 6g。

加减：胃脘痛者加用延胡索 15g，胃痞者加用神曲 20g。

2. 中成药

(1)胃苏冲剂或气滞胃痛冲剂：每次 1 包，每日 3 次。适用于气滞证。

(2)胃宁冲剂：每次 1 包，每日 3 次。适用于胃热证。

(3)丹桂香冲剂或荜铃胃痛冲剂：每次 1 包，每日 3 次。适用于淤血证。

（二)西医治疗

(1)针对病因：应清除鼻口咽部感染灶，戒烟忌酒。饮食宜固体食物，避免过于粗糙，忌浓烈辛辣饮食或服用对胃有刺激性的药物。

（2）药物治疗：主要以对症处理缓解症状为主。疼痛明显者予以解痉止痛药；胃酸分泌过多者降低胃酸，增强胃黏膜抵抗力；胃动力减弱者予以胃动力药促进胃肠蠕动；幽门螺杆菌呈阳性者以西药二联、三联或四联法除之。

（3）其他：适当注意休息。

（尤金枝）

第十二节　功能性腹泻

一、概述

功能性腹泻（functional diarrhea）是指持续地或反复地出现排稀粪（糊状粪）或水样粪，不伴有腹痛或腹部不适症状的综合征。西医属于功能性肠病（functional bowel disorders，FBD）范畴，中医学属于"泄泻"范畴。很少有研究将功能性腹泻从腹泻型肠易激综合征（IBS）中独立出来单独诊断。因此，难以提供精确的发病率。

二、病因、病理与发病机制

（一）病因及发病机制

功能性腹泻是一种临床消化内科常见病，其病因和发病机制尚不十分明确，尚无根据证明其发病与心理因素或肠运动功能有关，有些研究提示其发病可能与肠道菌群失调有关。应用菌群调节剂治疗功能性腹泻取得一定疗效，但尚缺乏足够对照研究。

（二）病理生理

目前，很少有研究涉及功能性腹泻的病理生理学，其机制不如 IBS 清楚。有研究发现，功能性腹泻患者的非推进性结肠收缩减少、推进性结肠收缩增加，急性应激可诱导加速结肠的转运。

（三）中医学对本病病因病机的认识

本病的主要病变在于脾胃与大小肠。其致病原因，有外感六淫、内伤七情、饮食失调及脏腑虚弱等，但主要关键在于脾胃功能障碍。脾胃功能障碍是由多种原因引起的，有外邪影响，脾胃本身虚弱，肝脾不和以及肾阳不足等，均可导致脾胃功能失常，而发生泄泻。脾虚湿胜是导致本证发生的重要因素。外因与湿邪关系最大，湿邪侵入，损伤脾胃，运化失常，所谓"湿胜则濡泄"。内因则与脾虚关系最为密切，脾虚失运，水谷不化精微，湿浊内生，混杂而下，发生泄泻。肝肾所引起的泄泻，也多在脾虚的基础上产生。脾虚失运，可造成湿盛，而湿盛又可影响脾的运化，故脾虚与湿盛是互相影响、互为因果的。

三、临床表现与实验室检查

（一）临床表现

腹痛伴有间歇性的腹泻和便秘高度提示 IBS。少量、频繁的排便可能是功能性的，频繁的排便和急迫感,但排出固体便者不为腹泻。酒精可影响小肠黏膜对钠和水的吸收而引起腹泻。体格检查应寻找贫血和营养不良的征象。内镜检查及活检可除外肠道肿瘤和炎症性肠病。血液或粪便检查的异常或有"报警"症状,须做进一步的检查。

(二)实验室检查

一般检查如血、尿、粪常规检查正常,虫卵、隐血、粪便细菌培养阴性。血生化(血糖、肝功能、肾功能)、血沉、内镜或钡剂 X 线检查、腹部 B 超检查等常无阳性发现。甲状腺功能检查正常。

四、诊断与鉴别诊断

(一)诊断标准

根据 2006 年公布的罗马Ⅲ诊断标准:至少75%的粪便为稀便(糊状便)或水样便,不伴有腹部疼痛。患者需在诊断前 6 个月出现症状,在最近的 3 个月满足诊断标准。

(二)诊断步骤

症状上采用罗马Ⅲ标准,同时辅以下检查。

(1)3 次以上的粪常规 + 隐血及粪便细菌培养阴性。

(2)血常规、尿常规、血生化(血糖、肝功能、肾功能)、血沉、甲状腺功能检查正常。

(3)腹部 B 超检查常无阳性发现。

(4)结肠镜检查黏膜无明显异常,组织学检查基本正常;或 X 线钡灌肠检查无阳性发现,或结肠有激惹现象。

(三)鉴别诊断

1.肠易激综合征

功能性腹泻主要是与腹泻型肠易激综合征相鉴别。功能性腹泻是指持续地或反复地出现排稀粪(糊状粪)或水样粪,不伴有腹痛或腹部不适症状的综合征。肠易激综合征亦是一种功能性肠病,其腹痛或腹部不适伴随排便或排便习惯的改变,具有排便异常的特征。

2.乳糖不耐受症

对持续的、不明原因的腹泻,当患者牛奶摄入量超过 240mL/d,有胆汁酸吸收不良,尤其是腹泻出现在晚上或腹泻量较大时,可能需要进行乳糖不耐受试验。

我国汉族人中 80% 的人有小肠乳糖酶缺乏症,喝牛奶后引起腹胀甚至腹泻,是因为乳糖酶缺乏,乳糖在小肠中不能完全被分解吸收,进入大肠后细菌将其发酵,成为小分子的有机酸,并产生一些气体等,这些产物大部分可被结肠重吸收,而未被吸收者或仍未被分解的乳糖可引起肠鸣、腹胀、腹痛、排气,不舒服、腹泻等症状,有的人还会发生嗳气、恶心等。这些症状被称乳糖不耐受症,停用牛奶时症状消失可证实这一诊断。

3.乳糜泻

乳糜泻是患者对麸质(麦胶)不耐受引起以小肠黏膜病变为特征的一种原发性吸收不良综合征。又称麦胶性肠病、非热带口炎性乳糜泻、特发性脂肪泻。本病在西方人群发病率约0.03%,我国则少见。在西方国家,吸收不良的表现(营养不良、体重减轻、非失血性贫血、电解质紊乱)提示乳糜泻,应当进行相应的抗体检测和(或)十二指肠活检。

4.显微镜下结肠炎

显微镜下结肠炎是以慢性或间歇性水泻为主要症状,钡剂灌肠和内镜检查无异常发现,但结肠黏膜活检有非特异性炎症的临床病理综合征。若无吸收不良的证据,需行结肠及回肠末段内镜检查,以排除显微镜下结肠炎。

5. 直肠结肠癌

直肠结肠癌多见于中年以上人群,应注意患者是否有报警症状,如体重下降、近期便血史、结直肠肿瘤家族史以及体格检查有异常发现,可进行直肠检查和直肠乙状结肠镜检查排除。

6. 其他

应慎重除外胃肠或全身器质性疾病引起的腹泻,如炎症性肠病、贫血、甲状腺疾病等。应常规行血常规、粪常规、隐血和寄生虫检查。持续性腹泻需行检测吸收不良的试验以及监测电解质平衡等。疑有小肠器质性病变时应行小肠镜检查,小肠钡剂造影在诊断中作用不大。在有些地区,要排除贾第鞭毛虫病和热带口炎性腹泻。

五、西医治疗与治疗难点

(一)西医内科治疗

由于本病确切病因及发病机制尚未阐明,因此治疗多为对症处理,症状明显时可使用止泻药。治疗主要包括一般治疗、饮食治疗和药物治疗。

1. 一般治疗

对患者进行病情解释和健康宣教。向患者讲解正常胃肠道的生理功能,解释饮食因素、应激和(或)轻度炎症可能会使结肠传输加快,以及反复向患者确认其症状不大可能发展为其他疾病等,均对患者有积极作用。

2. 饮食治疗

尽管功能性腹泻的病因和发病机制尚不十分明确,改变饮食习惯在某种程度上可以改善患者的症状。有些医生建议避免食用含有咖啡因类物质(咖啡、茶等)或者人造甜味剂(果糖、甘露醇、山梨醇等)。饮食治疗尚未得到严格的评价。

另有些医生提倡少渣饮食,麦麸、蔬菜和水果的纤维具有导泻作用。功能性腹泻患者对果糖和山梨醇吸收不良的比例是否高于正常人,仍存在争议。此外,应避免服用可能加重腹泻的药物。

3. 药物治疗

阿片类药物是主要的治疗药物,洛哌丁胺的耐受性最好,它可以控制腹泻。洛哌丁胺起始剂量为每次 2mg,每天 2 次,必要时调整剂量,该药控制排便急迫感的机制是它对肛门张力和肠道传输功能的作用。特殊情况下可预防性用药,如外出或公务活动前。部分患者使用此类药物可引起便秘,因此这类患者适宜短期使用,长期使用应在医生的严密监督下。

5 – HT_3 受体拮抗剂阿洛司琼可减慢健康志愿者的胃肠传输和胃结肠反射,因此可能对功能性腹泻患者有帮助,但目前尚无正式发表的、随机对照的临床试验研究资料。由于具有潜在的导致缺血性结肠炎和严重便秘的危险,其应用受到限制。

(二)西医疗效标准

1. 显效

症状全部消失,肠道功能正常。

2. 有效

症状好转,大便次数明显减少,粪便性状接近正常。

3.无效

症状无明显减轻,大便次数、大便性状及排便过程异常无改善。

(三)西医治疗难点

功能性腹泻确切病因不明,目前临床上尚无理想的治疗药物,因此治疗多为对症处理。症状明显时可使用止泻药,如地芬诺酯、洛哌丁胺。今后应进一步研究功能性腹泻和腹泻型肠易激综合征之间的主要差别,包括人口统计学特点、症状谱以及是否需要不同的治疗。对于本病,中医中药有其独特的优势,通过辨证施治,可取得较好的疗效。

六、中医辨证分型与治疗

(一)中医辨证分型

1.寒湿证

主症:泻下大便清稀或如水样,肠鸣,舌苔薄白或白腻。

次症:食欲缺乏,脘腹闷胀,恶寒,脉濡缓。

2.湿热证

主症:泻下急迫或泻下不爽,大便色黄秽臭,舌苔黄腻。

次症:肛门灼热,烦热口渴,小便短黄,脉濡数或滑数。

3.食滞证

主症:泻下大便臭如败卵,伴有不消化食物,舌苔垢浊或厚腻。

次症:嗳腐吞酸,食欲缺乏,脉滑。

4.肝郁乘脾证

主症:泄泻,每因情志不畅而发或加重,脉弦。

次症:胸胁胀闷,嗳气,食欲缺乏,舌质淡红,舌苔薄白。

5.脾胃虚弱证

主症:大便时溏时泻,饮食稍有不慎即发或加重,舌质淡。

次症:食后腹胀,食欲缺乏,倦怠乏力,神疲懒言,苔薄白,脉细弱。

6.肾阳虚衰证

主症:晨起泄泻,大便清稀,或夹不消化食物,舌质淡胖,苔白。

次症:喜暖喜按,形寒肢冷,腰膝酸软,脉沉细。

(二)中医辨证论治

1.寒湿证

治法:解表散寒,芳香化湿。

主方:藿香正气散(《太平惠民和剂局方》)加减。

药物:藿香、陈皮、半夏、茯苓、白术、厚朴、大腹皮、白芷、紫苏、桔梗、炙甘草。

2.湿热证

治法:清热利湿。

主方:葛根芩连汤(《伤寒论》)加减。

药物:葛根、黄芩、黄连、白花蛇舌草、生薏苡仁、炙甘草。

3.食滞证

治法:消食导滞。

主方:枳实导滞丸(《内外伤辨惑论》)合保和丸(《丹溪心法》)加减。

药物:大黄枳实、陈皮、半夏、茯苓、白术、泽泻、连翘、黄芩、神曲、山楂、莱菔子。

4.肝郁乘脾证

治法:抑肝扶脾。

主方:痛泻要方(《医学正传》)合四逆散(《伤寒论》)加减。

药物:柴胡、枳实、白芍药、白术、陈皮、防风、炙甘草。

5.脾胃虚弱证

治法:健脾化湿。

主方:参苓白术散(《太平惠民和剂局方》)加减。

药物:党参、白术、白茯苓、怀山药、莲子肉薏苡仁、砂仁(后下)、白扁豆、桔梗、甘草。

6.肾阳虚衰证

治法:温肾健脾,固涩止泻。

主方:四神丸(《内科摘要》)加减。

药物:肉豆蔻、补骨脂、五味子、吴茱萸、生姜、大枣。

(三)随症加减

针对主症可适当加减:①腹泻不止加赤石脂、石榴皮、诃子等;②大便黏液较多加秦皮、葛根、苍术等;③里急后重加木香、槟榔等。

(四)中成药治疗

1.固本益肠片

(1)主要成分:党参、黄芪、延胡索、白术、补骨脂、怀山药、炮姜、白芍、赤石脂。

(2)治法:健脾温肾,涩肠止泻。口服,一次 8 片,每天 3 次。小儿酌减或遵医嘱。4 周为一疗程。用于脾虚或脾肾阳虚证。

2.固肠止泻丸

(1)主要成分:乌梅或乌梅肉、黄连、干姜、木香、罂粟壳、延胡索等。

(2)治法:调和肝脾,涩肠止痛。口服,一次 4g(浓缩丸),或一次 5g(水丸),每天 3 次。用于肝脾不和证。

3.补脾益肠丸

(1)主要成分:白芍、白术、补骨脂、赤石脂、当归、党参、防风、干姜、甘草、黄芪、荔枝核、木香、肉桂、砂仁、延胡索。

(2)治法:补中益气,健脾和胃,涩肠止泻,止痛止血,生肌消肿。口服,一次 6g,每天 3 次;儿童酌减;重症加量或遵医嘱。30d 为一个疗程,一般连服 2~3 个疗程。用于脾虚泄泻证。

(尤金枝)

第十三节　肝昏迷

肝昏迷是肝硬化后期的一种恶性转归。病机核心为正虚邪陷,邪毒攻心。病情危笃,必须中西医结合抢救。

一、辨证施治

(一)痰热蒙心

主症:烦躁,发热,甚则怒目狂叫,两手震颤或抽搐,逐渐昏迷,口臭便秘,喉有痰声,尿少色深黄。舌红苔黄,脉弦数。

治法:清心开窍、凉肝息风。

处方:千金犀角散、茵陈蒿汤、黄连解毒汤、五味消毒饮化裁。水牛角 30～60g(先煎),生地 30～60g,丹皮 10g,赤芍 30g,玄参 10～15g,黄连 6g,生军 10～15g,山栀 10g,茵陈 30～120g,板蓝根 30g,黄柏 10g,黄芩 10g,蒲公英 30g。

阐述:此证多见于急性肝昏迷,多继发于急性或亚急性重型肝炎,预后极差。一般 1 周内进入昏迷,凡昏迷者中药均采用鼻饲。

便秘腹胀不通,加芒硝 10g,枳实 10g;皮肤有瘀斑,或便血、衄血加紫草 10～15g,侧柏叶 15～30g,生地榆 15～30g,茜根炭 15g,白茅根 30～60g;神昏谵语加菖蒲 6g,郁金 10g,另用安宫牛黄丸或至宝丹 1 粒,2 次/日,风动抽搐加钩藤 30～90g、石决明 30～120g、羚羊角粉 2g(分冲)、全蝎 6g、白僵蚕 10g,另用紫雪丹 1 粒,2 次/日。亦可用醒脑静 20～40mL+10% 葡萄糖注射液 500mL 静脉滴注,1 次/日。

(二)痰浊蒙心

主症:神情淡漠呆滞,或朦胧嗜睡,神糊,呼之懒言,口有秽气,面色污黄。苔浊腻,脉濡或濡细数。

治法:化浊豁痰醒窍。

处方:导痰汤加减。菖蒲 6g,远志 6g,茯苓 10g,天竺黄 10g,陈胆星 6g,竹沥 10g,玉枢丹 3g(分冲)。

阐述:本证多数发生于多年肝硬化患者,可历时数小时至数周不等,经中西医结合治疗,部分可避免进入昏迷。多因感染,过多进入蛋白质或其他含氮物质等原因诱发。此型多见于慢性型肝昏迷。

可用,上药化服苏合香丸,神昏不醒,加用神犀丹 1/2 丸,2 次/日;有热象配黄连 6g,龙胆草 6g;动风配生石决明 30g,钩藤 30～60g;腑实便秘加大黄 6～15g,芒硝 10g;津伤舌红加生地 30g,麦冬 15g;喉间有痰,苔浊腻加猴枣散 0.3～0.6g,2 次/日,竹沥水 20mL,2 次/日。

(三)气阴耗竭

主症:深昏迷,汗出肤冷,气短促,两手抖动或撮空,面垢颧红,汗多而黏,舌淡红乏津,苔净或干灰,脉细数。

治法:益气敛阴固脱。

处方:生脉饮、三甲复脉汤化裁。别直参(或高丽参)10g(另煎),麦冬 15g,五味子 10g,生龙牡各 30g(先煎),西洋参 6～10g,生地 30g,鳖甲 15g,龟甲胶 10g。

阐述:此证见于急慢性肝昏迷末期,濒临死亡,极难救治。

(四)气虚阳脱

主症:神志不清,气息低微,汗出而冷,肢厥。舌淡苔白,脉细微,难以触摸。

治法:益气回阳救脱。

处方:参附龙牡汤加味。别直参 10g,熟附片 10～30g,煅龙牡各 30g(先煎),干姜 6g.阐述:临终前表现,休克呈不可逆性,极难挽救,勉为其难而已。息促,上方加蛤蚧一对,另黑锡丹1 粒;兼阴竭加麦冬 15g、五味子 10g;虚风内动,以人参汤调紫雪丹分次鼻饲。

二、西医治疗

(一)一般治疗

一般治疗包括积极防治各种原发性肝病,消除诱因,正确使用利尿剂,忌用对肝脏有毒药物,能量剂补充,限制蛋白摄入,水电解质平衡,维生素补充等。

(二)清洁肠道,降低肠道 pH,减少肠道含气物质的分解和体内氨的形成

1. 清洁肠道,减少氨的吸收

(1)50% 硫酸镁 20 ~60mL,保留灌肠。

(2)生理盐水清洁灌肠后,再用醋 50mL +0.9% 氯化钠注射液 100mL,保留灌肠。

(3)乳果糖液 30mL,晨起空腹口服,1 次/日。直至出现软便或轻度腹泻,尔后适当减量,以保持每日 2 ~3 次软便为度。

2. 抑制肠内细菌,减少氨的产生

(1)乳酶生 0.3g,3 次/日,口服。

(2)新霉素每日 2 ~4g,分次口服或鼻饲,或配成 20% 溶液 100 ~150mL 保留灌肠,2 次/日。或用黄连素 0.8 ~1.2g/d,分 4 次口服或鼻饲,连用 5 ~7d。

3. 去氨药物,降低体内氨的浓度

(1)谷氨酸钠或谷氨酸钾 20 ~40g +5% ~10% 葡萄糖注射液 250 ~500mL,静脉滴注,最好与 10% 葡萄糖注射液 500mL +维生素 C 3 ~5g 交替静脉滴注。配合三磷酸腺苷 20mg 肌内注射,适于轻型,慢性型肝昏迷。

对深昏迷及急性肝昏迷无效。根据血钾、血钠状态选择药物。

(2)精氨酸 5 ~20g +10% 葡萄糖注射液 500 ~1000mL,缓慢静脉滴注,直至昏迷消失及血氨恢复正常。此药对侧支循环丰富和由大量含氮物质诱发的病例有明显疗效。

(3)Y - 氨酪酸 2 ~4g +5% ~10% 葡萄糖注射液 500mL,每日 1 ~2 次慢滴,用量不宜过大。对躁动、抽搐的兴奋型最合适;鱼精蛋白,含精氨酸约 80%,对有出血倾向者有止血作用。每次 50mg 静脉注射或 100mg +5% ~10% 葡萄糖注射液 500mL 静脉滴注,每 6 ~8h 1 次,共 6 次,同时肌内注射三磷酸腺苷。

4. 左旋多巴

能解除神经介质的特殊传导障碍和恢复脑组织的正常神经传递,缓解神经精神症状,对急、慢性肝性脑病均可奏效。3 ~5g/d,分次口服,或 5g 溶于 0.9% 氯化钠注射液 100mL 分次口服、鼻饲或保留灌肠。

或用左旋多巴注射液与 0.9% 氯化钠注射液配成 0.1% 浓度静脉滴注。一般用 0.6 ~1.2g/d,3 ~5d。青光眼、严重精神病、心肌梗死及心律失常者禁用。

5. 对症支持疗法

宜积极维持水与电解质平衡,纠正酸碱失衡。在尿量较多时须注意低血钾,少尿时须注意高血钾的发生。对于稀释性低血钠,限制水量摄入,酌情补输入少量 28.75% 谷氨酸钠注射液以补充钠盐,或输注少量 20% 甘露醇溶液以排除体内多余水分。宜少量多次输注新鲜血浆以补充多种凝血因子,有助于提高机体抗炎能力及机体耐受力;对血浆蛋白低下患者,宜少量多

次输入白蛋白。

6.其他

肝昏迷合并弥散性血管内凝血可使用肝素,伴脑水肿可采用甘露醇等脱水剂,有出血倾向宜予维生素 K、维生素 C,输新鲜血浆或给其他止血剂。有条件可行人工肝支持疗法及肝脏移植等,参考相关章节。

三、中西医优化选择

由于肝昏迷病情险恶,病死率高,因此,早期诊断和早期治疗十分重要。要采用西医的检测手段,尽早明确诊断。西医的一切有效治疗措施均应跟上。由于本病病情危笃,很少单纯由中医药进行抢救治疗,故对中医的疗效尚难做出肯定的评价。但配合中医辨证治疗,对减少病死率,提高治愈率,有着相辅相成的作用。中医在昏迷前期,合理使用三宝或苏合香丸等开窍清心醒神剂,有利于减轻精神症状,延缓或不致进入昏迷期,或促进昏迷患者的苏醒。对躁动、抽搐等肝风证,育阴平肝镇摄类中药较西药止痉镇静剂优越,应尽可能采用。避免该类西药对肝脏的毒副作用。此外,益气助阳,敛津救液类中药,能扶助正气,提高应激能力,对挽救危亡,促进病情化险入夷,防止复发,也能起到一定效果。所以目前最合理的治疗原则是:西医全面治疗配以中医药辨证治疗,包括中药口服,鼻饲和醒脑静脉注射液、水牛角注射剂静脉滴注,中西医结合,比单纯西医或中医疗效为优,苏醒率明显提高。

（白艳婷）

第十四节 胃下垂

一、概述

胃下垂是指人体站立时胃小弯切角迹低于髂嵴连线。本病多见于瘦长无力体型或多生育妇女及虚弱性疾病患者。可同时伴有肾、肝,及直肠、子宫等内脏下垂。

中医一般将本病归属于"胃缓""胃下""腹胀""胃脘痛"等范畴。但胃脘痛、腹胀所包罗的病症众多,为有别于其他胃脘痛、腹胀诸病,结合本病的病理特征,可专称为"胃下"或"胃缓",如《灵枢·本脏》曰:"胃下者,下管约不利;肉䐃不坚者,胃缓。"

二、病因病理

本病多由长期饮食失节,或七情内伤,或劳倦伤脾,导致中气下陷,升降失常而发病。脾主升喜燥恶湿,胃主降喜润恶燥,脾主运化水谷,胃主受纳腐熟;饮食失节,脾胃失和,功能紊乱,脾虚运化失常,中气医乏,升举无力,因而发生气陷;中气下陷,升降失常而致胃膈韧带、胃肝韧带及腹壁肌肉松弛,无力撑托胃体而使之下垂。

劳倦伤脾,脾虚不运,胃失通降;七情内伤,气机阻滞,或脾湿不化,湿滞胃脘,积湿为痰为饮,结于胃中而致胃体下垂。气滞则血瘀,气结则痰生,痰瘀阻络,胃体失养;或过食辛热,灼伤胃阴,络脉失养,而致胃弛缓而下垂。或肝郁脾虚,气机失司,升降失常;或素体阳虚,脾胃阳气虚弱,气虚下陷,清者不升,浊者不降,留滞胃中而致胃下垂。

总之,胃下垂以中气下陷,升举无力为基本病理。可伴有痰饮内阻,气滞中焦,夹滞夹瘀之邪实之候,故本病多为本虚标实之证。脾胃气虚或胃阴匮乏为病之本;气机郁滞或痰瘀内结,为病之标。

三、诊断

(一)临床表现

1. 病史

患者多体形瘦长,禀赋偏弱,或有慢性虚损性疾病如肺痨、长期消化不良症,及站立工作为主群体,如教师、演员等,或为生育过多的妇女。

2. 症状

常有腹胀下坠感,餐后明显,平卧减轻,常有嗳气,上腹痛,腹痛无规律性,可伴有头晕、乏力等症。

3. 体征

上胃部常可闻及振水音及强烈的主动脉搏动,可发现其他内脏下垂,如肝、肾下垂的体征。

(二)胃肠钡餐检查

可发现胃的张力减退,小弯弧线最低点在髂嵴连线以下,胃的蠕动缓慢,常示胃液潴留。

纤维胃镜对诊断本病无帮助,但可以明确胃黏膜的其他病变。

胶囊内镜对胃肠消化系统都有一定的诊断价值。本病也可试用。

四、鉴别诊断

(一)慢性胃炎

慢性胃炎为胃黏膜的炎症性病变,亦常见胃脘疼痛,饱胀。但胃下垂以餐后痛胀明显,呈坠痛坠胀,平卧则明显减轻。借助胃镜和上消化道钡餐检查可以确诊。

(二)溃疡病

溃疡病的胃痛多呈周期性和节律性,胃胀多不明显,与胃下垂的坠痛食后不适作胀之临床表现有别。经消化道钡餐或胃镜检查不难鉴别。

(三)胃神经症

胃神经症以胃运动功能紊乱为主要特征,除胃痛、胃胀等症状外,常伴神志和精神方面的症状,且无坠痛、坠胀之感。排除胃的器质性病变方可做出诊断。

五、并发症

可并发消化不良,少数可并发十二指肠壅积症,或慢性贫血症、营养不良症。

六、中医证治枢要

中气下陷为病之本,胃失通降、气机不调为病之标,治当标本兼顾,在补中益气之中兼佐通降,做到升中有降。东垣之补中益气汤合枳术丸为本病常用之剂。两方可单独应用,也可联合运用,补中益气汤近年来有丸剂、口服液剂型,但于胃下垂多无济于事,"丸者缓也",又难以消化,不利于病;口服液杯水车薪,药力不够,所以临床应用以汤剂为宜。一般气虚甚者,用补中益气汤为主,气壅甚者,以枳术丸为主,虚中夹实者,两方合用。

黄芪既补气又升提,为治疗胃下垂必需之品,需重用至30g以上。其他升降之品如柴胡、升麻. 葛根、枳壳宜酌情佐之;其中枳壳,有经验认为:重用至30g以上也有升提作用。同时,还要配合药食疗法,如黄芪炖鸡、黄芪山药粥、芡实红枣羹、栗子粥、糯米炖藕、扁豆红枣泥等。在饮食方面,要注意营养,选择营养丰富、易于消化吸收的、体积小的、质地软的、香糯、酥松的食物,一般用一些动物蛋白丰富的食物,多纤维素的植物类食物宜少一些。这些在临证时必须向患者讲清楚,有利提高疗效。

本病药治需从胃给药,一定程度上增加胃的负担,所以在服药时要注意少量多次,温服为宜,食后服为佳。除内服药外,也需配合外治法,如穴位敷贴、针灸、埋线、推拿、气功、按摩等综合治疗以取效。如外贴自制升胃饼。也有针灸的长粗针透刺法、芒针针刺背俞穴法、双针刺建里穴法,还有艾灸百会、足三里,或中脘、气海、关元穴,及穴位注射疗法等。这也是中医优势和治疗本病中不可忽视的方法。

七、辨证施治

(一)虚证

1. 脾虚气陷

主症:食后脘腹胀满,嗳气不舒,腹胀而坠痛,倦怠嗜卧,得卧则舒,舌苔白,脉缓弱无力。

治法:补气升陷,健脾和胃。

处方:补中益气汤加枳壳。黄芪30g,党参15g,白术10g,升麻5g,柴胡10g,当归10g,炙甘草3~6g,陈皮5g,枳壳15g。

阐述:本证为胃下垂最常见证候,所用方是常用专方,方中黄芪需重用,才能起到补气升陷的作用,再伍以党参、白术、当归益气养血;升麻,柴胡与黄芪为伍,升提举陷。近年来研究表明:枳壳有兴奋胃肠平滑肌作用,故配伍用之。有人报道用单味枳实治疗胃下垂取效,说明枳实单味应用亦有升提胃体的作用。然毕竟是破气之品,用之应慎,枳壳除胀下气,与补中益气汤同用,可使升中有降,有利于气滞症的改善。

2. 脾胃阳虚

主症:脘腹胀坠冷痛,泛吐清水痰涎,喜温喜按,食少便溏,气短乏力,四肢不温,舌淡,苔白,脉沉弱无力。

治法:升阳益气,健脾温中。

处方:理中丸加味。党参15g,白术10g,干姜5g,炙甘草3~6g,升麻5g,枳壳15g。

阐述:理中丸为温补中阳之剂。脾胃阳虚之胃下垂,以理中丸温中和胃以治本,复以升麻、枳壳升举其陷,为标本兼治之法。方中党参、白术、甘草益气健脾,加干姜温中和胃,以升脾胃之阳气;升麻升提中阳,加枳壳理气消壅,使补而不滞。

(二)实证

1. 饮邪内聚

主症:胃中痞满,或水声辘辘,按之有振水声,胃中怕冷,或泛吐清水痰涎,口淡无味。舌淡,苔白滑,脉沉弦。

治法:蠲饮化痰,理气温胃。

处方:苓桂术甘汤合小半夏汤。茯苓15g,桂枝5g,苍术10g,甘草5g,姜半夏10g,生姜5g。

阐述:苓桂术甘汤与小半夏汤为仲景治疗痰饮病的专方,移用于治疗饮邪内聚之胃下垂症亦甚适当。

方中白术易苍术,取用《普济本事方》之苍术丸治癖囊之意。饮邪内聚多系胃内大量液体潴留,排空迟缓,张力低下,若见胃下垂为虚证之候,一味补正,邪气得助,正气反不能来复,若单纯通降胃气,则有形之邪未得去除,无形之气徒伤无益,故只能温阳化气利痰饮,"病痰饮者当以温药和之"此之谓也。

2. 肝脾不和

主症:脘腹胁痛或胀,嗳气呃逆,食后胀坠,攻撑不舒,胸闷太息,兼有便秘,舌淡,苔白薄,脉弦。

治法:调和肝脾,升降气机。

处方:四逆散加味。柴胡10g,白芍10g,枳壳15g,白术10g,炙黄芪30g,炙甘草6g,白豆蔻5g,升麻5g。

阐述:肝脾不和之胃下垂证,临床并不少见。以脘腹或胸胁胀满,排气不畅为主要特征。用四逆散调和肝脾,加黄芪、白术、升麻补气升陷。但黄芪不能用之太重,以防气滞壅满,白豆蔻疏理气机,以防壅塞太过。若兼便秘者,可以枳实易枳壳,加槟榔、酒制川军;兼脘腹痛者,加白芍、川楝子;气滞而排气不畅,加大腹皮、厚朴。

（三）虚中夹实

1. 气虚血瘀

主症:少气乏力,不思纳食,食后胀满不舒,平卧则安,痛有定处,舌质黯紫,或舌有瘀斑、瘀点,脉弦涩。

治法:益气养阴,活血化瘀。

处方:四君子汤加味。党参15g,白术10g,茯苓10g,炙甘草10g,桃仁10g,红花5g,三棱10g,莪术10g,黄芪30g。阐述:气为血之帅,气虚无力,血行不畅,留滞络脉而为瘀血;或因气虚下垂,牵引压迫血管,而致血流受阻而发生瘀滞。因此,气虚血瘀在胃下垂中较为常见。方中黄芪、莪术是配伍较佳的药对,于胃下垂及其他胃病均可配伍应用,如朱良春常用此二味治疗萎缩性胃炎,收效较好,故治疗气虚血瘀之胃下垂亦可借鉴。

2. 脾虚夹滞

主症:疲倦乏力,少食便溏,纳谷不化,脘腹胀满,食后加重,口苦嗳腐,舌淡胖嫩,苔黄腻而浊,脉需缓。

治法:健脾和胃,消食导滞。

处方:枳实参朴汤(经验方)。白术20g,党参15g,茯苓12g,枳实10g,陈皮10g,半夏10g,厚朴10g,莱菔子10g,槟榔10g,砂仁5g,黄连5g,干姜5g,炒麦芽10g,炙甘草3g。阐述:脾虚失运,胃纳呆迟,食滞不化而见虚中夹实之象本方主之。此方主药为枳实、人参、川朴;枳实导滞,川朴疏泄,党参益气,合而为治脾虚夹滞之胃下垂的经验方。若脾虚甚者,重用人参、白术,再加黄芪15g、山药12g,可去黄连、槟榔;若胃热者,重用黄连至10g,加焦山栀6g;若痞满者,重用川朴、莱菔子、槟榔。脾虚用药一致,夹滞用药多变,如夹湿、夹痰、夹食、夹瘀、夹水饮等;若几种病邪夹杂一起,这时必须审其所夹,随症加味。

八、特色经验探要

（一）补中益气法治疗胃下垂的研究

运用补中益气法以李东垣补中益气汤为医界所首选,因其确实对胃下垂有肯定疗效。但临床应用不能机械照搬,尚需增删。其一,白术易苍术或苍白术同用,则益气升提之功更好,且能健脾燥湿;其二,黄芪需重用,按东垣原方剂量需加倍或加几倍,按下垂轻、中、重的不同有60g、90g、120g之别,但要注意少数虚不受补的情况,治法又当别论;其三,枳实或枳壳可随时加入,使补中有通,补而不滞,通补结合,升降并用,是为活法。

补中益气汤证必须突出中气不足,故适于一派脾气下陷之象,若气滞明显,或夹瘀血、痰饮、积滞之类,不能妄用补气升提,这时需谨慎使用,或权衡轻重,先以攻邪治实,然后补中益气,或补虚祛邪并用。

(二)外治法和综合疗法的应用研究

近几年来,对胃下垂的治疗不仅以内治法取效,而且应用外治法也取得满意疗效。针灸疗法治疗本病更有丰富的经验,因此在内治的同时不能忽视外治,采取内外治配合的方法,或单独外治有时收效亦佳。因此,治疗胃下垂可从内服药法.药物贴敷法、针灸疗法、推拿按摩疗法,气功疗法及饮食疗法六方面进行全面考虑取舍应用。这些方法均离不开辨证论治的基本思想。采取多种治疗方法治疗胃下垂,比单一采用一种方法治疗效果要好,这是实践所肯定的,也是中医治疗的特色。

(三)中医保健护胃的研究和开发

当今医疗市场上根据患者需要,出现了许多中医保健护胃的医疗用品,就胃下垂的疾病,主要是胃托的应用,它利用机械和物理方法,把下垂的胃托住或提升。在使用胃托的同时,还有一种是保护脘腹部的护暖产品,尤其每到秋冬季节,胃脘部虚寒者,佩戴护脘或护腹,达到保暖护胃的作用,这种保健护胃的产品,市上有售,也可以自行制作。在胃脘按摩器的开发上,有振动、加温、红外线、激光等各种形式的按摩器,以提高胃的张力和蠕动力,达到升提胃体的目的。随着医疗科技的不断更新和发展,中医保健护胃的应用将日益广泛,新的纳米渗透技术也在外用保健器械中应用。

九、西医治疗

(一)一般治疗

少量多餐,定时定量,食物宜软而易消化为上,无刺激性,戒烟戒酒,精神愉快。增加营养,适当锻炼。

(二)对症治疗

如有胃痛,可选用颠茄浸膏片或普鲁本辛口服。或654-2肌内注射,或其他解痉止痛剂;消化不良,可选用助消化剂如多酶片,胃蛋白酶合剂;胃酸缺乏者可给1%稀盐酸每次2~5mL,每日3次。

(三)兴奋平滑肌

可选用新斯的明,每次10mg,每日3次口服;或新斯的明注射液0.5mg,肌内注射,每日1次。

(四)辅助工具

如放置胃托。

十、中西医优化选择

西医对胃下垂没有特殊治疗方法,也没有肯定疗效。所以采用西医治疗主要是对症治疗。而中医治疗本病有丰富的治疗方法,除了内服药治疗外,值得推广的尚有:①针刺背俞穴法。

用 28 号、30 号 1.5 寸毫针,取肝、胆、脾、胃俞,每日针一穴,自上而下反复应用,针尖斜向椎间孔方向,根据患者体质掌握深度及针感,捻转 20 余次,稍停半分钟继续捻针,一次起针。②双针刺建里穴法。建里穴同时刺入双针,先后进针到皮下 6~9cm,有针感后,随即将双针提插数次,再留针 20min(殷晓明经验)。③艾灸法。用艾炷隔姜灸,每次 3~4 壮为度,隔日负一次(罗焕珍经验)。④穴位注射疗法。用 100% 的胃升液(黄芪、升麻等分)穴位注射,选用足三里、胃俞、脾俞,交替使用,每穴注射 3mL,每周 6 次,1 个月为一疗程(王重奇经验)。另外,还有埋线疗法、按摩疗法等。以上这些疗法均有一定效果,因此目前治疗本病,中医优于西医疗法,可作为首选的治疗方法,或中西医结合,取长补短。

　　胃下垂的中医治疗,不应受西医病名的影响局限于单纯的升提补虚之法,必须强调辨证论治才能取得良好的效果。胃下垂虽然是一种脾胃升功能失调引起的疾病,综观历代医家对本病的治疗和研究,可以发现其病因病机并非仅为“中气下陷”一端,而是虚实并见,错综复杂。本病在胃,但与其他脏腑密切相关,如肠燥津枯、胃中虚冷、痰瘀搏结,肺气壅滞等各种因素造成脾胃的升降功能紊乱,致使食物在胃中长期停留,导致胃平滑肌长期紧张,收缩蠕动越来越弱,久而久之,胃体松弛,出现胃下垂。根据脾胃之气的正常生理功能,胃主降,脾主升的特点,其病在胃,其本在脾,所以补益脾气是关键所在。从人的整体来看,胃体及支持韧带得不到足够的营养物质支持,久而久之,胃体及韧带会伸长而发生胃下垂。由此可见,不能被传统的一种认识所迷惑,一定要详细观察,认真分析,辨证论治。

十一、饮食调护

　　(1)增加营养,给予动物蛋白及脂肪多的食物,蔬菜、米面等食物可以少一些,少吃多餐,定时定量,给予容易消化吸收的软食,忌食生冷、质硬,不易消化吸收的食物,禁止烟酒和刺激性食物。

　　(2)食疗方用猪肚 1 个洗净,用黄芪 30g、枳壳 20g,纱布包好,置于猪肚内,温火炖熟,去药渣,吃肚喝汤,2~3 日服完,每周 2 剂,连服 10 剂。

　　(3)严禁暴饮暴食,要有自控力,尤其要有对付“美食”诱惑的能力。

(白艳婷)

第十五章 内分泌科疾病

第一节 甲状腺功能亢进症

甲状腺功能亢进症(Hyperthyroidism,简称甲亢)是一种十分常见的内分泌疾病。它是由于体内甲状腺激素(thyroid hormone,TH)合成或分泌过多而引起的以神经、循环、消化等系统兴奋性增高和代谢亢进为主要表现的一组疾病的总称。甲亢不是一种单一的疾病,许多疾病都可以引起甲亢。

临床上以弥散性甲状腺肿伴甲亢(Graves 病)最常见,约占所有甲亢患者的85%,其次为结节性甲状腺肿伴甲亢(也称毒性结节性甲状腺肿)和亚急性甲状腺炎。本文主要讨论 Graves 病。

Graves 病(graves disease,GD),又称毒性弥散性甲状腺肿,是一种伴有 TH 分泌增多的器官特异性自身免疫性疾病。

该病以女性多发,估计其发病率占女性人群的 1.9%,男女比为 1∶(4~6),以 20~40 岁多见。

典型的 GD 除有甲状腺肿大和高代谢症群外,还有眼球突出。一般认为 25%~50% GD 患者伴有不同程度的眼病。少数患者可有皮肤病变(胫前黏液性水肿以及指端粗厚等)。不典型者可仅有 1~2 项表现,如甲亢不伴有突眼或有严重突眼而临床无甲亢表现。

一、病因和发病机制

1. 免疫功能异常

GD 的确切病因目前还不完全清楚,但近年来的研究提示该病为一种器官特异性自身免疫性疾病。GD 患者由于体内免疫功能紊乱,致使机体产生了针对自身甲状腺成分—甲状腺刺激素受体(thyrotropin receptor,TSHR)的抗体 TRAb(thyrotropin receptor antibodies,TRAb)。该抗体与 TSHR 结合后,和 TSH 一样具有刺激和兴奋甲状腺的作用,引起甲状腺组织增生和功能亢进,TH 产生和分泌增多。目前认为,自身抗体的产生主要与存在基因缺陷的抑制性 T 淋巴细胞(Ts)的功能降低有关。Ts 功能缺陷导致辅助性 T 淋巴细胞(Th)的不适当致敏,并在 IL-1、IL-2 等细胞因子的参与下,使 B 细胞产生抗自身甲状腺的抗体。

GD 的发病与 TRAb 的关系十分密切。TRAb 是一组多克隆抗体,作用在 TSH 受体的不同结合位点。

TRAb 可分为兴奋型和封闭型两类。兴奋型中有一类与 TSH 受体结合后,刺激甲状腺组织增生及 TH 的合成和分泌增多,称为甲状腺刺激抗体(thyroid-stimulating antibody,TSAb),为 GD 的主要自身抗体;另一类与 TSH 受体结合后,仅促进甲状腺肿大,但不促进 TH 的合成和释放,称为甲状腺生长刺激免疫球蛋白(thyroid growth immunoglobulin,TGI)。封闭型自身抗体与 TSH 受体结合后,阻断和抑制甲状腺功能,因此称为甲状腺刺激阻断抗体(thyroid-stimulating blocking antibody, TSBAb)。

2. 细胞免疫异常

GD 患者外周血活化 T 淋巴细胞数量增多，甲状腺内的抑制性调节环路不能发挥正常的免疫抑制功能，致使自身反应性器官特异性 Th 细胞得以活化、增生，产生各种细胞因子，作用于甲状腺组织、单核细胞，诱导 B 淋巴细胞活化，产生抗甲状腺的自身抗体，最终引起甲状腺结构与功能的病理变化及出现临床特征。另外，GD 患者甲状腺和眼球后组织均有明显的淋巴细胞浸润，甲状腺的淋巴细胞通过细胞间黏附分子/白细胞功能相关抗原，介导淋巴细胞与 GD 患者甲状腺细胞相互黏附，引起甲状腺细胞增生及甲状腺肿大。

3. 遗传因素

部分 GD 有家族史，同卵双生相继发生 GD 者达 30% ~60%；异卵双生仅为 3% ~9%。流行病学调查也发现，GD 亲属中患另一自身免疫性甲状腺病，如桥本甲状腺炎的比率和 TSAb 的检出率均高于一般人群。这些都说明 GD 具有遗传倾向。通过对人类白细胞膜上组织相容性抗原（HLA）的研究发现，高加索人中的 HLA－B8，日本人中的 HLA－B35，中国人身体中的 HLA－BW46 为本病的相对危险因子。Chen 等发现，非洲后裔的美国人 GD 的易感基因为 DQA＊0501，定位于 HLA 抗原 DR－B3 而非 DR－B1。但 GD 究竟以单基因遗传，还是以多基因遗传，以及以何种方式遗传目前仍不清楚。

4. 环境因素

感染、应激及刺激等均可能为本病的诱发因素。尤以精神因素为重要，强烈的精神刺激常可诱发甲亢的发病。精神应激可能使患者血中肾上腺皮质激素升高，进而改变 Ts 或 Th 细胞的功能，引起异常免疫反应从而引发甲亢。

二、病理

1. 甲状腺

GD 的甲状腺呈对称性、弥散性增大，甲状腺内血管增生，血供丰富，使甲状腺外观为红色。滤泡细胞增生肥大，细胞呈立方或柱状，滤泡细胞由于过度增生而形成乳头状折叠凸入滤泡腔内，细胞高尔基体肥大，附近有许多囊泡，内质网发育良好，有很多核糖体，线粒体数目增多。滤泡腔内胶质减少甚或消失。

甲状腺内可有淋巴细胞浸润或形成淋巴滤泡或出现淋巴组织生发中心。经治疗后甲状腺的形态结构可发生相应的变化。短期使用大剂量碘剂后，甲状腺可迅速缩小，腺泡中胶质含量增多，滤泡细胞变为立方状或扁平状，乳头状结构消失，血管减少。长时间使用硫脲类抗甲状腺药物后，可使甲状腺组织呈退行性改变，滤泡增大富含胶质，大部分滤泡细胞呈扁平或矮立方形，少部分滤泡细胞仍肥大，或可见到上皮峰及短小乳头状结构。此时活检标本不易与甲状腺肿鉴别。

2. 眼

GD 仅有良性眼病时常无异常病理改变。在浸润性突眼患者中，球后组织中脂肪组织及纤维组织增多，黏多糖沉积与透明质酸增多，淋巴细胞及浆细胞浸润；眼肌纤维增粗，纹理模糊，脂肪增多，肌纤维透明变性，断裂及破坏，肌细胞内黏多糖及透明质酸亦增多。可出现球结膜充血、水肿。早期的病变以炎性细胞浸润和脂肪增多为主，后期可出现纤维组织增生和纤维化。

3.胫前黏液性水肿

光镜下病变皮肤可见黏蛋白样透明质酸沉积,伴肥大细胞、吞噬细胞和内质网粗大的成纤维细胞浸润,皮层增厚及淋巴细胞浸润;电镜下见大量微纤维伴糖蛋白及酸性葡聚糖沉积,与重度甲减(黏液性水肿)的皮下组织黏多糖浸润的组织学相似。

4.其他

心脏可扩大,心肌变性。肝、脾、胸腺和淋巴结可增生肿大,外周血淋巴细胞可增多。

重度甲亢未予有效治疗者可出现肝脏局灶性或弥散性坏死,以致发展为肝脏萎缩,甚至肝硬化。甲状腺功能亢进时破骨细胞活性增强、骨吸收多于骨形成,可引起骨质疏松。

三、病理生理

TH 分泌增多的病理生理作用是多方面的。TH 可促进氧化磷酸化,主要通过刺激细胞膜上的 $Na^+ - K^+ - ATP$ 酶,促进 Na^+ 的主动运输,维持细胞内外 $Na^+ - K^+$ 的梯度。在此过程中需要消耗大量的能量,以致 ATP 水解增多,从而促进线粒体氧化磷酸化反应,使耗氧量及产热增加,引起患者怕热多汗等症状。

高水平 TH 可增加基础代谢率,加速多种营养物质的消耗,肌肉也易被消耗,出现消瘦乏力等。TH 与儿茶酚胺协同作用,可加强儿茶酚胺对神经、心血管及胃肠道等脏器的兴奋和刺激;TH 对肝脏、心肌及肠道还具有直接的兴奋作用,使神经、心血管与消化等系统的症状更为突出。

四、临床表现

GD 可发生于任何年龄,但高峰发病年龄在 20 ~ 40 岁。女性多于男性,男女之比为 1：(4 ~ 6)。本病起病多数缓慢,多在起病后 6 个月到 1 年就诊。

1.一般表现

GD 的临床表现与患者发病时的年龄、病程和 TH 分泌增多的程度有关。一般患者均有神经质、怕热多汗、皮肤潮湿、心悸乏力和体重减轻等。部分患者可有发热,但一般为低热。

2.甲状腺

不少患者以甲状腺肿大为主诉,甲状腺呈弥散性对称性肿大,质软、吞咽时上下移动,少数患者的甲状腺肿大不对称或肿大不明显。由于甲状腺的血流量增多,故在上、下极外侧可听到连续性或以收缩期为主的吹风样血管杂音,可扪及震颤(以腺体上部较明显)。杂音明显时可在整个甲状腺区听到,但以上、下极明显,杂音较轻时仅在上极或下极听到。触到震颤时往往可以听到杂音,但杂音较弱时可触不到震颤。杂音和震颤的发现对诊断本病具有重要意义,因为其他甲状腺疾病罕有出现此体征者。

3.眼部表现

甲亢引起的眼部改变大致分两种类型,一类称为非浸润性突眼,系由于交感神经兴奋眼外肌群和上睑肌所致,临床无明显自觉症状。体征有:①上眼睑挛缩;②眼裂增宽(Dalrymple征);③上眼睑移动滞缓(von Graefe 征):眼睛向下看时上眼睑不能及时随眼球向下移动,可在角膜上缘看到白色巩膜;④瞬目减少和凝视(Stellwag 征);⑤向上看时,前额皮肤不能皱起(Joffroy 征);⑥两眼看近物时,辐辏不良(Mobius 征)。甲亢控制后可完全恢复正常。

另一类为 GD 所特有,为眶内和球后组织体积增加、淋巴细胞浸润和水肿所致,称为浸润性突眼。浸润性突眼患者常有明显的自觉症状,如畏光、流泪、复视、视力减退、眼部胀痛、刺痛、异物感等。突眼度一般在18mm以上。由于眼球高度突出,使眼睛不能闭合,结膜、角膜外露而引起充血、水肿、角膜溃疡等。重者可出现全眼球炎,甚至失明。

浸润性突眼的轻重程度与甲状腺功能亢进的程度无明显关系。在所有眼病中,约5%的患者仅有浸润性突眼而临床无甲亢表现,将此称为甲状腺功能正常的GD眼病(Euthyroid Grave's Ophthalmopathy,EGO)。该类患者尽管临床上无甲亢表现,但多有亚临床甲亢,TSH水平降低。

4.心血管系统

甲亢时由于TH对心血管系统的作用,以及交感神经兴奋性增高等,常使患者有明显的临床表现,心悸、气促是大部分甲亢患者的突出主诉。

(1)心动过速:是心血管系统最早最突出的表现。绝大多数为窦性心动过速,心率多在90～120/min。心动过速为持续性,在睡眠和休息时有所降低,但仍高于正常。

(2)心律失常:房性期前收缩最常见,其次为阵发性或持续性心房颤动。也可见室性或交界性期前收缩,偶见房室传导阻滞。有些患者可仅表现为原因不明的阵发性或持续性心房纤颤,尤以老年人多见。

(3)心音改变:由于心肌收缩力加强,使心搏增强,心尖部第一心音亢进,常有收缩期杂音,偶在心尖部可听到舒张期杂音。

(4)心脏扩大:多见于久病及老年患者。当心脏负荷加重、并发感染或应用β受体阻滞药可诱发充血性心力衰竭。持久的房颤也可诱发慢性充血性心力衰竭。出现心脏扩大和心脏杂音可能是由于长期高排出量使左心室流出道扩张所致。

(5)收缩压升高、舒张压下降和脉压增大:有时可出现毛细血管搏动、水冲脉等周围血管征。发生原因系由于心脏收缩力加强,心排出量增加和外周血管扩张、阻力降低所致。

(6)甲亢性心脏病:甲亢伴有明显心律失常、心脏扩大和心力衰竭者称之为甲亢性心脏病。以老年甲亢和病史较久未能良好控制者多见。其特点为甲亢完全控制后心脏功能可恢复正常。

5.消化系统

食欲亢进是甲亢的突出表现之一。但少数老年患者可出现厌食,甚至恶病质。也有少数患者呈顽固性恶心、呕吐,以致体重在短期内迅速下降。由于过多TH的作用,使肠蠕动增加,从而使大便溏稀、次数增加,甚至呈顽固性腹泻或脂肪痢。TH对肝脏也可有直接毒性作用,致肝大,甲亢引起明显肝脏受损者少见,少数可出现肝功能异常,转氨酶升高甚或黄疸。

6.血液和造血系统

周围血液中白细胞总数偏低、淋巴细胞百分比和绝对值及单核细胞增多,血小板寿命缩短,有时可出现皮肤紫癜。由于消耗增加、营养不良和铁的利用障碍偶可引起贫血。

7.肌肉骨骼系统

甲亢时多数表现为肌无力和肌肉萎缩。由于神经肌肉兴奋性增高,可出现细震颤、腱反射活跃和反射时间缩短等。部分患者可出现如下特殊的肌肉病变。

(1)慢性甲亢性肌病:相对多见。起病缓,主要累及近端肌群和肩胛、骨盆带肌群。表现为进行性肌肉萎缩和无力。患者在蹬楼、蹲位起立和梳头等动作时有困难。类似于多发性肌炎表现,但肌活检正常或仅有肌肉萎缩、变性等改变。

(2)甲亢性周期性麻痹:主要见于东方国家的青年男性患者,日本和我国较常见。发作时血钾显著降低。周期性麻痹多与甲亢同时存在,或发生于甲亢起病之后。也有部分患者以周期性麻痹为首发症状就诊才发现甲亢。多在夜间发作,可反复出现,甲亢控制后症状可缓解。周期性麻痹的发生机制可能与过多 TH 促进 $Na^+ - K^+ - ATP$ 酶活性,使 K^+ 向细胞内的不适当转移有关。

(3)甲亢伴重症肌无力:甲亢伴重症肌无力的发生率约为 1%,远高于一般人群的发生率。重症肌无力主要累及眼肌,表现为眼睑下垂、眼外肌运动麻痹、复视和眼球固定等。少数也可表现为全身肌肉无力、吞咽困难、构音不清及呼吸浅短等。甲亢控制后重症肌无力可减轻或缓解。

8. 生殖系统

20% 左右的女性患者有月经稀少,周期延长,甚至闭经。男性多阳痿,偶见乳腺发育,与雄激素转化为雌激素增加有关。

9. 皮肤、毛发及肢端表现

皮肤光滑细腻,缺乏皱纹,触之温暖湿润。年轻患者可有颜面潮红,部分患者面部和颈部可呈红斑样改变,压之褪色,尤以男性多见。多数患者皮肤色素正常,少数可出现色素加深,以暴露部位明显,但口腔、乳晕无色素加深。也有部分患者色素减退,出现白癜风。甲亢时可出现毛发稀疏脱落,少数患者可出现斑秃。

约 5% GD 患者可有典型局限性黏液性水肿,常与浸润性突眼同时或之后发生,有时不伴甲亢而单独存在,是本病的特异性表现之一。多见于小腿胫前下 1/3 部位,有时可延及足背和膝部,也可见于面部上肢等。初起时呈暗紫红色皮损,皮肤粗厚,以后呈片状或结节状隆起,最后呈树皮状,可伴继发感染和色素沉着。在少数患者中尚可见到指端软组织肿胀,呈杵状,掌指骨骨膜下新骨形成,以及指或趾甲的邻近游离边缘部分和甲床分离(Plummer 甲),也为 GD 的特征性表现之一。

10. 甲亢危象

甲亢危象系甲亢的一种严重表现,可危及生命。主要诱因为精神刺激、感染、甲状腺手术前准备不充分等。早期表现为患者原有的甲亢症状加剧,伴中等发热,体重锐减,恶心、呕吐,以后发热可达 40℃ 或更高,心动过速,心率常在 160/min 以上,大汗、腹痛、腹泻,甚而谵妄、昏迷。死亡原因多为高热虚脱、心力衰竭、肺水肿和严重水、电解质代谢紊乱等。

五、特殊类型的甲亢

1. 淡漠型甲亢

该型特点为:①发病较隐匿;②以老年人多见,尤其是 60 岁以上者;③临床表现不典型,常以某一系统的表现为突出(尤其是心血管和胃肠道症状),由于年迈伴有其他心脏病,不少患者并发心绞痛,有的甚至发生心肌梗死。心律失常和心力衰竭的发生率可达 50% 以上。患者食欲减退伴腹泻较多,肌肉萎缩,肌无力;④眼病和高代谢症群表现较少,多数甲状腺无明显肿大;⑤全身情况差,体重减轻较明显,甚至出现全身衰竭、恶病质;⑥血清 TT_4 可以正常,FT_3、FT_4 常增高,TSH 下降或测不出,但 ^{131}I 摄取率增高。

2. 亚临床型甲亢

该型特点是血 T_3、T_4 正常,但 TSH 显著降低。本症可能是 GD 早期、CD 经手术或放射碘治疗后、各种甲状腺炎恢复期的暂时性临床现象;但也可持续存在,少数可进展为临床型甲亢。

患者无症状或有消瘦、失眠、轻度心悸等症状,并可导致心血管系统或骨代谢的异常。排除下丘脑－垂体疾病、非甲状腺疾病所致的 TSH 降低后可诊断为本症,并需做出相应的病因诊断。亚临床型甲亢一般不需治疗,但应定期追踪病情变化。对于老年患者,已有轻度甲亢表现的患者以及具有心血管和骨骼系统病变危险因素者,宜采用适当的抗甲状腺治疗。

3. 新生儿甲亢

新生儿甲亢分为暂时型和持续型两种,前者较为常见,多由于母亲妊娠时患 GD,母体内的 TSAb 通过胎盘到达胎儿使之发生甲亢,故出生时已有甲亢表现,生后 1~3 个月自行缓解,血中 TSAb 也随之消失。临床表现为多动,易兴奋、多汗、呕吐、腹泻和发热等。哺乳量增加而体重不增加,可出现呼吸衰竭、心动过速、心律失常,易发生心力衰竭。实验室检查显示 FT_4 升高,T_3 显著升高,TSH 通常低下(与正常新生儿出生时 TSH 水平增高相反)。

持续型新生儿甲亢较罕见,系 TSHR 突变所致。其特点是:①常有阳性家族史,为常染色体显性遗传,但母亲在妊娠时未必一定有甲亢;②男女比例约为 1∶2,明显高于成年人 GD 甲亢;③缺乏眼征;④缺乏甲状腺免疫学异常的证据(血中无抗甲状腺抗体);⑤大部分病例在开始为甲状腺肿,逐渐出现甲亢的其他表现;⑥甲亢不能自行缓解,患者常有颅骨缝早期融合、前囟突出及智力障碍等后遗症。

新生儿甲亢的诊断主要根据血 T_3、T_4 和 TSH 值进行判断。T_3、T_4 升高,TSH 降低即可做出甲亢的诊断。对于持续型新生儿甲亢可做 TSHR 基因分析,以查明病因。

4. 妊娠期甲亢

妊娠期甲亢主要见于以下两种情况。

(1)妊娠并发甲亢:正常妊娠时由于腺垂体生理性肥大和胎盘激素分泌,可有高代谢症群表现,如心率可增至 100/min,甲状腺稍增大,基础代谢率在妊娠 3 个月后较前增加可达20%~30%,此时由于雌激素水平增高,血中甲状腺素结合球蛋白(thyroxine－binding globulin,TBG)较妊娠前增高,故血清 TT_3、TT_4 也较正常增高,因此易与甲亢混淆。患者体重不随妊娠月份而相应增加,或四肢近端肌肉消瘦,或休息时心率在 100/min 以上者应疑及甲亢。如血FT_3、FT_4 升高,TSH <0.5mU/L 可诊断为甲亢。同时伴有眼征、弥散性甲状腺肿、甲状腺区震颤或血管杂音、血 TSAb 阳性即可确定 GD 的诊断。

(2)HCG 相关性甲亢:HCG 与 TSH 的 α－亚基相同;两者的受体分子又十分类似,故 HCG和 TSH 与 TSH 受体结合存在交叉反应。当 HCG 分泌显著增多(如绒毛膜癌、葡萄胎、妊娠剧吐、多胎妊娠等)时,可因大量 HCG 刺激 TSH 受体而出现甲亢。患者的甲亢症状轻重不一,血FT_3、FT_4 升高,TSH 降低或测不出,但 TSAb 和其他甲状腺自身抗体阴性,血 HCG 显著升高。HCG 相关性甲亢往往随血 HCG 浓度的变化而消长,属一过性,中止妊娠或分娩后消失。

六、辅助检查

1. 血清 TH 测定

(1)血清 FT_3、FT_4:血清中 FT_3、FT_4 不受血中 TBG 变化的影响,直接反映甲状腺功能状态。成人正常参考值:RIA 法:FT_3 3~9pmol/L(0.19~0.58ng/dL),FT_4 9~25pmol/L(0.7~1.9ng/dL);ICMA 法:FT_3 2.1~5.4pmol/L(0.14~0.35ng/dL),FT_4 9.0~23.9pmol/L(0.7~1.8ng/dL)。

(2)血清 TT_3、TT_4:血清中 TT_3、TT_4 与蛋白结合达 99.5% 以上,故 TT_3、TT_4 水平受 TBG

的影响。TT_3 浓度的变化常与 TT_4 的改变平行。TT_3、TT_4 测定方法稳定,在无影响血中 TBG 浓度变化的因素存在时是反映甲状腺功能的良好指标。引起 TBG 升高的主要因素为妊娠、使用雌激素等,故妊娠时血中 TT_3、TT_4 常常升高,但 FT_3、FT_4 正常。成年人正常参考值:RIA 法:TT_3 1.8 ~ 2.9nmol/L(115 ~ 190ng/dL),TT_4 65 ~ 156nmol/L(5 ~ 12μg/dL);ICMA 法:TT_3 0.7 ~ 2.1nmol/L(44.5 ~ 136.1ng/dL),TT_4 58.1 ~ 154.8nmol/L(4.5 ~ 11.9μg/dL)。

2. TSH 测定

TSH 是反映甲状腺功能十分敏感的指标,轻度甲状腺功能异常,T_3、T_4 尚在正常范围内变化时 TSH 就会出现异常。原发性甲状腺功能减退时升高,甲状腺功能亢进时降低。普通 TSH 测定不能反映降低,现在大部分实验室测定的为敏感 TSH(sensitive TSH,sTSH)或超敏感 TSH(ultra - sensitive TSH,uTSH),两者特异性、敏感性均很高。

3. TSH 受体抗体测定

测定方法较多,易出现假阴性和假阳性结果。TRAb 的常规测定方法是用放射受体法来测定 TSH 的结合抑制活性(猪的 TSH 受体被包被为固相),第二代 TRAb 测定法用重组的人 TSH 受体代替猪 TSH 受体,其敏感性从 70% 提高到 86.7%,但仍有假阳性。所测结果为总 TRAb,不能反映 TSAb 的多寡。生物学方法可测定 TSAb,一般采用培养的大鼠甲状腺细胞(FTRL - 5)或表达人 TSHR 的中国仓鼠卵细胞(chinese hamster ovary,CHO)与患者的血清孵育,通过检测 cAMP 的生成量来判定。未经治疗的 GD 患者,血 TSAb 阳性检出率可达 80% ~ 100%。TSAb 测定对于 GD 早期诊断、判断病情活动及预测复发等具有较高价值;还可做为治疗后停药的重要指标。

4. ^{131}I 摄取率

本法虽然诊断甲亢的符合率达 90%,但不能反映病情严重程度与治疗中的病情变化。可用于鉴别不同病因的甲亢,如 ^{131}I 摄取率降低可能为亚急性甲状腺炎、桥本甲状腺炎的一过性甲亢、碘甲亢或外源 TH 引起的甲亢等。应注意本方法受含碘食物和药物的影响。正常参考值:3h 及 24h 值分别为 5% ~ 25% 和 20% ~ 45%,高峰在 24h。Graves 甲亢时甲状腺 ^{131}I 摄取率升高,且高峰前移。由于 T_3、T_4 和 TSH 测定方法的不断改善,敏感性与特异性进一步提高,目前已很少用甲状腺 ^{131}I 摄取率来诊断甲亢。

5. 影像学检查

(1)超声检查:GD 患者甲状腺呈弥散性、对称性、均匀性增大(可增大 2 ~ 3 倍),边缘多规则,内部回声多呈密集、增强光点,分布不均匀,部分有低回声小结节状改变。多普勒彩色血流显像示患者甲状腺腺内血流丰富,血流速度增快,同时可见显著低阻力的动脉频谱和湍流频谱。甲状腺上、下动脉管径明显增宽。眼球后 B 超有助于 GD 眼病的诊断。

(2)CT 或 MRI 检查:主要用于评估甲亢眼病眼外肌受累的情况,也可以排除其他原因所致的突眼。

七、诊断

典型病例经详细询问病史,依靠临床表现即可诊断。不典型病例,尤其是小儿、老年人或伴有其他疾病的轻型甲亢或亚临床型甲亢病例易被误诊或漏诊,需进行相关检验检查确定诊断。在临床上,对不明原因的体重下降、低热、腹泻、手抖、心动过速、心房纤颤、肌无力等均应考虑甲亢的可能。

1. 功能诊断

血 FT_3、FT_4(或 TT_3、TT_4)增高及 TSH 降低($<0.1mU/L$)者符合甲亢;仅 FT_3 或 TT_3 增高而 FT_4、TT_4 正常可考虑为 T_3 型甲亢;血 TSH 降低,FT_3、FT_4 正常为亚临床型甲亢。

2. 病因诊断

在确诊甲亢后应进一步确定引起甲亢的病因。患者有眼征、弥散性甲状腺肿、血 TSAb 阳性等,可诊断为 GD。有结节者需与自主性高功能甲状腺结节、多结节性甲状腺肿伴甲亢、毒性腺瘤、甲状腺癌等相鉴别。多结节毒性甲状腺肿和毒性腺瘤患者一般无突眼,甲亢症状较轻,甲状腺扫描为"热"结节,结节周围甲状腺组织的摄碘功能受抑制。亚急性甲状腺炎伴甲亢症状者,甲状腺^{131}I 摄取率明显降低。碘甲亢者有过量碘摄入史,甲状腺^{131}I 摄取率降低,停用碘摄入后甲亢症状可逐渐改善。

八、鉴别诊断

1. 与非甲状腺性疾病的鉴别

(1)神经官能症:此类患者有许多症状与甲亢类似,如焦虑、心动过速、过分敏感、易兴奋失眠、体重减轻、乏力等。但无甲状腺肿及突眼。甲状腺功能检查正常。

(2)更年期综合征:更年期妇女有情绪不稳定、烦躁失眠、阵发性出汗、血压波动及月经不调等症状,但甲状腺不大,甲状腺功能化验正常。

(3)单侧突眼需注意与眶内肿瘤、炎性假瘤等鉴别,眼球后超声检查或 CT 即可明确诊断。

(4)抑郁症:老年人甲亢多为隐匿起病,表现为体虚乏力、精神忧郁、表情淡漠、原因不明的消瘦、食欲缺乏,恶心、呕吐等表现,与抑郁症相类似,测定甲状腺功能可帮助鉴别。忧郁症患者甲状腺功能正常。

(5)心血管疾病:少数患者(常为中老年人)以心血管表现为突出表现,因此,不明原因的心悸、气促、心动过速,或伴有房颤者,应查找是否存在甲亢。

(6)消化系统疾病:甲亢可致肠蠕动加快,消化吸收不良,大便次数增多,临床常被误诊为慢性结肠炎。但甲亢少有腹痛、里急后重等肠炎表现,粪便镜检无红细胞、白细胞。有些患者消化道症状明显,可有恶心、呕吐,甚至出现恶病质。对这些患者在进一步检查排除消化道器质性病变的同时应进行甲状腺功能检测。

(7)慢性甲亢性肌病:突出表现为骨骼肌受累,通常发生于严重甲状腺毒症患者,表现为肌无力、肌萎缩,应与多发性肌炎、进行性肌萎缩和重症肌无力鉴别。

2. 与其他甲亢的鉴别(病因鉴别)

引起甲亢的病因很多,临床上应先排除非 GD 性甲亢后,GD 的诊断才能成立。

(1)亚急性甲状腺炎:该病以女性多见,发病前常有上呼吸道感染病史,随后甲状腺肿大并伴有甲状腺疼痛,疼痛可放射至下颌、耳后、颞枕等部位。可出现甲亢的症状,如心悸、气短、消瘦、食欲亢进、易激动和大便次数增加等,多有发热,体温在 38℃左右。白细胞计数轻度升高,中性粒细胞正常或稍高。甲状腺^{131}I 摄取率降低,与 TT_3、TT_4、FT_3、FT_4 升高呈背离现象。甲状腺扫描发现甲状腺双侧或单侧不显影。

(2)慢性淋巴细胞性甲状腺炎伴甲亢:该病以中年女性多见,由于起病缓慢,多无症状,常因甲状腺肿大而就诊。甲状腺弥散性肿大、质韧或有表面不平的结节;甲状腺扫描放射性分布不均匀,有不规则浓聚及稀疏区;60%~70% 患者甲状腺球蛋白抗体(thyroglobulin antibody,

TGAb)阳性,95%的患者甲状腺微粒体抗体(thyroid microsomal antibody,TMAb)或甲状腺过氧化物酶抗体(Thyroid peroxi-dase antibody,TPOAb)阳性。部分患者在疾病初期由于甲状腺滤泡细胞的破坏、TH 的释放增加而出现甲亢症状,通常为一过性,随疾病进展 T_3、T_4 水平逐渐下降。有人称为"桥本一过性甲亢"。

(3)无痛性甲状腺炎:女性发病率为男性的 2 倍,以青、中年居多。部分患者在产后发病。故临床可分为产后型无痛性甲状腺炎和散发型无痛性甲状腺炎。其特征为甲状腺无痛性肿大伴暂时性甲状腺功能异常。该病一般分为 3 个阶段:甲亢阶段、甲减阶段和恢复阶段。甲状腺功能检查因临床所处的发病阶段不同而不同。85%患者 TPOAb 阳性,细胞学检查为淋巴细胞性甲状腺炎。

(4)垂体性甲亢:由于垂体因素导致 TSH 的持续分泌过多所引起的甲亢,很少见。包括垂体 TSH 分泌瘤和选择性垂体甲状腺激素抵抗综合征(pituitary resistance to thyroid hormone,PRTH)两种类型。临床表现轻重程度不一,一般都有甲状腺肿大,可有血管杂音,如系垂体瘤引起的甲亢,CT 或 MRI 可发现垂体占位病变。实验室检查特点为血清 T_3、T_4 水平升高,TSH 正常或升高。

九、治疗

1.一般治疗

应予适当休息。合理安排饮食,需要高热量、高蛋白质、高维生素和低碘饮食。精神紧张、不安或失眠较重者,可给予安定类镇静药。

2.药物治疗

(1)抗甲状腺药物及作用机制:抗甲状腺药物分为两类:硫脲类的丙硫氧嘧啶(propylthiouracil,PTU);咪唑类的甲巯咪唑(methimazole,MM,商品名他巴唑)和卡比马唑(carbimazole,CMZ,商品名甲亢平)。PTU 和 MM 是目前治疗甲亢的两种最主要的抗甲状腺药物。MM 与 PTU 的药理等效比为 1∶10,但 MM 的半衰期明显长于 PTU,且实际效能也强于 PTU,故 MM 可使甲功较快恢复正常。在维持治疗阶段较小剂量的 MM 每日一次服药即可将甲状腺功能维持在良好状态。它们的作用机制相同,主要为抑制甲状腺内的过氧化酶系统,使被摄入到甲状腺细胞内的碘化物不能氧化成活性碘,使酪氨酸不能被碘化,同时使碘酪氨酸和二碘酪氨酸的缩合过程受阻而抑制 TH 的合成。

(2)适应证和优缺点:抗甲状腺药物适应于甲亢病情较轻,病程短,甲状腺较小者。儿童、青少年甲亢及甲亢伴有妊娠者也宜首选抗甲状腺药物治疗。其优点是:①疗效较肯定;②不会导致永久性甲减;③方便、经济、使用较安全。缺点:①疗程长,一般需 2 年以上;②停药后复发率较高;③可引起肝损害或粒细胞缺乏等。

(3)剂量与疗程:一般情况下,抗甲状腺药物的初始剂量为:PTU 300~450mg/d,MM 或 CMZ 30~45mg/d,分 3 次口服。至症状缓解、血 TH 恢复正常后逐渐减量。每 4~8 周减量一次,PTU 每次减 50~100mg,MM 或 CMZ 每次减 5~10mg。减量至能够维持甲状腺功能正常的最小剂量后维持治疗 1 年半至 2 年。维持治疗期间每 3~5 个月化验甲状腺功能,根据结果适当调整抗甲状腺药物的剂量,将甲状腺功能维持在完全正常状态(即 TSH 在正常范围)。

(4)不良反应:抗甲状腺药物发生率相对较高且较严重的不良反应为粒细胞缺乏,其发生率约为 0.4%。大部分粒细胞缺乏发生在抗甲状腺药物大剂量治疗的最初 2~3 个月内或再次用药的 1 个月内。

因此,为了防止粒细胞缺乏的发生,在早期应每 1~2 周查白细胞 1 次,当白细胞少于 $2.5 \times 10^9/L$、中性粒细胞少于 $1.5 \times 10^9/L$ 时应考虑停药观察。甲亢本身可有白细胞减少。因此,治疗之前白细胞的多少并不影响抗甲状腺药物的治疗。一旦发生粒细胞缺乏应立即停用抗甲状腺药物,由于抗甲状腺药物之间可能有交叉反应,故禁止使用其他抗甲状腺药物。抗甲状腺药物可引起肝脏损害,MM 引起的肝脏损害以胆汁淤积为主,而 PTU 引起者多为免疫性肝细胞损害,肝酶升高较明显,且预后较差。近年来的临床观察发现,PTU 可诱发机体产生抗中性粒细胞胞浆抗体(Antineutrophil cytoplasmie antibody,ANCA),多数患者无临床表现,仅部分呈 ANCA 相关性小血管炎,有多系统受累表现,如发热、肌肉关节疼痛及肺和肾损害等。

(5)停药与复发:抗甲状腺药物治疗 GD 最主要的缺点是复发率高。为了降低复发率,在停药之前还应认真评估后再决定是否停药。如果甲状腺不大、TRAb 阴性或最后阶段抗甲状腺药物维持剂量很小时停药后复发率低。反之,复发率较高,延长疗程可提高治愈率。由于抗甲状腺药物治疗停药后复发率较高,故停药后还应定期检测甲状腺功能,如有复发迹象即再次给予治疗。

(6)其他药物治疗

1)复方碘溶液:大剂量碘可减少甲状腺充血、阻抑 TH 释放,也可抑制 TH 合成及外周 T_4 向 T_3 转换,但属暂时性,于给药后 2~3 周内症状渐减轻,之后甲亢症状加重。碘的使用减弱抗甲状腺药物的疗效并延长抗甲状腺药物控制甲亢症状所需的时间。临床仅用于术前准备和甲亢危象的治疗。

2)β 受体阻滞药:可阻断 TH 对心脏的兴奋作用,还可抑制外周组织 T_4 转换为 T_3。主要在甲亢治疗的初期使用,以较快改善症状。也可与碘剂一起使用行术前准备,也可用于 ^{131}I 治疗前后及甲亢危象时。有支气管哮喘或喘息型支气管炎者宜选用选择性 β 受体阻滞药,如阿替洛尔、美托洛尔等。

3.放射性 ^{131}I 治疗

(1)作用机制:利用甲状腺高度摄取和浓集碘的能力及 ^{131}I 释放出的 β 射线对甲状腺的生物效应,破坏甲状腺滤泡上皮,达到治疗目的(β 射线在组织内的射程约 2mm,故电离辐射仅限于甲状腺局部而不累及毗邻组织)。此外,^{131}I 可损伤甲状腺内淋巴细胞使抗体生成减少,也具有治疗作用。放射性碘治疗具有迅速、简便、安全、疗效明显等优点。

(2)适应证:①中度甲亢,年龄 >25 岁者;②对抗甲状腺药物过敏,或长期治疗无效;③并发心、肝、肾疾病等不宜手术,或术后复发,或不愿手术者;④自主性高功能结节或腺瘤。

(3)禁忌证:①绝对禁忌证为妊娠、哺乳期妇女(^{131}I 可透过胎盘,进入乳汁);②甲亢危象;③年龄 <25 岁,严重心、肝、肾衰竭等为相对禁忌证;④甲状腺摄碘低下者不适宜 ^{131}I 治疗。

治疗后 2~4 周症状减轻,甲状腺缩小。如 6 个月后仍未缓解可进行第 2 次治疗。

(4)并发症:①甲状腺功能减退:国内报道第 1 年发生率 4.6%~5.4%,以后每年递增 1%~2%。早期是由于腺体破坏,后期则可能由于自身免疫反应参与。一旦发生需用 TH 替代治疗;②放射性甲状腺炎:见于治疗后 7~10d,个别可因炎症破坏和 TH 的释放而诱发危象。故重症甲亢必须在 ^{131}I 治疗前用抗甲状腺药物治疗。一般不需要处理,如有明显不适或疼痛可短期使用糖皮质激素;③放射性碘治疗不会导致浸润性突眼的发生,也不会使稳定的浸润性突眼恶化。但可使活动性浸润性突眼病情加重,故活动性浸润性突眼患者一般不宜采用放射性碘治疗,如确需放射性碘治疗者应同时短期使用糖皮质激素预防其恶化。

4.手术治疗

(1)适应证:①中、重度甲亢,长期服药无效,停药后复发,或不愿长期服药者;②甲状腺巨大,有压迫症状者;③胸骨后甲状腺肿伴甲亢者;④结节性甲状腺肿伴甲亢者。

(2)禁忌证:①浸润性突眼;②甲亢并发较重心、肝、肾、肺疾病,全身状况差不能耐受手术者;③妊娠早期(第3个月前)及晚期(第6个月后)。

(3)术前准备:术前先用抗甲状腺药物充分治疗至症状控制,心率 $<80/min$,T_3、T_4 在正常后,在加用复方碘溶液,每次5滴,每日3次,3d后增加至每次10滴,每日3次。使用碘剂7~10d后行手术。

(4)复发及术后并发症:手术治疗 GD 治愈率可达90%左右。6%~12%的患者术后可再次复发,复发者可再次手术,但一般情况下以 ^{131}I 治疗较好。许多观察表明,复发与遗留甲状腺组织多寡明显相关,剩余甲状腺组织越多,甲亢复发概率越高。现主张一侧甲状腺全切,另一侧次全切,保留甲状腺组织4~6g。也有主张仅保留2g甲状腺组织者。也可行双侧甲状腺次全切除,每侧保留甲状腺组织2~3g。GD 术后甲减的发生率为6%~75%。与甲减发生有关的因素主要为保留甲状腺组织较少,以及甲状腺组织中有较多淋巴细胞浸润。手术后甲减的发生随着时间的推移而减少,此不同于 ^{131}I 治疗后甲减的发生。但也应终身对甲状腺功能进行监测。

5.甲亢治疗方法的选择及评价

一般来说,甲亢都可以通过上述3种治疗方法之一对其进行有效治疗,它们三者的适应证之间也没有绝对的界线。在实际工作中究竟选择何种方法为好,要考虑多种因素。初发甲亢,尤其青少年、甲状腺轻度肿大、病情较轻者应首选抗甲状腺药物治疗。经药物治疗后复发、甲状腺肿大较明显且伴有甲亢性心脏病或肝功能损害、中老年甲亢宜采用 ^{131}I 治疗。甲状腺巨大、结节性甲状腺肿伴甲亢、甲亢并发甲状腺结节不能除外恶性者,且有经验丰富的手术者时,应积极采用手术治疗。积极寻找疗程短、治愈率高,又不以甲减为代价的新的治疗方法是甲亢治疗领域面临的重要课题。

6.甲亢危象的治疗

甲亢危象是可以预防的,去除诱因、积极治疗甲亢及避免精神刺激等是预防危象发生的关键,尤其要注意积极防治感染和做好充分的术前准备。一旦发生危象则需积极抢救。

(1)抑制 TH 合成:诊断确定后立即给予大剂量抗甲状腺药物抑制 TH 的合成。首选PTU,首次剂量600mg 口服或经胃管注入。如无 PTU 时可用 MM(或 CMZ)60mg 口服或经胃管注入。继用 PTU 200mg 或 MM(或 CMZ)20mg,每6h 一次口服,待症状减轻后减至一般治疗剂量。

(2)抑制 TH 释放:服 PTU(或 MM)1h 后再加用复方碘溶液,首剂30~60滴,以后每6~8h 服用5~10滴。或用碘化钠0.5~1.0g加入5%葡萄糖盐水中静脉滴注12~24h,以后视病情逐渐减量,一般使用3~7d停药。如患者对碘剂过敏,可改用碳酸锂0.5~1.5g/d,分3次口服,连服数日。

(3)地塞米松2mg,每6h 1次,大剂量地塞米松可抑制 TH 的释放及外周 T_4 向 T_3 的转化,还可增强机体的应激能力。

(4)如无哮喘或心功能不全加用 β 受体阻断药,如普萘洛尔30~50mg,每6~8h 口服1

次,或 1mg 稀释后缓慢静脉注射。

(5)降低血 TH 浓度:在上述常规治疗效果不满意时,可选用血液透析、腹膜透析或血浆置换等措施迅速降低血 TH 浓度。

(6)支持治疗:应监护心、肾、脑功能,迅速纠正水、电解质和酸碱平衡紊乱,补充足够的葡萄糖、热量和多种维生素等。

(7)对症治疗:包括供氧、防治感染,高热者给予物理降温,必要时,可用中枢性解热药,如对乙酰氨基酚(扑热息痛)等,但应注意避免应用乙酰水杨酸类解热药(因可使 FT_3、FT_4 升高)。利舍平 1mg,每 6~8h 肌内注射一次。必要时可试用异丙嗪、哌替啶各 50mg 静脉滴注。积极治疗各种并发症。

危象控制后,应根据具体病情,选择适当的甲亢治疗方案,并防止危象再次发生。

7. 妊娠期甲亢的治疗

(1)治疗目的:甲亢并发妊娠时的治疗目标为母亲处轻微甲亢状态或甲状腺功能达正常上限,并预防胎儿甲亢或甲减。

(2)治疗措施

1)抗甲状腺药物:剂量不宜过大,首选 PTU,50~100mg,每日 1~2 次,每月监测甲状腺功能,依临床表现及检查结果调整剂量。一定要避免治疗过度引起母亲和胎儿甲状腺功能减退或胎儿甲状腺肿;由于 PTU 通过胎盘慢于和少于 MM,故妊娠期甲亢优先选用 PTU。

2)由于抗甲状腺药物可从乳汁分泌,产后如需继续服药,一般不宜哺乳。如必须哺乳,应选用 PTU,且用量不宜过大。

3)普萘洛尔可使子宫持续收缩而引起胎儿发育不良、心动过缓、早产及新生儿呼吸抑制等,故应慎用或禁用。

4)妊娠期一般不宜做甲状腺次全切除术,如择期手术治疗,宜于妊娠中期(即妊娠第 4~6 个月)施行。

5)[131]I 禁用于治疗妊娠期甲亢。

(朱丽丽)

第二节　甲状腺功能减退症

甲状腺功能减退症(hypothyroidism,简称甲减)是由各种原因导致的甲状腺激素合成和分泌减少或组织利用不足而引起的全身性低代谢综合征,其病理特征是黏多糖在组织和皮肤堆积,表现为黏液性水肿。在引起甲减的病因中,原发性甲减约占 99%,而继发性甲减或其他原因只占 1%。

一、流行病学

各个地区甲减的患病率有所差异。国外报道的临床甲减患病率为 0.8%~1.0%,发病率为 3.5/1000。在美国,临床甲减患病率为 0.3%,亚临床甲减患病率 4.3%。我国学者报道临床甲减患病率为 1.0%,发病率为 2.9/1000。新生儿甲减筛查系统显示,甲减(几乎全为原发性甲减)的患病率为1/3500。成年后甲减患病率上升,女性较男性多见。老年人及一些种族和区域甲减患病率升高。

二、分类

1. 根据病变发生的部位分类

(1)原发性甲减(primary hypothyroidism):由于甲状腺腺体本身病变引起的甲减,占全部甲减的99%。其中90%以上原发性甲减是由自身免疫、甲状腺手术和甲亢^{131}I治疗所致。

(2)中枢性甲减(centralhypothyroidism):由下丘脑和垂体病变引起的促甲状腺激素释放激素(TRH)或者促甲状腺激(TSH)合成和分泌减少所致的甲减。垂体外照射、垂体大腺瘤、颅咽管瘤及产后大出血是其较常见的原因。由于下丘脑病变使TRH分泌减少,导致垂体TSH分泌减少引起的甲减又称三发性甲减(tertiary hypothyroidism),主要见于下丘脑综合征、下丘脑肿瘤、炎症、出血等。

(3)甲状腺激素抵抗综合征(resistance to thyroid hormones,RTH):由于甲状腺激素在外周组织实现生物效应障碍引起的综合征。

2. 根据病变的原因分类

自身免疫性甲减、药物性甲减、^{131}I治疗后甲减、甲状腺手术后甲减、特发性甲减、垂体或下丘脑肿瘤手术后甲减、先天性甲减等。

3. 根据甲状腺功能减低的程度分类

临床甲减(overt hypothyroidism)和亚临床甲减(subclinicalhypothyroidism)。临床甲减:实验室检查表现为血清TSH升高和FT_4或TT_4降低。亚临床甲减:临床上可无明显甲减表现,血清TSH的升高,FT_4或TT_4正常。

三、病因

1. 获得性甲减

治疗后甲状腺功能减退是成人患者的常见病因。其一是甲状腺癌患者甲状腺全切术后,尽管通过放射碘扫描证明可残存有功能的甲状腺组织,但仍然会发展为甲减。另一个病因是弥散性甲状腺肿Graves病患者或结节性甲状腺肿患者进行甲状腺次全切除后,是否发展为甲减取决于有多少组织剩余,但是Graves病患者自身免疫对剩余甲状腺的持续损害也可能是一个病因。放射性碘破坏甲状腺组织造成甲减很常见。放射性碘的剂量、甲状腺对放射性碘的摄取量决定甲减发生概率,但也受年龄、甲状腺体积、甲状腺激素升高幅度、抗甲状腺药物的应用等因素的影响。对于甲亢患者,由于治疗前TSH的合成长期受到抑制,尽管治疗后患者游离T_4浓度降低,但是手术或^{131}I治疗后几个月内TSH仍然会处于较低水平。

2. 先天性甲减

甲状腺发育异常可能是甲状腺完全阙如或是在胚胎时期甲状腺未适当下降造成。甲状腺组织阙如或异位甲状腺可经放射核素扫描确定。与甲状腺发育不全有关的原因包括甲状腺特异性转录因子PAX8基因、甲状腺转录因子2基因突变;Gs蛋白α-亚基变异导致促甲状腺激素受体反应性下降;SECIS-BP2基因突变导致甲状腺素向T_3活化缺陷。

3. 暂时性甲减

暂时性甲减常发生在临床患有亚急性甲状腺炎、无痛性甲状腺炎或产后甲状腺炎的患者。

暂时性甲减患者有可能被治愈。低剂量左甲状腺素（L-T₄）应用 3~6 个月能使甲状腺功能恢复。

4. 损耗性甲减

损耗性甲减是由于肿瘤等原因引起的甲减。尸检显示增生性皮肤血管瘤中 D3 活化水平高于正常的 8 倍左右。这样的甲减患者血清反 T₃ 急剧升高，同时血清甲状腺球蛋白水平明显升高。

5. 中枢性甲减

中枢性甲减由下丘脑与垂体疾病引起 TSH 减少所致，其原因有获得性和先天性。在许多情况下，TSH 的分泌减低伴随着其他垂体激素的分泌减低，如生长激素、促性腺激素、促肾上腺皮质激素减少。单一的 TSH 明显减低少见。垂体性甲减的表现轻重不同，轻者由于性腺和肾上腺皮质激素不足的表现而掩盖了甲减的症状，重者有甲减的显著特点。中枢性甲减临床症状不如原发性甲减严重。

6. 甲状腺激素抵抗

甲状腺激素抵抗少见，多为家族遗传性疾病。由于血中存在甲状腺激素结合抗体，或甲状腺激素受体数目减少以及受体对甲状腺素不敏感，使甲状腺激素不能发挥正常的生物效应。大约 90% RTH 的患者是甲状腺激素受体 b（TRb）基因突变，影响了甲状腺激素受体对 T₃ 正常反应的能力。TRb 基因突变的性质决定了甲状腺激素抵抗的临床表现。

7. 碘缺乏

中度碘缺乏地区，血清 T₄ 浓度通常在正常范围的低值；而重度碘缺乏地区 T₄ 浓度就会降低，然而这些地区的大多数患者却不表现为甲状腺功能低下，因为在 T₄ 缺乏时 T₃ 合成会增加，同时甲状腺内脱碘酶-1 和脱碘酶-2 的活性也会增加。TSH 水平处于正常范围的高值。

8. 碘过量

碘致甲状腺肿和甲状腺功能减退只在一定的甲状腺功能紊乱的情况下发生。易感人群包括自身免疫甲状腺炎患者、接受过放射碘治疗后的 GD 患者、囊性纤维化病患者。甲状腺肿大和甲状腺功能减退，两者可以独立存在，也可以同时存在。碘过量常常都是由于长期大剂量补充有机或是无机形式的碘诱导所致，碘造影剂、胺碘酮和聚乙烯吡咯碘酮是常见的碘来源。

大剂量的碘可以快速抑制碘有机化结合。尽管长期不断地给予补碘，但是正常人可以很快地适应碘的这种抑制效应（急性 Wolff-Chaikoff 效应和逃逸现象）。碘致甲状腺肿或甲减是由于对碘有机化结合更为强烈的抑制作用和逃逸现象的失效。由于甲状腺激素合成减少和 TSH 水平的增加，碘的转运得到加强。抑制碘的有机化结合，使 TSH 水平增高，从而使甲状腺内碘的浓度不断增加，如此形成一个恶性循环。

9. 药物

服用一些可以阻断甲状腺激素合成或释放的药物可以引起甲状腺功能减退。除了治疗甲亢的药物之外，抗甲状腺的物质还包含在治疗其他疾病的药物或食品中。锂通常被用来治疗双相躁狂抑郁型精神病，服用含有锂的药物患者可以发生甲状腺肿大，伴或不伴有甲状腺功能减退。与碘相似，锂可以抑制甲状腺激素释放，高浓度的时候可以抑制碘的有机化结合，在抑制有机化过程中碘和锂二者有协同作用。其他药物偶尔可以引起甲减，包括对氨基水杨酸、苯基丁胺酮、氨鲁米特和乙硫异烟胺。像硫脲类药物一样，这些药物不但干扰甲状腺碘的有机化还可能在甲状腺激素合成的更晚阶段发挥作用。应用酪氨酸激酶抑制药—舒尼替尼，可引起甲状腺破坏而致甲减。

10. 细胞因子

患有慢性丙型肝炎或是各种不同恶性肿瘤的患者可能给予干扰素 - α 或是白细胞介素 - 2 治疗。这些患者可能会产生甲减,这种甲减通常是一过性的,但也有发展为永久性的甲减。这些药物主要激活免疫系统,使一些潜在的自身免疫性疾病恶化,如发生产后甲状腺炎,发生伴有甲亢的 Graves 病。TPOAb 阳性的患者提示已经存在甲状腺自身免疫异常,在使用上述两种细胞因子治疗的时候很容易并发自身免疫性甲状腺炎,应该加强监测甲状腺功能。

四、病理学

甲减引起皮肤和结缔组织 PALS 染色阳性的透明质酸和硫酸软骨素 B 的沉积,从而改变了真皮和其他组织中基质的构成。透明质酸是吸湿性的,可引起黏液性水肿,这可以解释所有甲减患者皮肤增厚的特征和水肿的表现。黏液性水肿的组织呈现典型的沼泽状和非腐蚀状,明显见于眼周、手和脚的背部以及锁骨上窝。黏液性水肿还可以导致舌增大和咽喉黏膜增厚。肌肉组织苍白肿大,肌纤维肿胀,失去正常的纹理,有黏蛋白沉积。心肌纤维肿胀,有 PAS 染色阳性的黏液性糖蛋白沉积以及间质纤维化,称甲减性心肌病变。

五、临床表现

在成年人,甲减常隐匿发病,典型症状经常在几个月或几年后才显现出来。这是由于甲状腺的低功发展缓慢和甲状腺彻底衰退的临床表现发展缓慢两者造成的。甲减早期症状多变且不特异。

1. 能量代谢

基础体温的降低反映了能量代谢和产热量的减少。蛋白质合成和分解都会减少,而分解减少更明显,所以机体通常处于轻度正氮平衡。蛋白质合成的减少影响了骨骼和软组织的生长。

微血管对蛋白质的通透性增加是大量蛋白漏出和脑脊液中蛋白质水平升高的原因。另外,因为清蛋白的分解的减少与其合成减少相比更明显,所以清蛋白水平增加。葡萄糖在骨骼肌和脂肪组织的利用减少、糖异生减少。通常,这些改变的总体效应是甲减对血糖影响轻微。胰岛素的降解减慢,并且对外源性胰岛素的敏感性可能会增强,所以,已患糖尿病的甲减患者胰岛素的需求可能减少。

甲状腺激素一方面促进肝脏胆固醇的合成,另一方面促进胆固醇及其代谢产物从胆汁中排泄。甲状腺激素不足时,虽胆固醇合成降低,但其排出的速度更低,血中总胆固醇浓度增加。久病者出现明显的脂质代谢紊乱,如高胆固醇血症、高 β - 脂蛋白血症、高低密度脂蛋白胆固醇(LDL - C)血症。C 反应蛋白升高。所有这些异常改变都可通过治疗而缓解。甲状腺激素替代治疗后,LDL - C 的减少程度一般取决于最初的 LDL - C 和 TSH 水平,初始水平越高,LDL - C 的减少越明显,一般情况下会在初始水平上减少 5% ~ 10%。

几项研究表明,甲减是动脉粥样硬化和心血管疾病的一个危险因素,但其他研究没有表明这种关联。在研究中,对 1149 名 TSH 大于 4.0mU/L 而且 FT_4 正常的荷兰绝经期妇女进行前瞻观察。主动脉粥样硬化(比值比,1.7;可信区间,1.1 ~ 2.6)以及心肌梗死(比值比,2.3;可信区间,1.3 ~ 4.0)患病率增加,在血脂水平和体重调整之后仍有相关性。一项日本的前瞻性研究表明:亚临床甲减的男性而不是女性,其缺血性心脏病的风险增加。某学者研究对亚临床甲减的患者进行 20 多年的随访,结果发现,亚临床甲减患者的心血管发病率没有增加。一项美国的前瞻性研究,对 65 岁以及 65 岁以上的男性和女性进行了 10 年以上的随访,没有显示临床或亚临床甲减与心血管疾病产生或发病相关。

脂肪细胞因子在代谢调节中越来越受关注。啮齿类动物的甲减与其瘦素的减少及抵抗素的增加有相关性。在脑室中注入瘦素可以改变甲减所致的某些代谢异常,包括改善糖代谢和减少骨骼肌脂肪。然而在对人类的研究中,还未发现甲减时脂肪细胞因子的这种改变。

2. 皮肤及附属器

黏液水肿,这个词以前用来作为甲状腺功能减退的同义词,指的是患者在严重的甲减的状态下,皮肤和皮下组织的表现。这种严重的甲减现今已十分少见,但是仍然保留黏液水肿这个词用来描述皮肤的体征。

皮肤黏液水肿为非凹陷性,见于眼周、手和脚的背部以及锁骨上窝。黏液性水肿面容可以形容为虚肿面容、表情呆板、淡漠,呈"假面具样",鼻、唇增厚。舌大而发音不清,言语缓慢,音调低哑。由于表皮血管收缩,皮肤苍白且凉。贫血可以导致皮肤苍白;高胡萝卜素血症使皮肤呈蜡黄色,但不会引起巩膜黄疸。汗腺和皮脂腺分泌减少,导致皮肤干燥和粗糙。皮肤伤口愈合的趋势缓慢。由于毛细血管脆性增加,皮肤易擦伤。头发干且脆,缺少光泽,易脱落。眉毛常颞侧脱落,男性胡须生长缓慢。指甲脆且生长缓慢,表面常有裂纹。腋毛和阴毛稀疏脱落。

3. 精神神经系统

甲状腺激素对中枢神经系统的发育十分重要。胎儿期或者出生时的甲状腺激素缺乏会影响神经系统的发育,如果这种缺乏没有在出生后及时补足会导致不可逆的神经损害。成年人出现的甲状腺激素缺乏往往表现为反应迟钝,理解力和记忆力减退。嗜睡症状突出,在老年患者中由此造成的痴呆可能被误诊为老年痴呆症。精神混乱可以是躁狂和抑郁型的,从而引起焦虑、失眠。经常会有头痛的症状。血液循环所致的大脑缺氧可能诱发癫痫性发作和昏厥,这种发作可能持续时间较长或者导致木僵或休克。

上述症状更容易发生在寒冷、感染、创伤、通气不足造成的二氧化碳潴留和服用抗抑郁药物的患者。

夜盲是由于缺乏合成暗适应所需色素。感觉性耳聋多是由于第Ⅷ对脑神经黏液水肿和浆液性中耳炎,也可能不是甲减本身引起的。行动缓慢并且动作笨拙,而且可能会出现小脑共济失调。四肢骨骼的麻木和刺痛常见,这些症状可能是由于黏多糖沉积在腕管正中神经及其周围(腕管综合征)造成挤压而造成的。腱反射变化具有特征性,反射的收缩期往往敏捷,而松弛期延缓,跟腱反射减退,大于 350ms 有利于诊断(正常为 240～320ms)。这种现象是因为肌肉收缩和舒张频率减慢而不是神经传导延迟。膝反射多正常。

脑电图变化包括慢 α 波活动和广泛的波幅丢失。脑脊液中蛋白质的浓度增加,但是脑脊液的压力正常。

4. 肌肉和关节

肌肉松弛无力,主要累及肩、背部肌肉。肌肉僵硬和疼痛,寒冷时加重。由于间质的黏液水肿,肌块会渐渐增大,并且变硬。缓慢的肌肉收缩和舒张导致活动迟缓和腱反射延迟。还可能有肌痉挛。肌电图可能是正常的或显示杂乱的电释放、高易激性和多相动作电位。关节也常疼痛,活动不灵,有强直感,受冷后加重。发育期间骨龄常延迟,骨质代谢缓慢,骨形成与吸收均减少。

5. 心血管系统

由于每搏量减少和心率减慢,静息时心排出量降低,外周血管阻力增加,血容量减少。这些血流动力学的改变导致脉压减小,循环时间延长以及组织血供减少。由于组织耗氧量和心排出量的减低相平行,故心肌耗氧量减少,很少发生心绞痛和心力衰竭。但是,甲减患者在应用甲状腺激素治疗中心绞痛会出现或者加重。严重的原发性甲减心脏轮廓扩大,心音强度减弱,这些表现大多是富含蛋白质和黏多糖的心包液渗出的结果,同时心肌也会扩张。但是甲减所致的心包积液很少能达到引起心脏压塞的程度。10%患者伴有血压增高。久病者易并发动脉粥样硬化。

心电图改变包括窦性心动过缓,P-R间期延长,P波和QRS波群低电压,ST段改变,T波低平或倒置。严重的甲减患者,心包积液很可能是低电压的原因。超声心动图显示静息左心室舒张期功能障碍。这些表现在甲减治疗后可恢复正常。

甲减患者,血清同型半胱氨酸、肌酸激酶、天冬氨酸转氨酶和乳酸脱氢酶水平增高。同工酶的构成表明肌酸激酶和乳酸脱氢酶的来源是骨骼肌,而不是心肌。治疗后所有酶的水平会恢复正常。心脏扩大、血流动力学、心电图的改变以及血清酶的变化,这些联合起来称为黏液水肿性心脏病。在经甲状腺激素治疗后,如没有并存的器质性心脏病,可纠正黏液水肿性心脏病的血流动力学、心电图以及血清酶的改变,同时使心脏大小恢复正常。

6. 消化系统

食欲减退,体重增加,潴留在组织里的亲水清蛋白导致体重增加但是增长幅度不会超过体重的10%。肠道蠕动减慢和进食减少常导致便秘,偶尔会导致黏液水肿性巨结肠或麻痹性肠梗阻。甲减通常不会引起腹腔积液。1/3的患者抗胃壁细胞抗体阳性,从而导致胃黏膜萎缩。50%患者胃酸缺乏或无胃酸。12%的患者有恶性贫血。恶性贫血和诸如原发性甲减在内的其他自身免疫病同时存在,说明自身免疫在这些疾病发病机制中起着重要作用。肝脏功能检查通常正常。氨基转氨酶升高可能是因为清除功能障碍。胆囊运动减慢和扩张,甲减与胆结石的关系尚不明确。

7. 呼吸系统

可有胸腔积液,只在极少情况下才引起呼吸困难。肺容量通常正常,但最大换气量和弥散量减少。严重的甲减,呼吸肌黏液性水肿、肺泡换气不足和二氧化碳潴留,会导致黏液水肿性昏迷。阻塞性睡眠呼吸暂停比较常见,而且在甲状腺功能恢复正常后是可逆的。

8. 生殖系统

不论男性还是女性,甲状腺激素都会影响性腺的发育及功能。婴儿期甲减如果不及时治疗将会导致性腺发育不全。幼年期甲减会造成无排卵周期、青春期延迟。但是,在少数情况下,甲减也可能引起性早熟,这大概是由于过高的TSH分泌刺激了LH受体的原因。

在成年女性,重度甲减可能伴发性欲减退和排卵障碍。由于LH分泌不足和(或)分泌频率及幅度紊乱,致使孕酮不适当分泌和子宫内膜持续性增生,可造成月经周期紊乱和经血增多。继发性甲减可能导致卵巢萎缩和闭经。即使大多数甲减患者会成功妊娠,然而总体上生育率下降,自然流产和早产概率增加。原发性卵巢功能衰竭作为自身免疫内分泌病的一部分也可发生于桥本甲状腺炎患者。男性甲减可致性欲减退、阳痿和精子减少。

9. 内分泌系统

长期甲减可引起腺垂体肥大,在影像学上可看到垂体凹变大。垂体增大影响其他垂体细胞的功能并引起垂体功能低下或视野缺损。重度甲减患者由于受高水平的血清 TRH 分泌的刺激可有催乳素水平升高,且部分患者可有泌乳现象。甲状腺激素替代治疗可使催乳素和 TSH 水平降至正常,并使泌乳现象消失。

在啮齿类动物,甲状腺激素直接调节生长激素的合成。而在人类,甲状腺激素不直接对生长激素进行调节,但甲状腺激素会影响生长激素轴。甲状腺功能减退的儿童生长发育迟缓,而且生长激素对刺激的反应可能是低下的。

由于肝 11 - β 羟基固醇脱氢酶 - 1(11 - β - HSD - 1)的减少导致的皮质醇代谢速度减慢,24h 尿皮质醇和 17 - 羟皮质类固醇水平也相应下降,但由于外源性促肾上腺皮质激素和美替拉酮的作用使血浆 17 - 羟皮质类固醇常在正常水平或者也可能下降。血皮质醇对胰岛素诱导的低血糖的反应可能会受损。如本病伴特发性肾上腺皮质功能减退症和 1 型糖尿病属多发性内分泌腺自身免疫综合征的一种,称为 Schmidt 综合征。醛固酮的代谢率可下降,血管紧张素 - Ⅱ 的敏感性也可能减低。交感神经的活性在甲状腺激素缺乏时降低,胰岛素降解率下降且患者对胰岛素敏感性增强。

10. 泌尿系统及水电解质代谢

肾血流量、肾小球滤过率以及肾小管最大重吸收和分泌量都会减少,尿量减少。也有可能出现轻微的蛋白尿,血尿素氮和血肌酐水平正常,尿酸水平可能会升高。尽管血浆容量减少,但是,肾排水功能受损,以及组织中亲水物质引起的水潴留都会导致体内水的增加,这就解释了偶然发现的低钠血症。血清钾水平通常正常,血清镁浓度可能会增加。

11. 血液系统

由于需氧量减少以及促红细胞生成素生成不足,红细胞的数量减少,发生大细胞性和正色素性贫血。临床和亚临床甲减患者伴有恶性贫血的患病率分别为 12% 和 15%。由于吸收不良或者摄入不足所致叶酸缺乏也可能引起大细胞性贫血。频繁的月经过多和因胃酸缺乏导致铁吸收不足将会引起小细胞性贫血。

白细胞总数和分类计数通常正常,尽管血小板黏附功能可能会受损,但是血小板的数量正常。血浆凝血因子Ⅷ和Ⅸ浓度下降,加之毛细血管脆性增加以及血小板黏附功能下降,都可以解释发生的出血倾向。

12. 骨骼系统和钙磷代谢

骨骼正常的生长和成熟需要甲状腺激素。甲状腺激素在青春期之前对骨骼的成熟起着重要作用。婴幼儿期甲状腺激素的缺乏会引起发育异常,骨化过程中次级骨化中心有斑点状的表现(骨骼发育不全)。线性生长受损导致侏儒。持续一段时间的甲减患儿即使得到了恰当的治疗,也不会达到根据父母身高计算出来的高度。

随着肾小球滤过率的变化,尿钙排泄减少,但是肠道钙磷排泄不变。血清中钙磷的水平通常正常,有时可能会轻微升高。钙的排泄更新速度减慢反映了骨形成和吸收的减慢。血清甲状旁腺激素和 1,25 - (OH)$_2$ 胆固醇常升高。婴幼儿和青少年中碱磷酶积分常降低,骨密度可能会增加。

六、辅助检查

1. 激素水平、功能试验及抗体检测

(1)血清 TSH:血清 TSH 是最有用的检测指标,对甲减诊断有极重要意义。原发性甲减,

TSH升高是最敏感和最早期的诊断指标;垂体性或下丘脑性甲减,根据下丘脑－垂体病情轻重,TSH可正常、偏低或明显降低;周围性甲减,TSH增高或减低。

(2)血清甲状腺激素(T_3、T_4):不管何种类型甲减,血清TT_4和FT_4减低是临床甲减诊断必备的条件。轻症患者血清TT_3、FT_3可在正常范围,重症患者则降低。T_4降低而T_3正常可视为早期甲减的表现。

但是,部分患者血清T_3正常而T_4降低,也可能是甲状腺在TSH刺激下或碘不足情况下合成生物活性较强的T_3相对增多,或周围组织中的T_4较多地转化为T_3的缘故。此外,在患严重疾病且甲状腺功能正常的患者及老年正常人中,血清T_3可降低,故T_4浓度在诊断上比T_3浓度更为重要。由于总T_3、T_4受TBG的影响,故测定FT_3、FT_4比TT_3、TT_4更敏感、准确。亚临床型甲减患者仅有血清TSH升高,TT_4或FT_4正常。

(3)反T_3(rT_3):在甲状腺性及中枢性甲减中降低,在周围性甲减中可能增高。

(4)甲状腺摄碘率试验(RAIU):在甲减的评估中常不需要。使用放射性碘来评估甲状腺功能的实验易变,主要取决于甲状腺本身功能减退程度。如果饮食中碘的摄入量相对较高,就减少了放射碘的摄取剂量,并且同一个体每天的碘摄入量也是变化的,低RAIU就会使得这项试验的诊断价值降低。

当甲减主要是由于甲状腺激素的合成障碍,而不是由甲状腺细胞的破坏所导致的甲状腺代偿性增大造成时,RAIU很可能是正常,甚至是升高的。

(5)促甲状腺激素释放激素兴奋试验(TRH兴奋试验):原发性甲减:基础TSH升高,TRH刺激后TSH升高更明显;垂体性(继发性)甲减:基础TSH正常、偏低或偏高,TRH刺激后血中TSH不升高或呈低(弱)反应,表明垂体TSH贮备功能降低;下丘脑性(三发性)甲减:基础TSH正常或偏低,在TRH刺激后TSH升高,并呈延迟反应。

(6)抗体测定:血清抗甲状腺球蛋白抗体(TgAb),抗甲状腺过氧化物酶抗体(TPOAb)阳性,提示甲减是由于自身免疫性甲状腺炎所致。

2.生化检查和其他检查

(1)血红蛋白及红细胞减少:多为轻、中度正常细胞性贫血,小细胞低血红蛋白性,大细胞性贫血也可发生。

(2)生化检查:血清胆固醇明显升高,三酰甘油增高,LDL－C增高,HDL－C降低,同型半胱氨酸增高,血清SGOT、磷酸肌酸激酶(CPK)、乳酸脱氢酶(LDH)增高。

(3)糖耐量试验呈低平曲线,胰岛素反应延迟。

(4)心电图示低电压、窦性心动过缓、T波低平或倒置,偶有P－R间期过长(A－V传导阻滞)及QRS波时限增加。

(5)X线检查:骨龄的检查有助于呆小病的早期诊断。X线片上骨骼的特征有:成骨中心出现和成长迟缓(骨龄延迟),成骨中心骨化不均匀,呈斑点状(多发性骨化灶)。骨骺与骨干的愈合延迟。胸部X线可见心脏向两侧增大,可伴心包积液和胸腔积液。

(6)心脏超声检查示心包积液,治疗后可完全恢复。初始测定:血清TSH、血清FT_4、TPOAb或TgAb。TSH>10mU/L。

(7)必要时做垂体增强磁共振,以除外下丘脑垂体肿瘤。

(8)脑电图检查:某些呆小病患者脑电图有弥散性异常,频率偏低,节律失常,有阵发性双侧Q波,无α波,表现脑中枢功能障碍。

七、诊断

1. 病史

详细地询问病史有助于本病的诊断。如甲状腺手术、甲亢治疗，Graves 病、桥本甲状腺炎病史和家族史等。

2. 临床表现

本病发病隐匿，病程较长，不少患者缺乏特异症状和体征。症状主要表现以代谢率减低和交感神经兴奋性下降为主，病情轻的早期患者可以没有特异症状。典型患者畏寒、乏力、手足肿胀感、嗜睡、记忆力减退、少汗、关节疼痛、体重增加、便秘、女性月经紊乱，或者月经过多、不孕。

3. 体格检查

典型患者可有表情呆滞、反应迟钝、声音嘶哑、听力障碍，面色苍白、颜面和（或）眼睑水肿、唇厚舌大、常有齿痕，皮肤干燥、粗糙、脱皮屑、皮肤温度低、水肿、手脚掌皮肤可呈姜黄色，毛发稀疏干燥，跟腱反射时间延长，脉率缓慢。少数病例出现胫前黏液性水肿。本病累及心脏可以出现心包积液和心力衰竭。重症患者可以发生黏液性水肿昏迷。

4. 实验室诊断

血清 TSH 是诊断甲减的第一线指标。因为原发性甲减通常是 TSH 升高的原因。如果 TSH 升高了，应该进行 FT_4 的检查。随着甲减的进展，血清 TSH 进一步增加，血清 FT_4 下降，到了严重的阶段，血清 T_3 水平也可能低于正常。血清正常 T_3 的维持，在一定程度是因为受到升高的 TSH 的影响，残存工作的甲状腺组织对 T_3 优先合成和分泌。另外，当血清 T_4 下降时，T_4 在 D2 的作用下转变为 T_3 的效率会增加。最终使血清 T_3 的浓度维持在正常范围内。原发性甲减血清 TSH 增高，TT_4 和 FT_4 均降低。TSH 增高，TT_4 和 FT_4 降低的水平与病情程度相关。血清 TT_3、FT_3 早期正常，晚期减低。因为 T_3 主要来源于外周组织 T_4 的转换，所以不作为诊断原发性甲减的必备指标。亚临床甲减仅有 TSH 增高，TT_4 和 FT_4 正常。

TPOAb、TgAb 是确定原发性甲减病因的重要指标和诊断自身免疫甲状腺炎（包括桥本甲状腺炎、萎缩性甲状腺炎）的主要指标。一般认为 TPOAb 的意义较为肯定。日本学者经甲状腺细针穿刺细胞学检查证实，TPOAb 阳性者的甲状腺均有淋巴细胞浸润。如果 TPOAb 阳性伴血清 TSH 水平增高，说明甲状腺细胞已经发生损伤。我国学者经过对甲状腺抗体阳性、甲状腺功能正常的个体随访 5 年发现：当初访时 TPOAb >5U/mL 和 TgAb >40U/mL，临床甲减和亚临床甲减的发生率显著增加。

5. 其他检查

轻、中度贫血，血清总胆固醇、心肌酶谱可以升高，部分病例血清泌乳素升高、蝶鞍增大，需要与垂体催乳素瘤鉴别。

八、鉴别诊断

尽管程度较重的甲减的临床症状具有特征性，但是在没有考虑这个诊断的情况下，即使是经验丰富的临床医生也可能会忽视这种异常。只有高度怀疑这种疾病就会避免对这种疾病的漏诊。

（1）甲减是由于甲状腺本身的功能衰竭还是因为下丘脑或者是垂体疾病引起的 TSH 分泌下降（中枢性或继发性甲减），对其进行鉴别诊断非常关键。中枢性甲减的一些患者，基础血清 TSH 水平(和对 TRH 的反应)很可能会升高,更需要和原发性甲减鉴别。

(2)正常甲状腺病态综合征(euthyroid sick syndrome,ESS):又称低 T_3 综合征。指非甲状腺疾病原因引起的伴有低 T_3 的综合征。严重的全身性疾病、创伤和心理疾病等都可导致甲状腺激素水平的改变,它反映了机体内分泌系统对疾病的反应。主要表现为血清 TT_3、FT_3 水平减低,血清 rT_3 增高,血清 TT_4、FT_4、TSH 水平正常。疾病的严重程度一般与 T_3 降低的程度相关,疾病危重时也可出现 T_4 水平降低。ESS 的发生是由于:①5'脱碘酶的活性被抑制,在外周组织中 T_4 向 T_3 转换减少;②T_4 的内环脱碘酶被激活,T_4 转换为 rT_3 增加。

(3)在由 ^{131}I、手术或者抗甲状腺药物等所造成的甲亢后甲减的早期阶段,即使此时出现了甲减,因为血清 TSH 水平一直处于被抑制状态,致使血清 TSH 水平并未能表现升高。

(4)在 TSH 水平升高,FT_4 降低的患者中,应该明确 TPOAb 是阳性还是阴性。TPOAb 阳性通常是甲状腺自身免疫病(桥本病),也是甲减的原因。另一方面,虽然有将近10%的桥本病患者不能监测到 TPOAb,但是当 TPOAb 是阴性时需要查看一些少见的引起甲减的原因,例如暂时性的甲减、浸润性的甲状腺疾病、外源性的放射等。

(5)对于轻度的甲减,临床表现在很大程度上与其他疾病有相似之处。老年人经常体温偏低,出现精神和体力活动减少,皮肤干燥,脱发,而这些症状在甲减中也有相似的表现。慢性肾功能不全的患者,出现了厌食症、反应迟钝、眼睑水肿、面色发黄和贫血可能提示出现了甲减,这时需要特殊检查。

仅仅通过临床查体来鉴别肾脏疾病和甲状腺功能减退症很困难。这种疾病,出现了苍白、水肿、高胆固醇血症和低代谢很可能提示了患有甲减。

在恶性贫血的患者出现的精神异常、苍白、肢端麻木在甲减中也有相似的临床表现,虽然甲减和恶性贫血在临床和免疫学等方面有很多相似之处,要注意鉴别。严重的患者,尤其是老年患者要考虑低 T_3 血症。在严重疾病恢复后,血清 TSH 会暂时性升高(高达20mU/L)。

伴泌乳者需与垂体催乳素瘤相鉴别。心包积液,需与其他原因的心包积液相鉴别。做有关甲状腺功能测定,以资鉴别。

(6)唐氏综合征:呆小病的特殊面容应注意和先天性愚呆(伸舌样痴呆称唐氏综合征)鉴别。呆小病的早期诊断极为重要,TSH 应列为新生儿常规检测项目。为了避免或尽可能减轻永久性智力发育缺陷,治疗应尽早开始,因此必须争取早日确诊。婴儿期诊断本病较困难,应仔细观察婴幼儿生长、发育、面貌、皮肤、饮食、睡眠、大便等各方面情况,必要时做有关实验室检查,对疑似而不能确诊的病例,实验室条件有限者,可行试验治疗。

九、治疗

甲减一般不能治愈,需要终生替代治疗。但是也有桥本甲状腺炎所致甲减自发缓解的报告。通常使用左甲状腺素($L-T_4$),$L-T_4$ 治疗主要的优点是在周围组织 $L-T_4$ 作为"激素原"可以在正常生理范围内继续通过脱碘机制保持组织对 T_4 的需求。

$L-T_4$ 的半衰期是 7d,大约80%的激素在其分布容积里被相对均衡地吸收,这样就可以避免游离 T_4 的浓度有大的波动,因为其半衰期较长,如果患者偶尔一天忘记吃药,也不会有明显的影响。

1.治疗目标

临床甲减症状和体征消失,TSH、TT_4、FT_4 值维持在正常范围内。近年来一些学者提出应当将血清 TSH 的上限控制在 <3.0mU/L。继发于下丘脑和垂体的甲减,不能把 TSH 作为治疗指标,而是把血清 TT_4、FT_4 达到正常范围作为治疗的目标。

2. 治疗剂量

治疗的剂量取决于患者的病情、年龄、体重和个体差异。成年患者 $L-T_4$ 替代剂量 50 ~ 200μg/d,平均 125μg/d。按照体重计算的剂量是 1.6 ~ 1.8μg/(kg·d);儿童需要较高的剂量,大约 2.0μg/(kg·d);老年患者则需要较低的剂量,大约 1.0μg/(kg·d);妊娠时的替代剂量需要增加 30% ~ 50%;甲状腺癌术后的患者需要大剂量替代,大约 2.2μg/(kg·d),控制 TSH 在防止肿瘤复发需要的水平。肥胖者不应根据其体重提高药物剂量,而应根据其净体重给药。由于药物并不能被完全吸收,$L-T_4$ 应比相同剂量 T_4 多20%。对于原发性甲减患者,这个用量通常在血清结果正常范围内的促甲状腺激素浓度。根据个体吸收情况,和其他情况或其他相关用药情况,部分患者需要甲状腺激素的剂量可能比常规剂量稍低或稍高。$L-T_4$ 主要在胃和小肠内吸收,但完全吸收需要胃酸的正常分泌。胃酸分泌不够充足的患者,$L-T_4$ 需要高出 22% ~ 34% 的用量才能使血清 TSH 维持在比较理想的水平。因 $L-T_4$ 半衰期为 7d,可以每天早晨服药一次,大概需要 6 周的时间才能使 $L-T_4$ 的生物作用与游离 T_4 完全平衡。

干甲状腺片是动物甲状腺的干制剂,因其甲状腺激素含量不稳定和 T_3 含量过高已很少使用。但是,过去几十年里,干甲状腺片成功治疗了甲减患者。干甲状腺片里 T_3 与 T_4 的比值明显高于正常人类甲状腺内的比值(1∶11)。因此,这些非自然制剂可能会在吸收后立即使甲状腺球蛋白释放 T_3 从而引起 T_3 水平的升高,然而,T_3 达到均衡分布需要一天时间。可以通过以下方法评估 $L-T_4$ 与干甲状腺片的等量关系:干甲状腺片中 12.5μg 的 T_3 可以被完全吸收,$L-T_4$ 最多可以有 80% 被吸收,40μg $L-T_4$ 中大约有 36% 转化为 T_3,T_3 的分子量(651)为 T_4(777)的 84%。因此,1g 的片剂中可提供 25mg T_3,100μg 的 $L-T_4$ 可以提供相同的剂量。这个等量比可以初步指导患者由于甲状腺片换成 $L-T_4$。

如果将 T_3 与 T_4 制成混合制剂,6μg T_3 在 24h 内将持续释放,这与常规 T_3 的迅速吸收并与 2 ~ 4h 内达到峰值的情况完全不同。所以,就目前而言,尽管单独使用 $L-T_4$ 虽不能理想的替代正常生理需要,但对大多数患者来说是满意的。

3. 服药方法

起始的剂量和达到完全替代剂量的需要时间要根据年龄、体重和心脏状态确定。<50 岁,既往无心脏病史患者可以尽快达到完全替代剂量。>50 岁患者服用 $L-T_4$ 前要常规检查心脏状态。一般从 25 ~ 50μg/d 开始,每 1 ~ 2 周增加 25μg,直至达到治疗目标。

患者甲减的程度、年龄及全身健康状况决定了 $L-T_4$ 起始剂量。青年或中年,不伴有心血管疾病或其他异常,轻度到中度甲减(TSH 浓度在 5 ~ 50mU/L)的患者,可给予完全起始替代量 1.7μg/kg(理想体重)。血清 T_4 恢复到正常需 5 ~ 6 周,同时 T_3 的生理效应足够,药物不良反应也不明显。对伴有心脏疾病,特别是心绞痛、冠状动脉病变的老年患者,起始剂量宜小(12.5 ~ 25μg/d),调整剂量宜慢,防止诱发和加重心脏病。理想的 $L-T_4$ 的服药方法是在饭前服用,与一些药物的服用间隔应当在 4h 以上,因为有些药物和食物会影响到 T_4 的吸收和代谢,如肠道吸收不良,氢氧化铝、碳酸钙、考来烯胺、硫糖铝、硫酸亚铁、食物纤维添加剂等均可影响小肠对 $L-T_4$ 的吸收;苯巴比妥、苯妥英钠、卡马西平、利福平、异烟肼、洛伐他汀、胺碘酮、舍曲林、氯喹等药物可以加速 $L-T_4$ 的清除。甲减患者同时服用这些药物时,需要增加 L - T₄ 用量。

4.监测指标

补充甲状腺激素,重新建立下丘脑 - 垂体 - 甲状腺轴的平衡一般需要 $4 \sim 6$ 周的时间,所以治疗初期,每间隔 $4 \sim 6$ 周测定激素指标。然后根据检查结果调整 L - T₄ 剂量,直到达到治疗的目标。治疗达标后,需要每 $6 \sim 12$ 个月复查一次激素指标。原发性甲减患者的治疗目标是使血清 TSH 浓度恢复正常,TSH 浓度反映患者甲状腺激素供给的适量。维持血清 FT₄ 在正常的中到高限。在启动 L - T₄ 治疗 6 周后应评估血清 TSH,进行小的调整来制定最佳的个体剂量。继发性甲减患者,血清 TSH 不是足够替代量的可靠指标,血清 FT₄ 应恢复到正常范围的 50%。这样的患者在应用 L - T₄ 前也应评估并纠正糖皮质激素缺乏。

治疗开始到好转的间期取决于所给剂量的强度和缺乏的程度。中到重度甲减治疗后的早期临床反应是利尿 $2 \sim 4kg$。如果开始时有低钠血症,血清钠水平恢复更快。此后,脉搏和脉压增加,食欲改善,便秘消失。之后,运动能力增加,深腱反射延迟消失。声音嘶哑慢慢减轻,皮肤和头发的改变会持续几个月。在以完全替代剂量开始的个体,血清 FT₄ 水平在 6 周后恢复正常,血清 TSH 水平恢复正常需稍长时间,也许要用 3 个月。

5.预防

碘摄入量与甲减的发生和发展显著相关。我国学者发现碘超足量(尿碘中位数 MUI $201 \sim 300\mu g/L$)和碘过量(MUI $>300\mu g/L$)可以导致自身免疫甲状腺炎和甲减的患病率和发病率显著增加,促进甲状腺自身抗体阳性人群发生甲减;碘缺乏地区补碘至碘超足量可以促进亚临床甲减发展为临床甲减。所以,维持碘摄入量在尿碘 $100 \sim 200\mu g/L$ 安全范围是防治甲减的基础措施。特别是对于具有遗传背景、甲状腺自身抗体阳性和亚临床甲减等易感人群尤其重要。

十、甲状腺功能减退症的特殊问题

1.亚临床甲减(subclinical hypothyroidism)

亚临床甲减为文献报道各国普通人群中的亚临床甲减的患病率为 $4\% \sim 10\%$。美国为 $4\% \sim 8.5\%$,我国为 $0.91\% \sim 6.05\%$。患病率随年龄增长而增高,女性多见。超过 60 岁的妇女中患病率可以达到 20%。本病一般不具有特异的临床症状和体征。

因为本病主要依赖实验室诊断,所以首先要排除其他原因引起的血清 TSH 增高。①TSH 测定干扰:被检者存在抗 TSH 自身抗体可以引起血清 TSH 测定值假性增高;②低 T₃ 综合征的恢复期:血清 TSH 可以增高至 $5 \sim 20mU/L$,机制可能是机体对应激的一种调整;③中枢性甲减的 25% 病例表现为轻度 TSH 增高($5 \sim 10mU/L$);④肾功能不全:10.5% 的终末期肾病患者有 TSH 增高,可能与 TSH 清除减慢、过量碘摄入、结合于蛋白的甲状腺激素的丢失有关;⑤糖皮质激素缺乏可以导致轻度 TSH 增高;⑥生理适应,暴露于寒冷中 9 个月,血清 TSH 升高 $30\% \sim 50\%$。本病的主要危害有以下几点。

(1)血脂代谢异常及其导致的动脉粥样硬化:部分学者认为,亚临床甲减是缺血性心脏病发生的危险因素,本病可以引起脂类代谢紊乱和心脏功能异常。一项"鹿特丹研究"认为亚临床甲减与高血压、高脂血症、高血糖等因素一样是缺血性心脏病的独立危险因素;一项荟萃分析对 13 篇本病的干预研究文献进行总结中发现,L - T₄ 替代治疗可以减少亚临床甲减患者血清总胆固醇和低密度脂蛋白胆固醇水平(分别降低 8mg/dL 和 10mg/dL),增加高密度脂蛋白胆固醇 10mg/dL。所以,从亚临床甲减的角度切入防治缺血性心脏病是一个被关注的问题。

(2)发展为临床甲减:英国 Whickham 前瞻性研究证实,单纯甲状腺自身抗体阳性、单纯亚临床甲减、甲状腺自身抗体阳性并发亚临床甲减每年发展为临床甲减的发生率分别为 2%、3% 和 5%;我国学者随访 100 例未接受甲状腺激素治疗的亚临床甲减患者 5 年,29% 仍维持亚临床甲减,5% 发展为临床甲减;其余 66% 患者甲状腺功能恢复正常。Logistic 回归分析显示:初访时 TSH >6mU/L(OR =3.4)、甲状腺自身抗体阳性(OR =5.3)、原碘缺乏补碘至碘超足量(OR =8.0)是亚临床甲减患者甲状腺功能不易恢复正常的影响因素。

2. 妊娠与甲减

临床甲减患者生育能力减低。妊娠期母体甲减与妊娠高血压、胎盘剥离、自发性流产、胎儿窘迫、早产以及低出生体重儿的发生有关。一项 40 年的回顾性调查显示,正常对照组和临床甲减组的发病率:妊娠高血压分别为 3.8%,11.6%;自然流产分别为 3.3%,8.0%;早产分别为 3.4%,9.3%;围生期胎儿病死率分别为 0.9%,8.1%;低出生体重儿分别为 6.8%,22%。亚临床甲减的妊娠并发症尚无足够的临床资料。

近年来,妊娠早期母体亚临床甲减对胎儿脑发育第一阶段的影响备受关注。在胎儿甲状腺功能完全建立之前(即妊娠 20 周以前),胎儿脑发育所需的甲状腺激素全部来源于母体,母体的甲状腺激素缺乏可以导致后代的神经智力发育障碍。美国学者 Haddow 等首次发现:妊娠 17 周患亚临床甲减的母亲,未给予左甲状腺素治疗组母亲的 7 ~9 岁后代的智商(IQ)较正常对照组母亲后代降低 7 分。而给予 L - T$_4$ 治疗组的后代智商与正常对照组后代没有区别。

妊娠期间由于受多种因素的影响,TSH 和甲状腺激素的参考范围与普通人群不同。目前尚没有孕期特异性的 TSH 参考范围。一般认为在妊娠早期 TSH 参考范围应该低于非妊娠人群 30% ~50%。目前国际上部分学者提出 2.5mU/L 作为妊娠早期 TSH 正常范围的上限,超过这个上限可以诊断为妊娠期亚临床甲减。

由于 FT$_4$ 波动较大,国际上推荐应用 TT$_4$ 评估孕妇的甲状腺功能。妊娠期间 TT$_4$ 浓度增加,大约为非妊娠时的 1.5 倍。如妊娠期间 TSH 正常(0.3 ~2.5mU/L)、仅 TT$_4$ 低于 100nmol/L(7.8μg/dL),可以诊断为低 T$_4$ 血症。胎儿的初期脑发育直接依赖于母体循环的 T$_4$ 水平,而不依赖 T$_3$ 水平。

治疗:妊娠前已经确诊的甲减,需要调整 L - T$_4$ 剂量,使血清 TSH 达到正常值范围内,再考虑怀孕。妊娠期间,L - T$_4$ 替代剂量通常较非妊娠状态时增加 30% ~50%。既往无甲减病史,妊娠期间诊断为甲减,应立即进行 L - T$_4$ 治疗,目的是使血清 TSH 尽快达到妊娠时特异性正常值范围。国外部分学者提出这个范围应当是 0.3 ~2.5mU/L。达标的时间越早越好(最好在妊娠 8 周之内)。每 2 ~4 周测定一次 TSH、FT$_4$、TT$_4$ 根据监测结果,调整 L - T$_4$ 剂量。TSH 达标以后,每 6 ~8 周监测一次 TSH、FT$_4$ 和 TT$_4$。对于亚临床甲减、低 T$_4$ 血症和 TPOAb 阳性孕妇的干预的前瞻性研究正在数个国家进行,目前尚无一致的治疗意见。

上述的三个学会(ATA、AACE、TES)主张对妊娠妇女做 TSH 常规筛查,以及时发现和治疗临床甲减和亚临床甲减。育龄妇女的亚临床甲减的患病率在 5% 左右。一些学者主张对可能患甲减的高危人群做妊娠前的筛查。甲减的高危人群包括:具有甲状腺疾病个人史和家族史者;具有甲状腺肿和甲状腺手术切除和 ^{131}I 治疗史者;有自身免疫性疾病个人史和家族史者,例如系统性红斑狼疮、类风湿关节炎、1 型糖尿病、既往发现血清 TSH 增高或者血清甲状腺自身抗体阳性者等。要加强对已患甲减的育龄妇女进行有关甲减对妊娠和胎儿脑发育影响方面的教育。

3. 黏液性水肿昏迷

黏液性水肿昏迷是一种罕见的危及生命的重症,是由于严重、持续的甲状腺功能减退症进一步恶化所造成。多见于老年患者,通常由并发疾病所诱发。临床表现嗜睡、精神异常、木僵甚至昏迷。皮肤苍白、低体温、心动过缓、呼吸衰竭和心力衰竭等。本病预后差,病死率达到20%。

(1)去除或治疗诱因:感染诱因占35%。

(2)补充甲状腺激素:L-T₄ 300~400μg 立即静脉注射,继之 L-T₄ 50~100μg/d,静脉注射,直到患者可以口服后换用片剂。如果没有 L-T₄ 注射剂,可将 L-T₄ 片剂磨碎后由胃管鼻饲。如果症状没有改善,改用 T₃(liothyronine)静脉注射,10μg,每4h 1次,或者25μg,每8h 1次。本病的甲状腺激素代谢的特点是 T₄ 向 T₃ 转换受到严重抑制;口服制剂肠道吸收差;补充过急、过快可以诱发和加重心力衰竭。

(3)保温:避免使用电热毯,可以导致血管扩张,血容量不足。

(4)伴发呼吸衰竭者使用呼吸机辅助呼吸。

(5)低血压和贫血严重者输注全血。

(6)静脉滴注氢化可的松 200~400mg/d。

(7)其他支持疗法。

黏液性水肿昏迷是长期重度甲减的最终结局,常出现在老年患者中,易发生于冬季,致死率很高。发生黏液性水肿昏迷时,患者常伴有低体温,最低可至23℃,还常会伴发心动过缓及血压过低。但此时如果患者存在反射亢进,那么典型临床表现,深腱反射的延迟在此时可能会消失。患者在昏迷期间,也可能会发作癫痫。目前,黏液性水肿昏迷的发病机制还不清楚,但是有一些因素能预示病情向黏液性水肿昏迷发展,比如,暴露在寒冷的环境中,创伤,使用中枢神经系统镇静药及麻醉药等。对于机制,可能是肺泡换气不足致二氧化碳潴留,最终导致昏迷,另外类似于血管升压素(AVP)分泌不当时出现的稀释性低钠血症,也可能是导致患者发生黏液性水肿昏迷的原因。

4. 中枢性甲减(central hypothyroidism)

本病是由于垂体 TSH 或者下丘脑 TRH 合成和分泌不足而导致的甲状腺激素合成减少。典型病例的血清 TSH 和甲状腺激素的表现是:TSH 减低,TT₄ 减低,但是约20%病例的基础血清 TSH 浓度也可以正常或者轻度升高(10mU/L)。

本病的患病率是0.005%。高发年龄在儿童和30~60岁成年人。先天性原因多由于垂体、下丘脑发育不全等;儿童的病因多源于颅咽管瘤;成年人的病因大多是垂体的大腺瘤,垂体接受手术和照射,头部损伤、席汉综合征、淋巴细胞性垂体炎等。接受多巴胺治疗时,由于多巴胺抑制垂体产生 TSH,TSH 和 T₄ 的产生量可以减少60%和56%;在长期 L-T₄ 替代治疗的患者,撤除 L-T₄ 后,垂体 TSH 抑制的状态可以持续6周。

中枢性甲减与原发性甲减鉴别:依靠基础 TSH 即可鉴别,前者减低,后者升高。当中枢性甲减(主要是下丘脑原因的甲减)表现为 TSH 正常或者轻度升高时,需要做 TRH 刺激试验鉴别。典型的下丘脑性甲减,TRH 刺激后的 TSH 分泌曲线呈现高峰延缓出现(注射后的60~90min),并持续高分泌状态至120min;垂体性甲减 TRH 刺激试验的 TSH 反应是迟钝的,呈现低平曲线(增高 <2倍或者增加 ≤4.0mU/L)。

5. 甲状腺激素抵抗综合征(RTH)

本病病因是位于 3 号染色体的编码甲状腺受体 β 链(TRβ)基因发生点突变,导致 T_3 与受体结合障碍,甲状腺激素的生物活性减低。

这种突变的发生率是 1/50000。本综合征有 3 个亚型:①全身型甲状腺激素抵抗综合征(GRTH);②垂体选择型甲状腺激素抵抗综合征(PRTH);③外周组织选择型甲状腺激素抵抗综合征(perRTH)。

GRTH 的临床表现有甲状腺肿、生长缓慢、发育延迟、注意力不集中、好动和静息时心动过速。本病缺乏甲减的临床表现,主要是被增高的甲状腺激素所代偿。75% 患者具有家族史,遗传方式为常染色体显性遗传。实验室检查血清 TT_4、TT_3、FT_4 增高(从轻度增高到 2 ~ 3 倍的增高)。TSH 增高或者正常。本病依据以下 4 点与垂体 TSH 肿瘤鉴别:①TRH 刺激试验:前者 TSH 增高,后者无反应;②T_3 抑制试验:前者血清 TSH 浓度下降,后者不被抑制;③前者血清 α 亚单位与 TSH 的摩尔浓度比例 <1;④垂体 MRI 检查:前者无异常,后者存在垂体腺瘤。

PRTH 临床表现有轻度甲亢症状,这是因为本病的外周 T_3 受体是正常的,仅有垂体的 T_3 受体选择性缺陷。这种缺陷导致 T_3 浓度升高不能抑制垂体的 TSH 分泌。垂体不适当地分泌 TSH,引起甲和甲状腺肿。实验室检查血清 T_3、T_4 增高,TSH 增高或者正常。本病主要与垂体 TSH 肿瘤鉴别。依靠 TRH 刺激试验和垂体 MRI 鉴别。

perRTH 实验室检查结果取决于垂体和外周组织对甲状腺激素不敏感的程度和代偿的程度。GRTH 和 PRTH 的实验室结果都可以出现。有的患者基础 TSH 水平正常,但是相对于升高的循环 T_3、T_4 水平而言,这个 TSH 水平是不适当的。TRH 刺激试验反应正常、T_3 抑制试验可以抑制。但是临床有甲减的表现。

(朱丽丽)

第三节　甲状腺相关眼病

甲状腺相关眼病(thyroid - associated ophthalmopathy,TAO)是一种由多因素造成的复杂的眼眶疾病,居成年人眼眶疾病的首位,从发现至今已经有 200 余年的历史。本病影响患者的容貌外观,损害视功能,给患者的生活与工作都带来极大的不便和痛苦。近些年来,许多国内外的专家学者对甲状腺相关眼病进行了研究,在发病机制和诊断方法上,取得了一定的进展,但是,甲状腺相关眼病的发病机制到目前为止尚不很明确,普遍认为是遗传因素、免疫学因素及外界环境共同作用产生。甲状腺相关眼病命名较为混乱,有 Graves 眼病(GO)、甲状腺眼病(thyroid eye disease)、内分泌浸润性眼病(endocrine infiltrative ophthalmopathy)、内分泌眼病(endocrine ophthalmopathy)、浸润性突眼(infiltrative exophthalmos)等。甲状腺相关眼病(thyroid - associated ophthalmopathy,TAO)的命名由 A. P. Weetman 提出,TAO 绝大部分由 Graves 病引起,但其他甲状腺疾病如桥本甲状腺炎亦可导致 TAO,故 TAO 命名较为合理,渐为广大学者所接受。

甲状腺相关眼病的主要临床表现为眼睑退缩、结膜充血水肿、眼眶疼痛、眼球突出及运动障碍、复视、暴露性角膜炎和视神经受累。TAO 多为双侧性,但亦可为不对称或单侧发病。合并甲状腺功能亢进的 TAO 约占 90%，其可与甲亢同时发生，亦可在甲亢前或后发生。根据甲状腺相关眼病的严重程度不同，有内科药物治疗、放射治疗、眼部手术治疗、整容治疗等供选择，目的是改善症状、保护视力及改善容貌，均不是针对病因的特异治疗方法。因此，只有阐明了 TAO 的发病机制，才能获得满意的疗效。

一、流行病学

甲状腺相关眼病的发病率研究受诸多因素的影响，包括检测方法的敏感性等。未出现眼征的 Graves 病患者，25% 会出现 TAO，若加上已出现眼征的 GD 患者，比例将上升到 40%。对于大部分的 GD 患者，经过 CT、MRI 或眼内压检测，都会发现亚临床的眼部异常。发展到严重程度 TAO 患者不超过患者总数的 3%~5%。对于总体人群而言，甲状腺相关眼病的发病率为：每年每 10 万人中有 19 人发病，男女比例为 3：16。近年来，由于一些国家吸烟率下降及医师对甲状腺相关眼病的重视及早期诊断，TAO 发病率略有下降。

TAO 患者的平均年龄较 GD 患者大，为 46.4 岁，而普通 GD 患者的平均年龄为 40 岁。与 Graves 甲亢相同，TAO 好发于女性，男女比例为：轻度 TAO 患者为 1：9.3，中度 TAO 患者为 1：3.2，重度 TAO 患者为 1：1.4。甲状腺相关眼病在老年人及男性中更容易发展到严重状态，其原因尚不清楚，可能与吸烟这一危险因素相关。

在种族差异性方面，欧洲人比亚洲人更易患 TAO，其发病率为 42%：7.7%，原因不明。一项对中国 GD 患者的研究显示，CTLA-4 基因，上启动子区域 -318C/T 多态性可能与中国 GD 患者患 TAO 的风险较低有关。

在其他方面，若 TAO 患者同时患有 1 型糖尿病，其发展为威胁视力 TAO(DON) 的发病率增高，经治疗后视力恢复程度差，且在手术治疗中有更高的出血风险。

TAO 患者合并出现重症肌无力的概率是普通人群的 50 倍，若 TAO 患者眼睑上抬无力严重和(或)出现不典型的眼球运动，需考虑重症肌无力的诊断。

吸烟是 TAO 最重要的一个可改善的危险因素，在一些吸烟率降低的国家，如西欧的一些国家，其 TAO 的发病率有所下降，而吸烟率上升的国家，如波兰及匈牙利，TAO 的发病率上升。此外，甲亢的治疗方案、TSHR 抗体水平、药物、年龄的增长及压力也是可能的危险因素。

二、病因与发病机制

甲状腺相关眼病的病因至今不明，诸多研究表明甲状腺相关眼病是一种器官特异性自身免疫性疾病，并与多种致病因素有关。目前研究认为它是一种与丘脑下部 - 垂体 - 甲状腺轴相关的眼部病变。本病与遗传有关，也是一种极其复杂的自身免疫性疾病，即 T 淋巴细胞亚群比例失调，致使 B 淋巴细胞增多，免疫球蛋白水平升高，淋巴因子增多，成纤维细胞激活，产生过多细胞外物质和胶原纤维。

1. 遗传因素

甲状腺相关眼病的遗传因素与 Graves 病有密切关系，各方研究亦多从 Graves 病着手。在研究 Graves 病的遗传倾向时，常用的有家族聚集性研究和双胞胎研究。

(1)在家系研究方面，国内彭惠民等对 GD 家族史 GD 先证者及对照人群进行了三代家族史及血统成员的研究，显示 GD 符合常染色体显性遗传，以多基因遗传为主，存在主基因效应，主基因位于 HLA-DR3 或与其紧密连锁。证明家族性 GD 中遗传因素在其发病中起重要作用。

（2）在特异基因研究方面，HLA 复合体在抗原提呈及 T 细胞识别抗原的过程中起重要作用，和很多自身免疫性疾病的发病有关。Graves 病是一种器官特异性自身免疫病，其遗传易感性与 HLA 复合体某些等位基因密切相关。HLA－Ⅱ类的基因产物 HLA－DP、DQ、DR 呈递抗原，与甲状腺组织内 CD4$^+$ 或 CD8$^+$T 细胞受体结合，活化 T 细胞，产生淋巴因子，并激活 B 细胞产生自身抗体，引起 GD。GD 与 HLA 的关联性研究中，显示中国人 HLA－Bw46 为 GD 易感基因，男性患者 B46、DR9、DQB1＊0303 增高，女性中 DQA1＊0301 增高。

（3）CTLA4 基因（2q33）：CTLA4 与 CD28 都是免疫球蛋白超家族成员，结构相似而功能相反，CD28 起正刺激作用，CTLA4 为负向刺激作用，两者对维持淋巴细胞平衡起重要作用，防止自身反应 T 细胞过度激活。CTLA4 表达或功能降低可引起自身免疫性疾病的产生。CTLA4 与 TAO 的敏感性有关。对其他很多自身免疫疾病，CTLA4 外显子多态性都与较严重的疾病状态有关。

2. 免疫因素

Trokel 认为，Graves 病患者发生双眼眶内炎症可能是一种原因不明的器官特异性自身免疫紊乱。淋巴细胞或免疫球蛋白攻击自身抗原可能是成纤维细胞或横纹肌的表面膜抗原，也有可能是抗原抗体复合物沉积于眶内软组织，并引起淋巴细胞浸润。按照 Konishi 等的观点，甲状球蛋白、抗甲状球蛋白免疫复合物对眼外肌肌膜的亲和力比对骨骼肌、心肌、肝、肾和脾脏的亲和力强。

国内有人对 Graves 眼病眼眶组织病理与 IgA 和 IgE 表达的研究发现：IgA 和 IgE 在 Graves 眼病自身免疫反应中起重要作用，免疫反应引起组织间黏多糖的堆积和眼外肌的破坏。临床上应用皮质类固醇治疗获得良好效果，也可间接说明 Graves 病眼部病变的发病机制。

（1）共同抗原学说：很多研究表明，甲状腺相关眼病是一种器官特异性的自身免疫疾病。关于其致病原因，甲状腺和眼的共同抗原学说普遍为大家所接受。关于其共同抗原，研究较多的是促甲状腺激素（TSH）。TAO 患者体内常有多种针对自身抗原的自身抗体，如针对 TSHR、甲状腺过氧化物酶（TPO）、Tg 的自身抗体，其中以针对 TSHR 的自身抗体最为重要。TSHR 也存在于甲状腺相关眼病患者眼眶结缔组织和眼外肌中。若 TSH 就是我们要寻找的共同抗原，较难以解释眼型甲状腺相关眼病患者其甲状腺并未受累。其他可疑的共同抗原有乙酰胆碱酯酶、甲状腺过氧化物酶、促生长因子 C 等。

（2）眼外肌抗原：眼外肌抗原是一组在眼外肌中，尤其是 TAO 患者眼外肌中发现的自身抗原。除上述可能的共同抗原外，眼外肌抗原也可能是 TAO 中的自身抗原。其中 64ku 抗原群、55ku 抗原、G_2S 的研究相对较多。GD 患者不论是否存在 TAO，均可表达甲状腺与眼眶交叉抗原的抗体。约 70% 的 TAO 患者可以表达，人眼外肌膜抗原的抗体。抗体滴度与眼病的临床活动性和病程密切相关。

64ku 抗原群是包括在 63～67ku 范围内的三种抗原。其中 67ku 蛋白证实为 Fp 亚基，超过 60%TAO 患者血清中可检测到 67ku 抗原抗体，受累的眼肌数量与 Fp 的阳性率密切相关。63ku 抗原被认为是肌集钙蛋白。40% 活动性 TAO、4% 稳定性 TAO 及 5% 正常人血清可检测到抗 63ku 抗体。许多学者认为抗 Fp 亚基抗体是监测 TAO 中眼外肌免疫介导损伤的良好指标，但其免疫反应可能为继发性反应。分子量为 64kD 的蛋白，在甲状腺及眼外肌均有表达，推测其与 TAO 早期病变相关。G_2S 在甲状腺、眼外肌、骨骼肌中均有表达，其在眼外肌中的表达强度高于其他部位骨骼肌。Gunji 等在药物治疗甲亢前检测了 19 个 GD 患者的血清，其中

15 个患者 G_2S 抗体阳性的患者在经过甲亢药物治疗后均发展出眼部病变,4 个 G_2S 抗体阴性的患者均未出现眼部病变,认为 G_2S 抗体是个很好的预测甲亢患者发生眼部病变的指标。自身抗体主要通过以下机制造成病理损伤。

1)抗体介导的细胞毒作用:自身抗体与抗原相结合,通过不同途径杀伤靶细胞,固定并激活补体。C1q 是可溶性的 Fc 受体,能与 IgG 或 IgM 的 Fc 段结合,导致补体系统级联反应的作用,最后使细胞发生不可逆性破坏,细胞内容物漏出,细胞溶解;通过免疫调理,靶细胞黏附于吞噬细胞表面,被吞噬裂解。

2)抗体刺激靶细胞:抗体与细胞膜表面的靶抗原结合后,不结合补体,不损伤细胞,反而受刺激而致功能亢进。某些甲状腺功能亢进症患者血清中含有长效甲状腺刺激素(LATS),LATS 与甲状腺细胞表面抗原结合,细胞内蛋白合成增加,高尔基复合体增大。LATS 促进甲状腺分泌增加,造成甲状腺功能亢进症。

3)抗体中和作用:抗体与体内有重要生理活性的抗原物质或受体结合,使其灭活,丧失功能,从而出现相应病症。

4)抗体与抗原形成免疫复合物后的损伤作用:尚未发现免疫复合物参与甲状腺相关眼病的发生。

(3)细胞免疫:在甲状腺相关眼病的发病过程中,至少有三种细胞参与了这一过程,即 B 细胞、T 细胞及眼眶成纤维细胞。在 TAO 发病的早期,B 细胞起主要作用,产生抗自身抗原的抗体。但是,在 TAO 的发展过程中,激活的 T 细胞浸润于眼眶组织,放大了 B 细胞的反应,与眼眶成纤维细胞相互作用,释放细胞因子,刺激成纤维细胞增生并产生 GAG,引起眼眶局部炎症反应及水肿。TAO 患者血清中存在着多种细胞因子异常,如 IL – 1Ra、sIL – 2R、IL – 6、IFN – aRI、IFN – aRI、sCD30 等。IL – 6 在 TAO 患者的眼外肌中阳性率较高,在眼眶脂肪组织中阳性率相对较低,发现 TAO 患者眼外肌肿大程度与 TNF – amRNA 表达正相关,眼眶容量与 IL – 6 mRNA 正相关。在 TAO 患者,IL – 1 由球后浸润的单核细胞、激活的 T 细胞及局部的成纤维细胞产生,分泌的 IL – 1 又作用于眼眶成纤维细胞,可刺激其合成大量的葡萄糖胺聚糖(GAG)。大量的 GAG 聚集是眼眶结缔组织及眼外肌的特征性改变。Ca – wood 通过体外培养 TAO 患者的眶组织成纤维细胞,应用 IL – 1、TNF – α 刺激细胞生长,结果显示 TAO 患者眶后组织 ICAM – 1 含量比正常组织增加 8 ~ 10 倍。而应用这两种细胞因子的抑制药后,ICAM – 1 表达下降 90% ~99%。血清中 sIL – 2R 升高是一种强烈抗原刺激反应的标志,TAO 患者眼眶组织中可检测到 IL – 2,且浸润性突眼患者的 sIL – 2R 水平明显高于不伴眼病的 GD 患者。许多实验发现 TAO 患者球后浸润的 T 细胞有 IFN – γ 表达,IFN – γ 刺激球后组织表达 MHC – Ⅱ类抗原,使其将自身抗原呈递给自身反应 T 细胞,导致组织的损害。且 IFN – γ 使眼外肌及眶成纤维细胞对抗体依赖性细胞介导的细胞毒作用(ADCC)更敏感。

3. 环境因素

吸烟是 TAO 最重要的一个可改善的危险因素。虽然进行相关研究常有诸多限制和困难,但是仍有强有力的证据证实吸烟与 TAO 疾病发展的因果关系,包括许多大型的病例一对照研究。据 EUGOGO 的研究,40% 以上的 TAO 患者都吸烟。吸烟可促进 TAO 的发生,在 TAO 患者中,吸烟者更易发展到严重状态,且 TAO 的严重程度与每天吸烟的数量多少相关,吸烟能与 IL – 1 协同作用刺激眼眶组织的脂肪生成,使眼眶结缔组织容量增加,此外,吸烟使 ^{131}I 治疗后 TAO 进展,还会削弱药物治疗的效果。研究表明,即使总的吸烟量相当,曾吸烟但戒烟者也要比仍在吸烟的患者风险低。吸烟的 GD 患者,其发展为 TAO 的风险是不吸烟患者的 5 倍。吸烟的效应呈剂量相关:每天吸烟 1～10 支,其复视或突眼的相对风险为 1.8;每天吸烟 11～20 支,其风险为 3.8;每天吸烟大于 20 支,其相对风险将达到 7.0;对于已戒烟者,即使曾经吸烟大于 20 支/d,其风险也不会很显著。因此,戒烟是预防和治疗甲状腺相关眼病的重要措施。其可能的机制有:吸烟能导致氧化应激状态,从而引起眼部成纤维细胞增生反应;低氧也可以刺激眼眶成纤维细胞增生并产生 GAG;尼古丁和焦油可以使成纤维细胞在 IFN－γ 的作用下增强 HLA－Ⅱ型分子的表达;香烟提取物可增加 GAG 产生及脂肪生成。

4.危险因素

除了吸烟这一危险因素外,还有下列可能的危险因素。①性别:TAO 好发于女性,但男性更可能进展到严重状态;②甲亢的治疗方案:有研究称放射碘治疗可能加重 TAO 的程度;③TSHR抗体水平:TAO 的严重性及活动性与 TSHR 抗体水平相关;④遗传、药物、逐渐增长的年龄及压力。

三、病理

大体观察,患者眼外肌肌腹明显增粗,体积可为正常的 8 倍左右,质硬,无弹性,活动度显著下降,可为苍白、粉红、褐色或暗红色,夹杂白色纤维条纹,被动牵拉试验明显受限。内直肌对视神经影响较大,通过对内直肌的厚度、面积、占眼眶断面面积比率的观察,可评估 TAO 患者眶内病变的严重程度,了解眼部病变对治疗方案的敏感度。随着肌肉纤维化,眼球活动受限,眶组织增多导致突眼,突眼加重角膜暴露导致溃疡,眼眶后压力增大,逐渐导致视神经病变以至失明。光镜下,肌纤维横断面肥大的较多,大小不均,呈圆形、梭形或不规则形。部分肌纤维界限不清,细胞可见空泡、变性、坏死。

眼眶所有组织有淋巴细胞及浆细胞浸润。可见脂肪细胞浸润及组织增生,成纤维细胞活化后,葡萄糖胺聚糖(GAG)和透明质酸酶增加,GAG 造成组织水肿。眼外肌纤维增粗,可见间质炎性水肿,有淋巴细胞、单核细胞及巨噬细胞浸润。早期眼外肌纤维尚正常,后出现透明变性、GAG 沉积、透明质酸酶增加,肌肉纹理模糊、消失,组织松散。早期 T 淋巴细胞浸润为主,后期以成纤维细胞增生为主,导致组织增生及纤维化。脂肪组织积存于肌纤维间,呈链状。通常情况下,活动期 TAO 病理表现主要以葡萄糖胺聚糖的聚集和炎症细胞浸润为主,而静止期病理表现主要以组织蜕变和纤维化为主。但是对于每一个 TAO 患者活动期和静止期通常没有明确界限,所以在 TAO 患者病理表现中也会出现肌纤维的充血肿胀和萎缩纤维化共存的现象。

四、临床表现

在临床上,TAO 的发病呈双峰显示。40 岁左右为发病高峰,60 岁左右为次高峰。女性较男性多见,男女比例接近 1∶6,严重病例常发于 50 岁以上和男性人群。

TAO 最常见的首发症状为眼睑退缩,伴或不伴突眼,发生于 70% 以上的患者。在 TAO 早期,40% 左右的患者可出现眼部激惹状态,眼部疼痛、畏光、流泪等。复视较少作为首发症状出现,但会逐渐进展,通常在行走、疲劳、长期凝视至极限时出现,可伴有疼痛。与凝视无关的眼眶疼痛较少见,可出现于有严重眼部充血时。约 5% 患者会出现视力问题,如视物模糊,可能是甲状腺视神经病变的先兆。眼球不全脱位发生于 0.1% 的患者,是一个极度危险的信号。

在体征方面,虽然 TAO 患者会出现一系列临床体征,但是很少会在一个患者身上全部表现出来。最常见的体征是上眼睑退缩,下落迟缓,发生于90%~98%的TAO患者,具有诊断价值。其次是软组织受累的体征,如眼睑充血肿胀、球结膜充血、水肿、泪腺充血、水肿。眼球突出亦很常见,常伴随下眼睑的退缩。这些患者可能出现眼睑关闭不全,很多患者可出现角膜上皮点状脱落,尤其是本身睑缘缝隙较宽的患者。由于眼外肌的受累,大多数患者都会出现眼球多个方向上的运动限制。除此之外,还有一些不常见的体征如上角膜缘角膜结膜炎、角膜溃疡、视神经病变等。

1. 眼睑退缩、下落迟缓

上睑退缩、下落迟缓是具有诊断价值的眼征。睑裂宽度与种族遗传等因素有关。在甲状腺相关眼病中,通常为眼睑退缩,即上睑缘升高,若上睑缘或下睑缘达到或超过角膜缘,或当下睑缘在角膜缘下方1~2mm,就可诊断为眼睑退缩。在眼睑退缩中,上睑退缩多见。当眼球向下看时,正常人上睑随之下移;但TAO患者向下看时,退缩的上睑不能随眼球下转而下移或下落缓慢称其为上睑迟落。TAO患者出现眼睑退缩的原因可能是:Muller肌作用过度;提上睑肌或下睑缩肌与周围组织粘连。

2. 眼球突出

眼球突出也是TAO患者常见体征之一,眼球突出度通常用Hertel眼球突度计测量。眼球突出度的正常上限在正常人群中也有较大差异,即使用同样的观测者和仪器,不同的性别、年龄、种族,其眼球的正常上限都不同。有观察发现女性的突眼度测量值常比男性低,儿童的突眼度比成年人低,亚洲人较白种人低。中国人正常眼球突出度双眼在12~14mm,大于,上限或双眼突出度差值超过2mm时应诊断眼球突出。TAO患者的眼球突出常伴有其他特殊的眼部改变。若为单纯的眼球突出,应考虑其他眼部病变,注意鉴别诊断。对于TAO患者,多为双侧眼球突出,可先后发病。早期多为轴性眼球突出,后期由于眼外肌的纤维化、挛缩,出现眼球突出并固定于某一眼位,影响外观。有的患者甲亢控制后,眼球突出更加明显,称为恶性突眼。此类病变发展较快,眼睑和结膜水肿明显,眼球突出加重,角膜暴露,出现溃疡甚至穿孔,若不及时治疗可导致严重后果。

3. 软组织受累

TAO患者眼眶炎性细胞大量浸润,血管通透性增加,组织间液增多,加上成纤维细胞分泌的GAGs增加,吸收大量水分,出现软组织受累,以急性期及浸润性TAO为重。软组织受累包括:眼睑充血肿胀,是引起暴露性角膜炎的主要原因;球结膜充血水肿;泪器受累,如泪阜、泪腺的充血水肿;眼眶软组织肿胀等。

由于眼部软组织受累,常可引起患者的一系列临床症状,如眼部不适、眼干、胀痛、异物感、畏光、流泪、复视、视力下降等。

4. 眼外肌受累

TAO通常都会出现眼外肌病变,多条眼外肌受累,但受累程度可不同。受累较多的依次是下直肌、上直肌和内直肌,外直肌受累较少见。当眼外肌纤维化时,患者可出现明显复视。眼球向受累肌肉运动相反的方向转动障碍,如下直肌病变,眼球向上转动受限,这是由于下直肌挛缩所致,而非上直肌麻痹,称为限制性眼外肌病变。眼外肌增厚,患者多主诉复视,以及向增厚肌肉方向运动时眼球有拉力不适感。除了因眼球突出影响患者容貌外,更严重的是复视造成头痛、眼胀、生活学习和工作极端困难,其次是看近物或阅读不能持久,久后患者感到眼痛、头晕,类似青光眼的表现。

5. 角膜受累

TAO 患者眼眶软组织水肿，眼睑闭合不全常可导致角膜炎、角膜溃疡等。若患者继发感染，角膜灰白，炎性浸润、坏死形成溃疡，可伴有前房积脓、化脓性眼内炎。严重时患者失明、剧痛，需摘除眼球。

6. 视神经病变

视神经病变是 TAO 的继发性改变，主要原因是由于眶尖眼外肌肿大对视神经压迫、眶内水肿或眶压增高所致。本病变进展较缓慢，视功能逐渐下降，很少有急性发作者。此时患者视力减退、视野缩小或有病理性暗点；眼底可见视盘水肿或苍白，视网膜水肿或渗出，视网膜静脉迂曲扩张。CT 和 MRI 常显示患侧眼外肌明显肥厚，尤其是眶尖部，同时可见视神经增粗、眼上静脉增粗等表现。

五、辅助检查

1. 实验室检查

由于 TAO 患者的病情与甲状腺功能密切相关，通常应检测患者的全套甲状腺功能：血清 TSH 测定；血清总 T_3，总 T_4（TT_3，TT_4）和游离 T_3，游离 T_4（FT_3，FT_4）的测定。

除了甲状腺功能的测定外，通常还需进行自身抗体的检查：促甲状腺素受体抗体（TRAb）在未治疗的甲亢伴 TAO 患者中阳性为 91%，患者经过治疗症状缓解后，TRAb 明显下降。TRAb 呈阳性，代表甲亢未治愈，仍有复发可能，阴性者预示着患者可能有较长时间的缓解期。大约 50% 甲状腺功能正常的 TAO 患者可查出甲状腺刺激抗体。抗甲状腺球蛋白抗体（TgAb）滴度在 TAO 患者为 25%，正常人达 10%，正常老年女性为 10%～20%。甲状腺过氧化物酶抗体（TPOAb）可反映甲状腺自身免疫病变的性质与程度，与 TgAb 相比假阳性率更低，桥本甲状腺炎和 GD 患者中 TPOAb 的阳性率 95%～100% 和 60%～85%。除此之外，还有眼外肌自身抗体，如线粒体琥珀酸脱氢酶黄素蛋白亚基（抗 Fp 亚基）、G_2S 和肌钙蛋白等抗原抗体，后者尚未成为临床诊断依据，但有实验观察 G_2S 抗体及抗眼肌抗体在 TAO 患者激素治疗无效时水平不降低，在治疗有效者复发时水平再次升高，提示抗眼肌抗体（EMAb）及 G_2SAb 可做为激素治疗无效及复发的预测指标。炎性因子的检测：研究显示，氨基葡聚糖（GAG）在活动性眼病患者血浆和尿中水平升高，免疫抑制治疗则可降低其水平。但是否可用血浆或尿 GAG 水平评价眼病活动度，尚需进一步证实。其次，白介素 –6（IL –6）在活动性 TO 患者血液中水平显著升高，经有效治疗，IL –6 可明显下降，有助于对突眼活动度及治疗反应进行判断。

2. 影像学检查

（1）超声检查：经济有效的筛选方法。

1）A 超：A 超可精确地测量眼肌的厚度，为甲状腺相关性眼病提供定量诊断依据。甲状腺相关性眼病在疾病的活动期各眼外肌肿胀，A 超提示眼肌厚度增加，此时进行药物治疗，可取得较好的疗效。当疾病进入静止期，眼外肌纤维化，A 超提示眼外肌厚度不变或减小，可根据情况选择手术治疗。A 超可反映眼外肌内部反射率，标准的 A 超可定量地测量眼外肌和视神经的宽度。也可表现为眶周及视神经鞘膜的实体性增厚，偶见泪腺水肿。与对照相比，TAO 患者的反射率较低，提示水肿。反射率低的患者对免疫抑制治疗的反应更佳，反射率≤40% 者的治疗有效预测值为 73%。但是 A 超很难直观的分析肌肉间的关系和软组织的情况，故应结合其他手段综合判断。

2)B超:B超可形象和准确地显示病变的位置、形态、边界等,同时,根据回声的特性可以较准确地判断病变的组织结构。对甲状腺相关眼病患者来说,眼外肌增粗临床上只能确诊12%,但 B 超检出率是 95%。B 型超声检测眼外肌厚度,可重复性好,操作简单,患者容易接受。到目前为止,B 型超声图像直观,易于理解,对非超声波医生来说,图像简单易懂,增粗的眼外肌清晰可见。对人体无损害可反复多次检查,有利于随诊监测疾病进程,指导临床治疗。B 超的缺点是根据图像进行人工定位测量,缺乏客观的检查标准,存在更多的人为因素,结果准确性和可重复性稍差。

(2)CT:CT 分辨率较高,能清晰地显示眶内软组织和眼眶骨性结构,是 TAO 的一种简单有效的常规检查。常用检查方法有水平扫描、冠状扫描、矢状扫描。TAO 最突出的 CT 特点是单眼或双眼、一条或多条眼外肌呈梭形肿胀,下直肌最易受累,其次为内直肌、上直肌、外直肌,其肌腱正常。Wiers – inga 等用 CT 扫描检查 80 例未经任何治疗的 TAO 患者,发现下直肌肥大为 60%,内直肌占 50%,上直肌占 40%,外直肌为 22%。肥大的眼外肌一般边界清楚,主要病变集中于肌肉内。但急性浸润性 TAO 中,肥大眼外肌边缘可不清,部分可结节样改变。需要注意的是,在水平扫描中,单独的下直肌肥大呈一肿块影,可能将此误认为眶尖肿瘤,此时最好加做 CT 冠状扫描,能较好地显示肥大的下直肌。此外,典型特征还有脂肪水肿、眶隔前突等,及肌肉肥大的继发改变如视神经受压、眶骨改变等。应用眼外肌 CT 三维重建技术可直观显示 4 条眼直肌形态,为评价眼外肌受累程度提供客观依据,并可与眶内软组织、眶壁、眶尖及眶周病变进行鉴别诊断。虽然 CT 扫描可清晰显示眼外肌肥大,但不能鉴别早期肌肉水肿或后期纤维化。淋巴瘤或转移癌等可引起眼外肌肥大,类似 TAO,鉴别诊断困难时,可在 CT 检查指导下进行针刺活体组织检查。

(3)MRI:MRI 也是观察眼外肌很有价值的方法。冠状位、斜矢状位及轴位扫描可以观察眼直肌的直径、走行及肌腱情况,且软组织分辨率明显高于 CT。眼眶组织能更清晰的显示,可以选择任意方位扫描。在活动性 TAO 中 T_2 弛豫时间延长,而免疫抑制治疗可缩短该时间。MRI 影像对 TAO 的诊断已不仅仅局限于眼外肌(EOMs)的形态学改变,而更多的是研究眼外肌信号的改变。有研究认为 T_2 持续时间与水的含量密切相关,T_2 时间延长表示其含水量高,为急性期;T_2 时间缩短则表明其含水量少,即纤维化期。与 CT 相比,MRI 可评价疾病活动性(T_2 脂肪抑制序列强弱可反映眼肌水肿程度),不能直接反映眶内炎症反应。但 MRI 能检查出临床不易检出的隐蔽病变部位,如 NO SPECS 2 级患者,眼睑、泪腺的内部结构改变基本无法观察,而 MRI 可表现出眼睑、泪腺、提上睑肌等软组织体积增厚,T_2WI 信号增高;MRI 可显示 3 级患者眼眶组织增厚情况,如眼眶骨壁轻度弯曲,"可口可乐瓶"征。

视神经受损是 TAO 严重的临床表现,MRI 表现为眼外肌于眶尖部呈环行肥厚、视神经轴受压迫、形状扁平、局部有水肿及蛛网膜下隙形态中断等。此外,MRI 可以作为 TAO 球后放射治疗疗效预测的重要手段,信号强度比值愈高,疗效愈好。

(4)生长抑素受体显像(奥曲肽扫描):是一种评价疾病活动性的新方法,可使炎症活动期眼眶组织细胞显像,有助于评判 TAO 的临床分期。有研究显示,通过 ^{99m}Tc 标记奥曲肽眼眶显像判定 TAO 的活动度,结果显示活动组的 TAO 患者眼眶的奥曲肽摄取比值明显高于非活动组。摄取比值与 CAS 评分值有良好的一致性,活动组的 TAO 患者治疗前后奥曲肽摄取比值有显著差异,也与 CAS 评分变化一致。铟(^{111}In)标记奥曲肽在活动性眼病患者眶内聚积水平高于非活动期,该方法对治疗效率的阳性预测率为 90%~92%。生长抑素受体显像结果受眶内组织受体亚型及其表达量、循环中生长抑素水平的影响,当病变组织部表达可与生长抑素类似物特异结合的相应受体亚型或表达量很低时,易出现假阴性结果,因此,该昂贵且非特异性的技术对眼病活动性及治疗效果的评判能力有限。

六、诊断

TAO 在内分泌科及眼科都较常见,90% 以上 TAO 患者伴有 GD,根据甲状腺功能亢进病史及眼部的临床表现,一般较易诊断。甲亢的典型症状有怕热、心悸、手颤、情绪激动、体重下降、胫前水肿等。眼部典型特征有上睑退缩、下落迟缓、眼睑肿胀、疼痛、单眼或双眼突出、眼球活动,受限及复视等。不典型的病例需通过相应的实验室检查、影像学检查及其他检查,可进行判断。

(1)参照 Bartley 的 TAO 诊断标准,若患者出现眼睑退缩,只要合并以下体征或检查证据之一,即可做出 TAO 诊断。①甲状腺功能异常,患者血清中 TT_3、TT_4、FT_3、FT_4 水平升高,TSH 水平下降;②眼球突出,眼球突出度≥20mm,双眼球凸度相差 >2mm;③眼外肌受累,眼球活动受限,CT 发现眼外肌增大;④视神经功能障碍,包括视力下降、瞳孔反射、色觉、视野异常,无法用其他病变解释。若缺乏眼睑退缩,要诊断 TAO,患者除需具备甲状腺功能异常外,还应有以下体征之一,眼球突出、眼外肌受累或视神经功能障碍,并排除其他眼病引起的类似的体征。

(2)根据 2006 年 EUGOGO 的建议,急性 TAO 的诊断标准有以下几点。

1)症状:无法解释的视力减退;单眼或双眼视物颜色强度或亮度改变;突发眼球"脱出"(眼球半脱位)病史。

2)体征:明显角膜混浊;视盘水肿。

非急性 Graves 眼病的诊断标准:①近 1～2 个月出现畏光;严重的眼部异物感或沙砾感,经人工泪液治疗无好转;近 1～2 个月感到眼部或眼部后方疼痛;近 1～2 个月眼部或眼睑的外型出现变化;近 1～2 个月出现复视;②体征:眼睑挛缩;眼睑结膜异常水肿或充血;因复视而引起异常头位。

(3)由于甲状腺相关眼病严重程度不同,与其治疗密切相关,常用 TAO 的严重度及活动度来评价甲状腺相关眼病的病情。

除了 CAS 评分表外,评价 TAO 活动性的指标还有:病程 18 个月,预测 TAO 活动性为 76%;超声检查:提示炎症或纤维化;MRI:炎症致黏多糖眶后沉积,水肿,T_2 信号增强;奥曲肽扫描;[67]Galliun 镓扫描;血清/尿标志物:GAGs,可做为 TAO 活动性的指标。

七、鉴别诊断

1. 眼眶炎性假瘤(orbital inflammatory pseudotumor)

眼眶炎性假瘤也称为非特异性眼眶炎症综合征,发病原因尚不明,无眼部原因,亦未发现相关全身疾病,可为急性、亚急性、慢性非感染性炎症。非特异性炎症可弥散浸润眶内组织,或侵犯某些特异组织,如眼外肌、泪腺等。

临床上一般起病突然,男女发病率无差异,可表现为眼睑红肿、有时伴疼痛、球结膜充血、眼球突出或运动受限,CT 可见眶内软组织影,可累及眼外肌,肌腹及肌腱不规则扩大,泪腺可受累肿大。病理学改变分为淋巴细胞为主型、混合细胞型、硬化型(大量结缔组织增生,少数炎性细胞浸润)。

2. 眼眶肌炎(orbital myositis)

眼眶肌炎是眼外肌的特发性炎症,广义是也属于肌炎性假瘤。与甲状腺相关眼病不同的是,眼眶肌炎的疼痛较严重,通常是就医的主要原因。其发病见于所有年龄的人群,通常在数天内发病,上睑抬举无力较常见,上睑退缩少见,影像学检查方面,有时可见双眼受累,较少出现多块眼肌受累,但肌腱通常受累。

3. 眶脑膜瘤(meningiomaoforbit)

脑膜瘤常起源于视神经蛛网膜细胞、骨膜的异位脑膜瘤或蝶骨嵴脑膜瘤,本病常见于中年妇女,临床表现为眼睑肿胀、眼球突出、视力下降,患者常有一定程度的上睑抬举无力,而不是上睑退缩。诊断方面 CT 较 MRI 更具优势。CT 可见视神经肿胀呈弥散性,或在眶内呈球状肿块,可见钙化影,若视神经周围肿瘤发生钙化,可出现"双轨"征。

4. 颈动脉 – 海绵窦瘘(carotid cavernous fistula,CCF)

本病多突然起病,且较严重,常因患者有头部外伤史,因颈动脉血高流量及高压力流入海绵窦以致发病。患者常出现严重眼痛及头痛,视力下降,眼睑肿胀、球结膜充血水肿,眼球突出,运动受限。眼眶可扪及搏动,听到杂音。CT 可见多个眼外肌肿大,内直肌多受累,其次为外直肌及上直肌。肿大的眼外肌多呈纺锤形或圆柱形,边界多清晰,肌附着处多不受累。

5. 眼眶转移性肿瘤(metastatic tumor in orbital)

眼眶转移性肿瘤常指远处恶性肿瘤转移到眼眶,其中乳腺癌、肺癌、前列腺癌较常见。肿瘤转移,眼内转移较眼眶转移多见,比例大致为 1.4:1,常见部位依次为眶外侧、上方、内侧、下方。肿瘤转移至眼眶多侵犯骨质。其临床特点:病程较短,延期突出和运动受限最常见,运动受限程度超过眼球突出程度。出现复视或眼部疼痛,最早的症状常为疼痛和麻木。CT 扫描多见单个眼外肌肌腹扩大,纺锤状或结节状,肌腱通常不受累,内直肌或外直肌受累多见,偶有相邻两肌肉或软组织受累,可见骨质破坏。

八、治疗

1. 基本治疗

(1)戒烟:吸烟是甲状腺相关眼病的重要危险因素之一。吸烟可促进 TAO 的发生,烟草中成分复杂,其中尼古丁可刺激交感神经兴奋,从而促进甲状腺素的释放;硫氰酸盐有抗甲状腺素的作用,苯丙蒽可加速甲状腺素的分解。烟雾中的一氧化碳对细胞的氧化损伤,会加重组织缺氧。在 TAO 患者中,吸烟者病情更易发展,其严重程度与吸烟的数量多少相关,此外,吸烟还会削弱激素治疗及放射治疗的敏感性。因此,每个 TAO 患者都应被告知吸烟的危险性。对于所有的 TAO 患者或 GD 患者,都应严禁吸烟(包括二手烟)。

(2)甲亢的控制:因为甲亢或甲减都可以促进 TAO 进展,所以对于 TAO 患者,甲状腺功能应当维持在正常范围之内,其甲亢应得到良好的控制。甲亢未控制时,一方面 TSHR 抗体增加,刺激成纤维细胞增生肥大,导致眶内炎性细胞浸润,组织水肿,眶内容物增加,眼球外突。另一方面,甲亢使得交感神经过度兴奋,可引起眼外肌运动不协调,引起相应眼征。甲亢应逐步控制,使 TRAb 逐渐减少,眼部的免疫反应逐渐稳定或减轻,交感神经兴奋性恢复正常,从而使 TAO 稳定或减轻。但是,同时要注意的是,甲亢的控制不可过快。甲亢控制过快,会使 TSH 水平迅速增加,不利于眼病的改善。

(3)一般支持治疗:支持治疗包括注意用眼卫生,眼睛多休息,具体眼部的对症治疗参见后述。

2. 免疫调节治疗

（1）皮质类固醇治疗：目前,治疗 TAO 最常用的免疫抑制药物是皮质类固醇。用药方法有口服、球后注射及静脉用药三种。其机制主要是：①免疫抑制作用；②非特异抗感染作用,干扰 T/B 淋巴细胞,减少炎症局部中性粒细胞、单核细胞、巨噬细胞的聚集,抑制免疫活性细胞、细胞介质释放；③抑制成纤维细胞分泌 GAG,抑制 GAG 合成。如无禁忌证,处于临床活动期的中重度患者及威胁视力 TAO 患者均可使用。虽然激素可使患者急性眼部症状及生活质量获得显著改善,但对突眼度的改善作用有限。

Char 提出全身激素治疗可用于以下 5 类甲状腺相关眼病患者：①激素治疗对存在急性炎性疾病的患者有很好的疗效；②发展至甲状腺视神经病变并伴轻微视觉损失的患者(视力≥20/80)；③近期(<6 个月)伴有明显软组织炎症严重甲状腺相关眼病患者；④极少数患者尽管经过眶内放射治疗和眼眶减压手术后,还需继续激素治疗或加其他免疫调节药治疗,以保持疗效或防止疾病复发或恶化；⑤所有准备做眼眶减压术前或术中要使用全身激素治疗。

总之,全身激素治疗适用于病程短,伴显著眼部软组织炎症者效果较好,慢性病程 1 年以上,无或轻度炎症,斜视或眼球突出稳定及其后遗症通常不用全身激素治疗。

口服治疗：2008 年 EUGOGO 共识推荐的起始剂量通常为泼尼松 80~100mg/d 或 1mg/(kg·d),一些开放性试验或随机实验研究,比较了口服皮质类固醇与其他治疗方法,显示 33%~63% TAO 患者有较好的疗效,主要是对软组织改变、近期受累的眼肌及 DON 疗效较好。减量过快可能导致眼病复发。长期的治疗应注意其不良反应。Bartalena 等报道,12 例 TAO 患者接受口服泼尼松治疗,起始剂量 78~80mg/d,总疗程 20~24 周,累计剂量 4~6g。结果显示,10 例(83%)患者缓解,3 例(25%)出现不良反应,其中抑郁、糖尿病、眼压增高各 1 例。Kahaly 等报道,35 例 TAO 患者接受口服泼尼松治疗,起始剂量 100mg/d,总疗程 12 周,累计剂量约 4g。结果显示,缓解率为 51%(18 例),不良反应率为 51%(18 例),发生频率由高到低分别为体重增加、失眠、胃肠道反应、高血压、多毛、抑郁和心悸。

目前,口服泼尼松的推荐起始剂量为 1mg/(kg·d),随后可根据眼病的临床评估结果逐渐减量,平均每周减少 5~10mg,最小维持量维持数月。在减量期间或停药后出现复发者需延长维持治疗时间。如需对活动期患者行放射性碘治疗,则应预防性使用糖皮质激素。在碘治疗后 1~3d 口服泼尼松 0.3~0.5mg/(kg·d),随后逐渐减量,2 个月后停药。

静脉治疗：静脉注射皮质类固醇,其疗效优于口服激素用药。有效率分别为 80% 和 50%。目前尚无证据证明某种静脉用药方案优于其他静脉用药方案。静脉用药方案,以下几种较为常用。

1）对于中重度 TAO 患者,甲泼尼龙静脉滴注 500mg,每周 1 次,共 6 周；以后改为 250mg,每周 1 次,共 6 周。总剂量 4.5g。

2）对于中重度 TAO 患者,甲泼尼龙静脉滴注 500mg,连用 3d,每隔 4 周 1 次,共 4 次(12 周)。

3）甲泼尼龙 500~1000mg 加入生理盐水静脉滴注冲击治疗,隔日 1 次,连用 3 次。总剂量不超过 4.5~6.0g。

4）对于重度 TAO 患者,甲泼尼龙静脉滴注 15mg/kg,连用 2d,每隔 2 周 1 次,共 4 次；以后改为 7.5mg/kg,连用 2d,每隔 2 周 1 次,共 4 次。总疗程 14 周。合并眼眶局部放射治疗,总放射量 20Gy,分 10 次进行,疗程 2 周。

5)对于重度 TAO 患者,甲泼尼龙静脉滴注 1000mg,连用 3d,每周 1 次,共 2 次;以后改为泼尼松口服 40mg,连用 2 周;然后每 4 周逐渐递减 10mg 至 20mg;再每周逐渐递减 2.5mg。

以上方案中,由于第一种方案总的用药剂量较少,不良反应小,治疗方式方便,且其疗效并不逊于其他剂量较大的静脉用药方案,故近期受到较多关注。但其长期疗效及复发率等数据还需进一步收集。

总体而言,静脉用药较口服耐受性好。一项关于静脉与口服皮质类固醇治疗 TAO 的单盲对照研究显示,甲泼尼龙静脉滴注组(35 例)患者与泼尼松口服组(35 例)的缓解率分别为 77%(27 例)和 51%(18 例);其中,甲泼尼龙组患者突眼度改善 >2mm、眼裂增宽改善 >2mm 及 CAS 减少 3 分者所占比例分别为 60%(21 例)、63%(22 例)和 77%(27 例);在 6 个月随访中,4 例泼尼松组患者出现视神经损害症状且需行眼眶减压或其他眼眶手术。报告显示,静脉甲泼尼龙累计剂量 10~24g 可致严重急性肝损伤,其可能原因为:激素引起的剂量依赖性肝损害、免疫抑制后出现的病毒性肝炎、治疗前存在脂肪肝以及激素撤药后免疫激活引起的免疫性肝损害。因此,建议静脉甲泼尼龙累计剂量应控制在 6~8g,不要快速停用激素,且在治疗前须评估患者的肝脏功能、病毒指标、自身抗体等,并进行随访。

对于威胁视力 TAO 患者,常使用大剂量静脉冲击的系统激素治疗,较口服用药疗效好,在静脉冲击治疗的 1~2 周内,视神经病变有可能会继续进展,减量过快,也可能使 DON 复发。

球后注射或结膜下注射:有学者认为,为减少皮质类固醇所致全身不良反应,可采用球后注射法治疗活动期眼病。局部注射治疗疗效弱于口服治疗。目前尚无确切证据证明其是否会损伤眼球。

治疗有效通常定义为,在 12 周内出现下列 3 项或 3 项以上改变:①突眼度下降 >2mm;②眼睑宽度下降 >2mm;③眼压下降 >3mm;④眼直肌总宽度下降 >3mm;⑤凝视初始时无复视或复视等级降低;⑥视力增加。对于部分甲状腺相关眼病患者,疾病有可能复发。不同的治疗方案,患者的复发率也不同。到目前为止,对于激素治疗停用的时机仍无定论。

长期使用皮质类固醇,其可能的不良反应有:出现 Cushing 面容、糖尿病、抑郁、慢性病的复发、感染、高血压、低钾血症、骨质疏松、体重增加、胃溃疡、多毛、白内障等,严重者发生股骨头坏死、严重肝细胞坏死。因此使用前应取得患者的知情同意。

(2)其他免疫抑制药治疗

1)环孢素:为避免复发及减少皮质类固醇的使用剂量,非激素免疫抑制药开始被应用于眼病治疗。其中,环孢素是目前被认为较有效的药物之一。它可通过抑制 T 淋巴细胞活性、抑制单核细胞与巨噬细胞的抗原表达、诱导 T 辅助细胞活性、抑制细胞因子的产生而影响体液免疫与细胞免疫。对缩小肿大的眼外肌、减轻突眼、改善视力、使眼球总积分下降有一定疗效,目前对其治疗 TAO 的总效果仍有争议。有研究认为,环孢素与糖皮质激素联用效果优于单用任何一种药物,特别是对单用激素抵抗以及病变持续活动需要长期干预的患者,单用任何一种药效果均差,宜联合用药。Kahaly 报道,40 例中重度 TAO 患者被随机平均分为单用口服泼尼松和口服泼尼松 + 环孢素 5mg/(kg·d)联合治疗两组。结果显示,两组患者眼病较前均有改善,而环孢素组更显著;环孢素的主要不良反应为肝肾功能损害,不良反应较大,因此建议治疗剂量不超过 5mg/(kg·d),并定期监测血药浓度。

2)静脉注射丙种球蛋白:Kahaly 报告,40 例重度活动性 TAO 患者被随机分为泼尼松(19

例,100mg/d)和静脉注射丙种球蛋白(21例,每3周连续2d予以1g/kg)两组,维持治疗18周。结果显示,两组缓解率均为63%,静脉注射丙种球蛋白组患者的甲状腺相关自身抗体下降水平较显著,但有患者出现发热(1例)和头痛(1例)两种不良反应。

3)生长抑素类似物:生长抑素可抑制许多细胞因子的生长,包括肿瘤细胞。它对甲状腺疾病患者可抑制TRH、TSH、T_3、T_4的分泌,也可抑制甲状腺的生长。奥曲肽为长效生长抑素类似物,有结果表明,其作用较糖皮质激素降低TAO积分更明显,并且减轻组织炎症和改善眼肌运动障碍,减少葡萄糖胺(GAG)的生成。但近期的随机对照研究不支持生长抑素类似物用于治疗TAO。大剂量奥曲肽也可导致头痛、乏力、水肿、高血糖等反应。有学者提出,使用可结合所有生长抑素类似物受体亚型的生长抑素类似物(例如SOM230)可能会有一定疗效。

其他:虽有报告显示,霉酚酸酯、雷公藤、甲氨蝶呤等免疫抑制药对TAO也有一定疗效,但尚待大规模临床试验证实。

目前上述药物仅推荐作为皮质类固醇的辅助治疗,而不推荐单独使用。

(3)血浆置换法:血浆置换疗法适用于严重急性进展期的患者,通过血浆置换可清除或减少与本病相关的抗原、抗原抗体复合物以及某些细胞因子,还能影响血浆黏滞性及血浆内的组成成分。但目前对其确切疗效仍难以肯定,临床上常需配合使用糖皮质激素或免疫抑制药(硫唑嘌呤或环磷酰胺)。一般5~8d行血浆置换4次,置换出血浆共10L,代之以稳定的血浆蛋白溶液。在末次置换后,加用泼尼松40mg/d和硫唑嘌呤100mg/d,三四周后逐渐减至维持量,总疗程3个月。近年来应用血浆置换治疗TAO也有报道,但相关报道不多。

3. 放射治疗

对TAO患者的放射治疗,通常有单纯眶部放射治疗及眶部放射治疗联合皮质类固醇治疗两种。对于中重度TAO患者适用。威胁视力TAO(DON,dysthyroid optic neuropathy)患者并不推荐使用放射治疗。眶部放射治疗的机制是射线照射眶内组织,杀伤眶部浸润的淋巴细胞及炎性细胞,从而抑制细胞因子的释放,使眼眶成纤维细胞增生及GAGs形成减少。对于TAO患者的眶部放射治疗,累计剂量通常为20Gy,分成10次剂量在2周内完成,是最常使用的方法;也可以每天2Gy在20周内完成,有效且易于耐受。

4. 眼科治疗

无论甲状腺相关眼病患者病情严重程度如何,眼科用药治疗都是必不可少的。

(1)对于患者的眼部症状,如异物感、流泪等,可用人工泪液,如0.5%~1%的甲基纤维素滴眼剂。畏光者可配戴太阳镜,单侧眼罩可减轻复视。

(2)若患者有眼部充血水肿、角膜上皮脱落、荧光素染色阳性者,可用抗菌消炎滴眼液或眼膏,通常白天用眼液3/d,夜晚睡前用眼膏,如0.4%阿米卡星滴眼液、红霉素眼膏等,眼睑闭合不全者需加盖眼罩,以防止发生结膜炎、角膜炎。也可与糖皮质激素滴眼液交替使用。

(3)改变患者睡眠时的体位,床头抬高仰卧,以减轻眼睑及眶周软组织肿胀。也可服利尿药,但对其效果尚有争议。

(4)眼睑退缩:对甲状腺相关眼病患者一般使用5%硫酸胍乙啶眼液,3/d,可使眼睑退缩减轻或消失,该药为去甲肾上腺素能神经阻滞药,通过耗竭交感神经末梢存储的去甲肾上腺素来治疗TAO的眼睑挛缩症状。不良反应有结膜充血、瞳孔缩小。

(5)眼压升高:一部分TAO患者可能出现眼压升高,需定期观察随访,常用降眼压药有噻吗洛尔、毛果芸香碱眼液等。

（6）肉毒杆菌毒素：可选择性的作用于周围胆碱能神经末梢，抑制乙酰胆碱的释放，使肌肉麻痹，起去除神经支配的作用，治疗上睑退缩时，退缩的程度不同，药量也不同。

5.外科治疗

对于甲状腺相关眼病的外科手术治疗，其目的通常是改善患者眼部症状、保护视力及改善容貌。常用的治疗 TAO 的手术有眼睑退缩矫正术、眼肌手术及眼眶减压术。

甲状腺相关眼病的显著特征之一就是眼睑退缩，尤其是上睑退缩。眼睑退缩矫正术的最常见的指征就是上睑退缩，伴有上睑闭合不全并影响容貌。当眼睑显著退缩 >1mm 且两侧不对称时推荐手术。眼眶间脂肪增加也可做为手术指征。行眼睑退缩矫正术需注意辨别是真性眼睑退缩还是由下直肌纤维变形导致的假性退缩。

当眼外肌受累导致眼球运动受限甚至出现复视时，可以考虑行眼肌手术。TAO 患者眼外肌受累时，还可因为斜视而出现异常的头部姿势，这也是手术指征之一。为了改善患者容貌，眼肌手术也可考虑。

眼眶减压术是 TAO 患者治疗常用的手术之一。保守的眼眶减压术只切除脂肪组织，若效果不佳，可采用切除部分骨性眼眶，有不同的进入术式如经眶式、经窦式、经颅式等。其手术指征是：眼球前突导致的角膜炎或角膜溃疡；眼外肌肥大及脂肪增加压迫视神经导致的视神经病变、视野缺损、视力下降等；患者难以接受外貌改变时；严重的浸润性突眼。

（朱丽丽）

第四节　甲状腺激素抵抗综合征

甲状腺激素抵抗综合征（syndrome of resistance to thyroid hormone，SRTH）又称甲状腺激素不应症或甲状腺激素不敏感综合征（thyroid hormone insensitivity syndrome，THIS），由 Refetoff 在 1967 年首次报道。本病系常染色体显性遗传病，以家族性发病为多见，也有少数为散发病例，约占 1/3，大多在儿童和青少年发病，年龄最小的为新生儿，男女性均可患病。临床表现为血清游离 T_4（FT_4）和游离 T_3（FT_3）持续升高，同时促甲状腺激素（TSH）水平正常，患者没有药物、非甲状腺疾病和甲状腺激素转运异常的影响。最特异的表现是给予患者超生理剂量甲状腺激素后不能使升高的 TSH 下降到正常水平，同时也没有外周组织对过量甲状腺激素的反应。其病因包括甲状腺激素受体突变、甲状腺激素和受体结合障碍或甲状腺激素受体结合后作用异常等，从而导致组织器官对甲状腺激素反应减低，引起代谢和甲状腺功能异常等表现。全身除了睾丸、淋巴器官外，其他器官、组织和细胞都有甲状腺激素受体。

临床上多见的是部分抵抗，完全性抵抗很少见，而各个器官、组织对甲状腺激素抵抗程度不同，患者的代偿能力不同，所以临床有不同的表现和实验室特征。甲状腺激素抵抗有几种情况，最常见的为垂体抵抗和全身抵抗，临床可表现为甲状腺功能亢进（甲亢）、甲状腺功能正常或甲状腺功能减低（甲减）。

如果垂体和周围组织对甲状腺激素的抵抗是相似的，患者表现为甲状腺功能正常；如果垂体抵抗低于周围抵抗，患者表现为甲减；如果垂体抵抗高于周围抵抗，患者表现为甲亢。由于本综合征的临床表现变化多端，可呈甲亢、甲减或非毒性甲状腺肿，因此常被误诊而采取如甲状腺切除、核素治疗或抗甲状腺药物治疗等不适当的治疗措施。要减少误诊，关键在于提高对本综合征的认识和警惕性。

一、流行病学

SRTH 至今国内外已报道 500 余例，由于甲状腺激素抵抗常常是先天性疾病，在出生时就可以有临床表现和实验室检查异常，常规筛查新生儿甲状腺功能，可以发现这种疾病。关于SRTH 确切的发病率尚不清楚。虽然甲状腺疾病女性多于男性，但 SRTH 在男女性发病率上基本相等。本病多见于白种人、黑种人和亚洲人种，不同民族也有不同的发病率。由于 SRTH多数是基因突变引起，和遗传有关，家族性发病占 75% ~ 85%，散发病例占 15% ~ 25%。后天获得性 SRTH 是极罕见的，有些作者对一些后天获得性 SRTH 报道提出质疑。从遗传特征来说，SRTH 属于常染色体显性遗传，文献中只有一个家庭病例报道是隐性遗传。如果患者合并两个基因突变，则病情是严重的抵抗，也有报道同卵双生子同时患 SRTH。

二、病因

甲状腺激素是一种重要的内分泌激素，由甲状腺滤泡上皮细胞合成，包括甲状腺素（T_4）和三碘甲状腺原氨酸（T_3），它广泛作用于机体的器官和组织，对促进人体的生长、发育、代谢和组织分化等均有重要作用。甲状腺激素的释放和合成受下丘脑分泌的促甲状腺激素释放激素（thyroidstimulating – hormone releasing factor, TRH）和垂体前叶释放的 TSH 的调节，下丘脑通过 TRH 刺激垂体 TSH 的分泌，TSH 使甲状腺激素合成和释放增多。而 FT_4 与 FT_3 在血中浓度的升降，对下丘脑 TRH 分泌细胞和垂体 TSH 分泌细胞的活性具有反馈调节作用。当血中游离甲状腺激素增多，即可与下丘脑和垂体靶细胞胞核特异性受体结合，通过影响相应的基因而产生抑制性蛋白，使 TSH 的合成与释放减少。在垂体，T_3 的负反馈作用较强，而 T_4 大部分需经 II 型 5'- 脱碘酶的作用转化为 T_3 才能起作用。当甲状腺激素对下丘脑、垂体的负反馈作用障碍时，可出现 TSH 的不适当分泌。甲状腺分泌甲状腺激素 T_4 和 T_3，T_4 活性较低，大多在外周组织中经 5'- 脱碘酶作用转化为高活性的 T_3。甲状腺激素的主要生理作用是通过 T_3 与靶细胞核内的 T_3 受体（thyroid hormone receptor, TR）结合后引起一系列反应而体现的。因此，甲状腺激素受体是否正常直接影响着甲状腺激素的作用。

SRTH 的确切病因尚不清楚，其病因主要包括受体缺陷和受体后因素，此外，下丘脑、垂体水平 II 型 5'- 脱碘酶缺乏或活性降低，抗 T_3/T_4 自身抗体增多也可能为影响因素。绝大多数是由于甲状腺激素受体基因发生突变，最常见的是甲状腺激素受体基因核苷酸发生变化或者缺失，使甲状腺激素受体的氨基酸顺序发生变化，导致受体结构和功能的变化，对甲状腺激素发生抵抗或不敏感。其次为甲状腺激素受体数目减少，导致甲状腺激素作用减弱，还有甲状腺激素受体后作用发生障碍，也可引起 SRTH。

三、发病机制

当靶细胞的 $T_4R\beta_2$ 特异性受体发生突变或下丘脑、垂体水平 II 型 5'- 脱碘酶缺乏或活性降低，可导致甲状腺激素对下丘脑、垂体的负反馈调节异常，出现 TSH 的持续分泌增加，TSH刺激甲状腺肿大和甲状腺激素合成、释放增多，从而建立新的平衡，造成 SRTH 特征性的临床表现和生化异常。

至于 SRTH 表现为 GRTH 或 PRTH 的原因，可能与甲状腺激素受体在不同组织中的分布不同,组织对激素的抵抗程度不一有关,哪个器官对甲状腺激素敏感,哪个器官的临床表现就突出,如果心脏对甲状腺激素抵抗较轻,患者就表现为心动过速。正常受体与突变受体在一定组织中的比例不同也可能产生不同的抵抗类型。突变受体的显性抑制效应的程度不同,也可能产生不同的抵抗,这主要取决于突变受体应答元件的本质和结构。此外,可能还存在一些因子调节突变受体的表现型表达。在 SRTH 个体的新生儿期,TSH 较高,这有可能影响下丘脑 – 垂体 – 甲状腺轴的成熟,导致甲状腺功能减退。有学者发现,不同家系中或一个家系中不同个体有相同的突变点,但临床表现和实验室检查却不同,甚至一个人不同时间的临床表现和实验室结果也不一样,即不同时间表现不同的组织抵抗,这说明其他因子或因素在此疾病中发挥一定作用,也提示 PRTH 和 GRTH 是一种单基因病的不同临床表现谱。例如,心脏富含 $T_4R\alpha$,由于 T_3R 不敏感综合征患者的 $T_3R\alpha$ 正常,但血清 FT_3 升高,加上特定组织中的辅抑制子/辅激活子的活性存在差异,所以同样的突变在同一个家庭中被诊断为部分性 TH 不敏感,而在另一个家庭中却表现为全身性 TH 不敏感,甚至两种类型可同时出现在同一家族中。

四、病理

镜下染色体没有发现异常,异常发生在分子 DNA 水平,是一种典型的受体病。关于 SRTH 患者的病理改变资料很少。一例患者肌肉活检的电镜下发现线粒体肿胀,和甲亢相似,用甲苯胺蓝染色皮肤成纤维细胞,光镜下发现中度至重度异染粒,在甲减黏液性水肿皮肤也有这种细胞外异染物质沉积,在 SRTH 中这种表现可能是皮肤组织甲状腺激素作用降低引起,甲状腺激素治疗并不能使 SRTH 患者成纤维细胞的异染粒消失,从活检或外科手术取得患者的甲状腺组织,见到滤泡上皮有不同程度的增生,大小不等,有些患者呈现腺瘤样甲状腺肿,或者胶质样甲状腺肿,或者正常的甲状腺组织。对选择性垂体抵抗患者也发现有 $T_3R\beta_2$ 基因突变,这种基因只分布在垂体和一些神经组织中,所以临床仅仅表现垂体抵抗;另一种原因是垂体组织中使 T_4 脱碘生成 T_3 的特异性 Ⅱ 型 5' – 脱碘酶有缺陷,表现为垂体组织抵抗。

五、分类

根据 T_3R 缺陷的严重程度可分为完全性和部分性两种,绝大多数为部分性;根据有无家族发病倾向可分为家族性和散发性;根据对 TH 不敏感的组织可分为全身型、垂体型和周围型。临床上以全身型居多,单纯周围型少见。

根据临床特点,结合对 TH 不敏感的组织分布,可将 TH 不敏感综合征分为以下几种类型:①选择性垂体不敏感型伴临床甲亢,又可分为自主性非肿瘤性垂体 TSH 分泌过多和 TSH 对 TRH 和 T;有部分反应;②垂体和周围组织联合不敏感型,又可分为临床甲减型和代偿型(临床甲状腺功能正常);③选择性周围组织不敏感型。

六、临床表现

由于不敏感的组织细胞不同、缺陷的严重程度不同,使本病的临床表现有高度的特异性。不同家系、同一家系不同患者和不同的发病年龄可以出现不同的临床表现,它是一种常染色体遗传性疾病,以家族性发病多见,散发病例很少,从婴幼儿到成年人均可发病,多发生于青少年及儿童,男女发病比率为 1.2∶1,从无任何症状到症状极为严重。其临床基本特征为甲状腺肿大,血中 T_3、T_4 水平升高,TSH 升高或正常,临床表现为甲状腺功能正常或减退,甚至甲亢,可伴有儿童智力障碍、生长发育迟缓等症状。Linde 等根据该综合征的临床特点及对甲状腺激素不敏感的组织分布,将其分为三种类型:全身性甲状腺激素抵抗综合征、选择性垂体不敏感型、选择性周围不敏感型。

1. 全身性甲状腺激素抵抗综合征(GRTH)

由于垂体及外周组织对甲状腺激素都存在抵抗,正常范围的甲状腺激素不能达到抑制垂体 TSH 的分泌及外周组织对它的需求,垂体 TSH 分泌增加以刺激甲状腺激素分泌,直至能够抑制垂体 TSH 分泌的水平为止。这样甲状腺激素增高,TSH 处于正常范围或轻度增高,外周组织出现甲状腺功能异常的表现,大多数患者常无临床表现,多于偶然检查中发现。如抵抗程度较重,即使血中甲状腺激素升高,也会出现甲减症状。共同的临床表现有:①甲状腺弥散性肿大;②聋哑,骨发育延迟和 X 线骨骼摄片有点彩骨髓;③临床上无甲亢,但血清蛋白结合碘明显升高,TSH 正常或升高。T_3R 基因有严重缺失(T_3 与 DNA 结合区的编码基因完全缺失),从而导致 $T_3R\beta$ 基因完全阙如,垂体和周围靶细胞对 T_3 均不敏感,但临床表现却极不一致,从无症状到严重甲减。个别患者随着年龄的增长,正常的 $T_3R\beta$ 表达有增加,身高可进一一步增长。有的患者还有智力低下,主要表现为发音障碍,言词智商比工作智商低。此外,此型患者还可有其他躯体畸形,如翼状肩、脊柱畸形、鸡胸、鸟脸、舟状头、公牛眼、第 4 掌骨变短、先天性鱼鳞癣、Besiner 痒疹、眼球震颤等。一般完全性全身性 TH 不敏感或由于 T_3R 基因严重缺失而导致 T_3R 功能完全丧失者,临床表现多较严重;而部分性全身 TH 不敏感或 $T_3R\beta$ 基因点突变者的临床表现较轻。本型又可分为甲状腺功能代偿性正常型及甲状腺功能减退型。

(1)代偿性正常型:多为家族性发病,少数为散发者,本型发病多较轻微。家系调查多为非近亲婚配,属常染色体显性遗传,本型患者的垂体及周围组织对甲状腺激素抵抗或不敏感程度较轻,甲状腺功能状态被高 T_3、T_4 代偿,可维持正常的状态,无甲亢临床表现,智力正常,无耳聋,无骨骺愈合发育延迟,但可有不同程度的甲状腺肿及骨化中心延迟表现,其血中甲状腺激素浓度(T_3、T_4、FT_3、FT_4)均有升高,TSH 值升高或正常 TSH 不受高 T_3 及 T_4 的抑制。

(2)甲状腺功能减退型:本型特点为血中甲状腺激素水平升高而临床表现为甲减,多属常染色体隐性遗传。本型可表现为智力差,发育落后,可有骨成熟落后表现,有点彩样骨骼,骨龄落后,还可有翼状肩胛、脊柱畸形、鸡胸、鸟样颜面、舟状颅及第 4 掌骨变短等异常表现。有些患者尚可发生先天性聋哑、少动、缄默及眼球震颤等异常,可有甲状腺肿,血中 T_3、T_4、FT_3 及 FF4 水平升高,TSH 分泌不受 T_3 抑制,TSH 对 TRH 反应增强。

2. 选择性垂体不敏感型甲状腺激素抵抗综合征(PRTH)

垂体对 TH 作用不敏感意味着垂体对甲状腺激素不反应,正常范围的 TH 对垂体释放 TSH 的负反馈作用减弱或消失,TSH 过度释放,导致甲状腺增生肿大,TH 合成增加,而血 TH 升高又不能抑制垂体 TSH 释放,TSH 增高刺激甲状腺分泌甲状腺激素,其余外周组织均不受累,可对甲状腺激素反应正常,因此引起甲亢,故本型患者又称非肿瘤性垂体 TSH 分泌过多症。临床上与垂体 TSH 瘤酷似,而又无垂体分泌 TSH 瘤的存在。患者有甲状腺毒症的临床表现,甲亢的病情由轻至中度,无突眼、黏液性水肿等,男女发病率为 1:2。本型又可分为以下 2 型。

(1)自主型:本型 TSH 升高,垂体 TSH 对 TRH 无明显反应,高水平的 T_3、T_4 仅轻微抑制 TSH 分泌,地塞米松也只轻微降低 TSH 分泌,故称自主型,但无垂体瘤存在。患者有甲状腺肿及甲亢临床表现,但无神经性耳聋,骨骺可愈合延迟,可无身材矮小、智力差、计算力差及其他骨发育异常。

(2)部分型:临床表现可同自主型,但又不及自主型明显,可有甲亢且 TSH 升高,垂体 TSH

对 TRH、T_3 有反应性，但其反应性又可部分被 T_3 及 T_4 所抑制。本型还可有胱氨酸尿症。

3. 选择性周围不敏感型甲状腺激素抵抗综合征（Per – RTH）

外周靶细胞对 TH 不敏感型极为少见。此型患者只有外周靶细胞对 TH 的作用不敏感而垂体 TSH 细胞对 TH 的反应正常。多数患者有家族史，对甲状腺激素反应正常，临床表现为甲状腺肿大（多发性结节性甲状腺肿），无聋哑及骨骺变化，血 TH 增高，但临床却为甲减表现，如易倦乏力、头发干枯和脱落、怕冷、脉缓、智力发育延迟或精神障碍等。临床表现不一，从全身性 TH 不敏感（如点彩骨髓、骨龄延迟和智力发育延迟等）到只有甲状腺肿大不等，这是因为 T_3R 缺陷致垂体分泌 TSH 增多，使血中 TH 增高而得到代偿，且这种代偿随年龄的增长日臻完善，故年幼时出现的甲减随年龄增长而减轻，甚至完全消失。

本型患者临床最具特征的表现是：使用很大药理剂量的 TH（T_4 或 T_3）后，尽管血 T_3 和 T_4 已明显升高，但临床上却无甲亢表现。有人报告本型患者每天服 1000μg T_4 或 375μg T_3，也不能使患者的脉率、基本代谢、尿肌酸和羟脯氨酸水平增加；但也有患者每日口服 150μg 即可使临床甲减表现得到纠正。

七、辅助检查

用分子生物学方法克隆出核 T_3 受体（TRs），此后有关 TRs 的研究迅速进展，并对发病机制做出进步解释。本病与 TRs 缺陷有关，其缺陷表现形式有多样，并推测本病可能存在着两种 TRs，其中异常的受体可抑制核 T_3 受体复合物与染色质 DNA 的合成。患者淋巴细胞结合甲状腺激素的 Ta 值正常但结合容量下降，提示家族性生化缺陷可能是 TRs 蛋白的缺乏。有些患者不存在淋巴细胞或成纤维细胞 TRs 的异常，但不排除本病患者的其他靶腺组织如垂体、肝、肾、心脏、皮肤等有 TRs 的缺陷。还有可能是缺陷不在受体水平，而是在受体后水平。目前研究已进入基因水平，其发病机制与分子缺陷和突变本质有关，如全身性甲状腺激素抵抗综合征发病较多，此型患者的受体基因改变出现在 TRβ 上。尚未发现 TRα 基因异常说明一条等位基因的点突变就可引起本病。目前认为本病多因 TRs 基因表达的多方面失调所致，它是发生在受体分子水平上，并且是一种典型的受体疾病。因此，实验室检查对本病的诊断相当重要，并要求有分子生物学实验室条件。

1. 共同的检查

（1）放免检测甲状腺功能，T_3、T_4、FT_3、FT_4、TSH、TBG、TRH 兴奋试验等。

（2）PBI 值升高，BMR 正常，过氯酸盐试验阴性，^{131}I 吸碘率正常或升高。

（3）血中 LATS 阴性，TG（ – ）、TM（ – ）。

（4）染色体检测可发现异常。

（5）DNA、核 T_3 受体（TRs）、TRβ、TRα 检测：TRβ 基因发生点突变，碱基替换多出现在 TRβ 的 T_3 结合区的中部及羟基端即外显子 6、7、8 上。导致受体与 T_3 亲和力下降。少数患者属常染色体隐性遗传者，基因分析发现 TRβ 基因大片缺失，出现在受体 DNA 结合区及 T_3 结合区上，患者均为纯合子，而仅有一条 TRβ 等位基因缺失的杂合子家族成员不发病。

2. 各亚型的实验室检查

（1）垂体细胞不敏感型

1）血 TSH 明显升高，有的患者能被 T;完全抑制，有的患者不能被 T_3 完全抑制，但可被大剂量地塞米松（2mg，每 6h 1 次，连续服 2d）抑制，且升高了的血 TH 也降至正常。

2)TRH 兴奋试验:大多数患者有正常的垂体 - 甲状腺轴,故 TRH 刺激试验多为正常反应。

3)胰高血糖素试验:静脉推注胰高血糖素 1μg,注射前 15min 和注射后 15、30、40 和 60min 采血测血中环磷腺苷(cAMP)。本型患者有 cAMP 升高反应,提示周围靶细胞对 TH 有反应。检查外周靶细胞对 TH 敏感性方法可参考周围型 TH 不敏感型。

4)血 PRL:本型或全身型患者基础血 PRL 可升高,亦可正常。对 TRH 反应正常或呈过度反应,且 T_3 抑制试验不能使之恢复正常。而溴隐亭不仅可使 PRL 基础水平和对 TRH 的反应恢复正常,且可使升高了的 TSH 也恢复正常。

(2)周围组织细胞不敏感型

1)血清 TH 和 TSH,血清总 T_3、T_4 和游离 T_3、T_4 升高,TSH 多在正常范围,对 TRH 有正常反应,亦可被 T_3 抑制。

2)TH 的外周作用:TH 对全身各种器官、组织和细胞的功能均有调节作用,因此评定 TH 外周作用有许多指标,包括 Qkd 间期(即从心电图 Q 波起点到测血压时听到 Korotkoff 声音止的时间距离)。根据尿肌酸和羟脯氨酸排量、性激素结合球蛋白水平,以及红细胞 6 - 磷酸葡萄糖脱氢酶、$Na^+ - K^+ - ATP$ 酶、血管紧张素 I(AT - I)转化酶活性与血 T_3 不相称,即可评定外周靶细胞对 TH 作用的敏感性及其程度。

(3)全身性不敏感型:实验室检查结果取决于垂体和外周靶细胞对 TH 不敏感的相对严重性和代偿程度,垂体和外周细胞不敏感型中所见的异常的实验室结果均可出现。有的患者基础血清 TSH 正常,但对升高了的血 T_3 和 T_4 而言是相对升高的。以上实验室检查只是证明垂体或外周靶细胞对 TH 不敏感,进一步检查包括 T_3R 的数目和亲和力及 T_3R 基因缺陷的确定。

3.X 线骨骼检查

多有骨骺发育延迟、点彩状骨骺和其他骨骼畸形。

4.甲状腺 B 超检查

了解甲状腺肿大程度,有无结节等。

5.其他测定

如尿胱氨酸测定、5′- 脱碘酶、蛋白结合碘等生化检测。

八、诊断

1.早期诊断线索

由于本综合征的临床表现变化多端,可呈甲亢、甲减或非毒性甲状腺肿,因此常被误诊而采取不适当的治疗措施。要减少误诊,关键在于提高对本综合征的认识和警惕性。

在临床上,凡遇有下列情况之一者,均应考虑到本综合征的可能性:①甲状腺肿大,多为 I 度或 II 度,临床无甲状腺功能异常表现而血清总 T_3、T_4 和游离 T_3、T_4 多次明显升高者;②甲状腺肿大,临床表现为甲减,血清总 T_3、T_4 和游离 T_3、T_4 升高者;③甲状腺肿大,临床表现为甲亢,但血清 TH 与血浆 TSH 两者同时升高而可排除垂体肿瘤者;④甲减患者即使使用较大药理剂量的 TH 制剂仍不显效者;⑤甲亢患者采用多种治疗方法而易复发,且可排除垂体 TSH 肿瘤者;⑥家族中有本综合征患者,TSH 水平升高或正常、智力低下,骨骺成熟延缓,点彩状骨骼,先天性聋哑,过氯酸盐试验阴性及 TG 及 TM 阴性等。凡遇上述情况之一的患者,均应进一步做其他实验室检查。

2. 诊断依据

本综合征具有三种类型,其临床表现各不相同,但也具有如下共同的表现:①甲状腺弥散性肿大;②血清 TH 明显升高;③临床表现与实验室检查结果之间不相称;④T_3R 数目和(或)亲和力异常。

3. 病因诊断

(1)T_3R 基因突变分析:如经过上述检查和实验已基本确立本综合征的诊断,应对患者的 T_3R 基因进行突变分析(尤其是外显子 5～10 片段),以确诊突变的部位和性质。应用变性高压液相法可确定突变部位,如为阳性,可进一步做基因测序。

(2)鉴定 T_4 的组织反应性:当诊断仍不明确或未发现受体基因突变时,应进一步测定 T_3 对外周组织的生物反应。Refetoff 等曾提出一种评价外周组织对 T_3 反应性的实验方法。在本实验中,逐渐增加 T_3 的剂量(由 $50\mu g/d$ 增至 $100\mu g/d$ 和 $200\mu g/d$),每一剂量持续 3d,在每一剂量应用 3d 后,进行不同 T_3 依赖性的外周组织的反应性来明确诊断。正常人皮肤成纤维细胞 T_3R 结合 T_3 容量为 $4.44～7.79$;离解常数为 $0.77～1.25$;淋巴细胞结合常数(Ka)为 $6.1×10^{-9}M$,最大容量为 $14.4×10^{-5}/100\mu gDNA$。

九、治疗

根据患者疾病的严重程度和不同类型做出治疗决策,且应维持终身。轻型无症状者可不予治疗。未来可采用基因治疗,目前常用方法如下。

1. 三碘甲状腺乙酸(tridothyroacetic acid,TRIAC)

对有甲亢表现的选择性垂体不敏感型患者首选 TRIAC。TRIAC 是不伴代谢活性的甲状腺激素代谢产物,且对 TSH 有强烈抑制作用。TRIAC 在体内降解快,不良反应小,可有效降低 TSH 和甲状腺激素水平,使肿大的甲状腺缩小,改善甲亢症状。

2. 抗甲状腺药物治疗

已知本病并不是由于甲状腺激素水平升高所致,而是受体(核 T_3 受体)对甲状腺激素不敏感,血中甲状腺激素水平升高并具有代偿意义。使用抗甲状腺药物人为地降低血中 T_3、T_4 水平可能加重甲减表现,促进甲状腺肿加重,并促进 TSH 分泌增多与垂体分泌 TSH 细胞增生与肥大,尤其是儿童甲减对生长发育不利,所以不主张采用抗甲状腺药物治疗。只有对部分靶器官不反应型患者。可在观察下试用抗甲状腺药物治疗,如疗效不佳,及时停用。

3. 甲状腺激素治疗

可根据病情与类型应用及调整,全身性甲状腺激素不应症患者一般不需甲状腺素治疗,甲减型可采用左甲状腺激素(L-T_4)及碘塞罗宁(L-T_3)治疗,尤其是对婴幼儿及青少年有益可促进生长发育,缩小甲状腺肿及减少 TSH 分泌。一般采用 L-T_4 片,2/d,每次 $100～200\mu g$。

不论何种类型的 TH 抵抗综合征均可采用 L-T_3 治疗。选择性垂体不敏感型尽管血 TT_3 和 TT_4 升高,但用 T_3 治疗不仅不使患者的甲亢加重,相反由于血 T_3 更加升高,反馈抑制了垂体 TSH 分泌,可使血清 TSH 逐渐降低到正常,血清 TH 也随之降低,甲状腺缩小,甲亢症状得到改善或消失。但 L-T_4 治疗无效,因此有人提出此型患者可能 T_4 转变为 T_3 有缺陷,但未得到证实。最近报道,D-T_4 可收到与 L-T_3 类似的治疗效果,但机制未明。

4. 糖皮质激素治疗

糖皮质激素可减少 TSH 对 TRH 的兴奋反应,但甲状腺激素抵抗综合征患者是否有反应尚无统一意见。有人采用地塞米松,4次/d,每次2~3mg,联合溴隐亭等治疗,发现疗效甚好,但由于地塞米松不良反应较大,不宜长期应用。

5.多巴胺激动药

溴隐亭治疗选择性垂体不敏感型者,可使血TSH降低,从小剂量开始,逐渐加量,使血清TSH和TH恢复正常,甲亢症状随之消失。长期疗效如何,尚待进一步观察。Bajorunas等报道应用溴隐亭治疗一例男性成人甲状腺激素抵抗综合征,开始剂量为每天2.5mg,渐增至每天10mg,疗程16个月,于用药7个月时其TSH水平下降,TSH及PRL对TRH的反应值下降,T_4及T_3水平升高,继续用药后其T_4及T_3水平下降,吸碘率也下降,甲状腺缩小,但停用溴隐亭后4个月又复发。也可试用其他种类的多巴胺能激动药,但疗效也有待观察肯定。

6.生长抑素

可选用本药抑制TSH和甲状腺激素水平,改善患者症状,但价格昂贵,不良反应较大。

7.基因治疗

明确发病机制后,可开展基因治疗与受体病治疗。

(朱丽丽)

第五节 甲状腺炎

甲状腺组织变性、坏死、增生、渗出等炎症病理改变而引起的一系列临床表现称为甲状腺炎。按病因和病程可分为下列4类。

一、急性化脓性甲状腺炎

急性化脓性甲状腺炎少见。病因是由化脓性细菌血行播散或邻近组织感染扩散蔓延到甲状腺所致。临床表现为骤起寒战、高热和甲状腺部位红、肿、热、痛,如脓肿形成有波动感;白细胞总数及中性粒细胞比例增高。治疗用抗菌药物、穿刺或手术切开引流等。

二、亚急性甲状腺炎

亚急性甲状腺炎(以下简称亚甲炎)可能系与病毒感染有关的变态反应性甲状腺暂时性炎症。本病命名甚多,如De Quervain甲状腺炎、肉芽肿性甲状腺炎、巨细胞性甲状腺炎,直至1970年被命名为亚急性甲状腺炎。

(一)病因

亚甲炎病因尚未完全阐明,多数人认为与病毒感染有关,近年来有人提出自身免疫反应可能亦起一定作用。证据有以下几点。

(1)本病发病前患者常有上呼吸道感染史,尤其是某些病毒的感染。

(2)患者血清中存在某些病毒抗体,其效价滴度与病期相一致。常见的有柯萨奇病毒、腮腺炎病毒,其次为腺病毒、流感病毒等。但在本病患者甲状腺组织切片中迄今未能找到病毒包涵体或重复培养出病毒。

(3)近年来有人发现部分亚甲炎患者有自身免疫抗体存在,如TGAb、TPOAb滴定度增加,但为暂时性,一般几个月后自行消失。此种现象是由于亚甲炎时,甲状腺滤泡细胞被破坏,释放出甲状腺抗原所致。近来有人研究发现中国人、日本人的亚甲炎与 HLA – BW35 有关。另有人发现 50 例无痛性甲状腺炎伴甲亢的患者中,有 17 例为典型的亚甲炎,其 71% 的 HLA – BW35(+),认为无痛性亚甲炎的病因是自身免疫反应。

(二)病理

甲状腺呈双侧弥漫性或局限性或结节性肿大,质较坚硬。显微镜检病变的甲状腺正常结构被破坏,有单核细胞浸润,突出的病理表现为组织细胞围绕胶体形成"巨细胞",构成巨细胞病毒,以致甲状腺腺泡为肉芽肿组织所替代,经过几周或几个月,出现再生的滤泡细胞。

(三)临床表现

本病多见于青壮年,女多于男。起病形式和病情严重程度不一,不少患者起病时常有上呼吸道感染史。典型病例整个病程大致可经历 3 个阶段。

1. 早期

多急骤起病,呈畏寒、高热,疲乏无力,食欲减退。病变的甲状腺可一侧或双侧或先一侧后转移到另一侧。由于局部的炎症,甲状腺肿大、坚实、疼痛和压痛,常向颌下、耳后或颈部等放射。病变广泛的亚甲炎,由于从甲状腺滤泡中排出较多的甲状腺激素,临床可呈甲亢症状,由于甲状腺激素反馈抑制 TSH 的分泌,因而 ^{131}I 摄取率或 ^{99m}Tc 扫描显示甲状腺功能明显低下,与血清甲状腺激素浓度增高呈分离现象。此期的兴奋试验类似甲亢改变。

2. 中期

当甲状腺滤泡内储存的甲状腺激素逐渐耗竭,血中的甲状腺激素被代谢,而甲状腺实质细胞在尚未修复以前,血清甲状腺激素浓度可降低到甲减的水平,因此临床上也可呈现甲减的表现。此时 TSH 增高,TRH 兴奋试验反应活跃。有统计表明亚甲炎中期甲减的发生率可达 25%。

3. 后期

甲状腺炎症逐渐恢复正常,甲状腺肿或结节逐渐消失,症状逐渐好转。此时甲状腺激素恢复到正常。本病最后导致永久性甲减者罕见。

在轻度或不典型病例中,全身症状轻微,不发热,甲状腺仅轻度肿大、疼痛和触痛,可无甲亢或甲减症状。病程长短不一,可数周至半年,一般 2 ~ 3 个月,有复发倾向。反复发作后可遗留炎性甲状腺结节或永久性甲减。

(四)诊断与鉴别诊断

患者有畏寒、发热,短期内甲状腺肿大伴结节,质坚硬,疼痛和压痛,病程中、早、中期分别出现甲亢和甲减的临床表现,甲状腺激素增高,^{131}I 摄取率或 ^{99m}Tc 扫描显示功能降低,红细胞沉降率(血沉)明显增快,诊断可确立。当甲状腺局部症状不明显(无痛性亚甲炎)者应与上呼吸道感染鉴别;仅有甲状腺局部表现时,应与结节性甲状腺肿出血、甲状腺腺瘤或腺癌鉴别。血清甲状腺激素与 ^{131}I 摄取率或 ^{99m}Tc 扫描呈分离现象,甲状腺细针穿刺组织学检查、泼尼松治疗试验对本病有明显疗效,均有诊断和鉴别诊断意义。甲状腺球蛋白含量测定对本病的诊断和了解病情演变有意义。

(五)治疗

(1)早期以减轻炎症反应及缓解疼痛为主。轻症可选用非甾体类消炎药如阿司匹林(1 ~

3g/d,分次口服)、吲哚美辛(75～150mg/d,分次口服)或环氧化酶－2抑制剂。

(2)对疼痛剧烈、体温升高、用上述药物无效者,可选用糖皮质激素。如泼尼松10mg/次,3～4次/天,用药2～3d内发热和甲状腺疼痛常迅速缓解,1周后甲状腺常显著缩小。取得明显疗效后每周递减5mg/d,整个疗程常需1～2个月,停药后如复发,可重复治疗。

(3)亚甲炎有甲亢症状时可用普萘洛尔(心得安)治疗,10～20mg/次,3次/天,甲状腺功能一旦恢复正常即可停用。

(4)对有甲状腺功能减退者可加用甲状腺激素,甲状腺片40～120mg或/L－T$_4$ 100～200μg/d,注意避免抑制TSH过低。几个月后逐渐减量,最后停用。

(5)上呼吸道感染的治疗。

三、慢性淋巴细胞性甲状腺炎

慢性淋巴细胞性甲状腺炎,又称桥本甲状腺炎或自身免疫性甲状腺炎。病理上以甲状腺实质淋巴细胞浸润及纤维化为特征,伴有血清中存在抗甲状腺抗体及甲状腺功能异常。

(一)病因

本病病因和发病机制虽尚未完全清楚,但公认是一种自身免疫性疾病,有以下依据。由遗传因子传递的体质性和免疫监护功能缺陷,体液免疫和细胞免疫所产生的抗体或抗原,抗体复合物作用于甲状腺细胞后,激活抗体介导和补体介导的细胞毒作用,使甲状腺破坏而致病。自身免疫错综复杂,病程中体液免疫和细胞免疫的不均衡性,如兴奋性抗体占优势,则出现甲亢表现;若抑制性抗体占优势,则表现为甲减。

(二)病理

甲状腺肿大,表面苍白而硬,有细结节;切片见腺体有弥漫性淋巴细胞浸润、淋巴滤泡和生发中心形成,甲状腺滤泡有破坏,可见Askanazy细胞。本病的甲状腺炎组织学改变从轻度淋巴细胞性甲状腺炎,经过典型的"嗜酸"型中间型,最后可导致严重的"纤维化"型。

(三)临床表现

(1)本病可发生于任何年龄,但以中年妇女最为多见,起病隐匿,发展缓慢。

(2)甲状腺肿大可达正常的2～4倍,表面光滑,明显肿大者可呈分叶状,质坚韧如象皮,无压痛,有些病例中因肿大的甲状腺压迫气管、食管、喉返神经而出现相应症状。

(3)甲状腺功能在发病之初多正常,少数呈桥本甲状腺炎性甲亢;后期因腺体有较多的破坏,而出现甲减表现。

(4)本病可伴有其他的自身免疫性疾病。

(5)患者血清TGAb、TPOAb阳性及效价明显增高,甲状腺细针穿刺活检对本病有很高的诊断价值。

(6)血沉增速、γ球蛋白比例增高等亦可作为本病的佐证。

(7)对于甲状腺迅速增大的患者,应注意排除肿瘤如甲状腺淋巴瘤等。

(四)诊断

凡甲状腺弥漫性肿大,特别是峡部锥体叶肿大者,不论甲状腺功能如何,均应怀疑此病。如血清TGAb、TPOAb阳性,即可诊断。甲状腺细针穿刺检查有确诊价值。

(五)治疗

(1)对轻度甲状腺肿大而无症状者可不予治疗,应进行随访观察。

（2）对甲状腺迅速肿大并伴有局部疼痛或压迫症状的患者,可用中、短程糖皮质激素做抑制性治疗。

（3）为减少甲状腺肿大或纠正甲减可用甲状腺制剂做永久性治疗。年轻患者服用甲状腺片,每天80~120mg,年迈者应强调从小剂量开始,用左甲状腺素钠($L-T_4$)更好。

（4）对伴有桥本甲亢者可用中、小剂量的抗甲状腺药物及普萘洛尔制剂。

（5）肿大的甲状腺有邻近器官的压迫症状或疑为癌肿时应做手术治疗。

四、硬化性甲状腺炎

硬化性甲状腺炎又称里德尔甲状腺炎,罕见。甲状腺质坚如木,故又称木样甲状腺炎。受累部位的甲状腺组织遭破坏由纤维组织所代替,病变常超出甲状腺包膜,侵袭周围组织,故也称为侵袭性纤维性甲状腺炎。

（一）病因

病因至今仍不明,可能是一种自身免疫性疾病,但还缺乏相关证据。

（二）病理

甲状腺一叶或其一部分受累,也有累及两叶者。病变甲状腺质硬如木,腺体结构被破坏,由纤维组织所代替。病变常超出甲状腺包膜,向周围组织侵袭。光镜下见甲状腺滤泡破坏、萎缩,被致密的炎性纤维所代替。

（三）诊断

（1）甲状腺正常至中度肿大,质坚如石,无压痛。

（2）起病隐袭,一般无明显的甲状腺功能异常表现。

（3）可有不同程度的气管压迫症状。

（4）颈部淋巴结不肿大。

（5）甲状腺功能大多正常,当两叶甲状腺广泛受累时,可能会出现甲减症状。

（6）手术切取活组织检查可最后确诊。

（四）鉴别诊断

（1）应与慢性淋巴细胞甲状腺炎相鉴别。本病腺体小叶结构完全破坏,病变超过腺体包膜向周围侵袭,无嗜酸性颗粒状的胡尔特尔细胞,无淋巴滤泡细胞。

（2）应与亚急性甲状腺炎鉴别。本病病理上无巨细胞反应,无假结核性肉芽肿形成。

（五）治疗

（1）可试用大剂量糖皮质激素,但疗效不肯定。

（2）可试用甲状腺激素:甲状腺片,每天80~120mg,或$L-T_4$ 100~200μg,分次口服,如无效,甲状腺有增大的可考虑手术治疗。

（3）有压迫症状时手术治疗,术后应补充甲状腺激素。

（朱丽丽）

第六节　下丘脑综合征

下丘脑综合征(hypothalamus syndrome)系由多种病因累及下丘脑所致的疾病,主要临床表现有内分泌代谢功能失调、自主神经功能紊乱,以及睡眠、体温调节和性功能障碍、尿崩症、多食肥胖或厌食消瘦、精神失常、癫痫等症群。

一、病因

有先天性和后天性,器质性和功能性等,可归纳如下。

(一)先天性或遗传因素

如 Kallman 综合征为一种家族性的单纯性促性腺激素缺乏症,伴有嗅觉丧失或减退,即性幼稚 - 嗅觉丧失症群;Laurence - Moon - Biedl 综合征,为一遗传性疾病,其特征为肥胖、视网膜色素变性、智力减退、性腺发育不良、多指(趾)或并指(趾)畸形,可伴有其他先天性异常。

(二)肿瘤

颅咽管瘤、星形细胞瘤、漏斗瘤、垂体瘤向鞍上生长、异位松果体瘤、脑室膜瘤、神经节细胞瘤、浆细胞瘤、神经纤维瘤、髓母细胞瘤、白血病、转移性肿瘤、外皮肉瘤、血管瘤、恶性血管内皮瘤、脉络丛囊肿、第三脑室囊肿、脂肪瘤、错构瘤、畸胎瘤、脑膜瘤等。

(三)肉芽肿

结核瘤、结节病、网状内皮细胞增生症、慢性多发性黄色瘤、嗜酸性肉芽肿。

(四)感染和炎症

结核性或化脓性脑膜炎、脑脓肿、病毒性脑炎、流行性脑炎、脑脊髓膜炎、天花、麻疹、水痘、狂犬病疫苗接种、组织胞浆菌病。

(五)退行性变

结节性硬化、脑软化、神经胶质增生。

(六)血管损害

脑动脉硬化、脑动脉瘤、脑出血、脑栓塞、系统性红斑狼疮和其他原因引起的脉管炎等。

(七)物理因素

颅脑外伤、脑外科手术、放射治疗(脑、脑垂体区)。

(八)脑代谢病

急性间歇发作性血卟啉病、二氧化碳麻醉。

(九)药物

服氯丙嗪、利舍平及避孕药等均可引起溢乳 - 闭经综合征。

(十)功能性障碍

因环境变迁、精神创伤等因素可发生闭经或阳痿伴甲状腺功能和(或)肾上腺皮质功能的低下,以及厌食消瘦等症。

二、临床表现

由于下丘脑体积小,功能复杂,而且损害常不限于一个核群而累及多个生理调节中枢,因而下丘脑损害多表现为复杂的临床综合征。

(一)内分泌功能障碍

可引起内分泌功能亢进或减退,可造成一种或数种激素分泌紊乱。

(1)全部下丘脑释放激素缺乏:可引起全部腺垂体功能降低,造成性腺、甲状腺和肾上腺皮质功能等减退。

(2)促性腺激素释放激素分泌失常:①女性:亢进者性早熟,减退者神经源性闭经。②男性:亢进者性早熟,减退者肥胖、生殖无能、营养不良症、性发育不全和嗅觉丧失症群。

(3)泌乳素释放抑制因子(或释放因子)分泌失常:①泌乳素过多发生溢乳症或溢乳-闭经综合征。②泌乳素缺乏症。

(4)促肾上腺皮质激素释放激素分泌失常、肾上腺皮质增生型皮质醇增多症。

(5)促甲状腺激素释放激素分泌失常:①下丘脑性甲状腺功能亢进症。②下丘脑性甲状腺功能减退症。

(6)生长激素释放激素(或抑制激素)分泌失常:①亢进者为肢端肥大症、巨人症。②减退者为侏儒症。

(7)抗利尿激素分泌失常:①亢进者为抗利尿激素分泌过多症。②减退者为尿崩症。

(二)神经系统表现

下丘脑病变如为局限性,可出现一些提示下丘脑损害部位的征象。如下丘脑病变为弥散性,则往往缺乏定位体征。常见下丘脑症状如下。

1. 嗜睡和失眠

下丘脑后部、下丘脑外侧核及腹内侧核等处病变时,大多数患者表现嗜睡,少数患者有失眠。常见的嗜睡类型有:①发作性睡病(narcolepsy):患者不分场合,可随时睡眠,持续数分钟至数小时,为最常见的一种形式;②深睡眠症(parasomnia):发作时可持续性睡眠数天至数周,但睡眠发作期常可喊醒吃饭、小便等,过后又睡;③发作性嗜睡强食症(Kleine - Levin 综合征):患者不可控制地出现发作性睡眠,每次睡眠持续数小时至数天,醒后暴饮暴食,食量较常量增加数倍甚至十倍,极易饥饿,患者多肥胖。

2. 多食肥胖或顽固性厌食消瘦

病变累及腹内侧核或结节部附近(饱食中枢),患者因多食而肥胖,常伴生殖器官发育不良(称肥胖生殖无能营养不良症,即 Frohlich 综合征)。为进行性肥胖,脂肪分布以面部、颈及躯干最显著,其次为肢体近端,皮肤细嫩,手指尖细,常伴骨骼过长现象,智力发育不全或减退,或为性早熟以及尿崩症。病变累及下丘脑外侧、腹外侧核(摄食中枢)时有厌食、体重下降、皮肤萎缩、毛发脱落、肌肉无力、怕冷、心率缓慢、基础代谢率降低等。当病变同时损害垂体时则出现垂体性恶病质,又称西蒙兹病(Simmonds disease),临床表现为腺垂体功能减退症。

(三)发热和体温过低

病变在下丘脑前部或后部时,可出现体温改变,体温变化表现如下:①低热:一般在37.5℃左右;②体温过低:体温可降到36℃以下;③高热:可呈弛张型或不规则型,一天内体温多变,但高热时肢体冰冷,躯干温暖,有些患者甚至心率与呼吸可保持正常,高热时对一般退热药无效。脑桥或中脑的病变,有时亦可表现为高热。

(四)精神障碍

当后腹外核及视前区有病变时常可产生精神症状,主要表现为过度兴奋,哭笑无常,定向力障碍,幻觉及激怒等症。

(五)其他

头痛是常见症状,患者常可出现多汗或汗闭,手足发绀,括约肌功能障碍、下丘脑性癫痫。

当腹内侧部视交叉受损时可伴有视力减退、视野缺损或偏盲。血压忽高忽低,瞳孔散大、缩小或两侧不等。累及下丘脑前方及下行至延髓中的自主神经纤维时,可引起胃和十二指肠消化性溃疡或出血等表现。

其中以多饮多尿、嗜睡及肥胖等最多见,头痛与视力减退虽也常见,但并非下丘脑综合征的特异性表现,也可能与颅内占位性病变引起的脑膜刺激、颅内压增高及视神经交叉受压等有关。

三、功能定位

下丘脑病变或损害部位与临床表现之间的关系大致为:①视前区受损:自主神经功能障碍;②下丘脑前部视前区受损:高热;③下丘脑前部受损:摄食障碍;④下丘脑前部、视上核、室旁核受损:中枢性特发性高钠血症、尿崩症、抗利尿激素分泌不适综合征;⑤下丘脑腹内侧正中隆起受损:性功能低下,促肾上腺皮质激素、生长激素和泌乳素分泌异常,尿崩症等;⑥下丘脑中部外侧区受损:厌食、体重下降;⑦下丘脑腹内侧区受损:贪食、肥胖、性格改变;⑧下丘脑后部受损:意识改变、嗜睡、运动功能减退、低体温;⑨乳头体,第三脑室壁受损:精神错乱,严重记忆障碍。

四、诊断

引起下丘脑综合征的病因很多,临床症状在不同的患者中可不同,有时诊断比较困难,必须详细询问病史,联系下丘脑的生理,结合各种检查所得,综合分析后做出诊断。除诊断本症外,尚需进一步查明病因。

X线头颅平片可示蝶鞍扩大,鞍背、后床突吸收或破坏,鞍区病理性钙化等表现,头颅CT或磁共振检查,以明确颅内病变部位和性质。脑脊液检查除颅内占位病变有颅压增高、炎症有白细胞升高外,一般均属正常。

脑电图检查可见14Hz/s的单向正相棘波弥散性异常,阵发性发放,左右交替的高波幅放电可有助于诊断。

垂体靶腺内分泌功能测定,以了解性腺、甲状腺和肾上腺皮质功能情况。下丘脑、垂体功能减退的病例,可做:①TRH与GnRH兴奋试验:以观察试验前后TSH或LH、FSH的反应变化。如病变在腺垂体,则对TRH或GnRH不起反应;如病变在下丘脑,则可出现延迟反应。但对一次兴奋试验无反应者,不能立即除外下丘脑病变的可能性,而有必要再作试验;②CRH兴奋试验:如病变在垂体,ACTH、皮质醇均无升高反应;如病变在下丘脑,则均呈延迟升高反应;③胰岛素耐量试验:通过低血糖反应,以刺激垂体ACTH与GH的释放,观察试验前后ACTH与GH的反应变化。对下丘脑、垂体功能亢进的病例,为确诊病变在下丘脑,可测定血中下丘脑释放激素的浓度。

五、治疗

(一)病因治疗

对肿瘤可采取手术切除或放射治疗。对炎症则选用适当的抗生素,以控制感染。由药物引起者则应立即停用有关药物。精神因素引起者需进行精神治疗。

(二)内分泌治疗

有腺垂体功能减退者,则应根据靶腺受累的程度,予以相应激素补充替代治疗。有溢乳者

可用溴隐亭 $2.5 \sim 7.5 \mathrm{mg/d}$，或 L－多巴 $1 \sim 2 \mathrm{g/d}$。

（三）对症治疗

发热者可用氯丙嗪、地西泮或苯巴比妥，中药以及物理降温。

（朱丽丽）

第七节　垂体瘤

垂体瘤（pituitarytumors）是一组起源于腺垂体和神经垂体以及颅咽管残余鳞状上皮细胞的肿瘤。

垂体瘤是中枢神经系统和内分泌系统常见的肿瘤，临床有明显症状的垂体腺瘤占所有颅内肿瘤的 10%，在尸解中，直径小于 $10 \mathrm{mm}$ 的垂体意外瘤检出率高达四分之一，垂体影像学检查可在 10% 的正常个体中检出小的垂体病变。垂体瘤可发生于任何年龄，男性略多于女性。

垂体瘤绝大多数为良性肿瘤，垂体癌罕见。来源于腺垂体的垂体腺瘤占垂体瘤的绝大多数，是导致成人垂体激素分泌异常最常见的原因。

一、发病机制

迄今为止垂体瘤的确切发病机制尚未清楚。采用 X 染色体失活方法已证实垂体瘤系单克隆增生，此提示垂体瘤是由于腺垂体单个细胞内的基因改变，从而导致细胞单克隆扩增所致。在生长激素（GH）瘤中大约 40% 的瘤组织存在刺激性 G 蛋白 α 亚基（$Gs\alpha$）基因的突变，但对其他垂体瘤的发病机制了解甚少。一些研究发现，垂体瘤的发生主要与癌基因激活和抑癌基因缺失或失活有关。另外，垂体肿瘤转化基因（PTTG）及局部细胞生长因子异常也对垂体肿瘤的发生发展起重要作用。分别简述如下。

（一）癌基因

一些癌基因与垂体肿瘤发生有关，其中以 gsp 癌基因家族的研究最多。生长激素腺瘤存在膜结合刺激因子 CTP 结合蛋白的 α 亚单位（$Cs\alpha$）基因突变，认为 $Gs\alpha$ 基因突变后导致其内在的 GTPase 丧失，持续激活腺苷酸环化酶，促进 cAMP 合成，增加细胞内 Ca^{2+} 和 cAMP 依赖蛋白激酶活性，促使调节 cAMP 转录作用的 cAMP 反应元件结合蛋白（CREB）磷酸化，造成细胞生长分化异常而引发肿瘤。垂体癌和 PRL 腺瘤存在 H－ras 基因突变，但在垂体肿瘤 ras 激活是一种晚期事件，大多数垂体肿瘤没有 ras 基因突变，认为 ras 基因突变只能作为垂体肿瘤具有高度侵袭性的一种生物学标记。

（二）抑癌基因

多发性内分泌腺瘤 1 型（MEN_1）基因，命名为 memn 基因，认为 memn 基因缺失与单克隆发生的垂体肿瘤有密切关系。随后许多研究证实它是大多数单克隆起源的垂体腺瘤的始发因素。p53 基因突变或缺失在人类肿瘤中十分常见，但在垂体肿瘤组织中 p53 基因异常的发生率低。此外观察到 p21、p27 及 p57 抑制细胞周期素依赖激酶（CDK）；p16、p18、p15 及 p19 则特异性抑制 CDK4 及 CDK6。其中 p16 基因主要作用是与细胞周期素 D（cyclinD）竞争性结合抑制 CDK 活性，阻止视网膜母细胞瘤易感基因（Rb 基因）磷酸化，防止细胞异常增生。Rb 基因敲除会导致小鼠垂体中间部肿瘤发生,但在人垂体瘤的研究中并未经常发现 Rb 基因突变。

(三)垂体肿瘤转化基因(PTTG)

垂体肿瘤转化基因是一种强有力的肿瘤转化基因,在大鼠垂体瘤细胞、人垂体各种腺瘤尤其是泌乳素瘤中呈高水平表达,在侵袭性功能性垂体瘤中表达最高。作为一种转录启动子,能在体内和体外起到促进细胞转化的作用,功能涉及抑制细胞周期中的姐妹染色单体分离、染色体不稳定、通过调节基本成纤维细胞生长因子(bFGF,FGF-2)的生成进而促进血管的形成和有丝分裂等。

(四)其他促进因子

下丘脑激素如 GHRH 分泌过高会导致垂体生长激素细胞增生,进而导致腺瘤的发生。但垂体瘤分泌激素常常呈自主性,不受下丘脑调控,手术全切肿瘤后往往可以治愈该疾病,此提示并不是由促进多克隆垂体细胞增生的下丘脑激素刺激发生,不过下丘脑部分激素能促进并保持已转化的垂体细胞的增生。能调节垂体细胞分泌和增生的生长因子有成纤维细胞生长因子(FGF-2 和 FGF-4),在人垂体腺瘤组织中表达,参与了 PRL 的分泌、新生血管发生和泌乳素瘤的发生。受 hPTTG 调控的 FGF-2 是强有力的血管形成因子,与肿瘤的增长有关。转化生长因子-α(TGF-α)转基因小鼠会发生泌乳素瘤,反义抑制 TGF-α 的表达则抑制泌乳素细胞增生,其机制可能与介导雌激素引起的泌乳素细胞增生有关。雌激素能刺激泌乳素细胞和促性腺素细胞有丝分裂,其在泌乳素瘤细胞上的受体主要为 ERβ 基因所编码,表达丰富。大剂量的雌激素可以导致大鼠泌乳素细胞的增生和腺瘤的形成。泌乳素瘤在女性多见,且在怀孕期间瘤体积增大可以此来解释。

此外,雌激素还能激活 PTTG、FGF-2 及其受体和TGF-α、TGF-β。但使用大剂量雌激素的患者很少发生泌乳素瘤,因而雌激素与垂体瘤的关系尚需进一步研究。新近发现在垂体瘤组织中还富含 PPAR-γ,体外试验发现 PPAR-γ 的配体罗格列酮抑制垂体瘤细胞增生,并促进其凋亡提示 PPAR-γ 参与了垂体瘤的发生。

二、病理

垂体瘤大多数为良性腺瘤,少数为增生,腺癌罕见。肿瘤的体积大小不一,嗜酸细胞性或嗜碱细胞性腺瘤体积往往较小,而嫌色细胞性腺瘤则常较大。小肿瘤生长在鞍内,大者往往向鞍外发展。小肿瘤常呈球形,表面有光滑的包膜,大者多数呈不规则的结节状,包膜完整,可压迫和侵蚀视交叉、下丘脑、第三脑室和附近的脑组织。第三脑室受压后可引起侧脑室扩大和积水。肿瘤偶尔也可侵蚀蝶骨并破坏骨质而长入鼻咽部。若为恶性肿瘤,则癌肿组织可浸润和破坏蝶鞍周围的结构。瘤内可出血、变性而形成囊肿。光镜下,嫌色细胞性腺瘤细胞呈多角形或梭形,呈片状或条索状排列,细胞核较小和轻度不规则,呈圆形或椭圆形,胞质染色淡,可含有细颗粒或不含颗粒而呈透亮状。间质为丰富的薄壁血窦瘤细胞可沿血窦排列成假乳头状。常可见到出血、囊性和钙化等变化。嗜酸细胞性腺瘤的瘤细胞呈圆形或多角形,边界清楚,呈片状或丛状分布,细胞体积普遍较嫌色细胞者为大,核圆,有核仁,胞质丰富,内含许多较粗的颗粒,间质中血管较嫌色细胞者少。嗜碱细胞性腺瘤的瘤细胞为多角形或圆形,体积较大,细胞核圆形居中,胞质丰富,含有许多嗜碱性粗颗粒。间质中血管丰富,常呈玻璃样变性,部分腺瘤组织中可含一种以上的瘤细胞称为混合型腺瘤,常见的是嫌色细胞与嗜酸细胞的混合型。垂体腺癌或垂体瘤恶变时,常见瘤细胞较丰富、异形和核分裂,并见瘤细胞呈浸润性生长入蝶鞍周围组织,或有远处转移。电镜下发现生长激素腺瘤及泌乳素腺瘤细胞内颗粒较大,可分两种,一种为颗粒致密型,以泌乳素细胞内颗粒最大,平均直径大约600nm,最大可达1200nm,伴错位胞溢,内质网明显,排列成同心轮(称nebenkem)状。生长激素细胞内颗粒次之,直径多数为350~450nm,两种细胞的粗面内质网与高尔基复合体均发达丰富。另一种为颗粒稀少型,颗粒小而稀,促肾上腺皮质激素腺瘤细胞呈球形或多角形,核圆形或卵圆形,胞质基质深,粗面内质网和核糖体皆丰富,高尔基复合体明显,内含致密型颗粒,圆形或不规则形,直径250~450nm。促甲状腺激素腺瘤及促性腺激素腺瘤极罕见。前者颗粒最小,直径约100~200nm,后者颗粒稀少,此两者以往均属嫌色细胞瘤。多形性腺瘤中以多种细胞同时存在为特征。用免疫组织化学法可识别不同细胞的分泌功能。

三、临床表现

垂体瘤(尤其是微小腺瘤)早期临床表现很少,出现症状时主要有下列三大症群。

(一)腺垂体本身受压症群

由于腺瘤体积增大,瘤以外的垂体组织受压而萎缩,造成其他垂体促激素的减少和相应周围靶腺体的萎缩。临床表现大多系复合性,有时以性腺功能低下为主;有时以继发性甲状腺功能减退为主;偶有继发性肾上腺皮质功能低下;有时肿瘤压迫神经垂体或下丘脑而产生尿崩症。

(二)垂体周围组织压迫症群

肿瘤较大压迫垂体周围组织时发生,除头痛外多属晚期表现。

1. 头痛

头痛多由于硬脑膜受压紧张所致,或鞍内肿瘤向上生长时由于蝶鞍隔膜膨胀引起,如肿瘤生长到鞍外时,因颅底部脑膜及血管外膜如颈内动脉、大脑动脉、Willis动脉环等均有痛觉纤维存在,垂体肿瘤可累及上述神经血管组织而引起头痛。

2. 视力减退、视野缺损和眼底改变

肿瘤向前上方生长,往往压迫视神经、视交叉,视力减退可为单侧或双侧,甚至双目失明;视野改变可有单侧或双颞侧的偏盲。少数亦可产生鼻侧视野缺损,视野向心性缩小往往是功能性的,临床定位意义不大;眼底可见进行性视神经色泽变淡,视神经盘呈原发性程度不等的萎缩,少数有视盘水肿。

3. 下丘脑症群

肿瘤向上生长可影响下丘脑功能和结构,发生下丘脑综合征。

4. 海绵窦综合征

眼球运动障碍和突眼是肿瘤向侧方发展压迫和侵入海绵窦的后果。可使第Ⅲ、Ⅳ和Ⅵ对脑神经受损,产生相应症状。肿瘤向蝶鞍外侧生长累及麦氏囊使第Ⅴ脑神经受损,引起继发性三叉神经痛或面部麻木等功能障碍。

5. 脑脊液鼻漏

少数患者肿瘤向下生长破坏鞍底及蝶窦,引起脑脊液鼻漏,还可并发脑膜炎,后果严重。

(三)腺垂体功能亢进症群

1. 巨人症与肢端肥大症

由于垂体腺瘤分泌过多的生长激素所致。

2. 皮质醇增多症

系垂体腺瘤分泌过多的促肾上腺皮质激素引起。

3. 溢乳 – 闭经症

系垂体分泌过多的泌乳素所致,女性高达 60%。

4. 垂体性甲状腺功能亢进症

极少数垂体腺瘤分泌过多的促甲状腺激素而发生甲状腺功能亢进症,其特点为血 TT_3、TT_4、FT_3、FT_4 和血 TSH 均明显升高,且不受 TRH 兴奋,亦不被 T_3 所抑制。抗甲状腺自身抗体阴性。有甲状腺功能亢进症群,一般不伴眼征,有头痛、视野缺损等症。

5. Nelson 综合征

由于双侧肾上腺被全切除后,垂体失去了肾上腺皮质激素的反馈抑制,原已存在的垂体瘤进行性增大,分泌大量促肾上腺皮质激素和(或)黑色素细胞刺激素(为 ACTH 与 β – MSH 的片段)。全身皮肤往往呈进行性发黑,以及垂体瘤逐渐增大而产生垂体的压迫症群。血浆 ACTH 及 MSH 测定明显升高。

6. 促性腺激素腺瘤

瘤细胞一般呈嫌色性,少数为嗜酸性。患者年龄发病高峰在 50~60 岁,男性显著多于女性。大多数患者因巨大腺瘤造成压迫症群。男性常表现阳痿、不育。FSH 虽升高但无活性,LH 高于正常者少见,α – 亚单位、FSH 或 LH 亚单位升高,血睾酮正常或低于正常。

（四）垂体卒中

垂体卒中是指垂体突然出血或梗死而引起的综合征。多见于垂体瘤较大、生长迅速、放疗或服用溴隐亭后。临床表现为突发剧烈头痛、高热、眼肌麻痹、视力减退、视野缺损、恶心、呕吐、颈强直、神志模糊,甚至死亡。

四、影像学检查

影像学检查是诊断垂体瘤的重要方法之一,包括头颅平片、蝶鞍分层、磁共振、CT 扫描、正电子发射计算机体层扫描(PET)检查等。

（一）头颅平片及分层摄片

垂体瘤在鞍内生长,早期体积小者并不影响蝶鞍。此后,肿瘤继续增大,引起轻度局限性的骨质改变,于薄层分层片上可发现蝶鞍一小段骨壁轻微膨隆、吸收或破坏。

继之则呈典型鞍内占位性改变,蝶鞍前后径、深径、宽径和体积超过正常,蝶鞍扩大呈杯形、球形或扁平形。向鞍旁生长则呈鞍旁占位改变,鞍底呈双重轮廓,肿瘤巨大者可破坏鞍背和鞍底。垂体瘤出现病理钙化斑的占 1.2%~6.0%。

（二）磁共振检查

MRI 敏感性较 CT 高,可发现 3mm 的微腺瘤。MRI 能提供肿瘤的确切形状、大小、生长方向、鞍上池、第三脑室受压及海绵窦侵犯情况。

（三）CT 扫描检查

平扫示一垂体瘤肿块的密度略高于脑质,周围脑池和脑室含低密度的脑脊液,均可被 CT 扫描所发现。肿瘤向上生长,突破鞍隔,则可见鞍上池变形乃至大部分闭塞,其中可见等密度或略高密度肿块,肿瘤中可见坏死或囊性低密度区;肿瘤可突入第三脑室前部和两侧脑室前角的下方,并有脑室积水表现;蝶鞍扩大,鞍背变薄、倾斜。肿瘤向下生长,膨入蝶窦内而于蝶窦内出现圆形软组织影。增强检查肿瘤呈均一或周边明显强化,边界更加清楚可见。

(四)正电子发射计算机体层扫描(PET)

PET 可以观察到垂体瘤的血流量、局部葡萄糖代谢、氨基酸代谢、蛋白质合成、受体密度和分布等生理和生化过程,能用于区别治疗中的肿瘤坏死和复发。^{18}氟代葡萄糖(^{18}F - FDG)PET 显像对垂体瘤的显示较 CT 好,与 MRI 相近,而 PET 与 CT 或 MRI 一起检查,可提高 15% ~20% 的阳性率。但昂贵的价格限制了 PET 用于垂体瘤的诊断。

五、鉴别诊断

(一)颅咽管瘤

各年龄组均可发生,但以儿童及青少年多见。儿童期肿瘤发生于鞍内常引起垂体功能低下、侏儒、性发育不全,向鞍上生长时可产生下丘脑症群(如 Frohlich 综合征、尿崩症、嗜睡等)及视神经交叉压迫症状,X 线示蝶鞍扩大。鞍上型的主要症状为第三脑室室间孔堵塞所产生的颅内压增高症;蝶鞍侧位片示蝶鞍压扁。颅平片侧位常示钙化点阴影。

(二)脑膜瘤

鞍结节脑膜瘤多见于成年女性,蝶鞍扩大,鞍结节或蝶骨平面部可有骨质增生,内分泌症状不明显,主要为头痛及视神经受压症状如视力减退及视野改变。嗅沟脑膜瘤如向后发展可压迫视交叉,而产生视力及视野改变,同时可有嗅觉障碍,有时可伴有颅内压增高症。脑血管造影可示大脑前动脉受压抬高、移位及肿瘤染色等典型改变。

(三)动脉瘤

颈内动脉瘤可压迫一侧视神经致视神经萎缩、视力减退及单侧鼻侧偏盲。同时可有动眼神经及三叉神经第一支受压的症状。一般无内分泌症状和蝶鞍改变,偶有蝶鞍扩大,需作脑血管造影明确诊断。

(四)颅压增高所致蝶鞍改变

蝶鞍可呈球形扩大,可伴鞍背破坏吸收,但交叉沟多平坦低下,前床突无变形,鞍背多不向后竖起,此外常伴有颅内压增高的其他征象。临床上有时可有轻度内分泌症状。

(五)颅底蛛网膜炎

常有颅内炎症、外伤、梅毒或结核等病史,临床上可有视力下降及视野缺损,但视野改变往往不典型,不对称,有时呈不规则的向心性缩小。一般无内分泌症状及蝶鞍改变。

(六)空泡蝶鞍

可有视交叉压迫症和轻度垂体功能低下,蝶鞍常扩大呈球形,尤其不易和球形扩大的垂体瘤鉴别。头颅 CT 扫描或磁共振检查有助于鉴别。

六、治疗

治疗应根据患者的具体病情而定,方法有:①手术治疗;②放射治疗;③药物治疗。

(一)手术治疗

1. 手术目的

通过切除肿瘤以解除腺瘤对视交叉及鞍区周围组织的压迫及破坏,减少或制止有功能性腺瘤分泌垂体促激素过多所产生的症状,并解除无功能性腺瘤压迫垂体所造成的垂体促激素不足,及相应周围腺体功能低下或萎缩所引起的临床症状。

2. 手术方法

目前有经蝶窦及经颅两种途径。

(1)经蝶窦手术:目前已是治疗垂体瘤的首选方法。手术指征:①腺瘤向鞍下生长至蝶窦内者最宜用此手术入路;②肿瘤向上轻度生长未影响下丘脑及第三脑室者;③垂体腺瘤伴有脑脊液鼻漏者;④有或无功能性垂体小腺瘤可用此入路作选择性肿瘤切除;⑤垂体卒中;⑥视交叉前固定,肿瘤向交叉后生长,临床常有旁中央暗点;⑦患者全身状况较差,不能耐受开颅手术者;⑧药物抵抗、不耐受药物瘤者;⑨患者个人选择、大腺瘤希望短期内怀孕。需要组织学诊断等。

术中越来越多采用内镜、神经导航系统(无框架立体定向设备)帮助提高肿瘤全切概率和手术安全性。

(2)经颅手术:方法中最常应用者为经额下入路(硬膜内或硬膜外),少数可用颞侧入路及经额经蝶窦入路。经颅手术优点是手术野显露清楚,尤适用于肿瘤明显向鞍上及鞍外生长者,缺点是手术并发症及病死率较高。手术指征:①肿瘤向鞍上生长引起视交叉受压,下丘脑及第三脑室受压引起脑积水等症状者;②肿瘤向鞍前生长达到颅前窝额底者;③垂体卒中;④放射治疗效果不满意或有恶化者;⑤有功能性或无功能性腺瘤产生临床垂体功能亢进或减退症状者。以上情况均应采用经额下入路;⑥肿瘤向鞍旁或鞍后生长者宜采用经颞侧入路(鞍后生长者可切开天幕手术);⑦有人认为巨大肿瘤向上生长影响下丘脑者适用经额经蝶窦手术以增加全切除的机会及减少手术危险性。

(二)放射治疗

放射治疗可分为外照射和内照射。外照射是国内常用的方法。近年来高能射线发展,已取代了常规 X 线治疗。内照射有放射性核素^{90}钇(^{90}Y)^{198}金(^{198}Au)。

放射治疗指征:①诊断肯定而尚无手术指征者;②手术后辅助治疗;③手术后复发,肿瘤不大,暂不宜再行手术者;④单纯放射性治疗后复发病例,相隔至少一年后再放疗。但多次放疗可引起脑部并发症[累积剂量最好不超过 100Gy(10000rad)]。

1. 外照射

如下所述。

(1)高能射线治疗:国内外一般采用(^{60}Co)或加速器 6MV – X 外照射方法治疗垂体瘤。对小的肿瘤采用三野照射即两颞侧野加一前额野,大的肿瘤偶尔可用两颞侧野对穿照射。一般照射野 5cm × 5cm,较大肿瘤可适当放大。每周 5 次,每次 200cGy,总剂量 45 ~ 55Gy,4.5 ~ 5.5 周完成。儿童照射总剂量 40 ~ 45Gy/(4 ~ 5)周。照射可能发生的并发症有急性脑水肿、脑组织放射性损伤、肿瘤内出血、局部皮肤及骨骼损害、垂体恶变及空泡蝶鞍等。

(2)重粒子放射治疗:a 粒子束、质子束、负 π 介子、快中子(fastneutron)等优点为发射出的照射剂量在射程过程中近于相同,而在达到末端时,照射剂量明显增高。①α 粒子束照射:总剂量为 35 ~ 80Gy(3500 ~ 8000rad),分 4 次照射,5d 内完成;②质子束照射:总剂量 35 ~ 100Gy(3500 ~ 10000rad),分 12 次照射,2 周左右完成。

(3)立体定向放射神经外科治疗(γ - 刀):手术时先安装定位架行 CT 或 MRI 扫描,计算出靶点坐标,通过调整活动手术床位置,使靶点与射线聚焦点吻合,继而实施照射治疗。γ - 刀有 201 个^{60}Co(^{60}钴)源,通过半球形头盔上的准直仪将射线集中到靶点上,使受照组织内达到较高剂量的射线,而周围组织射线剂量锐减,不至于产生损伤。通常照射剂量为 20 ~ 50Gy,

照射时间为 10～20min，疗效约 80%～90%。

2. 内照射

内照射即通过开颅手术（额路）或经鼻腔穿过蝶窦途径将放射性物质植入蝶鞍当中进行放射。

①9Au：剂量需限制在 15～20mCi；②^{90}Y：治疗剂量为 5～10mCi（相当于 50～100Gy）。

总体而言，放射治疗作为手术和药物治疗的辅助手段，针对手术无法全切或手术有禁忌的病例可以作为首选。伽马刀治疗的并发症主要有腺垂体功能减退，该情况多发生在放疗 10 年以后，故需要长期随访。放疗后可伴有持续性泌乳素升高，机制可能系放射线损伤下丘脑－垂体血管网络和部分损伤分泌多巴胺的神经元所致。照射剂量小于 10Gy 时极少对视神经产生影响，亦未见继发性脑瘤的发生。

（三）药物治疗

按腺垂体功能情况，治疗上可分为两组。

1. 腺垂体功能减退者

根据靶腺受损的情况，给以适当的替代补充治疗。

2. 腺垂体功能亢进者

如下所述。

（1）多巴胺激动剂：常见为溴隐亭（bromocriptine）、培高利特、喹高利特（quinagolide）和卡麦角林。多巴胺激动剂不仅抑制 PRL 的合成，而且抑制 PRL mRNA 和 DNA 的合成以及细胞增生、肿瘤的生长，同时减少胞浆体积、导致细胞空泡形成和细胞破碎以及细胞凋亡。可以治疗高泌乳素血症中泌乳素瘤。多巴胺兴奋剂对 TSH 腺瘤患者也有一定的疗效。溴隐亭虽能刺激正常垂体释放生长激素，但能抑制肢端肥大症中生长激素细胞分泌生长激素，可用于治疗，但剂量较大，约从 7.5mg/d 到 60mg/d 以上。近年来有多种新型的多巴胺兴奋剂如喹高利特（诺果宁，quinagolide）及长效溴隐亭（parlodelLAR）用于临床，疗效较溴隐亭佳、作用时间长、不良反应小。

（2）赛庚啶（cyproheptadine）：此药为血清素受体抑制剂，可抑制血清素刺激 ACTH 释放激素（CRH），对库欣病及 Nelson 病有效。一般每天 24～32mg，有嗜睡、多食等不良反应。

（3）生长抑素类似物：生长抑素（somatostatin，SS14）能抑制肢端肥大症 GH 分泌，但 SS 血中半衰期短，且有反跳现象，故无临床使用价值。近年来应用八肽类似物 Sandostatin ［SMS201－995，即 SMS，又称奥曲肽（octreotide）］及新长效型生长抑素类似物兰瑞肽治疗肢端肥大症获较好疗效。它对 TSH 腺瘤患者也有效，可使腺瘤缩小，视野缺损状况改善，TSH 与 T_4 下降。一般用于腺瘤手术和（或）放疗后。

（4）其他：PPAR－γ 配体罗格列酮能抑制垂体瘤细胞增生并促进其凋亡，及显著抑制小鼠垂体瘤的生长。其机制为抑制细胞周期，阻止静止期细胞由 G_0 进入 G_1 期。因而罗格列酮可能成为治疗垂体瘤（尤其并发糖代谢紊乱）的一种新的方法。

（朱丽丽）

第八节　空泡蝶鞍综合征

空泡蝶鞍综合征(empty sella syndrome,ESS)系因鞍隔缺损或垂体萎缩,蛛网膜下隙在脑脊液压力下疝入鞍内,其中为脑脊液填充,致蝶鞍扩大、变形,垂体受压变平而产生的一系列临床表现。临床表现主要包括头痛、高血压、肥胖、内分泌功能紊乱、视力减退和视野缺损。部分患者可有脑脊液鼻漏。可分两类:发生在鞍内或鞍旁手术或放射治疗后者为"继发性空泡蝶鞍综合征";非手术或放射治疗引起而无明显病因可寻者为"原发性空泡蝶鞍综合征"。原发性 ESS 很常见,尸体解剖的发现率在 5%～25%。

一、病因和发病机制

(一)原发性空泡蝶鞍综合征

病因至今尚未完全阐明,可有下列数种因素。

1. 鞍隔的先天性发育缺陷

Buoch 尸检 788 例中,发现仅有 41.5% 鞍隔完整,21.5% 鞍隔为 2mm 宽的环,5.1% 鞍隔完全阙如,而在该组中,因鞍隔缺损致原发性空泡蝶鞍的发病率为 5.5%。鞍隔不完整或阙如,在搏动性脑脊液压力持续作用下使蛛网膜下隙疝入鞍内,以致蝶鞍扩大,骨质吸收、脱钙,垂体受压萎缩而成扁平状贴于鞍底。

2. 慢性颅内压增高

即使颅内压正常,也可因鞍隔缺损,正常搏动性脑脊液压力可传入鞍内,引起蝶鞍骨质的改变。Foley 认为慢性颅内压增高造成空泡蝶鞍的可能性最大。

3. 鞍区的蛛网膜粘连

鞍区的蛛网膜粘连是本病发生的重要因素之一,可能因鞍区局部粘连使脑脊液引流不畅,即在正常的搏动性脑脊液压力作用下,冲击鞍隔,逐渐使其下陷、变薄、开放,待鞍隔开放(缺损)达一定程度后,蛛网膜下隙及第三脑室的前下部可疝入鞍内。

4. 妊娠期垂体增生肥大

在妊娠期垂体呈生理性肥大,可增大 2～3 倍,多胎妊娠时垂体继续增大,妊娠中垂体变化有可能把鞍隔孔及垂体窝撑大,于分娩后哺乳期垂体逐渐回缩,使鞍隔孔及垂体窝留下较大的空间,有利于蛛网膜下隙疝入鞍内。

原发性空泡蝶鞍多见于多胎妊娠的中年妇女可能与此有关。有内分泌靶腺(性腺、甲状腺、肾上腺)功能减退或衰竭者垂体可增生肥大,用相应靶腺激素替代治疗后,可使增生的垂体回缩,从而产生空泡蝶鞍。

5. 垂体病变

因垂体供血不足而引起垂体梗死而致本病。垂体瘤或颅咽管瘤发生囊性变,此囊可破裂与蛛网膜下隙交通而致空泡蝶鞍。此外,垂体瘤自发变性坏死可致鞍旁粘连或引起蛛网膜下隙疝入鞍内。多数原发性 ESS 患者存在垂体抗体,提示淋巴细胞性垂体炎可使垂体萎缩而形成 ESS。

6. 鞍内非肿瘤性囊肿

可由垂体中间部位雷斯克袋(Rathkepouch)的残留部钙化而来。

（二）继发性空泡蝶鞍综合征

因鞍内或鞍旁肿瘤，经放射治疗或手术后发生。

二、临床表现

（一）头痛和视野缺损

多见于女性（约占 90%），尤以中年以上较胖的多胎产妇为多。头痛是最常见的症状，有时剧烈，但缺乏特征性，可有轻、中度高血压。少数患者有视力减退和视野缺损，可呈向心性缩小或颞侧偏盲。

少数患者有良性颅内压增高（假性脑肿瘤），可伴有视盘水肿及脑脊液压力增高。部分患者有脑脊液鼻漏，发生原因可能是脑脊液压力短暂升高，引起蝶鞍和口腔之间胚胎期留下的通道开放。少数患者伴有垂体功能低下，可呈轻度性腺和甲状腺功能减退及高泌乳素血症。神经垂体功能一般正常，但在个别小儿中可出现尿崩症。儿童中可伴有骨骼发育不良综合征。国内报告的原发性空泡蝶鞍综合征中男性略多于女性，年龄在 15～63 岁之间，以 35 岁以上者居多，常见有头痛、肥胖、视力减退和视野缺损，伴颅压增高，少数患者有内分泌失调，以性功能减退为主。偶有出现下丘脑综合征者。

（二）垂体功能异常

由于 ESS 时垂体受压，可有不同程度的垂体功能受损。近年来报道在空泡蝶鞍综合征中进行全面的垂体激素测定及垂体储备功能试验发现在部分患者中显示一种或多种的分泌激素异常，其中有 ACTH、皮质醇、TSH、T、LH、FSH、T 或 CH（尤其在小孩中）的降低，而 PRL 升高。腺垂体储备功能试验可呈现多种腺垂体激素对下丘脑释放激素的刺激无反应。提示他们的腺垂体激素储备功能有缺陷。

（三）其他表现

肥胖、高血压在女性患者中多见，少数患者有甲状腺功能减退、性功能低下、精神异常如焦虑或抑郁伴行为异常等表现。

三、诊断和鉴别诊断

病史中注意询问有关造成空泡蝶鞍综合征的病因资料，结合临床表现和鞍区 CT、MRI 检查可明确诊断。

（1）头颅平片：显示蝶鞍扩大，呈球形或卵圆形。大部分患者的蝶鞍骨质示有吸收，蝶鞍背后床突可近于消失，颅骨其他结构可有轻度骨吸收，此与慢性颅内压增高有关。

（2）CT 扫描：可显示扩大的垂体窝，鞍内充满低密度的脑脊液，受压变扁的垂体呈新月状位于鞍窝后下部或消失不见，形成特征性的"漏斗征"（infundibulum）。

（3）磁共振检查：垂体组织受压变扁，紧贴于鞍底，鞍内充满水样信号之物质，垂体柄居中，鞍底明显下陷。

鉴别诊断需除外垂体肿瘤等引起的慢性颅内压增高症。空蝶鞍的 X 线片表现很易与鞍内肿瘤或慢性颅内压增高引起的蝶鞍扩大相混淆。鞍内肿瘤蝶鞍扩大伴变形，呈杯形、球形或扁平形，鞍结节前移，鞍底下陷，鞍背后竖，故典型的鞍内肿瘤不难与本病区别，部分球形扩大的病例，则鉴别较难；慢性颅内压增高引起的蝶鞍扩大，常伴骨质吸收，亦难与本病区别，最后需经 CT 及磁共振等检查确诊。

近年来,有人用放射免疫法测定血浆和脑脊液中的腺垂体激素和靶腺激素以助诊断,原发性空泡蝶鞍综合征患者的腺垂体功能多较正常,脑脊液中不能测出垂体激素。但垂体瘤不同,因其常向鞍上扩展,破坏血脑屏障,使腺垂体激素从血管进入脑脊液,因此脑脊液中垂体激素浓度升高。

(4)放射性核素造影:伴脑脊液鼻漏时,可行放射性核素脑池造影检查。

四、治疗

主要根据临床表现确定。一般认为如症状轻微勿需特殊处理,但如有视力明显障碍者应行手术探查,若系视神经周围粘连,行粘连松解术,可使视力有一定程度的改善。有人提议用人造鞍隔治疗。并发脑脊液鼻漏者,经蝶窦入路手术,用肌肉和移植骨片填塞垂体窝。对非肿瘤性囊肿,可将囊肿打开,部分切除囊肿包膜。如伴有内分泌功能低下,则酌情予以替代治疗。如腺垂体激素储备功能有缺陷者,尽管这些患者临床上无腺垂体功能减退的表现,亦应加强随访并及时进行激素的替代治疗。如 PRL 增高者,可用溴隐亭治疗。

(朱丽丽)

第九节 巨人症和肢端肥大症

巨人症(gigantism)和肢端肥大症(acromegaly)系腺垂体生长激素细胞腺瘤或增生,分泌生长激素过多,引起软组织、骨骼及内脏的增生肥大及内分泌代谢紊乱。临床上以面貌粗陋、手足厚大、皮肤粗厚、头痛眩晕、蝶鞍增大、显著乏力等为特征。发病在青春期前,骺部未闭合者为巨人症;发病在青春期后,骺部已闭合者为肢端肥大症。巨人症患者有时在骨骺闭合后继续受生长激素过度刺激可发展为肢端肥大性巨人症。

一、病因和病理

巨人症患者垂体大多为生长激素细胞增生,少数为腺瘤;肢端肥大症患者垂体内大多为生长激素细胞腺瘤,少数为增生,腺癌罕见。近年发现,在约 40% GH 腺瘤细胞中,介导跨膜信息传递的兴奋性三磷酸鸟苷(GTP)结合蛋白 α 亚单位(Gsα)发生突变,使 GH 的合成和分泌增加,导致 GH 细胞的增生,久之形成肿瘤,发生 Gsα 突变的基因被称为生长刺激蛋白(gsp)癌基因。也有人认为肢端肥大症可能系下丘脑生长激素释放抑制激素不足或生长激素释放激素过多,使垂体生长激素细胞受到持久的刺激,形成肿瘤。垂体常肿大,引起蝶鞍扩大变形,鞍壁及前后床突受压迫与侵蚀;毗邻组织亦受压迫,尤其是垂体本身、视交叉及第三脑室底部下丘脑更为显著。腺瘤直径一般在 2cm 左右,大者可达 4~5cm,甚而引起颅内压增高。晚期肿瘤内有出血及囊样变化,使腺功能由亢进转为减退。

内分泌系统中,肾上腺、甲状腺、甲状旁腺都有增生和腺瘤,生殖腺早期增生,继以萎缩,晚期病例肾上腺和甲状腺亦萎缩,胸腺呈持久性增大。

内脏方面,心、肝、肺、胰、肾、脾皆巨大,肠增长,淋巴组织增生。

骨骼系统病变常颇明显,有下列特征:巨人症的长骨增长和增大,肢端肥大症的长骨骨骺部加宽,外生骨疣。颅骨方面的变化除两侧鼻窦皆增大外,巨人症患者仅见全面性增大;肢端肥大症患者头颅增大,骨板增厚,以板障为著,颧骨厚大,枕骨粗隆增粗突出,下颌骨向前下伸长,指(趾)端增粗而肥大。脊柱骨有多量软骨增生,骨膜骨化,骨质常明显疏松,引起脊柱骨楔状畸形,腰椎前凸与胸椎后凸而发生佝偻病。

二、分类

根据临床表现及病理学特征可将垂体 GH 腺瘤分为两类:一类表现为瘤体小、生长慢、细胞分化好、细胞内颗粒多、临床过程隐匿,而对生长抑素的反应好,gsp 癌基因检测阳性率高;第二类表现为瘤体大、进展快、分化差、仅有散在颗粒及较易复发,GH 水平较高。

三、病理生理

本病主要病理由于生长激素分泌过多所致,正常成人血浆生长激素浓度基值为 $3 \sim 5 \mu g / L$,而本病患者可高达 $100 \sim 1000 \mu g / L$。治疗后可下降至正常水平。过多的生长激素可促进机体蛋白质等合成性代谢,有氮、磷、钾的正平衡,钙的吸收增加,钠亦趋正平衡。表现为全身软组织、脏器及骨骼的增生肥大,其骨与软骨的改变主要由于 GH 诱导的类胰岛素生长因子 -1(IGF -1)所介导。血中的 IGF -1 主要来源于肝脏,GH 本身对各种组织的细胞分化也有刺激作用;糖代谢方面有致糖尿病倾向,降低胰岛素降血糖的敏感性,脂肪代谢方面有促进脂肪动员及分解作用以致血浆游离脂肪酸增高,生酮作用加强。此外,本症中尚有泌乳激素,促性腺激素等影响。早期垂体功能显著亢进,晚期部分激素分泌功能衰退,尤其是促性腺激素等衰退较明显,形成了本病的复杂症群。

四、临床表现

(一)巨人症

单纯的巨人症较少见,成年后半数以上继发肢端肥大症,临床表现可分两期。

1. 早期(形成期)

发病多在青少年期,可早至初生幼婴,本病特征为过度的生长发育,全身成比例地变得异常高大魁梧,远超过同年龄的身高与体重。躯干、内脏生长过速,发展至 10 岁左右已有成人样高大,且可继续生长达 30 岁左右,身高可达 210cm,肌肉发达、臂力过人,性器官发育较早,性欲强烈,此期基础代谢率较高,血糖偏高,糖耐量减低,少数患者有继发性糖尿病。

2. 晚期(衰退期)

当患者生长至最高峰后,逐渐开始衰退,表现精神不振,四肢无力,肌肉松弛,背部渐成佝偻,毛发渐渐脱落,性欲减退,外生殖器萎缩;患者常不生育,智力迟钝,体温下降,代谢率减低,心率缓慢,血糖降低,耐量增加。衰退期历时 $4 \sim 5$ 年,患者一般早年夭折,平均寿限约 20 余岁。由于抵抗力降低,易死于继发感染。

(二)肢端肥大症

起病大多数缓慢,病程长。

1. 形成期

一般始自 $20 \sim 30$ 岁,最早表现大多为手足厚大,面貌粗陋,头痛疲乏,腰背酸痛等症状,患者常诉鞋帽手套变小,必须时常更换。当症状发展明显时,有典型面貌。由于头面部软组织增生,头皮及脸部皮肤增粗增厚,额部多皱折,嘴唇增厚,耳鼻长大,舌大而厚,言语常模糊,音调较低沉。加以头部骨骼变化,有脸部增长,下颌增大,眼眶上嵴、前额骨、颧骨及颧骨弓均增大、突出,牙齿稀疏,有时下切牙处于上切牙前,容貌趋丑陋。四肢长骨虽不能增长,但见加粗,手指足趾粗而短,手背足背厚而宽。脊柱骨增宽,且因骨质疏松发生楔形而引起背部佝偻后凸、腰部前凸的畸形,患者易感背痛。皮肤粗糙增厚,多色素沉着,多皮脂溢出,多汗,毛发增多,呈现男性分布。男性患者性欲旺盛,睾丸胀大;女性经少或经闭、乳房较发达,泌乳期可延长至停止哺乳后数年之久,有时虽无妊娠亦现持续性自发泌乳,甚至见于男性患者。神经肌肉系统方面有不能安静、易怒、暴躁、头痛、失眠、神经紧张、肌肉酸痛等表现。头痛以前额部及双侧颞部为主。嗜睡,睡眠时间延长。约30%患者因软组织肿胀,压迫正中神经,引起腕管综合征。常伴有多发性神经炎病变。心血管疾病是肢端肥大症致死的主要原因之一,可有高血压、心脏肥大、左心室功能不全、心力衰竭、冠状动脉硬化性心脏病及心律不齐等。由于患者气管受阻,临床上可表现呼吸睡眠暂停综合征。内脏普遍肥大,胃肠道息肉和癌症发生率增加。糖尿病症群为本症中重要表现,称为继发性糖尿病,144例中有糖尿病者占24%,其中少数病例对胰岛素有抵抗性。甲状腺呈弥散性或结节性增大,基础代谢率可增高达+20%～+40%,但甲状腺功能大多正常,基础代谢率增高可能与生长激素分泌旺盛促进代谢有关。血胆固醇、游离脂肪酸常较高,血磷于活动期偏高,大多在1.45～1.78mmol/L之间,可能是生长激素加强肾小管对磷的重吸收所致,血钙与碱性磷酸酶常属正常。X线检查示颅骨蝶鞍扩大及指端丛毛状等病变,磁共振示垂体瘤。病程较长,大多迁延十余年或二三十年之久。

2. 衰退期

当病理发展至衰退期时患者表现精神萎靡,易感疲乏,早期多健忘,终期多精神变态。

皮肤、毛发、肌肉均发生衰变。腺瘤增大可产生腺垂体本身受压症群如性腺、甲状腺或肾上腺皮质功能低下;垂体周围组织受压症群如头痛、视野缺损、视力减退和眼底改变、下丘脑综合征、海绵窦综合征、脑脊液鼻漏、颅内压增高症等。

一般病例晚期因周围靶腺功能减退,代谢紊乱,抵抗力低,大多死于继发感染以及糖尿病并发症、心力衰竭及颅内肿瘤之发展。

五、诊断和鉴别诊断

（一）诊断

根据特殊的外貌,随机GH水平>0.4μg/L或口服葡萄糖抑制试验GH谷值>1.0μg/L,影像学检查发现垂体占位,诊断本症并不困难。

1. 体征

典型面貌,肢端肥大等全身征象。

2. 内分泌检查

如下所述。

（1）血GH测定:明显升高,随机GH>0.4μg/L。由于GH呈脉冲式分泌,波动范围大,可以低至测不出,或升高大于30μg/L,单次血GH测定对本症诊断价值有限。24h血GH谱测定能很好地,反映机体GH分泌情况,但测定复杂且患者难以接受,一般用于科研。

（2）血IGF-1测定:高于年龄和性别匹配的正常值范围。空腹血IGF-1与疾病活动度和24h血GH整合值有很好的相关性,并较血GH测定更为稳定。临床怀疑肢端肥大症或巨人症的患者应首先测定血ICF-1。血ICF-1是目前肢端肥大症与巨人症诊断、疾病活动度及疗效观察的重要指标。

（3）血 ICF 结合蛋白（IGF－BP）测定：主要是 ICF－BP3，明显升高，但诊断价值有限。

（4）口服葡萄糖抑制试验：目前临床最常用诊断 GH 瘤的试验。一般采用口服 75g 葡萄糖，分别于 0、30、60、90、120、180min 采血测定血 GH 水平。口服葡萄糖后，血清 GH 谷值在 1μg/L 以下，本症患者口服葡萄糖不能抑制 GH，GH 水平可以升高，无变化，或约有 1/3 的患者可有轻度下降。

（5）GHRH 兴奋实验和 TRH 兴奋试验：国外资料报道仅约 50％ 患者有反应，临床很少使用。

（6）血 GHRH 测定：有助于诊断异位 GHRH 过度分泌导致的肢端肥大症和巨人症，准确性高。血浆 GHRH 水平在外周 GHRH 分泌肿瘤中升高，垂体瘤患者中则正常或偏低，下丘脑 GHRH 肿瘤患者血浆 CHRH 水平并不升高。此病因罕见，临床极少应用。

（7）钙磷测定：高血磷高尿钙提示疾病活动，高血钙低血磷须除外 MEN。

（8）其他垂体激素测定：肿瘤压迫发生腺垂体功能减退时可有相应垂体激素及其靶腺激素的降低。肿瘤压迫垂体柄或自身分泌 PRL 时可有 PRL 升高。

3.影像学检查

如下所述。

（1）颅骨 X 线检查：肿瘤较大者可有蝶鞍扩大、鞍床被侵蚀的表现。由于 CT 和 MRI 的普及，目前已较少使用。

（2）CT 检查：垂体大腺瘤一般头颅 CT 平扫即可有阳性发现，微腺瘤须作冠状位薄层平扫及增强。CT 对垂体微腺瘤诊断价值有限，阴性结果亦不能完全排除垂体微腺瘤。但 CT 对骨质破坏及钙化灶的显示优于 MRI。

（3）MRI 检查：对垂体的分辨率优于 CT。有助于微腺瘤的诊断，并有助于了解垂体邻近结构受累情况或与其他病变相鉴别。一般采用冠状面或矢状面薄层成像。

（4）生长抑素受体显像：不仅可以用于 GH 瘤的诊断，还可以预测患者对生长抑素的治疗反应。

（5）其他部位 CT 检查：有助于诊断或除外垂体外肿瘤。

（二）鉴别诊断

1.类肢端肥大症

体质性或家族性，本病从幼婴时开始，有面貌改变，体形高大类似肢端肥大症，但程度较轻，蝶鞍不扩大，血中 GH 水平正常。

2.手足皮肤骨膜肥厚症

以手、足、颈、脸皮肤肥厚而多皱纹为特征，脸部多皮脂溢出、多汗，胫骨与桡骨等远端骨膜增厚引起踝、腕关节部显著肥大症，但无内分泌代谢紊乱，血中 GH 水平正常。

蝶鞍不扩大，颅骨等骨骼变化不显著为重要鉴别依据。

此外，如空泡蝶鞍、类无睾症及异位生长素瘤亦需加以鉴别。

六、治疗

治疗目标是要降低疾病相关的致残率，使病死率恢复到正常人群水平。即通过安全的治疗手段，减轻肿瘤造成的不良影响或消除肿瘤，GH 和 IGF－1 恢复至正常，并避免垂体功能减退。目前公认的治愈标准为：①口服葡萄糖抑制试验 GH 谷值 <1.0μg/L；②IGF－1 恢复到与

年龄和性别相匹配的正常范围内;③影像学检查肿瘤消失,无复发。目前主要治疗手段包括手术治疗、药物治疗和放疗。手术治疗是首选治疗,药物治疗与放疗一般作为辅助治疗。

（一）手术治疗

外科切除分泌 GH 的腺瘤是多数患者的首选治疗。主要包括经蝶垂体瘤摘除术和经额垂体瘤摘除术。微腺瘤的治愈率约 70%,大腺瘤的治愈率不到 50%。软组织肿胀在肿瘤切除后迅速得到改善。GH 水平在术后 1h 内即降到正常水平,IGF-1 水平在 3～4 天内恢复正常。约 10% 的肢端肥大症患者在接受了成功的手术后数年后复发;垂体功能低下发生率高达 15%。术者的经验与手术的疗效和并发症的发生直接相关。手术并发症包括尿崩、脑脊液漏、出血、脑膜炎以及垂体功能减退。

（二）药物治疗

1. 生长抑素(SST)类似物

常用药物包括奥曲肽及其长效制剂以及兰瑞肽、SOM230 等。作用机制为结合 SST 受体(SSTR,以 SSTR2 和 SSTR5 为主),抑制细胞内腺苷酸环化酶,减少 cAMP 的产生,从而抑制 GH 的分泌和细胞增生。其临床疗效包括抑制 GH 和 IGF-1 水平,改善头痛和肢端肥大症状及缩小瘤体等。对这种类似物无效的患者不到 10%。疗效不佳(SST 抵抗)的原因可能是 SSTR 突变,有人发现在基因组和肿瘤 DNA 的 SSTR5 基因存在两处 C→T 突变,使 SST 无法发挥正常作用。

（1）奥曲肽长效制剂(Octreotide LAR):Octreotide LAR 作用时间较长,约 4 周。每次肌内注射 20mg,注射间隔一般为 28d,6 个月后 GH 水平由 27.6μg/L 降到(5.03±5.38)μg/L,IGF-1 由(889.55±167.29)μg/L 降到(483.00±239.71)μg/L(n=9),66% 的患者肿瘤体积缩小。

（2）兰瑞肽:兰瑞肽作用时间稍短,约为 10d。每次 60mg,每月注射 3 次,如疗效不明显,可将注射间期缩短至 1 周。报道 92 例肢端肥大症患者应用兰瑞肽平均治疗 24 个月后,有 88% 患者的 GH、65% 患者的 ICF-1 降至正常范围,且 IGF-1 恢复正常的患者比例从第 1 年的 49% 逐渐增至第 3 年的 77%,近半数患者的瘤体积缩小。

（3）SOM230:SOM230 是一种新的 SST 类似物,半衰期 23h。其对 SSTR1、SSTR3、SSTR5 的结合力分别是奥曲肽的 30、5、40 倍,较奥曲肽对 GH/PRL 瘤和 PRL 细胞的抑制作用(主要通过 SSTR5 介导)更强。

生长抑素类似物在大多数患者耐受性良好。不良反应多是短期的,且多数与生长抑素抑制胃肠活动和分泌相关。恶心、腹部不适、脂肪吸收不良、腹泻和肠胃胀气发生于三分之一的患者,虽然这些症状多在 2 周内缓解。奥曲肽抑制餐后胆囊的收缩,延缓胆囊的排空,高达 30% 的患者长期治疗后发生胆囊泥沙样回声或无症状的胆囊胆固醇结石。

2. GH 受体拮抗剂

培维索孟(pegvisomant)是第一个用于临床的 GH 受体拮抗剂,它能阻断 GH 受体二聚体的形成,从而阻止 GH 的外周作用。还可使 ICF-1 水平降至正常,显著缓解症状和体征,纠正代谢紊乱,且不良反应轻微。但对肿瘤体积没有减少作用,应使用 IGF-1 作为疗效衡量指标。该药适用于对 SST 类似物抵抗或不耐受的患者。

3. 多巴胺激动剂

多巴胺激动剂一般用于伴高分泌 PRL 的垂体瘤,但对于 GH 的分泌也有一定抑制作用,溴隐亭可以抑制部分肢端肥大症患者的 GH 过度分泌,但剂量大(≥20mg/d) ,每日分 3 ~ 4 次服用。约 20% 的患者 GH 水平抑制到 5μg/L 以下,仅有 10% 的患者 IGF - 1 水平恢复正常。卡麦角林(0.5mg/d)也抑制 GH 分泌,缩小肿瘤体积。多巴胺激动剂与 SST 类似物联合使用效果较佳。

(三)放射治疗

放射治疗包括常规放疗、质子刀、X 刀和 γ 刀。放射治疗常作为辅助治疗手段。放射治疗起效慢,50% 的患者需要至少 8 年才能使 GH 水平降到 5μg/L 以下;18 年后有 90% 的患者能够抑制到此水平,但是 GH 抑制欠佳。在放疗效果达到最大之前,患者可能需要数年的药物治疗。多数患者还可发生下丘脑 - 垂体损害,在治疗后 10 年内发生促性腺激素,ACTH 和(或) TSH 不足。有生育要求的患者不适用放射治疗。放射治疗的并发症主要包括脱发、脑神经麻痹、肿瘤坏死出血,垂体功能减退,偶尔可发生失明、垂体卒中和继发性肿瘤。

本症患者须长期随访。手术治疗后,患者应每 3 个月一次接受随访直到生化水平得到控制。其后,每半年进行一次激素评估。达到治愈标准的患者,每 1 ~ 2 年进行一次 MRI 检查。对于未能达到治愈标准的患者或需要激素替代的患者,应每半年进行一次视野检查和垂体储备功能检查,每年进行一次 MRI 检查,并对临床表现、内分泌代谢表现进行评估。对年龄超过 50 岁的患者和患有息肉病的患者应进行乳房检查和结肠镜检查。

(朱丽丽)

第十节　抗利尿激素分泌失调综合征

抗利尿激素分泌失调综合征(SIADH)是指内源性抗利尿激素分泌异常增多,从而导致水潴留、尿钠浓度升高以及稀释性低钠血症等为特征的综合征。

一、病因及分类

病因多样,主要包括:①恶性肿瘤:肺燕麦细胞癌,约占 80%。其他常见的肿瘤还有十二指肠癌、胰腺癌、胸腺癌、淋巴瘤、前列腺癌、霍奇金病和输尿管癌等;②肺部非肿瘤性疾病:见于结核及其他肺部感染性疾病;③神经系统病变:可见于细菌或病毒性脑炎与脑膜炎、头颅外伤、脑脓肿、吉兰巴雷综合征、外周神经病变、蛛网膜下隙或硬膜下出血等;④药物:垂体后叶素、去氨加压素、缩宫素、长春新碱、长春化碱、顺铂、氯磺丙服、噻嗪类利尿剂、氯贝丁酯(安妥明)、尼古丁、环磷酰胺、麻醉剂、氟哌啶醇、巴比妥、单胺氧化酶抑制剂、三环类抗抑郁药和卡马西平等;⑤内分泌疾病:主要见于甲状腺功能减退症与原发性肾上腺皮质功能减退症;⑥其他:二尖瓣狭窄分离术后,因左心房压力骤减刺激容量感受器,可反射性地使 ADH 分泌增多;红斑狼疮、系统性硬化、艾滋病和烧伤等也可导致 SIADH;部分患者无明确病因可查,可能系肾小管对 ADH 的敏感性增加所致,称为特发性 SIADH。

二、临床表现

患者的症状与体征取决于血钠降低的程度与速度。当血钠 >125mmol/L 时,一般无任何表现;血钠为115~125mmol/L时,可出现厌食、恶心、呕吐、头痛和疲乏不适等症状;血钠<115mmol/L,患者产生意识障碍、易激、肌无力、抽搐等表现;如果血钠在110mmol/L以下,患者大多进入昏迷状态,直至死亡。

原发病的表现:有肺部疾患者多有咳嗽、咳痰、气喘、呼吸困难及发热等表现。恶性肿瘤疾病可有局部症状和转移病灶的表现。中枢神经系统疾病可有头痛、恶心、呕吐,严重者有意识障碍等。

三、实验室检查

(1)血钠:一般低于130mmol/L。血氯往往降低,其程度与血钠相平行。

(2)血渗透压:低于270mmol/L。

(3)尿钠:大于30mmol/L。

(4)尿素氮、肌酐大多低于正常水平,血尿酸与清蛋白往往降低。

(5)测定抗利尿激素(ADH)值:显示不适当高分泌倾向(正常基础值为1~1.5ng/L)。

四、诊断与鉴别诊断

(一)抗利尿激素分泌异常综合征诊断的主要依据

1. 主要依据

(1)低血钠(<135mmol/L)并伴有血渗透压<275mmol/L。

(2)尿渗透压>100mmol/L。

(3)有关原发病(如脑部疾病、肺部疾病、恶性肿瘤)或用药史。

(4)无水肿性疾病(心力衰竭、肝硬化、肾病综合征)及血浆容量的减少(如直立性低血压、颈内静脉搏动减弱、腋部干燥)。

(5)在日常正常摄盐和近期没有使用利尿剂的情况下,尿钠的浓度>40mmol/L)。

(6)甲状腺及肾上腺功能正常。

2. 次要依据

(1)血尿酸<200umol/L,尿酸排泄分数>12%(正常为5%)。

(2)血BUN<4.5mmol/L。

(3)血Cr<80μmol/L。

(4)低钠血症不能通过输注0.9%NaCl纠正。

(5)血浆ADH不适当升高(血渗透压低而ADH升高):尿渗透压超过血浆渗透压。

(二)鉴别诊断

排除其他原因引起的低钠血症:肾性失钠所致低钠血症(肾上腺皮质功能减退、失盐性肾病、原发性醛固酮增多症、Fanconi综合征,利尿剂)、胃肠道消化液丢失甲减、心力衰竭、脑性盐耗综合征。

五、治疗

主要是纠正低血钠和防止体液容量过多。要严格限制入水量,适当补钠以提高血渗透压与血钠浓度,积极寻找并治疗原发病。

(1)病因治疗:及时查找病因,力争对因治疗。

(2)纠正水负荷过多和低钠血症,严格限制入水量是治疗的关键。每天限制在500~

800mL,使血钠水平达130mmol/L以上。当血钠＞120mmol/L时,摄水量控制在800mL/d、血钠＜120mmol/L时,应严格限制入水量,并给予3%氯化钠溶液200～500mL,每6h1次,使血钠含量达125mmol/L以上。治疗中要避免血钠上升过快,使血钠上升的速度维持在每小时1～2mmol/L,第一个24h内血钠升高幅度不能超过12mmol/L,48h内不超过18mmol/L,以防出现脑桥脱髓鞘病变。

（3）ADH分泌抑制剂和（或）活性拮抗剂地美环素（去甲金霉素）可阻碍ADH对肾小管的水重吸收作用,限制摄水量仍难以控制的SIADH可考虑使用。该药可导致氮质血症,但停药后即可消失。锂盐也可阻碍ADH对肾小管的作用,但毒性较大,使用时应慎重。

（4）对症治疗:抽搐的患者应同时给予抗惊厥治疗。对于伴有昏迷的患者要注意防治感染。严重水中毒者可静脉注射呋塞米20～40mg,以避免心脏负荷过重。

（朱丽叶）

第十六章　感染内科疾病

第一节　流行性乙型脑炎

流行性乙型脑炎即日本乙型脑炎,简称乙脑,主要由乙脑病毒经媒介蚊虫叮咬传播引起的中枢神经系统感染的急性传染病,也是一种人兽共患的自然疫源性疾病。本病主要在亚洲和东南亚地区传播,多流行于夏秋季。表现为高热、抽搐、意识障碍,病死率及后遗症发生率高。

一、病原学

乙脑病毒属黄病毒科黄病毒属的成员,黄病毒属中按抗原组划分,乙脑病毒抗原组还有西尼罗和圣路易脑炎病毒。病毒颗粒呈球形,直径 20～40nm,核心为单股正链 RNA,外有核衣壳(C),最外层主要含有脂蛋白(M)和含糖蛋白的外膜蛋白(E)。其基因结构有单一的开放读码框架(ORF)。近年的研究发现,与免疫有关的乙脑病毒基因主要集中在 M、E 和 NSI(非结构蛋白)上。C 蛋白为核衣壳蛋白,pre—M 蛋白为前膜蛋白,经细胞蛋白水解酶水解在病毒成熟期形成膜蛋白,是病毒诱发保护性免疫的协同成分;蛋白能诱发轻度中和抗体。E 蛋白为包膜糖蛋白,是最大的结构蛋白,为主要的毒力抗原,与病毒的神经毒力密切相关,病毒粒子的吸附、穿入、致病等均与它密切相关,并具有特异性抗体的作用位点。E 蛋白具有血凝活性和中和活性,能刺激机体产生血凝抑制抗体和中和抗体,保护机体免受病毒攻击。目前的病毒疫苗多包含 E 蛋白中的抗原表位。NSI 蛋白是分泌性糖蛋白,有可溶性补体结合活性。

乙脑病毒在细胞质内,尤其在神经细胞内更适宜生长繁殖,故又称嗜神经病毒。能在小白鼠脑组织、鸡胚成纤维细胞、绿猴肾细胞系(Vero 细胞)、乳地鼠肾细胞系(BHK-21 细胞)和 C6/36 蚊传代细胞系等细胞内生长、繁殖、传代。

乙脑病毒的抗原性较稳定,人和动物受感染后,无论是显性或隐性感染,血中均可产生血凝抑制抗体、中和抗体及补体结合抗体。检测这些特异性抗体有助于临床诊断和流行病学的调查。

通过对乙脑病毒基因序列的测定、分析和比较,可发现乙脑病毒发生变异很快,导致其基因型和表型发生改变,往往与乙脑病毒不同的年代、来源、气候等因素有关,故使病毒疫苗的研制不太顺利。

乙脑病毒抵抗力不强,易被常用消毒剂杀灭,加热100℃2min 或 56℃30min 即可灭活、耐低温和干燥,-76℃可保存 1 年以上,-20℃可保存 1 个月。用冷冻干燥法将病毒悬液制成干粉,在49℃冰箱中可保存数年。

二、流行病学

(一)传染源

猪是本病的主要传染源。猪等大牲畜、家禽(如马、驴、牛、羊、狗、鸭、鹅、鸡)以及野生蝙蝠、候鸟等均可感染乙脑病毒,而猪的自然感染率为100%(因每年猪被宰杀,仔猪多,更新快),猪感染后出现病毒血症可长达7d,血中病毒量大,通常在人类乙脑流行前2~4周,本病已在猪群中(经猪—蚊—猪循环)自然传播,可通过动态观察猪的自然感染率来预测人乙脑的流行。人感染乙脑病毒后,仅发生短期(5d以内)病毒血症,且血中病毒量较少,隐性感染者多,故患者不是主要传染源。

(二)传播途径

本病主要通过蚊虫叮咬而传播,蚊虫是主要的传播媒介,蚊虫吸血后,病毒首先在其肠道内增生,然后移至唾液腺,而后传播给人或猪,蚊虫可带病毒越冬及经卵传代,故蚊虫是乙脑病毒的长期储存宿主。在我国三带喙库蚊是主要传播媒介,其他的还有库蚊、伊蚊和按蚊以及台湾蠛蠓等均可传播本病。

(三)易感人群

人对乙脑病毒普遍易感,但以隐性感染为最多见,乙脑患者与隐性感染者之比为(1000~3000):1,感染后可获得较持久的免疫力。

(四)流行特点

1. 发病季节

本病具有严格的季节性。在我国主要流行于夏秋季,约有90%的病例发生在7月、8月、9月三个月内。发病与气温、湿度有一定的关系,当气温在20℃时,开始有病例出现;气温达25℃以上、雨量适宜,便可出现流行;气温高达30℃左右时,病例可骤然增多,出现流行高峰。

2. 发病年龄

可发生于任何年龄,但以10岁以下的儿童居多。近年来,发病年龄有上升趋势,可能与小儿普遍开展预防接种有关。

3. 地理分布

我国除东北北部、青海、新疆、西藏等地未见报告外,其他各地本病均有发生或有不同程度的流行。近年来本病有北移的趋势。在国外,本病主要流行于日本、朝鲜、越南、泰国、菲律宾、印度尼西亚等国。近年已扩展到澳大利亚等地。

4. 发病形式

呈高度散发性,一个家庭中同时有两人发病少见,主要以隐性感染者居多。

三、发病机制

当人体被带病毒的蚊虫叮咬后,病毒经淋巴管或皮肤毛细血管在单核—巨噬细胞系统中繁殖,继而进入血液循环,引起病毒血症。当人体抵抗力强、病毒量少时,只形成短暂的病毒血症后病毒即被消灭,临床上不出现症状而呈隐性感染或轻型病例,并可获得终身免疫力。若人体抵抗力降低或感染的病毒量多、毒力强时,则病毒继续繁殖,经血行散布全身。由于病毒有嗜神经性,故能突破血—脑屏障侵入中枢神经系统,引起中枢神经系统广泛病变。某些因素如注射百日咳菌苗、原有脑囊虫病或癫痫等可降低血脑屏障功能时,易促使乙脑发生。

乙脑患者脑组织的损伤机制与病毒直接侵袭神经组织有关,免疫电镜检查在神经元的胞膜及神经纤维上都发现有病毒的抗原存在。在实验感染病毒的神经元细胞的细胞内膜增生结构中发现有病毒的E蛋白存在。经乙脑病毒攻击鼠神经母细胞瘤M18、人神经元祖代细胞NT2和BHK-21等细胞系,证实了乙脑病毒致神经细胞变性、坏死与细胞凋亡有关,并发现神经组织产生大量的自由基—氧化亚氮(NO),从而诱发脂质过氧化,也是促进脑组织损伤的重要因素。

乙脑脑损伤的另一种发病机制认为与免疫损伤有关。宿主的免疫反应有细胞介导的免疫和抗体介导的免疫。体液免疫诱导的特异性 IgM 与病毒抗原结合后,可沉积在脑实质和血管壁上,激活补体和细胞免疫,引起免疫攻击,导致脑组织损伤和坏死。此外,细胞因子在乙脑的发病机制中起着重要的作用。其中有白细胞介素(IL)、趋化性细胞因子、肿瘤坏死因子(TNF)和干扰素(FN)等,其中对 IL-6 与 IL-8 的研究较多。有研究发现,在死亡的乙脑患者的脑脊液中白细胞介素,尤其 IL-6、IL-8 的水平比存活者显著增高。IL-6 水平的升高,一方面可造成中枢神经系统的发热,另一方面可参与患者的脑损伤,破坏血-脑屏障,引起整个脑部的炎症,故 IL-6 水平显著升高也是造成脑水肿发生的原因之一,常提示病情严重及预后不良。IL-8 水平的过度升高可促进炎症而更加重脑组织的损伤,表明这些细胞因子(介质)引起的免疫反应强烈的程度往往与乙脑病情轻重程度及预后密切相关。

乙脑主要病变以脑实质广泛性急性炎症为主,尤其以大脑皮质、中脑、间脑病变最为严重,脊髓、脑膜病变轻。病变部位越低,病情越轻。主要病理变化有:肉眼观察大脑和脑膜有充血、水肿和点状出血,有粟粒大小的坏死软化灶。显微镜下可见基本病变为神经细胞变性、肿胀和坏死,神经组织出现局灶性坏死,形成软化灶,血管周围有淋巴细胞、单核细胞浸润形成"血管套",以及小胶质细胞增生等。部分患者脑水肿严重,颅内压增高或进一步导致脑疝。

由于以上病变的程度及分布部位各有不同,故临床上可出现多样化的神经症状表现。

四、临床表现

潜伏期 4~21d,一般 10~14d。

(一)典型乙脑的临床表现

临床表现分四期,即初期、极期、恢复期和后遗症期。

1. 初期

病程第 1~3d。起病急,高热,体温 39~40℃,伴头痛、恶心、呕吐。多有精神倦怠或嗜睡,少数患者可出现颈项强直及抽搐。小儿可有腹泻。

2. 极期

病程第 4~10d。本期患者除全身中毒症状加重外,突出表现为脑损伤的症状,主要临床表现如下。

(1)高热:为乙脑的必有症状,体温常达 39~40℃以上,可持续 7~10d,重者可达 3 周以上。热度越高、热程越长则病情越重。

(2)意识障碍:为常见症状,最早发生在病程第 1~2d,多见于第 3~8d,迟者第 10d,可表现为嗜睡、昏睡或昏迷,昏迷越深、时间越长,则病情越重。意识障碍一般持续 1 周左右,重者可达 1 个月以上。

(3)惊厥或抽搐:是乙脑严重的症状之一,多见于病程第 2~5d,可与高热同时存在,常见于重症患者。主要由于脑实质炎症、脑性低钠血症、脑水肿、颅内高压、高热、缺氧、痰阻、舌根后倒等所致。抽搐可呈局部性(面部、眼肌、口唇)或全身性,为阵发性或强直性痉挛,历时数分钟至数十分钟不等,可出现发绀、脑缺氧、呼吸暂停。

(4)呼吸衰竭:是本病最严重的表现,中枢性呼吸衰竭是本病的主要死亡原因,多发生于深度昏迷患者,以中枢性为主,或中枢性与外周性呼吸衰竭同时存在。中枢性呼吸衰竭常因脑实质病变,尤其是延髓呼吸中枢受损、脑性低钠血症、脑水肿、脑疝等引起,表现为呼吸表浅、节律不齐、双吸气、叹息样呼吸、潮式呼吸、抽泣样呼吸及下颌呼吸等,最后呼吸停止。继发于脑疝时则多见于病程第5～6d,除呼吸异常外,尚有瞳孔变化、血压上升、肌张力增强、抽搐等,常发生小脑幕切迹疝、枕骨大孔疝。小脑幕切迹疝(颞叶沟回疝)的表现为:意识障碍出现较早,发展迅速;对侧肢体偏瘫,偶可有同侧肢体偏瘫或双侧肢体瘫痪,可出现锥体束征;瞳孔在疝侧可先缩小、后扩大,以后对侧动眼神经受压时也可出现同样变化,故可见瞳孔大小不等、忽大忽小,有时边缘不整,对光反射减弱或消失,患者还可出现一侧或双侧眼睑下垂、眼球下沉(落日眼)、斜视、向上凝视;体温迅速上升,血压升高,脉率加速;出现中枢性呼吸衰竭的一系列异常呼吸。枕骨大孔疝(小脑扁桃体疝和延脑疝)的表现为:颈项强直,出现锥体束征,如小脑受压时,肌张力可降低;瞳孔先呈对称性缩小,然后散大,对光反射消失,眼球固定;因延髓呼吸中枢较血管运动中枢脆弱;易发生呼吸衰竭,呼吸节律不整,短期内出现呼吸骤停;枕骨大孔疝意识障碍出现较迟,但乙脑患者常在颞叶沟回疝之后发生本疝,故乙脑患者出现此症时已呈昏迷状态。外周性呼吸衰竭多由脊髓病变引起呼吸肌(肋间肌、膈肌)麻痹或因肺部感染、呼吸道痰阻等所致,主要表现为呼吸困难、矛盾呼吸、胸式或腹式呼吸减弱,呼吸次数先增快后变慢,发绀,但节律始终整齐。高热、抽搐和呼吸衰竭是乙脑极期的三大严重症状,三者互为因果,互相影响。

(5)脑膜刺激征及颅内压增高:常出现颈项强直,克氏征及布氏征阳性。颅内压增高是由于脑实质病变等各种原因引起的脑缺氧、脑水肿所致,表现为剧烈头痛、面色急剧苍白、躁动、喷射性呕吐、进行性意识障碍、短期内昏迷、呼吸变深变慢、血压升高和脉搏变慢、肌张力增高、球结膜水肿等。婴幼儿常有前囟隆起,脑膜刺激征则大多阙如。

(6)其他神经系统症状和体征:浅反射如腹壁反射和提睾反射均减弱或消失。深反射如膝反射、跟腱反射、肱二和三头肌反射则先亢进、后消失。锥体束受损则常出现肢体痉挛性瘫痪、巴氏征阳性、肌张力增强等。小脑及动眼神经受损可发生眼球震颤、瞳孔变化。深昏迷者常有膀胱肌麻痹、尿潴留、直肠麻痹等。乙脑的神经系统表现常在病程第1周内达高峰,第2周后极少出现新的神经症状和体征。

(7)循环衰竭:少见,仅见于个别重症患者,且常与呼吸衰竭同时发生。主要与脑性休克(脑水肿、脑疝)、延髓血管舒缩中枢病损或受压、胃肠道渗血或出血、血容量下降、心肌炎、心功能不全、脱水过度等有关,表现为休克、低血压和胃肠道出血。

多数患者在病程第8～10d后体温开始下降,病情逐日改善,进入恢复期。少数患者因高热、呼吸衰竭或严重并发症而危及生命,可死于极期中。

3.恢复期

此时患者体温可在2～5d逐渐下降及恢复正常,意识障碍开始好转,昏迷患者经过短期的精神呆滞或淡漠而渐转清醒,神经系统病理体征逐渐改善而消失。部分患者恢复较慢,需达1～3个月以上。重症患者因脑组织病变重,恢复期症状可表现为持续低热、多汗、失眠、神志呆滞、反应迟钝、精神及行为异常,失语或者特别多话,吞咽困难,肢体强直性瘫痪或不自主运动出现,癫痫样发作等症状,经过积极治疗大多在半年后能恢复。

4.后遗症期

个别重症患者于半年之后仍留有精神、神经症状,以失语、强直性瘫痪、扭转痉挛、精神失常等最为多见。经积极治疗,仍可有一定程度的恢复。

(二)临床类型

依高热、意识障碍程度、抽搐频度,有无循环衰竭或呼吸衰竭,以及有无后遗症,分为以下4型。

1. 轻型

发热在38~39℃,神志清楚,无抽搐,有轻度的脑膜刺激征。病程于1周左右恢复。

2. 普通型(中型)

发热在39~40℃,嗜睡或浅昏迷,偶有抽搐及病理反射阳性,脑膜刺激征明显。病程7~10d,多无恢复期症状。

3. 重型

发热在40℃以上,昏迷,反复抽搐,脑膜刺激征明显及明显的颅内高压表现,深反射先亢进后消失,病理反射阳性,可有呼吸衰竭或肢体瘫痪。恢复期常有神经、精神症状,部分患者可有后遗症。病程在2~4周。

4. 极重型(包括暴发型)

起病急骤,体温在40~41℃,频繁、持续抽搐,深昏迷,迅速出现呼吸、循环衰竭以及脑水肿、脑疝等,常在极期死亡,经及时抢救幸存者多有严重后遗症。

(三)老年人乙脑的特点

国内报道,近年来老年人乙脑患者较以前显著增加。临床特点为重型及极重型的比例大,并发症及夹杂症多,尤以慢性呼吸道感染、心血管疾患、败血症及消化道出血等常见,故老年人乙脑病死率较儿童高。主要死亡原因多为外周性呼吸衰竭,需引起注意。

五、并发症

发生率约10%。常见为支气管肺炎,其次为肺不张、金黄色葡萄球菌败血症、大肠埃希菌性尿路感染。重型和极重型乙脑患者可并发上消化道出血,其发生机制尚不清楚,认为与下列因素有关:①急性感染后可发生胃黏膜的急性广泛糜烂、出血,甚至形成溃疡,符合应激性溃疡的改变,已经胃镜证实;②丘脑受病理性刺激,导致消化道激素的代谢紊乱,使胃黏膜糜烂、出血,或形成溃疡。

六、实验室检查

1. 血常规

白细胞总数一般在$(0~20)×10^9/L$,个别可高达$30×10^9/L$,初期中性粒细胞可增至80%~90%,伴核左移,2~5d后淋巴细胞可占优势。少数患者血常规可始终正常。约60%患者红细胞沉降率增快。

2. 脑脊液

符合病毒性脑膜炎的改变。除压力增高外,外观清亮或微浊,白细胞多在$(50~500)×10^6/L$,少数可达$1000×10^6/L$,或者始终正常。白细胞的多少与病情轻重无关。病初5d内,分类以多核细胞稍多,以后则以淋巴细胞为主,蛋白轻度增高,糖量正常或偏高,氯化物正常。有2%~4%乙脑患者脑脊液常规和生化检查正常。

此外,病程在1~2周内脑脊液中谷—草转氨酶(AST)活性常增高,可提示脑组织有较严重损害,与预后有一定关系。脑脊液有变化者经 10 ~ 14d 可恢复正常,个别患者需 1 个月左右。

用反向间接血凝法检测早期脑脊液中的乙脑抗原,阳性率可达 66.7%,此方法简便、灵敏、快速,无须特殊设备。

3. 血清学检查

(1)特异性 IgM 抗体检查:①间接免疫荧光法,阳性率高,可达 97%,快速、灵敏;②MAC—ELISA 法,有较强的灵敏性与特异性,阳性率为 74.4%,最早在病程第 4d 即出现阳性者达 93%,可用于早期诊断;③ABC - ELISA 法(生物素—抗生物素捕获酶联免疫法),方法敏感,阳性率可达 75.3%,可用于早期诊断。

(2)白细胞黏附抑制试验:操作简便、快速、敏感,特异性高,阳性率为 69.4%,也可用于早期诊断。

(3)血凝抑制试验:病程第 5d 抗体可呈阳性,效价于第 2 周达高峰,阳性率为 60% ~ 70%,5 ~ 6 个月后下降,可持续 1 年以上。若作为诊断,需取双份血清效价呈 4 倍增高或单份效价达 1∶80 以上才有意义。本方法操作简便,可应用于临床诊断及流行病学调查。

但特异性较差,有时出现假阳性。

(4)补体结合试验:特异性较高,是常用而较可靠的方法,属特异性 IgG 抗体,但抗体出现较晚,无早期诊断价值。阳性率在病程第 1、第 2、第 3、第 4 周分别为 10%、40%、70%、90%,抗体效价 5 个月后下降,持续 1 年左右,故临床上用于回顾性诊断,亦可用于当年隐性感染率的流行病学调查。双份血清抗体效价上升 4 倍为阳性,其诊断价值远较单份血清为高。单份血清 1∶2 为可疑,1∶4 为阳性。

(5)中和试验:特异性较高,但操作繁杂。早期阳性率较低,病程第 2 周始出现阳性,2 个月效价最高。抗体消失较慢,可持续 5 ~ 15 年。仅用于人群乙脑免疫水平的流行病学调查,对临床诊断意义不大。

(6)单克隆抗体(McAb)反向被动血凝抑制试验:测定急性期血清中乙脑病毒抗原阳性率达 71.5%,方法简便、快速,无须特殊设备。

4. 乙脑病毒 RT - PCR 法

检测血液、体液或组织中的病毒抗原或核酸。

5. 病毒分离

病程早期从血液或脑脊液中分离病毒的阳性率极低,故一般不做。对疑诊死亡者,在死后 6h 内穿刺取脑组织分离病毒,也仅 20% ~ 30% 可获阳性结果,可作为回顾性诊断。

七、诊断与鉴别诊断

(一)诊断

1. 流行病学资料

流行于夏秋季,发病集中于 7 月、8 月、9 月三个月,多见于儿童,是否为流行地区有助于诊断。

2. 临床表现

起病急,有高热、头痛、呕吐、意识障碍、抽搐、呼吸衰竭症状及脑膜刺激征等神经系统症状和体征。

3. 实验室检查

白细胞数及中性粒细胞均增高;脑脊液压力增高,外观清亮或微浊,细胞数轻度增加,蛋白质稍增高,糖和氯化物正常。检测脑脊液及血清中的特异性 IgM 抗体等可作为早期诊断的方法。

（二）鉴别诊断

1. 中毒型菌痢(脑型)

多发生于夏秋季,儿童多见。起病急骤,在发病 1 ~ 2d 内尚未出现消化道症状前,即迅速出现高热、抽搐与昏迷,甚至呼吸衰竭,很似乙脑,但常有中毒性休克,一般无脑膜刺激征,脑脊液多正常。做肛拭或灌肠检查粪便,可见脓细胞及红细胞。

2. 化脓性脑膜炎

多种细菌引起的脑膜炎。脑脊液外观混浊,白细胞 > 1000 × 10/L,以多核粒细胞为主,蛋白质明显增高,糖和氯化物降低,涂片或培养可查见病原菌。化脓性脑膜炎可根据年龄、原发病灶、脑脊液改变、涂片或培养找到病原菌进行鉴别。

3. 结核性脑膜炎

无季节性。起病较缓,病程较长,脑膜刺激征明显,意识障碍轻,出现较迟。有结核病史或接触史。脑脊液呈毛玻璃样,细胞数$(500 ~ 1000) × 10^9/L$,以单核细胞为主,蛋白质明显增高,糖和氯化物明显降低,薄膜涂片与培养可检出结核菌。胸部 X 线片及眼底检查有时可见结核病灶。PPD 试验可呈阳性。

4. 其他病毒性脑膜炎

单纯疱疹病毒,腮腺炎病毒,柯萨奇病毒 A 群 2 型、5 型、7 型、9 型及 B 群 2 型、3 型、4 型和埃可病毒 9 型、4 型、6 型、11 型、30 型以及肠道病毒 71 型,脊髓灰质炎病毒,淋巴细胞脉络丛脑膜炎病毒等引起。临床症状和乙脑相似,确诊有赖于血清免疫学检查和病毒分离。

5. 其他

脑型疟疾、钩端螺旋体病(脑膜脑炎型)、各种感染性疾病均可导致中毒性脑病,亦须注意鉴别。

八、治疗

本病尚无特效疗法,主要是依据临床的各期特点、病情变化,采用中西医结合的综合对症治疗,帮助患者度过极期,抓好直接威胁患者生命的三大环节—高热、抽搐、呼吸衰竭,对重症患者则需全力以赴,挽救生命。

（一）一般治疗

1. 隔离

患者应隔离在有防蚊设备的室内,保持室内空气流通、安静,室温在 28℃ 以下。

2. 护理

严密观察病情,注意体温、血压、脉搏、呼吸、瞳孔的变化,尤其是脑疝发生的先兆。昏迷者应定期翻身、拍背、吸痰、防止继发感染,注意眼睛、皮肤和口腔的护理。准确记录液体出入量。

3. 营养与补液

及时补充营养和热量,给予清凉饮料或流质饮食,加用 B 族维生素和维生素 C。昏迷者可予鼻饲。注意补充足量的液体,成人每日 1500 ~ 2000mL,小儿 50 ~ 80mL/(kg·d),主要用葡萄糖液,其中1/4量可用含钠液,酌情补充钾盐,尤其在使用脱水疗法时。

(二)对症治疗

高热、抽搐、呼吸衰竭是乙脑患者的三大危重症状,亦是抢救治疗的三大关键问题。

1. 高热

以物理降温为主,药物降温为辅,体温控制在38℃左右为宜。

(1)物理降温:可用冰敷头部和体表大血管部位(颈部、腋下、腹股沟),或酒精擦浴、温湿敷、冷水灌肠(10℃以下);降低室温至28℃以下。

(2)药物降温:可用吲哚美辛(消炎痛)、氨基比林等,量不宜过大。

(3)亚冬眠疗法:适于高热伴抽搐者。氯丙嗪和异丙嗪每次0.5~1mg/kg肌内注射,每4~6h,一次;或用乙酰丙嗪(乙酰普马嗪)代替氯丙嗪,用量为每次0.3~0.5mg/kg,不良反应小,疗程3~5d。冬眠不宜过长、过深,注意观察生命体征,保持呼吸道通畅。

(4)针灸降温:针刺曲池、合谷或大椎、风府、十宣穴(点刺放血)。

2. 抽搐

针对产生抽搐的不同原因分别进行处理。高热所致者应加强降温;脑水肿所致者应以脱水、给氧为主;因呼吸道分泌物堵塞、通气不畅所致脑缺氧者,以吸痰、给氧为主;脑实质病变引起的抽搐,则以镇静剂为主,配合亚冬眠及针灸。常用的镇静药如下。

(1)地西泮:为首选药。成人每次10~20mg,小儿每次0.1~0.3mg/kg,肌内注射或静脉滴注。

(2)水合氯醛:成人每次1~2g,小儿每次40~60mng/kg,鼻饲或保留灌肠。

(3)苯巴比妥钠:成人每次0.1~0.2g,小儿每次5~8mg/kg,肌内注射。可用于预防抽搐,但作用较慢。有积蓄作用,不宜长时间持续使用。

(4)异戊巴比妥钠(阿米妥钠):成人每次0.2~0.5g,小儿每次5~10mg/kg,以葡萄糖液稀释成2.5%溶液肌内注射或缓慢静脉注射,发现抽搐好转或呼吸减慢时即停止注射。本药止痉作用快而强、排泄快,但有抑制呼吸中枢的不良反应。

(5)氯丙嗪、异丙嗪、乙酰普马嗪:用法见亚冬眠疗法。

3. 呼吸衰竭

呼吸衰竭为本病致死的主要原因。治疗原则是保持呼吸道通畅,促进气体交换,解除缺氧和二氧化碳潴留,并解除脑水肿、脑疝等危急症状。处理措施如下。

(1)保持呼吸道通畅:解除痰阻,昏迷痰阻时,可经口或鼻腔吸取痰液或呼吸道分泌物,定时翻身、拍背以利引流。分泌物黏稠时可用α-糜蛋白酶5mg(小儿0.1mg/kg)以生理盐水稀释成0.5mg/mL雾化吸入。伴有支气管痉挛者可用5%异丙肾上腺素1mL、庆大霉素8万U、氢化可的松5mg雾化吸入,或给予乙酰半胱氨酸、必嗽平等化痰,明显缺氧者,可经鼻导管使用高频呼吸器治疗(送氧压力为0.4~0.8kg/cm²),频率为每分钟80~120次。

(2)中枢呼吸兴奋剂的应用:中枢性呼吸衰竭患者如尚有自主呼吸但呼吸减弱者,可用呼吸兴奋剂。常用洛贝林,成人每次3~6mg,小儿每次0.15~0.2mg/kg,肌内注射或静脉滴注;亦可用尼可刹米、派甲酯、回苏林等。回苏林属于强效呼吸兴奋剂,能同时兴奋大脑与脊髓,故有抽搐者须慎用。

(3)血管扩张剂:东莨菪碱、山莨菪碱或阿托品对抢救乙脑中枢性呼吸衰竭有效,可与洛贝林交替使用。东莨菪碱成人每次0.3~0.5mg,小儿每次0.02~0.03mg/kg;山莨菪碱成人每次 20mg,小儿每次 0.5 ~ 1.0mg/kg,每隔 20 ~ 30min 静脉注射一次。阿托品首次剂量 0.5 ~ 1mg,以后每次 0.5mg 静脉注射,15 ~ 30min 一次。

(4)脑疝所致呼吸衰竭:宜给予脱水剂、肾上腺皮质激素等以降低脑压。因抽搐发生气憋、屏气者,应解痉,并可选用 ATP、辅酶 A、细胞色素 C 等促进脑细胞代谢的药物。

(5)气管插管、气管切开。气管插管的指征为:①呼吸突然停止,或呼吸衰竭迅速发生,来不及做气管切开者;②接近恢复期,突然出现上呼吸道阻塞,可望于 2 ~ 3d 内解除者。气管切开的指征为:①脑干型呼吸衰竭应立即做气管切开,以便应用人工呼吸器进行机械通气;②深昏迷痰阻,咳嗽反射消失,经体位引流、吸痰及雾化吸入不能解除呼吸功能障碍者;③延髓性麻痹,唾液不能排出者;④呼吸肌麻痹,经尽力吸痰、给氧仍不能维持其换气功能者。老年人机体代偿功能差,有心血管功能不全、病情进展快、呼吸衰竭等时,应适当放宽气管切开的指征。

(6)人工呼吸机的应用:凡呼吸衰竭患者经上述治疗无效,或因延脑呼吸中枢麻痹、自主呼吸停止者,应立即施行人工呼吸,并使用不同型别的间歇正负压人工呼吸机。

4. 脑水肿与颅内高压的治疗

常用脱水剂为 20% 甘露醇,25% 山梨醇或 50% 山梨醇,每次 1 ~ 2g/kg 静脉滴注或推注(20 ~ 30min 内),每隔 4 ~ 6h 一次,疗程 2 ~ 4d。有脑疝者甘露醇首次剂量为 2 ~ 4g/kg。注意保持心脏功能和水、电解质平衡,并加用地塞米松以减低血管通透性,防止脑水肿及脱水反跳。脑性低血钠所致的脑水肿可选用 3% 氯化钠液、11.2% 乳酸钠液或 5% 碳酸氢钠液。

5. 循环衰竭的治疗

循环衰竭的治疗常见于重型,尤其是极重型乙脑患者,且常与呼吸衰竭同时存在,其发生与延髓血管舒缩中枢病损或受压、脑性休克(脑水肿、脑疝)、心肌炎、心功能不全、胃肠道渗血或出血、血容量下降、脱水过度等有关。应分析原因,酌情补充血容量,给予升压药、强心剂、利尿剂等。

(三)恢复期及后遗症的治疗

恢复期患者应加强护理,加强营养,防止压疮和呼吸道、尿路感染,并予以中西医结合治疗。有后遗症者可酌情采用相应的综合治疗措施,如针灸、按摩、推拿和功能锻炼等。智力障碍者应加强语言训练。震颤、多汗、肢体强直、多动症者可用苯海索或美多巴片。

九、预后

与流行年份、年龄、病情轻重、并发症、治疗早晚等有密切关系。乙脑病死率在 2% ~ 10%,重型和极重型的病死率仍在 15% 以上,存活者可留有不同程度的后遗症。死亡多发生在极期,主要由于中枢性呼吸衰竭所致,流行早期重症较多,病死率较高。

(张宝芳)

第二节　布氏杆菌病

布氏杆菌病又称波浪热。是由布氏杆菌引起的人畜共患传染病,其临床特征为长期发热、多汗、关节痛及肝、脾大等,本病易复发而转为慢性。

一、病原学

布氏杆菌为革兰阴性短小杆菌,分羊、牛、猪、犬、森林鼠及绵羊附睾 6 型。羊型对人类的致病力最强,猪型次之,牛型较弱,犬型偶尔可感染人。我国以羊型占绝对优势,其次为牛型。本菌生长缓慢,从人体内分离细菌时常需一周以上。产生的内毒素(脂多糖)为主要致病因素。各型间有交叉免疫性。在土壤、皮毛、乳制品中可生存数月,对紫外线、热及常用消毒剂敏感。

二、流行病学

(一)传染源

国内主要传染源是病羊,其次是牛和猪,犬、猫、马、禽类等也可染病,人与人之间的传染可能性极少。家畜染病后早期往往引起流产或死胎,其阴道分泌物的传染性最强。病畜的皮、毛、组织、乳汁、尿液、胎盘、胎畜等也有传染性。

(二)传播途径

病菌主要通过人的皮肤、黏膜侵入,如接羔、屠宰病畜、剥皮、挤奶等接触而感染,如食入病畜的乳、乳制品、被污染的肉类及饮用水等亦可感染。少数患者吸入病菌可通过呼吸道黏膜、眼结膜和性器官黏膜而感染。

(三)人群易感性

人群普遍易感,病后产生较强的免疫力,各型菌之间有交叉免疫。

(四)流行特点

本病在世界各地 170 多个国家和地区都有广泛流行。在我国 31 个省、市、自治区中 25 个地区有人、畜布氏杆菌病的发生。尤其近十余年来世界各地发病国家增多,患病数增加,发病率升高,被称为再度肆虐的传染病。

在我国人间布氏杆菌病疫情近年来亦呈现持续快速上升,发病数居前 10 位的省份依次为内蒙古、山西、黑龙江、河北、陕西、吉林、辽宁、新疆、河南、山东,表明消灭此病的艰难和防治形势的严峻。

三、发病机理

布氏杆菌经皮肤和黏膜侵入人体后,在局部淋巴结内大量繁殖,进入血液循环引起菌血症。释放出内毒素和其他物质,引起毒血症症状。细菌随血液播散至全身,主要是肝、脾、骨髓和肾等,引起细胞变性、坏死。病菌主要在单核细胞内繁殖,抗菌物质和抗体难以进入细胞内,因此易多次复发和不易根治。

病理变化广泛,以单核—巨噬细胞系统、骨、关节、神经系统等最常见,引起肝、脾、淋巴结、骨、关节等处病变。初期细胞变性坏死,炎性细胞浸润,亚急性和慢性期的组织细胞增生,肝、脾、淋巴结等处能见到增生性结节和肉芽肿。慢性期部分患者肉芽组织可发生纤维硬化性变,留有后遗症。

四、临床表现

临床表现轻重不一,羊型菌引起的最重,猪型菌次之,牛型菌最轻,有时无症状。

潜伏期一般为 1～3 周(3 日～1 年)。临床上分为急性期和慢性期。

（一）急性期

起病大多缓慢,主要表现如下。

(1)发热与多汗。热型不一,典型热型为波浪热,但羊型菌感染多为不规则热和弛张热,持续2~3周或更长,间歇数日至2周无热后再度发热。牛型菌多不发热。多汗是本病的突出症状,每次体温下降时大汗淋漓,可湿透衣被。

(2)关节炎。常在发病初出现,多发生于大关节,如膝、腰、肩、髋关节,也可以数个关节同时受累。初为游走性痛及针刺样痛,以后为固定在某个关节的疼痛,另外有滑膜炎、腱鞘炎等。

(3)神经系统症状。主要由于神经根和神经干受侵害所致,以腰骶神经痛和坐骨神经痛多见。少数患者可发生脑炎、脑膜炎、脊髓炎等。

(4)生殖系统。男性患者中有20%~40%发生睾丸炎,多发生于单侧,伴有明显压痛。个别患者发生鞘膜积液。女性患者可发生卵巢炎、输卵管炎及子宫内膜炎,偶有流产。

(5)肝、脾、淋巴结肿大。约半数患者可出现肝大和肝区痛,羊、牛型菌感染出现非特异性肝炎或肉芽肿,也可发展为肝硬化,猪型菌感染可引起肝化脓性改变,脾多为轻度肿大。有淋巴结肿大,无明显疼痛,可自行消散,也可发生化脓。

（二）慢性期

病程在1年以上。本期症状无特异性,常类似神经官能症,主要表现为乏力、出汗、低热、头痛、失眠、精神抑郁等。固定而顽固的反复发作的关节和肌肉疼痛多见于羊型菌感染,久病者可发生关节强直或挛缩。近几年布氏杆菌病患者散发的多,轻症较多,而典型临床表现者逐年减少。预后良好,但复发率较高,为6%~10%。

五、实验室检查

（一）血常规

白细胞正常或偏低,分类中性淋巴细胞相对增多。

（二）病原体分离

急性期患者未用抗生素前,血培养阳性率高,可达80%,慢性期阳性率低。如果系低热或无热期患者,可取骨髓培养,阳性率比血培养高,但培养时间较长,需2~4周。

（三）血清学检测特异性抗体

(1)布氏杆菌凝集试验常用玻片法和试管法。前者方法简便、反应迅速、特异性较强,可用于大规模筛查;后者用于临床诊断。急性期阳性率高达85%;慢性期阳性率30%左右。其滴度1:100以上可诊断布氏杆菌病,如果随病程升高则更有价值。

(2)酶联免疫吸附试验(ELISA):特异性IgM抗体检测具有灵敏度高、特异性强及快速的优点,可用于急性患者的诊断。

(3)PCR法:用于布氏杆菌核酸的检测,需一定设备及技术条件。

(4)皮内试验:是迟发型过敏反应,阳性表示曾感染或正在感染本病,如果阴性有助于除外本病。

六、诊断和鉴别诊断

（一）诊断

(1)流行病学资料对诊断有重要价值。在疫区居住、有羊牛接触史、皮毛肉奶加工工人、牧民等容易感染。近年来,农区发病率较高。

(2)临床表现:间断发热、多汗、关节痛,男性有睾丸炎,女性有卵巢炎及子宫内膜炎等,部分患者以腰骶神经根炎、坐骨神经痛为主要症状,肝、脾、淋巴结肿大。慢性患者病史在 1 年以上,有精神抑郁、肌肉和关节痛,亦可有关节强直、挛缩等。

(3)实验室检查为确诊依据:常规检测布氏杆菌特异抗体(血清凝集试验、酶标法),必要时可做血液、骨髓、脓液细菌培养,均有助于诊断。

(二)鉴别诊断

(1)布氏杆菌病的急性期应与下列疾病鉴别:①伤寒与副伤寒:主要为持续高热、全身中毒症状、玫瑰疹及脾大,无关节痛和神经痛。早期血培养伤寒菌和副伤寒菌阳性可确诊,或发病 2 周后肥达反应阳性,有助于诊断;②风湿热:近年少见,有心瓣膜与心肌病变、环形红斑,血白细胞增多,红细胞沉降率快,抗"O"增多,心电图异常改变;③结核病:肺部或其他部位有结核病灶,而关节痛和神经痛不明显;④败血症:尤其需与革兰阴性杆菌败血症鉴别,血培养有助于诊断。

(2)慢性期患者应与风湿性关节炎、类风湿性关节炎、腰椎结核、神经官能症等鉴别。

七、治疗

(一)一般治疗及对症治疗

卧床休息,注意补充水分及维生素,高热者以物理降温为主,必要时可加用解热镇痛剂,严重者在抗菌治疗的同时可短期应用糖皮质激素。

(二)病原治疗

布氏杆菌属胞内菌,抗菌治疗时应选用具有良好胞内渗透作用的抗菌药物,中华医学会传染病临床诊疗指南推荐如下:①利福平 900mg/d + 强力霉素(多西环素)200mg/d 口服;②利福平 900mg/d 口服 + 链霉素 1g/d 分 2 次肌内注射;③SMZ - TMP 2 ~ 3 片次,2 次/天口服;④四环素 2g/d 分 4 次口服 + 链霉素 1g/d 分 2 次肌内注射;⑤喹诺酮类 + 多西环素口服。每 3 周一个疗程,交替使用 2 ~ 3 个疗程,每 2 个疗程之间间隔 5 ~ 7d 后再用药。

WHO 专家推荐:利福平 900mg/d + 多西环素 200mg/d 顿服;疗程≥6 周,共用 2 个疗程,可提高疗效,减少复发。

无论采取哪种方案,治疗期间一定要定期复查肝功能。合并布氏杆菌脑膜炎、脊髓炎的重症患者需延长 3 个疗程以上。

1. 菌苗疗法

慢性期患者曾用菌苗治疗,由于药物反应大,疗效较差,因此现在一般不用。

2. 其他

可用水解素及溶菌素治疗,治疗反应较菌苗轻,但疗效不如菌苗,目前也已不用。慢性关节炎患者可用药浴治疗及其他物理治疗以减轻症状。

八、预后

本病一般预后良好。大多数患者即使不经治疗亦有自愈倾向。未经抗生素治疗者一般 1 ~ 3 个月内可康复,但易复发。及时治疗者病程大为缩短。死亡原因主要是心内膜炎的神经系统并发症等。少数病例可遗留关节病变和肌肉痉挛,使肢体活动受限。

九、预防

（一）管理传染源

病畜要隔离放牧,专用牧场。

（二）切断传播途径

加强畜产品的卫生监督,生乳出售前应严格行巴氏消毒。乳类应煮开后饮用。禁止销售病畜的乳、肉类。

（三）保护易感人群

对凡有可能感染的人群进行预防接种,目前多采用 M－104 冻干活菌苗皮肤划痕接种,有效期 1 年,在疫区产羔季节前 2～4 个月接种。在疫区对畜群可用饮水免疫。

（四）个人防护

易感者穿工作服,戴口罩、帽子、手套,工作结束后洗净双手,污染地用过的物品用漂白粉、来苏液消毒。

（张宝芳）

第三节　伤寒和副伤寒

伤寒和副伤寒是一种急性肠道传染病,是《中华人民共和国传染病防治法》中规定报告的乙类传染病。自从发现伤寒、副伤寒病原体以来,本病不论在临床或病原学方面均有很大进展,总发病率在趋向下降。但我国幅员辽阔,人口众多,经济文化水平各地区发展不平衡,每年仍有相当的发病数,小规模暴发流行时有发生。

一、伤寒

伤寒是由伤寒杆菌引起的急性肠道传染病。典型病例以持续发热、玫瑰疹、表情淡漠、相对缓脉、肝和脾大和白细胞减少为特征,严重并发症为肠出血和肠穿孔。

（一）病原学

伤寒杆菌属沙门菌属 D 群,革兰染色阴性,有鞭毛,无芽孢和荚膜。为需氧及兼性厌氧菌,在普通培养基上可生长,在含胆汁的培养基上生长更好。

伤寒杆菌菌体裂解时释放内毒素是致病的主要因素。该菌具有菌体（O）抗原、鞭毛（H）抗原和表面（Vi）抗原,三种抗原分别刺激机体产生相应的抗体,有助于临床诊断。

伤寒杆菌在自然环境中生存力较强,能耐低温,在水中能存活 2～3 周,在粪便中可存活 1～2 个月。伤寒杆菌对热和干燥抵抗力不强,60℃15min 或煮沸、紫外线照射均可杀灭,对一般化学消毒剂敏感。

（二）流行病学

1. 传染源

患者及带菌者为传染源。患者从潜伏期开始即从粪便排菌,病程第 1 周末开始从尿中排菌,第 2～4 周传染性最大,其后逐渐降低。少数患者可持续排菌 3 个月以上,称为慢性带菌者,粪便中间断或持续排菌。

2.传播途径

本病经消化道传播。伤寒杆菌从患者或带菌者的粪、尿排出后,通过污染水源、食物、玩具、日常密切接触等而传播,水源和食物污染可引起暴发流行。

3.人群易感性

人群均易感,病后可获得持久免疫力,二次发病者罕见。但与副伤寒无交叉免疫力。

4.流行特征

本病在卫生条件差、经济不发达国家发病率高,局部常有暴发流行。全年均可发病,夏秋季高发。各年龄均可发病,以儿童及青壮年居多。

(三)发病机制及病理

伤寒杆菌感染人体后是否发病与摄入细菌数量、毒力及人体免疫力等因素有关。胃酸过低、重度营养不良、贫血、低蛋白血症等是促发因素。

伤寒杆菌随污染的水或食物等进入胃,如未被胃酸杀死则进入小肠,穿过黏膜屏障侵入肠系膜淋巴结中繁殖,再经胸导管进入血流,形成第一次菌血症。如机体免疫力弱,则细菌随血流扩散至骨髓、肝、脾及淋巴结等组织大量繁殖,至潜伏期末再次大量侵入血流,形成第二次菌血症,此时菌体裂解释放内毒素,出现发热、皮疹、表情淡漠及肝和脾大等临床症状。同时细菌可随血液循环扩散至全身各器官及组织引起病变,如急性化脓性骨髓炎、肾脓肿、脑膜炎、急性胆囊炎、心包炎等。

伤寒的主要病理变化为全身单核—巨噬细胞系统的增生性反应,以回肠下段淋巴组织病变最显著。病程第1~3周,肠壁淋巴结出现髓样肿胀、增生、坏死。经胆道进入肠道的伤寒杆菌,部分再度侵入肠壁淋巴组织,在原已致敏的淋巴组织中产生严重的炎症反应,引起肠壁坏死及溃疡形成。若病变波及血管则可引起肠出血,若溃疡深达浆膜可致肠穿孔。病程第4~5周,人体免疫力增强,内毒素逐渐被清除,肠壁溃疡愈合,不留瘢痕或狭窄。病变镜检可见噬淋巴细胞、红细胞、伤寒杆菌及坏死组织碎屑的巨噬细胞,称为"伤寒细胞"。若伤寒细胞聚积成团,形成小结,则称为"伤寒小结",是本病的特征性病变。

(四)临床表现

潜伏期1~3周,多数10~14d,整个病程为4~5周。典型伤寒的临床表现分为四期。

1.初期

病程第1周。起病缓慢,发热为首发症状,体温呈阶梯样上升,第3~7d可达39~40℃。

发热前可有畏寒,少有寒战,出汗不多。常伴有全身不适、乏力、食欲缺乏、咽痛、咳嗽、腹部不适等。

2.极期

病程第2~3周。出现伤寒特有的症状和体征。

(1)持续高热,多数为稽留热,少数呈弛张热或不规则热。若不给予有效抗生素治疗高热持续时间可达10~14d。

(2)消化系统症状:食欲缺乏明显,腹部不适,腹胀,可有便秘或腹泻,右下腹有深压痛。

(3)相对缓脉:即体温每升高1℃,每分钟脉搏增加次数少于15~20次。原因是内毒素导致副交感神经兴奋性增强,但儿童及并发中毒性心肌炎时可无相对缓脉。

(4)神经系统症状:表现为表情淡漠、呆滞、反应迟钝、听力减退。重症患者可有谵妄、昏迷或脑膜刺激征(虚性脑膜炎)等中毒性脑病的表现。多数随体温下降而逐渐恢复,是由内毒素引起。

(5)玫瑰疹:于病程第 7 ~ 14d 胸、腹部皮肤可见淡红色斑丘疹;压之退色,直径。2 ~ 4mm,一般在 10 个以下,分批出现,2 ~ 4d 内消退,偶可见于背部和四肢,对伤寒诊断具有重要价值。

(6)肝、脾大:多数患者有肝、脾大,质软,有压痛,肝区有叩击痛,并发中毒性肝炎时可出现肝功能异常或静脉注射。

3.缓解期

病程第 3 ~ 4 周。体温逐渐下降,症状减轻、食欲好转、腹胀消失,肿大的肝、脾回缩。本期仍可出现肠穿孔、肠出血等并发症。

4.恢复期

病程第 4 ~ 5 周。体温正常,症状消失,食欲恢复,一般在 1 个月左右完全康复,但在体弱或原有慢性疾病患者,其病程往往延长。

(五)临床类型

1.普通型

具有以上典型临床表现者,由于目前多数患者发病初期应用有效抗生素,普通型少见。

2.轻型

病程短,1 ~ 2 周内痊愈,全身症状轻,多见于发病初期及时应用有效抗生素者,此型多被误诊或漏诊。

3.逍遥型

病情轻,患者照常工作或学习,常以肠出血或肠穿孔为首发症状。

4.迁延型

临床表现同典型伤寒,但发热持续不退,可迁延 1 ~ 2 个月,甚至数月,肝、脾大明显。多见于合并其他慢性疾病患者。

5.暴发型

起病急,毒血症状重,有畏寒、高热、肠麻痹、中毒性心肌炎、中毒性脑病、中毒性肝炎、休克等临床表现,可并发弥散性血管内凝血(DIC)。延误救治可致死亡。

(六)特殊人群及病程发展阶段中的伤寒特点

1.小儿伤寒

症状不典型,起病急、病情重,常有呕吐及腹泻。高热伴惊厥,肝、脾大明显,易并发肺炎,多无皮疹及相对缓脉,血白细胞计数可增多。

2.老年人伤寒

体温可不高,易出现虚脱,并发肺炎及心功能不全多见,病程迁延,病死率相对高。

3.复发

体温正常后 1 ~ 2 周再次出现发热等临床症状,血培养再度阳性。复发后症状轻,病程短,并发症少。原因为病灶内的细菌未被完全清除及机体免疫力低,病灶内的细菌再次繁殖并侵入血流。

4.再燃

部分患者在病程 2 ~ 3 周时(进入恢复期前),体温开始下降但未降至正常时,体温再次升高,症状加重,持续 5 ~7d 后降至正常。血培养阳性,原因为菌血症尚未被完全控制。

(七)并发症

1.中毒性肝炎

中毒性肝炎为最常见并发症,发生率为 10% ~50%。表现为肝大伴有压痛,肝功能异常,部分患者出现黄疸。

2.肠出血

肠出血为常见严重并发症,发生率为 2% ~15%,多出现于病程第 2 ~3 周。可见大便潜血阳性至大量血便。大量出血时体温骤降,大便呈柏油样便,脉搏细速,并有烦躁、口渴、面色苍白、冷汗、血压下降等失血性休克表现。常见诱发因素为腹泻、饮食不当、饱餐、食用多渣难消化或易胀气食物、排便用力,也可因滥用泻药、治疗性灌肠等使肠道压力增加诱发。

3.肠穿孔

肠穿孔为最严重的并发症,发生率为 1% ~4%。多见于病程第 2 ~3 周。表现为突然腹部剧痛,伴有恶心、呕吐、呃逆、出冷汗、体温暂时下降等,但不久体温又迅速上升,并出现腹膜炎征象。查体可见腹壁紧张、压痛与反跳痛,肝浊音界消失等,肠鸣音减弱或消失。X 线检查膈下有游离气体,白细胞计数升高伴核左移。诱因与肠出血相同。

4.肺炎

肺炎见于病程第 2 ~3 周,出现咳嗽、咳痰、胸闷症状,肺部 X 线检查提示肺实质炎症,多见于儿童及老年人。

5.中毒性心肌炎

中毒性心肌炎见于病程第 2 ~3 周伴有严重毒血症患者。临床表现为心慌、胸闷、心率加快、第一心音低钝、心律失常、期前收缩、血压低,心电图提示 T 波及 ST 段改变,心肌酶可升高。

6.其他

其他如溶血性尿毒综合征、中毒性脑病、急性胆囊炎、肾盂肾炎、血栓性静脉炎、DIC 等。

(八)实验室检查

1.血、尿、大便常规

(1)血常规:白细胞总数降低或正常,中性粒细胞减少,嗜酸性粒细胞减少或消失,血小板也可减少。数量消长与病情相一致,对诊断及观察病情、疗效均有价值。

(2)尿常规:极期可出现尿蛋白及管型。

(3)大便常规:肠出血时有肉眼血便或潜血试验。

2.细菌培养

(1)血培养:病程第 1 周阳性率最高,可达 80% ~90%,以后逐渐下降,第 3 周降至 50% 以下。已用抗生素患者阳性率大大降低。

(2)骨髓培养:较血培养阳性率高,其阳性率受病程及使用抗生素的影响较小,全病程均可获较高的阳性率。

(3)大便培养:整个病程中均可呈阳性,第 2 ~4 周阳性率最高,可达 75%。

(4)尿培养:初期多为阴性,病程第 3 ~4 周阳性率为 25% 左右,不能用于早期诊断。

(5)玫瑰疹刮取物也可获阳性培养结果。

(6)胆汁培养:用十二指肠引流的胆汁培养,对病程后期的诊断和发现带菌者有意义。

3. 免疫学检查

肥达反应(又称伤寒血清凝集试验):所用抗原有伤寒杆菌 O 抗原、H 抗原以及副伤寒甲、乙、丙杆菌的鞭毛抗原 5 种、测定患者血清中相应抗体的凝集效价,对伤寒有辅助诊断价值。常在病程第 1 周末出现阳性,其效价随病程的演变而递增,第 4 ~ 5 周达高峰,阳性率为 80%,痊愈后阳性反应可持续数月。分析结果时应注意以下几点。

(1)抗体效价 O≥1:80,H≥1:60,尤其是效价增高 4 倍以上有诊断价值,5 ~ 7d 复查,凝集效价逐次增高诊断意义更大。

(2)O 为部分沙门菌共同抗原,O 抗体增高仅提示沙门菌感染,且该抗体产生较早,持续时间较短,H 抗体产生较晚,持续时间较长,因此仅 H 抗体高提示既往感染。O 和 H 抗体,同时增高才有临床诊断价值。

(3)约 10% 伤寒患者肥达反应始终阴性。早期使用抗生素或糖皮质激素、免疫反应低下、丙种球蛋白缺乏症、使用免疫抑制剂时可不产生抗体。

(4)部分疾病如结核病、风湿免疫性疾病、溃疡性结肠炎、败血症等可出现假阳性。

(5)Vi 抗体用于慢性带菌者的流行病学调查。

4. 其他

检测血清或尿中伤寒抗原或血清中特异性抗体 IgM,对伤寒的早期诊断有意义。

DNA 探针或 PCR 方法均可检测伤寒杆菌,特异性高,敏感性低,尚未被应用于临床。

(九)诊断与鉴别诊断

1. 诊断

(1)流行病学资料:夏秋季,有不洁饮食史,提示有感染可能。如出现暴发流行则有共同就餐或进食同一水源或食物史。

(2)临床特征:发热持续 1 周以上,有相对缓脉、表情淡漠、肝和脾大、玫瑰疹。发热伴中毒性肝炎、肠出血或肠穿孔也应考虑到该病。

(3)实验室检查:肥达反应阳性有辅助诊断意义。从血、骨髓、大便、尿、玫瑰疹刮取物中,任一标本培养出伤寒杆菌即可确诊。

2. 鉴别诊断

(1)病毒感染:包括上呼吸道或肠道病毒感染,此类患者起病较急,常无相对缓脉、脾大或玫瑰疹,伤寒的病原与血清学检查均为阴性,常在 1 ~ 2 周内痊愈。

(2)斑疹伤寒:包括流行性和地方性斑疹伤寒,一般起病较急,伴有明显头痛。第 4 ~ 6 病日出现皮疹,数量多且可有出血性皮疹。外裴反应阳性。

(3)布鲁菌病:患者有与病畜(牛、羊、猪)接触史,或有饮用未消毒的乳制品史。本病起病缓慢,发热多为波浪形,退热时伴大汗,常有关节痛或肌痛等症状。病程迁延,易于复发。血液或骨髓培养出病原体或布鲁杆菌凝集试验阳性可确诊。

(4)急性粟粒型肺结核:患者多有结核病史,发热不规则,常伴盗汗,结核菌素实验强阳性等。发病 2 周后胸部 X 线片检查可见双肺弥散的细小粟粒状病灶。

(5)急性病毒性肝炎:伤寒并发中毒性肝炎易与病毒性肝炎相混淆,但前者肝功能损害较轻,静脉注射出现后仍发热不退,并有伤寒的其他特征性表现。

(6)败血症:少部分败血症患者的白细胞计数不增高,可与伤寒混淆。败血症多有原发病灶,热型多不规则,常呈弛张热,伴寒战,无相对缓脉。白细胞总数虽可减少,但中性粒细胞升高,血培养可分离出致病菌。

(7)其他:须与疟疾、恶性组织细胞病、风湿热以及亚急性坏死性淋巴结炎等进行鉴别。

(十)治疗

1.一般治疗

按消化道传染病隔离,临床症状消失后每隔 5~7d 送检大便培养,连续 2 次阴性可解除隔离。发热期患者须卧床休息,退热后 2~3d 可轻度活动。

给予高热量、高营养、易消化的饮食,包括足量糖类、蛋白质及各种维生素,以补充发热期的消耗,促进恢复。发热期间宜用流质或细软无渣饮食,少量多餐。忌吃坚硬多渣食物,以免诱发肠出血和肠穿孔,一般退热后 2 周恢复正常饮食。

2.对症治疗

高热可用物理降温或药物降温,便秘时用生理盐水低压灌肠,腹泻时可给予小檗碱口服。

有严重毒血症或休克患者,可在足量有效抗菌治疗配合下使用糖皮质激素。常用氢化可的松 25~50mg 或地塞米松 1~2mg,每日 1 次静脉缓慢滴注;或口服泼尼松,疗程不超过 3d。

3.病原治疗

选择对伤寒杆菌敏感的抗生素是治疗的关键。

(1)喹诺酮类:为首选抗生素,口服吸收好,在血液、胆汁、肠道和尿路中浓度高,不易产生耐药。包括环丙沙星、诺氟沙星、洛美沙星和莫西沙星等。总疗程为 2 周。因影响骨骼发育,18 岁以下儿童、哺乳期妇女及孕妇应禁用。

(2)第三代头孢菌素:抗菌活性强,在胆汁中浓度高,不良反应少,常用于耐药菌株的治疗及老年伤寒和儿童伤寒的治疗。常用药物有头孢噻肟、头孢哌酮、头孢他啶、头孢曲松等。

(3)氯霉素:目前临床上很少应用,主要是因为耐药,应注意骨髓抑制的不良反应。

(4)氨苄西林:用于敏感菌的治疗,疗程不短于 2 周。本药优点是胆汁浓度高,不良反应少。

(5)其他:对耐药菌株引起的伤寒可选用阿米卡星及利福平等药物,但应注意其对肝、肾的毒副作用。

4.并发症的治疗

(1)肠出血:①绝对卧床休息,严密观察血压、脉搏、神志变化及便血情况;②暂禁饮食或进少量流质;③止血药:加用维生素 K、卡巴洛克(安络血)等止血药;④根据出血情况酌量输血;⑤如患者烦躁不安可注射镇静剂如地西泮(安定)、苯巴比妥钠;⑥经积极治疗仍出血不止者应考虑手术治疗。

(2)肠穿孔:除局限者外肠穿孔伴发腹膜炎的患者应及早手术治疗,同时应用足量有效的抗生素。

(3)其他:中毒性肝炎、心肌炎、肺炎、胆囊炎、DIC 等,采用相应的内科治疗措施。

(十一)预后

一般预后较好。老年人、婴幼儿、明显贫血、营养不良者预后较差。并发肠穿孔、肠出血、心肌炎、严重毒血症等病死率较高。

(十二)预防

1.管理传染源

按肠道传染病隔离患者。隔离期至体温正常后 15d,或停药后连续大便培养 2 次(每周 1

次)阴性。对慢性带菌者应彻底治疗。

2. 切断传播途径

搞好"三管一灭"(管水、管饮食、管粪便,消灭苍蝇),做到饭前便后洗手,不进食生水和不洁食物。

3. 保护易感人群

流行区内的易感人群可接种伤寒菌苗。目前使用的有伤寒、副伤寒甲和乙三联菌苗及伤寒 Ty21a 口服活菌苗。

二、副伤寒

副伤寒是由副伤寒甲、乙、丙三种沙门杆菌引起的一组急性传染病。副伤寒甲、乙的临床表现与伤寒相似,副伤寒丙的临床表现较为特殊,可表现为轻型伤寒、急性胃肠炎或脓毒血症。副伤寒的流行病学、发病机制及临床表现、处理措施与伤寒大致相同。

以下为副伤寒的临床特征。

(一)副伤寒甲及副伤寒乙

副伤寒甲及副伤寒乙与伤寒的表现极为类似。但病情相对较轻,病程也较短。肠道病变表浅,范围较广,可波及结肠。起病时常有腹痛、腹泻、呕吐等急性胃肠炎表现。副伤寒甲复发率较高。

(二)副伤寒丙

临床表现较为复杂。可分为:①伤寒型:临床表现与伤寒及副伤寒甲、副伤寒乙相似;②急性胃肠炎型:以胃肠炎症状为主,病程短;③脓毒血症型:常见于体弱的儿童。

起病急,寒战、高热,半数以上患者可出现迁徙性化脓性并发症。常需外科手术引流脓液。

(张宝芳)

第四节　丝虫病

丝虫病是指丝虫寄生于人体淋巴系统、皮下组织、腹腔、胸腔和心血管等部位,通过蚊虫叮咬传播的一种慢性消耗性寄生虫病。目前已知寄生于人体的丝虫有 3 类 8 种,我国仅有班氏丝虫和马来丝虫,两者可混合感染。急性期临床表现主要为反复发作的淋巴管炎和淋巴结炎,慢性期为淋巴管阻塞引起的淋巴水肿、象皮肿和睾丸鞘膜积液。

本病在中国、印度、日本和东南亚国家广泛流行,我国曾是全球丝虫病流行最严重的国家之一。1997 年世界卫生组织通过决议,至 2020 年在全球消灭丝虫病。2007 年我国成为全球第一个消除丝虫病的国家。

一、病原学

班氏丝虫和马来丝虫成虫形态相似,大小为$(28.2 \sim 42)\,mm \times 0.1\,mm$,呈白色细丝线状,体表光滑,头端略膨大,尾部细而弯曲,雌雄异体,常缠绕在一起。雌虫胎生幼虫称为微丝蚴,大小为$(177 \sim 296)\,\mu m \times (5 \sim 7)\,\mu m$。微丝蚴白天多隐藏于肺部毛细血管,夜间进入周围血液循环,具有明显的夜现日隐特性。

两种丝虫的生活史基本相似,经过幼虫在蚊体内和成虫在人体内两个发育过程。蚊虫叮咬微丝蚴阳性者的血液时,微丝蚴随血进入蚊体,经 4~17h 在蚊胃内脱去鞘并穿过胃壁经腹腔侵入胸肌,到达蚊下唇。当蚊虫再次叮咬人时,幼虫从蚊下唇逸出,经吸血伤口或正常皮肤侵入人体皮下附近的淋巴管,再移行至大淋巴管及淋巴结,经 2 次蜕皮发育为成虫。雌、雄成虫交配后雌虫产出微丝蚴。微丝蚴大多随淋巴液经胸导管进入血液循环,运行在宿主的心脏或皮肤血管中。微丝蚴在易感蚊体内发育至感染期蚴所需时间为:班氏丝虫 10~14d,马来丝虫 6~6.5d。从感染期幼虫侵入人体至成虫产生的微丝蚴出现于外周血中需 8~12 个月。成虫在人体内可存活 10~15 年。人体感染班氏丝虫后 3 个月可在淋巴组织中查见成虫。

两种丝虫成虫寄生于人体的部位不同。班氏丝虫常寄生于浅表淋巴系统及下肢、阴囊精索、腹股沟、腹腔、肾盂等处的深部淋巴系统,还可在眼前房、乳房、肺、脾、心包等处出现异位寄生。马来丝虫则多寄生于上、下肢浅部淋巴系统。

二、流行病学

(一)传染源

主要为血中含微丝蚴的感染者。马来丝虫还可寄生于猫、犬、猴等多种脊椎动物体内,受感染的动物亦可成为传染源。

(二)传播途径

主要通过蚊虫叮咬传播。淡色库蚊、致乏库蚊是班氏丝虫的主要传播媒介,中华库蚊是马来丝虫的主要传播媒介。

(三)易感人群

人群普遍易感,以 20~25 岁人群感染率和发病率最高。

(四)流行特征

呈全球分布,班氏丝虫病主要流行于亚洲、非洲、大洋洲和美洲,马来丝虫病仅流行于亚洲。我国曾有 16 个省、市、自治区流行本病,山东、台湾仅有班氏丝虫病流行,其余地区班氏丝虫病和马来丝虫病同时存在。流行季节一般在 5~10 月。

三、发病机制及病理

丝虫的成虫、感染期幼虫、微丝蚴对人体均有致病作用,但以成虫为主。其发生、发展与宿主的机体反应性、感染的虫种、频度、继发感染以及虫体发育阶段、寄居部位和成活情况等有关。在感染期幼虫侵入人体发育为成虫的过程中,幼虫和成虫的分泌物及代谢产物可引起局部淋巴系统组织反应与全身过敏反应,与Ⅰ型或Ⅲ型变态反应有关。后期表现为淋巴管阻塞性病变及继发感染,与Ⅳ型变态反应有关。

病理改变以淋巴管和淋巴结为主。急性期表现为渗出性炎症、淋巴结充血、淋巴管壁水肿、嗜酸性粒细胞浸润和纤维蛋白沉积。继之逐渐出现淋巴管和淋巴结内增生性肉芽肿,形成类结核结节,严重者形成嗜酸性脓肿。慢性期淋巴管纤维化,形成闭塞性淋巴管内膜炎,使远端淋巴管内压增高,淋巴液外流刺激周围组织,导致纤维组织大量增生,皮下组织增厚、变硬,形成象皮肿。如阻塞位于深部淋巴系统,则出现阴囊象皮肿、淋巴腹腔积液、乳糜腹泻、乳糜尿等。淋巴阻塞易致皮肤局部血液循环障碍,易继发感染,加重象皮肿,甚至形成溃疡。

四、临床表现

潜伏期4~12个月。本病临床表现轻重不一,约半数以上为无症状感染者。

（一）急性期

急性期以淋巴系统炎症为主。

(1)淋巴结炎和淋巴管炎:为早期较常见的症状,多发生于下肢,常先有腹股沟、腹部淋巴结肿痛,继之出现大腿内侧淋巴管炎,当炎症波及皮内毛细淋巴管时,局部出现红肿与压痛,严重者患肢皮肤呈弥散性红肿、发亮,有烧灼感和压痛,称"丹毒样皮炎"。约1周后病变部位脱屑,疼痛随之消退。

(2)丝虫热:呈周期性寒战、高热,体温38~39℃,伴乏力、食欲缺乏、关节酸痛和头痛等全身症状。

(3)精索炎、附睾炎、睾丸炎:主要见于班氏丝虫病,表现为附睾等处肿痛,精索上有一个或多个结节性肿块。

(4)肺嗜酸性粒细胞浸润综合征:又称为"丝虫性嗜酸性粒细胞增多症"。临床特征为夜间阵发性咳嗽、哮喘,肺部有游走性浸润灶。胸片可见肺纹理增多和广泛粟粒样斑点状阴影,痰中可找到嗜酸性粒细胞和夏科—雷登晶体。外周血中嗜酸性粒细胞增多,可占白细胞总数的20%~80%。

（二）慢性期

慢性期以淋巴系统增生、阻塞所致症状为主。

(1)淋巴结肿大和淋巴管曲张:淋巴结炎的反复发作和淋巴结内淋巴窦的扩张可引起淋巴结肿大,其周围向心性淋巴管曲张形成肿块,触诊似海绵状,穿刺可抽出淋巴液,有时可找到微丝蚴。也常见腹部、腹股沟、精索、阴囊和大腿内侧的淋巴管曲张。精索淋巴管曲张时互相粘连成索状。

(2)鞘膜积液:多见于班氏丝虫病。由于精索及睾丸淋巴管阻塞、淋巴液淤滞于鞘膜腔所致,表现为睾丸肿痛、附睾结节、精索增粗和阴囊红肿等。

(3)乳糜尿:为班氏丝虫病晚期临床表现,亦可为乳糜血尿。常骤然出现,发作前无症状,或有畏寒、发热、腰部、盆腔及腹股沟处疼痛,继之出现乳糜尿,以下午为重。

持续数日或数周可自行停止,劳累或进食油腻后可复发。尿液静置后分三层:上层为脂肪,中层为乳白色或色泽较清,下层为粉红色沉淀,内含红细胞、白细胞、淋巴细胞,有时可找到微丝蚴。

(4)淋巴水肿与象皮肿:早期出现淋巴水肿,可因淋巴液回流改善而自行消退。淋巴回流持续不畅导致象皮肿,皮肤增厚、变粗,皮褶加深,上有苔藓样变、疣状结节,易继发感染,形成慢性溃疡。好发部位依次为肢体(尤以下肢多见)、外生殖器和乳房。

五、实验室检查

外周血白细胞总数为$(10~20)×10^9/L$,嗜酸性粒细胞显著增多。血清IgG、IgE升高。可从外周血、淋巴液、乳糜尿、鞘膜积液、淋巴系统炎症结节抽出液或病理直接镜检找微丝蚴和成虫。血清中特异性抗体或循环抗原检查有助于诊断和流行病学调查。

六、诊断及鉴别诊断

（一）诊断要点

（1）流行病学资料：有流行区旅居史及蚊虫叮咬史。

（2）临床特征：周期性发热，反复发作的淋巴结炎、逆行性淋巴管炎、乳糜尿、象皮肿等症状和体征。

（3）实验室检查：外周血中找到微丝蚴，即可确诊。

（4）治疗性诊断：微丝蚴阴性的疑似患者可口服乙胺嗪，若出现发热、淋巴系统反应和淋巴结节，则有助于诊断。

（二）鉴别诊断

（1）血栓性静脉炎：有血管壁损伤或静脉曲张史，沿静脉走行的红肿、疼痛及压痛，可触及索状静脉，白细胞计数正常或稍高，血管彩超及静脉造影可见静脉血栓。

（2）感染性静脉炎：有局部外伤或感染病灶，伴全身中毒症状，沿静脉走行部位出现红肿、疼痛及压痛，白细胞计数及中性粒细胞比例明显增高。

（3）充血性心力衰竭：有心脏病病史，水肿出现于身体低垂部位，伴劳力性呼吸困难、颈静脉怒张和肝大等。

（4）肿瘤性乳糜尿：有恶性肿瘤病史，因肿瘤侵犯腹膜后淋巴管、淋巴结所致。

七、治疗

（一）病原治疗

（1）乙胺嗪：马来丝虫病成年患者 1.5g，一次顿服，或 0.75g，每天 2 次，连服 2d；班氏丝虫病患者每天 0.6g，分 3 次口服，连服 7d。治疗过程中因大量微丝蚴或成虫死亡可出现过敏反应。

（2）伊维菌素：成人 100～200μg/kg，一次服用。

（3）其他：左旋咪唑与乙胺嗪合用可提高疗效，呋喃嘧酮可作为乙胺嗪的替代药。

（4）联合疗法：乙胺嗪 6mg/kg，联合伊维菌素 200μg/kg 或阿苯达唑 400mg 一次服用，有效率达 99%。

（二）对症治疗

（1）乳糜尿：发作期间不宜高脂、高蛋白饮食，多饮水，卧床休息。可用中医中药治疗。对顽固性患者可行肾蒂淋巴管结扎剥脱术或淋巴转流术。

（2）淋巴管炎或淋巴结炎：可口服解热镇痛剂或泼尼松，继发感染者加用抗生素。

（3）象皮肿与淋巴水肿：采用绑扎为主的综合疗法，巨大阴囊或乳房象皮肿可手术治疗。

八、预后

丝虫病对生命威胁不大，早期及时治疗多能治愈，但反复发作淋巴结炎、淋巴管炎和象皮肿患者可影响劳动力继发细菌感染，可加重病情。

九、预防

流行地区全民服用乙胺嗪（海群生），消灭蚊虫孳生地，灭蚊、防蚊，切断丝虫病传播途径。

（张宝芳）

第五节　细粒棘球蚴病

棘球蚴病又称包虫病,是棘球绦虫的幼虫(包虫)寄生于人体组织所致的人畜共患性疾病。我国流行的棘球蚴病主要为细粒棘球蚴病与泡型棘球蚴病。临床上以肝最多见,肺部次之,脑、骨髓及其他器官偶尔也被侵犯。

一、病原学

细粒棘球绦虫的幼虫(棘球蚴),其成虫寄生在狗的小肠内,也可寄生在羊、牛肠道。

成虫体长 2.5~6mm,由头节、颈、未成熟节片、成熟节片与妊娠节片各一个组成。头节呈梨形,有顶突和 4 个吸盘。顶突上有 2 圈 28~50 个小钩。妊娠节片的子宫内充满虫卵(500~800 个),虫卵呈圆形,棕黄色,有双层胚膜,内有辐射纹。虫卵对外界抵抗力较强,在室温水中可存活 7~16d,0℃时存活 116d,干燥环境中存活 11~12d,在常用消毒剂中可存活 6~24h。煮沸与阳光直射(50℃ 1d),对其有致死作用。棘球蚴呈囊状,囊壁分外面的角皮层与内面的生发层(胚层)。囊内有无色透明液,其中含少量蛋白质。角皮层为白色半透明膜,分层,由生发层细胞的分泌物组成。生发层为虫体本身,繁殖能力强,在宿主体内呈无性增生,向囊内长出许多原生头节(原头蚴)和生发囊,每一生发囊进一步发育形成与母囊相同的子囊,囊内再生孙囊,在一个较老的包虫囊内可有数百个子囊与数以万计的头节,一旦母囊破裂,每一原头节又可发育成新的包虫囊。有的棘球蚴不生子囊,称不育囊,儿童感染棘球蚴病 90% 以上不含子囊,这与棘球蚴的虫龄有关。棘球蚴多数为单发囊。

生活史中,细粒棘球绦虫的终宿主与中间宿主的范围很广,但主要在狗(终宿主)与羊(中间宿主)之间生活循环。虫卵随狗粪排出体外,污染其皮毛、水源及周围的环境,被羊或人食入后在十二指肠内孵化成六钩蚴,钻入肠壁经血液循环至肝、肺等脏器发育成棘球蚴,受感染羊的内脏被狗吞食后其头节在狗小肠内经 3~10 周长成成虫,完成狗与羊间的家畜生活循环,人若误食其虫卵也可成为中间宿主,即患棘球蚴病。

二、流行病学

狗是主要传染源,其次是狼、狐等。与狗密切接触,皮毛上虫卵污染手或狗粪中虫卵污染蔬菜、水源等经口直接感染。牧区犬羊集居,羊皮、毛被污染,与羊接触也可致间接感染。人群普遍易感,与职业及接触机会有关,以畜牧人员及狩猎者为主,大多在儿童期感染,在青壮年发病。本病分布于世界各地,主要流行于畜牧地区。我国以新疆、甘肃、青海、内蒙古、西藏、四川等多见,陕西、河北、东北等省可有散发病例。性别无明显差别。

三、发病机理

虫卵经口进入胃肠,在十二指肠内孵化成六钩蚴,钻入肠壁,部分可被局部免疫细胞包围消灭,部分进入肠系膜静脉而达门静脉系统,多数(70% 以上)停留在肝,少数在肺,其余可在脑、脾、肾、肌肉等组织内形成囊肿。肝包虫囊一般较大,囊内液可达数百至数千毫升。囊内液体可渗透囊壁吸收人血液循环发生过敏反应。

病理变化主要是因囊肿压迫邻近组织和器官所引起。棘球蚴逐渐增长时,肝内胆小管受压迫并被包入外囊壁中,有时胆小管因压迫性坏死破入囊腔,便子囊与囊液染成黄色,并易引起继发性细菌感染。肺包虫囊大多不含子囊,亦可破入支气管,角皮层旋转收缩,内面向外翻出,囊液及囊内容物一起被咳出,易并发细菌感染。如果棘球蚴囊破入细支气管,由于空气进入内外囊之间 X 线下可呈新月状气带。若囊肿破裂,大量液体流入腹腔(或胸腔)时,可引起强烈的过敏性休克与继发性棘球蚴囊肿。

四、临床表现

潜伏期长,为 10 ~ 20 年或更长。临床症状的轻重取决于棘球蚴寄生的部位、囊肿大小及有无并发症。

(一)肝棘球蚴病

肝棘球蚴病最常见,肝右叶占 80% ~ 85% ,因棘球蚴囊肿常接近肝表面,其主要症状是上腹部不适、胀满及触及无痛性边缘清楚的囊性包块。若囊肿较大时,肝区出现牵扯性隐痛,有波动感或包虫震颤,巨大囊肿可压迫邻近器官。若位于肝门附近,可压迫胆总管与门静:脉引起梗阻性黄疸和门脉高压、脾大、腹腔积液及食管静脉曲张等。若位于肝顶部可使膈肌升高且运动受限,引起反应性肺不张及胸腔积液。肝左叶棘球蚴病的症状、体征出现早且显著。

(二)肺棘球蚴病

肺棘球蚴病以右肺下叶居多。因肺组织疏松,棘球蚴生长较快,早期可无自觉症状,在胸部 X 线透视时发现。随肺棘球蚴囊肿逐渐长大,可出现胸部持续性痛、咳嗽、痰中带血,偶可发生大咯血。胸部检查在病变区语颤减弱,叩诊呈浊音,听诊呼吸音减弱。肺棘球蚴囊破裂后引起刺激性咳嗽和呼吸困难,若大量囊液溢出可引起窒息或因引流不畅而继发细菌感染。偶可破入胸腔则发生胸痛、胸腔积液并可有发热及过敏反应。

(三)脑棘球蚴病

脑棘球蚴病发病率在 1% 左右,儿童多见。好发于大脑顶叶,多伴有肝与肺棘球蚴病。主要症状为头痛、癫痫、失明及颅内压增高等。脑 CT 显示大的囊性阴影,有定位诊断价值。

此外,偶见心包、脾、肾、骨髓等处棘球蚴病,可引起压迫症状。几乎都伴有肝或肺棘球蚴病。

五、实验室检查

(一)血常规

白细胞计数大多正常,嗜酸性粒细胞增高。

(二)免疫学检查

(1)皮内试验:该试验简便快速,阳性率达 70% ~ 95% ,但可有假阳性或假阴性反应。结核病、绦虫病、肺吸虫病可有假阳性,人体内包虫死亡亦可呈假阴性。

(2)血清免疫学试验,包括间接血凝试验、ELISA 法等,其特异性和敏感性均较高。

(三)超声检查

B 超具有简便、快速优点。对肝包虫具有重要的诊断价值。可确定其部位、大小与数目。

(四)X 线检查

X 线检查对肺包虫囊患者诊断价值较大,胸片可见大小不一、孤立或圆形、椭圆形、边界清晰均匀的阴影。此外,还可做 CT 及 MRI,对肝、肺、脑部的病变均有诊断价值,较 B 超更为清晰。

六、诊断及鉴别诊断

从事相关职业、流行区居住史及与犬有密切接触史者怀疑本病。肝、肺、脑等脏器有囊肿占位者均应高度疑似本病,需进行相关实验室及特殊检查。皮内试验、血清免疫学试验阳性提示有棘球蚴感染。B 超、CT、MRI、X 线对不同器官的囊肿有助于诊断。

肝棘球蚴病在确诊的过程中禁做诊断性穿刺,是由于容易引起过敏性休克及继发性棘球蚴病。

肝棘球蚴病需与多囊肝、肝血管瘤及肺癌相鉴别。肺棘球蚴病应与结核瘤、肺囊肿、转移性肺癌等相鉴别。脑棘球蚴病需与颅内肿瘤鉴别。

七、治疗

(一)外科手术

目前化学疗法对棘球蚴病的疗效还不理想,因此外科手术摘除仍为首选疗法。手术前后服用丙硫咪唑(阿苯达唑)以杀死囊内原头蚴,可减少手术并发症和防止术后复发。

(二)药物治疗

对一般状况极差或有手术禁忌证的多脏器广泛包虫病患者或术后复发者,可考虑化学药物疗法。

(1)丙硫达唑:首选,它是一种广谱抗蠕虫药,口服后在肠道内吸收好,有杀死原头蚴的作用,并可破坏生发层。每日 10 ~ 20mg/kg,分两次口服,疗程 1 个月,间歇 1 ~ 2 周后重复疗程,一年以上为宜。确切服药期限应依据 B 超或 CT 扫描结果而定。本药不良反应少而轻,不良反应有发热、皮疹、头痛、肌酸痛、视力障碍等,偶可致白细胞减少、一过性 ALT 与 AST 升高,停药后可以恢复。

(2)甲苯达唑:肠道吸收差,大剂量长期治疗亦有一定疗效,但不如丙硫咪唑为优。50mg/(kg·d),分 2 ~ 3 次分服,4 周为一疗程,间隔 1 ~ 2 周,重复疗程一年以上。不良反应少而安全。

八、预防

关键是防止犬类感染,广泛宣传养狗的危害性,捕杀野狗。注意个人饮食卫生,不喝生水,不食生菜。儿童避免与狗密切接触。加强屠宰场的管理,病羊内脏不得喂狗,应深埋焚烧,防止狗感染。

(张宝芳)

第六节 泡型棘球蚴病

泡型棘球蚴病又称泡型包虫病。是由多房棘球绦虫的幼虫(泡球蚴)寄生于人体引起的疾病,幼虫主要寄生在肝,产生浸润—增生性病灶,并通过血液循环转移至肺、脑等器官。

一、病原学

多房棘球绦虫的形态与生活史和细粒棘球绦虫很相似,但泡球蚴生发层位于囊壁外层,为蜂窝状或海绵状多个小囊泡,内含胶冻样液体,在肝内呈浸润性生长而无包膜。在人体肝病变中罕有原头蚴存在。

二、流行病学

本病为一种自然疫源性疾病。主要分布于我国新疆、甘肃、青海、宁夏、黑龙江、西藏、内蒙古、陕西、四川甘孜等地。野狗、狐、狼、猫为终宿主,人与啮齿动物因摄入多房棘球绦虫卵而感染成为中间宿主。发病以农牧民与野外狩猎人员为多,男多于女,青壮年为主。

三、临床表现

泡球蚴主要寄生于肝,在肝内可无限期繁殖增长,可破坏整个肝叶。潜伏期长,病程进展缓慢,早期无症状,晚期肝显著肿大、质坚硬,表面有结节,需与肝癌相鉴别。若病变位于肝右叶后顶部,肝肋下可不能扪及。病变位于肝门可压迫胆总管引起梗阻性黄疸。泡球蚴侵入肝静脉,又可随血运至肺或脑引起转移性病灶,产生咯血、局限性癫痫与偏瘫。肝衰竭和脑转移是患者死亡的主要原因。

四、诊断与鉴别诊断

(一)诊断依据

有流行区居住史,包虫皮内试验或血清免疫学试验阳性;肝大、质硬有结节;肝 B 超可见大块占位病变,边缘不规则,内部结构不均匀,中心可有液化、坏死。CT 更具有诊断价值。

(二)鉴别诊断

需与原发性肝癌、结节性肝硬化鉴别。

五、治疗

肝泡型棘球蚴病手术不易完全根除。若能早期诊断,可采用丙硫咪唑及甲苯达唑治疗,疗程 2~4 年。可抑制泡球蚴生长,防止转移性病灶的发生。若病变局限可考虑手术治疗,同时联合化学药物治疗。

六、预防

同细粒棘球蚴病。

（张宝芳）

第七节 旋毛虫病

旋毛虫病是旋毛形线虫引起的人畜共患病。人因生食或未煮熟含有活的旋毛虫幼虫而感染。主要临床表现有胃肠道症状、发热、眼睑水肿和肌肉疼痛。我国在 1881 年发现厦门猪旋毛虫感染,首例患者于 1964 年发现于云南。近年来国内许多省、市发现本病,甚至有暴发流行的报告。

一、病原学

旋毛形线虫(简称旋毛虫)隶属线形动物门,线虫纲,旋毛虫属,该虫成虫细小,前端较细,雌雄异体,雄虫大小(1.4～1.6)mm×(0.04～0.05)mm;雌虫为(3～4)mm×0.06mm,其体长为雄虫的1倍以上,成虫的消化道包括口、咽管、肠管和肛门,生殖器官均为单管型,雄虫有睾丸、输精管、贮精囊和射精管,射精管和直肠开口于泄殖腔,虫体后端有两枚钟状交配叶,精子经两交配叶间排出,无交合刺。雌虫的生殖器官有卵巢、输卵管、受精囊和子宫,子宫较卵巢为长,其内可见未分裂的卵细胞,近阴道开口时已发育为成熟的幼虫,阴道分为薄壁的部分和厚壁较短部分,阴门开口于虫体前端1/5处。

旋毛虫成虫和幼虫的扫描电镜观察,雌雄成虫体前部的顶端正中央有一裂缝状开口,从中心伸出一锥刺,口的周围有左右对称的宽膨隆部,呈翼状或蝶状,其上还有一椭圆形的突出部围绕口的周围,在翼状膨隆外围表皮上有12～14个对称排列的小凹陷,可能是头感器的孔,幼虫体前端不如成虫发达,仅自一裂缝状的口中伸出一锥刺,成虫和幼虫表皮光滑无微绒毛或微孔,有环状横皱纹与体轴成直角,成虫表皮上有皮下腺细胞的开口即皮孔,体前1/3处开始呈单列,自1/2至体后1/3为双列,皮孔的上方覆盖特殊的帽状物,系由皮下腺分泌物形成,幼虫体表未见皮孔,生殖孔在幼虫期不明显,成虫期较发达,雌虫的生殖孔为阴门,多呈裂缝状,有时呈半圆形,雄虫外生殖器显示出一对交配附器,为木耳状的突出物,侧面呈Y型,其内有两对乳突或小结节,腹侧一对指状,背侧为圆锥铆钉状,雌虫和幼虫体末端有肛孔,雄虫无肛孔,泄殖腔开口起着肛孔的作用,幼虫大小约为100μm×6μm。

旋毛虫的成虫和幼虫都寄生于同一宿主体内,但不能在同一宿主体内再从幼虫发育为成虫,中间必须更换宿主,人和猪、猫、狗、鼠类等哺乳动物均易感染,寄生在猪肠内的旋毛虫雌虫产幼虫,经血循环到骨骼肌形成包囊,人则因生吃含幼虫包囊猪肉而感染,包囊进入新宿主后,经胃液消化,在十二指肠逸出幼虫,寄生于十二指肠、空肠和回肠,以肠黏膜为食饵,经5～6d,4次蜕皮后变为成虫,雌雄交配后雄虫死亡,自肠腔排出体外,雌虫则继续长大,并深入肠黏膜,开始产幼虫,雌虫的寿命可达1～2个月,每条雌虫可产幼虫1500～2000条,产在肠黏膜表面的少数幼虫从肠腔排出体外,在黏膜内的幼虫则绝大多数经淋巴管或小静脉经血循环带到全身各器官组织及体腔,但只有到达骨骼肌者才能发育成包囊,幼虫在血循环中的时间以感染后8～25d为最多,早的在感染后9d,即可到达骨骼肌,由于雌虫不断排出幼虫,陆续进入骨骼肌的幼虫也可持续1～2个月之久。

幼虫到达骨骼肌后,穿破微血管,随着时间延长,继续增长至1mm大小,出现两性分化,因其代谢物的刺激,附近肌纤维逐渐将幼虫包围,约1个月内形成梭形的包囊,经7～8周成熟,包囊大小为(0.25～0.5)mm×(0.21～0.42)mm,经6个月后开始从两极钙化,包囊内幼虫随之死亡,有时可存活3～5年,成熟包囊再进入新宿主则重复其生活史,旋毛虫幼虫包囊在骨骼肌中抵抗力强,-12℃可存活57d,在腐肉中存活2～3个月,70℃时可杀死包囊幼虫,但深部肌肉中的幼虫仍可保持活力,故炒和蒸的时间不足,食后也可发病。

二、流行病学

(一)传染源

旋毛虫寄生于猪、野猪、鼠、熊等多种动物及人体内。成虫和幼虫分别寄生于同一宿主的小肠和肌肉内。绝大多数哺乳动物及食肉鸟类对旋毛虫均易感,现已发现有 150 多种家畜和野生动物自然感染旋毛虫,这些动物互相残杀吞食或食入含有旋毛虫活幼虫的动物尸体而互相传播。但因人多食猪肉,故以猪与人体感染的关系最密切,其次为野猪、熊等。据统计,在我国发生的 548 次旋毛虫病暴发中,因食猪肉引起者为 525 次(95.8%),其次为狗肉(8 次,占1.5%)。

(二)传播途径

旋毛虫病的病原体是旋毛形线虫,简称旋毛虫,寄生于猪、野猪、鼠、熊等多种动物及人体内。人体感染旋毛虫病主要是因为生食或半生食含有旋毛虫的猪肉和其他动物的肉类所致,其感染方式取决于当地居民的饮食习惯。

(1)吃生肉:云南省等少数民族地区,常将生肉剁碎或切成肉丝,拌以佐料后生食。我国东北地区则有生吃凉拌狗肉的习惯。

(2)吃"过桥米线":系将生猪肉片浸入热油汤中烫吃,如汤的温度不够、烫的时间不长或肉片太厚,则都有可能导致感染。

(3)吃腌肉、香肠、腊肠或酸肉等:在熏烤、腌制、曝晒等方法加工制作肉类食品时,常不足以杀死肉中的幼虫。如果加热烹调时间不足,食后亦可感染。

(4)喝生血:有的民族有喝生血的习惯,如血中含有移行期的旋毛虫幼虫,则亦有可能引起感染。

(5)生熟刀砧不分:切生熟食品的刀、砧不分开,造成含有旋毛虫幼虫囊包的肉屑污染刀砧,继而又污染熟食或凉拌菜,也可导致感染。

(三)易感人群

不论男女老幼和种族,对旋毛虫均易感。

(四)流行特点

旋毛虫病主要因生食或半生食含有旋毛虫幼虫囊包的猪肉或其他动物肉类而感染。

临床上主要表现为在急性期有发热、眼睑水肿、皮疹等过敏反应,继之出现肌肉剧烈疼痛、四肢酸困乏力等症状,重症患者可因并发症而死亡。

我国的散发病例见于一年四季。暴发病例多发生于节假日、当地居民的传统节日或婚丧、盖房等宴会时。病例多发生于中秋节、冬至、元旦及春节前后,可能与此时个体屠宰户增多、肉检工作不严致旋毛虫病猪肉上市,加之此时居民食肉量增加、感染机会增多以及不良的饮食习惯等有关。

猪的感染主要是由于吞食含有旋毛虫囊包的肉屑或鼠类。我国 26 个省、市、自治区已发现有猪旋毛虫病,屠宰猪群中旋毛虫检出率在 0.1% ~34.2% 的 5 个省区分别是:辽宁为 0.34%,黑龙江 0.12%,湖北 2.18%,河南 34.2% 及云南 1%。

我国狗的旋毛虫感染率也较高,辽宁省为 0.8% ~28.6%,吉林为 9.8%,黑龙江为 4.9% ~54.3%,河北为 11.3%,甘肃为 0.9% ~27.2%,河南为 7%,湖北为 18.6%,广西为 33.3%,云南为 9.6% ~10.4%。

三、发病机理

本病的发病与食生猪肉习惯有关,而与年龄、性别、职业和季节等无关。发病率的高低和发病的轻重与感染度有关。如果吃进的含活幼虫包囊数量多至 5 个千克体重即可致死,但也有报告,活检含幼虫 75 条/克肌肉,未经任何特殊治疗而临床痊愈者。病变随进入人体内幼虫数量及其发育阶段和人体对旋毛虫的反应而异。曾经受过感染者的反应较轻;如进入虫数多,在幼虫侵入处及寄生处的肠黏膜有充血、水肿、出血与浅表溃疡,故初期有许多胃肠道症状。当幼虫移行期,则在其经过处有炎性反应,如急性动脉内膜与外膜炎、全身性血管炎和水肿。在肺部产生灶性或广泛性肺出血、肺水肿、支气管肺炎和胸腔血性积液。累及中枢神经系统有非化脓性脑膜炎改变和颅内压增高,脑脊液中偶有幼虫。心肌内仅个别发现幼虫,心包积液或有幼虫。心肌和心内膜呈水肿、充血,心肌灶性断裂和坏死,有淋巴细胞、嗜酸性粒细胞和中性粒细胞浸润,显然是由于幼虫穿过时所引起虫体毒性作用和过敏反应所致。当幼虫大量侵入骨骼肌纤维内,因虫体毒素和其代谢物以及肌纤维破坏所产生有毒物质对人体的影响,可出现中毒性心肌炎、肝细胞脂肪性变及肾细胞混浊肿胀。

骨骼肌中的幼虫和包囊以舌肌、咽肌、颈肌、胸大肌、腹肌、膈肌和肋间肌为最多。

因这些肌肉活动频繁、血流丰富,进入的幼虫较多。肌糖原含量较低则有利于包囊形成。

由于幼虫及其代谢产物的刺激,虫体周围有间质性肌炎、肌纤维变性,虫体逐渐蜷曲,最后形成包囊。包囊呈梭形,长轴与肌纤维平行。一个包囊内一般只一个幼虫,极少有 2~3 个或以上。包囊周围的肌细胞有炎症细胞浸润。时久则肌纤维萎缩,炎症反应减轻。

随着包囊钙化,幼虫死亡,则留下若干异物反应。

幼虫极少在心肌中发现。有人认为心肌有较高的抵抗力,不适于幼虫生存而重新进入血液循环;或心肌肌膜较薄弱,未能将幼虫限制在肌纤维内;也有认为心肌不断收缩,使幼虫无法停留。

除上述主要脏器和组织的病变外,幼虫偶见于视网膜、胰、肝、肾、胎盘、乳腺、乳液、胆汁、骨髓、淋巴结、脑脊液中,造成相应的损害和症状。

四、病理生理

旋毛虫病发病机制与机械性作用、过敏反应及中毒性损伤等三方面因素有关。成虫寄生于肠道引起消化道症状,幼虫移行造成血管组织、脏器损害。幼虫及其分泌物、排泄物导致过敏或中毒性病变。旋毛虫寄生部位的肠黏膜充血、水肿、出血或浅表溃疡。

心肌呈充血、水肿改变,有淋巴细胞、嗜酸细胞浸润,并可见心肌纤维断裂和灶性坏死。

骨骼肌以舌肌、咽肌、胸大肌、腹肌、肋间肌、腓肠肌受累最明显,表现为间质性肌炎、纤维变形及炎性细胞浸润等。长久则可发生肌纤维萎缩。此外在肝、肾可见脂肪变性或肿胀改变。如侵及其他脏器则可造成相应的损害。

五、临床表现

潜伏期为 2~46d,多数在 14d 以内。根据幼虫在体内的发育阶段、侵入部位和病变程度的不同,临床表现可分为小肠侵入期、幼虫移行期和包囊形成期。但各期之间不一定很有规律,也没有明显界限。症状轻重取决于幼虫侵入脏器与部位以及感染度。轻感染者可无症状或有轻微胃肠道症状和肌痛。重感染者临床表现复杂多样,甚至发病后 3~7 周内死亡。

(一)侵入期(小肠期,约 1 周)

脱囊幼虫钻入肠壁发育成熟,引起广泛的十二指肠炎症,黏膜充血水肿,出血甚至浅表溃疡。约半数患者感染后一周内有恶心、呕吐、腹泻(稀便或水样便,每日 3~6 次)、便秘、腹痛

（上腹部或脐部为主,呈隐痛或烧灼感）、食欲缺乏等胃肠道症状,伴有乏力、畏寒、发热等。少数患者可有胸痛、胸闷、咳嗽等呼吸道症状。

（二）幼虫移行期（2~3周）

感染后第二周,雌虫产生大量幼虫,侵入血循环,移行至横纹肌。幼虫移行时所经之处可发生血管性炎症反应,引起显著异性蛋白反应。临床上出现弛张型高热,持续2d至2月（平均3~6周）,少数有鞍状热。部分患者有皮疹（斑丘疹荨麻疹或猩红热样皮疹）。旋毛虫幼虫可侵犯任何横纹肌引起肌炎:肌细胞横纹肌消失、变性、在幼虫周围有淋巴细胞、大单核细胞、中性和嗜酸粒细胞,甚至上皮样细胞浸润;临床上有肌肉酸痛,局部有水肿,伴压痛与显著乏力。肌痛一般持续3~4周,部分可达2月以上。肌痛严重,为全身性,有皮疹者大多出现眼部症状,除眼肌痛外,常有眼睑、面部水肿、球结膜充血、视物不清、复视和视网膜出血等。重度感染者肺、心肌和中枢神经系统亦被累及,相应产生灶性（或广泛性）肺出血、肺水肿、支气管肺炎甚至胸腔积液;心肌、心内膜充血、水肿、间质性炎症甚至心肌坏死、心包积液;非化脓性脑膜脑炎和颅内压增高等。血嗜酸粒细胞常显著增多（除极重型病例外）。

（三）肌内包囊形成期（感染后1~2月）

随着肌内包囊形成,急性炎症消退,全身症状减轻,但肌痛可持续较久,然而无转为慢性的确切依据。

重症患者可呈恶病质,虚脱,或因毒血症、心肌炎而死亡。

六、诊断

（一）诊断依据

（1）病前1~2周（1~40d）摄食生猪肉等史。

（2）临床特点主要为发热、肌肉疼痛和水肿、皮疹等,初期可有胃肠道症状,血白细胞总数和嗜酸粒细胞显著增多等。

（3）确诊有赖于肌肉活检找到幼虫或（和）血清学检查。

（二）鉴别诊断

本病应与食物中毒（初期）、菌痢、伤寒、嗜酸粒细胞增多的疾病如结节性多动脉炎、风湿热、皮肌炎、钩端螺旋体病、流行性出血热等鉴别。流行病学资料对鉴别诊断有重要参考价值。

七、辅助检查

（一）血常规

在疾病活动期有中等度贫血和白细胞增高,总数在$(10~20)\times10^9/L$。嗜酸性粒细胞显著增高,以发病3~4周为最高;可达80%~90%,持续至半年以上;重度感染、免疫功能低下或伴有细菌感染者可以不增高。

（二）肌肉活组织检查

感染后第四周取三角肌或腓肠肌（或水肿,肌痛最显著的部位）近肌腱处肌肉一小片,置两玻片中压紧,低倍镜下观察,可见蜷曲的幼虫,虫体周围有多数炎性细胞包绕,形成小型肉芽肿。肌肉活检受摘取组织局限性的影响,在感染早期及轻度感染者每不易检出幼虫。感染较轻镜检阴性者,可将肌片用胃蛋白酶和稀盐酸消化,离心沉淀后检查幼虫,其阳性率较压片法为高。

（三）免疫学检查

旋毛虫抗原可分为虫体抗原、虫体可溶性抗原（有感染性幼虫体可溶性粗抗原和自感染性幼虫体杆细胞内 α 颗粒提取的可溶性抗原两种）、表面抗原（自虫体表面提取或剥离的可溶性抗原）以及排泄分泌抗原（或称代谢抗原）。国内外试用过多种免疫学检查方法，包括皮内试验、补体结合试验、皂土（亦称美黏土）絮状试验、对流免疫电泳、环蚴沉淀试验、间接荧光抗体试验（IFA）、间接血凝试验（IHA）、酶联免疫吸附试验（ELISA）以及间接免疫酶染色试验（IEST）等。其中后四者的特异性强、敏感性高，且可用于早期诊断。①IFA 对早期和轻度感染均有诊断价值。以全幼虫作抗原，在幼虫皮层周围或幼虫口部有荧光沉淀物者为阳性反应。患者于感染后 2~7 周可出现阳性反应；②IHA 用冻干致敏绵羊红细胞、以 IHA 检测患者血清中抗体。用滤纸干血滴代替血清，结果无显著差异，适用于流行病学调查；③ELISA 敏感性高于 IFA。常采用以虫体生理盐水浸出液为抗原；④IEST 用感染鼠肌肉冰冻切片作抗原，以 IEST 检测患者血清中抗体。血清学试验于感染后 2~4 周开始阳性，感染后 7 周多全部阳性。反应如由阴性转为阳性，或抗体效价 4 倍升高者尤其有诊断价值。血清学检查在抗体检测上取得良好效果，但人、畜感染旋毛虫后，抗体持久存在于血清中，不利于疗效考核。近年国内外已成功地制备旋毛虫幼虫单克隆抗体。采用虫体可溶性抗原、排泄分泌抗原结合单克隆抗体、多克隆抗体—间接双抗体夹心 ELISA 法检测患者血清中循环抗原，抗原阳性结果提示为现症感染，且具疗效考核价值。

八、治疗

（一）一般治疗

急性期卧床休息，高蛋白营养饮食，补液，注意水、电解质平衡，必要时可给解热、止痛药等对症治疗。如在疾病潜伏期可给予硫酸镁导泻，每天 1~2 次，有助于成虫和幼虫从肠腔内排出，减少侵袭机会。

（二）病原治疗

（1）阿苯达唑：是本病治疗首选药物，疗效好，对各期旋毛虫均有杀虫作用，毒副作用轻。剂量为 20mg/（kg·d），成人 500mg/次，3 次/天，疗程 5d。严重毒血症时可加用泼尼松每次 10mg/次，3 次/天。不良反应在服药第 2d 起有轻微药物反应，肌痛加剧、胃部不适或隐痛、头晕、皮肤瘙痒等，均不影响治疗。

（2）甲苯达唑：对肠内期和肠外期旋毛虫有效。国外采用剂量为 22mg/（kg·d），成人每次 600mg，每 6h1 次，疗程 2 周。隔 2 个月重复一个疗程。个别可出现雅—赫样反应。重症患者治疗开始时采用 200mg/d，分 3 次口服，以后 400~600mg/d，疗程 10d 或以上。

（3）噻苯达唑：具有广谱抗蠕虫作用，对旋毛虫未成熟型、成虫和移行期与包囊期幼虫均有较好效果。剂量为 25~50mg/（kg·d），分 3 次服，疗程 5~7d，对早期病例效果较好，但对重症患者（估计感染虫数 1500~11500 条）于感染后 4d 治疗，不能防止症状发生，但可使症状减轻，出现较晚。多次给药后可出现眩晕、头痛、恶心、呕吐、皮疹等。不良反应发生率高，现已少用。

（4）氟苯达唑：200mg，每天 1 次，以后 400~600mg/d，疗程至少 10d。

（三）对症处理

对重症患者，在抗病原药物治疗同时可应用肾上腺皮质激素，有非特异性消炎、退热与抗过敏作用,减轻肌痛及缓解中毒症状的效果。一般多选用氢化可的松100mg静脉滴注或泼尼松每次10mg,每天3次口服,用药3~5d。近来还有人应用血浆取出法治疗了4例严重旋毛虫病患者,临床症状改善明显,亦未发现有并发症。

本病出现心律失常、心包积液、心力衰竭,少数患者有肺梗死,腹膜炎等并发症,应针对并发症给予针对性治疗。

九、预后

主要决定于感染程度与个体反应。轻中度感染者预后好,重感染者常死于中毒性休克、心力衰竭、脑膜炎、肺炎、肺梗死等并发症。病死率0~30%,一般为5%~6%。如能度过1~4周的重症期,预后较好。脑部病变者可恢复或留下半身不遂或癫痫等后遗症。

(张宝芳)

第八节　狂犬病

狂犬病(rabies)又名恐水症,是由狂犬病毒所致的急性人畜共患传染病,常由病兽以咬伤方式传染,主要累及中枢神经系统。临床特点为兴奋狂躁、恐水怕风、咽肌痉挛、进行性瘫痪等。临床病死率达100%。

一、病原学

(一)形态、结构及分型

狂犬病毒属弹状病毒科拉沙病毒属,为单股负链RNA;外形似子弹,大小约75nm×180nm,外有核衣壳和包膜。狂犬病毒含G、N、L、P和M 5个结构基因,分别编码不同的蛋白,其中G基因编码的糖蛋白能刺激抗体产生保护性免疫反应,能与乙酰胆碱受体结合,决定了狂犬病毒的嗜神经性;N基因编码的核蛋白是荧光免疫法检测的靶抗原,有助于临床诊断。直接从患者或病兽体内分离出的病毒称野毒株(街毒株),毒力强,潜伏期长,能在唾液腺中复制,可致病。

野毒株在兔脑内传代50代后其毒力减弱成为固定毒株,毒力减低,不侵犯唾液腺,失去致病力,但仍然保留抗原性,可供制备疫苗。

(二)抵抗力与消毒

狂犬病病毒能在多种细胞中增生,接种于鼠脑、鸡胚可分离病毒,或接种于地鼠肾细胞、人二倍体细胞等细胞株内增生、传代。病毒对外界抵抗力不强,易为紫外线、高锰酸钾、碘酒、酒精、甲醛等灭活,加热100℃2min可灭活,干燥状态下迅速死亡。但是耐低温,4℃下能存活数月,干燥冰冻条件下能保存数年。

二、流行病学

(一)传染源

我国的传染源主要是病犬,其次为猫、猪、牛、马、羊等家畜,啮齿类动物亦可感染。发达国家传染源主要是野生动物如狐、浣熊、臭鼬、野鼠、蝙蝠等。狂犬病患者一般不是传染源。

（二）传播途径

人类主要通过病兽咬伤或抓伤传播；各种伤口、黏膜被病兽唾液污染，亦可导致病毒侵入；少数可在宰杀病犬、剥皮、切割等过程中被感染；吸入带病毒的尘埃亦可致病（如吸入蝙蝠群居洞穴中的含病毒气溶胶）。

（三）人群易感性

人对狂犬病毒普遍易感。兽医与动物饲养员为高危人群。人被病犬咬伤后的发病率为 15%～30%（10%～50%），被病狼咬伤后的发病率为 50%～60%。被病兽咬伤后是否发病取决于：①咬伤部位：头、面、颈及手指咬伤后发病机会多；②创伤程度：伤口深而大者发病率高；③伤口处理：咬伤后迅速彻底清洗者发病机会较少；④疫苗注射：及时、全程、足量注射狂犬疫苗者发病率低；⑤衣着厚薄：衣着厚者发病率低；⑥免疫状态：免疫功能低下者发病率高。

（四）流行特征

我国是狂犬病发病率较高的国家，全年可见，以春夏季为多。主要在农村、牧区、边远山区，其次为中小城市。农村儿童及青壮年、兽医、饲养或捕捉野生动物者等由于与病兽接触机会多，故发病率较高。

三、发病机制和病理

人体自破损皮肤或黏膜处感染狂犬病毒后，因病毒对神经组织的强大亲和力，致病过程可分三个阶段。①组织内病毒小量增生期：经伤口进入人体的病毒先在伤口附近的肌细胞小量增生，约 3d 或更久后入侵人体近处的末梢神经；②侵入中枢神经系统：病毒沿周围神经的轴索浆向中枢神经扩散，至脊髓的背根神经节大量增生后，入侵脊髓并很快到达、侵犯脑干、小脑的神经细胞及整个中枢神经系统；③向各器官扩散：病毒从中枢神经向周围神经扩散，侵入各器官组织，病毒量较多的组织器官为唾液腺、舌部味蕾、嗅神经上皮等。迷走、舌咽及舌下神经核受损，可出现吞咽肌及呼吸肌痉挛，临床出现恐水、吞咽困难、呼吸困难等症状。交感神经受累时出现唾液分泌和出汗增多。迷走神经节、交感神经节和心脏神经节受损，可引起心血管功能紊乱或骤死。

病理变化主要为急性弥散性脑脊髓炎，主要是背根神经节和脊髓段、大脑基底、海马回和脑干部位及小脑损害最明显。脑实质充血、水肿、微小出血，镜下有非特异的神经细胞变性与炎细胞浸润。

特征性的病变是在受损脑细胞胞浆内可见嗜酸性包涵体，染色呈樱红色，称内基小体，为狂犬病毒的集落，有诊断意义。

四、临床表现

潜伏期长短不一，潜伏期最长可达十年以上，大多在 3 个月内发病。咬伤部位靠近头面部或被野生动物如狼、狐咬伤者潜伏期较短。全病程一般不超过 6d。

典型临床经过分为 3 期。

（一）前驱期

前驱期可表现为乏力、倦怠、全身不适、低热、头痛、恶心、呕吐等，继而烦躁失眠，恐惧不安，对声、光、风等刺激敏感，并有喉头紧缩感。已愈合的伤口及其附近区域感觉异常，表现为痒、痛、麻及蚁走感等。本期持续 2～4d。

（二）兴奋期

此期患者神志多清楚，少数出现精神失常或谵妄、幻觉，偶有伤人事件。主要表现为高度兴奋，狂躁不安，恐惧，有大难临头的感觉；恐水、怕风为本病临床特征，典型病例虽渴极而不敢饮，饮后也无法下咽，见水、闻流水声、饮水甚至提及饮水均可引起咽喉肌严重痉挛，患者感到极大的痛苦和恐惧。外界刺激如风、光、声的刺激亦可引起咽喉肌痉挛。会有声嘶、说话吐词不清，严重时可出现全身肌肉阵发性抽搐，呼吸肌痉挛而出现呼吸困难和发绀。体温升高（可达 38～40℃）。交感神经功能亢进，表现为大量流涎、大汗淋漓、排尿、排便困难、心率加快、血压上升等。本期持续 1～3d。

（三）麻痹期

此期时间短，患者逐渐安静，肌肉痉挛停止，进入全身弛缓性瘫痪，最后因呼吸、循环衰竭而死亡。临终前多进入昏迷状态。本期持续 6～18h。

除上述典型经过外，尚有"麻痹型（静型）"，占狂犬病病例的 2%～20%，患者无兴奋及恐水表现，以高热、头痛、呕吐、伤口疼痛开始，随后肢体瘫痪，腱反射消失，共济失调，大、小便失禁等，最终因瘫痪死亡。

五、实验室检查

（一）血常规检查

外周血白细胞总数轻至中度增多，中性粒细胞升高，达 80% 以上。

（二）脑脊液检查

压力正常或偏高，细胞数稍增高，以淋巴细胞为主，蛋白质轻度增多，糖和氯化物正常。

（三）病原学检查

取患者唾液、脑脊液、泪液或脑组织接种鼠脑分离病毒。

（四）内基小体检查

取动物或死者脑组织作切片染色，镜检找到内基小体可诊断。

（五）免疫学检查

利用 RT－PCR 检测狂犬病毒核酸；取患者脑脊液或唾液涂片、角膜印片、咬伤处皮肤组织或脑组织用免疫荧光抗体技术检测病毒抗原；用 ELISA 检测血清中特异性抗体，主要用于流行病学调查。

六、诊断及鉴别诊断

（一）诊断

诊断依据主要有被病犬或病兽咬伤或抓伤史，或被可疑动物咬伤史，且咬人动物正是有狂犬病。有恐水怕风、兴奋狂躁、多汗流涎、咽喉痉挛、肌肉瘫痪等典型表现可初步诊断。若病毒分离阳性，病毒 RNA 阳性或病毒抗原阳性，尸检脑组织检出内基小体，均可确立诊断。

（二）鉴别诊断

本病需与下列疾病鉴别。

1. 破伤风

有外伤史，潜伏期较短，有苦笑面容、牙关紧闭、全身肌肉痉挛、角弓反张等表现，但无恐水怕风、兴奋狂躁等症状。

2. 类狂犬病性癔症

有被狗或其他动物咬伤、抓伤史,出现兴奋、恐惧感及喉头紧缩感,甚至出现动作夸张的假性恐水等症状,但无怕风、流涎、发热、痉挛或瘫痪等表现,观察数日,病情无恶化,经暗示、说服及对症治疗可缓解。

3. 其他

其他尚需与脊髓灰质炎、病毒性脑炎、感染多发性神经根炎相鉴别。

七、预防与治疗

目前本病预防是关键。尚无特异治疗,以对症综合治疗为主。

（一）预防

1. 管理传染源

以犬的管理为主。采取捕杀野犬,管理和免疫家犬,对进口动物检疫等措施,可取得很好效果。病兽应捕杀,病死动物应深埋或焚毁。咬人动物应隔离观察 10d,对死亡动物应取脑组织作病原学或病理学检查。

2. 伤口处理尽快

20% 肥皂水或 0.1% 新洁尔灭反复冲洗至少半小时（继之可用大量凉开水反复冲洗）；如无前述溶液,用大量清水冲洗亦可。然后用 2% ~5% 碘酒及 75% 酒精反复涂擦伤口,伤口不宜缝合或包扎,以便排血引流。同时可在伤口底部和周围行局部浸润注射抗狂犬病免疫球蛋白或免疫血清。

使用抗狂犬病免疫球蛋白或免疫血清前,须做皮试,若阳性应采用脱敏注射。此外,酌情应用破伤风抗毒素和抗生素。

3. 预防接种

（1）疫苗接种可用于暴露后预防,也可用于暴露前预防。我国目前主要采用地鼠肾细胞疫苗,该疫苗安全有效,不良反应少。暴露后预防:轻度咬伤者于 0、3、7、14 和 30d 各肌内注射 2mL,共 5 次。如严重咬伤,可全程注射 10 针,于当日至第 6d 每天注射 1 针,随后于 10、14、30、90d 各注射 1 针。

暴露前预防:主要用于高危人群如兽医、山洞探险者、从事狂犬病毒研究的相关人员、即将接触狂犬患者的医务人员等。接种 3 次,每次 2mL,肌内注射,于 0、7、21d 进行,2 ~3 年加强 1 次。

（2）免疫球蛋白注射常用的制品有人抗狂犬病毒免疫球蛋白和抗狂犬病马血清两种,以前者为佳,后者使用前需做皮试。

（二）治疗

1. 一般治疗

（1）休息、营养:尽量让患者安静卧床休息,补充足够的营养,注意水、电解质和酸碱平衡。若不能进食可鼻饲流质饮食,如插管困难采用静脉输注,输液器具应包裹,避免患者看到液体诱发咽喉肌痉挛。

（2）隔离、消毒:单间病房严密隔离,房间光线宜暗,环境安静,避免一切不必要的刺激如声、光、风等。患者的分泌物、排泄物及污染物品须严格消毒。医务人员接触患者时必须穿隔离服,戴口罩及乳胶手套,注意防止皮肤、黏膜被患者的唾液污染。

2.对症治疗

有兴奋、狂躁及痉挛时,应用地西泮、氯丙嗪、巴比妥类、水合氯醛等镇静剂。有脑水肿则给予甘露醇等脱水剂。有缺氧及时给氧。有脱水、酸中毒时应纠正。维持重要脏器功能,如心、肺功能。

有心动过速、心律失常、高血压等可用 β 受体阻滞剂或强心剂。若呼吸机痉挛影响呼吸,可用肌肉松弛剂,并行气管切开,间歇正压吸氧。

3.抗病毒治疗

目前尚无有效抗狂犬病毒的药物。

（张宝芳）

第十七章 老年科疾病

第一节 老年肺炎

肺炎是老年人的常见病,占老年感染性疾病的54%,一般病死率为5.6%~23.3%,为青壮年肺炎的10~20倍。而且,因本病患病率高,病情进展快,临床症状多不典型,故生前"漏诊率"可达34%。因此,如何做到早期诊断,及时治疗,减少病死率,是老年病学的重要研究课题之一。

一、病因特点

1.革兰阴性杆菌多见

在20世纪50年代,肺炎双球菌是肺炎的主要致病菌(90%)。

但随着青霉素及部分合成青霉素的问世,减少了该菌种肺炎的患病率和危害性。近十年来,革兰阴性杆菌感染明显增多(82%),多为大肠杆菌、克雷伯杆菌、绿脓杆菌、流感杆菌等。尽管新型抗生素不断问世,但目前仍没有改变这种趋势。

2.呼吸道条件致病菌感染逐渐增多

老年人由于机体抵抗力降低,口咽部的常存菌(真菌、厌氧菌等)可引起肺炎。口咽部正常菌丛中厌氧菌比需氧菌多10~20倍,吸入性肺炎的1/3~1/2为厌氧菌感染,由于常规培养不能生长,易被忽视,因此在送检标本时应常规厌氧菌培养。口咽部革兰阴性杆菌居住与否,与机体健康状况有关。正常人口咽部革兰阴性杆菌仅占2%,门诊患者约占20%,住院患者增加到30%~40%,危重患者高达75%。

这可能是造成老年人革兰阴性杆菌肺炎的主要原因。

3.混合感染多见

老年人由于免疫功能低下,常表现多种病原体所致的混合感染。如细菌加病毒、细菌加真菌、需氧菌加厌氧菌等。

4.耐药菌增多

由于抗生素的大量及广泛使用,造成致病微生物的基因发生改变而产生耐药,其中以革兰阴性杆菌最为突出。

二、老年肺炎的临床特点及类型

(一)临床特点

老年肺炎常缺乏明显呼吸系统症状,症状多不典型,病情进展快,易发生漏诊、误诊。

据文献报道,病理证实为肺炎但临床未能诊断的"漏诊率"为3.3%~61.4%;而临床诊断为肺炎但无相应病理所见的"误诊率"为10.8%~39.3%。老年肺炎大致有如下临床特点。

(1)多无发热、胸痛、咳铁锈色痰等典型症状,有症状者仅占35%左右。

（2）首发症状常以非呼吸道症状突出：老年肺炎患者可首先表现为腹痛、腹泻、恶心、呕吐及食欲减退等消化道症状，或心悸、气促等心血管症状，或表情淡漠、嗜睡、谵妄、躁动、意识障碍等神经精神症状。高龄者常以典型的老年病五联征(尿失禁、精神恍惚、不想活动、跌倒、丧失生活能力等)之一或多项而表现之一。

（3）缺乏典型体征：极少出现典型肺炎的语颤增强、支气管呼吸音等肺实变体征。可出现脉速、呼吸快，呼吸音减弱，肺底部可闻及湿性啰音，但容易与并存的慢性支气管炎、心力衰竭等相混淆。

（4）实验室检查结果不典型。

1）血液检查：血常规检查白细胞总数可增高或不高，但50%以上可见核左移、C反应蛋白阳性、血沉增快等炎症表现。

2）动脉血气分析：可出现 PAO_2 下降、$PaCO_2$ 下降，但合并慢性阻塞性肺疾病时，因肺泡换气不良可出现 $PaCO_2$ 升高。

3）胸片：呈支气管肺炎形态者比大叶性肺炎更多见，病灶多呈斑片状、网状、条索状阴影。应注意的是老年人常因病情严重或意识障碍，难以摄出满意的吸气相胸片，从而影响病灶的显示。另外，又因肺组织弹性差、支气管张力低、肺通气不足、淋巴回流障碍等原因，致使病灶吸收缓慢，多数需4~6周才能完全吸收。

4）基础疾病多，易发生多脏器功能衰竭。

5）并发症多而重：老年肺炎易发生水电解质及酸碱平衡紊乱、呼吸衰竭、低蛋白血症、心律失常及休克等严重并发症，病死率高。

（二）常见类型

1.社区获得性肺炎（CAP）

CAP是指在医院外罹患的感染性肺实质(含肺泡壁即广义上的肺间质)炎症，包括具有明确潜伏期的病原体感染而在入院后平均潜伏期内发病的肺炎。

临床诊断依据：①新近出现的咳嗽、咳痰，或原有呼吸道疾病症状加重，并出现脓性痰，伴或不伴胸痛；②发热；③肺实变体征和(或)湿性啰音；④WBC $> 10 \times 10^9$/L 或 $< 4 \times 10^9$/L，伴或不伴核左移；⑤胸部X线检查显示片状、斑片状浸润性阴影或间质性改变，伴或不伴胸腔积液。以上①~④项中任何一款加第⑤项，并除外肺结核、肺部肿瘤、非感染性肺间质性疾病、肺水肿、肺不张、肺栓塞、肺嗜酸性粒细胞浸润症、肺血管炎等，可建立临床诊断。许多因素增加CAP的严重性和死亡危险。

具备下列情形之一，尤其是两种情形并存时，若条件允许建议住院治疗：①年龄 >65 岁。②存在基础疾病或相关因素：如慢性阻塞性肺疾病、糖尿病、慢性心、肾功能不全；吸入或易致吸入因素；近1年内因CAP住院史；精神状态改变；脾切除术后状态；慢性酗酒或营养不良。③体征异常：呼吸频率 >30/min、脉搏 ≥ 120/min、血压 $<90/60$mmHg(1mmHg $= 0.133$kPa)、体温 ≥ 40℃ 或 <35℃、意识障碍、存在肺外感染病灶如败血症、脑膜炎。④实验室和影像学异常：WBC $> 20 \times 10^9$/L，或 $< 4 \times 10^9$/L，或中性粒细胞计数 $< 1 \times 10^9$/L；呼吸空气时 $PaCO_2 < 60$mmHg；$PAO_2/FiO_2 < 300$，或 $PaCO_2 > 50$mmHg；血肌酐 Scr $>106\mu$mol/L 或血尿素氮(BUN) 7.1mmol/L；Hb <90g/L 红细胞比容(HCT) <30%；血浆白蛋白 <2.5g/L；败血症或弥散性血管内凝血(DIC)的证据，如血培养阳性、代谢性酸中毒、凝血酶原时间(PT)和部分凝血活酶时间(PTT)延长、血小板减少；胸部X线片病变累及一个肺叶以上、出现空洞、病灶迅速扩散或出

现胸腔积液。

下列病征多为重症肺炎的表现,须密切观察,积极救治:①意识障碍;②呼吸频率 >30/min;③PAO$_2$ <60mmHg、PAO$_2$/FiO$_2$ <300,须行机械通气治疗;④血压 <90/60mmHg;⑤胸片显示双侧或多肺叶受累,或入院48h内病变扩大≥50%;⑥少尿,尿量 <20mL/h,或 <80mL/4h 或急性肾衰竭需要透析治疗。

2. 医院获得性肺炎(HAP)

HAP 指入院后48h以上发生的肺炎。在老年人中的发生率明显高于年轻人,发病率达0.5%~15%,占医院内各种感染的第1~3位。病原学复杂,常见的病原菌是需氧革兰阴性菌,占68%~80%,如铜绿假单胞菌、肺炎克雷伯菌和不动杆菌属;革兰阳性菌占24%,如金黄色葡萄球菌(大多为耐甲氧西林金黄色葡萄球菌,MRSA);真菌约占5%。HAP 的临床诊断应包括两层含义:一方面确定是否患有肺炎;另一方面确定肺炎的病原学。影像学见肺部浸润影加两项临床表现(发热、白细胞增高、脓性痰)是目前最准确的临床诊断标准。HAP 病原学的诊断往往需要获得下呼吸道分泌物,可以通过纤维支气管镜或非支气管镜的方法获得。痰涂片革兰染色直接镜检,通过仔细检查多形核白细胞及细菌形态,并与细菌培养结果比较,可提高 HAP 诊断的准确性。

确定属于本类肺炎的标准:①发生肺炎前至少住院已48h以上;②肺炎症状和体征出现于出院后8d内;③患病前至少48h,每天在医院停留数小时的门诊患者或住院患者的探视者;④因肺部炎症而住院,经治疗一度好转,但以后再现发热及肺炎症状,体征更明显,白细胞再度升高,胸部X线检查发现新的浸润影;⑤痰培养连续2次分离出相同病原菌。

医疗机构相关性肺炎(HCAP):指具有以下特点的肺炎患者,本次感染前90d内因急性病住院治疗,且住院时间超过2d者;住在养老院和康复机构中者;本次感染前30d内接受过静脉抗生素治疗、化疗或伤口护理者;到医院或透析门诊定期接受血液透析者。

3. 吸入性肺炎

吸入性肺炎是指吸入食物、口咽分泌物、胃内容物及其他液体或固体物质引起的肺化学性或合并细菌性炎症。由于老年人咽喉腔黏膜萎缩、变薄,喉的感觉减退,咽缩肌活动作用减弱,或意识障碍等原因产生吞咽困难,使食物、胃液及寄生于咽喉部的细菌进入下呼吸道,引起吸入性肺炎。根据吸入的物体不同可分为三种。①吸入固体食物:吸入大的固体食物可阻塞气管,引起突然呼吸困难、剧烈咳嗽、发绀等类似肺梗死的症状;吸入小的固体食物颗粒可阻塞支气管,导致严重呼吸困难、喘鸣等类似支气管哮喘的表现。②吸入胃液:若吸入 pH <2.5 的胃液 >50mL,可引起胃酸性肺炎(Mendelson 综合征),表现为吸入 2~12h 发生急性呼吸困难、发绀、呼吸衰竭等 ARDS 的表现。③吸入致病菌:表现为低热、干咳等症状,长期卧床者常侵犯上叶后段和下叶背段。

4. 革兰阴性杆菌肺炎

院外感染的肺炎中占20%,而院内感染中占15%~80%。病死率可达50%以上。病原菌主要有大肠杆菌、变形杆菌、肺炎杆菌、绿脓杆菌、克雷伯肺炎杆菌等。可分为社区获得性肺炎和医院获得性肺炎。后者多为由吸入咽部分泌物所致(内源性感染),从空气飞沫传播者(外源性感染)少见。

5. 支原体肺炎(MP)

支原体肺炎在老年肺部感染中占20%。

起病隐匿,主要临床表现为刺激性干咳,不规则发热,头痛,胸闷,恶心,胸部 X 线片下部炎症、呈斑片或点状阴影、多形性,右肺多于左肺,可并有少量胸腔积液。临床上难与病毒或轻度细菌性感染区别,误诊率高达 55%。因此有以下情况:①有类似病毒感染的临床表现,经抗生素(红霉素、四环素除外)治疗效果不佳者;②病情与胸片病灶不相称(即胸片炎性病灶明显,而症状不重)者;③肺下部炎症并有少量胸腔积液,难以肺结核解释者。应进一步作血清支原体抗体检查,血清特异性补体结合试验(+)1:40~1:80,冷凝试验(+),有助于诊断。

6. 终末期肺炎

终末期肺炎是指患者临终前发生的肺炎,常继发于其他疾病的晚期,与一般肺炎不尽相同,病理资料显示高达 30%~60%。目前尚未列入独立疾病。临床特点,早期往往无明显体征,随病情加重可有以下特点:①不能用原发病解释的发热或寒战;②出现呼吸困难或发绀与原发病不相称;③不能用原发病或其他原因解释的低血压、休克或昏迷加重;④脓血症;⑤多发生皮疹或脓疱疹;⑥肺部呼吸音减弱或消失,湿性啰音不受体位改变而变化。

三、治疗要点

1. 控制感染

(1)抗生素的选择:社区获得性肺炎以革兰阳性球菌感染多见,首选青霉素类或第一代头孢菌素。对青霉素过敏者可用红霉素、罗红霉素、林可霉素等。中度以上感染者,可选用强的抗生素,如第二、三代头孢菌素,第三代喹诺酮类抗生素等。对于医院获得性肺炎,开始经验性抗生素的选择一方面要根据当地细菌流行病学监测的结果,另一方面要取决于有无 MDR 感染的危险[90d 前的抗生素治疗史、住院时间 5d 以上、当地 MDR 分离率高、存在 HCAP 危险(本次感染前 90d 内在医院住院 >2d、住养老院或康复医院、本次感染前 30d 接受过静脉抗生素、化疗或伤口护理、定期到医院接受血液透析)、免疫缺陷或接受免疫抑制剂治疗]。在没有 MDR 感染危险的 HAP 可选择窄谱抗生素治疗,反之则需要选择广谱抗生素,甚至多药联合使用。吸入性肺炎应选用甲硝唑等药物。

(2)治疗策略:HAP 治疗的原则是一旦获得呼吸道细菌培养结果和有治疗反应时,应考虑抗生素的降阶梯治疗。通常在用药后 48~72h 出现临床改善,除非临床迅速恶化,一般不应改变治疗方案。正确的初始治疗,具有很好的临床反应,无非发酵革兰阴性杆菌感染的证据,且无并发症的 HAP、VAP 或 HCAP,推荐短期(7~8d)的抗生素治疗。而气管插管患者气道内定植菌是十分常见的,若无临床感染征象,则不需要用抗生素治疗,或者不作诊断评价。

临床上要想获得最佳的治疗效果,不但要选择合适的抗生素,还要有合适的剂量及合适的给药方式。为此,必须了解常用抗生素的药代动力学及药效学。大多数 β-内酰胺类抗生素的肺组织浓度可达到血浆浓度的一半,而氟喹喏酮类与利奈唑胺的肺组织浓度可达到甚至超过血浆浓度。氨基糖苷类与氟喹喏酮类药物是浓度依赖的杀菌剂,万古霉素与 β-内酰胺类抗生素也是杀菌剂,但属于时间依赖抗生素。氨基糖苷类与氟喹喏酮类对革兰阴性杆菌有明显的抗生素后效应,而 β-内酰胺类抗生素对革兰阴性杆菌就没有明显的抗生素后效应(卡巴培能除外)。时间依赖性抗生素要求一天多次给药,甚至持续静脉点滴;而浓度依赖性抗生素则要求一天一次给药。

气管内滴药与雾化吸入给药只在多粘菌素 B 和氨基糖苷类药物有研究。虽然局部给药(妥布霉素)并不降低病死率,但是细菌清除率有所升高。局部给药的顾虑在于这种给药方式不是用于治疗而是用于预防,这样可能增加耐药菌感染的危险。雾化吸入抗生素的另一个副反应是可能引起支气管痉挛。

(3)抗菌药物的合理应用:如何合理应用抗生素,防止滥用,尽量减少不良反应及耐药菌的产生,应掌握以下原则。

1)熟悉选用药物的适应证、抗微生物活性、药动学、药效学和不良反应。

2)根据患者的生理、病理、免疫状态合理用药。老年人血浆白蛋白减少,肾功能减退,肝脏酶活力下降,用药后血药浓度较青年人高,半衰期延长,易发生毒副作用,故用药量应小,为成人用药量的50%~70%(1/2~2/3)。并应根据肾功能情况选择用药,慎用氨基糖苷类。

3)老年人胃酸分泌减少,胃排空时间长,肠蠕动减弱,易影响药物的吸收,对中、重症患者,应采用静脉给药为主,病情好转后改口服。

4)及早确定病原学诊断,根据致病菌及药物敏感度测定,选择用药。

5)掌握给药方案及疗程:因老年人多伴有其他基础疾病,故给药方法途径选择要适当。用药时间应长,防止反复。一般体温下降,症状消退后7~14d停用,特殊情况,如军团菌肺炎用药时间可达3~4周。急性期用药48~72h无效者应考虑换药。

6)治疗中应严密观察不良反应:老年人易发生菌群失调、假膜性肠炎、二重感染,应及时防治。

7)熟悉药物间的相互作用,避免增加毒副作用,发挥协同作用。

2.促进排痰

老年人咳嗽无力、失水等原因使痰液黏稠,容易阻塞支气管,加重感染。

口服和静脉补充水分是稀化痰液最有效的方法,但应注意适量。还可通过鼓励咳嗽,深呼吸,翻身拍背,使用祛痰剂、超声雾化等促进排痰。

3.纠正缺氧

生理状态下的 PAO_2 随增龄而降低,老年人 PaO_2 的正常参考值为≥9.33kPa(70mmHg)。因此,约半数的老年肺炎患者伴有低氧血症。纠正缺氧,使血氧饱和度保持在85%~90%以上,可以降低并发症。一般采用鼻导管或面罩给予较高浓度(40%~60%)氧;伴有二氧化碳潴留者应采取低浓度(<30%)给氧;Mendelson 综合征应采用呼气末正压给氧。

4.防止误吸

吸入性肺炎患者应谨慎进食,头部抬高,以防再次误吸。平卧位时头部抬高60°;侧卧位时抬高头部15°。对于假性延髓性麻痹所致吞咽困难者,应插胃管鼻饲。

另外,应加强口腔护理,防止口腔内的细菌不断进入肺内。

5.重视并发症和并存病的处理

经上述处理后,病情不改善或改善缓慢,除了重新考虑诊断外,应特别警惕并发症的发生。另外,老年人发生肺炎后,原有慢性疾病(并存病)可能恶化。因此,应重视并发症和并存病的处理。

(窦媛媛)

第二节　老年肺栓塞

肺栓塞(PE)是以各种栓子阻塞肺动脉系统为其发病原因的一组疾病或临床综合征的总称,包括肺血栓栓塞症(PTE)、脂肪栓塞综合征、羊水栓塞、空气栓塞等。肺血栓栓塞症(PTE)为来自静脉系统或右心的血栓阻塞肺动脉或其分支所致疾病,以肺循环和呼吸功能障碍为其主要临床和病理生理特征。PTE 为 PE 的最常见类型,占 PE 中的绝大多数。肺动脉发生栓塞后,若其支配区的肺组织因血流受阻或中断而发生坏死,称为肺梗死(PI)。引起 PTE 的血栓主要来源于深静脉血栓形成(DVT),PTE 常为 DVT 的并发症。由于肺组织有肺动脉 - 支气管动脉双重血液供应,而且肺组织与肺泡气体间还可以直接进行气体交换,所以大部分肺栓塞不一定形成梗死,而没有明显的临床表现。

在老年人中肺栓塞是常见病,且危害严重,诊断困难,但可有效治疗。在我国尚无 PE 患病率的确切数据,据美国资料,在美国每年有 2000 万例深静脉血栓形成(DVT)患者,60 万例 PE 患者。据 PE 的前瞻性研究(PIOPED)结果显示:住院患者中 1% 患急性 PE,老年患者患病率更高。已有多个研究表明,随年龄增加 DVT 和 PE 均呈指数增加。在老年人群中,60 ~ 69 岁老年人患病率每年为 1.8% ,85 岁以上老年人群增高到 3.1% ,而且在男性中更高。在美国,肺栓塞的死亡占所有人群死亡的 5% ,而在老年人占 12% 。从长期和短期生存率来看,70 岁以及 70 岁以上老年人中,肺栓塞是一个非常重要的危险预后因子。肺栓塞被认为是老年患者急性死亡的可疑因素之一,在尸体剖检时发现 40% 的肺栓塞老年患者生前没有被怀疑患肺栓塞。

一、病因和发病机制

肺栓塞的病因和发病机制大致上可以包括三个环节。

(1)肺外嵌塞物(栓子)的形成:绝大多数的栓子来自下肢深静脉,约占 90% ,因此,现在普遍认为肺栓塞实际上是下肢静脉系血栓的并发症。其次,栓子来源于心脏病,并多发于合并房颤患者,有报道瘤栓在老年人中可高达 35% 。

(2)肺动脉或分支的机械性阻断及其直接引起的肺血流动力学障碍:一般认为,肺血管床阻塞 ≥30% 时,肺动脉平均压开始升高;阻塞 ≥35% 时右心房压升高;≥50% 时,肺动脉压及肺血管阻力显著增高,出现肺动脉高压表现。

(3)栓塞后体液 - 反射机制引起的肺血液和呼吸动力学变化:肺栓塞时 5 - 羟色胺、血栓素、白三烯、血小板活化因子等细胞因子的释放会加重肺血流动力学障碍。

二、危险因素

老年 PE 患者最常见的危险因素是制动,其他的危险因素依次为深静脉血栓和 PE 史、心力衰竭、长期下肢水肿等。而脑卒中、肥胖(体重指数 >27kg/m2)、外伤(近 3 个月)、手术(近 6 周)、恶性肿瘤、慢性阻塞性肺疾病等 PE 危险因素,在老年人与非老年人没有明显区别。

三、肺栓塞的诊断

(一)临床表现

PE 的临床症状多种多样,不同病例常有不同的症状组合,但均缺乏特异性。各病例所表现症状的严重程度亦有很大差别,可以从无症状到血流动力学不稳定,甚或发生猝死。以下根据国内外对 PE 症状学的描述性研究,列出各临床症状、体征及其出现的比率。

1. 症状

①呼吸困难及气促(80%~90%),是最常见的症状,尤以活动后明显;②胸痛,包括胸膜炎性胸痛(40%~70%)或心绞痛样疼痛(4%~12%);③晕厥(11%~20%),可为 PE 的唯一或首发症状;④烦躁不安、惊恐甚至濒死感(55%);⑤咯血(11%~30%),常为小量咯血,大咯血少见;⑥咳嗽(20%~37%);⑦心悸(10%~18%)。须注意临床上出现所谓"肺梗死三联征"(呼吸困难、胸痛及咯血)者不足30%。

2. 体征

①呼吸急促(70%),呼吸频率>20/min,是最常见的体征;②心动过速(30%~40%);③血压变化,严重时可出现血压下降甚至休克;④发绀(11%~16%);⑤发热(43%),多为低热,少数患者可有中度以上的发热(7%);⑥颈静脉充盈或搏动(12%);⑦肺部可闻及哮鸣音(5%)和(或)细湿啰音(18%~51%),偶可闻及血管杂音;⑧胸腔积液的相应体征(24%~30%);⑨肺动脉瓣区第二音亢进或分裂(23%),$P_2 > A_2$,三尖瓣区收缩期杂音。

3. 深静脉血栓的症状与体征

注意 PTE 的相关症状和体征,并考虑 PTE 诊断的同时,要注意发现是否存在 DVT,特别是下肢 DVT。下肢 DVT 主要表现为患肢肿胀、周径增粗、疼痛或压痛、浅静脉扩张、皮肤色素沉着、行走后患肢易疲劳或肿胀加重。约半数或以上的下肢深静脉血栓患者无自觉临床症状和明显体征。

(二)实验室检查

1. 动脉血气分析

常表现为低氧血症、低碳酸血症、肺泡-动脉血氧分压差[$P(A-a)O_2$]增大。部分患者的结果可以正常。

2. 心电图

大多数病例表现有非特异性的心电图异常。较为多见的表现包括 $V_1 \sim V_4$ 的 T 波改变和 ST 段异常;其他心电图改变包括完全或不完全右束支传导阻滞;肺型 P 波;电轴右偏,顺钟向转位等。心电图改变多在发病后即刻开始出现,以后随病程的发展演变而呈动态变化。观察到心电图的动态改变较之静态异常对于提示 PTE 具有更大意义。

3. 胸部 X 线平片

多有异常表现,但缺乏特异性。可表现为:区域性肺血管纹理变细、稀疏或消失,肺野透亮度增加;肺野局部浸润性阴影;尖端指向肺门的楔形阴影;肺不张或膨胀不全;右下肺动脉干增宽或伴截断征;肺动脉段膨隆以及右心室扩大征;患侧横膈抬高;少至中等量胸腔积液征等。仅凭胸部 X 线片不能确诊或排除 PTE,但在提供疑似 PTE 线索和除外其他疾病方面,胸部 X 线片具有重要作用。

4. 超声心动图

在提示诊断和除外其他心血管疾患方面有重要价值。对于严重的 PTE 病例,超声心动图检查可以发现右室壁局部运动幅度降低;右心室和(或)右心房扩大;室间隔左移和运动异常;近端肺动脉扩张;三尖瓣反流速度增快;下腔静脉扩张,吸气时不萎陷。这些征象说明肺动脉高压、右室高负荷和肺源性心脏病,提示或高度怀疑 PTE,但尚不能作为 PTE 的确定诊断标准。超声心动图为划分次大面积 PTE 的依据。检查时应同时注意右心室壁的厚度,如果增厚,提示慢性肺源性心脏病,对于明确该病例存在慢性栓塞过程有重要意义。若在右房或右室发现血栓,同时患者临床表现符合 PTE,可以做出诊断。超声检查偶可因发现肺动脉近端的血栓而确定诊断。

5. 血浆 D - 二聚体检测

D - 二聚体是交联纤维蛋白在纤溶系统作用下产生的可溶性降解产物,为一个特异性的纤溶过程标记物。在血栓栓塞时因血栓纤维蛋白溶解使其血中浓度升高。D - 二聚体对 PTE 诊断的敏感性为 92% ~ 100%,但其特异性较低,仅为 40% ~ 43%。手术、肿瘤、炎症、感染、组织坏死等情况均可使 D - 二聚体升高。在临床应用中,D - 二聚体对急性 PTE 有较大的排除诊断价值,若其含量低于 $500\mu g/L$,可基本除外急性 PTE。酶联免疫吸附法(ELISA)是较为可靠的检测方法,建议采用。

6. 核素肺通气/灌注扫描

核素肺通气/灌注扫描是 PTE 重要的诊断方法。典型征象是呈肺段分布的肺灌注缺损,并与通气显像不匹配。但是由于许多疾病可以同时影响患者的肺通气和血流状况,致使通气/灌注扫描在结果判定上较为复杂,需密切结合临床进行判读。一般可将扫描结果分为三类:①高度可能:其征象为至少一个或更多叶段的局部灌注缺损而该部位通气良好或胸部 X 线片无异常;②正常或接近正常;③非诊断性异常:其征象介于高度可能与正常之间。

7. 螺旋 CT 和电子束 CT 造影

螺旋 CT 和电子束 CT 造影能够发现段以上肺动脉内的栓子,是 PTE 的确诊手段之一。PTE 的直接征象为肺动脉内的低密度充盈缺损,部分或完全包围在不透光的血流之间(轨道征),或者呈完全充盈缺损,远端血管不显影(敏感性为 53% ~ 89%,特异性为 78% ~ 100%);间接征象包括:肺野楔形密度增高影,条带状的高密度区或盘状肺不张,中心肺动脉扩张及远端血管分支减少或消失等。CT 对亚段 PTE 的诊断价值有限。CT 扫描还可以同时显示肺及肺外的其他胸部疾患。电子束 CT 扫描速度更快,可在很大程度上避免因心跳和呼吸的影响而产生的伪影。

8. 磁共振成像(MRI)

对段以上肺动脉内栓子诊断的敏感性和特异性均较高,避免了注射碘造影剂的缺点,与肺血管造影相比,患者更易于接受,适用于碘造影剂过敏的患者。MRI 具有潜在的识别新旧血栓的能力,有可能为将来确定溶栓方案提供依据。

9. 肺动脉造影

肺动脉造影为 PTE 诊断的参比方法。其敏感性约为 98%,特异性为 95% ~ 98%。

PTE 的直接征象有肺血管内造影剂充盈缺损,伴或不伴轨道征的血流阻断;间接征象有肺动脉造影剂流动缓慢,局部低灌注,静脉回流延迟等。如缺乏 PTE 的直接征象,不能诊断 PTE。肺动脉造影是一种有创性检查,发生致命性或严重并发症的可能性分别为 0.1% 和 1.5%,应严格掌握其适应证。如果其他无创性检查手段能够确诊 PTE,而且临床上拟仅采取内科治疗时,则不必进行此项检查。

10. 深静脉血栓的辅助检查

(1)超声技术:通过直接观察血栓、探头压迫观察或挤压远侧肢体试验和多普勒血流探测等技术,可以发现 95% 以上的近端下肢静脉内的血栓。静脉不能被压陷或静脉腔内无血流信号为 DVT 的特定征象和诊断依据。对腓静脉和无症状的下肢深静脉血栓,其检查阳性率较低。

(2)MRI:对有症状的急性 DVT 诊断的敏感性和特异性可达 90% ~ 100%,部分研究提示,MRI 可用于检测无症状的下肢 DVT。MRI 在检出盆腔和上肢深静脉血栓方面有优势,但对腓静脉血栓其敏感性不如静脉造影。

(3)肢体阻抗容积图(IPG):可间接提示静脉血栓形成。对有症状的近端 DVT 具有很高的敏感性和特异性,对无症状的下肢静脉血栓敏感性低。

(4)放射性核素静脉造影:属无创性 DVT 检测方法,常与肺灌注扫描联合进行。另适用于对造影剂过敏者。

(5)静脉造影:是诊断 DVT 的"金标准",可显示静脉堵塞的部位、范围、程度及侧支循环和静脉功能状态,其诊断敏感性和特异性均接近 100%。

PE 的临床表现无特异性,在老年患者中,呼吸急促(呼吸频率 >16/min)、胸膜炎性胸痛、心动过速是最常见的症状和体征,在所有患者中均单独或合并存在。肺栓塞受累的动脉数目、栓塞程度,有无造成肺组织坏死决定了患者的症状。只有 20% 的老年患者表现为呼吸困难、胸痛和咯血。如果呼吸困难不存在,肺栓塞诊断则难以成立。如果患者在表现为极度呼吸困难时并存在晕厥或休克,多提示大块 PE 致肺梗死的存在。大约 33% 老年患者有胸膜渗出,通常是单侧的。大概 67% 的渗出液为血性的(红细胞计数 >100000/mL),必须与癌症和创伤区别。但是,不少老年肺栓塞患者的临床表现是非特异性症状,包括持续低热、精神状态变化、无呼吸道症状或类似呼吸道感染表现。老年人对症状的反应常迟钝和对症状的误解可能是导致老年人 PE 误诊漏诊率高的原因。

DVT 与 PE 的关系密切,约 50% 的近端 DVT 患者可患 PE 但无临床症状,约 80% DVT 因缺乏症状而不能及时诊断。因此,对下肢肿胀、小腿痛等应高度重视并应做相关检查,这是诊断 DVT 和 PE 的重要线索。

四、诊断策略

1. 提高 PE 的诊断意识

根据 wells 评分或 Geneva 评分进行基本评价,决定下一步诊疗措施。

2. 合理选择辅助检查

(1)下肢静脉超声检查:随年龄增加,DVT 的患病率和与 PE 并存率增加,因此对老年 PE 应及早行下肢静脉超声检查。

(2)螺旋 CT 检查:因为不受年龄的影响,又具有无创、准确和简便的优点,优先选择螺旋 CT(尤其多层螺旋 CT)。静脉超声与螺旋 CT 联合应用,可以提高诊断 PE 的敏感性。碘过敏或肾功能受损时可考虑应用肺通气灌注扫描。

(3)肺动脉造影检查:临床高度怀疑 PE 而静脉超声和螺旋 CT 检查阴性时可考虑肺动脉造影。

五、治疗

1. 急性 PTE 的治疗

(1)一般处理:对高度可疑或确诊 PTE 的患者,应进行严密监护,监测呼吸、心率、血压、静脉压、心电图及血气的变化,对大面积 PTE 可收入重症监护治疗病房(ICU)。为防止栓子再次脱落,要求绝对卧床,保持大便通畅,避免用力;对于有焦虑和惊恐症状的患者应予安慰并可适当使用镇静剂;胸痛者可给予止痛剂;对于发热、咳嗽等症状可给予相应的对症治疗。

(2)呼吸循环支持治疗:对有低氧血症的患者,采用经鼻导管或面罩吸氧。当合并严重的呼吸衰竭时,可使用经鼻或面罩无创性机械通气或经气管插管行机械通气。应避免做气管切开,以免在抗凝或溶栓过程中局部大量出血。应用机械通气中须注意尽量减少正压通气对循环的不利影响。

(3)右心功能不全治疗:对于心排出量下降,但血压尚正常的病例,可给予具有一定肺血管扩张作用和正性肌力作用的多巴酚丁胺和多巴胺;若出现血压下降,可增大剂量或使用其他血管加压药物,如间羟胺、肾上腺素等。对于液体负荷疗法须持审慎态度,因过大的液体负荷可能会加重右室扩张并进而影响心排出量,一般所予负荷量限于 500mL 之内。

(4)溶栓治疗:溶栓治疗可迅速溶解部分或全部血栓,恢复肺组织再灌注,减小肺动脉阻力,降低肺动脉压,改善右室功能,减少严重 PTE 患者的病死率和复发率。溶栓治疗主要适用于大面积 PTE 病例,即出现因栓塞所致休克和(或)低血压的病例;对于次大面积 PTE,即血压正常,但超声心动图显示右室运动功能减退,或临床上出现右心功能不全表现的病例,若无禁忌证,可以进行溶栓;对于血压和右室运动均正常的病例不推荐进行溶栓。溶栓治疗宜高度个体化。溶栓的时间窗一般定为 14d 以内,但鉴于可能存在血栓的动态形成过程,对溶栓的时间窗不作严格规定。溶栓应尽可能在 PTE 确诊的前提下慎重进行。,对有溶栓指征的病例宜尽早开始溶栓。

溶栓治疗的主要并发症为出血。用药前应充分评估出血的危险与后果,必要时应配血,做好输血准备。溶栓前宜留置外周静脉套管针,以方便溶栓中取血监测,避免反复穿刺血管。溶栓治疗的绝对禁忌证有:活动性内出血、近期自发性颅内出血。相对禁忌证有:2 周内的大手术、分娩、器官活检或不能以压迫止血部位的血管穿刺、2 个月内的缺血性卒中、10d 内的胃肠道出血、15d 内的严重创伤、1 个月内的神经外科或眼科手术、难于控制的重度高血压(收缩压 >180mmHg,舒张压 >110mmHg)、近期曾接受心肺复苏、血小板计数 <10 万/mm^3、妊娠、细菌性心内膜炎、严重肝肾功能不全、糖尿病出血性视网膜病变、出血性疾病等。对于大面积 PTE,因其对生命的威胁极大,上述绝对禁忌证亦应被视为相对禁忌证。

常用的溶栓药物有尿激酶(UK)、链激酶(SK)和重组组织型纤溶酶原激活剂(t-PA),三者溶栓效果相仿,临床上可根据条件选用。rtPA 可能对血栓有较快的溶解作用。目前尚未确定完全适用于国人的溶栓药物剂量。以下方案与剂量主要参照欧美的推荐方案,供参考使用。

尿激酶负荷量 4400U/kg,静脉注射 10min,随后以 2200U/(kg·h)持续静脉滴注 12h;另可考虑 2h 溶栓方案:2 万 U/kg 持续静脉滴注 2h。

链激酶负荷量 25 万 U,静脉注射 30min,随后以 10 万 U/h 持续静脉滴注 24h。链激酶具有抗原性,故用药前需肌内注射苯海拉明或地塞米松,以防止过敏反应。

rtPA50～100mg 持续静脉滴注 2h。使用尿激酶、链激酶溶栓期间勿同用肝素。对以 rtPA 溶栓时是否须停用肝素无特殊要求。

溶栓治疗结束后,应每 24h 测定一次凝血酶原时间(PT)或活化部分凝血激酶时间(APTT),当其水平低于正常值的 2 倍,即应重新开始规范的肝素治疗。溶栓后应注意对临床及相关辅助检查情况进行动态观察,评估溶栓疗效。

(5)抗凝治疗:为 PTE 和 DVT 的基本治疗方法,可以有效地防止血栓再形成和复发,同时,机体自身纤溶机制溶解已形成的血栓。目前临床上应用的抗凝药物主要有普通肝素(以下简称肝素)、低分子量肝素和华法林。一般认为,抗血小板药物的抗凝作用尚不能满足 PTE 或 DVT 的抗凝要求。临床疑诊 PTE 时,即可安排使用肝素或低分子量肝素进行有效的抗凝治疗。

应用肝素/低分子量肝素前,应测定基础 APTT、PT 及血常规(含血小板计数、血红蛋白),注意是否存在抗凝的禁忌证,如活动性出血、凝血功能障碍、血小板减少、未予控制的严重高血压等。对于确诊的 PTE 病例,大部分禁忌证属相对禁忌证。

1)肝素的推荐用法(供参考):予 2000~5000U 或按 80U/kg 静脉注射,继之以 18U/(kg·h)持续静脉滴注。在开始治疗后的最初 24h 内每 4~6h 测定 APTT,根据 APTT 调整剂量,尽快使 APTT 达到并维持于正常值的 1.5~2.5 倍。达稳定治疗水平后,改为每天上午测定 1 次 APTT。使用肝素抗凝务求达到有效水平。若抗凝不充分,将严重影响疗效并可导致血栓复发率的显著增高。肝素亦可用皮下注射方式给药。一般先予静脉注射负荷量 2000~5000U,然后按 250U/kg 剂量,每 12h 皮下注射 1 次。调整注射剂量使注射后 6~8h 的 APTT 达到治疗水平。肝素治疗前常用的监测指标是 APTT。APTT 为一种普通凝血状况的检查,并不是总能可靠地反映血浆肝素水平或抗栓活性。对这一情况须加注意。若有条件测定血浆肝素水平,使之维持在 0.2~0.4U/mL(鱼精蛋白硫酸盐测定法)或 0.3~0.6U/mL(酰胺分解测定法),可能为一种更好的调整肝素治疗的方法。各单位实验室亦可预先测定在本实验室中与血浆肝素的上述治疗水平相对应的 APTT 值,作为调整肝素剂量的依据。

因可能出现肝素诱发的血小板减少症(HIT),故在使用肝素的第 3~5d 必须复查血小板计数。若较长时间使用肝素,尚应在第 7~10d 和 14d 复查。HIT 很少于肝素治疗的 2 周后出现。若出现血小板迅速或持续降低达 30% 以上,或血小板计数 <10 万/mm^3,应停用肝素。一般在停用肝素后 10d 内血小板开始逐渐恢复。须注意 HIT 可能会伴发 PTE 和 DVT 的进展或复发。当血栓复发的风险很大而又必须停用肝素时,可考虑放置下腔静脉滤器,但须警惕滤器处合并腔静脉血栓。

2)低分子量肝素(LMWH)的推荐用法:根据体重给药(anti – Xa,U/kg 或 mg/kg。不同低分子量肝素的剂量不同,详见下文),1~2/d,皮下注射。对于大多数病例,按体重给药是有效的,不需要监测 APTT 和调整剂量,但对过度肥胖者或妊娠妇女,宜监测血浆抗 Xa 因子活性,并据以调整剂量。由于不需要监测和出血的发生率较低,低分子量肝素尚可用于在院外治疗 PTE 和 DVT。低分子量肝素与普通肝素的抗凝作用相仿,但低分子量肝素引起出血和 HIT 的发生率低。除无须常规监测 APTT 外,在应用低分子量肝素的前 5~7d 内亦无须监测血小板数量。当疗程长于 7d 时,须开始每隔 2~3d 检查血小板计数。

3)重组水蛭素和其他小分子血栓抑制剂:重组水蛭素较肝素抗凝作用更为有效。对合并有血小板减少的 PTE 病例,可使用重组水蛭素和其他小分子血栓抑制剂抗凝。一般先予重组水蛭素抗凝,直到血小板数升至 10 万/mm^3 时再予华法林治疗。

4)华法林:在肝素和(或)低分子量肝素开始应用后的第 1~3d 内加用口服抗凝剂华法林,初始剂量为 3.0~50mg/d。由于华法林需要数天方能发挥全部作用,因此,与肝素须至少重叠应用 4~5d,当连续 2d 测定的国际标准化比率(INR)达到 2.5(2.0~3.0)时,或 PT 延长至 1.5~2.5 倍时,即可停止使用肝素和(或)低分子量肝素,单独口服华法林治疗。应根据 INR 或 PT 调节华法林的剂量。在达到治疗水平前,应每日测定 INR,其后 2 周每周监测 2~3 次,以后根据 INR 的稳定情况每周监测 1 次或更少。若行长期治疗,约每 4 周测定 INR 并调整华法林剂量1次。

（6）肺动脉血栓摘除术：适用于经积极的保守治疗无效的紧急情况，要求医疗单位有施行手术的条件和经验。患者应符合以下标准：①大面积 PTE，肺动脉主干或主要分支次全堵塞，不合并固定性肺动脉高压者（尽可能通过血管造影确诊）；②有溶栓禁忌证者；③经溶栓和其他积极的内科治疗无效者。

（7）经静脉导管碎解和抽吸血栓：用导管碎解和抽吸肺动脉内巨大血栓或行球囊血管成形，同时还可进行局部小剂量溶栓。适应证有肺动脉主干或主要分支大面积 PTE 并存在以下情况者：有溶栓和抗凝治疗禁忌、经溶栓或积极的内科治疗无效、缺乏手术条件。

（8）静脉滤器：为防止下肢深静脉大块血栓再次脱落阻塞肺动脉，可于下腔静脉安装滤器。适用于下肢近端静脉血栓，而抗凝治疗禁忌或有出血并发症；经充分抗凝而仍反复发生 PTE 伴血流动力学变化的大面积 PTE；近端大块血栓溶栓治疗前；伴有肺动脉高压的慢性反复性 PTE；行肺动脉血栓切除术或肺动脉血栓内膜剥脱术的病例。对于上肢 DVT 病例还可应用上腔静脉滤器。置入滤器后，如无禁忌证，宜长期口服华法林抗凝，定期复查有无滤器上血栓形成。

2. 慢性栓塞性肺动脉高压的治疗

（1）严重的慢性栓塞性肺动脉高压病例，若阻塞部位处于手术可及的肺动脉近端，可考虑行肺动脉血栓内膜剥脱术。

（2）介入治疗：球囊扩张肺动脉成形术，已有报道，但经验尚少。

（3）口服华法林可以防止肺动脉血栓再形成和抑制肺动脉高压进一步发展。使用方法为：3.0～5.0mg/d，根据 INR 调整剂量，保持 INR 为 2.0～3.0。

（4）存在反复下肢深静脉血栓脱落者，可放置下腔静脉滤器。

（5）使用血管扩张剂降低肺动脉压力，治疗心力衰竭。

六、预防

对存在发生 DVT－PTE 危险因素的病例，宜根据临床情况采用相应预防措施。采用的主要方法：机械预防措施，包括加压弹力袜、间歇序贯充气泵和下腔静脉滤器；药物预防措施，包括小剂量肝素皮下注射、低分子量肝素和华法林。对重点高危人群，包括普通外科、妇产科、泌尿外科、骨科（人工股骨头置换术、人工膝关节置换术、髋部骨折等）、神经外科、创伤、急性脊髓损伤、急性心肌梗死、缺血性卒中、肿瘤、长期卧床、严重肺部疾病（慢性阻塞性肺疾病、肺间质疾病、原发性肺动脉高压等）的患者，根据病情轻重、年龄、是否合并其他危险因素等，来评估发生 DVT－PTE 的危险，制订相应的预防方案。建议各医院制订对上述病例的 DVT－PTE 预防常规并切实付诸实施。

七、预后

65 岁以上住院的肺栓塞患者病死率为 21%。65 岁以上患有慢性心力衰竭、慢性梗阻性肺部疾病（COPD）、癌症、心肌梗死、脑卒中、髋骨骨折老年人并发肺栓塞时，病死率大大增加。尽管肝素治疗能防止再栓塞，但年龄大于 65 岁肺栓塞患者的第 1 年复发率仍为 8%，病死率为 39%（第 1 年内 21% 为住院期间死亡，18% 为其他）。

（窦媛媛）

第三节　老年吸收不良综合征

吸收不良综合征是指由于各种疾病所致小肠对营养成分吸收不足而造成的临床症候群。

老年人因细菌过度生长、胃酸分泌减少、肠道动力学异常及各种原因引起小肠消化吸收功能减损,导致小肠不能足够地吸收营养物质使其从粪便中排出,引起营养缺乏的综合征称为老年吸收不良综合征。其病因虽各异,但在临床表现和实验室检查方面有相同之处,即对脂肪、蛋白质、糖类、维生素和矿物质等营养物质的吸收障碍,常以脂肪吸收不良最为突出。一般是涉及多种营养物质的吸收不良,亦有只是一种营养物质的吸收不良。本病临床并不少见,但受诊断条件的限制,国内对此病诊断较少。

一、流行病学

老年吸收不良综合征因病因不同,其流行病学特点亦不同。热带口炎性腹泻发生于热带,以南美北部、非洲中西部、印度及东南亚各国为多发区域,男女患病率无明显差异,具有流行性。麦胶性肠病在北美、北欧、澳大利亚患病率较高,有遗传特征。初好发病多在婴儿期,童年后期可消失,20~60岁症状可再发,因此在老年人仍有部分病例。

二、病因

以下病因分类中所列任何病患均可引起老年吸收不良,但细菌过度生长是引发老年人有临床意义脂肪泻的最常见原因。老年人因为生长抑素水平增高,导致胃酸分泌减少,低酸或胃酸缺乏者,易使胃内细菌增生。

此外,老年人胃肠黏膜萎缩,胃肠手术致解剖异常,消化间期胃运动综合波障碍导致小肠淤滞,同样易使细菌过度生长,这也是老年吸收不良综合征发病的一个重要因素。近年来糖尿病发病率有增高趋势,糖尿病自主神经病变,小肠黏膜表面病变及胃肠动力异常也是老年吸收不良综合征的病因。因此诸多病因可导致老年吸收不良综合征。按照病因可将其分为以下几类。有些患者的吸收不良系多因素致病。

(一)消化机制障碍

1. 胰酶缺乏

①胰腺功能不足:慢性胰腺炎、晚期胰腺癌、胰腺切除术后;②胃酸过多致胰脂肪酶失活:胃泌素瘤。

2. 胆盐缺乏影响混合微胶粒的形成

①胆盐合成减少:严重慢性肝细胞疾病;②肠肝循环受阻:远端回肠切除、局限性回肠炎、胆道梗阻或胆汁性肝硬化;③胆盐分解:小肠细菌过度生长(如胃切除术后胃酸缺乏、糖尿病或原发性肠运动障碍);④胆盐与药物结合:如新霉素、碳酸钙、考来烯胺、秋水仙碱、刺激性轻泻剂等。

3. 食物与胆汁、胰液混合不均

胃-空肠吻合毕尔罗特Ⅱ式术后。

4. 肠黏膜刷状缘酶缺乏

乳糖酶、蔗糖酶、肠激酶缺乏。

（二）吸收机制障碍

1.有效吸收面积不足

大段肠切除、肠瘘、胃肠道短路手术。

2.黏膜损害

乳糜泻、热带性脂肪泻等。

3.黏膜转运障碍

葡萄糖－半乳糖载体缺陷、维生素 B_{12} 选择性吸收缺陷。

4.小肠壁浸润性病变或损伤

Whipple 病、淋巴瘤、放射性肠炎、克罗恩病、淀粉样变、嗜酸细胞性肠炎等。

（三）转运异常

1.淋巴管阻塞

Whipple 病、淋巴瘤、结核。

2.肠系膜血运障碍

肠系膜动脉硬化或动脉炎。

（四）其他原因

类癌综合征、糖尿病、肾上腺功能不全、甲状腺功能亢进或减退、充血性心力衰竭、低球蛋白血症等许多疾病亦可引起吸收不良。

三、发病机制

小肠面积约 $4m^2$ ，其皱襞形成绒毛，绒毛表面的微绒毛形成刷状缘，由皱襞到微绒毛吸收面积约扩大 3600 倍，因此，小肠拥有极大的吸收面积。小肠黏膜还具有许多物质消化不可缺少的酶。所以小肠黏膜病变必然会导致各种营养物质吸收障碍。此外，营养物质由肠腔向血液和淋巴转运障碍、消化酶的缺陷也可导致消化吸收功能的障碍。

1.消化机制障碍

主要指对脂肪、糖和蛋白质的消化不良，脂肪消化不良尤为突出。

胰腺外分泌功能不全是老年重症吸收不良较常见的原因之一。由胰腺外分泌功能不全引起的吸收不良每日粪脂可达 50～100g。正常脂酶和胆酸分泌以及完整健全的小肠是脂肪有效吸收的必要条件。由胆盐浓度降低引起的脂泻一般较轻，胆盐缺乏时影响脂溶性维生素的吸收。急、慢性肝病都可因结合性胆盐的合成与排泄障碍发生脂肪泻。

2.黏膜摄取和细胞内加工障碍

具有完整结构和功能的吸收细胞依靠细胞脂类组分的溶解性将与胆盐组成微胶粒复合体的脂肪摄入胞内，形成乳糜微粒。在热带脂肪泻、麦胶性肠病及病毒性肠炎时，吸收细胞受损，较不成熟的隐窝细胞增生以替代受损的吸收细胞。这些细胞加工脂肪的结构与功能不健全。

3.淋巴血流转运障碍

Whipple 病、α重链病、溃疡性结肠炎、小肠多发性淋巴瘤、小肠淀粉样变等可致肠壁受损，使小肠绒毛剥脱或肿胀变形，导致肠淋巴回流障碍和脂肪吸收不良。

4.肠黏膜异常

肠黏膜酶缺乏如乳糖酶、蔗糖酶、海藻糖酶缺乏及单糖转运障碍等均可影响小肠消化和吸收过程等而致吸收不良。

5. 小肠细菌过度繁殖

细菌分解营养物质产生小分子脂肪酸、羟基长链脂肪酸,分解胆盐使小肠吸收水和电解质障碍,并使肠黏膜细胞向肠腔分泌水、电解质增加,引起腹泻。

6. 摄入不易吸收的物质

多价离子的镁、磷、硫及甘露醇、乳果糖的大量摄入时,可使肠腔渗透压上升而出现稀便甚至腹泻。

四、临床表现

(一)症状

老年吸收不良综合征以腹泻、体重减轻和营养不良为主要表现。腹泻可表现为脂泻、粪便量大、恶臭、苍白有泡沫,易漂浮于粪池,腹泻通常每日 3~4 次。腹泻原因主要为小肠分泌增加,水电解质吸收障碍及未吸收的二羟胆酸、脂肪酸增加。粪便中脂肪增加引起粪便量大、油腻、恶臭、不易冲掉。未吸收的三酰甘油增加见于胰腺外分泌功能不全时,可引起直肠渗油。有些患者体重下降而食欲尚好,其原因是吸收不良致热量不足。排气过多则是未吸收的糖类经细菌作用发酵产气的结果。尚可出现腹痛,炎症或组织浸润(如胰腺功能不全、克罗恩病、淋巴瘤等)引起弥散性腹痛,肠缺血多引起餐后(30min)中腹痛。维生素 K 吸收不良易伴出血倾向;维生素 A 吸收不良可出现夜盲症、角膜干燥;维生素 D 和钙缺乏可致手足搐搦、感觉异常、骨质疏松;B 族维生素缺乏可致口炎、口角炎、维生素 B_1 缺乏病(俗称"脚气")等。

(二)体征

典型病例可见极度消瘦、营养不良、水肿、贫血外观、衰弱、皮肤粗糙、色素沉着、皮肤出血点、淤点、淤斑、口腔溃疡、口角炎、淋巴结肿大、低血压、肝脾大。近年来由于生活条件、医疗环境及老年保健的加强,典型病例不断减少。

(三)实验室检查

1. 血液检查

贫血常见,多为大细胞性贫血,也有正常细胞或混合性贫血,血浆白蛋白减低,低钾、钠、钙、磷、镁,低胆固醇,碱性磷酸酶增高,凝血酶原时间延长。严重者血清叶酸、胡萝卜素和维生素 B_{12} 水平亦降低。

2. 粪脂定量试验

绝大多患者都存在脂肪泻。粪脂定量试验是唯一证实脂肪泻存在的方法,一般采用 VandeKamer 测定法,收集高脂饮食患者(每日摄入脂类 100g 以上)的 24h 粪便进行定量分析,24h 粪脂肪量小于 6g 或吸收率大于 90% 为正常,但粪脂定量试验阳性只能提示有吸收不良综合征存在而不能说明其病理生理及做出有针对性的诊断。

3. 血清胡萝卜素浓度测定

正常值大于 100U/dL,在小肠疾患引起的吸收不良时低于正常,胰源性消化不良时正常或轻度减低。

4. 小肠吸收功能试验

(1)右旋木糖(D-xylose)吸收试验:正常人空腹口服 D-木糖 25g 后 5h 尿液中 D-木糖排出量≥5g,近端小肠黏膜受损或小肠细菌过度生长者可见尿 D-木糖排泄减少,排出量 3~4.5g 为可疑不正常,<3g 者可确定为小肠吸收不良。老年患者肾功能不全时尿中排出 D-木

糖减少,但血中浓度正常,口服 2h 后血浓度正常值 >20mg/dL。

（2）维生素 B_{12} 吸收试验：先肌内注射维生素 B_{12} 1mg，然后口服[57]Co 或[58]Co 标记的维生素 B_{12} 2μg，收集 24h 尿，测尿放射性含量，正常人 24h 尿内排出放射性维生素 B_{12} 大于 >7%。

肠内细菌过度繁殖，回肠吸收不良或切除后，尿内排出量减低。

（3）呼气试验：正常人口服[14]C 甘氨胆酸，4h 内粪 CO_2 的排出量小于总量的 1%，24h 排出量小于 8%，小肠细菌过度繁殖、回肠切除或功能失调时，粪内 CO_2 和肺呼出 CO_2 明显增多，可达正常 10 倍以上。乳糖 - H_2 呼吸试验可检测乳糖酶缺乏。

（4）促胰液素试验：用以检测胰腺外分泌功能，由胰腺功能不全引起的吸收不良本试验均显示异常。

（5）胃肠 X 线检查：小肠可有功能性改变，空肠中段及远端肠管扩张，钡剂通过不良，黏膜皱襞粗大，肠壁平滑呈"蜡管"征，钡剂分段或结块（印痕征）。X 线检查还可排除肠结核、克罗恩病等器质性疾病。

（6）小肠镜检查：在内镜下正常小肠黏膜与十二指肠黏膜相似，上段空肠黏膜为环形皱襞，向下至回肠末端皱襞减少。吸收不良患者小肠黏膜可无特异性改变，部分可有黏膜苍白、污浊、环形皱襞低平、数目减少。组织学改变可见绒毛萎缩、增宽，不同程度的绒毛融合、扭曲甚至消失，隐窝加深，布氏腺增生，固有层内有大量淋巴细胞、浆细胞浸润，上皮细胞由高柱状变为立方形，部分上皮细胞脱落，上皮内炎性细胞亦增多。超微结构改变除微绒毛萎缩外，尚有方向混乱，长短不一，微绒毛间呈量筒状或烧杯宽距，微绒毛融合或多根粘连呈"花束状"，微绒毛部分或整根溶解。

五、诊断和鉴别诊断

1. 诊断

详细询问病史和认真进行体格检查，并结合化验及 X 线、小肠镜（黏膜活检）及特殊试验可做出诊断，了解引起消化吸收不良的器官及可能致病原因。详细的病史是诊断老年消化吸收不良的重要线索。老年人合并糖尿病应考虑糖尿病肠病，有胃肠手术者易致盲袢细菌过度繁殖，有小肠切除史往往出现短肠综合征。具有顽固溃疡伴腹泻和消化吸收不良应警惕胃泌素瘤。

2. 鉴别诊断

（1）麦胶性肠病：北美、北欧、澳大利亚患病率较高，国内少见。女性多于男性，多发于儿童与青年。但近年来老年人发生本病的人数有所增加。本病与进食麦粉关系密切，麦胶是致病因素，患者对含麦胶的麦粉食物异常敏感，本病具有遗传倾向，与 MHC 基因密切相关。主要病理变化位于小肠黏膜，肠黏膜细胞中酶分泌减少。主要表现为乏力、消瘦、恶心、厌食、腹胀、稀便。无麦胶饮食时可控制症状，再进食麦胶可再次出现症状。根据粪便、X 线及小肠黏膜活检可初步诊断，经治疗试验可以说明与麦胶有关。

（2）热带口炎性腹泻：好发于热带，病因未完全明确。可能由一种或多种病原微生物或寄生虫引起慢性小肠感染，有流行性、季节性，使用广谱抗生素治疗有效，但粪便、小肠内容物及黏膜中未发现病原菌。临床上表现为乏力、腹痛、腹泻、小肠吸收功能减损。

（3）Whipple 病：是一种系统性疾病，可出现多系统受累，在小肠受累症状出现前 1～10 年即可出现关节炎、发热、乏力及肺部表现，在小肠主要累及小肠黏膜固有层，表现为体重下降、腹泻、腹痛、腹胀,少数出现消化道出血。病变组织中有 PAS 阳性物质沉积。

目前认为本病与感染有关,但仍未明确。抗生素治疗为首选治疗。

六、治疗与预防

老年吸收不良综合征的治疗主要在于改善低营养状态并根据病因进行治疗。诊断不明者对症治疗,有感染者给予抗生素治疗。对心血管等合并症予以积极治疗。

(一)治疗

1. 营养支持治疗

根据消化吸收障碍程度和低营养状态来选择。每日粪脂肪量30g 以上为重度消化吸收障碍,7～10g 为轻度,两者之间为中度。血清总蛋白和总胆固醇同时低下者应视为重度低营养状态。轻度时仅用饮食疗法可改善病情,饮食当选用低脂(10g/d)、高蛋白[1.5g/(kg·d)]、高热量[10032～12540kJ(2400～3000kcal)/d 或 167～209kJ(40～50kcal)/(kg·d)]、低纤维。对脱水、电解质紊乱、重度贫血和低蛋白血症等应采用静脉补液、输血来纠正。重度消化吸收障碍且肠道营养补给困难者应进行中心静脉营养。

2. 病因治疗

(1)乳糖酶缺乏和乳糖吸收不良者限制含乳糖食物,乳糖酶制剂按1g 对10g 乳糖的比例给予。

(2)胰源性消化障碍为消化酶类药物的绝对适应证。消化酶用量宜大,为常用量的3～5倍。

(3)对因回肠末端切除等原因所致胆汁酸性腹泻,可用考来烯胺10～15g/d。

(4)肠淋巴管扩张症脂肪转运障碍者限制长链脂肪酸摄入并给予中链脂肪酸。

(5)麦胶性肠病避免进食麦胶饮食,如大麦、小麦、燕麦及裸麦等,可将面粉中的面筋去掉再食用。

(二)预防

重点在病因预防,同时加强老年保健。

(窦媛媛)

第四节　老年便秘

老年便秘是指排便次数减少,同时排便困难,粪便干结。正常人每日排便1～2次或2～3d 排便1次,便秘患者每周排便少于2次,并且排便费力,粪质硬、结、量少。随着人口的老龄化趋势,便秘已成为老年病中一种高发性疾病,65岁以上老年人便秘的发生率约为30%,便秘由于能引起胃肠及心脑血管方面的并发症而危及老年人的健康,严重影响老年人的生活质量。

一、病因和发病机制

1. 与增龄有关

老年人便秘的患病率较青壮年明显增高,主要是由于随着增龄,老年人的食量和体力活动明显减少,胃肠道分泌消化液减少,肠管的张力和蠕动减弱,腹腔及盆底肌肉乏力,肛门内外括约肌减弱,胃结肠反射减弱,直肠敏感性下降,使食物在肠内停留过久,水分过度吸收引起便秘;此外,高龄老人常因老年性痴呆或精神抑郁症而失去排便反射,引起便秘。

2. 不良生活习惯

(1)饮食因素:老年人牙齿脱落,喜吃低渣精细的食物或少数患者图方便省事,饮食简单,缺少粗纤维使粪便体积缩小,黏滞度增加,在肠内运动缓慢,水分过度吸收而致便秘。此外,老年人由于进食少,食物含热卡低,胃结肠通过时间减慢,亦可引起便秘。有报道显示,胃结肠反射与进食的量有关,1000cal 膳食可刺激结肠运动,350cal 则无此作用。脂肪是刺激反射的主要食物,蛋白质则无此作用。

(2)排便习惯:有些老年人没有养成定时排便的习惯,常常忽视正常的便意,致使排便反射受到抑制而引起便秘。

(3)活动减少:老年人由于某些疾病和体型肥胖等因素,致使活动减少,特别是因病卧床或乘坐轮椅的患者,因缺少运动性刺激以推动粪便的运动,往往易患便秘。

3. 精神心理因素

患抑郁、焦虑、强迫观念及行为等心理障碍者易出现便秘,据 Merkel 等研究表明,1/3 便秘患者抑郁、焦虑方面的评分明显增高。

4. 肠道病变

肠道的病变有炎症性肠病、肿瘤、疝、直肠脱垂等,此类病变导致功能性出口梗阻引起排便障碍。

5. 全身性病变

全身性疾病有糖尿病、尿毒症、脑血管意外、帕金森病等。

6. 医源性(滥用泻药)

由于长期使用泻剂,尤其是刺激性泻剂,可因损伤结、直肠肌而产生"导泻的结肠",造成肠道黏膜及神经的损害,降低肠道肌肉张力,反而导致严重便秘。此外,引起便秘的其他药物还有如鸦片类镇痛药、抗胆碱类药、抗抑郁药、钙离子拮抗剂、利尿剂等。

正常排便包括产生便意和排便动作两个过程。进餐后通过胃结肠反射,结肠运动增强,粪便向结肠远端推进。直肠被充盈时,肛门内括约肌松弛,同时肛门外括约肌收缩,使直肠腔内压升高,压力刺激超过阈值时即引起便意。这种便意的冲动沿盆神经、腹下神经传至腰骶部脊髓的排便中枢,再上行经丘脑到达大脑皮质。如条件允许,耻骨直肠肌和肛门内、外括约肌均松弛,两侧肛提肌收缩,腹肌和膈肌也协调收缩,腹压增高,促使粪便排出。老年人这组肌肉静息压普遍降低,黏膜弹性也减弱,甚至肛门周围的感受器的敏感性和反应性均有下降,使粪便易堆积于壶腹部而无力排出。老年人脑血管硬化容易产生大脑皮质抑制,胃结肠反射减慢,容易产生便秘。新近的研究表明,血胃肠激素参与控制结肠的动力,如血管活性肠肽、血浆胰多肽、胃动素、生长激素、缩胆囊素等,激素的改变可能在老年便秘发病中起重要的作用。

二、临床表现及并发症

便秘的主要表现是排便次数减少和排便困难。许多患者的排便次数每周少于 2 次,严重者长达 2~4 周才排便 1 次。然而,便次减少还不是便秘唯一或必备的表现,有的患者可突出地表现为排便困难,排便时间可长达 30min 以上,或每日排便多次,但排出困难,粪便硬结如羊粪状,且数量很少。此外,有腹胀、食纳减少,以及服用泻药不当引起排便前腹痛等。体检左下腹有存粪的肠襻,肛诊有粪块。

老年人过分用力排便时,可导致冠状动脉和脑血流的改变,由于脑血流量的降低,排便时可发生晕厥,冠状动脉供血不足者可能发生心绞痛、心肌梗死,高血压者可引起脑血管意外,还可引起动脉瘤或室壁瘤的破裂、心脏附壁血栓脱落、心律失常甚至发生猝死。由于结肠肌层张力低下,可发生巨结肠症,用力排便时腹腔内压升高可引起或加重痔疮,强行排便时损伤肛管,可引起肛裂等其他肛周疾病。粪便嵌塞后会产生肠梗阻、粪性溃疡、尿潴留及大便失禁,还有结肠自发性穿孔和乙状结肠扭转的报道。

三、诊断和鉴别诊断

便秘可能是唯一的临床表现,也可能是某种疾病的症状之一。对于便秘患者,应了解病史、体格检查,必要时作进一步的检查,以明确是否存在消化道机械性梗阻,有无动力障碍。

1. 询问病史

详细了解便秘的起病时间和治疗经过,近期排便时间的改变,问清排便次数,有无排便困难、费力及大便是否带血,是否伴有腹痛、腹胀、上胃肠道症状及能引起便秘的其他系统疾病,尤其要排除器质性疾病。如病程在几年以上病情无变化者,多提示功能性便秘。

2. 体格检查

体格检查能发现便秘存在的一些证据,如腹部有无扩张的肠型,是否可触及存粪的肠襻。进行肛门和直肠检查,可发现有无直肠脱垂、肛裂疼痛、肛管狭窄,有无嵌塞的粪便,还可估计静息时和用力排便时肛管张力的变化。

3. 特殊检查

(1)腹部平片:能显示肠腔扩张及粪便存留和气液平面,可确定器质性病变如结肠癌、狭窄引起的便秘。

(2)钡灌肠:可了解结肠、直肠肠腔的结构。

(3)结肠镜及纤维乙状结肠镜:可观察肠腔黏膜以及腔内有无病变和狭窄,还可发现结肠黑变病。

(4)肛管直肠压力测定:可以帮助判断有无直肠、盆底功能异常或直肠感觉阈值异常。

(5)球囊逼出试验:有助于判断直肠及盆底肌的功能有无异常。

(6)盆底肌电图检查:可判断有无肌源性或神经源性病变。

(7)结肠传输功能实验:了解结肠传输功能。

(8)排粪造影:有助于盆底疝及直肠内套叠的诊断。

四、治疗

(一)非药物治疗

1. 坚持参加锻炼

对60岁以上老年人的调查表明,因年老体弱极少行走者便秘的发生率占15.4%,而坚持锻炼者便秘的发生率为0.21%,因此,鼓励患者参加力所能及的运动,如散步、走路或每日双手按摩腹部肌肉数次,以增强胃肠蠕动能力。对长期卧床患者应勤翻身,并进行环形按摩腹部或热敷。

2. 培养良好的排便习惯

进行健康教育,帮助患者建立正常的排便行为。可练习每晨排便一次,即使无便意,亦可稍等,以形成条件反射。同时,要营造安静、舒适的环境及选择坐式便器。

3. 合理饮食

老年人应多吃含粗纤维的粮食和蔬菜、瓜果、豆类食物,多饮水,每日至少饮水1500mL,尤其是每日晨起或饭前饮一杯温开水,可有效预防便秘。此外,应食用一些具有润肠通便作用的食物,如黑芝麻、蜂蜜、香蕉等。

4. 其他

防止或避免使用引起便秘的药品,不滥用泻药;积极治疗全身性及肛周疾病;调整心理状态,良好的心理状态有助于建立正常排便反射。

(二)药物治疗

1. 促动力药

莫沙比利是全胃肠促动力药,对老年便秘疗效较好。可缩短胃肠通过时间,增加排便次数。

2. 泻药

(1)润滑性泻药:大多是无机矿物油,容易通过肠腔而软化粪便,可以口服或灌肠。

此类制剂主要有甘油、液状石蜡,适宜于老年人心肌梗死后或肛周疾病手术后,避免用力排便,对药物性便秘无效。长期使用会影响脂溶性维生素A、D、E、K的吸收,还会引起肛门瘙痒和骨软化症。餐间服用较合适,避免睡前服用,以免吸入肺内引起脂性肺炎。

(2)容积性泻药:为含有较高成分的纤维素或纤维素衍生物,它有亲水性和吸水膨胀性的特点,可使粪便的水分及体积增加,促进肠蠕动而转运粪便。此类药有金谷纤维王、美特泻、康赐尔。适宜用于低渣饮食的老年人,不但通便,还能控制血脂、血糖,预防结肠癌的发生。在服用时必须同时饮240mL水或果汁,以免膨胀后凝胶物堵塞肠腔而发生肠梗阻。

(3)刺激性泻药:此类药物含有蒽醌,可刺激结肠蠕动,6~12h即有排便作用,但会产生腹痛、水电解质紊乱等不良反应。此类药物有果导、番泻叶、舒立通、大黄苏打等。长期使用可丧失蛋白质而软弱无力,因损害直肠肌间神经丛而形成导泻的结肠。此类制剂含有蒽醌,长期摄取后在结肠黏膜下会有黑色素沉积,形成所谓的结肠黑变病。对于慢性便秘者,应避免长期应用或滥用刺激性泻药。

(4)高渗性泻剂:如山梨醇、乳果糖溶液是含不被吸收糖类的电解质混合液。乳果糖是一种合成的双糖,由一分子果糖与一分子半乳糖连接而成,人体内不含有能将它水解为单糖的酶,因此乳果糖口服后能完整地通过胃肠道到达结肠,并分解为单糖,随后分解为低分子量的有机酸,增加肠腔的渗透压和酸度,从而易于排便。乳果糖(杜秘克)口服15~30mL/d,24~48h即有排便功效。福松是聚乙二醇4000散剂,通过氢键固定水分子,使水分保留在结肠内,增加粪便含水量并软化粪便,恢复粪便体积和重量至正常从而促进排便。

该药不被胃肠道吸收,其毒性极小;而且福松不含糖,所以可以用于糖尿病患者和需要无乳糖饮食的患者。用法每次1袋,每天1~2次;或每天2袋,1次顿服。当大剂量服用时,可能出现腹泻,停药后24~48h内即可消失,随后可减少剂量继续治疗。

(5)盐性轻泻药:如硫酸镁、磷酸钠,由于渗透压的作用会很快增加粪便中水分的含量,半小时后即可产生突发性水泻。此类泻剂可引起电解质紊乱,不宜长期使用,对有粪便嵌塞者可灌肠排出粪便。有肾功能不全者不宜使用含镁制剂。

（6）通便胶囊：系纯中药制剂，具有"健脾益肾、润肠通便"的功能。本品用量小，通便作用可靠，具有"通而不泻，补不滞塞"的特色。2~4粒/次，2~3/d，1~2d即可通便，通便后改为1~2粒/次，1/d。

（三）综合序贯疗法

对于习惯性便秘，在训练定时排便前，宜先清肠，即用生理盐水灌肠清洁肠道，2/d，共3d。清肠后检查腹部，并摄腹部平片，确定肠内已无粪便嵌塞。清肠后可给石蜡油，5~15mL/（kg·d），或乳果糖15~30mL/d，使便次至少达到1/d。同时鼓励患者早餐后解便，如仍不排便，还可鼓励晚餐后再次解便，使患者渐渐恢复正常排便习惯。一旦餐后排便有规律地发生，且达到2~3个月以上，可逐渐停用液状石蜡或乳果糖。在以上过程中，如有2~3d不解便，仍要清肠，以免再次发生粪便嵌塞。文献报道，这种通过清肠、服用轻泻剂并训练排便习惯的方法，治疗习惯性便秘，其成功率可达到70%~80%，但不少会复发。

（四）生物反馈治疗

生物反馈治疗是一种以意念去控制机体功能的训练，以前被用来治疗大便失禁，近年已有较多文献报道用于治疗盆底肌肉痉挛性便秘，包括气囊生物反馈法和机电生物反馈法两种，其通便的成功率可达75%~90%。反馈治疗法是将特制的测压器插入肛门内，通过仪器的显示器，可获得许多信息，包括肛门括约肌的压力、直肠顺应性、肛直肠处的感觉敏感性，使患者自己感到何时可有排便反应，然后再次尝试这种反应，启发排便感觉，达到排除粪便的目的。

（五）中医药治疗

大量文献报道，中医药在治疗老年便秘方面颇有特效，如炒决明子60g，压粉，每次服3g，早、晚各1次。加味增液汤、芍药甘草汤、加味硝菔通结汤、增液润肠丸等等，从人的整体角度出发，合理运用气血津液、阴阳脏腑基本理论，从不同角度用药，既可治表又可治本。此外，尚有运用中医理论，采取足底推拿、自我按摩、肛前推按、穴位注射等方法治疗老年便秘，均可使气血通畅，大便自调。

（窦媛媛）

第五节 泌尿系结石

结石病是现代社会最常见的疾病之一，随着全球饮食文化的西化，结石发病率有升高的趋势，泌尿系结石形成的部位已经从下尿路转向上尿路。随着全球人口老龄化的进程，心脑血管疾病和前列腺增生、骨质疏松等老年病的发生率升高，主动和被动的运动减少，下尿路结石作为相关的并发症也越来越多。考虑到泌尿系结石的高复发率，有必要了解尿路结石病的病因、流行病学和发病机制，开展有效的医学措施来预防结石的复发。

一、流行病学资料

按原发部位分为原发肾的上尿路结石和原发膀胱的下尿路结石。上尿路结石包括肾和输尿管结石，下尿路结石包括膀胱结石和尿道结石。肾结石的患病率估计在1%~15%，因年龄、性别、种族和地理位置等差异有所不同。我国泌尿系结石发病率为 1%～5%，南方高达 5%～10%；年新发病率约为(150～200)/10 万人，其中 25% 的患者需住院治疗。近年来，我国泌尿系结石的发病率有增加趋势，是世界上 3 大结石高发区之一。30～50 岁为高发；女性结石病发病率低，可能与雌激素有防止结石形成的作用有关；炎热、干旱地区结石病患病率高。暴露于热源和脱水也是结石病的危险因素。另外不健康的饮食习惯、长期久坐、肥胖和体重增加都使结石形成的危险性增加。

二、病因

结石形成的理化过程复杂。首先是成石盐过饱和，然后溶解的离子或分子从溶液中析出，形成晶体，晶体核一旦形成，可能随尿排出或停留在泌尿系统各附着部位继续生长和聚集，最终导致结石形成。结石形成与全身的代谢异常、局部泌尿系统的异常和药物密切相关。

局部的尿路梗阻、感染和尿路中存在异物是诱发结石形成的主要局部因素，其中，肾盂输尿管连接部狭窄、膀胱颈部狭窄、海绵肾、肾输尿管畸形、输尿管口膨出、肾盏憩室和马蹄肾等是常见的机械梗阻性疾病。神经源性膀胱和先天性巨输尿管则属于动力梗阻性疾病。

两者可以造成尿液的滞留，促进结石的形成。药物引起的肾结石占所有结石的 1%～2%，分为 2 大类：一类为尿液的浓度高而溶解度比较低的药物，包括氨苯蝶啶、治疗 HIV 感染的药物(如茚地那韦)、硅酸镁和磺胺类药物等，这些药物本身就是结石的成分；另一类为能够诱发结石形成的药物，包括乙酰唑胺、维生素 D、维生素 C 和皮质激素等。

三、临床表现

结石所处的部位不同，肾盏、肾盂、输尿管、膀胱、尿道，临床表现也各不相同。结石主要的影响是造成泌尿系统的梗阻和感染。处于肾盏内的小结石可能不引起任何症状，当进入肾盂内，可能引起腰部不适和肾区疼痛。结石进入输尿管，则可能产生肾绞痛，向下腹部和会阴放射。如果结石嵌顿于输尿管，则造成患侧肾积水，以肾区或上腹部胀痛为表现，有时仅表现为腹胀和食欲减退。经输尿管排入膀胱的结石，如果无膀胱出口梗阻情况，多数能自行排出结石。在排石过程中，可能有尿频、尿急、尿痛的刺激症状，也可能出现排尿中断伴阴茎龟头放射痛的典型表现。而因为前列腺增生引起的膀胱结石，则表现为储尿期耻骨上疼痛，运动时加重，排尿期尿线中断和排尿末期疼痛，还经常伴有泌尿系感染和终末血尿，后者也多见于神经源性膀胱引起的结石。尿道结石绝大多数为继发性结石，后尿道结石常表现为排尿困难、尿不尽和尿痛等症状，前尿道结石除上述表现外，还可沿尿道摸到结石硬块。另外肾结石合并有肾盂肾炎的女性患者，常表现为泌尿系感染迁延不愈，经常出现患侧腰痛和发热的情况；如伴有肾积脓，发作期可出现持续高热，迁延期存在消瘦、贫血等恶病异质等表现。

四、诊断

具有泌尿系结石临床症状的患者首先要做影像学检查，以明确尿路结石病的诊断。之后的血液分析、尿液分析等实验室检查对于结石的病因确诊和治疗有一定帮助。结石分析对预防结石复发有重要的价值。

中国泌尿外科疾病诊疗指南推荐 B 超、尿路平片(KUB 平片)、静脉尿路造影(IVU)等检查，可选择的检查包括 CT 扫描、逆行或经皮肾穿刺造影、磁共振水成像(MRU)和放射性核素。对于急性肾绞痛症状的患者，CT 扫描因为对结石诊断的敏感性比尿路平片及静脉尿路造影高,被认为是推荐的检查项目。通过上述影像学检查,结石的大小、部位是否引起尿路梗阻都能做出明确的诊断,为是否需要外科干预提供依据。

五、治疗

临床治疗的目的是最大限度地去除结石,控制尿路感染和保护肾功能。

单纯的药物排石一般针对结石直径小于 0.6cm,结石表面光滑,下尿路无梗阻,结石未引起尿路完全梗阻,且留滞于局部小于 2 周。药物排石也可作为外科腔内治疗结石的辅助治疗。对结石引起的肾绞痛,采用的药物治疗有非甾体类镇痛抗炎药物:常用药物有双氯芬酸钠(扶他林)50mg,可口服或肛塞;吲哚美辛(消炎痛)25mg,口服。阿片类镇痛药:常用药物有氢吗啡酮(5~10mg,im)、哌替啶(50~100mg,im)、布桂嗪(50~100mg,im)和曲马朵(100mg,im)等。解痉药:①M 型胆碱受体阻断剂,如 654 - 2,10~20mg,im;②黄体酮 20mg,im;③钙离子阻滞剂,硝苯地平 10mg 口服,每日 3 次;④α 受体阻滞剂(坦索罗辛 0.4mg,Qn)。

对于肾、输尿管的结石常用的外科治疗包括体外冲击波碎石治疗(ESWL)、经皮肾镜取石术(PCNL)、输尿管镜取石术(USR)、腹腔镜取石术和开放手术等。对于膀胱、尿道结石推荐经尿道激光和气弹碎石术,也可选择经尿道机械碎石、超声碎石或液电碎石。长期嵌顿的前尿道结石可能需要尿道外切开术。见于女性尿道憩室的结石,应行憩室切除和修补术。

六、注意事项

双侧上尿路同时存在结石约占结石患者的 15%。双侧上尿路结石的处理原则:①双侧输尿管结石,如果总肾功能正常或处于肾功能不全代偿期,先处理梗阻严重一侧的结石;如果肾功能处于氮质血症或尿毒症期,先治疗肾功能较好一侧的结石。②双侧输尿管结石的客观情况相似,先处理主观症状较重或技术上容易处理的一侧结石。③一侧输尿管结石,另一侧肾结石,先处理输尿管结石。④双侧肾结石,一般先治疗容易处理且安全的一侧,如果肾功能处于氮质血症或尿毒症期,梗阻严重,建议先行经皮肾穿刺造瘘。⑤孤立肾上尿路结石或双侧上尿路结石致急性梗阻性无尿,只要患者情况许可,应及时外科处理,如不能耐受手术,应积极试行输尿管逆行插管或经皮肾穿刺造瘘术。⑥对于肾功能处于尿毒症期,并有水电解质和酸碱平衡紊乱的患者,建议先行血液透析,尽快纠正其内环境的紊乱,待病情稳定后再处理结石。

七、尿路结石的预防

初发的结石患者 10 年内的复发率约 50%,且在结石初发后的最初几年复发危险较高,因此需要预防尿路结石的复发。

1. 含钙结石的预防

增加液体摄入量,推荐每天液体摄入量在 3000mL 以上,这是各类结石的预防措施之一;改变生活习惯,调整饮食结构,保持合适的体质指数,适当的体力活动,保持营养平衡,增加富含枸橼酸钾的水果摄入是预防含钙结石复发的重要措施。

2. 尿酸结石的预防

增加尿量,提高尿液的 pH,减少尿酸的形成和排泄。必要时,口服别嘌醇 300mg/d,减少尿酸的形成。

3. 感染结石的预防

推荐低钙、低磷的饮食。对于尿素酶细菌感染导致的磷酸镁铵和碳酸磷灰石结石,推荐根据药敏结果应用抗生素预防感染,并尽可能用手术方法清除结石。

胱氨酸结石的预防:大量饮水以增加胱氨酸的溶解度,可以服枸橼酸钾钠 1~2g,3 次/日,碱化尿液,使尿 pH 达 7.5 以上。

(窦媛媛)

第六节　尿失禁

一、概述

尿失禁可以出现于任何年龄、活动情况,包括精神状态不正常者。尿失禁患者往往感到窘迫、孤独、耻辱、抑郁。而事实上尿失禁者多是可以治愈的。

二、原因及分类

根据出现症状持续的时间、临床表现或生理异常可对尿失禁进行分类。尿失禁还可以分为急迫性、压力性、充溢性或混合性尿失禁。

三、女性压力性尿失禁

女性尿失禁是女性常见病,目前据全球统计,患病率接近50%,严重尿失禁约为7%,其中约一半为压力性尿失禁。

(一)定义

压力性尿失禁(SUI)指打喷嚏、咳嗽或运动等腹压增高时出现不自主的尿液自尿道外口漏出。

症状表现为咳嗽、打喷嚏、大笑等腹压增加时不自主漏尿。体征是在增加腹压时,能观测到尿液不自主地从尿道漏出。尿动力学检查表现为充盈性膀胱测压时,在腹压增加而逼尿肌稳定性良好的情况下出现。

(二)流行病学特点

尿失禁的流行病学调查多采用问卷方式。调查结果显示该病患病率差异较大,可能与采用的尿失禁定义、测量方法、研究人群特征和调查方法等都有关系。女性人群中23%~45%有不同程度的尿失禁,7%左右有明显的尿失禁症状,其中约50%为压力性尿失禁。

1. 较明确的危险因素

①年龄:随着年龄增长,女性尿失禁患病率逐渐增高,高发年龄为45~55岁。一些老年常见疾病(如慢性肺部疾患、糖尿病等)也可促进尿失禁进展。但老年人压力性尿失禁的发生率趋缓,可能与其生活方式改变有关(如日常活动减少等);②生育:生育的次数、初次生育年龄、生产方式、胎儿的大小及妊娠期间是否发生尿失禁均与产后尿失禁的发生有显著相关性,生育的胎次与尿失禁的发生呈正相关性;③盆腔脏器脱垂:压力性尿失禁和盆腔脏器脱垂紧密相关,两者常伴随存在。盆腔脏器脱垂患者盆底支持组织平滑肌纤维变细、排列紊乱、结缔组织纤维化和肌纤维萎缩可能与压力性尿失禁的发生有关。盆腔脏器脱垂和压力性尿失禁严重影响中老年妇女的健康和生活质量;④肥胖:肥胖女性发生压力性尿失禁的几率显著增高,减肥

可降低尿失禁的发生率;⑤种族和遗传因素:遗传因素与压力性尿失禁有较明确的相关性。压力性尿失禁患者的直系亲属尿失禁发生率显著增高。白种女性尿失禁的患病率高于黑人。

2. 可能的危险因素

①雌激素:雌激素下降长期以来被认为与女性压力性尿失禁相关,临床也主张采用雌激素进行治疗。但近期有关资料却对雌激素作用提出质疑,认为雌激素水平变化与压力性尿失禁患病率间无相关性。甚至有学者认为雌激素替代治疗有可能加重尿失禁症状;②子宫切除术:子宫切除术后如发生压力性尿失禁,一般都在术后半年至一年。手术技巧及手术切除范围可能与尿失禁发生有一定关系;③吸烟:吸烟与压力性尿失禁的相关性尚有争议。有资料显示吸烟者发生尿失禁的比例高于不吸烟者,可能与吸烟引起的慢性咳嗽和胶原纤维合成的减少有关。但也有资料认为吸烟与尿失禁的发生无关;④体育活动:高强度体育锻炼可能诱发或加重尿失禁,但尚缺乏足够的循证医学证据。

其他可能的相关因素有便秘、肠道功能紊乱、咖啡因摄入和慢性咳嗽等。

(三)病理生理机制

(1)膀胱颈及近端尿道下移:正常情况下,在腹压增加引起膀胱压增加的同时,腹压可同时传递至尿道,增加尿道关闭能力,以防止压力性尿失禁的发生。

(2)尿道黏膜的封闭功能减退。

(3)尿道固有括约肌功能下降:尿道平滑肌、尿道横纹肌、尿道周围横纹肌功能退变及受损,导致尿道闭合压下降。

(4)尿道本身的结构、功能,尿道周围的支撑组织相关的神经功能障碍均可导致尿道关闭功能不全而发生尿失禁。

(四)诊断

压力性尿失禁诊断主要依据主观症状和客观检查,并需除外其他疾病。本病的诊断步骤应包括确定诊断(高度推荐)、程度诊断(推荐)、分型诊断(可选)及合并疾病诊断(高度推荐)。

1. 确定诊断

目的:确定有无压力性尿失禁。主要依据:病史和体格检查。

(1)高度推荐:①病史:a. 全身情况:一般情况、智力、认知和是否发热等。b. 压力性尿失禁症状:大笑、咳嗽、打喷嚏或行走等各种程度腹压增加时尿液是否漏出;停止加压动作时漏尿是否随即终止。c. 泌尿系其他症状:是否伴随血尿、排尿困难、尿路刺激症状或下腹或腰部不适等。其他病史:既往病史、月经生育史、生活习惯、活动能力、并发疾病和使用药物等。②体格检查:a. 一般状态:生命体征、步态及身体活动能力及对事物的认知能力。b. 全身体检:神经系统检查包括下肢肌力、会阴部感觉、肛门括约肌张力及病理征等;腹部检查注意有无尿潴留体征。c. 专科检查:外生殖器有无盆腔脏器膨出及其程度;外阴部有无长期感染所引起的异味、皮疹;双合诊了解子宫水平、大小和盆底肌收缩力等;肛门指诊检查括约肌肌力及有无直肠膨出。d. 其他特殊检查:压力诱发试验。

(2)推荐:①排尿日记:连续记录72h排尿情况,包括每次排尿时间、尿量、饮水时间、饮水量、伴随症状和尿失禁发生时间等。②国际尿失禁咨询委员会尿失禁问卷表简表(ICI - QSF):ICI - QLF表分四个部分,记录尿失禁及其严重程度,对日常生活、性生活和情绪的影响;ICI - Q:SF 为 ICI - QLF 简化版本。③其他检查:a 实验室检查:血、尿常规,尿培养和肝、肾功能等一般实验室常规检查;b.尿流率;c.残余尿量。

（3）可选:①膀胱镜检查:怀疑膀胱内有肿瘤、憩室或膀胱阴道瘘等疾病时,需要做此检查。②尿动力学检查:a.最大尿道闭合压;b.压力—流率测定;c.腹压漏尿点压（ALPP）测定;d.影像尿动力学检查。③膀胱尿道造影。④超声、静脉肾盂造影、CT。

2.程度诊断

目的:为选择治疗方法提供参考。

临床症状（高度推荐）轻度:一般活动及夜间无尿失禁,腹压增加时偶发尿失禁,不需使用尿垫。

中度:腹压增加及起立活动时有频繁的尿失禁,需要使用尿垫生活。

重度:起立活动即有尿失禁出现或卧位体位变化时出现尿失禁,严重影响患者的生活及社交活动。

国际尿失禁咨询委员会尿失禁问卷表简表（ICI－Q－SF）（推荐）。

尿垫试验:推荐1h尿垫试验。

轻度:1h漏尿≤1g。

中度:1h漏尿1～10g。

重度:1h漏尿10～50g。

极重度:1h漏尿≥50g。

3.分型诊断

分型诊断并非必需,但对于临床表现与体格检查不甚相符者,以及经初步治疗疗效不佳的患者建议进行尿失禁分型诊断。

解剖型与尿道固有括约肌缺陷（ISD）型,影像尿动力学可将压力性尿失禁分为解剖型和ISD型。也有作者采用最大尿道闭合压（MUCP）进行区分,MUCP<30cmH$_2$O提示ISD型。

腹压漏尿点压（ALPP）结合影像尿动力学分型。

Ⅰ型压力性尿失禁:ALPP≥90cmH$_2$O。

Ⅱ型压力性尿失禁:ALPP60～90cmH$_2$O。

Ⅲ型压力性尿失禁:ALPP≤60cmH$_2$O。

目前认为,大多数女性压力性尿失禁患者可同时存在盆底支持功能受损和尿道括约肌缺陷,以上分型可能过于简单。此外,确诊ISD的方法尚存争议,IVIUCP和ALPP的检测有待规范,其临界值也需进一步验证。

（五）治疗方法

1.保守治疗

（1）高度推荐:盆底肌训练（PFMT）对女性压力性尿失禁的预防和治疗作用已为众多的荟萃分析和随机对照研究（RCTs）所证实。

目前尚无统一的训练方法,一般认为必须使盆底肌达到相当的训练量才可能有效。可参照如下方法实施:持续收缩盆底肌（提肛运动）2～6s,松弛休息2～6s,如此反复10～15次。每天训练3～8次,持续8周以上或更长。盆底肌训练也可采用特殊仪器设备,通过生物反馈实施。与单纯盆底肌训练相比,生物反馈更为直观和易于掌握,其疗效与单纯盆底肌训练相当或优于单纯盆底肌训练,并有可能维持相对长的有效持续时间。

（2）推荐:减肥。肥胖是女性压力性尿失禁的明确危险因素。减轻体重有助于预防压力性尿失禁的发生。患有压力性尿失禁的肥胖女性若减轻体重5%～10%,尿失禁次数将减少50%以上。

(3)可选:①戒烟;②改变饮食习惯;③阴道重锤训练:阴道内放入重物(20g或40g),为避免重物脱出而加强盆底肌收缩,以训练盆底肌;④电刺激治疗:部分患者不易接受;⑤磁刺激治疗。

2.药物治疗

主要作用原理在于增加尿道闭合压,提高尿道关闭功能,目前常用的药物有以下几种。

(1)推荐:选择性 α_1 - 肾上腺素受体激动剂。

原理:激活尿道平滑肌 α_1 - 受体以及躯体运动神经元,增加尿道阻力。

不良反应:高血压、心悸、头痛和肢端发冷,严重者可脑卒中。

常用药物:米多君、甲氧明。米多君的不良反应较甲氧明更小。2000年美国FDA禁止将苯丙醇胺用于压力性尿失禁治疗。

疗效:有效,尤其合并使用雌激素或盆底肌训练等方法时疗效较好。

(2)可选:①丙米嗪:抑制肾上腺素能神经末梢的去甲肾上腺素和5-羟色胺再吸收,增加尿道平滑肌的收缩力;并可以从脊髓水平影响尿道横纹肌的收缩功能;抑制膀胱平滑肌收缩,缓解急迫性尿失禁。用法:50～150mg/d。②β-肾上腺素受体拮抗剂:阻断尿道β-受体;增强去甲肾上腺素对α-受体的作用。③β-肾上腺素受体激动剂:一般认为兴奋β-肾上腺素受体将导致尿道压力减低,但研究表明它可以增加尿道张力。主要机制可能是通过释放神经肌肉接头间的乙酰胆碱来加强尿道横纹肌的收缩能力,还可在储尿期抑制膀胱平滑肌收缩。④雌激素:促进尿道黏膜、黏膜下血管丛及结缔组织增生;增加α-肾上腺素能受体的数量和敏感性。通过作用于上皮、血管、结缔组织和肌肉4层组织中的雌激素敏感受体来维持尿道的主动张力。

3.手术治疗

主要适应证包括:①非手术治疗效果不佳、不能坚持、不能耐受或预期效果不佳的患者;②中重度压力性尿失禁,严重影响生活质量的患者;③生活质量要求较高的患者;④伴有盆腔脏器脱垂等盆底病变需行盆底重建者,应同时行压力性尿失禁手术。

手术治疗前应注意:①征询患者及家属的意愿,在充分沟通的基础上做出选择;②注意评估膀胱尿道功能,必要时应行尿动力学检查;③根据患者的具体情况选择术式。要考虑手术的疗效、并发症及手术费用,并尽量选择创伤小的术式;④尽量考虑到尿失禁的分类及分型;⑤注意特殊病例的处理,如多次手术或尿外渗导致的盆腔固定患者,在行尿失禁手术前应对膀胱颈和后尿道行充分的松解;对尿道无显著移动的Ⅲ型(ISD)患者,术式选择首推为经尿道注射,其次为人工尿道括约肌及尿道中段吊带。

(1)高度推荐:无张力尿道中段悬吊术。

原理:DeLancey于1994年提出尿道中段吊床理论这一全新假说,认为腹压增加时,伴随腹压增加引起的尿道中段闭合压上升,是控尿的主要机制之一。据此,Ulmsten(1996)等应用无张力经阴道尿道中段吊带术(TVT)治疗压力性尿失禁,为压力性尿失禁的治疗带来了全新的革命。

疗效:无张力尿道中段吊带术与其他类似吊带手术相比治愈率无明显区别,短期疗效均在90%以上。其最大优势在于疗效稳定、损伤小、并发症少。

主要方法:目前我国较常用为 TVT(耻骨后悬吊术)和 TVT－O(经闭孔悬吊术 in－out),其他还有 IVS(经阴道吊带悬吊术)、TOT(经闭孔悬吊术 out－in)等。

TVT:

疗效:长期随访结果显示其治愈率在 80% 以上。TVT 治疗复发性尿失禁时治愈率与原发性尿失禁相似。治疗混合性尿失禁的有效率为 85%。对固有括约肌缺陷患者有效率达 74%。

并发症:膀胱穿孔。易发生在初学者或以往施行过手术的患者。术中反复膀胱镜检查是必不可少的步骤。如果术中出现膀胱穿孔,应重新穿刺安装,并保留尿管 1～3d;如术后;发现,则应取出 TVT,留置尿管 1 周,待二期再安置 TVT。

出血:出血及耻骨后血肿并不罕见,多因穿刺过于靠近耻骨后或存在瘢痕组织。当出现耻骨后间隙出血时,可将膀胱充盈 2h,同时在下腹部加压,阴道内填塞子宫纱条,严密观察,多能自行吸收。

排尿困难:多因悬吊过紧所致。另有部分患者可能与术前膀胱逼尿肌收缩力受损或合并膀胱出口梗阻有关,此类患者行尿动力学检查有助于诊断。对术后早期出现的排尿困难,可作间歇性导尿。1%～2.8% 患者术后出现尿潴留而需切断吊带,可在局麻下经阴道松解或切断 TVT 吊带,术后排尿困难多立刻消失,而吊带所产生的粘连对压力性尿失禁仍有治疗效果。

其他并发症:包括对置入吊带的异物反应、切口延迟愈合、吊带侵蚀入尿道或阴道、肠穿孔和感染等,最严重的是髂血管损伤。

TVT－O:

疗效:近期有效率为 84%～90%,与 TVT 基本相当,但远期疗效仍有待进一步观察。

并发症:TVT－O 和 TOT 的手术原理与 TVT 相同,但穿刺路径为经闭孔而非经耻骨后,基本排除了损伤膀胱或髂血管的可能性,但有可能增加阴道损伤的风险。有专家认为:TVT－O 术式原理与 TOT 基本相同,但由于穿刺进针方向不同,TVT－O 术式安全性高于 TOT。少见的严重并发症主要有吊带阴道侵蚀、闭孔血肿、脓肿形成等。

尿道中段吊带术疗效稳定,并发症较少,高度推荐作为尿失禁初次和再次手术术式,其中 TVT－O 或 TOT 因创伤小、住院时间短、并发症少而优势更加明显。

(2)推荐:Burch 阴道壁悬吊术。

方法:分为开放手术和腹腔镜手术两种术式。

疗效:初次手术时治愈率在 80% 以上,二次手术时治愈率与初次手术基本相同。长期随访显示其控尿效果持久。Burch 手术同时行子宫切除时疗效不受影响,亦不增加并发症的发生率。本术式与经皮穿刺悬吊术和原理基本类似,但疗效更为确切,主要原因在于:悬吊材料缝合在 Cooper 韧带上,锚定更牢固;二是脂肪组织充分游离后形成更广泛的粘连。

并发症:排尿困难(9%～12.5%),处理方法有间歇导尿、尿道扩张等;逼尿肌过度活动(6.6%～10%);子宫阴道脱垂(22.1%,其中约 5% 需要进一步重建手术);疝气等。

膀胱颈吊带(sling)术:

疗效:较肯定。初次手术平均控尿率 82%～85%,荟萃分析显示客观尿控率为 83%～85%,主观尿控率为 82%～84%;用于再次手术患者时,成功率 64%～100%,平均治愈率 86%。长期随访 10 年时与 1 年时控尿率并无明显差异。可适用于各型压力性尿失禁患者,尤其是 Ⅱ 型和 Ⅲ 型压力性尿失禁疗效较好。尚无研究比较不同材料的膀胱颈吊带术的疗效差异,自身材料吊带的文献较多。

　　并发症:排尿困难;逼尿肌过度活动。其他并发症:如出血(3%)、尿路感染(5%)、尿道坏死、尿道阴道瘘和异体移植物感染传染病(如肝炎、HIV)等。

　　(3)可选:①MMK手术:将膀胱底、膀胱颈、尿道及尿道两侧的阴道前壁缝合于耻骨联合骨膜上,以使膀胱颈及近端尿道恢复正常位置,减少膀胱尿道的活动度,恢复膀胱尿道角。该术式可开放完成,也可在腹腔镜下完成;②针刺悬吊术:腹壁耻骨上作小切口,以细针紧贴耻骨后穿刺进入阴道,用悬吊线将膀胱颈侧之阴道前壁提起,悬吊固定于腹直肌或耻骨上,以将阴道前壁拉向腹壁,使膀胱颈及近端尿道抬高、固定,纠正膀胱尿道角,减少膀胱颈及近端尿道活动度。手术方式较多,包括Pereyra术,Stamey术等;③注射疗法:在内镜直视下,将填充剂注射于尿道内口黏膜下,使尿道腔变窄、拉长以提高尿道阻力,延长功能性尿道长度,增加尿道内口的闭合,达到控尿目的。与前述治疗方法不同,注射治疗不是通过改变膀胱尿道角度和位置,而主要通过增加尿道封闭能力产生治疗作用;④人工尿道括约肌:将人工尿道括约肌的袖带置于近端尿道,从而产生对尿道的环行压迫。在女性压力性尿失禁治疗应用报道比较少,主要用于Ⅲ型压力性尿失禁患者。盆腔纤维化明显(如多次手术、尿外渗,盆腔放疗)的患者不适宜本术式;⑤阴道前壁修补术:是指修补阴道前壁,以增强膀胱底和近端尿道的支托组织,使膀胱和尿道复位,并减少其活动。

(窦媛媛)

第七节　膀胱过度活动症

一、定义

　　膀胱过度活动症(overactlvebladder,OAB)是一种以尿急为特征的症候群,常伴有尿频和夜尿症状,可伴或不伴有急迫性尿失禁;尿动力学上可表现为逼尿肌过度活动,也可为其他形式的尿道－膀胱功能障碍。国际尿控学会(ICS)把OAB从两个层面上进行定义。①尿动力学角度:膀胱充盈过程中出现的以逼尿肌不自主收缩、同时伴有尿意为特征的一种疾患,源于神经源性疾病的逼尿肌反射亢进,或是非神经源性的逼尿肌不稳定;②症状学角度:以尿频、尿急和急迫性尿失禁为表现的一组症候群,患者没有局部的疾病因素,但可以存在可能导致症状的神经源性因素。

二、流行病学

　　由于OAB常与尿失禁相混淆,不同的医生所使用的诊断标准又不同,因而所总结的发病率或流行性差异很大。但也有人认为不同的国家其发病率大致相同。在法国、意大利、瑞典、英国、西班牙等国家其发病率为11%~22%。而估计欧美国家大约17%的成年人罹患此病。全世界患者数大约在5000万至1亿左右。患者中女性略多于男性,其发病率随年龄增加而上升。我国目前尚无本病的流行病学资料,不过北京大学泌尿外科研究所在北京地区调查显示:50岁以上男性急迫性尿失禁的发生率为16.4%,18岁以上女性尿失禁的发生率为40.4%。正确地处理OAB,必将减少尿失禁的发生,从而提高患者的生活质量。

三、病因及发病机制

OAB 的病因尚不十分明确,目前认为有以下四种:①逼尿肌不稳定:由非神经源性因素所致,储尿期逼尿肌异常收缩引起相应的临床症状;②膀胱感觉过敏:在较小的膀胱容量时即出现排尿欲;③尿道及盆底肌功能异常;④其他原因:如精神行为异常,激素代谢失调等。

OAB 的症状是因为膀胱充盈过程中逼尿肌不随意收缩所致,其病因至今仍不十分清楚,它可能是由于中枢抑制性传出通路,外周感觉传入通路或膀胱肌肉本身受到损害造成的,这些原因可以单独或联合存在。

脑桥上中枢神经对排尿反射主要起抑制作用,此处病变常导致抑制不足,逼尿肌反射亢进的发生率为 75% ~ 100%,一般不伴有逼尿肌 – 外括约肌协同失调;而脑桥 – 骶髓间病变,多表现为逼尿肌反射亢进加逼尿肌 – 外括约肌协同失调。糖尿病等引起骶髓周围神经病变,也有出现逼尿肌反射亢进的报告,这可能与其病变的多灶性有关。此外膀胱出口梗阻引起不稳定膀胱的发生率高达 50% ~ 80%,其机制是梗阻导致膀胱壁的神经、肌肉改变,最终引起逼尿肌兴奋性增加,出现 OAB 症状。

四、临床表现

虽然 OAB 无明确的病因,但需明确其不包括由急性尿路感染或其他形式的膀胱尿道局部病变所致的症状。尿急是指一种突发、强烈的排尿欲望,且很难被主观抑制而延迟排尿;急迫性尿失禁是指与尿急相伴随、或尿急后立即出现的尿失禁现象;尿频为一种主诉,指患者自觉每天排尿次数过于频繁,而在主观感觉的基础上,成人排尿次数达到:日间 ≥8 次,夜间 ≥2 次,每次尿量 <200mL 时考虑为尿频。夜尿指患者从入睡到醒来排尿次数 ≥2 次(除去晨起排尿 1 次)。

OAB 与下尿路症状(LUTS)的鉴别点在于:OAIB 仅包含有储尿期症状,而 LUTS 既包括储尿期症状以及排尿期症状(如排尿困难等)。

五、膀胱过度活动症的诊断

膀胱过度活动症多发生于中老年,发病率较高。随着我国进入老龄化社会,以及糖尿病、脑血栓等疾病的增多,这个与"老龄化"和神经系统疾病关系密切的疾病应引起重视。

(一)筛选性检查

1. 病史

(1)典型症状:应该向患者详细地询问每一种症状的情况,尽可能准确的进行定量和定性。

(2)其他相关症状:①在下列情况时是否发生压力性尿失禁:咳嗽、打喷嚏、站立时或者正在进行重体力劳动;②患者是否有排尿困难;③患者的性功能及排便状况。

(3)为了记录尿失禁的一般状况及严重程度,需要排尿日志及尿垫实验。

最简单的尿垫实验操作如下:在 24h 内,每 6h 更换一次尿垫,同时口服尿路抗菌药。可通过尿垫上污染物的总量来粗略估计尿失禁的严重程度;或者将尿垫进行称重,用其总重量减去浸湿之前尿垫的重量,可作为对漏尿量的估计(1g 大约等于 1mL 的尿量)。这个实验的主要目的是对尿失禁的严重程度进行粗略的定量。

(4)相关病史:①泌尿及男性生殖系统疾病及治疗史;②月经、生育、妇科疾病及治疗史;

③神经系统疾病及治疗史。

2. 体检

体格检查应着眼于发现能导致尿失禁的解剖及神经上的异常,患者在接受检查时应保持膀胱充盈。

(1)神经检查:应从患者进入诊室时观察其步态及行为举止开始,轻微的跛行,共济失调,说话方式的异常,面部的不对称,或是其他的一些异常可能揭示其神经系统的异常。

(2)腹部检查:应注意有无包块、疝及膨大的膀胱;指诊时男性患者确定前列腺的大小及硬度;评估肛门括约肌的韧性及控制能力:医生将手指伸入直肠中,要求患者收缩肛门肌肉来挤压医生的手指以测试肛门括约肌的收缩能力。

(3)由于女性中压力性尿失禁较常见,体检时应做一些特殊检查来排除。女性阴道的检查应该在膀胱充盈(检查尿失禁及脱垂)及排空时(检查盆内器官)进行。患者处于截石位,保持膀胱充盈,嘱用力咳嗽,以期人为造成尿失禁。

通过 Q-tip 试验来评价尿道过度活动性的程度。Q-tip 试验即用一个涂有润滑剂的消毒导管通过尿道插入膀胱,在膀胱颈部遇到阻力而停止,记录导管相对于水平位置的角度,嘱患者屏气用力,再一次记录旋转的角度。当导管的旋转角度大于30°时可确定为高活动性。

3. 实验室检查

①尿常规;②尿培养;③血生化;④血清 PSA(男性40岁以上)。

4. 泌尿外科特殊检查

(1)尿流率:尿流率是由逼尿肌的压力和尿道压力互相作用而产生的测量结果。低尿流率可能是由于膀胱出口梗阻或是由于逼尿肌收缩力减弱导致。

此外,当逼尿肌产生足够高的压力以至于高过尿道所增加的压力,这种情况下则尿流率可能保持不变。

为了区分是由于出口梗阻还是由于逼尿肌收缩减弱造成的,要同时测量逼尿肌压力及尿流率。因此尿流率正常并不代表逼尿肌正常,也不意味着尿失禁手术后患者可以正常排尿了。

(2)泌尿系统超声检查(包括残余尿测定)。

(二)选择性检查

(1)病原学检查:对疑有泌尿或生殖系感染性疾病者进行尿液/前列腺液/尿道或阴道分泌物的病原学检查。

(2)细胞学检查:对疑有尿路上皮肿瘤者进行尿液细胞学检查。

(3)KUB、IVU 检查:怀疑泌尿系其他疾病。

(4)泌尿系内腔镜检查。

(5)CT 及磁共振检查。

(6)尿动力学检查:怀疑膀胱感觉、收缩功能受损或神经源性膀胱。

六、治疗

诊断 OAB 后应考虑是否需要治疗,了解患者是否有治疗的要求。因此初期的治疗要围绕患者的症状对其生活质量的影响有多大这个问题确定治疗的路线。

由于 OAB 是一个症状诊断,因此其治疗只能是缓解症状而非针对病因,不可能达到治愈。目前的治疗包括行为矫正、药物治疗、神经调节以及外科手术。

（一）行为矫正

行为矫正包括患者健康教育、及时或延迟排尿、膀胱训练、盆底锻炼等。

告诉患者下尿路的"工作原理"，使患者清楚地知道应对策略。排尿日记不仅可以增强患者的自我防范意识，而且还可以使医生清楚地了解到症状何时发生及其严重程度，据此教会患者简单的饮食控制知识，制订出定时或预防性排尿及膀胱训练的方法。此外盆底锻炼可增强盆底肌肉的力量，对不自主的逼尿肌收缩可产生强有力的抑制。近年来应用生物反馈的方法对盆底肌肉进行物理治疗，在恢复下尿路功能方面确实达到了其他治疗方法难以获得的疗效。

（二）药物治疗

药物治疗的目标是增加膀胱容量、延长警报时间、消除尿急而不干扰膀胱的排空能力。目前用于治疗 OAB 的药物有：①针对副交感传出神经，作用于逼尿肌胆碱能受体，包括胆碱酯酶抑制剂，如阿托品、普鲁苯辛、奥昔布宁、托特罗定、达非那新、曲司氯铵、索利那新等；②作用于膀胱感觉传入神经的药物：辣椒辣素及树胶脂毒素（RTX）；③抑制副交感神经胆碱能神经末梢乙酰胆碱的释放：肉毒杆菌毒素 A；④作用于中枢神经系统的药物。

Schneider 综述了近期治疗 OAB 的抗胆碱能药物的进展，所有临床应用的抗胆碱能药物的疗效均经过了随机、双盲试验的验证，而且也得到许多综述和荟萃分析的肯定。除了奥昔布宁在口干和中枢神经的不良反应方面较多以外，所有药物在耐受性方面均相当。目前，研究的热点聚焦在了高选择性或者超选择性的 M 受体阻滞剂，希望其高选择或超选择作用于膀胱 M 受体，减少对身体其他部位和器官 M 受体的作用，从而减少药物所带来的不良反应。

A 型肉毒杆菌毒素是一种由肉毒杆菌产生的神经毒素，它通过抑制神经肌肉接头处胆碱能神经末梢的乙酰胆碱释放而使肌肉瘫痪。在逼尿肌 - 尿道括约肌协同失调的患者中应用肉毒杆菌毒素，可松弛尿道外括约肌，改善患者的膀胱排空。最近研究显示，A 型肉毒杆菌毒素也能够松弛逼尿肌，减轻脊髓损伤患者的逼尿肌过度活动。因此应用 A 型肉毒杆菌毒素逼尿肌注射，可有效地松弛神经源性逼尿肌过度活动。Seze 最早采用 A 型肉毒杆菌毒素尿道外括约肌注射作为一种治疗脊髓损伤患者逼尿肌 - 外括约肌共济失调的方法，70% ~90% 患者可以获得尿道关闭压和排尿压力的下降，自觉症状获得了明显改善。Reitz 采用 A 型肉毒毒素膀胱内多点注射治疗神经源性膀胱和特发性 OAB 的患者，70% ~80% 的患者主观症状获得明显改善，且无明显不良反应发生。

近期 Gam 报道了一项 A 型肉毒毒素膀胱内注射治疗神经源性逼尿肌过度活动或神经源性 OAB 小儿的系统性综述，采用全身麻醉下通过膀胱镜按 10 ~12U/kg 剂量对膀胱壁内 30 个位点注射 A 型肉毒毒素（三角区除外，10U/mL），最大剂量不超过 300U。65% ~87% 的患者完全转为干性 OAB，尿动力学检查显示平均膀胱逼尿肌压力下降至 $40cmH_2O$ 以下，顺应性提高到 $20mL/cmH_2O$ 以上。A 型肉毒毒素膀胱内注射治疗神经源性逼尿肌过度活动或神经源性 OAB 疗效显著，耐受性良好。

（三）神经调节治疗

如果初始的行为矫正和药物治疗失败，那么就要考虑是否增加药物剂量、更换药物、加入其他药物或治疗方法，之后就要选择神经调节治疗。

神经调节治疗是通过调节神经功能来调控膀胱和尿道的功能。其中包括通过各种方式刺激周围神经来调控膀胱和尿道功能。行为治疗和药物治疗是目前一线治疗 OAB 的标准模式，但在这些一线治疗效果不佳、或者患者出现较为明显的不良反应时，神经调节治疗即可作为

OAB 的二线治疗方式。目前神经调节治疗包括经阴道、经直肠或经皮电刺激或磁刺激以及利用植入装置侵入性治疗等方式。

(四)外科手术

常规治疗无效的 OAB 患者及顽固性 OAB 患者则可能要用外科手术的方式进行治疗,这包括膀胱神经切除术、膀胱壁肌肉切开术、膀胱扩张术、膀胱扩大成形术、盆神经切断术、骶神经根切断术及尿流改道术等。

膀胱神经切除术实际上是去中枢支配,破坏节后副交感纤维,该方法技术要求很高,据目前的经验术后 18 ~ 24 个月的复发率高达 100% 。因此已经很少应用。膀胱扩大成形术因有并发膀胱排空障碍的危险也较少应用,其他手术方法也主要用于脊髓损伤后痉挛性膀胱,总之手术治疗 OAB 是最后的选择,应用范围比较有限。

(窦媛媛)

第八节　老年性支气管哮喘

老年性支气管哮喘是由于抗原性或非抗原性刺激引起的一种老年人气管、支气管反应性过度增高的疾病,简称老年性支气管哮喘。临床典型表现为发作性的呼气性呼吸困难,并伴广泛的哮鸣音,发作可持续数分钟至数小时或更长时间,经药物控制或自行缓解,本病为老年人常见的呼吸道疾病,无明显的性别差异,发病季节主要在春秋季节或冬季。此病长期反复发作常并发慢性支气管炎和肺气肿,严重者可并发肺源性心脏病。

一、病因和发病机制

(一)病因

(1)过敏因素:外源性哮喘主要与过敏因素有关,多由 I 型变态反应引起。

(2)神经因素:内源性哮喘主要与自主神经功能失调有关。支气管平滑肌受交感和副交感(迷走)神经支配,前者兴奋可使支气管扩张,后者兴奋可使支气管平滑肌收缩。

(3)遗传因素:遗传因素与哮喘密切相关,哮喘可能有不同的多基因遗传基础,一是通过免疫基因控制特异性 IgE 或肥大细胞的质和量;另一种是通过中枢或自主神经控制受体的反应性,使支气管黏膜敏感性增加。

(4)诱发因素:①上呼吸道感染是较常见的诱因;②过敏原或理化因素刺激;③精神因素,如情绪波动,条件反射等可诱发哮喘;④其他因素,如气候改变,剧烈运动、吸烟、服用某些药物等可诱发哮喘。

(二)发病机制

哮喘的发病机制目前仍不完全清楚。多数人认为,哮喘是变态反应、气道慢性炎症、气道反应性增高及自主神经功能障碍等因素相互作用,共同参与的发病过程。

1. 变态反应

当变应原进入具有过敏体质的机体后,通过巨噬细胞和 T 细胞的传递,可刺激机体的 B 细胞合成特异性 IgE,并结合肥大细胞和嗜碱性粒细胞表面的高亲和性的 IgE 受体($Fc\varepsilon R1$)。

若过敏原再次进入体内,可与肥大细胞和嗜碱性粒细胞表面的 IgE 交联,从而促发细胞内一系列的反应,使该细胞合成并释放多种活性介质导致平滑肌收缩、黏液分泌增加、血管通透性增高和炎症细胞浸润等。炎症细胞在介质的作用下又可分泌多种介质,使气道病变加重,炎症浸润增加,产生哮喘的临床症状。

2. 气道炎症

气道慢性炎症被认为是哮喘基本病理改变和反复发作的主要病理生理机制。表现为以肥大细胞、嗜酸性粒细胞和 T 细胞为主的多种炎症细胞在气道的浸润和聚集。这些细胞相互作用可以分泌出数十种炎症介质和细胞因子。这些介质、细胞因子与炎症细胞互相作用构成复杂的网络,相互作用和影响,使气道炎症持续存在。当机体遇到诱发因素时这些炎症细胞能够释放多种炎症介质和细胞因子,引起气道平滑肌收缩、黏液分泌增加、血浆渗出和黏膜水肿。

3. 气道高反应性(AHR)

气道高反应性表现为气道对各种刺激因子出现过强或过早的收缩反应,是哮喘患者发生发展的另一个重要因素。目前普遍认为,气道炎症是导致气道高反应性的重要机制之一。气道上皮损伤和上皮内神经的调控等因素亦参与了 AHR 的发病过程。当气道受到变应原或其他刺激后,由于多种炎症细胞释放炎症介质和细胞因子,神经轴索反射使副交感神经兴奋性增加、神经肽的释放等,均与 AHR 的发病过程有关。AHR 为支气管道哮喘患者的共同病理生理特征,然而出现 AHR 者并非都是支气管哮喘,如长期吸烟、接触臭氧、病毒性上呼吸道感染、慢性阻塞性肺疾病(COPD)等也可出现 AHR。

二、临床表现

(一)症状

典型的临床表现为发作性呼气性呼吸困难,伴广泛的哮鸣音。哮喘根据其主要发病因素的不同可分为外源性、内源性和混合性 3 种。

1. 外源性哮喘

多数患者有明显的过敏原接触史,春秋多见,发作前常有黏膜过敏现象,如鼻、眼、脸痒,流涕,干咳等先兆症状,随即出现有哮鸣音的呼气性呼吸困难,被迫坐位,严重时有发绀。历时数分钟或数小时,可自行缓解,或经治疗后缓解,发作终止时咳出较多稀薄痰,哮喘停止,恢复到发病前状态。

2. 内源性哮喘

患者可因许多非过敏原性因素刺激而发病,最常见于呼吸道感染后,故常先有咳嗽、咳痰,逐渐出现或加重哮喘。本型多见于冬季,起病缓慢,持续时间长,逐渐加重,并有呼吸道感染的症状和体征。

3. 混合性哮喘

混合性哮喘的发病既有过敏因素,又有感染因素,可先后发生或混合存在,症状表现复杂,并发症多。哮喘可长年发作,无明显的缓解季节。

4. 哮喘持续状态

严重哮喘发作,经治疗持续 24h 不能缓解者称为哮喘持续状态。导致哮喘持续状态的常见原因有:感染未控制,出汗或利尿失水,使痰黏稠不易被咳出,甚至形成痰栓阻塞小支气管;过敏原未消除,严重缺氧,酸中毒,心肺功能不全,肾上腺皮质功能低下,用药不当或对常用平喘耐药等。临床表现为极度呼吸困难,呈张口呼吸、发绀、大汗淋漓,患者端坐呼吸,严重者甚至出现呼吸循环衰竭。

(二)辅助检查

1. 血液常规检查

发作时可有嗜酸性粒细胞增高,但多数不明显。如并发感染可有白细胞数增高,分类中性粒细胞比例增高。

2. 痰液检查

涂片在显微镜下可见较多嗜酸性粒细胞,及其退化形成的尖棱结晶(Charcort Leyden 结晶体)、黏液栓(Curschmann 螺旋)和透明的哮喘珠(Laennec 珠)。如合并呼吸道细菌感染,痰涂片革兰染色,细胞培养及药物敏感试验有助于病原菌诊断及指导治疗。

3. 肺功能检查

缓解期肺通气功能多数在正常范围。在哮喘发作时,由于呼气流速受限,表现为第一秒用力呼气量(FEV_1)、一秒率($FEV_1/FVC\%$)、最大呼气中期流速(MMER)、呼出50%与75%肺活量时的最大呼气流量(MEF50%与MEF75%)以及呼气峰值流量(PEFR)均减少。可有用力肺活量减少、残气量增加、功能残气量和肺总量增加,残气占肺总量百分比增高。经过治疗后可逐渐恢复。

4. 血气分析

哮喘严重发作时可有缺氧,血液中 PaO_2 和 SaO_2 浓度降低。由于过度通气可使 $PaCO_2$ 浓度下降,pH 上升,表现呼吸性碱中毒。如重症哮喘,病情进一步发展,气道阻塞严重,可有缺氧及 CO_2 潴留,血液中 $PaCO_2$ 浓度上升,表现呼吸性酸中毒。如缺氧明显,可合并代谢性酸中毒。

5. 胸部 X 线检查

早期在哮喘发作时可见两肺透亮度增加,呈过度充气状态;在缓解期多无明显异常。如并发呼吸道感染,可见肺纹理增加及炎症性浸润阴影。同时要注意肺不张、气胸或纵隔气肿等并发症的存在。

6. 特异性过敏原的检测

可用放射性过敏原吸附试验(RAST)测定特异性 IgE,过敏性哮喘患者血清 IgE 可较正常人高 2~6 倍。在缓解期可做皮肤过敏试验判断相关的过敏原,但应防止发生过敏反应。

三、诊断和鉴别诊断

(一)诊断

根据支气管哮喘的病史、症状、体征、肺功能试验以及有关的实验室检查,尤其是"三性",即喘息症状的反复发作性、发病时肺部哮鸣音的弥散性和气道阻塞的可逆性,对典型病例诊断不难。咳嗽变异性哮喘虽以咳嗽为唯一临床症状(有时伴有胸闷),但咳嗽常呈季节性,部分患者尚患有其他变态反应性疾病(如过敏性鼻炎等)或有家族过敏史,经积极的抗感染和镇咳治疗无效,而给予平喘和抗过敏治疗后咳嗽明显缓解,有助于诊断。

(二)鉴别诊断

1. 心源性哮喘

心源性哮喘是指由于左心衰竭引起肺血管外液体量过度增多甚至渗入肺泡而产生的哮

喘。临床表现为呼吸困难、发绀、咳嗽、咳白色或粉红色泡沫痰,与支气管哮喘症状相似。但心源性哮喘多有高血压、冠状动脉粥样硬化性心脏病、风心病二尖瓣狭窄等病史和体征,两肺不仅可闻及哮鸣音,尚可闻及广泛的水泡音;左心界扩大,心率增快,心尖部可闻及奔马律;影像学表现为以肺门为中心的蝶状或片状模糊阴影。鉴别困难者,可先静脉注射氨茶碱或雾化吸入 β 受体激动剂,待症状缓解后再做进一步的检查。注意,此时忌用肾上腺素和吗啡,以免抑制呼吸,造成生命危险。

2. 喘息型慢性支气管炎

喘息常年存在,并伴有慢性咳嗽、咳痰,有加重期,有肺气肿体征,两肺常可闻及水泡音和哮鸣音。

3. 支气管肺癌

中央型支气管肺癌肿瘤压迫支气管,引起支气管狭窄或伴有感染时,亦可出现喘鸣音或哮喘样呼吸困难,但肺癌的呼吸困难及喘鸣症状呈进行性加重,常无明显诱因,咳嗽咳痰、痰中带血。痰中查找癌细胞、胸部 X 线片、CT、MRI 或纤维支气管镜检查、肺组织活检有助于鉴别诊断。

四、预防

1. 一级预防

防治变应性鼻炎。变应性鼻炎与哮喘的关系很密切,对此类患者在气管吸入糖皮质激素治疗的基础上,若能积极控制鼻炎(如口服非镇静 H_1 受体阻滞剂,鼻腔吸入糖皮质激素)能明显减少哮喘发作的频率及减轻其症状,因而积极治疗变应性鼻炎对预防哮喘的发生及减少其发作均是有价值的。

2. 二级预防

避免变应原。特别对于有特异性体质的患者,消除或尽可能避免接触诱发哮喘的因素。如屋尘螨、花粉、动物皮毛,可引起过敏的食物、药物等,对职业性哮喘患者,应脱离该职业环境。

3. 三级预防

早期诊断,及早治疗。对于症状不明显或不典型的患者(如表现为单纯咳嗽,发作性胸闷或运动后气促胸闷等),应及早做出诊断。因而对绝大多数患者,随着特异性免疫治疗的规范化,它可能成为变应性哮喘患者三级预防的一个有效措施。

五、治疗

1. 平喘药物应用

常用的平喘药有拟肾上腺素类、茶碱类、肾上腺皮质激素及抗胆碱能类药物,可单独或联合应用。

(1)拟肾上腺素类:肾上腺素 1∶1000 水溶液 0.2 ~ 0.3mL 皮下注射,必要时每隔 10 ~ 15min 重复使用,若 3 次无效,则可换药。异丙肾上腺素 0.25% ~ 0.5% 溶液吸入,每次 0.1 ~ 0.2mL。沙丁胺醇(舒喘灵)每次 2 ~ 4mg,每日 3 次,或吸入每次 0.1 ~ 0.2mg。

(2)茶碱类:常用氨茶碱每次 0.1g,每日 3 ~ 4 次,或 0.25g 加入 50% GS 20 ~ 40mL 缓慢静脉推注。或 0.25 ~ 0.5g 加入 5% ~ 10% GS 500mL 静脉滴注,一般日量不超过 1.2 ~ 1.5g。

二羟丙茶碱(喘定)0.2g 口服,每日 3 次,或 0.25g 肌内注射,或 0.25g 加入 50% GS 20 ~

40mL 中静脉注射。

（3）肾上腺皮质激素类：氢化可的松 100～200mg 或地塞米松 5～10mg，加入 5%～10% GS500mL 中静脉滴注，亦可给泼尼松（强的松）口服，每日 15～20mg。

（4）抗胆碱能药物：目前常见异丙阿托品气雾剂吸入，不良反应较少。

2. 哮喘持续状态的治疗

（1）氧疗：一般用低流量给氧，吸气时注意呼吸道的湿化，保温和通畅。

（2）解除支气管痉挛：氨茶碱加用激素静脉滴注，并联合使用支气管舒张剂。

（3）控制感染：选用有效抗生素治疗。

（4）纠正失水：根据病情补液，一般每日进液 2000mL 左右，心功能不全者慎用。

（5）纠正酸碱失衡与电解紊乱。

3. 预防复发

给色甘酸二钠吸入 20mg，每日 3 次，或酮替芬（噻喘酮）1mg，每日 2 次，对外源性哮喘预防作用较好。亦可给免疫增强剂，如哮喘菌苗等。

（吴晓强）

第九节　老年呼吸衰竭

呼吸衰竭是由各种原因引起的肺脏功能严重损害，引起缺氧或合并 CO_2 潴留，进而导致机体一系列生理功能紊乱及代谢障碍的临床综合征。同时由于呼吸衰竭在早期无明显的临床特征，故一般需要通过实验室动脉血气分析做出明确的诊断。

一、病因和发病机制

（一）病因

呼吸衰竭的病因较多，主要归纳如下面 7 类。

（1）呼吸道病变：累及上、下呼吸道任何部位的疾病，只要引起阻塞，造成通气不足和气体分布不均，导致通气血流比例失调者都可以引起呼吸衰竭。如喉水肿、各种原因所致的支气管痉挛、呼吸道分泌物或异物阻塞等。

（2）肺组织的病变：引起弥散性肺实质性病变的病因有很多种，最常见的如各种肺炎、重度肺结核、肺气肿、弥散性肺纤维化、硅沉着病，以及各种原因所致的肺水肿、肺不张等，引起肺通气量有效面积减少，通气与血流比例失调，肺内右至左分流增加，发生缺氧。

（3）肺血管病变：肺栓塞、脂肪栓塞、肺血管炎、多发性微血栓形成，使肺换气功能损害，导致缺氧。

（4）胸廓病变：包括胸壁及胸膜疾病、严重的胸廓畸形、胸廓的外伤、肺挫伤、手术创伤、大量气胸或胸腔积液等，胸膜增厚。自发性或外伤性气胸影响胸廓活动和肺扩张，导致通气减少及吸入气体分布不匀，影响换气功能。

（5）神经肌肉病变：此类患者肺部常完全正常，原发疾病主要累及脑、神经通路或呼吸肌，致使直接或间接抑制呼吸中枢；神经肌肉接头阻滞影响传导功能；呼吸肌没有力气进行正常通气。常见于脑血管病变、脑炎、脑外伤、电击、药物中毒、脊髓灰质炎以及多发性神经炎、重症肌无力等。

（6）导致肺水肿的疾病：包括心源性和非心源性所致肺水肿。非心源性肺水肿常是毛细血管通透性增高所致，其代表性疾病为成人呼吸窘迫综合征（ARDS）。

（7）睡眠呼吸暂停：正常人熟睡时可有短暂的呼吸停止，但已证明极端肥胖、慢性高山病、扁桃体肥大和其他许多疾病患者的睡眠呼吸暂停时间显著延长，伴有严重缺氧。

（二）发病机制

人类的呼吸活动可分为 4 个功能过程，即通气，弥散、灌注、呼吸调节，上述每一过程对于维持正常的动脉血氧分压（PO_2）和二氧化碳分压（PCO_2）水平均具有其重要作用。任何一个过程发生异常且相当严重，将导致呼吸衰竭。在临床上常见的呼吸系统疾病中多为数种异常同时存在。

1. 通气不足

通气是指空气由体外向体内运动，并经气管、支气管系统分布至肺脏气体交换单位，即指空气到达肺泡的过程。当 $PaCO_2$ 升高时即有肺泡通气不足存在，此时患者只有吸入含有 O_2 较高浓度的气体，否则 PaO_2 将随着 $PaCO_2$ 的升高而降低，通气不足时 PaO_2 和 $PaCO_2$ 的改变方向虽相反，但数量基本相同，故可以很容易地判断通气不足在患者低氧血症中所占的地位。单纯由肺泡通气不足所致的动脉低氧血症不伴有肺泡动脉血 PaO_2 差值的增大，故吸纯氧可以纠正，反之，不能纠正者可认为还有其他原因存在。

2. 弥散障碍

弥散是指肺泡腔内气体和肺毛细血管内血液之间 O_2、CO_2 跨过肺泡毛细血管壁的运动，即气体交换的过程。

CO_2 弥散能力是 O_2 的 20 倍，若非弥散功能极端异常是不会导致静息状态下的动脉高碳酸血症的。弥散面积减少（如肺实质病变、肺气肿、肺不张等）和弥散膜增厚（如肺间质纤维化、肺水肿等）可引起单纯缺氧。

3. 通气灌注失衡

若气体交换单位得到的血液多于通气量，将产生动脉血低氧血症。

通气灌注失调为动脉低氧血症最为常见的原因，并可通过给患者吸入 100% 的 O_2 使其低氧血症得到改善，而加以确认。此类患者很少出现 CO_2 潴留。

4. 右向左分流

血液由右向左分流可发生于肺内有异常的解剖通道，如肺动静脉瘘者。但更多见于肺泡萎陷（肺不张）或肺泡腔充满液体如肺水肿、肺炎或肺泡内出血等，造成生理性分流而引起低氧血症。此类患者亦不出现 CO_2 潴留。

5. 高碳酸血症

动脉高碳酸血症可以说是肺泡通气量明显减少所致。血液中 $PaCO_2$ 的升高或降低直接影响血液碳酸含量，并对 pH 产生相反的影响。急性 $PaCO_2$ 变化对 pH 的影响较慢性者强，其原因在于血浆碳酸氢盐浓度不能及时补充。当 $PaCO_2$ 改变持续 3~5d 后，高碳酸血症通过肾脏代偿机制使碳酸氢盐增加，低碳酸血症时使其减少，两者均可促使 pH 恢复正常。因而许多呼吸衰竭患者具有呼吸性及非呼吸性酸碱平衡紊乱混合存在，若不了解其病程及血浆碳酸氢盐水平则难以阐明其性质。

二、临床表现

(一)临床特点

(1)呼吸衰竭:在老年人中,从基础疾病演变成呼吸衰竭的过程间开始后到,第 5 年时为 63%,第 10 年时为 77%,第 15 年为 88%,说明老年人易演变为呼吸衰竭。

(2)无特殊的自觉症状:老年人一旦发生呼吸衰竭,呼吸困难者仅为 45.5%,其余虽 PaO_2 表现异常,但不一定出现任何不适。老年人的呼吸道黏膜萎缩,使清除功能下降,咳嗽、喘息和痰量增加。

(3)合并其他器官衰竭:老年人呼吸衰竭并发多器官衰竭,尤以合并心功能衰竭、肾衰竭多见。

(二)症状体征

除导致呼吸衰竭的原发性疾病症状外,主要症状有以下 6 个方面。

(1)呼吸困难:这是临床最早出现的症状,随呼吸功能减退而加重(但呼吸困难并不一定有呼吸衰竭)。中枢性呼吸衰竭时,呼吸困难主要表现在节律和频率方面的改变,呼吸器官损害所致的周围性呼吸衰竭。由于辅助呼吸肌参与活动,因而出现点头、提肩或皱眉样呼吸。

(2)发绀:当血液中还原血红蛋白(Hb)绝对值超过 50g/L 时,一般发绀就比较明显。

但当贫血时,Hb 浓度明显下降,即使明显缺氧也不出现发绀。

(3)神经精神症状:其症状轻重与缺氧、CO_2 潴留的程度、机体的适应和代偿均有密切关系。急性严重缺氧可立即出现精神错乱、狂躁、昏迷和抽搐等,而慢性缺氧有神志淡漠、肌肉震颤、嗜睡、昏睡、昏迷等症状。

(4)循环系统症状:缺氧和 CO_2 潴留时,心率增快、血压上升、心肌缺血、各种心律失常。

严重缺氧可致心肌收缩力下降,血压下降,导致循环衰竭。长期肺动脉高压将诱发右心衰竭,出现体循环淤血症状。

(5)消化和泌尿系统症状:可出现食欲缺乏、血清丙氨酸氨基转移酶(ALT,旧称 GPT)升高、消化道出血、尿素氮升高、蛋白尿、尿中出现红细胞及管型等。

(6)弥散性血管内凝血(DIC):病程中感染、缺氧、酸中毒、休克等均可为 DIC 的诱发因素,处理不当可导致 DIC 的发生。

(三)分类

1. 根据病程分类

(1)急性呼吸衰竭:患者既往无呼吸道疾病,由于突发因素,抑制呼吸或呼吸功能突然衰竭。因机体难以很好代偿,如不及早诊断治疗会危及患者生命。

(2)慢性呼吸衰竭:多见于慢性呼吸道疾病,如慢性阻塞性肺病、重度肺结核、肺弥散性纤维化等。其呼吸功能损害逐渐加重,虽有缺氧或二氧化碳潴留,但通过机体代偿适应,仍能从事个人生活活动,称为代偿性慢性呼吸衰竭。

(3)慢性呼吸衰竭急性发作:慢性呼吸衰竭患者一旦并发呼吸道感染,或其他原因增加呼吸生理负担,则发生失代偿,出现严重缺 O_2、CO_2 潴留和酸中毒的临床表现,称为失代偿性慢性呼吸衰竭。

2. 按血气变化分类

(1)Ⅰ型呼吸衰竭:主要是换气功能障碍导致缺氧,血气分析表现为单纯 $PaCO_2$ <

60mmHg。

(2) Ⅱ型呼吸衰竭：主要是肺泡通气不足，血气分析表现为 $PaO_2 < 60mmHg$，及 $PaCO_2 > 50mmHg$。

3. 按病变部位分类

按病变部位分类可以分为周围型及中枢型呼吸衰竭。

呼吸衰竭的早期诊断极为重要，它有赖于临床医师对其临床表现和发生原因的充分认识。一旦有临床征兆时，应及早做动脉血血气分析以明确诊断。

（四）并发症

常见有合并感染，并发消化道出血、休克、电解质紊乱、血容量不足、心力衰竭等或呼吸衰竭。

三、诊断和鉴别诊断

（一）诊断

老年人呼吸衰竭发展迅猛，病死率极高，降低病死率的关键在于早期诊断及正确的治疗。主要诊断依据如下。

(1) 呼吸系统疾病或其他导致呼吸衰竭的病史。

(2) 与有缺氧和二氧化碳潴留有关的表现。

(3) 血气分析是主要依据。在海平面上吸空气时，PaO_2 低于 60mmHg(8kPa)，$PaCO_2$ 正常或略低为 Ⅰ 型呼吸衰竭。PaO_2 低于 60mmHg(8kPa)，$PaCO_2$ 大于 50mmHg(6.6kPa) 时为 Ⅱ 型呼吸衰竭。

（二）鉴别诊断

应与张力性气胸和哮喘持续性状态相区别，同时注意与急性肺水肿、肺部感染、肺栓塞、急性呼吸窘迫综合征及脑血管意外相鉴别。

四、预防

老年呼吸衰竭往往反复发作不断加重，严重影响患者生活质量。应重视慢性呼吸衰竭的康复治疗，如长期氧疗、加强呼吸功能锻炼、增强机体抗病能力等措施，以减少复发，提高生活质量。

五、治疗

1. 急性呼吸衰竭的治疗

尽快明确病因和诱因，并给予相应的处理。

(1) 建立通畅的气道：在氧疗和改善通气之前，应保持呼吸道通畅，将呼吸道内的分泌物和胃内反流物吸出。有气道痉挛者应给予支气管解痉药；痰黏稠不易咳出可用雾化吸入，或用纤维支气管镜将分泌物吸出；必要时可采用通过口腔或鼻腔的气管内插管以及气管切开等方法。

(2) 氧疗：给氧可采用数种不同方法，具体方法有鼻导管或鼻塞给氧，面罩给氧，气管内插管或气管切开插管连接的机械通气加压给氧。其中后者是最可靠的给氧方法。

(3) 鉴别并治疗基础疾患：急性呼吸衰竭均有诱因。

(4) 监测病情变化，预防并发症：纠正酸碱平衡失调与电解质紊乱也是呼吸衰竭抢救成功的重要保证。

2. 慢性呼吸衰竭的治疗

（1）保持呼吸道通畅：对患者生命威胁最大的是大气道阻塞（上呼吸道、气管及主支气管）。对于无力咳嗽、意识不清的患者，首先应清理口腔、咽喉部的分泌物和胃内反流物等，分泌物或血块堵塞支气管发生肺不张者，可使用纤维支气管镜清除分泌物，应使用黏液溶解剂、解痉剂辅助治疗，改善气道阻塞，建立人工气道。

（2）给氧：对单纯缺氧患者，可进行供给治疗；慢性阻塞性肺病出现缺氧伴 CO_2 潴留时，原则应为低浓度（<35% 或 1~2L/min）持续给氧；慢性呼吸衰竭缓解期可进行长期氧疗。

（3）支气管扩张剂的应用：对于合并有气道高反应性者，支气管解痉治疗是很必要的。

常用 β_2 受体兴奋剂，如沙丁胺醇（舒喘灵）、特布他林（博利康尼）气雾剂，茶碱类药物也可试用。对部分患者可酌情应用糖皮质激素。

（4）促使分泌物排出：多数呼吸衰竭患者痰液黏稠，不易咳出，常是由于进水量不足和患者咳嗽无力所致。适当补充液体，对无力咳嗽而痰又较多的患者需要间断进行经鼻气管吸引，手工或机械拍击背部可使气道内痰液松动，促进其排出；亦可用黏液溶解剂 α 糜蛋白酶雾化吸入。

（5）控制感染：有效地控制感染，特别是早期，可防止因感染导致机体功能失代偿而出现呼吸衰竭。

（6）心力衰竭的治疗：防治呼吸衰竭和心力衰竭能够有效降低老年肺心病的病死率。当仅有右心衰竭时，卧床休息，给予氧疗，对基础疾病进行治疗，并可配合小剂量利尿剂，可产生较好疗效。当合并有左心衰竭及肺水肿时，在应用利尿剂的基础上可加用小剂量的洋地黄类药物（以快速作用药物最好）及扩管药物、营养心肌药物，效果更好。

（7）纠正酸碱失调和电解质紊乱：呼吸衰竭引起的酸碱平衡失调和电解质紊乱为常见。电解质紊乱往往与酸碱平衡失调相互影响，应根据情况变化及时调理。

（8）呼吸兴奋药的应用：除个别病例外，一般已不再用呼吸兴奋剂类药物，少数需用者如用后没有效果即应停用。常用药物有尼可刹米、洛贝林等，常与氨茶碱联合应用。

（9）营养及支持治疗：慢性呼吸衰竭患者，因病程长、病情复杂、进食少、消耗多，存在一定程度的营养不良。因此需进行有效、合理的营养支持治疗。

（10）镇静药的应用：仅用于机械通气患者，需要镇静药以使其呼吸与通气机同步时。

（11）并发症的治疗：合并消化道出血者可应用胃黏膜保护药如硫糖铝和制酸药如西咪替丁、雷尼替丁、奥美拉唑（洛赛克）等。出现休克时应查找引起休克的原因采取相应措施，必要时可予升压药如多巴胺、间羟胺等维持血压。

（吴晓强）

第十节 老年动脉粥样硬化

老年动脉粥样硬化是动脉硬化中常见的类型，为心肌梗死和脑梗死的主要病因。动脉硬化是动脉管壁增厚、变硬，管腔缩小的退行性和增生性病变的总称。常见的有动脉粥样硬化、动脉中层钙化、小动脉硬化3种。

一、病因和发病机制

（一）病因

本病病因未完全清楚,目前认为是多种因素作用于不同环节所引起,这些因素称为易患因素或危险因素。主要有以下7种。

（1）高脂血症:血总胆固醇、低密度脂蛋白(LDL)、三酰甘油、极低密度脂蛋白(VLDL)、载脂蛋白 B100、脂蛋白(α)(Lp(α))增高,高密度脂蛋白(HDL)、载脂蛋白 A I 和 A II 降低,均属易患因素。

（2）高血压:冠状动脉粥样硬化患者60% ~70%有高血压。高血压患者患冠状动脉粥样硬化者较血压正常人高4倍,且无论收缩压抑舒张压增高都重要。

（3）吸烟:吸烟增加冠状动脉粥样硬化的发病率和病死率达2~6倍,且与每日吸烟支数呈正比。

（4）糖尿病:糖尿病患者动脉粥样硬化的发病率较无糖尿病患高2倍,冠状动脉粥样硬化患者中糖耐量减退者颇常见。

（5）职业:从事体力活动少、脑力活动紧张、经常有紧迫感的工作较易患本病。

（6）饮食:常进食较高的热量,较多的动脉性脂肪、胆固醇、糖和盐者易患本病,西方的饮食方式是致病的重要因素。

（7）肥胖:超标准体重的肥胖者易患本病,体重迅速增加者尤其如此。

（二）发病机制

1.脂质浸润学说

脂质浸润学说认为本病与脂质代谢失常密切相关,其本质是动脉壁对从血浆侵入的脂质的反应。主要病理变化是动脉壁出现斑块,而胆固醇和胆固醇酯则是构成粥样斑块的主要成分。虽然动脉壁也能合成胆固醇和其他脂质,但近年来对动脉壁和内皮细胞的生理和病理研究以及对粥样硬化病变的组织化学和免疫化学检查的结果,证实粥样斑块中的脂质主要来自血浆。血浆中的胆固醇、三酰甘油和磷脂等是与载脂蛋白结合成脂蛋白而溶解、运转的。低密度脂蛋白(LDL)含胆固醇和胆固醇酯最多,极低密度脂蛋白(VLDL)含三酰甘油最多,高密度脂蛋白(HDL)含蛋白最多,血浆中增高的脂质即以 LDL 和 VLDL 或经动脉内膜表面脂蛋白脂酶的作用而分解成残片的形式从下述5种途径侵入动脉壁,即内皮细胞直接吞饮,透过内皮细胞间隙,经由内皮细胞的 LDL 受体,通过受损后通透性增加的内皮细胞,通过因内皮细胞缺失而直接暴露在血流的内膜下组织。脂蛋白进到中膜后,堆积在平滑肌细胞间、胶原和弹力纤维上,引起平滑肌细胞增生,平滑肌细胞和来自血液的单核细胞吞噬大量脂质成为泡沫细胞;脂蛋白又降解而释出胆固醇、胆固醇酯、三酰甘油和其他脂质,LDL 还与动脉壁的蛋白多糖结合产生不溶性沉淀,都能刺激纤维组织增生。所有这些合在一起就形成粥样斑块。

脂蛋白中的 HDL 可将胆固醇送到肝脏分解、抑制细胞摄入 LDL 和抑制平滑肌细胞的增生,因而被认为有抗动脉粥样硬化的作用。脂质经过氧化作用而产生的脂质过氧化物,有细胞毒性,损伤细胞膜促进动脉粥样硬化的形成。

2.血栓形成和血小板聚集学说

前者认为本病开始于局部凝血机制亢进,动脉内膜表面血栓形成,以后血栓被增生的内皮细胞所覆盖而并入动脉壁,血栓中的血小板和白细胞崩解而释出脂质和其他活性物质,逐渐形成粥样斑块。后者认为本病开始于动脉内膜损伤,血小板活化因子(PAF)增多,血小板在该处黏附继而聚集,随后发生纤维蛋白沉积,形成微血栓。血小板聚集后释出一些活性物质。其中血栓烷 A2(thromboxane A2,TXA2)能对抗血管壁合成的前列环素(prostacycline,PGI$_2$)所具有的使血小板解聚和血管扩张的作用,而促进血小板进一步聚集和血管收缩;血小板源生长因子(platelet erive growth factor)可刺激平滑肌的细胞增生、收缩并向内膜游移;5 - 羟色胺和成纤维细胞生长因子(fibroblast growth factor)可刺激成纤维细胞、平滑肌细胞和内皮细胞增生,肾上腺素和二磷酸腺苷可促使血小板进一步聚集;第Ⅷ因子使血小板进一步黏附;血小板第 4 因子(platelet factor4,PF4)可使血管收缩;纤溶酶原激活剂抑制物(PAI)使血栓的溶解受到抑制。这些物质使内皮细胞进一步损伤,从而导致 LDL、纤维蛋白原进入内膜和内膜下;使单核细胞聚集于内膜,发展成为泡沫细胞;使平滑肌细胞增生,移入内膜,吞噬脂质;并使内皮细胞增生。都有利于粥样硬化的形成。

3.损伤反应学说

损伤反应学说认为粥样斑块的形成是动脉对内膜损伤的反应。动脉内膜损伤可表现为内膜功能紊乱如内膜渗透过增加,表面容易形成血栓。也可表现为内膜的完整性受到破坏。长期高脂血症,由于血压增高、动脉分支的特定角度和走向、血管局部狭窄等引起的血流动力学改变所产生的湍流、剪切应力,以及由于糖尿病、吸烟、细菌、病毒、毒素、免疫性因子和血管活性物质如儿茶酚胺、5—羟色胺、组胺、激肽、内皮素、血管紧张素等的长期反复作用;都足以损伤内膜或引起功能变化,有利于脂质的沉积和血小板的黏附和聚集,而形成粥样硬化。

4.单克隆学说

单克隆学说亦即单元性繁殖学说。认为动脉粥样硬化的每一个病灶都来源于一个单一平滑肌细胞的增生,这个细胞是以后增生成许多细胞的始祖。在一些因子如血小板源生长因子、内皮细胞源生长因子、单核细胞源生长因子、LDL,可能还有病毒的作用下不断增生并吞噬脂质,因而类似于良性肿瘤,并形成动脉粥样硬化。虽然通过葡萄糖 - 6 - 磷酸脱氢酶(G6PD)同工酶的测定,发现绝大多数病变动脉壁纤维斑块中只含有一种 G6PD 同工酶,显示纤维斑块的单克隆特性。

但也有认为病变的单酶表现型并不一定意味着此病变的起源是克隆性的,也有可能来源于含有同一同工酶的多个细胞,然而由于不断重复的细胞死亡和生长,使测定结果显示单酶表现型。事实上将粥样斑块内的平滑肌细胞进行培养,还未显示出这些细胞会像肿瘤一样无限增生。

二、临床表现

(一)本病发展过程

本病发展过程可分为下列 4 期。

1.无症状期或隐匿期

其过程长短不一,包括从较早的病理变化开始,直到动脉粥样硬化已经形成,但尚无器官或组织受累的临床表现。

2.缺血期

症状由于血管狭窄、器官缺血而产生。

3.坏死期

由于血管内血栓形成或管腔闭塞而产生器官组织坏死的症状。

4.硬化期

长期缺血,器官组织硬化(纤维化)和萎缩而引起症状。

不少患者不经过坏死期而进入硬化期,而在硬化期的患者也可重新发生缺血期的表现。

按受累动脉部位的不同,本病可分为6类,即主动脉及其主要分支粥样硬化,冠状动脉粥样硬化,脑动脉粥样硬化,肾动脉粥样硬化,肠系膜动脉粥样硬化,四肢动脉粥样硬化等。

(二)有关器官受累后出现的病象

1.一般表现

脑力与体力衰退,触诊体表动脉如颞动脉、桡动脉、肱动脉等可发现变宽、变长、迂曲和变硬。

2.主动脉粥样硬化

大多数无特异性症状。叩诊时可发现胸骨柄后主动脉浊音区增宽;主动脉瓣区第二心音亢进而带金属音调,并有收缩期杂音。

收缩期血压升高,脉压增宽,桡动脉触诊可类似促脉。X线检查可见主动脉结向左上方凸出,主动脉扩张与扭曲,有时可见片状或弧状的斑块内钙质沉着影。X线检查可见主动脉的相应部位增大。

3.冠状动脉粥样硬化

可引起心绞痛、心肌梗死以及心肌纤维化等。

4.脑动脉粥样硬化

脑缺血可引起眩晕、头痛与昏厥等症状。脑动脉血栓形成或破裂出血时引起脑血管意外,有头痛、眩晕、呕吐、意识突然丧失、肢体、瘫痪、偏盲或失语等表现。

脑萎缩时引起痴呆、有精神变态、行动失常、智力及记忆力减退以至性格完全变化等症状。

5.肾动脉粥样硬化

临床上并不多见,可引起顽固性高血压,年龄在55岁以上而突然发生高血压者,应考虑本病的可能。如有肾动脉血栓形成,可引起肾区疼痛、尿闭以及发热等。

6.肠系膜动脉粥样硬化

可能引起消化不良、肠道张力减低、便秘与腹痛等症状。血栓形成时,有剧烈腹痛、腹胀和发热。肠壁坏死时,可引起便血、麻痹性肠梗阻以及休克等症状。

7.四肢动脉粥样硬化

以下肢较为多见尤其是腿部动脉,由于血供障碍而引起下肢发凉、麻木和间歇性跛行,即行走时发生腓肠肌麻木、疼痛以至痉挛,休息后消失,再走时又出现;严重者可有持续性疼痛,下肢动脉尤其是足背动脉搏动减弱或消失。

(三)辅助检查

1.实验室检查

患者多有脂代谢失常,主要表现为血总胆固醇增高、LDL胆固醇增高、HDL胆固醇降低、血三酰甘油增高、血β脂蛋白增高、载脂蛋白B增高、载脂蛋白A降低、脂蛋白(α)增高、脂蛋白电泳图形异常,90%以上的患者表现为Ⅱ或Ⅳ型高脂蛋白血症。血液流变学检查往往示血黏滞度增高。血小板活性可增高。

2. X 线检查

除前述主动脉粥样硬化的表现外,选择性或电子计算机数字减影动脉造影可显示冠状动脉、脑动脉、肾动脉、肠系膜动脉和四肢动脉粥样硬化所造成的管腔狭窄或动脉瘤病变,以及病变的所在部位、范围和程度,有助于确定外科治疗的适应证和选择施行手术的方式。

3. 多普勒超声检查

有助于判断四肢动脉和肾动脉的血流情况。

4. 磁共振断层显像

有助于判断四肢和脑动脉的功能情况以及脑组织的病变情况。

5. 超声心动图检查

心电图检查及其负荷试验所示的特征性变化有助于诊断冠状动脉粥样硬化。血管内超声和血管镜检查则是直接从动脉腔内观察粥样硬化病变的方法。

三、诊断

1. 诊断

(1)本病发展到相当程度,尤其有器官明显病变时诊断并不困难,但早期诊断很不容易。年长患者如检查发现血脂增高,动脉造影发现血管狭窄性病变,即可诊断本病。

(2)辅助检查可协助诊断本病。

2. 鉴别诊断

主动脉粥样硬化引起的主动脉变化和主动脉瘤,须与纵隔肿瘤相鉴别;冠状动脉粥样硬化引起的心绞痛和心肌梗死,须与其他冠状动脉病变所引起者相鉴别;心肌纤维化须与其他心脏病特别是心肌病相鉴别;脑动脉粥样硬化所引起的脑血管意外,需与其他原因引起的脑血管意外相鉴别;肾动脉粥样硬化所引起的高血压,须与其他原因的高血压相鉴别;肾动脉血栓形成须与肾结石相鉴别;四肢动脉粥样硬化所产生的症状,须与其他病因的动脉病变所引起者相鉴别。

四、预防

1. 减少对脂肪的摄取

应少食“饱和脂肪酸”占有量较多的煎炸食物及含“高胆固醇”食物的虾、肝、肾和其他内脏,蛋黄等。

2. 不吸烟并防止被动吸烟

烟草毒害心血管内皮细胞,损害内皮系统功能,可致心肌肥大、变厚,殃及正常的舒缩运动并可致血脂 HDL 下降。

3. 坚持适量的体力活动

体力活动量需根据原本身体情况而定,要循序渐进,不宜勉强做剧烈运动,每天最好坚持不短于30min 的活动,可一次性完成或分 3 次进行,每次 10min。

4. 释放压抑或紧张情绪

慢性忧郁或持续的紧张,可刺激交感神经兴奋,易致心跳快速、血管收缩、血压上升,血流减少。

五、治疗

首先应积极预防动脉粥样硬化的发生(一级预防)。如已发生,应积极治疗,防止病变发展并争取其逆转(二级预防)。已发生并发症者,应及时治疗防止其恶化,可延长患者寿命(三级预防)。

(一)一般防治措施

1. 发挥患者的主观能动性配合治疗

已有客观证据表明,经防治病情可以控制,病变可能部分消退,患者可维持一定的生活和工作能力,病变本身又可以促使动脉侧支循环的形成,使病情得到改善,因此说服患者耐心接受长期的防治措施至关重要。

2. 合理的膳食

(1)膳食总热量勿过高,以维持正常体重为度,40 岁以上者尤应预防发胖。正常体重的简单计算法为:身高(cm) - 110 = 体重(kg)。

(2)超过正常标准体重者,应减少每日进食的总热量,食用低脂(脂肪摄入量不超过总热量的 30%,其中动物性脂肪不超过 10%)、低胆固醇(每日不超过 500mg)膳食,并限制蔗糖和含糖食物的摄入。

(3)避免经常食用过多的动物性脂肪和含饱和脂肪酸的植物油,如肥肉、猪油、骨髓、奶油及其制品、椰子油、可可油等;避免多食含胆固醇较高的食物,如肝、脑、肾、肺等内脏、鱿鱼、牡蛎、墨鱼、鱼子、虾子、蟹黄、蛋黄等;若血脂持续增高,应食用低胆固醇、低动物性脂肪食物,如各种瘦肉、鸡鸭、鱼肉、蛋白、豆制品等。

(4)已确诊有冠状动脉粥样硬化者,严禁暴饮暴食,以免诱发心绞痛或心肌梗死。合并有高血压或心力衰竭者,应同时限制食盐和含钠食物。

(5)提倡饮食清淡,多食富含维生素 C(如新鲜蔬菜、瓜果)和植物蛋白(如豆类及其制品)的食物。在可能条件下,尽量以豆油、菜油、麻油、玉米油、茶油、米糠油等为食用油。

3. 适当的体力劳动和体育活动

参加一定的体力劳动和体育活动,对预防肥胖、锻炼循环系统的功能和调整血脂代谢均有裨益,是预防本病的一项积极措施。

体力活动应根据原来身体情况、原来体力活动习惯和心脏功能状态来规定,以不过多增加心脏负担和不引起不适感觉为原则。

体育活动可循序渐进,不宜勉强做剧烈活动,老年人提倡散步(每日 1h,分次进行),做保健体操,打太极拳等。

4. 合理安排工作和生活

生活要有规律,保持乐观、愉快的情绪、避免过度劳累和情绪激动,注意劳逸结合,保证充分睡眠。

5. 养成良好生活习惯

提倡不吸烟,不饮烈性酒或大量饮酒(少量饮低浓度酒则有提高血 HDL 的作用)。

6. 积极治疗

如发现与本病有关的疾病,如高血压、脂肪症、高脂血症、痛风、糖尿病、肝病、肾病综合征和有关的内分泌病等,应积极治疗。

（二）药物治疗

1. 扩张血管药物

解除血管运动障碍,可用血管扩张剂。

2. 调整血脂药物

血脂增高的患者,经饮食调节和注意进行体力活动后,仍高于正常,即总胆固醇 > 5.2mmol/L(200mg/dL)、低密度脂蛋白胆固醇 > 3.4mmol/L(130mg/dL)、三酰甘油 > 1.24mmol/L(9110mg/dL)者,可根据情况选用下列降血脂药物。

(1)仅降低血胆固醇的药物。如胆酸螯合树脂、普罗布可、新霉素等。

(2)主要降低血胆固醇,也降低血三酰甘油的药物。如他汀类、弹性酶等。

(3)主要降低血三酰甘油,也降低血胆固醇的药物。如贝特类、烟酸类、不饱和脂肪酸、泛硫乙胺。

(4)其他药物,如右旋糖酐硫酸酯(extran sulfate)、谷固醇(β-sitosterol)、藻酸双酯钠、维生素 C、维生素 B_6 等也曾作为调整血脂药物应用。

3. 抗血小板药物

抗血小板聚集和黏附的药物,可防止血栓形成,有助于防止血管阻塞性病变和病情的发展,可用于心肌梗死后预防复发和预防脑动脉血栓栓塞。阿司匹林 0.3g/d 或用更小的剂量 50mg/d,通过抑制 TXA2 的生成而较少影响 PGI_2 的产生而起作用;双嘧达莫(dipyridamole),50mg,3 次/天,可使血小板内环磷酸腺苷增高,延长血小板的寿命,可减半量与阿司匹林合用;苯磺唑酮(sulfinpyrazone),0.2g,3 次/天,作用与阿司匹林类似,有报告认为可能防止冠状动脉粥样硬化性心脏病猝死;噻氯匹啶(ticlopidine),250mg,2 次/天,作用与双嘧达莫相同,同时也有类似氯贝特能稳定血小板膜的作用;芬氟咪唑(fenflumizole)为咪唑类衍生物,TXA2 合成酶抑制剂,50mg,2 次/天。

4. 其他

尚有一些蛋白多糖制剂,如硫酸软骨素 A 和维生素 C(1.5g,3 次/天)、冠心舒(20mg,3 次/天)等,通过调整动脉壁的蛋白多糖结构而起治疗作用。

（三）手术治疗

包括对狭窄或闭塞血管,特别是冠状动脉、主动脉、肾动脉和四肢动脉施行再通、重建或旁路移植等外科手术,也可用带气囊心导管进行的经腔血管改形术、经腔激光再通、经腔粥样硬化斑块旋切或旋磨、经腔血管改形术后放置支架等介入性治疗。此外,对药物治疗无效的高胆固醇血症,国外有施行回肠旁路手术或血浆交换法治疗,但费用昂贵或兼有后遗症。

（吴晓强）

第十一节　帕金森病

帕金森症(Parkinson disease,PD)又称"震颤麻痹"帕金森病。该病是一种常见于中老年的神经系统变性疾病,多在 60 岁以后发病。主要表现为患者动作缓慢,手脚或身体的其他部分的震颤,身体失去了柔软性,变得僵硬。最早系统描述该病的是英国的内科医生詹母·帕金森,当时还不知道该病应该归入哪一类疾病,称该病为"震颤麻痹"。帕金森病是老年人中第4位最常见的神经变性疾病,在≥65岁的人群中1%患有此病;在>40岁的人群中则为0.4%。

帕金森病分为原发性和症状性两大类,据我国流行病学调查资料显示,其发病率1.5/10万,患病高峰年龄为70~79岁,男与女之比为4:3。本病进展缓慢,一般不缓解,有的患者可静止1~2年或更长时间,由于病情逐渐加重,从起病到致残或死亡5~10年。其病死率比正常人群高3~4倍。经治疗或恰当的护理可延长寿命。

一、病因及发病机制

（一）病因

（1）患者纹状体内多巴胺含量减少:多数人认为本病与大脑基底部锥外系中纹状体损害有关,该组织内含有多巴胺(抑制锥体外系运动功能)和乙酰胆碱(兴奋锥体外系运动功能),这两种物质相互拮抗。患者多巴胺含量减少,受体数量也减少,减少数量与严重程度成正比。

（2）患者脑部酪氨酸羟化酶减少,使机体内部调节失去平衡,出现病态表现。

（3）遗传因素:近年来有关专家发现,本病有家族史,是不规则的显性遗传所致。国内1985年报道9例有阳性家族史中,其中3例家系中连续4代人中均发病。1例连续三代发病,另4例的家族中一代发病,仅1例无后代发病,说明本病有显性遗传。

（4）感染、中毒、外伤与环境因素,可促发该病。

（二）发病机制

PD与纹状体内的多巴胺(DA)含量显著减少有关。目前较公认的学说为"多巴胺学说"和"氧化应激说"。

前者指出DA合成减少使纹状体DA含量降低,黑质纹状体通路多巴胺能与胆碱能神经功能平衡失调,胆碱能神经元活性相对增高,使锥体外系功能亢进,发生震颤性麻痹。

后者解释了黑质多巴胺能使神经元变性的原因,即在氧化应激时,PD患者DA氧化代谢过程中产生大量H_2O_2和超氧阴离子,在黑质部位Fe^{2+}催化下,进一步生成毒性更大的羟自由基,而此时黑质线粒体呼吸链的复合物Ⅰ活性下降,抗氧化物(特别是谷胱甘肽)消失,无法清除自由基。

因此,自由基通过氧化神经膜类脂、破坏DA神经元膜功能或直接破坏细胞DNA,最终导致神经元变性。

二、临床表现

帕金森病主要表现为神经系统症状体征和精神症状。

（一）神经系统症状和体征

1.震颤

震颤具有静止性特征,当肢体处于静止状态时发生震颤,主动运动时震颤减轻或停止,晚期震颤变为持续性,不受随意运动影响,发生在手指时呈搓丸样动作,下颌、口唇、舌及头部最后受累,一般上肢震颤幅度较大,可因激动、焦虑、疲劳而加重。

2.肌强直

肌强直是锥体外系肌张力增强的结果,其伸肌和屈肌均受侵犯。肌强直发生于肢体、躯干和颈部肌肉,如头颈前倾、前臂内收、下肢膝关节轻度屈曲,行走时步态慌张,体位不稳。

3. 运动减少

患者动作缓慢,协同动作减少,面部肌运动减少,无表情,极少瞬目,双目凝视,称"面具脸"。

4. 其他症状

流涎、汗多、便秘等自主神经症状,可有动眼危象,言语障碍,瞳孔调节功能障碍。

(二)精神症状

1. 智能下降和记忆减退

大多数出现神经症状后,少数为首发症状。

2. 抑郁状态

抑郁状态表现为情绪低沉、郁郁寡欢、不愿与人交谈、缺乏兴趣,严重者可有自杀倾向。

3. 人格改变

由于全身肌肉强硬,动作不灵活,患者变得易激惹、敏感、多疑、好与人争执,甚至冲动伤人、毁物等。晚期则表现为幼稚、欣快。

4. 抗震颤麻痹药物引起的精神障碍

由于患者长期服用抗震颤麻痹药物,部分患者可出现谵妄状态、精神错乱,或幻觉妄想等。

三、诊断及鉴别诊断

(一)诊断

提示本病的早期体征有眨眼动作的减少,面部表情的缺乏,各种动作的减少,与姿势反射的障碍。在疾病初期大约70%病例有震颤,但往往随着疾病的进展震颤也会有所减弱。

虽然偶尔僵直可能很轻微或甚至阙如,但如果只有震颤而不具备上述这些征象,则应考虑其他的诊断,或有需要在以后再进行复查,因为如果患者的确患有帕金森病则陆续会出现新的体征。最常与帕金森病发生混淆的是原发性震颤,但原发性震颤的患者面部表情正常,动作的速度也正常,而且无步态障碍。而且原发性震颤是动作性震颤,不是在帕金森病中最常见的静止性震颤。自发性动作有所减少,伴有因风湿性关节炎引起的小步步态,轻度抑郁或痴呆的老年人与帕金森病患者的区别可能比较困难。继发性帕金森综合征的病因可从病史中了解到。

(二)鉴别诊断

1. 脑炎后帕金森综合征

通常所说的昏睡性脑炎所致帕金森综合征,已近70年未见报道,因此该脑炎所致脑炎后帕金森综合征也随之消失。近年报道病毒性脑炎患者可有帕金森样症状,但本病有明显感染症状,可伴有脑神经麻痹、肢体瘫痪、抽搐、昏迷等神经系统损害的症状,脑脊液可有细胞数轻中度增高、蛋白增高、糖减低等。病情缓解后其帕金森样症状随之缓解,可与帕金森病鉴别。

2. 肝豆状核变性

本病为隐性遗传性疾病、约1/3有家族史。青少年发病,可有肢体肌张力增高、震颤、面具样脸、扭转痉挛等锥体外系症状。具有肝脏损害,角膜K-F环及血清铜蓝蛋白降低等特征性表现。可与帕金森病鉴别。

3. 特发性震颤

本病属显性遗传病,表现为头、下颌、肢体不自主震颤。震颤频率可高可低,高频率者甚似甲状腺功能亢进;低频者甚似帕金森震颤。本病无运动减少、肌张力增高及姿势反射障碍,并于饮酒后消失、普萘洛尔治疗有效等可与原发性帕金森病鉴别。

4. 进行性核上性麻痹

本病也多发于中老年,临床症状可有肌强直、震颤等锥体外系症状。但本病有突出的眼球凝视障碍,肌强直以躯干为重,肢体肌肉受累轻而较好的保持了肢体的灵活性,颈部伸肌张力增高致颈项过伸与帕金森病颈项屈曲显然不同,均可与帕金森病鉴别。

5. Shy – Drager 综合征

本病临床常有锥体外系症状,但因有突出的自主神经症状。如:昏厥、直立性低血压、性功能及膀胱功能障碍,左旋多巴制剂治疗无效等可与帕金森病鉴别。

6. 药物性帕金森综合征

过量服用利血平、氯丙嗪、氟哌啶醇及其他抗抑郁药物均可引起锥体外系症状,因有明显的服药史、停药后减轻可资鉴别。

四、预防

帕金森病是发生于老年人的一种慢性疾病,目前病因不清,预防尚困难。本病一旦发生,一般不会自动缓解,但病情大多发展缓慢,药物治疗须长期。因长期用药,会有一定不良反应,故早期治疗用药量不可太大,如能用较小剂量达到较好的治疗效果是最理想的。药物的调整必须在医师指导下进行。由于本病的主要症状是震颤、强直、运动减少,故在疾病早期应鼓励患者多活动,尽量继续工作,多吃水果、蔬菜、蜂蜜、防止跌倒,不吸烟、饮酒。晚期卧床不能起床者应勤翻身,在床上做被动活动,以防并发症。

许多帕金森病患者在服用美多巴或卡比多巴/左旋多巴(息宁)时,常常是跟其他药物一样在饭后服用,最后效果往往不佳,以为是药物不对。甚至很多神经科医师也不太清楚如何服用。其实,应该在饭前0.5h左右服用,这样可避免饭后高蛋白抑制多巴的吸收。

另外,很多人还认为,得了慢性病就要"补一补"。常有患者服用多巴类制剂的同时,给患者服用甲鱼等高蛋白食品。结果,患者非但没有壮实起来,反而病情反复、症状加重。

帕金森病本身没有忌口,应本着均衡饮食的原则安排饮食。对于咀嚼能力正常的帕金森病患者,可以参照正常人的饮食结构;对于咀嚼能力和消化功能不良的患者,应该根据情况给予软食、半流食和流质,以保证热量、蛋白质、维生素和矿物质的摄入。

帕金森病患者一般都会服用左旋多巴类药物,这种药的特点即是会与食物中的蛋白质相结合,影响吸收,所以服药必须与进食肉类、奶制品的时间间隔开。例如,牛奶中的蛋白质成分对左旋多巴类药物的吸收有一定影响,会降低其疗效,因此建议在晚上睡觉前喝牛奶。

另外,建议使用植物油烹调食物。至于谷类、蔬菜和瓜果等食物,对左旋多巴的影响较小,可以放心食用。

五、治疗

(一)药物治疗

左旋多巴是多巴胺的代谢前体,可以通过血—脑屏障,进入基底节后经脱羧而成多巴胺,起着补充多巴胺神经递质缺乏的作用。虽然震颤也常有减轻,但动作过缓与僵直的改善最为显著。症状较轻的患者可以恢复接近正常的活动,而卧床不起的患者可以下地行动。与周围脱羧酶抑制剂卡比多巴合用,可降低左旋多巴需用的剂量,因为后者的降解代谢被阻滞,减少不良反应(恶心,心悸,面部潮红),使更多的左旋多巴能有效地进入脑部。息宁有不同的卡比多巴/左旋多巴固定比例的剂型:10/100、25/100、25/250,还有一种缓释片50/200mg剂型。

治疗开始时先用息宁(25/100mg)片,每日3次,每次1片。根据患者的耐受情况,每隔4~7d逐步增加剂量,直至产生最大的效果。缓慢而小心地增加剂量,令患者在进餐时或饭后服药,可使不良反应减轻(虽然饮食中大量的蛋白质可妨碍左旋多巴的吸收)。大多数患者需要每天总量400~1000mg的左旋多巴,每2~5h分次服药,每天至少需要100mg的卡比多巴来减轻周围的不良反应。有的患者可能需要每天总量2000mg的左旋多巴与200mg卡比多巴。

应用左旋多巴治疗时,常使剂量受到限制的不良反应是不自主动作(动作困难),表现为口面或肢体的舞蹈动作或肌张力障碍。随着治疗时间的延长,这些动作困难出现的阈值也相应降低,即在应用较低剂量时也会出现。在某些病例中,药物只有在产生某种程度的动作困难情况下才能使帕金森综合征的症状有所减轻。在应用左旋多巴治疗2~5年后,半数以上的病例开始体验到药效的波动性(开关效应)。每次服药后症状改善持续的时间愈来愈短,附加出现的动作困难得多动现象,使患者经常在严重的动作缺失与无法控制的多动状态之间来回摆动。对这种开关现象的传统处理方法是尽可能降低每次的用药剂量,并缩短给药的间隔时间,甚至每1~2h给药一次。多巴胺受体激动剂,息宁缓释片或司立吉兰(司立吉林)可作为有用的辅助治疗。左旋多巴其他的不良反应包括直立性低血压、幻觉、疆梦以及偶见的中毒性谵妄。幻觉和谵妄最常见于年老且有痴呆的病例。

某些权威人士相信早期应用左旋多巴治疗会加速一些问题(如动作困难,开关现象)的出现,因此主张尽可能延迟左旋多巴的使用,先依靠抗胆碱能药物与金刚烷胺。另一些专家则认为动作困难与开关现象等都是疾病病程进展的组成部分,因此主张及早开始息宁治疗以使患者的生活质量能得到最大的改善。

金刚烷胺100~300mg/d口服,在50%早期轻度帕金森综合征病例的治疗中有用,在疾病的后期能加强左旋多巴的作用。它的作用机制不肯定,可能对多巴胺能活动和(或)抗胆碱能活动有加强作用。若单独应用,金刚烷胺常在应用数月后失效。不良反应包括下肢水肿、网状青斑和精神错乱。

溴隐亭与培高利特均为麦角生物碱,能直接激活基底节内的多巴胺受体。溴隐亭5~60mg/d或培高利特0.1~5.0mg/d口服对疾病各阶段的病例都有用,特别在疾病后期阶段,当左旋多巴的效应明显减弱或者开关现象比较显著的时候。高发病率的不良反应往往限制了这两个药物的应用。不良反应包括恶心、直立性低血压、精神错乱、谵妄与精神病,降低左旋多巴的剂量可能使不良反应有所控制。在疾病早期应用溴隐亭或培高利特有可能延迟药物诱发的不自主动作与开关现象的出现,但这种效果未经证实。这种效果可能与这两种药物的半衰期比较长有关,它们对多巴胺受体产生的延长的刺激比左旋多巴(血浆半衰期短)的作用更合乎生理性,能使突触后多巴胺受体的完整性得以保存,而药物效应也更合乎正常。不过,很少能成功地应用溴隐亭或培高利特作为单独的治疗药物。一些新的多巴胺受体激动剂对D2受体具有更高的特异性。

司立吉兰是一种单胺氧化酶B抑制剂,能抑制与脑内多巴胺降解有关的两个主要酶中之一,从而使各次左旋多巴剂量的作用有所延长。非选择性单胺氧化酶抑制剂使A型与B型同工酶都受到阻滞,若与奶酪同用,常可产生高血压危象(奶酪作用);司立吉兰5~10mg/d口服不会引起高血压危象。在某些出现轻度开关现象的病例中,司立吉兰有助于减轻左旋多巴剂末药效消失。虽然司立吉兰几乎是没有不良反应,但它可以加强左旋多巴的不良反应如动作困难,精神症状与恶心,可能须将左旋多巴剂量降低。

司立吉兰作为首用治疗药物可延迟左旋多巴的起用约 1 年左右。司立吉兰可能对早期帕金森病病例脑内残余的多巴胺起增强作用,或降低脑内多巴胺氧化代谢,使神经变性过程有所减慢。

抗胆碱能药物可用于疾病早期阶段的治疗,在后期可作为左旋多巴的辅助药物。常用的抗胆碱能药物包括甲磺酸苯扎托品(苯甲托品)0.5~2mg 口服每日 3 次,苯海素 2~5mg 口服每日 3 次。具有抗胆碱能作用的抗组胺药物(如苯海拉明 25~200mg/d 口服,奥芬那君 50~200mg/d 口服)对治疗震颤有用。具有抗胆碱能作用的三环类抗抑郁剂(如阿米替林 10~150mg 临睡时口服)往往是左旋多巴有用的辅助药物,且有助于治疗抑郁症。开始应用时宜用小剂量,根据患者耐受情况逐步增加剂量。不良反应包括口干,尿潴留,便秘与视力模糊。在老年患者中特别麻烦的是精神错乱、谵妄以及出汗减少引起的体温调节障碍。

儿茶酚对甲基转移酶(COMT)抑制剂,如托卡朋(toleapone)与恩他卡朋(entacapone),能阻滞多巴胺的降解,看来可作为左旋多巴有用的辅助药物。

普萘洛尔(心得安)10mg 每日 2 次至 40mg 每日 4 次口服,偶尔对某些病例中出现的动作性震颤或意向性震颤有用。

神经激活液,它能改善脑部微循环、促进血流通畅、增强脑血管弹性、改善脑组织代谢,起到保护脑细胞,防止神经细胞变性萎缩,激活神经细胞因子再生,调节脑内多巴胺,使受损神经元在药物作用下及时得到修复和保养。

(二)外科治疗

通过立体定向切除苍白球的后腹侧部(苍白球切开术),可显著改善"关"状态下的动作过缓以及左旋多巴诱发的动作困难。

在某些病例中,病情的改善在术后持续长达 4 年。之前的手术治疗是通过脑神经损毁手术将一部分脑神经损毁来控制帕金森病,但脑神经一旦损毁就无法复原,而且术后恢复也很困难,现在通过外科手术来治疗帕金森平已经有了成果,中国已经研制出了一种新疗法,即在脑内装入一个脑起搏器,控制器埋在患者胸部的皮下组织中,埋在皮下的一根电线从控制器经脖子到达脑部,导管末端是一个能定时输出从控制器输过来的电波的机器,机器有开关,可自由控制,通过刺激患区能减轻甚至控制住患者的抖动,但目前只是能控制而不能彻底治好帕金森病,机器一旦关掉患者仍出现抖动。这种设备电池使用时间较长,而且不妨碍患者正常的生活,所以目前来说是一种比较好的治疗方案。

胎儿多巴胺神经元移植可能逆转帕金森病的化学异常。在若干中心已开展了这项实验性的治疗措施,目前尚在研究之中。应用肾上腺髓质组织的方法已被放弃。

苍白球毁损术(pallidotomy)随着近年来微电极引导定向技术的发展,其定位精确度达到 0.1mm 进入到细胞水平。确定电极与苍白球各结构及相邻视束和内囊的关系,有助于寻找引起震颤和肌张力增高的神经元。用此法确定靶点,手术效果较好,改善 PD 运动症状,尤其运动迟缓,很少产生视觉受损等并发症。

(三)物理疗法

分离型脑起搏器(SBS)具备经颅磁刺激和经颅电刺激两大功能。

1. 经颅磁刺激

将大剂量的磁直接作用于人体头颅,从而治疗癫痫、帕金森病、肌张力障碍等疾病。癫痫是由大脑神经细胞异常放电所引起的,多年来人们发明了许多抗癫痫药物和开颅手术治疗癫痫病,但都解决不了异常放电的电流,所以不能从根本上治疗癫痫病。

20多年前,孙国安教授就提出用物理方法减弱异常电流的设想,在致病因素作用下神经细胞过度兴奋,细胞膜通透性增加,大量正电荷外流到细胞间质,形成异常电流,从而电压升高,脑电波幅增高,脑电频率变慢。正常脑电频率是8~13次/s,癫痫患者变成了3~6次/秒,如何能把3~6次/秒的脑电频率变为8~13次/秒,成为治疗癫痫病的关键,需要脑起搏器来增快脑电频率。

2. 经颅电刺激

SBS内电极的安装,去掉了颅骨皮质,电阻减小50%~70%,外加电流很容易通过,其正负两个外电极分别作用于左右两颞叶下部,这样脉冲发生仪发出的脉冲电流就能遍及整个大脑,治疗作用较DBS的局部电刺激更广泛,效果更好。外用的脉冲电通过超强抑制消除慢波,使脑电频率恢复正常,从而治疗疾病,我们称之为电场调频。

(刘盛扶)

第十二节　老年慢性腰腿痛

老年慢性腰腿痛是老年人最易发生的常见病。其临床表现轻重不一,一般常与活动有关,活动多,疼痛加重,休息后可缓解或减轻。但久卧久坐后疼痛又增加,需再经过适当活动后才能减轻。如继续过多活动,疼痛又会加重,常使老年人坐也不是,动也不得。

一、病因

腰腿痛是一种自觉症状,形成原因很多。可见于多种慢性疾病过程中,如风湿性关节炎、脊柱或脊髓病变、结核、肾脏疾病等,大体归纳如下。

（1）急、慢性损伤、腰部肌肉、筋膜、韧带、椎间小关节急、慢损伤等。

（2）感染性疾病,脊柱结核、化脓性脊柱炎,硬膜外感染。

（3）非感染性炎症如强直性脊柱炎、致密性骶髂关节炎。

（4）退行性疾病,脊椎骨质疏松症、腰椎管狭窄症。

（5）功能性缺陷,如姿势性脊柱侧凸、驼背。

（6）结构性缺陷,如腰椎横突肥大、椎弓崩裂等。

（7）肿瘤,如神经源肿瘤。

（8）内脏疾病如肾结石、盆腔炎等。

（9）其他,如代谢性软骨病。

老年人腰腿痛主要原因多见于骨骼、脊椎系统的退行性病变如骨质增生性关节炎、骨质疏松症、腰椎间盘突出症、腰椎管狭窄症。

二、临床表现

（一）骨关节炎

骨关节炎又称增生性关节炎、退变性关节病、老年性关节炎、骨性关节炎。由于构成关节的软骨、椎间盘、韧带等软组织变性、退化，关节边缘形成骨刺，骨膜肥厚等变化，而出现骨磨损、破坏，引起继发性的骨质增生，导致关节变形。

当受到异常载荷时，引起关节疼痛、活动受限等症状的一种疾病。本病好发于肢体膝、髋、腰椎等部位。主要表现如下。

1. 关节疼痛

早期表现为活动后关节疼痛，休息常能缓解。随着病情进展静止或休息时也感疼痛，甚至有夜间痛，往往因为疼痛而使关节活动受限。

2. 关节僵硬感

关节僵硬感一般不超过30min，出现在早晨或固定于同一体位时间较长，甚至患者下楼、下蹲困难。

3. 功能障碍

由于骨赘形成，严重的软骨骨赘造成关节面不平滑或关节周围肌肉痉挛所致。

（二）老年骨质疏松症

老年骨质疏松症是指因年龄的增长（或老化），骨矿物质和骨基质减少，纤维结构发生改变，骨折的危险增加的慢性代谢性骨病，又称退行性骨质疏松症。主要表现如下。

1. 疼痛

腰背疼痛是骨质疏松症患者的最常见症状。初期表现为开始活动时腰背部疼痛，此后逐渐发展为持续性疼痛。疼痛于久立、久坐等长时间保持固定姿势时加剧，并在日常活动，如手向上持物、绊倒、用力开窗等情况下诱发或加剧。

2. 身长缩短、驼背

隐匿起病患者身高变矮是一个重要的早期体征，常在连续测量身长时才能做出正确判断。

3. 骨折

骨质疏松症发生骨折的特点：①在扭转身体、持物等日常室内活动中，即使没有明显较大的外力作用，也可发生骨折；②骨折发生的部位较固定，多发于胸腰椎椎体及股骨上端；③各种骨折的发生分别与年龄及绝经有一定关系。

（三）腰椎间盘突出症

腰椎间盘突出症，是指椎间盘变性、纤维环破裂和髓核组织突出，刺激和压迫马尾神经、神经根所引起的一种综合征。是腰腿痛最常见的原因之一，50岁以上多见，男性多于女性，临床表现如下。

1. 腰痛

由于髓核突出压迫纤维环外层及后纵韧带所致，故早期仅有腰痛，常表现为急性剧疼或慢性隐痛。

2. 坐骨神经痛

大部分患者腰4～5腰椎和第5骶椎椎间盘突出，故会发生坐骨神经痛，走行于下腰部向臀部、大腿后方、小腿外侧，直到足背或足外侧，并可伴麻木感。

3. 马尾神经受压

中央型突出的髓核及脱垂游离的椎间盘组织,可压迫马尾神经引起鞍区感觉迟钝,大、小便功能障碍。

4. 体征

体征主要表现为:①腰椎侧突:是腰椎缓解神经根受压,减轻疼痛的姿势性代偿畸形;②腰部活动受限,以前屈受限明显;③压痛:在相应的病变间隙,棘突旁侧1cm处有深压痛、叩痛,并可引起下肢放射痛;④直腿抬高试验或及加强试验阳性;⑤感觉、肌力、腱反射改变。

(四)腰椎管狭窄症

腰椎管狭窄症是指腰椎管因某种因素产生骨性纤维性结构异常,导致一处或多处管腔狭窄,使马尾神经或神经根受压所引起的一种综合征。50岁以上多见,其临床表现如下。

(1)症状:①神经源性马尾间歇性跛行。多数患者在走一段路后,出现下肢疼痛、麻木、无力以致不能继续行走,稍休息或下蹲、弯腰、抬高腿后又可走一段路,如此周而复始;②腰腿痛。多数表现为腰痛或腿痛,腿痛可单侧或双侧。疼痛多显于站立位、过伸位或行走较久,若取前屈位、卧位、坐位、蹲下以及骑自行车时疼痛消失或减轻。

(2)体征:①脊柱腰椎生理前凸减少或消失;②下肢感觉、运动、反射改变;③直腿抬高试验阳性。

三、诊断

有以下的症状即可诊断。

(1)自发性腰腿痛。

(2)局部压痛。

(3)放射性或牵扯性神经痛。

(4)背伸肌或臀大肌痉挛。

四、预防

腰腿痛是可以进行自我保护和预防的。这里应注意两个方面的问题:一是日常生活中的保护;二是腰椎功能的自我锻炼。

在日常生活中除非躺下,无论是站或坐都不要使腰椎保持一个姿势过久,要做一下向前挺腰的动作,动作要轻柔。尽量避免弯腰过久,不要弯腰搬抬重物,在地下拣东西时要先弯曲膝关节,再弯腰。如果发生了较剧烈的腰腿痛,你要平卧在硬床上,可以在腰部垫一个小枕头,不要让腰悬空。腰腿痛急性发作时,可以在局部用冰袋或热水袋(塑料或橡胶袋里放冰块或热水)敷,也可以用热疗器(如周林频谱仪或红外线灯等)做局部热疗,还可以口服一些消炎止痛的药物如布洛芬(芬必得)、双氯芬酸钠(扶他林)等。通常经过卧床休息、理疗和药物治疗,腰腿痛症状都会有不同程度的缓解。腰背肌锻炼的方法有两种。第一种是平卧在床上,双膝弯曲把脚放在床上,而后用力将臀部抬起,离开床面约10cm,这时你会感到腰背肌在用力。坚持3~5s放下,如此反复10下。依此方法每天做3次。第二种是俯卧在床上,双上肢伸直放在身体两侧,上身用力抬起约10cm,这时你会感到腰背肌在用力,同样坚持3~5s放下,如此反复10下,依此方法每天做3次。而腹肌的锻炼就是做仰卧起坐,同样是每次做10次,每天3次。通过上述的锻炼方法,你可以得到强壮的肌肉来支撑保护腰椎,从而减少和减轻腰腿痛的发生。

五、治疗

（一）骨关节炎的治疗

药物止痛常用阿司匹林 0.6g 口服，每日 4 次，无效时再加大剂量。或吲哚美辛（消炎痛）25mg，一日 3 次。

（二）骨质疏松症治疗

药物治疗常用乳酸钙每次 1～2g 口服，1 日 2 次。或葡萄糖酸钙每次 0.25～2g 口服，1 日 3 次。也可用氧化钠每日 25～50g 口服，1 日 2 次。疗程一年左右，并辅以维生素 D 治疗，以促进钙氟的吸收。

（三）腰椎间盘突出症治疗

（1）绝对卧硬板床休息，可减轻机械性负荷，解除疼痛。

（2）持续牵引，采用骨盆水平牵引，牵引重量 7～15kg，抬高床脚，持续 2 周左右。

（3）皮质类固醇硬膜外封闭，常用醋酸泼尼松龙 75mg，加 1% 利多卡因到 20mL，分 4 次注药，每周封闭 1 次，3 次为一个疗程。

（4）推拿，选择适当，手法正确，效果较好。

（四）腰椎管狭窄症治疗

1. 保守治疗

卧床休息，腰肌锻炼，手法按摩，硬膜外封闭等均有一定疗效。

2. 手术治疗

手术指征：①活动时疼痛难忍，保守治疗无效者；②间歇性跛行进行性加重，行走距离逐渐缩短；③神经功能出现明显障碍者。

（刘盛扶）

第十三节　老年慢性肺源性心脏病

慢性肺源性心脏病（简称肺心病），是由于肺、胸廓或肺动脉的慢性病变所致的肺循环阻力增加，肺动脉高压，进而导致右心室肥厚、扩大或右心衰竭。

肺心病是我国的一种常见疾病，据我国资料调查显示其发病率为 0.48%，并随着年龄的增长而增加，老年人占多数，寒冷潮湿地区、山区及吸烟者患病率最高。急性发作以冬、春季节多见。急性呼吸道感染常诱发肺、心功能衰竭，病死率较高。

一、病因和发病机制

（一）病因

按原发病在支气管与肺组织、胸廓和肺血管的不同，可分为三大类。

（1）支气管、肺部疾病：以慢支并发阻塞性肺气肿最为多见，占 80%～90%，其次为支气管扩张、支气管哮喘、重症肺结核、尘肺、各种原因引起的慢性弥散性肺间质纤维化等。

(2)胸廓运动障碍性疾病:较少见,如严重的脊椎后、侧凸及脊椎的结核、类风湿关节炎、严重的胸膜纤维化或广泛胸膜粘连,由于胸廓活动受限,肺脏受压,支气管扭曲或变形,导致排痰不畅,肺部反复感染,并发肺气肿和纤维化,使肺血管阻力增加,肺动脉高压,进而发展成肺心病。

(3)少见,如肺动脉血栓栓塞症、肺动脉内膜炎、广泛结节性动脉炎以及原因不明的原发性肺动脉高压,均可使肺动脉狭窄、阻塞,引起肺动脉高压和右心室负荷加重,再发展成肺心病。

(二)发病机制

慢性肺源性心脏病的肺毛细血管床破坏使血管床面积减少,气流阻塞引起的缺氧和呼吸性酸中毒可致肺小动脉痉挛,慢性缺氧所致的继发性红细胞增多和血黏稠度增加等因素,均可导致肺循环阻力增加、肺动脉高压,右心负荷增加,发生右心室肥厚扩大,从而发展为肺心病。

二、临床表现

本病发展缓慢,临床上除原有肺、胸疾病的症状体征外,失代偿期则出现呼吸功能和心功能不全表现,以及其他器官损害征象。

1. 肺、心功能代偿期

此期有咳嗽、咳痰、气喘、活动后感心悸、气促、劳动耐力下降。

体检可见明显肺气肿表现,桶状胸;两肺呼吸音减弱,并发呼吸道感染时听到干、湿性啰音,心浊音界常因肺气肿难以叩出。心音遥远,肺动脉瓣区第二音亢进,提示肺动高压。三尖瓣区有收缩期杂音,或剑突下的心脏收缩期搏动,多提示右心室肥厚、扩大。少数患者因肺气肿引起胸膜腔内压升高,阻碍腔静脉回流,可见颈静脉充盈,偶有下肢水肿,下午加重,次晨消失。

2. 肺、心功能失代偿期

肺、心功能失代偿期以呼吸衰竭为主,或以心功能衰竭为主,也可两者并存。

(1)呼吸衰竭,多在急性呼吸道感染后出现,由缺氧和二氧化碳潴留引起。临床症状主要有:①呼吸困难表现呼吸频率加快,节律紊乱呈潮式、间歇或抽泣样呼吸,呼吸肌活动加强,出现抬肩呼吸。重者呼吸窘迫、紧张、大汗淋漓;②发绀,为缺氧的典型症状,发绀与局部血流情况有关。当 PaO_2 下降至 6.7kPa(50mmHg)或动脉血氧饱和度(SaO_2)在 75% 以下才出现发绀。发绀在口唇、指甲、舌、耳郭最明显。因为发绀出现取决于血液中还原血红蛋白的绝对值,一般超过 5% 时发绀就明显。当患者有贫血时血红蛋白浓度下降,SaO_2 超过 70%,仍不见发绀;③精神神经症状,可迅速出现精神错乱、狂躁、昏睡、昏迷、抽搐等。慢性缺氧仅有智力,定向功能障碍。肺性脑病为二氧化碳潴留型表现,有神志淡漠、肌肉震颤、间歇性抽搐、嗜睡、昏迷等症状;④消化泌尿系统症状,胃肠黏膜充血水肿糜烂渗血或应激性溃疡可至消化道出血。肾功能损害时出现非蛋白氮升高、蛋白尿、尿中出现红细胞和管型。

(2)心力衰竭,以右心衰竭为主。出现心悸、心率增快、呼吸困难及发绀进一步加重,上腹痛、食欲缺乏、少尿等症状,体征为体循环淤血,颈静脉曲张、肝肿大并有压痛,肝静脉回流征阳性,下肢明显水肿或伴有腹腔积液,静脉压升高,循环时间延长。当右心室肥大引起三尖瓣相对关闭不全,在胸骨左缘第4、5肋间可闻及收缩期杂音,严重者有舒张期奔马律及各种心律失常症状,甚至会导致休克,少数可见急性肺水肿或全心衰竭。

3. 超声心动图表现

（1）右室腔扩大，舒张末期内径 >20mm；右房左右径 >40mm；左室腔相对变小。

（2）右室壁厚度常 >5mm，运动增强；室间隔运动异常，呈左右摆动。

（3）主肺动脉及其分支增宽，尤以右肺动脉为著。

（4）频谱多普勒可见三尖瓣反流，肺动脉瓣反流。

4. 并发症

慢性肺心病除并发肺性脑病、心律失常、消化道出血外，还可并发酸碱平衡失调，因通气功能障碍，二氧化碳潴留最易发生呼吸性酸中毒。缺氧情况下无氧代谢，引起乳酸增多和无机盐积聚，而致代谢性酸中毒。

大量输入葡萄糖，应用肾上腺皮质激素和利尿剂，导致低 K^+ 或 Cl^- 引起代谢性碱中毒，通气过度，二氧化碳排出过多则出现呼吸性碱中毒。电解质紊乱常见高血钾症、低氯血症和低钠血症。休克常是肺心病严重并发症及致死原因之一。

三、诊断和鉴别诊断

（一）诊断

（1）慢性支气管炎、肺气肿及其他引起肺的结构或功能损害而导致肺动脉高压、右心肥大的疾病。

（2）有慢性咳嗽、咯痰症状及肺气肿体征，剑突下有增强的收缩期搏动和（或）三尖瓣区心音明显增强或出现收缩期杂音，肺动脉瓣区第二心音明显亢进（心肺功能代偿期）。在急性呼吸道感染或较剧烈活动后出现心悸、气短及发绀等症状及右心功能不全的表现（心肺功能失代偿期）。

（3）胸部 X 线检查：右下肺动脉干扩张，横径 ≥1.5cm，经动态观察后动脉干横径增宽达 2mm 以上。肺动脉段凸出，高度 ≥3mm。中心肺动脉扩张与外周分支纤细两者形成鲜明对比，呈"残根状"。右前斜位圆锥部凸出高度 ≥7mm。右心室增大（结合不同体位判断）。其中，具有（1）～（4）项中两项以上，或（5）中 1 项者可诊断。

（4）心电图检查：主要条件：即颌面平均电轴 ≥ +90°，重度顺钟向转位 V5R/S≤1（阳性率较高）；肺型 P 波电压 ≥0.22MV，或电压 ≥0.2MV 呈尖峰型，或低电压时 P 波电压 >1/2R 波呈尖峰型，P 电轴 ≥ +80°。次要条件：即肢体导联普遍低电压，完全或不完全性右束支传导阻滞。其中，具有 1 项主要条件即可诊断，两项次要条件者为可疑。

（5）超声心电图检查：右心室流出道内径 ≥30mm。右心室内径 ≥20mm。右心室前壁的厚度 ≥5mm，或者前壁搏动幅度增强者。左/右心室内径比值 <2。右肺动脉内径 ≥18mm，或肺动脉干 ≥20mm。右心室流出道/左心房内径比值 >1.4。肺动脉瓣曲线出现肺动脉高压征象者（a 波低平或 <2mm，有收缩中期关闭征等）。

（6）肺功能检查：显示通气和换气功能障碍。

（7）动脉血气测定：绝大多数晚期肺心病患者低氧血症与高碳酸血症同时存在。

（8）化验检查：红细胞计数和血红蛋白含量可增高；白细胞计数及中性粒细胞在感染时增高；痰培养可见病原菌；红细胞沉降率一般偏慢；丙氨酸氨基转移酶和血浆尿素氮、血及尿的 β_2 微球蛋白（β_2 - M）、血浆肾素活性（PAR）、血浆血管紧张素（PATⅡ）等含量增高。

（9）其他检查：肺阻抗血流图检查、血液流变学检查、甲皱微循环检查等亦有助于诊断。

（二）鉴别诊断

1. 冠心病

本病和冠心病都见于老年患者,且均可发生心脏扩大、心律失常和心力衰竭,少数患者心电图上Ⅰ、aVL或胸导联出现Q波,类似陈旧性心肌梗死。但肺心病无典型心脏病或心肌梗死的临床表现,又如有慢性支气管炎、哮喘、肺气肿等胸、肺疾患史,心电图ST-T波改变多不明显,且类似陈旧性心肌梗死的图形多发生于肺心病的急性发作期和明显右心衰竭时,随着病情的好转,这些图形可很快消失。

2. 风湿性心脏病

肺心病患者在三尖瓣区可闻及吹风样收缩期杂音,有时可传到心尖部,有时出现肺动脉瓣关闭不全的吹风样舒张期杂音,加上右心肥大、肺动脉高压等表现,易与风湿性心瓣膜病相混淆。一般通过详细询问有关慢性肺、胸疾患的病史,有肺气肿和右心室肥大的体征,结合X线、心电图、心向量图、超声心动图等表现,动脉血氧饱和度显著降低,二氧化碳分压高于正常等,可资鉴别。

3. 原发性扩张型心肌病、缩窄性心包炎

前者心脏增大常呈球形,常伴心力衰竭、房室瓣相对关闭不全所致杂音。后者有心悸、气促、发绀、颈静脉怒张、肝大、腹腔积液、水肿及心电图低电压等,均需与肺心病相鉴别。一般通过病史、X线、心电图等检查不难鉴别。此外,发绀明显有胸廓畸形者,还需与各种发绀型先天性心脏病相鉴别,后者多有特征性杂音,杵状指较明显而无肺水肿,鉴别一般无多大困难。

4. 其他昏迷状态

本病有肺性脑病昏迷时,尚需与肝性昏迷、尿毒症昏迷和少数脑部占位性病变或脑血管意外的昏迷相鉴别。这类昏迷一般都有其原发疾病的临床特点,不难鉴别。

四、预防

平时生活要有规律,起居有常。早睡早起,注意保暖。饮食宜清淡,应以易消化的高蛋白、高热量、高维生素食物为主。要积极加强锻炼,提高自身防御疾病的能力。

（孙建芳）

第十四节　老年冠心病

冠状动脉粥样硬化性心脏病指冠状动脉粥样硬化使血管腔阻塞导致心肌缺血缺氧而引起的心脏病,简称冠心病。基本病理改变是冠状动脉粥样硬化,根据其病变的程度和心肌缺血缺氧的范围不同,可将冠心病分为以下5类,即隐匿型冠心病、心绞痛型冠心病、心肌梗死冠心病、心力衰竭或心律失常型冠心病和猝死型冠心病。本节主要介绍心绞痛型冠心病和心肌梗死型冠心病。

一、心绞痛型冠心病

心绞痛型冠心病是指冠状动脉供血不足,心肌急剧的、暂时的缺血缺氧所引起的临床综合征。其特点是心前区压榨性阵发性疼痛,主要位于胸骨后部,可放射到心前区与左上肢,持续数分钟,休息或用硝酸酯制剂后消失。

(一)病因

最常见的病因是冠状动脉粥样硬化引起的动脉管腔狭窄和痉挛,常在劳动或情绪激动时发生。其产生机制主要是由于心肌血液供应与需要之间失去平衡所致。发病的基础是冠状动脉粥样硬化使管腔狭窄,如果大支管腔狭窄超过75%,就容易出现心绞痛。

(二)临床表现

心绞痛型冠心病以发作性胸痛为主要临床表现,其部位在胸骨体段或中段,可波及心前区,常为压迫、发闷或紧缩性,也可有烧灼感,疼痛逐渐加重,舌下含服硝酸甘油能缓解。一般数天或数周发作一次,重者可一日发作多次。心绞痛发作时心率增快、血压升高、表情焦虑、皮肤湿冷或出汗,有时出现第三或第四心音奔马律。

(三)诊断

对于具有典型心绞痛的患者,仅靠病史即可诊断,辅以物理检查和静息心电图,但须排除其他原因所致的心绞痛,即可诊断。

(四)预防

(1)患者要适当地了解疾病的性质,以便正确对待。

(2)要消除不必要的焦虑与恐惧心理、培养乐观情绪。工作应妥善安排,防止过度脑力紧张和重体力劳动。

(3)应有足够的睡眠时间。避免不良的精神刺激。初发或发作忽然变为频繁而加重者,应在安静的环境中进行短期休息和疗养。

(4)轻体力劳动或散步对于一般患者可减少心绞痛发作。避免在日常生活中过快或突然用力的动作,如追赶公共汽车、在大风或在雪地上快步或长时间行走。在任何情况下有心绞痛发作时,应立即停止活动,安静休息。

(5)饮食方面须限制富含动物脂肪与胆固醇的食物,肥胖者应使体重逐渐减轻。避免一餐过饱。茶与少量咖啡,如不致引起明显的兴奋或失眠,可以饮用。小量非烈性的酒也属无害,或许可帮助起扩张血管及镇静的作用。心绞痛患者应尽量不吸烟。

(6)高血压、贫血及甲状腺功能亢进等疾病都能增加心脏负担而使心绞痛加重,应予积极治疗。

(五)药物治疗

1. 硝酸酯类:此为最有效的终止及预防心绞痛发作的药物,常用硝酸甘油片 0.3~0.6mg,舌下含用,1~2min 即可使心绞痛缓解,作用持续时间 30min。也可用硝酸异山梨酯(消心痛) 5~10mg,含服或吞服,作用时间较长,维持 4~5h。

2. β受体阻滞剂:抗心绞痛作用是通过降低心率及减弱心肌收肌力,减少心肌耗氧量。

常用普萘洛尔(心得安),每次 10~30mg,每日 3 次口服或美托洛尔(美多心安)50~100mg,分两次口服。

3. 钙离子拮抗剂:控制自发性心绞痛最有效。常用硝苯地平(硝苯啶),每日 30~60mg,分 3 次口服。

4. 抑制血小板聚集药物:如双嘧达莫(潘生丁),每日 75~150mg,分 3 次口服。

（六）护理

1. 休息：发作时立刻休息，停止任何活动，一般停止活动后症状即可消除。

2. 合理安排饮食：饮食以清淡为宜，控制胆固醇类食物的摄入。

3. 避免诱发因素：合理安排工作生活，避免过度劳累或情绪激动，外出时随时携带硝酸异山梨酯以备急用。

二、心肌梗死型冠心病

心肌梗死型冠心病是指冠状动脉供血急剧减少或中断，而使相应心肌持久而严重地缺血所致心肌坏死，临床表现为胸痛、急性循环功能障碍，以及心电图反映心肌急性损伤、缺血和坏死的一系列特征性演变，属于冠心病的严重类型。

（一）病因

心肌梗死型冠心病的基本病因是冠状动脉粥样硬化，造成管腔狭窄和心肌供血不足，而侧支循环尚未建立，使心肌严重持久地急性缺血达 1h 以上，即可发生心肌梗死。

（二）临床表现

心肌梗死型冠心病与梗死的大小、部位、侧支循环情况有密切关系。

1. 先兆

大多患者在发病前数日或数周有胸部不适、活动时心悸、气急、烦躁、心绞痛等先兆。其中既往无心绞痛者新出现心绞痛，原有稳定性心绞痛变为不稳定性心绞痛，且发作频繁、程度较重、持续时间较长、硝酸甘油疗效较差，常无明显的诱因。

2. 症状

（1）疼痛：是最早出现最突出的症状。

（2）全身症状：有发热、心动过速、白细胞计数增高和红细胞沉降率增快等由坏死物质吸收引起。

（3）胃肠道症状：疼痛剧烈时常伴有频繁的恶心、呕吐、上腹部胀痛等。

（4）心律失常：以室性心律失常多见，表现室性期前收缩（早搏）和短阵室性心动过速。

（5）低血压和休克：疼痛中血压下降，并有烦躁不安、面色苍白、皮肤湿冷、脉搏细弱、大汗淋漓、尿量减少、神志不清，甚至昏厥等休克表现。

3. 体征

（1）心脏体征：心脏浊音界轻度或中度增大，心率加快，有时出现第四音房性奔马律，10% ~20% 患者出现心包摩擦音。

（2）血压：几乎所有患者都有血压下降体征。

4. 常见并发症

老年人心肌梗死范围较广，又加上述病变及多次复发等因素，因而易并发二尖瓣乳头肌功能失调或断裂、心脏破裂、心室壁瘤、动脉栓塞、传导阻滞、心肌梗死后综合征。

（三）诊断

心肌梗死型冠心病诊断，即梗死发生前一周左右常有前驱症状，如静息和轻微体力活动时发作的心绞痛，伴有明显的不适和疲惫。梗死时表现为持续性剧烈压迫感、闷塞感，甚至刀割样疼痛，位于胸骨后，常波及整个前胸，以左侧为重。部分患者可延左臂尺侧向下放射，引起左侧腕部，手掌和手指麻刺感，部分患者可放至上肢、肩部、颈部、下颌，以左侧为主。疼痛部位与以前心绞痛部位一致,但持续更久,疼痛更重,休息和含化硝酸甘油不能缓解。有时候表现为上腹部疼痛,容易与腹部疾病混淆。伴有低热、烦躁不安、多汗和冷汗、恶心、呕吐、心悸、头晕、极度乏力、呼吸困难、濒死感,持续30min以上,常达数小时。

(四)预防

(1)合理饮食,不要偏食,不宜过量。要控制高胆固醇、高脂肪食物,多吃素食。同时要控制总热量的摄入,限制体重增加。

(2)生活要有规律,避免过度紧张;保持足够的睡眠,培养多种情趣;保持情绪稳定,切忌急躁、激动或闷闷不乐。

(3)保持适当的体育锻炼活动,增强体质。

(4)多喝茶,因茶多酚中的儿茶素以及茶多本酚在煎煮过程中不断氧化形成的茶色素,经动物体外实验均提示有显著的抗凝、促进纤溶、抗血栓形成等作用。

(5)不吸烟、酗酒。烟可使动脉壁收缩,促进动脉粥样硬化;而酗酒则易情绪激动,血压升高。

(6)积极防治老年慢性疾病,如高血压、高血脂、糖尿病等,这些疾病与冠心病关系密切。

(7)预防冠心病应积极降压。老年高血压患者脉压大者,收缩压(SBP)下降时,舒张压(DBP)也会降得很低(<60mmHg)。要密切注意心肌缺血症状。

(五)对症治疗

(1)一般治疗:吸氧、止痛。持续吸氧,流量6L/min;疼痛应用哌替啶(度冷丁)50~100mg皮下注射。也可用硝酸甘油0.5g加入液体内静脉滴注。

(2)抗心律失常:室性快速心律失常,应用利多卡因50~100mg静脉注射,5~10min重复一次;缓慢心律失常用阿托品0.5~1.0g肌内注射或静脉注射;对伴有Ⅰ度或Ⅱ度房室传导阻滞者,可进行心脏起搏。

(3)抗心力衰竭:静脉滴注硝酸甘油或硝普钠或多巴酚丁胺等。

(4)抗休克治疗:升压药应用阿拉明5~10mg肌内注射或10~20mg加入5%GS 250mL中静脉滴注。

(5)抗凝溶栓治疗:阿司匹林50mg每日一次,有一定抗凝作用;溶栓疗法在起病2~4h内使用纤溶酶激活剂溶解冠状动脉内血栓,以使阻塞血管再通。

(孙建芳)

参 考 文 献

[1]许志强.神经内科临床速查手册[M].北京:人民军医出版社,2012.

[2]王吉耀.内科学(8年制及7年制)[M].北京:人民卫生出版社,2011.

[3]姜玉珍.内科经典病例分析[M].北京:人民军医出版社,2012.

[4]谢灿茂.内科急症治疗学[M].6版.上海:上海科学技术出版社,2017.

[5]李欣.内科危重症诊治指南[M].北京:人民军医出版社,2010.

[6]李仲智,申昆玲.内科诊疗常规[M].北京:人民卫生出版社,2010.

[7]吕永慧,宋卫兵.消化系统疾病临床治疗与合理用药[M].北京:科学技术出版社,2010.

[8]吴永贵,王爱玲.当代内科学进展[M].合肥:安徽科学技术出版社,2015.

[9]胡大一,高占成.呼吸内科[M].北京:北京科学技术出版社,2010.

[10]王辰,王建安.内科学[M].北京:人民卫生出版社,2015.

[11]孙明,杨侃.内科治疗学[M].北京:人民卫生出版社,2010.

[12]葛均波,徐永健,梅长林,等.内科学(第8版)[M].北京:人民卫生出版社,2013.

[13]胡品津,谢灿茂.内科疾病鉴别诊断学[M].北京:人民卫生出版社,2014.

[14]王尊松,崔美玉,王建宁.肾脏病临床诊治[M].北京:军事医学科学出版社,2010.

[15]陈灏珠,林果为,王吉耀.实用内科学[M].北京:人民卫生出版社,2013.